제3판

임상비만학

KSSO 대한비만학회 편

고려의학

집필진

강재헌	인제의대 서울백병원 가정의학과	신현호	관동의대 제일병원 순환기내과
강지현	건양대학교부속병원 가정의학과	심경원	이대목동병원 내분비내과
김경곤	가천의대 길병원 가정의학과	양윤준	인제의대 일산백병원 가정의학과
김경수	가톨릭의대 강남성모병원 가정의학과	오상우	동국의대 일산병원 가정의학과
김경아	인제대학교 임상영양연구소	우정택	경희대학교부속병원 내분비내과
김경욱	연세의대 용인세브란스병원 내분비내과	유선미	인제의대 상계백병원 가정의학과
김기진	계명대학교 체육학과	유형준	한림의대 한강성심병원 내과
김대중	아주대학교병원 내분비내과	윤영숙	인제의대 일산백병원 가정의학과
김범택	아주대학교병원 가정의학과	윤진환	한남대학교 생활체육학과
김상만	중문의대 대체의학대학원	이가영	인제의대 부산백병원 가정의학과
김선미	고려의대 구로병원 가정의학과	이관우	아주대학교병원 내분비대사내과
김선현	관동의대 명지병원 가정의학과	이규래	가천의대 길병원 가정의학과
김성래	가톨릭의대 성가병원 내분비내과	이근미	영남대학교의료원 가정의학과
김성수	충남대학교병원 가정의학과	이기형	고려의대 안암병원 소아청소년과
김수아	한국BMS제약 메디칼부	이동환	순천향대학교병원 소아청소년과
김영설	경희대학교부속병원 내분비내과	이병완	한림의대 한강성심병원 내분비내과
김용기	부산대학교병원 내분비대사내과	이상엽	부산대학교병원 가정의학과
김용성	인하대병원 내분비내과	이선영	인제의대 상계백병원 가정의학과
김원우	포천중문의대 강남차병원 외과	이성희	포천중문의대차병원 스포렉스검진센타
김은미	강북삼성병원 영양실	이영호	나눔클리닉
김인주	부산대학교병원 내분비대사내과	이인규	경북대학교병원 내분비대사내과
김정아	관동의대 제일병원 가정의학과	이종호	연세대학교 식품영양학과
김현수	서울산업대학교 사회체육학과	이창범	한양의대 구리병원 내분비내과
목지오	순천향대학교병원 내분비내과	이태희	광주의원
박용순	한양대학교 식품영양학과	이홍규	서울중앙의원
박용우	박용우 reset 클리닉	임경숙	수원대학교 식품영양학과
박철영	성균관의대 강북삼성병원 내분비내과	정인경	경희대학교 동서신의학병원 내분비내과
박혜순	울산의대 서울아산병원 가정의학과	최광해	영남대학교의료원 소아청소년과
백설향	동국대학교병원 간호학과	최웅환	한양대학교병원 내분비내과
서영성	계명의대 동산의료원 가정의학과	최윤백	울산의대 서울아산병원 일반외과
성연아	이대목동병원 내분비내과	한지혜	을지병원 가정의학과
송영득	국민건강보험공단 일산병원 내분비내과	허갑범	허내과의원
송홍지	한림대학교성심병원 가정의학과		
신윤정	상명대학교 체육학과		

(가나다 순)

셋째판을 내면서

최근 의학의 발달과 생활 환경의 변화로 우리나라 남녀 평균 수명이 80세를 넘어 급속히 고령화 사회로 접어들고, 넘쳐나는 음식물과 서구화된 산업화 사회는 소아 비만의 사회적 문제로 대두 되고 있다. 이러한 사회적 현상에 따라 노인 비만과 청소년 비만이 일반 성인의 비만보다 심각한 사회적 비용이 요구된다. 비만은 이미 잘 알려진 대로 복합적 대사성증후군이라 불리는 당뇨병, 고혈압, 고지혈증 환자발생과 밀접하고, 나아가 결국 심혈관 및 뇌혈관 질환의 치사율이 높게 된다는 것은 주지의 사실이다. 따라서 비만을 야기하는 지방 대사의 병태 생리를 이해하는 것이 이들 질환에 대처할 수 있는 우리 의사들의 기본적 수칙이라 믿는다. 따라서 비만환자의 건강관리 목표는 비만환자에 동반되는 여러 가지 동반 후유증 질환들을 예방하고 조기발견 관리를 하는 데 있다. 이를 통해 비만에 따르는 질환 및 사회적 비용도 줄일 수 있을 것이다. 대한비만학회는 이러한 비만에 대한 종합적이고 전문적인 진료 정보를 제공할 수 있는 학회가 되고자 한다.

이와 같은 노력의 일환으로 대한비만학회는 1995년 4월 비만에 대한 총체적인 분야를 기술한 임상 비만학이란 책자로 발간하였고, 2001년 두 번째판에 이어 2008년 6월 세 번째판을 발간하게 되었다. 실제 지난 10년간 의학 발전 중 비만연구에 대한 발전이 괄목할 만 하고 비만에 대한 새로운 약제 개발과 연구가 의학 및 모든 제약사의 뜨거운 쟁점으로 부각되고 있다. 이와 같은 빠른 변화에 따라 새로운 지식들이 매년 추가되는 까닭에 임상 비만학의 세 번째판이 발간할 수 있었다. 세 번째판은 기초, 임상, 영양, 운동 및 소아비만까지 전체 비만 분야에서 2007년까지 보고된 연구 결과를 일목요연하게 보실 수 있도록 정리하였다.

아무쪼록 이 책이 일선에서 비만을 진료하시는 선생님들께 벗이 되어 비만 진료에 있어 일차적인 참고 문헌으로 자리하기를 바라 마지아니한다.

이번 세 번째판이 나오기까지 노력과 수고를 아끼지 않으신 각 대학의 여러 교수님들과 대한비만학회 편찬위원회 여러분께 깊은 감사를 드리며, 또한 이 책자의 발간을 위해 애써주신 고려의학 최병진 사장님을 비롯하여 편집부 여러분에게도 고마운 뜻을 전한다.

앞으로도 대한비만학회는 학문적 세계화를 지향하며, 높아져 가는 국민의 건강에 대한 요구를 수용하고, 학계의 바람을 수렴하며, 무엇보다도 회원들의 의지를 올바로 이해하여 보다 나은 방향으로 나아가도록 노력하겠다.

2008년 6월

대한비만학회 회장 최 웅 환

머리말

대한비만학회는 학회 창립 후 첫 번째 사업으로 비만학 분야의 연구 활성화와 임상진료의 확산을 위해, 비만연구와 진료를 담당하는 전문가들이 분담 집필한 "임상비만학"을 1995년 발간하였다. 당시 비만학 분야에 국내 자료가 많지 않았던 상황에서 "임상비만학"은 비만의 진료와 연구에 표준된 책자로 널리 이용되어 비만분야의 발전에 많은 공헌을 하였다고 생각된다.

최근 비만 환자의 지속적인 증가에 따라 비만 분야의 연구도 눈부시게 발전하고 있다. 비만한 *ob* 마우스에서 비만 유전자의 발견에 이은 유전자 산물 렙틴의 생산과 비만 치료에 시도, 그리고 미토콘드리아내 탈공역단백 유전자군의 발견을 비롯한 대사관련 유전자의 발견 등은 비만을 생리적인 면에서 유전자 수준으로 발전시키고 있다. 이러한 비만 유전자의 규명에 더불어 치료 면에서 새로운 약제의 도입과 장기적인 치료결과의 발표는 비만을 단순한 개인적인 문제가 아니라 반드시 치료해야 하는 질병으로 인식하게 되었다. 이러한 인식을 기반으로 세계각국에서 비만의 진단과 치료에 대한 지침이 발표되었으며, 1998년 세계보건기구는 비만 치료지침을 제정하였고, 2000년에는 세계보건기구 아시아-태평양지역에서는 이 지역에 합당한 치료지침을 발표하였다.

이러한 비만 분야의 발전과 상황의 변화는 새로운 비만학 책자의 출현을 요구하게 되었다. 이번 개정판을 준비하면서 최근의 발전된 내용이 섭렵되도록 노력하였으며, 보다 임상적으로 유용한 지침과 비만관리 내용을 포함시키도록 계획되었다. 지속적으로 발전되는 비만학 분야에서 이번 개정판만으로 부족한 부분이 있을 것으로 생각되나 특히 우리나라에서 연구된 내용을 포함하여 보완해가며 판을 거듭할 예정이다.

이 책자가 비만의 연구와 진료에 도움이 되기를 희망하며 집필을 담당해주신 필자 여러분과 편집실무를 담당해주신 여러분들에게 깊은 감사를 드리는 바이다.

2001년 1월

대한비만학회 회장 이 태 희

권두사

최근 우리나라에서는 경제적 발전과 국민의 식생활의 서구화 경향을 갖게됨과 아울러 열량의 과다섭취와 운동량의 부족 등으로 비만증의 발생이 증가 추세에 있으며, 이러한 현상은 소아영역에서도 늘어나고 있는 실정이다.

특히, 비만은 당뇨병, 고혈압, 고지혈증, 관동맥질환, 호흡기질환, 암 발생 등에 중요한 위험인자로 알려져 있으며, 비만에 관한 관심이 점차 높아져 가고, 비만증에 관한 올바른 지식과 치료에 관한 교육이 절실하다고 하겠다. 그러나 우리나라에서는 비만의 진료와 교육에 관한 자료가 아직 충분하지 못한 실정이며, 이에 본 학회에서 비만에 관한 연구와 진료 및 교육에 대한 기본이 되는 자료를 만들고자 하였다. 이 책자가 많이 이용되기를 희망하며 끝으로 집필하여 주신 모든 분들에게 깊은 감사를 드리는 바이다.

1995년 4월

대한비만학회 회장 이 태 희

차 례

I 기초편

I 기초편

Chapter

1 에너지 대사와 항상성

비만은 과식이나 운동 부족으로 인하여 체중을 조절하는 항상성 기전이 실패해서 나타나는 결과라고 생각할 수 있다. 그러므로 비만의 생태를 연구할 때 체중이 과연 '조절 가능한 변수' 인지 아닌지는 매우 중요한 주제이다. 예를 들어 어떤 시스템을 조절한다고 할 때, '조절되는 변수'가 방해를 받게 되면 이 방해요인을 제거하고 시스템을 기준값 또는 이상값으로 회복시키려는 보상반응이 일어난다. 인간의 체중이 과연 조절될 수 있는지를 직접적으로 연구하는 것은 윤리적, 실제적인 측면 때문에 쉽지 않지만, 전쟁 후의 기근이나 금식 연구를 보면 성인의 체중은 결국 정상 수치로 돌아오는 것을 알수 있다.

과도한 음식섭취를 유도한 실험이나 임신 중에 과도하게 불어난 체중은 후에 줄어 들게되고 대부분 사람들은 처음 체중으로 돌아온다.[1] 그러나 수개월, 수 년 동안 체중을 일정하게 유지하고 있는 성인이라고 할지라도 체중은 어떤 보편적인 원칙에 의해 항상 변화하고 있다. 사실 현실적으로 체중이 변하지 않을 수는 없고, 평균 부동값 근처에서 변동하는 경향이 있다. 이렇게 기준값이나 이상값으로부터 계속 벗어나는 체중의 변화에 계절이나 문화(외식, 주말 모임, 휴가철), 심리상태(스트레스, 우울, 불안 혹은 감정변화),[1] 병태생리(사소한 혹은 심각한 질병) 등이 중요한 역할을 한다. Garrow의 연구에 의하면, 매일 표준 체중변화는 전체 몸무게의 약 0.5%지만, 10년에서 30년 사이 긴 주기를 관찰한 결과, 사람은 평균 체중의 7~20%에 이르는 체중 변화를 경험한다고 한다. 따라서 기간을 더 넓힌다고 해도 체중이 조절되고 있다는 데에는 의심의 여지가 없다. 이 단원의 초점은 인간이 이처럼 오랜 기간 체중 항상성을 어떻게 유지하는가에 대한 것이다. 이러한 의문점을 다루면서 체중이 조절되는 측면에서 에너지 전환과 흐름의 기본 개념과 원칙을 서술하고자 한다.

1 에너지 평형과 열역학 법칙

열역학 법칙에 의해 지배되는 에너지 변환을 이용하여, 생체는 생명을 유지하고 존재할 수 있다. 첫 번째 법칙, 에너지는 창조될 수도 없고 파괴될 수도 없으며 오직 다른 형태로 전환될 수만 있다. 생체 시스템은 기계와 마찬가지로 일을 하기 위해 어떤 형태의 에너지 전환이 필요하다. 식물이나 동물로부터 얻어진 음식으로부터 얻어지는 화학 에너지는 새로운 거대분자의 합성(화학적인 일), 근육 수축(기계적인 일), 세포막 사이의 이온 경사도 유지(전기적인 일) 등 다양한 일에 사용된다. 음식으로부터 열 생산까지의 에너지 전환 흐름의 과정은 다음 공식으로 간결하게 표현될 수 있다.

에너지 섭취 = 에너지 소비 + 변화된 에너지 저장량

그러므로 만약 한 인체에 들어 있는 총 에너지(지방, 단백질, 글리코겐)가 변하지 않는다면(변화된 에너지 저장량 = 0), 첫 번째 열역학법칙에 의해 에너지 소비는 에너지 섭취와 같게 된다. 이 경우를 '그 개체는 에너지 평형에 있다'고 한다. 만약 에너지 섭취와 소비가 같지 않다면, 신체 저장 에너지를 감소시키는 음의 에너지 평형 상태가 되거나, 반대로 주로 지방 축적을 이용해 신체 에너지 저장량을 증가시키는 양의 에너지 평형 상태가 되는 등의 신체 에너지 변화가 일어날 것이다. 하지만 열역학 제1법칙은 약점이 있는데, 에너지 섭취와 소비 사이에 존재할 수 있는 양측 간의 상호작용을 간과하고 있다. 그것은 의도적인 에너지 섭취가 신체활동 강도에 따라 증가할 수 있다는 것(예 : 노무직이 사무직보다 식사량이 많다.)과 음식 섭취가 늘어나면 에너지 소비가 증가할 수 있다는 것, 그리고 신체 에너지 저장의 변화에 의해 에너지 섭취와 소비가 함께 영향을 받을 수 있다는 것이다. 물론 이 같은 설명은 모든 과정보다는 처음과 마지막 단계에 해당된다.

반대로, 열역학 제2법칙은, 음식물의 잠재적인 에너지와 사용 가능한 일 또는 열 사이의 미묘한 차이를 설명한다. 이 법칙에 따르면 신체에서 근육 수축, 새로운 조직의 합성 또는 전해질 평형상태 유지를 위해 음식물이 이용되면, 이에는 불가피하게 열의 손실이 동반된다. 열역학에서는 더 이상 사용이 불가능한 열 에너지 같은 변형된 에너지를 '엔트로피'라고 부른다. 그러므로 사용 가능한 음식물 에너지의 전환은 완벽하게 효율적인 과정이라 할 수 없다. 신체 구조나 기능을 유지하는 내부의 일 또는 외부의 신체적 일을 하는데 이용하기 위해 음식물 에너지를 사용 가능한 에너지 형태(즉, adenosine triphosphate, ATP)로 바꾸는 중간 대사 과정이 비효율적이기 때문에 음식물에 있는 약 75%의 화학 에너지가 결국 열로 낭비된다. 따라서, 휴식 상태에서 신체에 의해 사용되는 모든 에너지는 궁극적으로 열로 손실되고, 신체적(외부적) 일 역시 결국 열로 소실된다. 이러한 이론들은 에너지 섭취와 소비의 변화가 에너지 평형과 체중 변화에 대응하는 생물학적 시스템의 기초 개념이라 하겠다.

2 음식물 섭취와 에너지 소비의 형태

인간은 음식물을 매우 불연속적으로 섭취하며, 또한 그 양도 하루에 0 MJ부터 활발하게 활동하는 사람이거나 일시적으로 많이 먹는 경우에는 21 MJ까지 증가되게 되어 매우 다양하다. 이와 반대로, 에너지는 어떤 상태와도 상관 없이 연속적으로 소비된다. 이러한 불규칙적인 음식물 섭취는 일 중, 일 사이에 발생하는데, 특히 일간 변동 때문에 음식물 섭취(15~20%)의 변동계수가 에너지 소비(5~8%)의 변동계수보다 2~3배 크게 된다.[2)] 그렇기 때문에 음식(에너지) 섭취 습관을 파악하기 위한 음식 섭취의 어떤 패턴을 정하는 것은 매우 어려운 일이다. 그리고 매우 다양한 음식물 섭취 행동은 이러한 요인들을 추적하기 어렵게 만든다. 그러므로 수많은 요인들이 에너지 섭취량을 과소 평가하거나 과대 평가하게 만들 수 있기 때문에, 과연 생체가 어느 정도의 에너지를 필요로 하는지를 평가할 때, 에너지 섭취량 보다는 에너지 소비량으로 산출하게 된다.

3 에너지 소비의 구성요소들

인간의 에너지 소비는 세 가지 요소들로 이루어져 있다. 기초대사에 소비되는 에너지(기초대사율, basal metabolic rate), 신체적 활동에 소비되는 에너지, 그리고 다양한 자극(음식, 추위, 스트레스, 약물 등)에 대한 반응으로 소비되는 에너지이다. 이 세 가지 구성요소에 대한 설명은 아래와 같다.

1) 기초대사율(Basal metabolic rate)

이는 대부분 사람들에게 있어 에너지 소비의 가장 큰 구성요소이다. 일반적으로 선진국에서는 기초대사율(Basal metabolic rate, BMR)이 일일 에너지 소비량의 60~75%를 차지한다. 기초대사율을 측정하는 조건은 깨어 있고, 반듯이 누운 상태, 따뜻한 환경에서 신체적으로 정신적으로 편안한 상태, 그리고 식후 적어도 12시간 이상 경과한 상태이다. 이러한 조건을 '기초(basal)'라고 말하며, 기초대사율은 생존 기능들(세포막 사이의 전해질 평형상태 유지, 세포와 단백질 turnover, 호흡과 심장혈관 기능 등)을 하기 위해 필요한 에너지를 나타낸다.

기초대사율을 결정하는데 있어 가장 중요한 요인은 신체 크기, 특히 신체에서 지방을 제외한 양(제지방량, fat free mass)인데, 이는 체중, 신장, 연령 그리고 성별에 영향을 받는다. 평균적으로 남자는 같은 연령, 체중, 신장을 가진 여자보다 제지방량과 기초대사율이 더 크며, 나이가 많을수록 제지방량과 기초대사율이 작다. 모두는 아니지만 대부분의 기초대사율 차이는 제지방량을 보정하면 소실될 수 있다. 이는 제지방량이 간, 신장, 심장, 그리고 어떤 휴식상태의 근육 등과 같이 대사 활동량이 큰 조직과 기관을 포함하기 때문이다. 대조적으로 지방 조직의 조직대사율은 작다. 비만하지 않은 사람에서 지방 조직은 전체 체중의 20~30%나 차지하지만, 에너지 측면에서는 휴식상태에서 소비된 전체 에너지의 3~5%에 기여하는 정도에 불과하다. 열 생산의 주요 부분은 (약 60%), 비록 전체 체중의 5~6% 정도 밖에 되지 않는, 간, 신장, 심장, 뇌와 같은 주요 기관에서 담당한다. 활발한 대사 기관에 비해 골격근은 휴식 상태의 단위질양당 열 생산이 15~40배나

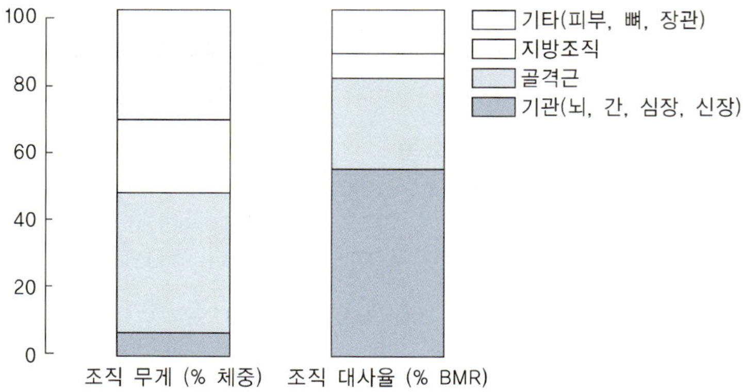

▶**그림 1-1** 비만하지 않은 남성에서 기관 조직의 기초대사율 비율

낮지만, 그 크기(전체 제지방량의 반 이상) 때문에 열 생산에 큰 기여를 한다(약 20%)(그림 1-1).

기초대사율은 같은 연령, 성별, 체중, 제지방량이더라도 10%까지 차이가 날 수 있는데, 이는 유전적인 요인 때문이라고 생각된다. 기초대사율의 일간 변이는 여자가 생리 주기 때문에 높은 반면 남자는 낮다(남자: 1~3%의 변화 계수). 기초대사율은 수면 중의 대사율보다 5~20% 가량 크고, 이것은 깨어 있는 효과 때문이다.

2) 신체활동에 의한 에너지 소비

신체활동에 의한 에너지 소비는 신체활동의 유형과 강도, 그리고 다양한 신체활동에 소비한 시간에 의해 결정된다. 신체활동은 보통, 물리학에서 '힘 × 거리'로 엄밀히 정의된 '근육의 일'과 동일하게 여겨진다. 그러나 근육이 일을 하면(근수축) 근육은 기계적인 에너지 보다 3~4배에 달하는 열을 내기 때문에 실질적인 일의 양은 '근육의 일' 보다 많아진다. 어떤 신체활동에 소비되는 에너지는 사람에 따라 큰 차이가 나며, 한 사람이 같은 신체활동을 하더라도 에너지 소비량은 차이가 나게 된다. 이러한 에너지 소비량의 차이는 신체 크기와 신체활동의 속도 차이에 의해 결정된다.[4,5] 일반적으로 신체활동에 의한 에너지 소비는 대부분 활동에서 기초대사량의 1~5배 범위이지만, 격렬한 활동 중에는 10~14배에 이를 수도 있다. 힘든 수작업공이나 운동선수의 경우에는 신체활동이 일일 에너지 소비량의 70%를 차지할 수도 있다. 하지만 대부분의 현대 산업사회의 구성원에 있어서는, 일일 에너지 소비량에서 신체활동이 차지하는 비율은 비교적 작고(10~15%), 입원 중인 환자의 경우에는 더욱 작아진다.

3) 다양한 열발생 자극에 의한 에너지 소비

보통 '열발생(thermogenesis)'이라고 일컬어지는 에너지 소비의 구성요소는 다양한 형태로 기술될 수 있다. Miller에 의한 분류는 아래와 같다.[6]

(1) Isometric thermogenesis

이는 근긴장도의 증가 때문이다. 물리학적 의미에서는 어떠한 일도 하지 않는 상태이다. 누워 있는 사람과 앉아 있거나 서 있는 사람의 에너지 소비량의 차이는 주로 이러한 근긴장도 변화에 의해 발생한다.

(2) Dynamic thermogenesis

이는 이완된 근육의 열 생산으로 설명할 수 있다. 역시 이것도 어떠한 일도 하지 않은 상태에서 발생한 열을 일컫는다. 예를 들어, 누군가 사다리를 내려가면, 열 생산은 증가하지만 아무런 일을 한 것이 아니다. 물리학적 의미의 일에서는 근육이 수축하면 그 비효율성 때문에 열도 발생되지만, 긴장되거나 이완된 근육은 단지 열만 발생할 뿐이다.

(3) Psychological thermogenesis

불안, 기대 그리고 스트레스와 같이 에피네프린 분비를 자극하는 심리학적 상태는 에너지 소비에 영향을 미치고 열 생산을 증가시킨다. 편안하게 앉아 있는 상태보다 앉아서 바둑을 두고 있는 상태에서의 열 소비가 두 배나 많은데, 이 같은 차이가 근육의 움직임 때문이라고 만은 할 수 없다.[7] 비행기를 운전 중인 파일럿의 경우, 비행 경험에 역비례하여 에너지 소비량이 증가하는 것은 가장 좋은 증거라 할 수 있다.[8]

(4) Cold-induced thermogenesis

인간은 살아남기 위해 적절한 환경을 찾고, 옷을 찾아 입을 수 있기 때문에 온도를 조절하기 위해 열 생산을 증가시키는 경우는 드물다. 즉, 신체는 중간 온도 상태(thermoneutrality)로 보통 유지된다. 하지만 낮은 온도에서는 휴식 상태의 대사율(그리고 열발생)이 증가하는 것을 실험에서 알 수 있다. 열량계(Calorimeter)를 이용하여 열 생산을 측정한 한 실험에서 실내 온도를 28℃에서 22℃로 떨어뜨렸을 때, 정상 체중의 여성들의 열 생산이 24시간 동안 7% 가량 증가하는 것이 관찰되었다.[9] Cold-induced thermogenesis는 두 가지 유형으로 구별된다(떨리는 열발생과 떨리지 않는 열발생). 떨리는 열발생은 주기적인 근수축에 의한 열발생이고 떨리지 않는 열발생은 근수축과는 관련없이 증가된 열 생산이며, 이는 교감신경계 활동의 증가(특히 작은 포유동물의 갈색 지방에서 발생) 때문에 나타난다. 떨리지 않는 열발생은 신체 크기, 연령 그리고 주위 온도와 역비례 관계에 있으며, 이는 오랫동안 극한 온도에 노출된 인간이 생존하기 위해 진화된 것으로 설명되어 왔다.[10]

(5) Diet-induced thermogenesis

음식의 섭취는 열 생산을 증가시키는데, 음식의 이러한 열량 효과는 일반적으로 'specific dynamic action'이라고 불린다. 또한 열 생산은 소위 'luxusconsumption'라 불리는 높은 수준의 영양상태일 때 증가한다. "diet-induced thermogenesis (DIT)"는 다시 두 가지로 분류할 수 있는데, 첫째, 흡수 작용과 영양소의 대사 과정에 쓰이는 에너지 소비나 과식상태에서 조직 합성에 쓰이는 에너지 소비와 관련된 필수적인 구성요소와 둘째, 음식의 감각적인 특성 (냄새, 맛)이나 교감신경의 자극에 의해 발생하는 임의적인 구성요소이다.

(6) Drug-induced thermogenesis

많은 사람들의 일상 생활에서 빠뜨릴 수 없는 것이 카페인, 니코틴 그리고 알코올 섭취인데, 현대인이 매일 섭취하는 이 세 가지 약물은 열발생을 자극한다.[11] 한잔의 커피 (60～80 mg 카페인 포함)는 1～2시간 동안 기초대사량을 5～10% 증가시킨다. 하루 동안 100 mg의 카페인을 2시간 간격으로 섭취하거나 20개비의 담배를 피우게 되면 일일 에너지 소비량은 각각 5%, 10%씩 증가한다. 게다가, 니코틴의 열 발생 효과는 카페인에 의해 효력이 증가될 수 있다. 담배를 끊고 니코틴이나 니코틴과 카페인에 의해 높아진 열 발생이 중지되면, 평균 몸무게가 7 kg 증가할 수 있다.[12]

4) 에너지 균형의 시간 척도와 체중 항상성

서론에서 이야기한 바와 같이 인간에서 체중이 자발적으로 조절된다는 사실은 거의 확실하다 (넓은 범위에서 보더라도). 체중이 언제 조절되는지는 명확하지 않다. 이 같은 맥락에서 사람의 에너지 평형과 체중 조절은 다음의 중요한 특징을 가지고 있다.

(1) 인간의 에너지 섭취량과 소비량이 매일 비슷하게 조절되지는 않으며, 하루 양의 에너지 평형상태가 되었을 때, 다음날 이에 대한 보상으로 음의 에너지 평형상태가 되는 것은 아니다. 적어도 1～2주의 에너지 섭취량과 소비량은 거의 유사하며, 몇 달 혹은 몇 년에 걸쳐서도 전체 에너지 섭취량과 소비량은 체중과 신체 구성이 비교적 일정한 사람들에서는 거의 비슷할 것이다. 그러나, 장기간의 연구는 실행하기도 어렵고 축적되는 오차로 인한 문제를 내포하고 있다.

(2) 에너지 섭취와 소비는 오랜 기간 동안 매우 정밀하게 조절될 수 있다. 이론적으로 에너지 섭취와 소비 사이에 1%의 오차가 발생하더라도, 이 오차가 계속 지속된다면, 매년 10 kg의 체중이 늘거나 줄 수 있다. 그러나, 실제로는 대부분의 건강한 성인들은 수십 년 동안 고작 수 킬로그램 정도의 체중만 변하게 된다.

(3) 수년 이상 일정한 몸무게를 유지하는 성인들도 체중이 절대적으로 변하지 않는 것은 아니다. 대신, 체중은 일정한 평균값 근처에서 오르내리면서 변동한다. 이런 체

중의 단기간의 변동은 에너지 섭취와 소비의 변화를 통해 재조정되는데, 이런 신체의 역동적인 조절을 통해 몸무게의 항상성은 유지되며, 이는 매우 복잡한 자동 조절 시스템에 의한 음식 섭취, 신체 구성, 그리고 에너지 소비의 조절을 통해 이루어진다. 이에 대한 이해는 오늘날까지 여전히 연구 과제로 남아 있다.

참고문헌

1. Garrow JS. Energy Balance and Obesity in Man. *Amsterdam : North-Holland Publishing Company*. 1974.
2. Schutz Y. Macronutrients and energy balance in obesity. *Metabolism* 1995 ; 44(9 Suppl 3) : 7-11.
3. Ravussin E, Gautier JF. Metabolic predictors of weight gain. *Int J Obes Relat Metab Disord* 1999 ; 23 Suppl 1 : 37-41.
4. Durnin JV. Practical estimates of energy requirements. *J Nutr* 1991 ; 121 : 1907-1913.
5. Durnin JV, Passmore R. Energy, Work and Leisure. *London : Livingstone*. 1972.
6. Miller DS. Factors affecting energy expenditure. *Proc Nutr Soc* 1982 ; 41 : 193-202.
7. Dulloo AG. Biomedicine. A sympathetic defense against obesity. *Science* 2002 ; 297 : 780-781.
8. Corey EL. Pilot metabolism and respiratory activity during varied flight tasks. *Journal of Applied Physiology* 1948 ; 1 : 35-44.
9. Dauncey MJ. Influence of mild cold on 24 h energy expenditure, resting metabolism and diet-induced thermogenesis. *Br J Nutr* 1981 ; 45 : 257-267.
10. Jessen K. An assessment of human regulatory nonshivering thermogenesis. *Acta Anaesthesiol Scand* 1980 ; 24 : 138-143.
11. Dulloo AG. Strategies to counteract readjustments toward lower metabolic rates during obesity management. *Nutrition* 1993 ; D9 : 366-372.
12. Dulloo AG, Jacquet J, Montani JP. Pathways from weight fluctuations to metabolic diseases : focus on maladaptive thermogenesis during catch-up fat. *Int J Obes Relat Metab Disord* 2002 ; 26 Suppl 2 : S46-57.
13. Hainer V, Stunkard A, Kunesova M, Parizkova J, Stich V, Allison DB. A twin study of weight loss and metabolic efficiency. *Int J Obes Relat Metab Disord* 2001 ; 25 : 533-537.

Chapter

2 지방세포 분화와 분자생물학

1 서 론

생물체 중에서 수중에 살고 있는 물고기 및 어패류같이 태생 후 즉시 주변 환경으로부터 필요할 때마다 에너지를 섭취할 수 있는 조건을 가진 생물체들은 굳이 에너지를 저장하는 지방 조직이 필요 없다. 단지 포유류 동물을 포함한 인간은 태생 후 수시로 생존을 위한 에너지를 섭취할 수 없는 까닭에 지방이라는 조직으로 잉여 에너지를 저장하고 필요할 때 이용하게 된다. 지방조직은 성인이 된 이후에도 그 크기가 변하는 유일한 조직이다. 따라서 지방 조직의 양은 개개인에 따라 매우 다양하다. 정상적인 지방의 양은 남성에서 9~18%이고, 여성에서 14~28%이다.

척추 동물에서 지방세포는 에너지를 저장하고 필요한 시기에 따라 에너지를 공급하는 중요한 에너지 조절기능을 담당하고 있다.

기본적으로 칼로리 섭취가 많을 때는 지방세포 대사의 흐름은 지방세포의 중성지방 합성 방향으로 흐르며, 반대로 칼로리 소모가 섭취보다 많을 때는 지방세포에서 유리지방산 형태로 생리적으로 필요한 만큼의 연료를 공급해 준다.

이런 기본적인 지방세포의 생리적 기능(Lipogenic, lipolytic)을 수행하기 위해서는 지방세포 발달 과정에서 다양한 효소와 부수적 단백질이 필요하게 된다. 특히 지방세포의 수용체 및 2차 신호 전달체를 포함한 다양한 조절 단백질들은 지방세포 발달 과정을 조절하며 이런 과정에 여러 호르몬이 필수적으로 작용하게 된다. 인슐린, IGF-I, 당질코르티코이드는 지방세포의 분화를 촉진시키고, TNF-α, IL-1, 그리고 많은 다른 염증을 매개하는 물질을 포함하는 여러 싸이토카인들은 전지방세포에서 지방세포로의 분화를 억제시킨다.

1980년대 까지도 지방세포가 적절한 호르몬의 영향으로 지질이 첨가되거나 분비되는 에너지의 저장소로 인식되어 왔다. 근래에 분자 생물학 기술의 발전은 이러한 개념을 변화시켜버렸다. 이전에 몰랐던 새로운 유전자 산물, 또는 신호 물질들이 여러 다양한 방법을 이용하여 지방조직에서 발견되었다. Adiponectin, TNF-α, leptin, 그리고 plasminogen activator inhibitor-1등이 모두 지방세포에서 만들어진다는 사실이 밝혀졌다. 더욱이 이러한 신호물질들은 음식물 섭취, 금식, 그리고 비만에 의해 조절된다. 이 중 TNF-α와 leptin은 특히 에너지 항상성과 전신적인 인슐린 저항성을 조절하는 역할을 하는 것으로 알려졌다.

지방세포는 중배엽 기원의 줄기세포에서 유래되고, 이 줄기세포는 지방세포뿐만 아니라 근육세포와 관절세포로 분화될 수 있다. 지방세포의 형성은 출생 전과 출생 후에도 발생한다. 예전의 문헌에는 사람은 출생 시에 모든 지방세포를 가지고 태어난다고 나와 있지만 지방세포의 형성은 한 개인의 평생을 통해 일어난다는 사실이 최근에 밝혀졌다. 실제로 지방세포의 크기는 저장된 지방의 양에 따라 다를 수 있지만, 세포가 커질 수 있는 데는 물리적 한계가 있다. 반면에, 인간과 다른 동물들은 에너지의 섭취가 요구량 보다 많을 때, 에너지를 지방의 형태로 저장하기 위해서는 지방세포를 새롭게 분화시켜야 하는 이론적인 필요성이 있다.

지방세포 발생에 대한 대부분의 연구가 백색 지방조직(White adipose tissue : WAT)에 초점을 두고 있지만, 포유류의 경우 갈색 지방조직(Brown adipose tissue : BAT)으로 구성되는 두 번째의 완전히 분화된 지방세포를 가지고 있다. 갈색 지방조직의 생리적 역할은 백색 지방조직과 상반되는 것으로써 에너지를 저장하기 보다는 주로 에너지를 소모시키는 역할을 한다. 이러한 에너지의 소모는 미토콘드리아의 생성과 호흡계를 따라서 전자가 이동하는 동안 미토콘드리아 내막에 발생된 양성자의 전위차를 소실시키는 Uncoupling protein(UCP)-1이라는 특정한 단백질의 발현을 통해 이루어진다. 농도 차를 통한 양성자의 이동과 ATP의 생성을 분리시켜 열이 생성되는 것이다. 생리학적 관점에서 갈색 지방은 추위로부터 개체를 보호하고, 비만을 예방하는 역할을 하는 것으로 생각된다. 인간과 같이 큰 포유류의 경우 설치류처럼 작은 포유류에 비해 뚜렷한 갈색 지방이 없기 때문에, 인간에서 갈색 지방의 생리적 중요성은 확인하기 어렵다. 그럼에도 불구하고, 갈색 지방은 인간에서도 존재하고 에너지를 열의 형태로 발산하기 위해 필요한 분자적

요소를 가지고 있다.[1)]

2 지방세포 발생의 프로그램

지방조직은 많은 다른 조직과 다르게 체내의 여러 곳에 분포되어 있다. 일반적으로, 대부분의 지방조직은 근육과 진피 사이에 있는 피하조직처럼 엉성한 결체조직이 많은 곳에서 발생한다. 그러나 심장, 신장, 그리고 다른 내부 장기 주위에서도 지방축적이 관찰되기도 한다.

생체 내에서 지방세포의 분화가 산재되어 있기 때문에 배아에서 예상되는 전구세포를 분리해서 생체 외에서 연구하는 것이 어렵다. 1970년대에 Green과 그의 동료들이 적절한 호르몬성 유도물질을 첨가시킬 때 쉽게 지방세포로 분화하는 사멸하지 않는 섬유모세포주를 만들었다. 이러한 세포주들은 3T3-L1과 3T3-F442A이고 보다 최근에는 지방세포뿐만이 아니라 여러 다른 계열의 세포로 분화할 수 있는 다능성 줄기세포(C3H10T1/2 cell)를 이용한 연구가 진행되고 있다.[3)]

생체 외에서 지방세포의 분화는 고도로 질서 정연하고, 시간 순서를 따라서 연속적으로 발생한다. 처음에는 증식하는 전지방세포(preadipocyte)의 성장의 억제가 발생하고 이후에 미분화된 섬유모세포 모양의 전지방세포는 성숙하고 둥근 모양의 지방으로 채워진 지방세포로 분화한다. 이 분화과정은 지방세포와 연관된 유전자와 세포의 지방 축적 능력을 증가시키는 여러 조절단계에서 전사인자들의 일련의 발현에 의해 발생한다(그림 2-1).

1) 성장의 억제

배양된 세포에서, 초기의 성장억제는 분화를 유발하는 호르몬을 투여 시에 발생하고, 세포분열이 1～2회 발생하는데 이를 클론확장이라고 한다. 이러한 과정은 peroxisome proliferator activated receptor γ (PPAR γ)와 CCAAT/enhancer binding protein α (C/EBP α)라는 전사인자의 발현과 함께 중지된다. 이들 두 단백질이 발현되어 두 번째의 성장이 영구히 억제되고, 완전하게 분화된 표현형이 발현된다. 융합하지 않는 3T3-F442A세포에서, PPAR γ 가 활성화되면, 세포성장에 관여하는 여러 유전자들을 조절하는 중요한 전사인자인 E2F/DP의 DNA 결합능력을 감소시킨다. 이러한 E2F/DP의 결합능력의 변화는

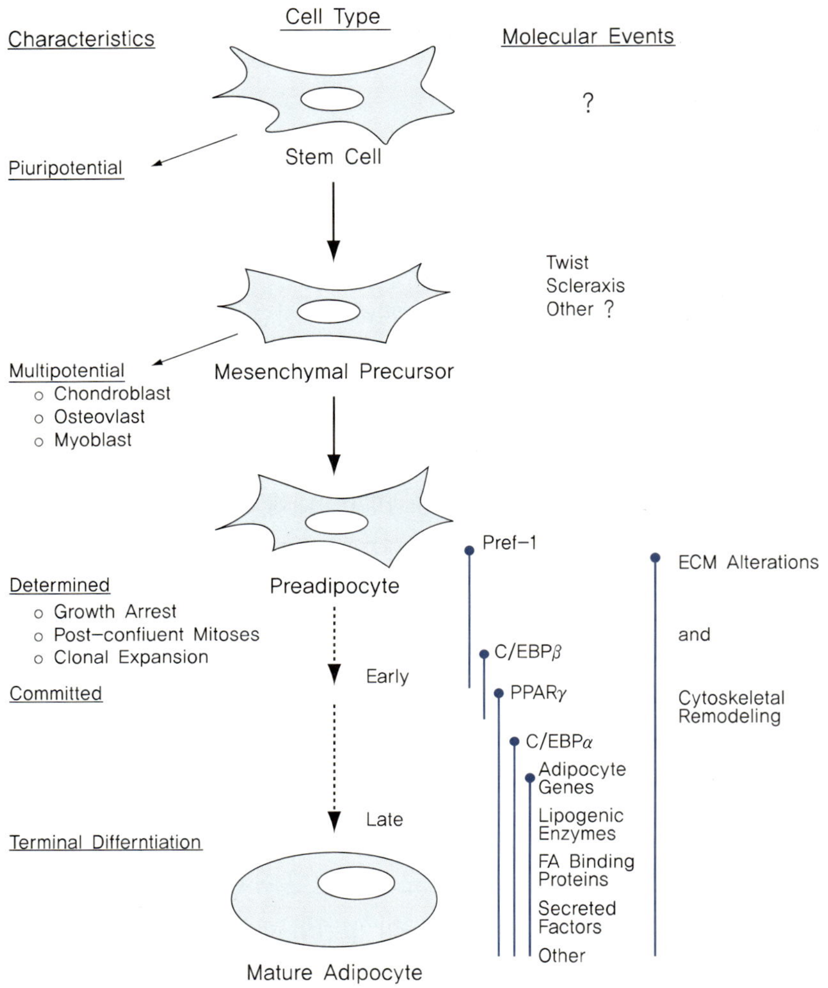

(Adopted from Physiol. Rev. 78 : 783-809, 1998)

▶**그림 2-1** 지방세포 분화단계의 개요

단백질 탈인산 효소인 PP2A의 감소에 기인하고, 이는 DP-1의 인산화를 증가시켜 DNA 결합을 억제한다.

3T3-L1세포에서, 분열하는 전지방세포에서 성장이 억제된 세포로 그리고 완전하게 분화된 지방세포로의 이행은 p18 (INK4c), p21 (Waf1/Cip1), 그리고 아마도 p27 (Kip1)과 같은 여러 cyclin-dependent kinase inhibitors의 발현변화와 연관이 되어 있다. NIH-3T3 섬유모세포에서 PPARγ를 발현시켰을 때 p18과 p21이 유도되었다. C/EBPα도 p21을

발현하고 안정화시켜서 세포분열을 억제하는 효과를 가지는 것으로 알려졌다.

2) 지방세포의 분화

클론이 확장된 후에, 전지방세포는 두 번째의 마지막 단계의 성장억제기에 들어가서, 성숙한 지방세포의 형태로 분화한다. 이러한 마지막의 분화과정은 배양된 세포주에서 6~7일에 걸쳐 발생한다. 그림 2-2에 나와 있는 데로 전지방세포에서 지방세포 형성의 과정은 순차적으로 진행된다. 초기에는 섬유모세포 모양의 전지방세포는 형태가 둥글어지고 지단백 분해효소(Lipoprotein lipase : LPL)의 mRNA가 발현되고 전사요소인 C/EBP β와 C/EBP δ가 일시적으로 유도된다. 그 다음에 PPAR γ와 C/EBP α가 나타나 지방세포의 특성을 나타내는 대부분의 유전자를 발현시킨다. 이러한 유전자들은 glycerol phosphate dehydrogenase, fatty acid synthase, acetyl CoA carboxylase, malic enzyme, Glut4, 인슐린 수용체, 그리고 aP2 (지방세포 특이적 지방산 결합 단백질) 등이다.

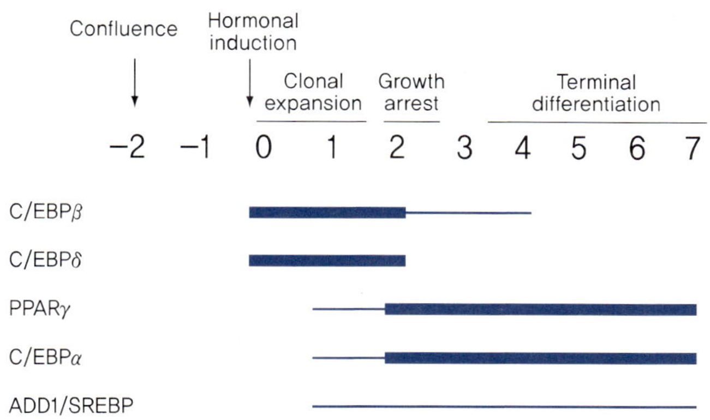

Adopted from Annu. Rev. Nutr. 20 : 535-59, 2000

▶그림 2-2 전지방세포의 분화와 연관된 주요 전사인자들의 일시적 발현양상
굵은 실선, 높은 발현 정도 ; 가는 실선, 낮은 발현 정도

3 지방세포 분화의 전사조절

기능적으로, 세포의 분화는 원초적이고, 여러 방향으로 분화 가능한 상태에서 최종의 표현형을 결정하는 전사물질의 유전자 발현 양상의 이행으로 생각되고 있다. 지방세포

형성 과정에 동반되는 세포모양의 변화와 지질의 축적과 같은 형태적인 변화는 세포가 분화됨에 따라 유도되는 유전자의 작용에 기인한다. 지방세포는 분화됨에 따라 여러 가지 기능을 갖게 된다. 첫째로, 지방형성 능력의 증가와 세포질내 지질 과립의 출현이고, 둘째로, 인슐린에 대한 감수성이 증가하여 포도당 섭취능력이 증가하고, 셋째로, 수많은 생물학적으로 활동성이 있는 분자들을 발현하고 분비하는 것이다.

이러한 분화과정에 전사인자의 발현과 활성의 변화가 관여하는 것으로 나타났다. 현재까지 3가지 종류의 전사인자가 지방세포 발달에 직접적으로 영향을 미치는 것으로 알려졌다. 이것들은 PPARγ, C/EBPs, 그리고 sterol regulatory element-binding protein 1 (SREBP-1)으로도 알려진 adipocyte determination and differentiation dependent factor 1 (ADD1)이다. 그 도식적 구조는 다음과 같다(그림 2-3).

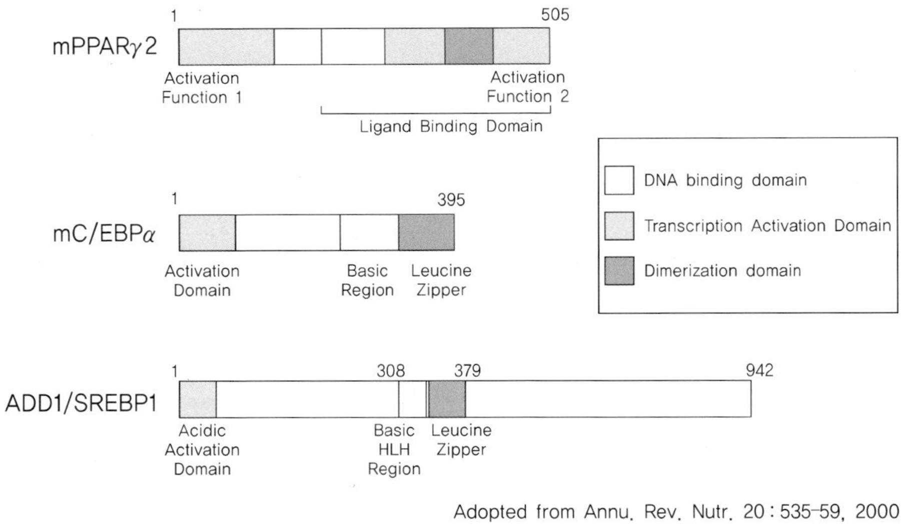

▶**그림 2-3** 지방세포 분화에 관여하는 세 종류의 전사인자의 구조 도식표

지방세포가 분화될 때 2가지 상반된 변화가(전사적 재형성; transcriptional remodeling) 생기는데 이는 지방세포로의 전환과정 중에 분화를 자극하는 전사적 조절자가 상승하고 초기 전지방세포와 adipoblast에서 분화를 억제하는 전사적 조절자가 하강하는 것이다.

Zinc finger 전사인자인 Krox20은 전지방세포에서 발현되고 지방세포 형성기간 동안에 가장 처음 유도되는 인자 중에 하나이다. Krox20은 C/EBPβ 유전자 promoter의 전사활성을 유도하여 C/EBPβ의 상부에 작용한다. 인슐린, 당질코르티코이드, 또는 isobutylmethylxanthine (IBMX)과 같은 호르몬 자극은 지방세포 형성의 초기인 전지방세포단계에서 C/EBP β 와 C/EBP δ 를 일시적으로 유도하여 지방세포 분화를 유발한다. C/EBP β 와 C/EBP δ 는 함께 PPAR γ_2 promoter를 활성화시키는 zinc finger 전사인자인 Krüppel-like transcription factor (KLF)5의 발현을 유도한다. C/EBP β, C/EBP δ, 그리고 KLF5는 동시에 활성화되어 PPAR γ_2의 발현을 강하게 유도한다. PPAR γ_2는 지방세포 분화의 주요 전사인자로써 C/EPB α 와 함께 완전히 분화된 형태를 유지하는데 관여한다. 이와 동시에 아직 알려지지 않은 지질 리간드가 ADD1/SREBP1에 의해 생성되고 이 또한 PPAR γ_2를 활성화시킨다.[4-7]

1) PPAR γ

aP2 측면 부위에 대한 분석을 통해서 지방세포의 분화를 실질적으로 촉진시키는 부위를 발견하게 되었다. 이 부위는 전사의 시작 부위에서 약 5 kb 상부에 위치하고 배양중인 지방세포와 형질전환 생쥐에서 최소한의 promoter로부터 유전자발현을 유도하는데 필요충분 조건이 되었다. 이 촉진 부위에 대한 세부 분석을 통해 핵심적인 cis-작용 부위 (ARE6 and 7)와 이 곳에 결합하는 trans-작용 요소인 ARF6 (Adipocyte regulatory factor 6)을 발견하게 되었다. 이 요소에 대한 유전공학적 복제를 통해서 두 개의 핵형 수용체인 PPAR γ 와 the retinoid X 수용체 (RXR)가 결합된 이종 결합체라는 것이 밝혀졌다.

PPAR γ 는 핵형 호르몬 수용체 아형으로 이 부류의 다른 전사인자들처럼 또 다른 핵형 수용체 (the retinoid X 수용체)와 결합하여 DNA에 붙어서, 전사적으로 활성화시킨다. PPAR γ 는 동일한 유전자로부터 서로 다른 promoter와 서로 다른 splicing (접합)에 의해 PPAR γ_1과 PPAR γ_2인 두 가지의 동위체가 존재한다. PPAR γ_2는 PPAR γ_1에 비해 30개의 아미노산이 더 많고, 이 수용체의 지방세포 특이적 동위체이다. PPAR γ_1은 대식세포, 제2형 폐세포, 대장, 방광, 유방, 그리고, 전립선의 상피세포 등에 광범위하게 분포한다.

(1) 지방세포 분화에 있어 PPAR γ 의 역할

aP2의 발현을 유도하는 것 이외에도, PPAR γ 는 많은 다른 지방세포 특이적 유전자의 promoter를 활성화시킨다. PPAR 반응 부위가 지단백분해효소 (Lipoprotein lipase ; LPL), phosphoenolpyruvate carboxykinase (PEPCK), 그리고, acyl-CoA synthase와 같은 많은 다른 지방세포 유전자에서 발견되었다. NIH3T3 섬유세포주에서 PPAR γ_2를 이소성으로 발현시켰을 때 PPAR γ 리간드를 포함한 지방세포 분화를 유도물질의 존재 하에서, 지방세포로 전환되었다. PPARγ를 근육모세포에서 이소성으로 발현시켰을 때 지방세포로의 분화가 유도되었다.

(2) PPARγ 활성의 리간드에 의한 조절

PPARγ는 구조적으로 호르몬과 다른 작은 지방 친화성의 리간드에 대한 핵형 수용체이다. PPARγ는 리간드 비의존적인 N-말단의 전사촉진 부위, 중앙의 DNA-결합 부위, 그리고, C-말단의 리간드 결합 부위를 포함하는 구조를 가지고 있다. PPARγ는 C-말단의 리간드 결합 부위에 리간드가 결합되어 활성화된다. 합성되거나, 자연계에 존재하는 리간드가 발견되었다. 예를 들어 티아졸리네디온(thiazolidinedione, TZD)계열의 당뇨병 약제는 PPARγ에 리간드로 작용한다. 이 약물들은 PPARγ에 고 친화적으로 결합하고(KD = 50～700 nM), 생체 내에서 고혈당을 개선시키는 효과의 강도는 PPARγ에 대한 결합력과 매우 잘 일치한다. 생체 외에서도 전지방세포에 TZD를 처리했을 때 지방세포 생성의 범위와 속도를 변화시켰다.

이러한 합성된 방사성 리간드를 이용해서 생체 내에서 자연적으로 존재하는 리간드를 찾을 수 있게 되었다. 그 연구의 결과로 15 deoxy-$\Delta^{12,14)}$ prostaglandinJ2 (15dPGJ2)라는 리간드가 발견되었다. 또한, 올레인산과 리놀레산과 같은 많은 다른 불포화지방산이 PPARγ와 결합된다는 것이 밝혀졌다. 그러나, 이들 자연의 리간드들 모두 PPARγ에 대한 친화력이 그들 리간드들에 대한 다른 핵형 수용체의 친화력보다 낮다(KD = 2～50 μM).

(3) 인산화에 의한 PPARγ 활성의 조절

PPARγ_2는 serine 112 위치에서 MAP (mitogen-activated protein) kinase에 의해 인산화된다. 112번 위치의 serine이 alanine으로 치환된 돌연변이가 발생한 수용체의 경우 바이러스에 감염된 NIH 3T3 세포에서 지방세포 형성 능력을 증가시켰다. 이처럼 인산화가 안 되는 PPARγ의 경우 PPAR-결합 부위에 해당하는 유전자의 전사를 활성화 시킬 수 있다. 반대로, 인산화가 되면 PPARγ의 지방세포 형성과 전사활성을 감소시킨다.

인산화된 PPARγ의 활성이 감소되는 이유는 DNA에 결합하는 능력이 감소되는 것도 아니고, RXR과의 결합이 안 되는 것도 아니고, 핵 내로 위치하지 못해서도 아니다. 오히려, 인산화된 PPARγ는 수용체의 인산화에 의한 형태 변화로 활성화 시키는 리간드에 대한 친화력이 비 인산화되었을 때에 비해 감소하기 때문이다. 생체 내에서 PPARγ의 인산화의 역할은 아직 불명확한 상태이다. 수용체의 인산화와 비 인산화 정도는 3T3-L1

세포에서 지방세포 형성 동안 변화하지 않는다.

(4) Peroxisome Proliferator-Activated Receptor Coactivators (PGC-1)

전사 조절 영역에서 peroxisome proliferator-activated receptor coactivators의 진전은 핵형 수용체에 대한 coactivator로 작용하는 여러 단백질을 밝혀냈다. 이것들은 p160계열인 SRC-1/NcoA-1/ERAP160, GRIP-1/TIF-2/SRC-2, pCIP/ACTR/RAC-3/AIB-1/TRAM-1/SRC-3들과 CBP/p300을 포함한다. 비록, CBP가 PPAR γ 와 보다 특이적으로 작용하기는 하지만, 이 둘 모두 PPAR γ 와 상호작용을 한다.

2개의 추가적인 분자들이 PPAR γ 의 coactivator로 밝혀졌다. PPAR gamma coactivator 1 (PGC-1)은 갈색 지방조직에서 PPAR γ 와 상호작용 하는 단백질로 알려졌다. PGC-1은 추위에 반응해서 유도되고, 미토콘드리아 생합성과 관계가 있다. PGC-1은 에스트로겐 수용체와 갑상선 호르몬 수용체와 같은 다른 핵형 수용체와 상호 작용하지만, PPAR γ 와의 관계가 리간드에 의존하지 않기 때문에 전형적인 coactivator라고 볼 수는 없다.

(5) PPAR γ 와 관련된 유전학 연구

생쥐에서 PPAR γ 유전자를 제거했을 때 태아시기에 치명적인 표현형을 초래하였다. PPAR γ −/− 생쥐는 태반 발달의 장애로 배아기 10~10.5일을 지나서 생존하지 못했다. Barak, Evans와 그 동료들은 2세포기의 PPAR γ −/−를 4배수체의 정상 배아와 혼합시켜서 정상의 배아가 배외 구조의 발생에 전적으로 기여하는 상황을 만들어서 PPAR γ −/− 살아있는 새끼를 얻었다. PPAR γ 가 없는 새끼는 생후 5일에 대사질환으로 사망하고 말았다. 이 동물들의 경우 지방조직이 결핍되어 있어 PPAR γ 가 생체 내에서도 지방세포발생에 필요하다는 것을 증명하였다. 흥미로운 사실은 PPAR γ +/−생쥐의 경우 고지방 식이를 투여했을 때 정상 생쥐에 비해 인슐린 저항성이 발생하는 경향이 낮았는데, 이는 아마도 이형 접합체에서 지방세포 크기의 감소와 TNF-α 와 지방산의 생성 감소에 기인하는 것으로 생각된다.

2) CCAAT/Enhancer-Binding Protein (CEBP)

C/EBP는 전사인사 중 basic leucine zipper (bZIP)계열에 속한다 (그림 2-3). 현재까지 6가지의 C/EBP 유전자가 알려졌고, 이들 중 다수가 서로 다른 실험실에서 독립적으로 발견되었기 때문에 서로 상이한 이름을 가지고 있다. 그러나 혼동을 피하기 위해서 Cao와 그의 동료들은 C/EBP를 발견 순서대로 희랍어 문자를 이용해서 표기하였다 (C/EBP α,

C/EBPβ, C/EBPδ, C/EBPγ, C/EBPε, C/EBPζ). 표 2-1은 서로 다른 종에서 발견된 C/EBP 유전자들과 그들의 다른 이름을 제시하고 있다. C/EBPα, $-\beta$, $-\delta$, $-\gamma$는 intron을 가지고 있지만, C/EBPε, $-\zeta$는 intron을 가지고 있지 않다.

C-말단 부위는 leucine zipper (bZIP) 영역을 포함하고 55개에서 65개의 아미노산으로 구성되고 모든 C/EBP들은 90% 이상 서로 일치한다. 이 영역은 염기성 아미노산이 풍부하여 이합체 (dimmer)를 형성하는데 이를 'leucine zipper'라고 한다. 이합체의 형성은 DNA와의 결합을 위한 전제조건으로 염기성 부위에 의해 매개되고, 이는 α-helix 구조를 이룬다. bZIP 단백질의 DNA 결합 모델에 따르면, 이 이합체는 거꾸로 된 Y모양으로 Y의 각각의 가지는 표적 DNA의 홈에 포크나 가위 모양으로 부착한다. bZIP영역과 다르게 C/EBP의 N-말단 부위는 대부분의 C/EBP들에서 보존되는 3개의 소구역을 제외하고는 상이하다 (20%의 배열이 동일). 이들 소구역은 활성 부위로 기본 전사장치의 구성요소들과 상호 작용하여 전사를 촉진시킨다.

서로 다른 C/EBP들의 조직/세포에서의 발현 양상은 mRNA와 단백질 수준에서 결정된다. 그러나 발현 양상에 대한 여러 연구들에서 약간의 불일치되는 점도 발견되었는데, 아마도 이는 종 특이적 차이와 사용된 기술의 차이로 생각된다. 일반적으로 C/EBPα는 지방조직, 간, 내장, 부신, 말초혈액의 단핵 세포 그리고 태반에서 고농도로 발현한다. 간과 지방조직에서는 고농도의 mRNA가 분화가 완료된 세포에서 존재한다. C/EBPβ의 구

표 2-1 C/EBP 유전자의 명칭

Gene	Alternative name	Source
C/EBP α	C/EBP, RcC/EBP-1	Rat, mouse, human, chicken, bovine, Xenopus laevis, Rana catesbeiana, fish
C/EBP β	NF-IL6, IL-6DBP, LAP, CRP2, NF-M, AGP/EBP, ApC/EBP	Rat, mouse, human, chicken, bovine, Xenopus laevis, Aplysia, fish
C/EBP δ	Ig/EBP-1	Rat, mouse, human, chicken, fish
C/EBP γ	NF-IL6β, CRP3, CELF, RcC/EBP2	Rat, mouse, human, Rana catesbeiana, bovine, ovine, fish
C/EBP ε	CRP-1	Rat, mouse, human, ovine, fish
C/EBP ζ	CHOP-10, GADD153	Mouse, rat, human, hamster

Adopted from Biochem. J. 365 ; 561-575, 2002

조적 발현은 간, 내장, 폐, 지방 조직, 비장, 신장, 그리고 과립구와 단핵구에서 특히 높고 C/EBP δ 의 발현은 지방 조직, 폐, 내장에서 발생한다. 반면에 C/EBP γ 와 C/EBPζ는 여러 조직에 광범위하게 발현되는 반면에 C/EBPε mRNA와 단백질은 과립구와 단핵구에서만 발현된다. 이러한 발현 양상은 세포 외 매개자에 의한 생리적이거나 병태생리적 변화에 의해 또한 조절된다.

(1) 지방세포 분화에서 C/EBP의 역할

지방세포 형성 과정 중에 다양한 C/EBP들의 발현은 명백히 시간의 흐름을 따른다. C/EBP β 와 C/EBP δ 가 호르몬 자극에 의해 초기에 발현하고, C/EBP α 는 분화과정 중에 나중에 발현하고 많은 지방세포의 표지 유전자의 발현에 관여한다. Stearoyl-CoA desaturase (SCD), GLUT-4, 422/aP2, phosphoenol-pyruvate carboxykinase (PEPCK), UCP와 같은 많은 지방세포 특이적 유전자들은 그들의 promoter에 C/EBP 결합부위를 가지고 있다. C/EBP α 의 발현이 지연되는 것은 전지방세포인 3T3-L1세포에서 C/EBP α undifferentiated protein 즉 AP-2 α 라는 전사 억제제가 존재하기 때문이다. 또한 널리 알려진 전사인자인 Sp1이 전지방세포에서 C/EBP가 C/EBP promoter에 결합되는 것을 억제하여 C/EBP α 단백질의 발현을 억제하는 것으로 밝혀졌다. 여러 실험결과를 살펴보면 C/EBP α 의 발현이 지방세포 형성과정에서 필수적임을 알 수 있다. 섬유모세포에서 C/EBP α 를 발현시켰을 때 추가적인 호르몬 자극 없이 지방세포로 전환되었다. 더욱이 antisense C/EBP mRNA를 발현시켜서 C/EBP α 의 생성이 억제되었을 때 3T3-L1 전지방세포에서 지방의 축적과 지방세포 특이적 유전자의 발현이 억제되었다는 점에서 지방세포로의 전환에 필수적이라는 것을 알 수 있다.

성장이 억제된 전지방세포의 분화는 cAMP를 상승시키는 물질을 포함한 지방세포 형성 호르몬, 당질코르티코이드, IGF 수용체에 작용하는 호르몬에 의해 시작된다. 이때 전지방세포는 세포분열 주기에 들어가 2회 정도 세포분열을 한다(세포 분열에 의한 클론 확장). C/EBP β 와 C/EBP δ mRNA가 cAMP 상승 물질과 당질코르티코이드에 의해 각각 유도된다. 그런 다음 전지방세포는 세포분열 주기를 탈출하여, C/EBP α 유전자를 발현하기 시작하고 이후 지방세포 특이적인 유전자들이 유도된다. 생쥐 C/EBP α 유전자의 근위부 promoter는 C/EBP인식 부위가 있어 이 세 가지 C/EBP에 의해 활성화되기 때문에, C/EBP α 의 발현은 분화단계 초기에 유도되는 C/EBP β 와 C/EBP δ 의 결합에 의해 활성화되는 것으로 생각된다. 이들 두 C/EBP는 PPAR γ 의 발현을 유도하는데 관여한다.

또한, C/EBP α 와 PPAR γ 는 양성 되먹임 기전을 통하여 서로를 유도해서 분화를 촉진하고 유지시킨다.

C/EBP α 와 C/EBP β 를 포함하는 일부 C/EBP들은 2개 이상의 유전암호해독(translation) 시작부위가 있어서 여러 개의 동위체를 생성할 수 있다. 예를 들어 42kD C/EBP α 는 30kD C/EBP α 에 비해 더 강한 전사활성 요소로써 지방세포 형성과정에서 p42/p30 비는 증가한다. 비록 이러한 실험이 유전암호해독이 지방세포 형성과정에서 조절되는 단계인지는 증명되지 않았으나, 최소한 그 가능성이 있다고 볼 수 있다. 이와 마찬가지로, C/EBP β 의 20kD의 억제하는 동위체의 양은 지방세포 형성과정에서 32kD의 활성 동위체에 비해 감소한다. C/EBP의 유전암호번역 후 조절, 특히 인산화 상태의 변화도 역시 C/EBP 단백질의 활성을 변화시킬 수 있다.

CHOP-10 또는 gadd153으로 불리는 C/EBP ζ 는 다른 C/EBP 단백질과 결합한다. 이들 이형접합체들은 DNA에 결합할 수 없어서 CHOP-10은 다른 C/EBP 단백질의 우성 억제 억제자로 작용한다. 그러나 비록 처음에는 지방세포 형성과정에서 유도되는 것으로 알려졌지만, CHOP-10의 발현은 지방세포 형성과정의 일부가 아니라 세포의 포도당 결핍에 의존한다. 이는 CHOP-10이 세포의 스트레스 반응의 매개자로서의 중요성과 일치한다.[11)]

(2) CCAAT/Enhancer-Binding Proteins의 인산화

C/EBP는 인산화에 의해 조절되고 이는 지방세포 형성에서 그 활성조절에 중요하다. C/EBP α 는 그 활성이 phosphatidylinositol 3-kinase 경로를 통해 인슐린에 의해 억제되는 glycogen synthase kinase 3에 의해 인산화된다. C/EBP α 의 인산화는 지방세포 분화에서 클론확장단계에서 중요한 역할을 한다. 이는 또한 serine 부위가 cAMP에 의해 인산화되어 acetyl-CoA carboxylase 유전자를 전사활성화 시키는 능력을 증가시킨다.

(3) CCAAT/Enhancer-Binding Proteins의 유전자 연구

C/EBP α, C/EBP β, 그리고 C/EBP δ 가 결핍된 생쥐의 연구를 통해 C/EBP의 지방세포 형성에서 중요성을 알 수 있다. C/EBP α 가 없는 생쥐의 경우 출생 8시간 이내에 저혈당으로 사망하였다. 이러한 현상은 간에서 존재하는 C/EBP α 가 에너지대사에 관여하는 유전자를 발현하기 때문이다. 정상개체와 비교했을 때, C/EBP α 가 없는 생쥐는 서혜부 피하조직에 백색 지방조직이 관찰되지 않았다. 비록 견갑부 사이에 있는 갈색 지방조직이 존재했지만, 이 조직에 비정상적인 지질의 축적이 있었다. 또한, C/EBP α 가 없는 생

쥐에서 UCP의 발현은 정상적인 fatty acid synthase, GLUT-4, 그리고 422/aP2의 발현에도 불구하고 감소되었다. 다른 C/EBP 동위체들이 이런 유전자들의 전사활성을 대신할 수 있지만, UCP-1의 전사활성을 대신할 수는 없을 가능성이 있다. 이 모델과 일치하게도, C/EBP α가 없는 섬유모세포를 이용해서 체외 분화실험을 했을 때, PPAR γ의 이소성 발현은 PPAR γ 리간드의 존재 하에서 지방세포 분화를 유도하였다.

C/EBP δ −/− 생쥐는 예상된 멘델의 법칙을 따른 빈도대로 출생하였고 생후에도 정상적으로 생존하였지만, C/EBP β가 없는 생쥐의 경우에 출생 후 수 주 내에 사망하였다. 이에 반해, C/EBP β −/− C/EBP δ −/−복합 결손된 생쥐의 경우 훨씬 낮은 생존율을 보였다(15%). 이 세 가지 형태의 생쥐 모두 백색 지방조직 이외에도 갈색 지방조직에서도 지질축적의 이상이 발견되었다. 이 중으로 결손 된 생쥐의 경우, 부고환의 백색 지방조직의 크기가 정상개체에 비해 현저히 감소되었다. 흥미롭게도, 이 생쥐들에서 지방특이적 표지자인 lipoprotein lipase, 422/aP2, 그리고 phosphoenolpyruvate carboxykinase의 발현 정도가 변화하지 않았다. C/EBP β와 C/EBP δ의 결손으로 영향을 받는 유일한 유전자는 갈색 지방조직에서 UCP-1이었다. 의외로, C/EBP α와 PPAR γ의 발현 정도는 백색 지방조직과 갈색 지방조직에서 변화하지 않았다. 더욱 놀라운 사실은 C/EBP β −/− C/EBP δ −/−생쥐에서 배아의 섬유모세포는 지방세포로 전환이 되지 않고 C/EBP α와 PPAR γ를 발현하지 못했다는 사실이다. 이는 생체 내에서는 지방세포 형성과정에서 상부의 활성인자를 대체할 수 있는 다른 경로가 존재할 가능성이 있다는 것을 암시한다.

(4) 형질전환생쥐에서 CCAAT/Enhancer-Binding Protein의 연구

지방세포특이적인 aP2 promoter의 조절 하에서 우성-억제 bZIP 단백질을 발현하는 형질전환생쥐에서 지방이상증(lipodystrophy)의 표현형을 보였는데, 이는 동일한 promoter에서 디프테리아 독소 또는 구조적으로 활성인 SREBP-1c의 발현 시 관찰되는 것과 유사하다. 이 경우에, 돌연변이 된 bZIP 단백질은 C/EBP와 fos/jun과 안정된 이형접합체를 형성하여 DNA와 결합하는 능력을 잃어버린다. 이 생쥐는 백색 지방조직이 발생하지 않고, 갈색 지방조직이 감소되어 C/EBP가 정상 지방세포 형성에 필요하다는 사실과 일치한다. 이 돌연변이 된 생쥐는 여러 장기가 비대해 지고, 지방간과 고지혈증이 나타나고 인슐린 저항성이 심해진다. 이 기능상실 동물모델은 C/EBP들이 생체 내에서 지방세포 형성에 중요하다는 것을 보여준다. 이 생쥐에 leptin을 투여했을 때 인슐린 저항성을 완화시키지 못했다.[12)]

3) ADD1/SREBP

Adipocyte determination and differentiation dependent factor 1 (ADD1)은 98-kDa의 염기성 helix-loop-helix leucine zipper 전사인자로서 (그림 2-3), fatty acid synthase 유전자의 promoter에 있는 E-box motif (CANNTG)에 결합하는 지방세포인자로 밝혀졌다. ADD1은 설치류에서 콜레스테롤 대사를 조절하는 SREBP (sterol regulatory element-binding protein)로 알려진 세포막에 결합되는 단백질의 동종이다. SREBP-1은 ADD1의 인간에서의 동종으로 인간의 HeLa 세포에서 스테롤 반응 부위에 결합하는 능력에 근거해서 처음으로 동정되었다. 이 단백질은 막에 결합된 형태로 세포질세망에 존재한다. 콜레스테롤이 없을 때 단백질분해효소에 의해 분해되고 세포질내로 분비되어 핵 속으로 들어가 유전자의 전사를 증가시킨다. SREBP-1은 동일한 유전자의 2개의 전사시작부위에 기인하는 SREBP-1a와 SREBP-1c (ADD1) 2개의 형태가 존재한다. 3T3-L1세포에서 발견되는 대부분의 SREBP는 SREBP-1a이고, 생쥐의 지방조직에서는 SREBP-1c가 SREBP-1a보다 3배 이상 많다. 설치류에서 ADD1은 간, 신장, 내장과 같은 백색 지방조직 이외의 조직에서도 발현되지만, 갈색지방에서 가장 높게 발현한다.

ADD1/SREBP-1은 지방산의 합성과 흡수에 관여하는 효소뿐만이 아니라 콜레스테롤 생합성에 관여하는 효소의 발현을 조절한다. 최근의 연구에 따르면, ADD1/SREBP가 지방산합성에 미치는 영향은 E-box 서열을 통해 일어나고 스테롤 반응 부위를 통해 일어나지 않는다는 것을 보여주었다. 3T3-L1 세포에서 인슐린 치료에 반응해서 ADD1의 발현이 증가되었는데, 이는 이 단백질이 인슐린 반응인자라는 것을 암시한다.

(1) 지방세포 분화에 있어 ADD1/SREBP의 역할

3T3-L1 전지방세포에서 ADD1의 발현은 지방세포 형성 호르몬을 첨가한지 24시간에 처음으로 발견된다. ADD1의 이소성으로 발현시켰을 때 NIH-3T3세포를 지방세포로 전환시키지 못했다. 하지만, PPARγ 활성인자가 있을 때 분화의 정도가 15～20% 증가하였다. DNA결합부위에 점돌연변이를 가지고 있는 전사인자의 우성 음성 형태의 이소성 발현은 지방세포의 형태와 지방세포 표지자의 발현을 억제하였다. 3T3-L1 전지방세포에서 ADD1을 역전사 바이러스를 이용해 발현했을 때 PPARγ의 발현을 증가시켰다. ADD1을 동시에 발현시켰을 때 PPARγ의 생체내의 리간드 형성을 증가시켜서 aP2/422 promoter에 대한 PPARγ/RXRα의 전사활성을 증가시킨다.

(2) ADD1/SREBP의 유전자 연구

SREBP-1 유전자의 선택적 제거 시에 동종접합으로 제거된 개체에서 50~80%가 사망하게 된다. 생존한 생쥐는 정상이었고, 지방량의 변화를 보이지 않았고, 지방형성을 포함한 다른 유전자의 발현 정도도 변화하지 않았다. 지방에서 낮은 농도의 SREBP-2가 SREBP-1의 결핍을 보상할 가능성이 있다. SREBP-2 유전자의 선택적 파괴는 동종접합 개체에서 자궁 내 사망을 유발하였다. SREBP-1과 SREBP-2의 지방세포 특이적 제거가 지방세포 형성에서 이 인자의 역할을 규명하는데 도움이 될 것이다.

(3) 형질전환생쥐를 이용한 ADD1/SREBP의 연구

생체 내에서 ADD1/SREBP를 과도하게 발현시켰을 때 지방량이 현저히 감소한 생쥐가 발생하였다. 따라서, 생체 내에서 ADD1/SREBP-1의 발현을 증가시켰을 때 지방의 발생을 방해하는 것으로 생각된다. 감소된 지방량을 보상하기 위해서, 이 동물들은 지방간이 발생한다. 또한, 선천적인 지방이상증 환자의 증상과 일치하게, 이들 동물들에서 심한 당뇨병이 발생한다. 인과관계는 분명하지 않지만, 이들 동물들에서 preadipocyte factor-1과 TNF-α의 농도가 상승한다. 흥미롭게도, 렙틴을 투여했을 때 음식물 섭취를 감소시키는 것과는 무관하게 당뇨병 상태를 개선시켰다.

4) 지방세포의 분화를 억제하는 전사인자들

전사적으로 활성화시키는 인자들 이외에도, 전지방세포에서 발현되는 억제하는 전사인자들은 그림 2-4와 같이 지방세포가 분화됨에 따라 감소하게 되는데, 그렇지 않을 경우 분화는 억제된다.

이러한 지방세포 분화의 억제인자들 중에 zinc finger 전사인자인 GATA-결합단백-2 그리고 -3은 PPARγ_2 promoter를 억제하고 C/EBPα 그리고 C/EBPβ와 단백질복합체를 형성함으로써 지방세포 형성의 억제인자로 작용한다.

Wnt 신호전달경로는 태생기 발달에서 많은 분화과정에 관여하고 그 인자들이 잘못 활성화될 경우에 암이 유발되기도 한다. 3T3-L1 전지방세포주에서 Wnt1을 과잉 발현시켰을 때 3T3-L1 preadipocyte의 지방세포로의 분화가 억제 되었고 Wnt10b를 가했을 때 생체 외에서 지방세포의 분화를 억제했다. Wnt1과 Wnt10b는 세포내의 β-catenin을 안정화시켜 β-catenin의 세포질내 농도를 높인다. 또한 지방세포가 분화됨에 따라 Wnt10b의 발현은 감소되었다. 지방세포는 분화됨에 따라 C/EBP β 와 C/EBP δ 가 먼저 발현되고 이는 C/EBP α 와 PPAR γ 의 발현을 촉진 시킨다. Wnt signaling은 β-catenin 경로를 통해서 지방분화를 억제하기도 하지만 β-catenin과 무관한 기전을 통해서도 (Calcineurin pathway) 지방 분화를 억제한다.

KLF2도 발현되고 지방세포 형성과정에서 전지방세포에서 발현되고, 지방세포 형성기간 동안 감소하는 억제 전사인자이다. KLF2는 중배엽 줄기세포에서 지방세포계열로의 분화에 영향을 미치지 않지만, 전지방세포 상태를 유지하고, 지방세포로의 이행을 억제한다. KLF2는 PPAR γ_2 promoter 활성을 억제하고, preadipocyte factor-1 (Pref-1)을 회복시켜 억제 전사인자로 작용한다. Pref-1은 epidermal growth factor (EGF)와 유사한 단백질로 세포막 단백질로 합성되어 세포막 바깥 부위가 분해되어 수용성 형태로 전지방세포에서 분비된다. Pref-1은 지방세포 분화를 억제하고 지방세포 형성기간 동안 감소한다. 지방세포 형성을 방해하는 최근에 발견된 신호전달물질은 forkhead box O1 (Foxo1) 와 A2 (Foxa2) 그리고 SMAD-3이다.

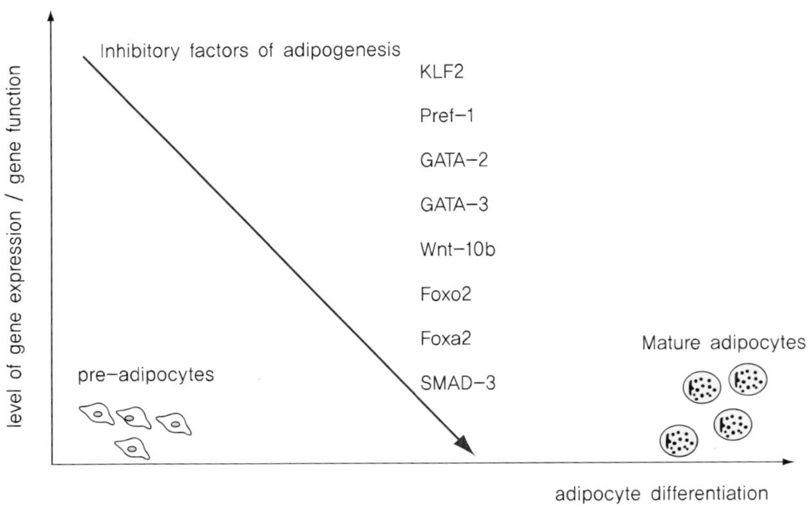

Adopted from Endocrine Reviews., 27 : 449-467, 2006

▶그림 2-4 지방세포 형성과정에서 억제 전사인자들의 변화.

4 PPARγ 와 C/EBP에 의한 전사조절의 coactivator들

전사인자들이 유전자 발현을 활성화시키기 위해서는, 단단히 결합된 크로마틴 구조를 열어서 기본 전사장치들의 요소들이 접근해야 한다. 이런 일련의 활동은 coactivator들에 의해 수행되는데, 최근 이에 대한 연구가 활발히 진행되고 있다. 다른 시간상 및 공간상의 연속에서 다양한 coactivator들과 전사인자들과의 상호작용은 유전자의 발현을 다른 가능한 방법으로 조절할 수 있다. 예를 들어 PPARγ 와 같은 핵 호르몬 수용체는 p160 계열의 coactivator들과, CBP/p300 등과 상호 작용할 수 있다. 이들 단백질은 리간드와 결합된 상태에서 핵 호르몬 수용체의 carboxy-말단의 전사활성 기능-2 (AF-2) 부위에 결합한다. 이런 결합을 매개하는 coactivator들의 부위들은 LXXLL motif를 포함하는 소수성의 아미노산 부위로 구성되어 있다. 어떤 특정한 핵 수용체 계열에 절대로 특이적인 전사적 coactivator는 없지만, 기능적 특이성은 세포-유형 특이적 발현 또는 다양한 신호전달경로에 의한 수용체-coactivator 상호작용의 조절에 의해 이루어진다.

2가지 종류의 우세한 coactivator 복합체가 핵 호르몬 수용체에 결합하는 것으로 보고되었다. p160/CBP/p300 복합체와 DRIP/TRAP 복합체. 첫 번째 종류는 SRC-1/NCoA1, TIF2/GRIP1/NCoA2, 그리고 pCIP/ACTR/AIB1으로 표현된다. PPARγ 의 AF-2부위에 결합할 뿐만 아니라, 이들 단백질은 CBP/p300과도 상호작용한다. CBP/p300은 PPARγ 와 직접적으로 상호 작용하여 여러 접합지점을 통해 복합체에 안정성을 제공한다. p160 단백질과 CBP/p300은 모두 크로마틴 구조를 열어서 전사를 완전히 활성화 시키는 내재적인 histone acetyltransferase (HAT)의 활성을 가지고 있다. 리간드에 의존하는 방법으로 핵 수용체와 상호 작용하는 두 번째 종류의 coactivator는 DRIP/TRAP/ARC 복합체이다. 이 복합체에서 전사활성에 가장 중요한 부위는 DRIP205/TRAP220이다. 흥미롭게도, DRIP205/TRAP220은 PBP (PPARγ binding protein)와 동일한 구조를 가지고 있다. PBP가 없는 돌연변이가 발생했을 때 PPARγ 가 없는 배아와 마찬가지로 태반발생의 장애로 배아기에 사망하였다. 그러나 PPARγ 에 의한 전사활성이 PBP에 의해 크게 영향을 받지 않기 때문에 PBP가 PPARγ 에 의해 매개되는 지방세포 형성에 미치는 역할에 대한 규명이 필요하다.

리간드 비의존적이나 상당한 생물학적 특이성을 가지고 있는 2가지의 PPARγ 의 coactivator들은 PPARγ coactivator-1 과 -2 (PGC-1, -2)이다. PGC-1은 전형적인 LXXLL

부위를 제외하고는 다른 알려진 coactivator와 유사성이 없다. 흥미롭게도, 이 단백질의 carboxyl 말단이 RNA 처리와 연관된 부위를 포함하고 있어, PGC-1이 전사적 활성과 유전자 접합과의 사이에 연결고리 역할을 할 것으로 생각된다. 비록, PGC-1이 내부에 HAT 활성을 가지고 있지는 않지만, 그런 활성을 가진 p160/CBP/p300 단백질과 아미노 말단을 통해 상호 작용한다. PGC-1의 가장 흥미로운 특성 중의 하나는 조직에 분포상태인데, PGC-1은 백색지방보다는 갈색지방에서 발현된다. 그 발현은 추위에 노출되거나 영양상태가 변화했을 때 갈색지방과 골격근에서 급격히 유도되고, 생체 외에서 백색 지방세포에서 이소성으로 발현됐을 때, PGC-1은 UCP-1과 전자전달계의 구성요소를 포함하는 갈색지방 표현형과 연관된 유전자를 발현시킨다. PGC-1은 비핵 호르몬수용체 전사인자인 nuclear respiratory factor-1 (NRF-1)과의 상호활성을 통해, 미토콘드리아 생합성을 유도한다.

PGC-2는 작은 26-kD의 단백질로 PGC-1 또는 다른 coactivator들과 유사성이 없다. 그러나 전지방세포에서 PGC-2를 이소성으로 발현시켰을 때 형태학적 그리고 분자생물학적인 면에서 지방세포 분화의 급격한 증가를 유발했다. PGC-2 자체는 내부에 HAT 활성을 나타내는 부위가 없다. 따라서, PGC-2는 PGC-1과 동일한 방식으로 다른 HAT를 가지고 있는 coactivator들을 PPARγ로 동원되어야 한다.

C/EBP와 상호 작용하는 coactivator 복합체에 대해서는 알려진 바가 없다. 2가지 종류의 coactivator들이 C/EBPβ와 상호 작용하는 것으로 알려졌다. 하나는 골수세포에서 동원되어 특정 표적 유전자를 활성화시키는 크로마틴을 재형성시키는 SWI/SNF 복합체이다. 두 번째 종류는 CBP/p300 coactivator이다. CBP/p300은 또한 PPARγ의 강력한 활성인자이기 때문에 C/EBP 단백질과 PPARγ 사이에 보이는 상승작용에 중요한 역할을 할 것으로 생각된다.[13,14]

5 지방세포의 분화를 조절하는 인자들

동물 세포에서 성장과 분화는 개별 세포들 또는 세포들과 세포 외 환경 사이의 의사소통을 통해 이루어진다. 그러므로 지방세포의 분화는 분화로 접어들었을 때 세포가 다양한 입력신호를 처리해야 할 필요가 있다. 지방세포 분화에 관여하는 호르몬과 성장인자는 특정 수용체에 작용하여 외부의 성장과 분화의 신호를 일련의 세포내 변화로 전환시

표 2-2 호르몬, 싸이토카인, 그리고 성장 인자에 의한 지방세포 분화의 조절

Agent	Preadipocyte cell lines (3T3-L1/3T3-F442A/Ob17/TA1)	Primary cultures (Rat/Mouse/Rabbit/Pig/Human)
Insulin	+ (Accelerate lipid accumulation)	+ (Required)
Glucocorticoids	+ For most, −(F442A only)	+ (Required or accelerate)
3,3',5-Triiodothyronine	+ (Ob17 only)	No effect
Retinoic acid	−/+ (Concentration dependent)	−/+ (Concentration dependent)
Growth hormone	+ (Required for most)	No effect or −(serum vs. serum free)
IGF-I	+ (Required for 3T3-L1)	+ (Most)
EGF, TGF-α	−For most, + (serum free)	−(Most)
TGF-β	−(Potent inhibitor)	−(Potent, effect irreversible)
FGF	−/No effect	No clear effect (rat)
PDGF	+/− Or no effect	No clear effect (human)
IL-1, interferon-g, TNF-α	−/No effect (low TNF-α)	−(Rat, mouse, human)
PGF2 α	−(Most)	−(Rat)
PGI2	+ (Ob17)	+(Rat, human)
Forskolin, dibutyryl cAMP	−/+(Concentration dependent)	+(Rat)
TPA	− (Most)	−(Rat)

Adopted from Physiol. Rev. 78 : 783-809, 1998

킨다. 세포분화에 양성적 또는 음성적인 방식으로 관여하는 물질 또는 분자들의 발견을 통해 관계된 신호전달 경로를 알 수 있게 되었다. 세포 외 기질단백질은 지방세포의 형태를 변화시키고 분화와 동반되는 지방세포특이적인 유전자를 발현시켜 분화를 조절하는데 중요한 역할을 한다. 지방세포 분화를 유발하거나 억제하는 호르몬과 성장/분화인자들은 표 2-2에 요약되어 있다.

1) 지방세포 형성을 유도하는 물질

앞서 언급한 전사과정과 마찬가지로 대부분의 자료는 분화가 결정된 전지방세포주의 연구를 통해 얻어졌다. 경험적인 방법으로 선택된 여러 인자들이 이들 세포의 분화를 유도하기 위해서 사용되었다.

(1) 인슐린

일찍이 생체 외에서 효율적인 분화에 인슐린이 필요하다는 것이 밝혀졌다. 인슐린이 분화하는 세포의 비율을 증가시키고, 또한 각각의 지방세포 내에 축적되는 지질의 양을 증가시킨다. 인슐린은 또한 세포자멸사(Apoptosis)를 강하게 억제하는 효과를 가지고 있다. 흥미롭게도, 전지방세포는 인슐린 수용체를 거의 발현하지 않는다. 인슐린이 세포분화에 미치는 영향은 IGF-1 수용체와의 교차반응을 통해 발생하기 때문에, 고용량의 인슐린이 원하는 효과를 이루기 위해 필요하다.

(2) IGF-1

IGF-1은 fetal calf serum의 필수요소로써 이것을 혈청이 없는 배지에 첨가시켰을 때 분화를 유도하였다. IGF-1과 인슐린은 여러 별개의 하위 신호전달경로를 가지고 있고, 이들 하위경로를 통해서 이들 호르몬의 지방세포 형성효과가 매개된다. 이 두 분자들은 ras를 자극하고, 활성화된 ras의 이소성 발현은 호르몬자극의 필요없이 지방세포 형성을 유도한다. 역으로, ras의 감소는 정상분화를 억제한다. 모순적으로, ras는 지방세포 형성을 명백히 억제하는 MAP kinase 경로의 강력한 활성인자이다. 분화과정에서 ras 활성의 시기가 ras가 양성적 또는 음성적으로 작용할지 결정하는데 중요한 것으로 판명되었다. 그러므로, 인슐린/ IGF-1에 의해 자극된 지방세포 분화에서 ras의 정확한 역할은 아직 불분명하다. 보다 최근의 연구를 통해 인슐린 작용의 또 다른 하위경로인 protein kinase B (PKB, Akt라고도 알려짐)가 알려졌는데, 3T3-L1세포에서 PKB의 구조적인 활성화가 자발적인 분화를 유도하였다.

(3) 당질코르티코이드

당질코르티코이드는 오랜 기간 배양된 전지방세포와 원시지방세포의 적절한 분화를 유도하는데 사용되어 왔다. 이들 대부분의 연구에서 당질코르티코이드는 dexamethasone (Dex)의 형태로 투여되었다. Dex는 PPAR γ 와 같은 핵 내의 호르몬 수용체인 당질코르티코이드 수용체(Glucocorticoid receptor ; GR)를 통해 작용한다. 지방세포 형성에 관여하는 GR의 전사적 표적이 무엇인지는 불분명하다. Dex는 C/EBP δ 를 유도하는 것으로 알려져 있어, 아마도 이를 통해 지방세포 형성능력을 설명할 수 있을 것이다. 그러나 C/EBP δ 를 과잉 발현하는 세포들도 Dex의 투여를 필요로 해서 이 물질의 역할이 복잡하다는 것을 알 수 있다. 최근에, Dex는 전지방세포에서 발견되고 지방세포 형성을 억제하는 preadipocyte factor-1 (pref-1)의 발현을 감소시켰다. pref-1의 구조적 발현은 Dex의 분화유발작용을 차단하였다. 생체 내에서 당질코르티코이드의 역할은 이들 결과에 기초해서 판단할 수 없다. 많은 포유동물의 전지방세포는 효율적인 분화를 위해서 이들 호르몬을 필요로 한다. 또한, 쿠싱증후군 환자들의 경우 내장지방의 비대가 관찰되고 피하지방이 소실되는 것을 관찰할 수 있다.

(4) 성장호르몬

성장호르몬의 경우 다양한 배양된 전지방세포주에서 지방세포 형성을 유도하였지만, 원시지방세포에서 이러한 효과는 관찰되지 않았다. 실제적으로 이러한 세포들의 분화는 성장호르몬에 의해 억제되었다. 이는 성장호르몬이 결핍된 인간에서 정상적인 지방량을 가지고 있고, 비만해지는 사실과 일치한다.

(5) 기타호르몬

갑상선 호르몬, retinoic acid, 다양한 prostaglandin들이 생체 외에서 지방세포 형성에 영향을 미치는 것으로 알려져 있는 호르몬들이지만, 생체 내에서 역할은 아직 규명되지 않았다. 그렇지만, 분화를 유도하는 것으로 알려진 물질이 하나 있는데 이는 cAMP이다. 배양된 전지방세포주를 대상으로 한 초기연구에서 methylisobutylxanthine (MIX ; a phosphodiesterase inhibitor)을 투여했을 때 분화를 촉진시켰다. cAMP를 인슐린과 Dex와 함께 투여하면 보다 강한 효과를 나타내어, 3T3-L1세포에서 지방세포 형성을 유도하는 가장 선호되는 방법이 되었다. 논란의 여지는 있지만, MIX는 cAMP의 농도를 상승시키는 기전을 통해 주로 작용하고 여러 연구에서 합성 cAMP 유사체가 MIX를 대체할 수 있음을 보여주었다. MIX는 C/EBPβ의 농도를 증가시키는 것으로 알려졌고, MIX and cAMP는 또한 C/EBPβ promoter의 억제를 매개하는 전사인자인 Sp1의 세포농도를 감소시킨다.

2) 지방세포 형성을 억제하는 물질

(1) 성장인자와 싸이토카인

IGF-I과 다르게, 다른 성장인자와 싸이토카인은 일반적으로 지방세포의 분화를 억제하는 인자로 알려져 있다. 이는 아마도 이들이 가진 세포분열 촉진효과 때문으로 세포의 성장과 분화는 서로 배타적이기 때문이다.

TNF-α, IL-1을 포함하는 다양한 싸이토카인은 대부분의 배양된 전지방세포주에서 지방세포의 분화를 억제하는 것으로 알려졌고, 성숙한 지방세포를 탈 분화시킬 수도 있다. 또한, PDGF, FGF, 그리고 EGF를 포함하는 여러 성장인자들이 지방세포 형성의 강력한 억제인자이다. Transforming growth factor (TGF)-α를 과잉 발현하는 형질전환 생쥐의 경우 정상의 개체에 비해 지방량이 약 50% 정도 밖에 되지 않았으며, TGF-α는 생체 외에서도 지방세포 형성을 억제하는 것으로 알려졌다.

이러한 지방세포 형성에 대한 억제 효과는 고전적인 MAP kinases와 erk1 그리고 erk2의 활성화에 의해 매개된다. 이러한 kinase들은 JNK MAP kinase 와 마찬가지로, 직접적으로 PPARγ_2의 아미노말단 부위에 Ser112 (Ser82 of PPARγ_1)을 직접적으로 인산화시켜, 지방세포 형성을 억제한다. PPARγ와 이합체를 이루는 RXR도 또한 인산화되어 MAP kinase에 의해 연속적으로 억제된다.[16)]

(2) pref-1 (Preadipocyte factor-1)

지방세포의 분화는 EGF와 같은 구조를 가진 pref-1이라는 세포막 단백질의 발현을 통해 또한 조절될 수 있다. 이 분자는 전지방세포에 존재하지만, 지방세포 분화과정중에 감소한다. 세포막에 이소성으로 발현되었을 때, pref-1은 지방세포 형성을 억제한다. 흥미롭게도, pref-1은 세포 밖으로 분비되기도 하고, 이 분비된 물질은 억제작용을 하여 pref-1이 지방세포 형성과정에서 자가분비 (autocrine) 또는 주변분비 (paracrine) 조절자의 역할을 할 가능성이 있다. 하지만 아직까지 pref-1의 수용체와 그 분자적 표적이 규명되지 않았다.[8)]

(3) Myostatin

Myostatin은 성장과 분화에 관여하는 TGF-β의 superfamily로 1997년 Mcpherron등에 의해 발견되었다. Myostatin은 growth/differentiation factor-8 (GDF-8)로 불리며 근육의 발달과 조절에 중요한 역할을 하는 것으로 알려져 있다. 성체 조직에서는 거의 대부분 골격근에서 발현되지만, 지방 조직에서도 myostatin RNA가 검출되는 것으로 알려졌다. Myostatin을 성인 생쥐에서 과잉발현 시켰을 때 광범위한 근육과 지방량이 감소되는 전신 쇠약질환을 가져왔다. Myostatin이 없는 생쥐에서 전반적으로 근육량이 증가하였을 뿐만 아니라, 전체적인 지방량의 감소와 지방 세포크기의 감소를 가져왔다. 생체 외 실험에서 3T3-L1 전지방세포에서 myostatin을 발현 시켰을 때 지방세포로의 분화를 억제 하였다. 비록 생체 내에서 myostatin이 지방과 포도당 대사를 조절하는 정확한 기전은 아직 밝혀지지 않았지만, 이러한 발견들은 myostatin 경로의 억제가 비만 또는 제2형 당뇨병의 예방과 치료에 도움이 될 것으로 기대된다.[2,9,10]

6 갈색 지방세포의 분화

갈색 지방조직은 주로 에너지를 열의 형태로 방출시키는 기능을 한다. 비록 갈색 지방세포는 백색 지방세포와 동일한 효소장치를 가지고 있지만, 갈색 지방세포 내에 저장된 지질은 에너지의 저장소로 사용되기 보다는 미토콘드리아에서 산화될 지방산의 공급원이다. 갈색 지방세포는 또한 형태가 백색 지방세포와 다르다. 미토콘드리아가 풍부하고 백색 지방세포처럼 한 개의 큰 방울대신에 여러 개의 작은 방울형태로 지방을 저장한다. 갈색지방은 설치류에서 견갑부 사이에 지방덩어리 형태로 거의 순수한 상태로 존재한다. 이와는 반대로, 인간에서는 신생아기에만 흉곽내의 대혈관 주위에서 주로 발견된다. 그러나, 최근의 연구에 따르면, 갈색 지방세포가 인간의 백색 지방조직에 소수 있다는 것으로 나타났다. 갈색 지방세포가 성인에서 전체 에너지 균형에 기여하는 정도에 대해서 불확실한 점이 있지만, 이 세포들이 존재하고 생리적 또는 약리학적 치료의 매우 중요한 표적이 될 것임은 의심할 여지가 없다.

갈색 지방세포에서 특이적으로 발현되는 전사인자들은 알려지지 않았지만, 백색 지방세포의 분화와 마찬가지로 PPARγ 와 C/EBPα가 유도된다. 앞서 언급한 바와 같이, 4배수 체 상태에서 태반순환 부전에서 구제된 PPARγ가 소실된 생쥐에서 갈색 지방발생이 지연되었다. 또한, HIB1과 HB2같은 갈색 지방세포주에서 TZD 리간드에 의한 PPARγ를 활성화시켰을 때 급격한 분화를 유도하였고, 설치류에게 TZD을 투여했을 때 견갑부 사이에 갈색 지방조직이 축적되었다. C/EBPα 또는 C/EBPβ와 δ가 모두 없는 생쥐에서 갈색 지방세포에서 지방축적이 감소되고 UCP-1이 감소되었다는 점에서, 갈색 지방세포의 형성에 있어 C/EBP 단백질의 역할은 중요하다고 볼 수 있다. PPARα도 역시 갈색 지방조직에서 상당히 높은 농도로 발현한다. PPARα는 갈색 지방조직 이외의 조직에서 지방산의 β-산화에 중요한 역할을 하는 것으로 알려져 있고, β-산화는 갈색지방의 중요한 역할이기 때문에, PPARα는 이러한 역할을 할 것으로 생각된다.

분화 그 자체는 갈색지방의 세포배양모델에서 UCP-1 유전자의 발현을 유도하는데 충분조건이 아니다. β-아드레날린성 작용제 또는 세포 내에서 cAMP의 농도를 상승시키는 약제로 추가적으로 자극하는 것이 역시 필요하다. 이는 생체 내에서 추위에 노출되거나 과식을 했을 때 UCP-1을 활성화시키는 교감신경계의 입력신호와 생체 외에서 유사한 상황인 것이다.

PPARγ가 생리학적으로 상당히 다른 역할을 하는 세포형태인 백색지방과 갈색지방 모두의 분화와 연관되어 있다는 사실을 통해 지방세포가 에너지를 저장할 것인지(백색 지방조직) 아니면 열을 발산할 것인지(갈색 지방조직)에 영향을 미치는 PPARγ 보조인자를 찾으려는 노력이 시작되었다. 이러한 노력의 결과로, PPARγ coactivator(PGC)-1이 갈색지방으로부터 PPARγ와 상호 작용하는 단백질로써 yeast에서 분리되었다. PGC-1은 90 kD의 단백질로써 골격근, 심장, 신장, 뇌 그리고 갈색지방에서 발현되지만, 백색 지방에서 발현되지 않는다. 추위에 노출되면, PGC-1은 순응적 열 생성이 주로 발생하는 2개의 주요부위인 갈색지방과 골격근에서 급격하게 유도된다. PGC-1을 배양 중인 백색 지방세포에 처리하면, 미토콘드리아 생합성과 UCP-1의 발현이 증가한다. 골격근에서 발현되면, PGC-1은 미토콘드리아 생합성과 다른 uncoupling protein인 UCP-2를 유도시킨다. 이러한 작용은 명백히 PPARγ, 다른 핵 수용체, 그리고 중요한 미토콘드리아 조절자인 Nuclear respiratory factor(NRF)-1의 동시활성의 기능이다.

PGC-1이 전지방세포를 갈색 지방세포로 분화시킨다는 여러 가지 증거가 있다. 첫째로, PGC-1이 UCP-1증강인자를 활성화시키는 인자로 알려진 PPARγ와 직접적으로 상호 작용한다. 둘째로, 백색 지방세포에 투여되면, PGC-1은 갈색지방의 중요한 특징인 내부의 UCP-1 발현과 미토콘드리아 생합성을 유도한다. 마지막으로, PGC-1의 발현은 UCP-1 발현과 갈색 지방비대를 유발하는 β-아드레날린성 수용체와 세포내 cAMP의 활성화에 의해 조절된다. 비록 이러한 연관성은 암시하는 바가 크지만, 현재까지의 배양실험에서는 PGC-1 농도를 생체 내에서만큼 증가시키지 못했고, UCP-1의 유도도 마찬가지로 생체 내의 농도에 못 미친다. 그러므로, 갈색 지방세포의 발생에서 PGC-1의 역할을 보다 명확히 규명하기 위해서는 세포배양과 형질전환 생쥐에서 PGC-1을 보다 왕성하게 발현시키는 실험을 통해야만 알 수 있을 것이다.

또 다른 풀리지 않은 문제는 갈색 지방조직과 백색 지방조직이 동일한 전지방세포 전구체에서 유도되는지 또는 그들이 근육과 연골로 분화 가능한 분화가 결정되지 않은 중배엽 줄기세포에서 독립적으로 발생하는지에 관한 것이다. 비록 전자가 갈색 지방조직과 백색 지방조직 모두에 작동하는 전사과정과 유사하지만, 이 문제의 실마리가 될 단서는 없는 상태이다. 마지막으로, 백색 지방조직을 β-아드레날린성 작용제로 자극하는 실험을 통해 갈색 지방조직이 성숙한 백색 지방조직의 상호 분화될 수 있는가 하는 문제이다. 이 문제는 성숙한 백색 지방세포에서 PGC-1과 같은 갈색 지방조직으로 유도하는 인자를 조건부로 발현시키는 연구를 통해 알 수 있을 것으로 생각된다.

7 앞으로의 전망

지방세포 분화의 조절기전에 대한 우리의 지식이 증가함에 따라 이러한 과정을 생체 내에서 조작하는 것이 가능해지게 되었다. 비만은 과도한 양의 지방조직이 축적되는 것이기 때문에, 지방세포를 유전학 또는 약물학적 방법을 통해 감소시키는 것이 이 질환에 대한 매력적인 접근방법이 될 것이다. 그러나 비만이라는 것은 근본적으로 에너지의 섭취가 에너지의 소모보다 많을 때 생기는 에너지 균형의 장애라는 사실을 명심해야 할 것이다. 생명체의 조절되지 않은 에너지 균형의 문제를 해결하지 않고 지방세포 형성을 조작하려고 하는 것은 과도한 칼로리가 지방조직 이외의 다른 곳에 축적되어 해로운 영향을 미치게 될 것이다. 실제로 지방을 형성하지 못하는 형질전환 생쥐에서 이러한 현상을 관찰할 수 있다. 이는 ADD1/SREBP1의 활성화된 변형뿐만 아니라 우성-열성의 C/EBP 대립유전자에서 형성되었다. 이렇게 지방세포가 형성되지 않고 마르게 되었을 때, 순환하는 중성지방이 상승하여 간이 중성지방을 섭취해서 축적시키기 때문에 간비대, 고지혈증, 당뇨병이 발생하였다. 이는 지방이상증이 있는 환자들에서 관찰되는 것과 똑 같은 상황이다. 그러므로, 현재까지 직접적으로 지방세포 형성을 억제시키는 것이 이롭다는 증거는 없다. 실제로는, PPARγ를 활성화시키는 합성물질이고 지방세포 형성을 강력하게 자극하는 TZD계열의 약물은 임상적으로 제2형 당뇨병환자들에서 고혈당을 감소시키기 위해 사용된다. 반면에, 갈색 지방세포의 형성을 증가시키는 것이 대사적으로 이로울 가능성이 있다. 개와 원숭이를 갈색지방에서 높게 발현되는 β-3-아드레날린성 수용체에 대한 작용제로 만성적으로 자극했을 때, 갈색지방의 비대와 에너지소모의 증가를 통한 의미 있는 항 비만효과를 나타내었다. β-3-수용체가 다른 세포형태에서도 발현되었기 때문에, 안정성이 있는 β-3-아드레날린성 수용체 작용제가 인간에서 개발될 것인지 아직은 기다려봐야 한다. 그럼에도 불구하고, 갈색지방의 분화와 비대가 획기적인 항 비만치료 전략이 될 것으로 생각된다. PGC-1의 활성을 증가시키는 약물학적 치료방법이 해로운 영향 없이 실행될 수 있다면 유용할 것이다. 물론, 이것이 성공하기 위해서는 심장과 뇌와 같은 열 생성을 하지 않는 조직에서 PGC-1의 기능을 보다 잘 이해해야 할 것이다. 또한 최근에 알려진 Wnt 신호전달과정과 myostatin도 지방세포의 분화를 억제하는 것으로 알려져 있어 향후 이에 대한 억제 물질이 비만과 관련된 대사 질환의 치료제로 개발될 가능성이 있다. 지방세포 형성의 조절은 발생 생물학분야에서 가장 잘 연구된 모델 체계의 하나라는 사실에도 불구하고, 우리의 지식에는 수많은 차이가 격차가 있다. 새로운 세기에 들어 이것과 생물학의 다른 분야에서 급격하게 발전하여 이러한 이해의 부족을 극복하고 대사 생리학에 새로운 응용과 세포의 성장과 분화를 조절할 수 있게 해줄 것이다.

참고문헌

1. 대한비만학회 : 임상비만학. P.57-73. *고려의학*. 서울. 2001.
2. McPherron AC, Lawler AM, Lee SJ. Regulation of skeletal muscle mass in mice by a new TGF-beta superfamily member. *Nature* 1997 ; 387 : 83-90.
3. Gregoire FM, Smas CM, Sul HS. Understanding Adipocyte Differentiation. *Physiol Rev* 1998 ; 78 : 783-809.
4. Morrison RF, Farmer SR. Insights into the Transcriptional Control of Adipocyte Differentiation. *Journal of Cellular Biochemistry* 1999 ; suppl 32-33 : 59-67.
5. Rosen ED. Spiegelman BM. MOLECULAR REGULATION OF ADIPOGENESIS. Annu Rev Cell Dev. *Biol* 2000 ; 16 : 145-171.
6. Rangwala SM, Lazar MA. TRANSCRIPTIONAL CONTROL OF ADIPOGENESIS. *Annu Rev Nutr* 2000 ; 20 : 535-559.
7. Rosen ED, Walkey CJ, Puigserver P, Spiegelman BM. Transcriptional regulation of adipogenesis. *Genes, Dev* 2000 ; 14 : 1293-1307.
8. HS Sul, Smas C, Mei B, Zhou L. Function of pref-1 as an inhibitor of adipocyte differentiation. *International Journal of Obesity* 2000 ; 24(Suppl 4) : S15-S19.
9. Ross SE, Hemati N, Longo KA, Bennett CN, Lucas PC, Erickson RL, MacDougald1 OA. Inhibition of Adipogenesis by Wnt Signaling. *SCIENCE* 2000 ; 289 : 950-953.
10. Kim HS, Liang L, Dean RG, Hausman DB, Hartzell DL, Baile CA. Inhibition of Preadipocyte Differentiation by Myostatin Treatment in 3T3-L1 Cultures. *Biochem Biophys Res Commun* 2001 ; 281 : 902-906.

11. Hausman DB, DiGirolamo M, Bartness TJ, Hausman GJ, Martin RJ. The biology of white adipocyte proliferation. *obes Rev* 2001 ; 2 : 239-254.

12. P Dipak. RAMJI1 and Pelagia FOKA : CCAAT/enhancer-binding proteins : structure, function and regulation Biochem. *J* 2002 ; 365 : 561-575.

13. Puigserver P, Spiegelman BM. Peroxisome Proliferator Activated Receptor-γ Coactivator 1α (PGC-1α) : Transcriptional Coactivator and Metabolic Regulator. *Endocr Rev* 2003 ; 24(1) : 78-90.

14. Knouff C, Auwerx J Peroxisome Proliferator-Activated Receptor-γ Calls for Activation in Moderation : Lessons from Genetics and Pharmacology Endoc Rev 2004 ; 25(6) : 899-918.

15. Kennell JA, MacDougald OA. Wnt Signaling Inhibits Adipogenesis through β-Catenin-dependent and-independent Mechanisms. J Biol Chem 2005 ; 280 : 24004-24010.

16. Schäffler A, Müller-Ladner U, Schölmerich J, Büchler C. Role of Adipose Tissue as an Inflammatory Organ in Human Diseases. *Endocr Rev* 2006 ; 27(5) : 449-467.

Chapter

3 비만과 유전

1 서 론

2001년 인간 게놈(genome) 해독 이후[1] 유전자가 질병 발생과 경과에 미치는 기전을 알아내고 이를 치료와 예방에 적용하고자 하는 접근이 활발해지고 있다. 인류는 질병을 극복하기 위한 끊임없는 노력을 하였고, 그 결과 현재까지 약 1000개 이상의 질병 관련 유전자가 밝혀졌으며 이 중 97%는 단일유전자 질환이다.[2] 단일유전자의 변이와 그 역할에 관한 연구는 인간에서 각종 질병 관련 유전자를 이해하는데 한 걸음 다가 설 수 있게 하였다. 그러나 최근 문제가 되고 있는 비만, 심혈관질환, 당뇨, 암 등 만성질환들은 여러 개의 유전자와 여러 환경 요인의 복잡한 상호 작용에 의해 일어날 뿐만 아니라 이러한 질환 관련 유전자들은 다양한 다형성을 보이므로(common disease/common variant hypothesis, CDCV)[3,4] 비만은 단일유전자 질환과 달리 유전자 중심적 접근만으로는 설명되지 않는다. 실제로 유전자는 인간의 삶에 결정적인 영향을 미치는 존재이기는 하지만 특정 유전물질이 있다고 해서 곧바로 그러한 특질이 발현되는 것은 아니다. 유전자의 발현은 감수성 있는 유전자와 유전자, 또는 유전자와 환경의 상호작용에 의하여 이루어진다.[5,6] 과거 체질로 설명되었던 많은 부분들은 각종 유전자들과의 관련성이 밝혀진 후 유전자에 따른 약물 반응차이, 유전자에 따른 영양소 반응차이, 유전자에 따른 질병 발생양상의 변화 등으로 추정 할 수 있게 되었으나,[7] 그 자세한 기전에 대해서는 아직 알려진 바가 많지 않다. 그러므로 질병의 발생과 진행에 영향을 미치는 주요 인자들과 여러 유전자들의 상호작용에 대한 연구가 필요하다. 최근 DNA microarray technology는 인간 유전체의 발현을 거의 완전하게 분석할 수 있게 되었고, 이러한 기술들은 수천 개의 유전자들이 mRNA (transcriptomics)와 단백질(proteomics)로 표현되는 것을 동시에 검사할 수 있다. 최근 눈부신 기술적 발전을 통한 연구 결과들을 보면, 인체와 영양을 비롯한 여러 환경 인자들은 DNA, RNA, protein, metabolite 등 각 수준에서 상호 작용을 하고 있다는 추론을 확인할 수 있다.

현재와 같은 발전 추세를 보면 앞으로 임상의사는 해독된 유전자 정보를 이용하여 진료에 임해야 할 가능성이 매우 높다. 임상의사로서 해결이 쉽지 않고 이해하기 힘들었던 많은 질병들의 증상, 치료 또는 예후에 대한 부분들이 관련 유전자의 해독 결과를 통해 어느 정도 설명이 가능해질 것이라 추정된다. 본 장에서는 매년 보고되는 많은 비만관련 유전자와 한국인에서 많이 연구된 비만 관련 유전자에 대하여 알아보고 임상적 의미에 대하여 기술하고자 한다.

2 비만에서 유전적 요인의 역할 – 유전적 요인의 증거

유전적으로 비만한 설치류를 이용한 동물 연구와 단일 유전자 변이, 쌍생아, 입양, 가족 연구, 일반 인구를 대상으로 한 연관성 분석 등을 포함한 인간 연구는 비만과 체중 조절의 상당 부분이 유전적으로 결정되었음을 보여준다.

1) 동물 연구

연구자들은 수십 년간의 조사 결과 단일 유전자 변이의 결과 비만이 된 여러 실험 동물 모델을 찾았다. 그 중 가장 잘 알려진 것이 비만 쥐(*ob/ob*)인데 이 쥐로 수행된 실험에서 렙틴은 지방세포에서 분비되는 호르몬이며 체내 전체 지방량에 비례하여 반영함을 알게 되었다.[8] 사람에서도 렙틴과 렙틴 수용체의 유전적인 변이로 심각한 조기 비만이 나타나는 것을 발견한 이후로 이 유전자의 중요성은 더욱 부각되었다.[9] 비만(*ob*)유전자는 렙틴의 145개 아미노산에 대한 정보를 가진 인간 염색체 6번에 위치한 열성 인자이다. 렙틴은 시상하부에 있는 2개의 신경군과 상호작용을 한다고 생각되고 있는데 하나는 뉴로펩타이드 Y (neuropeptide Y, NPY)와 관련된 것이고, 또 하나는 전아편멜라닌피질 자극호르몬(proopiomelanocortin, POMC) 및 멜라닌세포자극 호르몬(melanocyte stimulating hormone, MSH)과 관련된 것이다. 이들의 수용체는 인간과 동물에서 비만관련 유전자 변이 중 중요한 단일 유전자 결함의 한 종류이다.[10,12] *fat* 유전자는 염색체 8번에 위치한 열성 유전자로 섭취행위와 관계된 풋인슐린(proinsulin)과 전풋뉴로펩타이드 Y(prepro-neuropeptide Y)와 관련이 있으며 이 유전자가 변이된 쥐는 2형 당뇨병을 동반한 성인기 비만이 되고 염색체 7번에 있는 열성인자인 *Tub* 유전자가 변이된 쥐는 2형 당뇨병을 동반한 비만이 발생한다.[13-15]

비만에서 유전자의 역할에 접근하는 또 하나의 동물 연구 방법은 형질전환 동물을 이용하여 비만을 유발할 가능성이 있는 유전자를 조작하여 연구하는 것이다. 멜라닌피질자극호르몬 수용체-4가 비활성된 쥐는 매우 비만하게 되는데, 이는 시상하부의 알파 멜라닌세포자극 호르몬 기능성 수용체가 음식 섭취와 체지방량의 조절에 중요함을 나타낸다.[16] 세로토닌-2C 수용체가 제거된 동물은 간질과 조기 사망의 경향, 음식 섭취량의 증가와 다양한 정도의 비만을 보이므로, 연구자들은 세로토닌-2C 수용체가 세로토닌 작용제에 의한 음식 섭취 조절에 관여한다고 생각하고 있다.[17] 시상하부 당질코르티코이드 수용체가 제거된 동물에서는 혈중 당질코르티코이드의 되먹임 신호를 통한 억제가 차단되어 점진적인 비만이 유발된다. 이와 같이 설치류의 비만 관련 유전자들의 생물학적 특정들을 통하여 인간 비만 관련 유전자의 이해를 위한 추가적인 단서를 찾을 수 있다.

2) 비만에서 단일 유전자 이상(Monogenic human obesity)

단일유전자의 변이에 대한 연구가 비만의 수수께끼를 모두 풀 수는 없지만, 이러한 접근은 비만의 희귀한 단일 유전자 형태의 지속적인 발견과 분류를 가능하게 하였다. 그 결과 Bardet-Biedl syndrome, Prader-Willi syndrome, Alstrom and Cohen syndromes와 같이 잘 알려진 희귀한 증후군의 분자적 기반을 이해하는 데에 기여하였다. 하지만 확인된 유전자의 일부에서는 질병의 복합적인 병인에서 이 유전자들의 역할이 무엇인지가 명확하지 않다.

인간에서 단일 유전자 이상(Monogenic human obesity)은 렙틴, 렙틴 수용체 유전자, POMC (proopiomelanocortin), PCSK1 (prohormone convertase 1), SIM1 (single minded 1), MC4R (melanocortin receptor 4), MC3R (melanocortin receptor 3), CRHR1 and 2 (corticotropin-releasing hormone receptor 1 and 2), GPR24 (G protein-coupled receptor 24) 등이 보고

되어 있고, Mendelian disorder로는 Achondroplasia, Alstrom 증후군, BBS1～8 (Bardet Biedl syndrome), Prader-Willi syndrome 등이 있다.[18)]

비만의 희귀한 단일 유전자 형태의 발견과 특성화는 에너지 균형과 지방 조직 크기 조절을 포함한 복잡한 생리학적인 기전을 통찰할 수 있도록 해주고 비만을 치료하는 새로운 약물을 개발하는 데 이용될 수 있을 것이다.

3) 유전적 요인의 영향의 정도

인간 유전자 연구에서도 동물연구에서 처럼 비만 발병에 유전적 요인이 기여함을 인정하게 되었다. 그러나 동물 연구에서 발견된 것과 같은 단일 유전자 결함에 의한 비만은 극소수의 사람에서만 나타나고 실제 대부분 사람들에서 나타날 수 있는 비만은 다양한 유전적 특성과 유전자 간에 상호작용 및 유전자-환경의 상호작용에 영향을 받는다. 그러므로 인간을 대상으로 비만과 관련된 유전자를 찾고자 하는 연구 설계는 연구 목적에 따라 다양하게 있을 수 있다. 연계분석(linkage analysis)은 가족 연구 설계를 통해 이루어질 수 있는 반면 연관성분석(association analysis)은 가족 연구 설계와 혈연이 아닌 인구기반(population-based designs involving unrelated individual) 연구 설계, 모두 사용될 수 있다.[18)] 연구 형태의 차이에 따라 유전적 요인의 영향 정도는 다양하게 보고 되고 있다. 가족연구에서 선천성은 20～40% 정도로 비만에 영향을 주는 것으로 평가되었다.[19-21)] 일란성과 이란성 쌍둥이의 연구는 이란성 쌍둥이보다 일란성 쌍둥이 사이에서 비만의 정도에 대한 유사성이 더 높음을 보여 준다. 이것은 그들이 공유한 환경보다 그들의 유사한 유전적인 배경이 더 관계가 있음을 의미하는데, 개개인의 차이가 유전적인 요인에 의해 60～80%까지 결정됨을 나타낸다. 이것은 일란성 쌍둥이가 이란성 쌍둥이보다 동일한 환경적인 요인을 더 많이 공유할 경향이 있어 유전적 요인이 과도하게 평가될 수 있다는 반론이 있을 수도 있으나, 각각 따로 자란 쌍둥이도 함께 자란 쌍둥이처럼 몸무게가 비슷한 유사성을 보여 주었다. 또한 입양 및 쌍둥이 연구 결과는 유전적인 영향의 중요성을 설명할 수 있지만, 일반적으로 공유한 환경적인 영향을 배제하기 어렵기 때문에 유전자와 환경의 상호작용의 연구를 어렵게 만든다. 쌍둥이 연구와 입양 연구에서는 부모의 집에서 아이들이 사는 동안의 양육환경은 어느 정도 영향을 미칠 수는 있지만 성인기 비만은 어린 시절 가족 환경이 주요 역할은 아니라고 보고하고 있다.[22)] 이것은 성인 BMI에서 가족 유사성은 거의 대부분 유전적인 배경 때문임을 나타낸다.[23,24)]

3 비만에서 후보 유전자 변이

1) 비만 후보 유전자 연구

사람에서 비만과 관련된 후보 유전자 연구에 대한 정보는 매년 새로 정리되어 보고 된다(표 3-1).[25] 2005년 10월까지의 연구 결과들을 정리한 보고서에 의하면, 비만과 관련성이 있다고 추정되는 염색체를 유전자 탐색 및 지도로 작성한 연구 결과, 동물모델에서 보고된 양적형질 유전자좌(Quantitative Trait Loci, QTLs)는 408좌가 보고 되었고 이중 사람의 비만과 관련성이 있는 유전자좌는(loci) 253좌로 보고 되었다. 또한 비만과 관련성이 있는 유전자는 426개의 연구였고, 이 중 의미 있게 보고된 것이 127개였다. 일반 인구집단을 대상으로 연구한 결과 밝혀진 비만관련 유전자는 대부분 여기에 속한다.

지난 수 년 동안 5HT receptor, CART, UCP2, UCP3, TNF α, 레지스틴(resistin), 렙틴(leptin) 및 최근에 발견된 아디포넥틴(adiponectin) 등을 포함한 비만 유전자로 추정되는 몇 개의 유전자 프로모터에서의 돌연변이와 다형성이 비만과 관련이 있는 표현형과 관계가 있다고 제안되었다.[26-30] 그러나 이 보고들의 일부에서는 유전자 변이와 다형성이 비만과 관련성이 있다는 것이 증명되지 않았다는 보고도 있어 추가 연구가 필요하다.

비만의 발생은 아주 느리고 몇 년 동안에 걸쳐 서서히 진행되고 변화된다. 비만은 에너지의 축적을 유발하거나 에너지 소모를 줄이거나 에너지 섭취를 증가시키거나 어느 쪽이든 에너지 균형의 조절을 포함한 시스템의 부적절한 적응의 결과라고 간주되며 주어진 환경에 따라 유전자는 다양하게 발현된다. 표 3-2는 에너지 균형의 조절을 포함한 생리학

표 3-1 인간 비만 유전자 지도작성의 발전

	1994~1997	1998	1999	2000	2001	2002	2003	2004	2005
단일유전자 변이[a]	2	6	6	6	6	6	6/7	10	11
Knock out and Transgenic						38	55	166	244
Medelian disorder with map location	39	16	20	24	25	33	41	49	50
Animal QTLs	95	67	98	115	165	168	183	221	408
Human QTLs form genome wide scans	3	8	14	21	33	68	139	204	317
Candidate genes with positive findings	53	29	40	48	58	71	90	113	127

[a]Number of genes, not number of mutations
Modified from Obesity 2006 ; 14(4) : 529-644.

표 3-2 비만 발생에 기여하는 후보 유전자의 예와 예상 기전(Human Genome Nomenclature Database)

Level	Physiological mechanism	Candidate genes
Adipose tissue		
Auto regulation	Adipocyte differentiation, fat accumulation	FOXC2, PPARA, PPARD, PPARG, RXRA, RXRB
Metabolic function	Balance between fat release and fat accumulation	VLDLR, LIPE, LPL, SCD, UCP2, ADRB1, ADREB2, ADRB3, ADRA2A, ADRA2B, I NSR
Endocrine function	Signals from adipose tissue to central regulation of energy balance	LEP, LEPR, NPPA, SPARC, TNF, IL6, AMP1
Energy intake		
Central	Hypothalamic neurotransmitters or receptors	NPY, NPYR, POMC, MC4R, LEPR, CART, 5HT2C, CCKAR, AGRP, GHSR, POMC
Peripheral	Hormones or other signaling compounds involved in appetite regulation	CCK, APOA4, GHRL, PPY, GCG
Food preferences	Preference for sweet, fat, aversion to certain fruits and vegetables due to high sensitivity to bitter taste	TAS1R, TAS2R
Energy expenditure		
Central	Hypothalamic neurotransmitters or receptors	MC4R, MC3R
Mediator	Symphatoadrenergic system	ADRB1, ADREB2, ADRB3, ADRA2A, ADRA2B
Effector	Energy expenditure as such, fat oxidation	UCP1, UCP2, UCP3

적인 경로에 영향을 미치는 유전자의 다형성의 경로와 각 경로에 해당하고 추정되는 유전자의 예를 나타내었다.

2) 한국인 비만관련 유전자 연구

한국인을 대상으로 국내외 잡지에 발표된 비만관련 유전자에 대한 연구는 IL-1,[31)]

IL-6,[32)] TNF α,[33)] PPAR γ,[34-37)] UCP1,[38)] UCP3,[39)] ACE,[40)] β_2 아드레날린 수용체 Gln27Glu,[41,42)] β_3아드레날린 수용체 Trp64Arg,[43-46)] MC4R,[47)] leptin receptor,[48,49)] TGFBI[50)]등이 있다(표 3-3). 이중 새로운 유전자에 대한 보고는 TGFBI (Transforming

표 3-3 한국인을 대상으로 한 비만관련 유전자 연구

Gene	Study	Subjects	Associated with obesity phenotypes
β_2	Kim et al (2002)[41)]	Control 43, obese 46	Not significant
		DM control 44 obese 62	Not significant
	Park et al (2005)[42)]	Adolescent 329	BMI
β_3	Lee et al (1997)[45)]	134 subjects type 2 DM	Not signficant
	Kim et al (1998)[43)]	87 subjects	WHR
	Kim et al (1999)[44)]	65 subjects	Not significant
	Oh et al (1999)[46)]	53 subjects	Not signifiant
	Park et al (2005)[42)]	Adolescent 329	BMI
OB-R	Suh et al (2001)[48)]	81 nonobese subjects	Visceral fat
	Park et al (2006)[49)]	1463 T2DM, control subjects	BMI
PPAR γ	Oh et al (2000)[35)]	229 subjects	Not significant
	Suh et al (2001)[36)]	85 obese subjects	BMI
		92 nonobese subjects	Subcutaneous fat
	Kim et al (2004)[34)]	1051 subjects	BMI, WHR, fat mass
	Rhee et al (2006)[37)]	253 subjects	Body weight
IL-1	Um et al (2004)[31)]	261 women	Not significant
TNF α	Um et al (2004)[33)]	153 obese women	WHR
MC4R	Kim et al (2003)[47)]	85 nonobese subjects	Not significant
		141 obese subjects	BMI, visceral fat
ACE	Um et al (2003)[40)]	155 obese women	Not significant
UCP1	Oh et al (2004)[38)]	190 subjects (BMI$\geq$30kg/m^2)	Not significant but LDL-cholesterol
	Kim et al (1999)[44)]	65 subjects	Not significant
UCP3	Kim & Suh (2003)[39)]	47 male obese subjects	BMI
Resistin	Cho et al (2004)[51)]	173 control subjects	Not significant
		411 type 2 DM subjects	Not significant
TGFBI	Park et al (2005)[50)]	775 type 2 DM subjects	Not significant
		316 non-DM control subjects	BMI

β_2; beta 2 adrenergic receptor, β_3; beta 3 adrenergic receptor, OB-R; leptin receptor, PPAR γ; peroxisome proliferator activated receptor gamma, IL-1 or 6; interleukin 1 or 6, TNF α; tumor necrosis factor alpha, MC4R; melanocortin 4 receptor, ACE; angiotensin concerting enzyme, UCP 1/3; uncoupling protein 1/3, TGFBI; transforming growth factor beta-induced

Growth factor beta-induced gene)에 대한 연구[50)]이며 *c*.2011+137*C* > *T*, *c*.2589*T* > *G*, *c*651*G* > *C* 다형성에서 비만과 관련이 있었다. 비만과 높은 관련성이 있음이 보고된 비만관련 유전자 연구는 UCP3,[39)] OB-R,[48,49)] IL-1,[31)] TNFα G-308A 다형성에 대한 연구[33)]였다.

그러나 resistin *g*.537 *A* > *C*, *g*.420*C* > *G*의 다형성은 비만과 관련성이 없었고,[51)] β_2아드레날린 수용체 다형성 연구에서도 비만과 관련성이 낮음을 보고하였다.[41)] 또한, ACE I/D 다형성도 BMI 및 신체지수와 관련성이 없었다.[40)] PPARγ Pro12Ala는 체지방 분포에 영향미치나 BMI에 영향이 없었고,[34)] UCP1 A-3826G 다형성에 대한 연구결과 BMI와 관련성은 없었으나 LDL 콜레스테롤과 관련성이 있었다.[33)]

청소년을 대상으로 β_2 1053G/C, β_3 Trp64Arg, PPARγ 161C/T, UCP2 Ala55Val, UCP3 210C/T 다형성에 대하여 연구한 결과[43)] β_2 1053G/C와 β_3 Trp64Arg의 다형성이 청소년 비만과 관련 있음을 보고하였다.

한국인을 대상으로 국내외 잡지에 발표된 비만관련 유전자에 대한 연구들의 대상자 특성과 결과가 표 3-3에 나타나 있다.[52)]

4 유전적 요인과 식이의 상호작용

수많은 유전자들은 그들 유전자들의 전사에 의해 만들어진 물질로 음식 섭취와 영양분의 대사 조절에 관여하며, 반대로 영양소들도 관련 유전자들의 전사에 관여하여 유전자 발현에 영향을 준다.[53)] 영양과 유전자는 상호작용하며 이러한 영양-유전자 상호작용은 같은 종 내에서 같은 음식을 섭취하더라도 비만이 된 군과 정상 체중을 유지 하는 군의 차이를 설명할 수 있다.

동물모델과 임상실험에서 유전형질과 식이, 식이와 유전자 발현에 관한 여러 연구가 진행되고 있다. 동물실험을 통해 고지방식과 특정 유전자의 변형으로 비만을 쉽게 유도하여 다양한 조직과 장기에서 식이에 의한 유전자의 발현을 관찰 할 수 있다. 그러나 인간을 대상으로 동물과 동일한 방법의 연구는 쉽지 않다. 그러므로 사람에서 영양-유전자의 상호관계에 대한 역학적인 관찰 연구와 특정유전자의 발현이나 비만의 발달에 있어서 긍정적인 영향을 미칠 수 있는 다양한 환경적인 영향의 상호관계를 중심으로 하는 중개적 연구들을 할 수 있다.

비만의 역학적 관찰연구에서 환경적인 변화와 유전적인 배경과의 상관관계는 소위 서구화된 환경에 노출된 경우에 있는 다양한 인종을 연구함으로 밝힐 수 있다. 이는 하와이나 미국으로 이주한 일본인에서 비만이 증가한 사실과[54] 서구화된 식습관을 받아들인 아리조나에 사는 피마인디언과 도시지역의 서사모아 원주민의 경우에는 다른 국가나 지역에 거주하는 경우보다 비만의 정도가 높았다는 사실이다.[55-57] 이러한 발견들은 문화가 다름에도 불구하고 서구식 생활습관과 제3의 유전형질이 비만과 관계가 있음을 시사한다.

유전자와 식습관 및 체중과의 관계를 규명하기 위한 몇몇 연구들이 진행되었다. 스웨덴 여성을 대상으로 유전과 지방섭취량과의 상관성에 대한 연구에서는 이미 과체중인 여성, 적어도 부모의 한쪽이 비만이거나 전체에너지의 40% 이상을 지방으로 섭취하는 경우에서 이후 6년간의 체중이 증가하였다.[58] 이결과는 고지방식에 의한 체중 증가는 유전적 경향이 존재함을 암시하고 있으며, 비만한 사람이 그렇지 않은 사람에 비해 고지방 식이 후 지방 산화가 감소하고, 비만한 상태로 가는 유전적인 경향을 지닌다는 임상적인 연구와 일치한다.[59,60]

완벽한 지방 섭취량을 측정하는 것이 어렵지만(주로 식품섭취빈도 조사) 지방섭취와 유전자의 관련성에 대한 연구로서 PPAR γ_2 유전자 Pro12Ala 다형성에 대한 연구들이 보고되었다. Ala12 변이형은 낮은 불포화지방산/포화지방산의 비율(P/S)로 섭취하면 더 비만해지고 P/S 비율이 높게 섭취하면 체중이 증가하지 않았으며,[61] 단가불포화지방산 섭취를 많이 한 Ala 변이형에서도 체중과의 반비례함이 보고되었다.[62] 한편 Quebec 가족조사에서 Ala12 변이형은 단순히 BMI가 높고 지방 축적이 많은 반면, Pro12 변이형은 포화지방산 및 전체 섭취 지방량이 많을수록 허리둘레가 증가하고 각 대사증후군 요소들과 관련성도 높았다.[63] 또한 렙틴 유전자 및 TNF α 유전자도 영양–유전자 상호관계에서 지방 구성 성분에 따른 비만 정도의 차이가 보고되었다.[64]

탄수화물 섭취와 유전자와 관련성에 대한 연구는 Martinez 등이 보고한 β_2 아드레날린 수용체 유전자의 Gln27Glu 다형성과 탄수화물섭취에 대한 연구가 있으며, 그 연구에서 Glu27 변이형의 여성에서 보통 양의 탄수화물(전체 열량의 49% 이상)을 섭취하더라도 비만위험도와 혈중 인슐린이 증가하였다.[65]

일본인을 대상으로 β_3 아드레날린 수용체 유전자 Trp64Arg 다형성과 영양섭취와의 관련성에 대한 연구결과 유전자 다형성자체는 비만과 관련성이 낮으나 에너지 섭취량이 많을 때 유전자와 상호작용하여 더 비만한 경향이 있었다.[66]

5 유전적 요인과 신체활동 또는 운동능력

운동능력은 생리적인 부분, 생화학적인 부분, 정신적인 부분 등의 복잡한 요인들의 상호작용이다. 이러한 요인들은 유전적 다양성에 따라 각개인의 세포내 대사나 분자수준의 기전이 달라질 수 있다. 그러므로 유전자 다양성은 개인의 체형, 얼굴 모양, 체격 등을 결정한다. 신체활동이나 운동능력에 대한 유전자 연관성분석(association analysis)이나 연계분석(linkage analysis) 연구들이 많이 있으며[67] 여기에서는 임상적으로 적용가능성이 높은 비만관련 유전자의 연관성분석 결과를 주로 기술하고자 한다.

운동에 관여하는 유전자로 많이 연구된 것은 ACE (angiotensin-converting enzyme) 유전자이다. ACE 유전자의 16번 intron 결손/삽입(I/D) 다형성은 고혈압 및 좌심실 비대와 관련됨이 알려져 있다. ACE I/D 다형성이 심폐지구력과 무관하다는 연구도[68] 있지만 Montgomery 등의 연구결과 삽입형질을 가질 경우 결손형질을 가진 경우보다 반복적인 상완근 근육 수축에 대한 지구력이 증가하였다.[69] 또한 지구력이 필요한 조정경기 선수, 산악등반가 및 장거리 육상 선수들과 일반인들을 비교한 결과 삽입형질이 많았으며,[70,71] 일반인들을 대상으로 한 연구에서도 결손형질자에서 운동하지 않는 군이 많았다.[72] 한편 결손형질을 가진 경우 단기 운동능력 및 근력이 삽입형질자에서 보다 뛰어났다.[73]

β_2 아드레날린 수용체 유전자는 지방조직에서 지방을 분해할 뿐만 아니라 신체 에너지 소비정도를 결정하는데 중요하다. 신체활동 정도에 따른 β_2 아드레날린 수용체 유전자 Gln27Glu 다형성과 비만에 대한 연구결과 Glu27 변이형을 가진 비만군이 가지지 않는 군에 비해 같은 신체활동을 해도 더 비만하였다.[74] 이 결과로 볼 때 Glu27 변이형을 가진 비만군은 고강도 운동을 해도 체중감량 효과가 적을 것으로 추정된다. 또한 비만여성을 대상으로 운동 후 β_2 아드레날린 수용체 유전자 Gln27Glu 유전자 다형성에 따른 지방분해정도를 비교한 결과 Glu27 변이형군에서 Gln27 변이형군에서 보다 낮았다.[75] 운동선수와 일반인을 대상으로 유전자 다형성을 조사한 결과 비록 표본수가 많지 않지만 Glu27 변이형군에서 $VO2_{max}$가 낮았고 운동선수일 가능성도 적었다.[76]

동물실험에서 도파민 수송(dopamine transporter) 유전자의 결손은 과행동증을 유발하며[77] 도파민 수용체 2 (DRD2) 결손 쥐는 신체활동도가 감소한다.[78] Heritage Family study와 Quebec Family study에서 DRD2 유전자 다형성이 신체활동정도에 관여하였고, 특히 백인 T/T 변이형군에서 다른 유전자형에 비해 운동량이 적었다.[79] 렙틴수용체 유전자 Gln223Arg 다형성은 총 신체활동도와 관련이 있었고 Arg223 변이형에서 Gln223 변이형보다 신체활동도가 5% 낮았다.[80)]

6 비만치료 및 예방에서 유전적 측면 – 비만관련 유전자 다형성에 따른 체중감량 차이

다중 요인과 유전인자에 의한 비만은 예방이나 치료법에 있어 개인에 적합하게 맞춰진 맞춤 방법에 의해 조절되는 것이 가장 효과적인 것으로 보인다. 체지방축적을 조절하는 데 관여하는 유전자나 신체기능 저하나 고지방 식이에 대한 민감도에 관여하는 유전자, 치료 약물의 작용과 관련된 유전자나 작용경로에 대한 발견은 유전적 형질에 따라 비만을 분류할 수 있게 될 것이다. 그러므로 이러한 새로운 발견들은 비만에 대한 맞춤형 치료법 및 예방식이의 개발로 비만을 정복하기 위한 성공의 열쇠가 될 것이다. 여기에서는 지금까지 알려진 몇몇 유전자의 다형성과 체중 감량과의 관련성을 중심으로 기술하고자 한다(표 3-4).

β_2 아드레날린 수용체 유전자: 비만과 β_2 아드레날린 수용체 유전자의 관련성에 대한 연구들이 있으나 연구자마다 결과가 다르다.[81-83)] β_2 아드레날린 수용체 유전자 Arg16Gly 다형성에 따른 체중감량정도는 Gly16 변이형군이 없는 군에 비하여 저열량식사 및 운동을 3개월 동안 시행했을 때 체중 감량이 더 많았다.[84)]

β_3 아드레날린 수용체 유전자: β_3 아드레날린 수용체 유전자 Trp64Arg 다형성에 따른 체중감량정도의 차이에 대한 연구는 일본인을 대상으로 한 연구에서 여성을 대상으로 3개월 동안 시행한 결과 Trp64 변이형에서 유의하게 체중이 감소하였으나 Arg64 변이형에서는 체중 감소가 없었다.[85)] 몇몇 연구에서도 유사한 결과를 보고하였다.[86,87)] 한편 Rawson 등의 연구[88)]와 Fumeron 등의 연구[89)]에서는 유전자 다형성에 따른 차이가 없었고 한국인을 대상으로 한 연구[90)]에서도 유전자 다형성에 따른 감량 정도의 차이는 없었다. 종합해보면, 체중 감량에 있어서 Trp64Arg 다형성의 역할은 아마도 다른 특정한 유전자나 종합적인 유전자의 배경과 높은 연관이 있는 것으로 생각된다.

Uncoupling protein 1 유전자: Quebec Family Study 결과 UCP1 유전자 중 A-3286G 다형성은 비만과 관련있었고[91)] Fumeron 등의 연구결과 2.5개월 동안 저열량식사시 UCP1 유전자 A-3286G의 다형성이 있는 군에서 체중 감량이 적었다.[89)]

COMT (catechol-O-methyl-transferase) 유전자: COMT는 체내에서 발암효과가 있는

estrogen (2-hydroxyestradiol)을 발암효과가 낮은 estrogen (2-methoxyestradiol)으로 만든다.[92] Tworoger 등의 연구결과 폐경후 여성을 1년 동안 운동시킨 후 유전자 다형성에 따른 체성분 차이를 비교한 결과 COMT 유전자의 변이형군에서 정상동형접합체군에 비해 BMI 및 체지방 감소가 적었고 CYP19 유전자 다형성이 많을수록 체중 감량도 많았다.[93]

PPARγ_2 유전자: Lindi 등은 PPARγ 유전자 Pro12Ala 다형성에 따른 장기간 체중 변화를 연구하였으며 식사조절, 운동을 권고한 군 내에서 3년 후 Ala 변이형에서 Pro 변이형에서 보다 현저하게 체중이 감소하였다.[94] 또한 장기간 어류오일을 보충 섭취했을 때 Ala 형질 보유자에서 Pro 변이형에 비해 혈중 중성지방이 많이 감소되었다고 보고하였다.[95]

렙틴수용체 유전자: 렙틴 수용체의 343번 세린(T)이 세린(C)로 치환된 경우에서 T 유전자 동형접합자보다 저열량식을 할 경우 더 많은 체중 감소를 볼 수 있었다.[96]

TNFα 유전자: Morris 등이 TNFα 유전자 다형성에 따른 체중 감량의 차이를 연구하였으나 의미 있는 차이는 없었다.[97]

표 3-4 비만관련 유전자 다형성에 따른 체중변화에 대한 연구

Gene	Author	Duration	Interventions	Association
β_2	Sakane et al (1999)[84]	3 months	Exercise/diet	Yes
β_3	Fumeron et al (1996)[89]	2.5 months	Low calorie diet	No
	Rawson et al (2002)[88]		Calorie restriction	No
	Shiwaku et al (2003)[85]	3 months	Behavioral	Yes
COMT	Tworoger et al (2004)[93]	12 months	Exercise	Yes
CYP19	Tworoger et al (2004)[93]	12 months	Exercise	Yes
OB-R	Mammes (2001)[96]		Low calorie diet	Yes
PPARγ	Lindi et al (2002)[94]	3 years	Diet/exercise	Yes
TNFα	Morris et al (2003)[97]	12 weeks	Calorie restriction	No
UCP 1	Fumeron et al (1996)[89]	2.5 months	Low calorie diet	Yes
β_3 & IRS-1	Benecke et al (2000)[86]	13 weeks		Yes
β_3 & OB-R	Suh et al (2003)[90]	12 week	Orlistat	No
COMT & CYP19	Tworogers et al (2004)[93]	12 weeks	Exercise	Yes

β_2; beta 2 adrenergic receptor, β_3; beta 3 adrenergic receptor, GNB3; G protein beta 3 subunit, TNF-α; tumor necrosis factor alpha, UCP 1; uncoupling protein 1, CYP19; cytochrome P 450, COMT; catechol-O-methyltransferase, IRS; insulin receptor substrate 1, OB-R; leptin receptor, PPARγ; peroxisome proliteretor autivated receptor gamma.

7 결 론

수많은 연구 결과 비만을 일으키는데 유전적 요인이 관여하는 것은 밝혀져 있지만, 전세계적으로 비만 유병률이 증가된 원인은 유전적 요인보다 섭취열량의 증가와 신체활동량의 감소로 인한 결과이다. 지난 십여 년 사이 유전자 검사방법의 지속적인 개발로 대규모 연구가 가능해 졌으며, 이를 통해 해독된 유전정보를 바탕으로 에너지 대사와 비만의 분자생물학적인 기전을 밝히는데 도움이 될 것이다.

임상에서 흔히 경험하듯이 비만 환자들은 개개인 마다 비만치료에 대한 체중 감량 정도가 다르다. 그 이유의 한 가지로 각 개인의 유전자 차이로 인한 체중 감량 정도의 차이로 생각할 수 있다. 따라서 비만관련 유전자를 이용하여 각 개개인의 차이점을 발견하고 그 차이점을 이용한 체계화된 진단 및 치료법이 개발된다면 매우 효과적일 것이다. 지금까지 비만관련 유전자에 따른 체중 감량 차이를 연구한 결과가 발표되었으나 각 유전자마다 일치된 결과는 드물었다. 이는 비만 관련 유전자연구가 초기 연구단계이며 비만관련 유전자의 규명 부족과도 관계있을 것이다. 따라서 지속적인 연구를 통하여 특이적인 비만관련 유전자를 발견하고 유전자의 역할을 밝혀낸다면 이를 바탕으로 체중 감량에 효과적인 치료방법을 만들 수 있을 것이다.

참고문헌

1. Venter JC, Adams MD, Myers EW, Li PW, Mural RJ, Sutton GG, et al. The sequence of the human genome. *Science* 2001 ; 291(5507) : 1304-1351.
2. Jimenez-Sanchez G, Childs B, Valle D. Human disease genes. *Nature* 2001 ; 409(6822) : 853-855.
3. Collins FS, Guyer MS, Charkravarti A. Variations on a theme : cataloging human DNA sequence variation. *Science* 1997 ; 278(5343) : 1580-1581.
4. Lander ES. The new genomics : global views of biology. *Science* 1996 ; 274(5287) : 536-539.
5. Woods SC, Seeley RJ, Porte D Jr, Schwartz MW. Signals that regulate food intake and energy homeostasis. *Science* 1998 ; 280(5368) : 1378-1383.

6. Comuzzie AG, Allison DB. The search for human obesity genes. *Science* 1998 ; 280(5368) : 1374-1377.
7. van Ommen GJ. The Human Genome Project and the future of diagnostics, treatment and prevention. *J Inherit Metab Dis* 2002 ; 25(3) : 183-188.
8. Caro JF, Sinha MK, Kolaczynski JW, Zhang PL, Considine RV. Leptin : the tale of an obesity gene. *Diabetes* 1996 ; 45(11) : 1455-1462.
9. Montague CT, Farooqi IS, Whitehead JP, Soos MA, Rau H, Wareham NJ, et al. Congenital leptin deficiency is associated with severe early-onset obesity in humans. *Nature* 1997 ; 387(6636) : 903-908.
10. Clement K. Monogenic forms of obesity : from mice to human. *Ann Endocrinol* (*Paris*) 2000 ; 61 (Suppl 6) : 39-49.
11. Pritchard LE, Turnbull AV, White A. Pro-opiomelanocortin processing in the hypothalamus : impact on melanocortin signalling and obesity. *J Endocrinol* 2002 ; 172(3) : 411-421.
12. Krude H, Biebermann H, Gruters A. Mutations in the human proopiomelanocortin gene. *Ann N Y Acad Sci* 2003 ; 994 : 233-239.
13. Coleman DL, Eicher EM. Fat (fat) and tubby (tub) : two autosomal recessive mutations causing obesity syndromes in the mouse. *J Hered* 1990 ; 81(6) : 424-427.
14. Weigle DS, Kuijper JL. Obesity genes and the regulation of body fat content. *Bioessays* 1996 ; 18(11) : 867-874.
15. Naggert JK, Fricker LD, Varlamov O, Nishina PM, Rouille Y, Steiner DF, et al. Hyperproinsulinaemia in obese fat/fat mice associated with a carboxypeptidase E mutation which reduces enzyme activity. *Nat Genet* 1995 ; 10(2) : 135-142.
16. Huszar D, Lynch CA, Fairchild-Huntress V, Dunmore JH, Fang Q, Berkemeier LR, et al. Targeted disruption of the melanocortin-4 receptor results in obesity in mice. *Cell* 1997 ; 88(1) : 131-141.
17. Tecott LH, Abdallah L. Mouse genetic approaches to feeding regulation : serotonin 5-HT2C receptor mutant mice. *CNS Spectr* 2003 ; 8(8) : 584-588.
18. Thomas DC. Statistical issues in the design and analysis of gene-disease association studies. In : Khoury MJ, Little J, Burke W, editors. Human genome epidemiology. *New York* : *Oxford University Press* ; 2004. (p.92-110).
19. Maes HH, Neale MC, Eaves LJ. Genetic and environmental factors in relative body weight and human adiposity. *Behav Genet* 1997 ; 27(4) : 325-351.
20. Stunkard AJ, Sorensen TI, Hanis C, Teasdale TW, Chakraborty R, Schull WJ, et al. An

adoption study of human obesity. *N Engl J Med* 1986 ; 314(4) : 193-198.

21. Sorensen TI, Price RA, Stunkard AJ, Schulsinger F. Genetics of obesity in adult adoptees and their biological siblings. *BMJ* 1989 ; 298(6666) : 87-90.

22. Sorensen TI. Adoption studies of obesity. In : Bray GA, Ryan DH, editors. Molecular and Genetic Aspects of Obesity. *London, Louisiana State University Press* ; 1996. (p. 462-469).

23. Sorensen TI, Holst C, Stunkard AJ. Childhood body mass index-genetic and familial environmental influences assessed in a longitudinal adoption study. *Int J Obes Relat Metab Disord* 1992 ; 16(9) : 705-714.

24. Vogler GP, Sorensen TI, Stunkard AJ, Srinivasan MR, Rao DC. Influences of genes and shared family environment on adult body mass index assessed in an adoption study by a comprehensive path model. *Int J Obes Relat Metab Disord* 1995 ; 19(1) : 40-45.

25. Rankinen T, Zuberi A, Chagnon YC, Weisnagel SJ, Argyropoulos G, Walts B, et al. The human obesity gene map : the 2005 update. *Obesity* 2006 ; 14(4) : 529-644.

26. Cancello R, Tounian A, Poitou CH, Clement K. Adiposity signals, genetic and body weight regulation in humans. *Diabetes Metab* 2004 ; 30(3) : 215-227.

27. Engert JC, Vohl MC, Williams SM, Lepage P, Loredo-Osti JC, Faith J, et al. 5' flanking variants of resistin are associated with obesity. *Diabetes* 2002 ; 51(5) : 1629-1634.

28. Esterbauer H, Oberkofler H, Krempler F, Strosberg AD, Patsch W. The uncoupling protein-3 gene is transcribed from tissue-specific promoters in humans but not in rodents. *J Biol Chem* 2000 ; 275(46) : 36394-36399.

29. Rosmond R, Chagnon YC, Chagnon M, Perusse L, Bouchard C, Bjorntorp P. A polymorphism of the 5'-flanking region of the glucocorticoid receptor gene locus is associated with basal cortisol secretion in men. *Metabolism* 2000 ; 49(9) : 1197-1199.

30. Yamada K, Yuan X, Otabe S, Koyanagi A, Koyama W, Makita Z. Sequencing of the putative promoter region of the cocaine- and amphetamine-regulated-transcript gene and identification of polymorphic sites associated with obesity. *Int J Obes Relat Metab Disord* 2002 ; 26(1) : 132-136.

31. Um JY, Lee KM, Kim HM. Polymorphism of interleukin-1 receptor antagonist gene and obesity. *Clin Chim Acta* 2004 ; 340(1-2) : 173-177.

32. 김경아, 강재헌, 송홍지, 조은진, 한정순. 한국인 비만에서 호모시스테인과 Interleukin-6 유전자 다형성. *대한비만학회지* 2006 ; 15(1) : 18-25.

33. Um JY, Kang BK, Lee SH, Shin JY, Hong SH, Kim HM. Polymorphism of the tumor necrosis factor alpha gene and waist-hip ratio in obese Korean women. *Mol Cells* 2004 ;

18(3) : 340-345.

34. Kim KS, Choi SM, Shin SU, Yang HS, Yoon Y. Effects of peroxisome proliferator-activated receptor-gamma 2 Pro12Ala polymorphism on body fat distribution in female Korean subjects. *Metabolism* 2004 ; 53(12) : 1538-1543.

35. Oh EY, Min KM, Chung JH, Min YK, Lee MS, Kim KW, et al. Significance of Pro12Ala mutation in peroxisome proliferator-activated receptor-gamma2 in Korean diabetic and obese subjects. J *Clin Endocrinol Metab* 2000 ; 85(5) : 1801-1804.

36. 서영성, 김대현, 김승기, 이인규, 김홍식. 한국인 비만자에서 PPAR γ2 유전자 Pro12Ala 다형성과 체지방 분포. *대한비만학회지* 2001 ; 10(2) : 174-181.

37. Rhee EJ, Oh KW, Lee WY, Kim SY, Oh ES, Baek KH, et al. Effects of two common polymorphisms of peroxisome proliferator-activated receptor-gamma gene on metabolic syndrome. *Arch Med Res* 2006 ; 37(1) : 86-94.

38. Oh HH, Kim KS, Choi SM, Yang HS, Yoon Y. The effects of uncoupling protein-1 genotype on lipoprotein cholesterol level in Korean obese subjects. *Metabolism* 2004 ; 53(8) : 1054-1059.

39. 김미정, 서영성. uncoupling protein 3 유전자 다형성과 비만 및 혈중 지질 농도와의 관계. *대한비만학회지* 2003 ; 12(1) : 44-53.

40. Um JY, Mun KS, An NH, Kim PG, Kim SD, Song YS, et al. Polymorphism of angiotensin-converting enzyme gene and BMI in obese Korean women. *Clin Chim Acta* 2003 ; 328(1-2) : 173-178.

41. Kim SH, Kim DJ, Seo IA, Min YK, Lee MS, Kim KW, et al. Significance of beta2-adrenergic receptor gene polymorphism in obesity and type 2 diabetes mellitus in Korean subjects. *Metabolism* 2002 ; 51(7) : 833-837.

42. Park HS, Kim Y, Lee C. Single nucleotide variants in the beta2-adrenergic and beta3-adrenergic receptor genes explained 18.3% of adolescent obesity variation. J *Hum Genet* 2005 ; 50(7) : 365-369.

43. 김병준, 김성훈, 김동준, 함종렬, 김진석, 안규정 외. 한국인 비만증에서 β_3-adrenergic receptor 수용체 유전자 다형성의 의의. *당뇨병* 1998 ; 22(4) : 450-456.

44. 김재한, 윤석기, 김철희, 변동원, 김영선, 서교일 외. 정상 한국인에서 Uncoupling protein 1 유전자 및 β_3-아드레날린 수용체 유전자의 다형성과 체내 에너지 대사와의 관계. *당뇨병* 1999 ; 23(6) : 803-813.

45. 이지현, 이해일, 이상원, 남수연, 원영준, 차봉수 외. 인슐린 비의존형 당뇨병환자에서 β_3 adrenergic 수용체 유전자 다형성. *당뇨병* 1997 ; 21(2) : 130-137.

46. 오지영, 성연아, 경난호. 인슐린 비의존형 당뇨병 환자의 직계자손에서 체지방분포 양상과 인

슐린 감수성 및 β_3-아드레날린 수용체 유전자 다형성. *대한내분비학회지* 1999 ; 14(4) : 706-718.

47. 김혜순, 이인규, 서영성. 멜라노코틴-4 수용체 유전자 다형성과 비만과의 관계. *당뇨병* 2003 ; 27(2) : 123-131.

48. 서영성, 김대현, 이인규. 한국인에서 렙틴수용체 유전자 다형성과 체지방 분포. *대한비만학회지* 2001 ; 10(2) : 181-189.

49. Park KS, Shin HD, Park BL, Cheong HS, Cho YM, Lee HK, et al. Polymorphisms in the leptin receptor (LEPR)-putative association with obesity and T2DM. J *Hum Genet* 2006 ; 51(2) : 85-91.

50. Park KS, Shin HD, Park BL, Cheong HS, Choa YM, Lee HK, et al. Genetic polymorphisms in the transforming growth factor beta-induced gene associated with BMI. *Hum Mutat* 2005 ; 25(3) : 322.

51. Cho YM, Youn BS, Chung SS, Kim KW, Lee HK, Yu KY, et al. Common genetic polymorphisms in the promoter of resistin gene are major determinants of plasma resistin concentrations in humans. *Diabetologia* 2004 ; 47(3) : 559-565.

52. Suh YS. Clinical Significance and Obesity Related Gene Polymorphism in Korean. *Keimyung Medical Journal* 2005 ; 24(2) : 138-145.

53. Kaput J, Rodriguez RL. Nutritional genomics : the next frontier in the postgenomic era. Physiol Genomics 2004 ; 16 : 166-177.

54. Curb JD, Marcus EB. Body fat and obesity in Japanese Americans. *Am J Clin Nutr* 1991 ; 53(6 Suppl) : 1552S-1555S.

55. Knowler WC, Pettitt DJ, Saad MF, Charles MA, Nelson RG, Howard BV, et al. Obesity in the Pima Indians : its magnitude and relationship with diabetes. *Am J Clin Nutr* 1991 ; 53(6 Suppl) : 1543S-1551S.

56. Krosnick A. The diabetes and obesity epidemic among the Pima Indians. *N J Med* 2000 ; 97(8) : 31-37.

57. Hodge AM, Dowse GK, Toelupe P, Collins VR, Imo T, Zimmet PZ. Dramatic increase in the prevalence of obesity in western Samoa over the 13 year period 1978-1991. *Int J Obes Relat Metab Disord* 1994 ; 18(6) : 419-428.

58. Heitmann BL, Lissner L, Sorensen TI, Bengtsson C. Dietary fat intake and weight gain in women genetically predisposed for obesity. *Am J Clin Nutr* 1995 ; 61(6) : 1213-1217.

59. Astrup A, Buemann B, Western P, Toubro S, Raben A, Christensen NJ. Obesity as an adaptation to a high-fat diet : evidence from a cross-sectional study. *Am J Clin Nutr* 1994 ; 59(2) : 350-355.

60. Raben A, Andersen HB, Christensen NJ, Madsen J, Holst JJ, Astrup A. Evidence for an abnormal postprandial response to a high-fat meal in women predisposed to obesity. *Am J Physiol* 1994 ; 267(4 Pt 1) : E549-559.

61. Luan J, Browne PO, Harding AH, Halsall DJ, O'Rahilly S, Chatterjee VK, et al. Evidence for gene-nutrient interaction at the PPARgamma locus. *Diabetes* 2001 ; 50(3) : 686-689.

62. Memisoglu A, Hu FB, Hankinson SE, Manson JE, De Vivo I, Willett WC, et al. Interaction between a peroxisome proliferator-activated receptor gamma gene polymorphism and dietary fat intake in relation to body mass. *Hum Mol Gene* 2003 ; 12(22) : 2923-2929.

63. Robitaille J, Despres JP, Perusse L, Vohl MC. The PPAR-gamma P12A polymorphism modulates the relationship between dietary fat intake and components of the metabolic syndrome : results from the Quebec Family Study. *Clin Genet* 2003 ; 63(2) : 109-116.

64. Nieters A, Becker N, Linseisen J. Polymorphisms in candidate obesity genes and their interaction with dietary intake of n-6 polyunsaturated fatty acids affect obesity risk in a sub-sample of the EPIC-Heidelberg cohort. *Eur J Nutr* 2002 ; 41(5) : 210-221.

65. Martinez JA, Corbalan MS, Sanchez-Villegas A, Forga L, Marti A, Martinez-Gonzalez MA. Obesity risk is associated with carbohydrate intake in women carrying the Gln27Glu beta2-adrenoceptor polymorphism. *J Nutr* 2003 ; 133(8) : 2549-2554.

66. Miyaki K, Sutani S, Kikuchi H, Takei I, Murata M, Watanabe K, etl al. Increased risk of obesity resulting from the interaction between high energy intake and the Trp64Arg polymorphism of the beta3-adrenergic receptor gene in healthy Japanese men. *J Epidemiol* 2005 ; 15(6) : 203-210.

67. Wolfarth B, Bray MS, Hagberg JM, Perusse L, Rauramaa R, Rivera MA, et al. The human gene map for performance and health-related fitness phenotypes : the 2004 update. *Med Sci Sports Exerc* 2005 ; 37(6) : 881-903.

68. Rankinen T, Wolfarth B, Simoneau JA, Maier-Lenz D, Rauramaa R, Rivera MA, et al. No association between the angiotensin-converting enzyme ID polymorphism and elite endurance athlete status. *J Appl Physiol* 2000 ; 88(5) : 1571-1575.

69. Montgomery HE, Marshall R, Hemingway H, Myerson S, Clarkson P, Dollery C, et al. Human gene for physical performance. *Nature* 1998 ; 393(6682) : 221-222.

70. Gayagay G, Yu B, Hambly B, Boston T, Hahn A, Celermajer DS, et al. Elite endurance athletes and the ACE I allele-the role of genes in athletic performance. *Hum Genet* 1998 ; 103(1) : 48-50.

71. Heled Y, Moran DS, Mendel L, Laor A, Pras E, Shapiro Y. Human ACE I/D polymorphism is associated with individual differences in exercise heat tolerance. *J Appl Physiol* 2004 ;

97(1) : 72-76.

72. Winnicki M, Accurso V, Hoffmann M, Pawlowski R, Dorigatti F, Santonastaso M, et al. Physical activity and angiotensin-converting enzyme gene polymorphism in mild hypertensives. *Am J Med Genet* A 2004 ; 125(1) : 38-44.

73. Nazarov IB, Woods DR, Montgomery HE, Shneider OV, Kazakov VI, Tomilin NV. The angiotensin converting enzyme I/D polymorphism in Russian athletes. *Eur J Hum Genet* 2001 ; 9(10) : 797-801.

74. Corbalan MS, Marti A, Forga L, Martinez-Gonzalez MA, Martinez JA. The 27Glu polymorphism of the beta2-adrenergic receptor gene interacts with physical activity influencing obesity risk among female subjects. *Clin Genet* 2002 ; 61(4) : 305-307.

75. Macho-Azcarate T, Marti A, Calabuig J, Martinez JA. Basal fat oxidation and after a peak oxygen consumption test in obese women with a beta2 adrenoceptor gene polymorphism. *J Nutr Biochem* 2003 ; 14(5) : 275-279.

76. Moore GE, Shuldiner AR, Zmuda JM, Ferrell RE, McCole SD, Hagberg JM. Obesity gene variant and elite endurance performance. *Metabolism* 2001 ; 50(12) : 1391-1392.

77. Gainetdinov RR, Wetsel WC, Jones SR, Levin ED, Jaber M, Caron MG. Role of serotonin in the paradoxical calming effect of psychostimulants on hyperactivity. *Science* 1999 ; 283(5400) : 397-401.

78. Kelly MA, Rubinstein M, Phillips TJ, Lessov CN, Burkhart-Kasch S, Zhang G, et al. Locomotor activity in D2 dopamine receptor-deficient mice is determined by gene dosage, genetic background, and developmental adaptations. *J Neurosci* 1998 ; 18(9) : 3470-3479.

79. Simonen RL, Rankinen T, Perusse L, Leon AS, Skinner JS, Wilmore JH, et al. Dopamine D2 receptor gene polymorphism and physical activity in two family studies. *Physiol Behav* 2003 ; 78(4-5) : 751-757.

80. Stefan N, Vozarova B, Del Parigi A, Ossowski V, Thompson DB, Hanson RL, et al. The Gln223Arg polymorphism of the leptin receptor in Pima Indians : influence on energy expenditure, physical activity and lipid metabolism. *Int J Obes Relat Metab Disord* 2002 ; 26(12) : 1629-1632.

81. Large V, Hellstrom L, Reynisdottir S, Lonnqvist F, Eriksson P, Lannfelt L, et al. Human beta-2 adrenoceptor gene polymorphisms are highly frequent in obesity and associate with altered adipocyte beta-2 adrenoceptor function. *J Clin Invest* 1997 ; 100(12) : 3005-3013.

82. Hayakawa T, Nagai Y, Kahara T, Yamashita H, Takamura T, Abe T, et al. Gln27Glu and Arg16Gly polymorphisms of the beta$_2$-adrenergic receptor gene are not associated with obesity in Japanese men. *Metabolism* 2000 ; 49(9) : 1215-1218.

83. Meirhaeghe A, Helbecque N, Cottel D, Amouyel P. Impact of polymorphisms of the human beta2-adrenoceptor gene on obesity in a French population. *Int J Obes Relat Metab Disord* 2000 ; 24(3) : 382-387.

84. Sakane N, Yoshida T, Umekawa T, Kogure A, Kondo M. beta2-adrenoceptor gene polymorphism and obesity. *Lancet* 1999 ; 353(9168) : 1976.

85. Shiwaku K, Nogi A, Anuurad E, Kitajima K, Enkhmaa B, Shimono K, et al. Difficulty in losing weight by behavioral intervention for women with Trp64Arg polymorphism of the beta3-adrenergic receptor gene. *Int J Obes Relat Metab Disord* 2003 ; 27(9) : 1028-1036.

86. Benecke H, Topak H, von zur Muhlen A, Schuppert F. A study on the genetics of obesity : influence of polymorphisms of the beta3-adrenergic receptor and insulin receptor substrate 1 in relation to weight loss, waist to hip ratio and frequencies of common cardiovascular risk factors. *Exp Clin Endocrinol Diabetes* 2000 ; 108(2) : 86-92.

87. Sakane N, Yoshida T, Umekawa T, Kogure A, Takakura Y, Kondo M. Effects of Trp64Arg mutation in the beta3-adrenergic receptor gene on weight loss, body fat distribution, glycemic control, and insulin resistance in obese type 2 diabetic patients. *Diabetes Care* 1997 ; 20(12) : 1887-1890.

88. Rawson ES, Nolan A, Silver K, Shuldiner AR, Poehlman ET. No effect of the Trp64Arg beta(3)-adrenoceptor gene variant on weight loss, body composition, or energy expenditure in obese, caucasian postmenopausal women. *Metabolism* 2002 ; 51(6) : 801-805.

89. Fumeron F, Durack-Bown I, Betoulle D, Cassard-Doulcier AM, Tuzet S, Bouillaud F, et al. Polymorphisms of uncoupling protein (UCP) and beta 3 adrenoreceptor genes in obese people submitted to a low calorie diet. *Int J Obes Relat Metab Disord* 1996 ; 20(12) : 1051-1054.

90. 서영성, 김대현, 이인규, 이근미, 김영훈. 비만 환자에서 비만관련 유전자 다형성에 따른 체중 감량차이-지방흡수억제제를 복용한 환자를 대상으로. *대한비만학회지* 2003 ; 12(4) : 294-303.

91. Clement K, Ruiz J, Cassard-Doulcier AM, Bouillaud F, Ricquier D, Basdevant A, et al. Additive effect of A→G (-3826) variant of the uncoupling protein gene and the Trp64Arg mutation of the beta3-adrenergic receptor gene on weight gain in morbid obesity. *Int J Obes Relat Metab Disord* 1996 ; 20(12) : 1062-1066.

92. Yager JD, Liehr JG. Molecular mechanisms of estrogen carcinogenesis. *Annu Rev Pharmacol Toxicol* 1996 ; 36 : 203-232.

93. Tworoger SS, Chubak J, Aiello EJ, Yasui Y, Ulrich CM, Farin FM, et al. The effect of CYP19 and COMT polymorphisms on exercise-induced fat loss in postmenopausal women. *Obes Res* 2004 ; 12(6) : 972-981.

94. Lindi VI, Uusitupa MI, Lindstrom J, Louheranta A, Eriksson JG, Valle TT, et al. Association

of the Pro12Ala polymorphism in the PPAR-gamma2 gene with 3-year incidence of type 2 diabetes and body weight change in the Finnish Diabetes Prevention Study. *Diabetes* 2002 ; 51(8) : 2581-2586.

95. Lindi V, Schwab U, Louheranta A, Laakso M, Vessby B, Hermansen K, et al. Impact of the Pro12Ala polymorphism of the PPAR-gamma2 gene on serum triacylglycerol response to n-3 fatty acid supplementation. *Mol Genet Metab* 2003 ; 79(1) : 52-60.

96. Mammes O, Aubert R, Betoulle D, Pean F, Herbeth B, Visvikis S, et al. LEPR gene polymorphisms : associations with overweight, fat mass and response to diet in women. *Eur J Clin Invest* 2001 ; 31(5) : 398-404.

97. Morris AM, Heilbronn LK, Noakes M, Kind KL, Clifton PM. -308 Nco I polymorphism of tumour necrosis factor alpha in overweight Caucasians. *Diabetes Res Clin Pract* 2003 ; 62(3) : 197-201.

Chapter 4 영양소 대사와 생화학적 조절

1 지 질

1) 지질 대사

당질은 체내에 저장될 수 있는 용량이 제한되어 있지만 지질은 대량 저장이 가능하므로 과다하게 에너지를 섭취할 경우 거의 대부분이 지방 형태로 체내에 저장되게 된다. 과다하게 축적된 체지방은 지질 산화 조절에 큰 영향을 미치며, 당질 대사 및 인슐린 민감성과도 관련성이 있다.[1-4)]

체내에 저장된 당질은 1 g당 3.7 kcal (15.5 kJ)의 에너지를 함유하는 반면 저장 지방은 1 g당 9.3 kcal (38.9 kJ)의 에너지를 갖고 있다. 사람의 경우 체내에서의 지방생합성 (de novo lipogenesis)이 제한된 수준으로만 이루어지기 때문에, 결국 대부분의 체지방은 식이성 지질로부터 만들어진 것이라고 할 수 있다. 섭취한 지질을 소화, 흡수, 저장하기 위해서는 섭취한 에너지의 2～4%가 소요된다. 반면 포도당으로부터 지질을 합성하는 과정에서는 섭취 에너지의 24% 정도가 필요하다.[5)] 당질과 달리 지질의 경우 섭취하면 바로 지질 산화 및 에너지 생성이 증가되지는 않는다. 지질은 지방조직, 근육, 간 등의 기관에 중성지질의 형태로 저장되며, 이들은 에너지의 즉각적인 공급원 역할을 한다.

식사로 섭취한 중성지방 (triglyceride)이 체내에 저장 또는 산화되려면 우선 유미지립 (chylomicron)의 형태로 운송되어야 한다. 중성지방이 효과적으로 이용되기 위해서는 지단백 리파제 (lipoprotein lipase)의 작용이 필요한데, 이는 많은 조직의 모세혈관 내피세포에 존재하고 있다. 지방조직과 근육은 혈중 중성지방 제거에 기여하는 주요 조직으로써, 지단백 리파제가 지단백에 작용하여 지방산이 조직 내로 유입될 수 있게 한다. 간에서 분비되는 초저밀도 지단백(very low density lipoprotein, VLDL)은 혈중에 있는 중성지방의 또 다른 운반체이다. 초저밀도 지단백-중성지방(VLDL-TG)에 존재하는 지방산은 주로 혈장 유리지방산(free fatty acids)으로부터 유래된 것이다. 지방세포에 저장된 지질은 호르몬 민감성 리파제(hormone-sensitive lipase)의 작용에 의해 글리세롤과 유리지방산으로 가수분해 된다.

안정상태에서 유리지방산의 방출 및 유입속도는 일반적으로 유리지방산의 산화 속도보다 빠르다. 유리지방산은 산화되거나, 간에서 재에스테르화되거나, 혹은 VLDL-TG의 형태로 분비될 수 있다. VLDL-TG에 포함된 유리지방산 중 상당 부분은 지방조직에 다시 저장되는 것으로 보인다.

당질을 과다하게 섭취하면 포도당이 지방산으로 전환될 수 있다. 이러한 과정을 지방생합성(de novo lipogenesis)이라고 하며 주로 간에서 이루어진다. 이는 상당히 비효율적인 과정으로써, VLDL-TG에 존재하는 지방산 중 지방생합성 과정을 통해 만들어진 지방산이 차지하는 비율은 매우 적다. 고당질 식사가 혈중 중성지방 수치를 증가시킨다는 것은 1950년대 초 Watkin 등에 의해 처음 보고되었다. 그러나 고당질 식사 시 혈중 중성지방이 증가되는 것은 지방생합성에 의한 것이 아니라 혈중 VLDL-TG 제거가 감소하고 VLDL-TG 분비 및 지방산 합성이 증가되기 때문으로 생각된다. 실제 복합당질 및 섬유소가 풍부한 고당질 식사를 섭취했을 때 체내 지방생합성 증가는 나타나지 않는 것으로 보고되었다.[6)]

혈중에 이용 가능한 유리지방산이 많은 경우 지방산 산화가 상당한 수준으로 이루어지는데, 실제로 혈장 유리지방산 농도를 인위적으로 상승시키거나 저하시키면 이에 따라 지방산이 산화되는 정도가 조절된다. 기질 이용에 영향을 주는 호르몬 중 일부는 지방조직으로부터의 유리지방산 방출을 변화시킴으로써 지방산 산화에 상당 부분 영향을 미칠 수도 있다. 유리지방산 방출 조절 이외의 다른 기전을 통해 지방산 산화가 조절될 수도 있다. 호르몬은 이용 가능한 혈중 유리지방산 수준을 능가하여 지방산 산화를 촉진시킬 수 있기 때문에 체내에서 당질이 산화 연료로 사용되지 않고 절약될 수 있다. 지방산이 재에스테르화 경로 및 미토콘드리아로 들어가는 정도를 변화시킴으로써 지방산 및 포도당 산화 조절이 가능하다.[2)]

(1) 지질산화(lipid oxidation)

순 지질산화(net lipid oxidation)는 혈장 유리지방산과 인슐린 농도에 의해 조절된다. 당뇨병이 없고 비만하지 않은 사람의 경우 당질 섭취가 늘어나면 혈중 인슐린 및 포도당 농도가 상승하여 세포내로의 포도당 유입과 산화가 자극된다. 증가된 인슐린은 내인성 중성지방(endogeneous triglycerides)의 가수분해를 저해하므로 인슐린 민감성 세포에서의 지질 산화가 억제되고, 식이성 지질은 지방세포에서 중성지방으로 합성된다. 반면 공복상태에서는 당질 공급이 감소되므로 혈중 인슐린 수준이 낮아지고 상대적으로 지질분해를 촉진하는 호르몬(예 : 에피네프린, 노르에피네프린, 글루카곤, 성장호르몬, 코르티솔 등)들이 증가하여 호르몬 민감성 리파제가 자극된다. 호르몬 민감성 리파제는 지방조직에 저장되어 있는 중성지방을 가수분해하여 유리지방산을 방출시켜 조직에서 산화기질로 사용될 수 있도록 한다. 이 상황에서는 골격근에 저장되어 있는 중성지방의 이용 역시 자극된다. 공복상태에서 이루어지는 지질 산화 중 50%는 근육 내에 저장된 중성지방이 산화된 것이다.[7)]

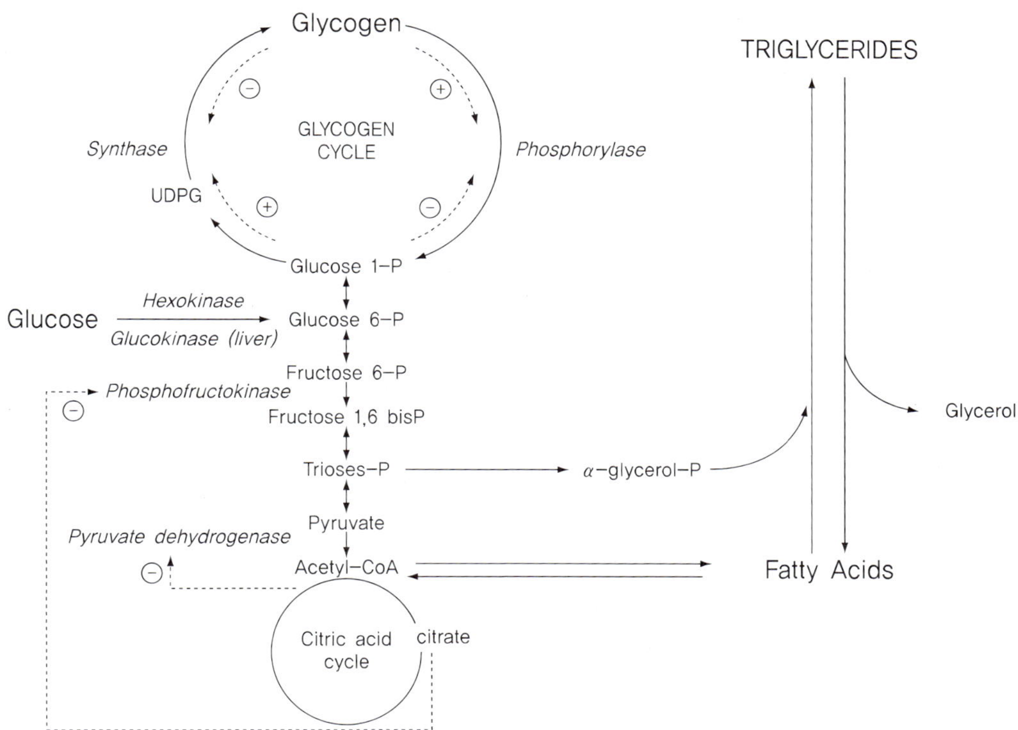

▶**그림 4-1** 근육 내에서의 포도당대사와 지방산대사 간의 관계(Randle PJ et al, Lancet, 1963)

지질산화는 기본적으로 근육에서 이루어지는데, 근육은 포도당과 함께 유리지방산을 주요 기질로 사용한다. 지질과 포도당은 둘 다 구연산회로(citric acid cycle)로 들어가기 전에 아세틸 조효소 A (acetyl coenzyme A)로 대사된다. 따라서 두 기질이 동시에 대사되면 구연산회로와 호기적 에너지 생성경로로 들어가기 위해 서로 경쟁을 하게 된다(그림 4-1).[8)]

(2) 지질분해 조절(Regulation of lipolysis)

밤 동안의 공복상태에서는 기저 수준의 혈중 인슐린만으로도 지방조직에서의 지질분해가 억제된다. 그러나 소마토스타틴(somatostatin)을 이용하여 인슐린 분비를 약물적으로 억제하면 유리지방산 방출 속도가 약 2배 정도 증가된다. 생리적 수준의 고인슐린혈증(physiological hyperinsulinemia)이 있을 경우 유리지방산 방출속도가 정상의 80~90% 정도까지 억제되며 혈중 유리지방산 농도도 90% 이상까지 감소시킬 수 있다. 인슐린 저항성이 있는 비만한 사람에게 인슐린 투여를 중지하면 최대 유리지방산 방출이 더 증가되고, 고인슐린혈증에 의해 유리지방산 방출이 억제되는 정도가 작아진다. 카테콜라민 역시 지방조직에서의 지질분해를 강력하게 조절하는 역할을 하는데, 에피네프린을 투여하면 유리지방산 방출이 3~4배까지 증가된다. 카테콜라민의 효과는 운동 시 나타나는 지질분해 자극과 유사하다. 카테콜라민은 β-아드레날린 수용체(β-adrenergic receptor)를 자극하는데, 이는 호르몬 민감성 리파제를 활성화시키는 Gs protein/cAMP 기전을 통해 이루어진다.[9)] 성장호르몬과 코르티솔 등은 인슐린이나 카테콜라민보다는 강력하지 않지만 지질분해 조절에 관여한다.

2) 지질대사의 내분비적 조절

(1) 인슐린

인슐린은 동화호르몬으로서 포도당이 산화 기질로 사용되도록 촉진시키고, 대신 단백질이나 지질 합성에 필요한 아미노산과 지방산을 비축하는 역할을 한다. 지질분해를 억제하고 지방조직으로의 지질유입을 촉진함으로써 지질을 절약하는데, 이를 위해서는 지방조직의 지단백 리파제 합성이 증가되어야 한다. 인슐린이 세포 내로의 유리지방산 유입에 독립적으로 영향을 미치는지는 확실하지 않다. 인슐린이 관여하여 혈중 유리지방산 농도가 낮아지면 체내에서의 영양소 이용에 영향을 미치게 된다. 유리지방산의 공급이 감소하면 포도당이 산화 연료로 사용되게 된다. 인슐린 저항성의 경우처럼 식후 지질분해가 효과적으로 억제되지 못하는 병태생리학적 상황에서는 지질이 더 많이 산화되고 포도당은 적게 산화된다.

신체 부위에 따라 인슐린이 지질분해(lipolysis)에 미치는 영향에 차이가 있다. 인슐린은 다리 부위 지방조직에서의 지질분해는 쉽게 저해하지만, 상체 피하지방 및 내장지방에서의 유리지방산 방출에는 영향을 적게 미친다.[10] 이는 비만하지 않은 사람과 비만한 사람 모두에서 공통적으로 보이는 현상이다.[10] 지방산 유입 역시 지방산 방출과 같은 양상으로 신체 부위별 차이를 보이는 것으로 보고되었다. 그러나 인슐린의 영향이 부위별로 다양성을 보이는 것이 신체 부위별 체지방 분포의 차이에 기여하는지는 밝혀지지 않았다.

(2) 성장호르몬

성장호르몬은 지질이 산화 기질로 이용되도록 자극한다. 성장호르몬의 주요 효과 중 하나는 말초조직에서의 유리지방산 유용성을 높이는 것인데, 대사적 효과를 두 단계로 구분해 볼 수 있다. 우선 성장호르몬 분비 후 처음 90분까지는 포도당 유입 및 산화가 가속화된다. 이러한 일시적 인슐린 유사효과(transient insulin-like effect)가 사라지면 성장호르몬은 지질분해를 자극하고 혈당은 높아지게 된다.

성장호르몬이 지질대사에 미치는 영향은 인슐린 유사성장인자-1(insulin-like growth factor-1, IGF-1)과는 독립적으로 이루어진다.[11] 성장호르몬은 축적된 지방의 이용을 촉진시키며, 지방조직의 지단백 리파제를 저해함으로써 조직으로의 지질유입을 억제한다.[12] 이는 해독 후 단계(post-translational level)에서 이루어지는 것으로 보고되었는데, 지단백 리파제 유전자의 발현에도 성장호르몬이 영향을 미치는 지는 아직 확실하지 않다.[12,13] 또한 성장호르몬이 골격근의 지단백 리파제에 영향을 미치는지 여부에 대해서도 논란이 있다.

성장호르몬은 호르몬 민감성 리파제를 자극하여 지방조직으로부터 지방산이 방출되도록 하는데, 호르몬 민감성 리파제의 합성이 아니라 작용을 촉진시킨다.[13] 이러한 효과는 카테콜라민에 대한 지방조직의 반응성이 증가되기 때문으로 생각된다. 또한 성장호르몬은 지방산화를 직접적으로 촉진시키는 효과가 있는데, 이는 세포 내에서 장쇄 아세틸 조효소 A(long chain acyl Co A)로의 지방산 전환이 자극되기 때문이다.[14] 그 결과 세포 내에 연료가 가득 차게 되어 포도당 유입이 감소한다.

성장호르몬은 지질산화를 촉진시키는 효과가 있으므로 실제 성장호르몬이 결핍된 환자에서는 체지방이 증가하고, 말단비대증 환자에서는 체지방이 감소되어 있음을 볼 수 있다.

(3) 테스토스테론

테스토스테론은 지방 분배, 지방산 유입, 산화 및 지질분해(lipolysis)에 영향을 미친다. 테스토스테론이 지질분해에 미치는 효과는 성장호르몬이 함께 작용 시 시너지효과가 나는 것으로 알려져 있다. 이는 성선기능저하증(hypogonadism)인 남성, 사춘기가 늦어진 청소년 및 인위적으로 테스토스테론 결핍을 유도시킨 비만이 아닌 건강한 젊은 남성에게 테스토스테론을 보충한 연구에서 확인되었다. 테스토스테론 결핍을 유도시킨 건강한 젊은 남성의 경우 지질산화 및 안정 시 대사량이 점차 감소되고, 체지방량이 증가되었다.[15,16] 이는 테스토스테론에 의해서 유도되는 지질산화 증가가 근육량이 많기 때문만은 아님을 시사한다. 그러나 세포내 지방산 이동 및 유리지방산 이용 변화로 인한 지질 산화 변화가 어느 정도나 되는 지는 확실하지 않다. 세포실험과 임상실험 연구 결과를 보면 테스토스테론이 카테콜라민(노르에피네프린, 이소프로테네롤, 포스콜린)에 대한 지방세포에서의 지질분해 반응을 증가시키지만, 공복상태에서의 지질분해 속도에는 영향을 미치지 않는 것으로 나타났다.[15]

(4) 에스트로겐

체내 연료 이용에 에스트로겐이 미치는 영향은 체지방의 양 및 분포에서 가장 확실하게 확인될 수 있다. 여성의 경우 사춘기 동안에 체지방이 둔부와 대퇴부에 축적되는데, 에스트로겐이 이에 관여하는 것으로 생각된다. 여성은 남성에 비해 전체 체지방이 많지만, 내장지방은 더 적고 하체에 축적된 지방은 많으며, 심혈관 질환의 위험요인(혈중 지질 상승 등)도 적다. 성별에 따른 이러한 차이는 생식능력이 있는 기간 동안은 유지되다가 폐경 후에는 반대 현상을 보인다.

그러나 지방조직의 역동성에 에스트로겐이 직접적으로 미치는 영향에 대해서는 충분히 연구되지 않은 상태이다. 또한 에스트로겐이 지질분해에 미치는 효과에 대한 연구들을 보면 지질분해를 증가시킨다는 보고가 있는가 하면, 반대로 감소시킨다는 보고도 있으며, 전혀 영향을 미치지 않았음을 보고하는 연구도 있다.[9] 일부 연구에서 피부부착 형태로 에스트로겐을 보충 시 폐경 후 여성에서는 지방조직에서의 유리지방산 방출이 감소하고, 난소절제를 한 여성의 경우 혈중 유리지방산 농도가 낮아짐이 확인되었다.

지질 및 포도당 산화에 에스트로겐이 미치는 영향에 대해서는 서로 상반된 연구 결과들이 보고되고 있다. 폐경 후 여성에게 에스트로겐과 프로게스테론을 경구로 병합 보충했을 때 공복상태에서는 지질 산화에는 변화가 없었으나 식후에는 당질 산화가 증가되었다는 보고가 있다.[17] 그러나 이러한 변화는 식후 30~60분 동안만 볼 수 있었으며, 피부를 통해 보충할 경우 비록 유의적 수준은 아니었지만 경구 보충 시와는 반대 결과를 보였다. 한편 피부를 통해 에스트로겐을 보충한 다른 연구들에서는 지질 산화에 변화가 없음을 보고하고 있다. 이와는 대조적으로 남성들에게 아로마타제 저해제(aromatase inhibitor)를 투여하여 에스트로겐 합성을 방해하였을 경우 공복 시 지질 산화가 감소되는 경향을 보였다.[18]

결론적으로 에스트로겐은 체지방의 체내 분포 및 역동성에 영향을 미치는 것으로 생각되지만 정확한 효과는 확실하지 않다. 지질유입에 미치는 영향에 대한 연구 자료는 없으며, 지질분해에 미치는 영향에 대해서도 논란이 많다. 그럼에도 불구하고 에스트로겐은 지방조직으로부터의 유리지방산 방출을 자극하고 지질 산화를 증가시키는 것으로 생각된다.

(5) 당질 코르티코이드

당질 코르티코이드는 지질, 포도당, 단백질 대사 조절에 영향을 미치는 호르몬 중 하나이다. 스트레스가 있는 상황에서 당질 코르티코이드는 체내의 각 장기와 조직의 생물학적 우선순위에 따라 영양소를 재분배한다.[19,20] 당질 코르티코이드는 전체적인 순 지질분해(net lipolysis)를 증가시키는데, 소량의 인슐린이 존재하는 한 지단백 리파제 자극이 함께 나타난다. 결과적으로 혈중 유리지방산 농도가 높아지고 지질 산화가 증가된다. 급성 고코르티솔혈증에 의한 지질분해 효과는 인슐린 과잉생성 동반으로 인해 방해를 받게 되는데, 실제 생체내(in vivo) 실험들에서 유리지방산 방출이 제한되는 결과를 보고하고 있다.

코르티솔에 의해 장기나 조직별로 지방이 재분배되는 것은 지단백 리파제 활성이 특정 부위에서만 자극되기 때문으로 생각된다. 당질 코르티코이드가 과다할 경우 특정 부위에는 지방이 분해되어도 다른 부위에서는 지방이 축적될 수 있다. 즉 지질이 분해되어 말초조직으로의 유리지방산 공급이 증가되는 반면, 식이성 지방으로부터 유래된 혈중 중성지방은 복부에 저장되게 된다.

유리지방산 공급이 증가하면 지방산 산화가 자극되고 케톤체가 생성된다.[19,21] 코르티솔이 직접적으로 세포내에 작용하여 지질산화를 증가시키는 효과가 있는 지는 확실하지 않다.

만성적 고코르티솔혈증이 있는 경우 지질 유동성이 증가함에도 불구하고 체지방 및 체중은 증가된다. 증가된 체지방이 복부 쪽으로 재배치되는 이유는 확실하지 않다. 그러나 신체 부위에 따라 코르티솔 수용체의 발현 및 민감성에 차이가 있어 코르티솔에 의한 지방세포 내로의 지방산 유입에 관여하는 효소들의 합성 조절이 달라지기 때문임을 시사하는 보고들이 있다.

2 당 질

1) 포도당 대사 조절

음식을 통해 섭취한 당질의 대부분은 우선 포도당으로 전환된 후 산화되거나 글리코겐의 형태로 체내에 저장된다. 당질을 섭취하거나 포도당을 주사하면 포도당 산화 및 글리코겐으로의 저장이 빠르게 증가된다. 체내에 글리코겐 형태로 포도당을 저장할 수 있는 용량이 제한되어 있기 때문에 일정량 이상을 섭취하게 되면 빠른 속도로 산화된다.[1-4]

간, 근육, 지방조직 등의 인슐린 의존 조직(insulin-dependent tissue)에 포도당이 저장되기 위해서는 인슐린이 분비되어 조직 내로 포도당이 유입되어야 한다. 그러나 혈당이 낮은 기저상태에서는 혈중 인슐린이 증가되지 않아 근육조직 및 지방조직으로의 포도당 유입이 이루어지지 않기 때문에 신경조직과 혈구세포가 포도당을 이용할 수 있다. 혈중 포도당과 혈중 인슐린 증가가 함께 이루어질 때에만 근육 및 지방조직 내로 포도당이 유입된다.

포도당 산화는 당질 섭취 후 빠르게 증가되는데, 혈당 및 혈중 인슐린 농도가 기저수준으로 돌아간 이후에도 포도당 산화가 증가되어 있는 경우를 종종 볼 수 있다. 이는 새로 저장된 글리코겐으로부터 포도당 산화가 계속 이루어지기 때문이다. 섭취한 당질의 양은 이러한 대사경로에 영향을 미친다.

골격근에는 글리코겐이 저장되지만 글리코겐이 분해되어 생성된 포도당은 골격근 내에서만 사용되고 혈액으로 방출되지 못한다. 젖산은 근육조직으로부터 나와 다른 조직에서 사용될 수 있다. 반면 신경조직, 사구체 등의 조직은 인슐린 없이도 세포 내로 포도당이 유입될 수 있는 인슐린 비의존적 조직으로써, 이들 조직에서는 에너지가 필요할 경우에 자유롭게 포도당을 사용한다. 운동은 에너지 소모를 증가시킴으로써 포도당 산화를 증가시킨다.

한편, 근육에서 이루어지는 산화경로의 기질로 유리지방산이 많이 사용되면 포도당 산화는 감소된다. 포도당과 유리지방산 산화의 최종 경로는 모두 구연산회로(citric acid cycle)이다(그림 4-1). Randle 등은 구연산회로에서 만들어지는 대사산물들이 피루빈산 탈수소효소(pyruvate dehydrogenase)와 phosphofructokinase의 활성을 저해시킨다고 보고하였다.[8] 이들 효소의 활성이 저해되면 포도당의 산화가 억제된다. 비만의 경우처럼 체내에서의 유리지방산 이용이 과다한 상황에서는 포도당 산화가 억제되고 체내에 저장되게 된다.[22]

조직 내로 유입된 포도당 중 상당부분은 체내에 저장된다. 섭취한 포도당의 50～70%는 근육에, 30～50%는 간으로 유입된다. 포도당이 글리코겐으로 직접 전환되기 위해서는 섭취한 에너지의 약 5%가 필요하나, 실제 필요한 에너지는 이보다 많다.[5] 이는 Shulman 등이 밝혔듯이 간에 저장되는 글리코겐 중 1/3 정도만이 포도당으로부터 직접 전환되고, 나머지는 포도당이 젖산 등의 중간대사물질(3-carbon intermediate)로 전환되었다가 다시 글리코겐을 형성하게 되기 때문이다.

글리코겐 회로(glycogen cycle)는 포도당이 글리코겐으로 저장되는 과정과 글리코겐으로부터 포도당이 방출되는 과정으로 구성되어 있으며(그림 4-1), 근육과 간 조직에서 이루어진다. 식후 혈중 포도당 및 인슐린이 증가되면 글리코겐 합성에 관여하는 효소인 glycogen synthase의 불활성형인 synthase b가 탈인산화되어 활성형인 synthase a로 전환된다. synthase b가 활성화되는 과정에는 6-인산 포도당(glucose-6-phosphate)가 관여한다. glycogen synthase a는 글리코겐 합성을 촉매하여 포도당이 저장되게 한다. 또한 6-인산 포도당과 포도당은 phosphorylase를 불활성화시키는데, 그 결과 글리코겐의 이용이 억제된다. 혈당이 정상수준으로 돌아오면 phosphorylase가 다시 활성화되어 저장된 글리코겐으로부터 포도당이 방출될 수 있게 해준다(그림 4-2).

Glycogen synthase 및 glycogen phosphorylase 활성 자극은 순차적으로 이루어지는데, 이 과정이 일련의 음성 되먹이기 기전(negative feedback mechanism)에 의해 억제됨이 몇몇 연구자들에 의해 확인되었다.[23] 안정 상태에서처럼 에너지원으로 지방산이 포도당보다 많이 사용되고 포도당 산화가 저해될 경우 6-인산포도당 및 포도당 농도가 높아져 glycogen phosphorlyase 활성이 저해되므로 글리코겐 이용이 억제된다. 이에 따라 세포

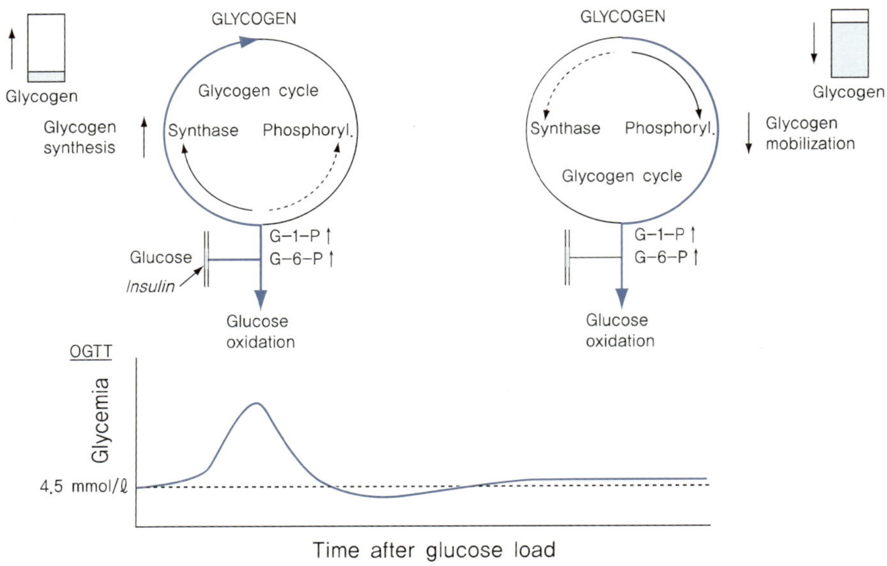

▶**그림 4-2** 글리코겐 합성과 분해의 생리적 조절

내 글리코겐 농도가 증가되면 다시 glycogen synthase 활성이 저해되게 된다. 이로 인해 글리코겐 회로의 활성이 감소하거나 정지하게 될 수 있으며 결과적으로 포도당이 체내에 글리코겐 형태로 저장되는 양이 줄어들게 된다. 글리코겐으로 저장 감소는 결국 당 불내성을 초래하는 원인이 될 수 있다.

글리코겐으로 포도당이 저장될 수 있는 양은 제한되어 있다. 글리코겐의 양이 간의 경우 조직 1 g당 60 mg, 근육의 경우 조직 1 g당 10~20 mg 정도가 되면 포도당 축적은 정지하게 된다. 글리코겐 농도가 점차 증가함에 따라 glycogen synthase 활성은 점차적으로 감소되게 된다. 혈당 및 혈중 인슐린 상승에 의해 글리코겐 합성이 자극되는 과정(순행성 조절, anterograde regulation)과 체내 글리코겐 이용 감소에 의해 글리코겐 합성이 억제되는 과정(역행성 조절, retrograde regulation)은 서로 다른 대사적 경로를 통해 이루어지게 된다. 글리코겐 농도가 최대에 도달하지 않았을 때에는 이 과정들(글리코겐 합성 자극과 억제)이 함께 진행될 수도 있다. 비만한 사람에서는 내당능 장애 유무와 상관없이 혈중 유리 지방산 농도 및 지질 산화의 증가와 함께 인슐린 저항성이 관찰된다. 그러나 당뇨병이 아닌 한 결국 혈중 포도당 농도가 정상 범위의 기저 수준으로 회복되는데, 내당능이 정상인 경우에는 혈중 인슐린 농도 상승에 의해, 내당능 장애가 있는 경우에는 혈중 인슐린 농도 및 혈당 상승에 의해 포도당 저장에 대한 저항을 극복하게 된다.[23)]

(1) 포도당 신생(Gluconeogenesis)

간은 혈중으로 포도당을 방출하여 포도당만을 에너지원으로 사용하는 조직에 포도당을 공급해준다. 간으로부터 방출된 포도당은 간에 저장되어 있는 글리코겐을 분해하거나 포도당 신생과정을 통해 만들어진 것이다. 포도당 신생은 당질, 단백질, 지질의 대사산물인 젖산, 알라닌, 글리세롤 등의 전구체를 이용하여 이루어진다. 단백질로부터 포도당을 만드는 과정은 특히 에너지가 많이 소요된다. 단백질 섭취 또는 아미노산 주사 시 섭취에너지의 약 25~40% 정도가 발열에 의해 소모되는데, 이는 아미노산이 어떠한 대사경로로 가느냐에 따라 달라진다. 포도당 신생과정에서 생긴 포도당의 일부는 혈류로 방출되고, 일부는 글리코겐으로 저장된다. 기저수준 이상으로 혈당이 상승되면 6-인산 포도당이 증가되며, 이는 글리코겐 이용을 억제하고 세포내 글리코겐 농도 및 글리코겐 합성을 증가시킬 것이다. 그 결과 포도당 신생과정을 통해 포도당을 생성하게 되며, 생성된 포도당은 직접 혈류로 가서 혈당을 더욱 높이게 된다. 당뇨병이 없는 비만한 사람의 경우 포도당 신생은 증가하지만 상대적으로 글리코겐 분해는 많지 않아 혈당이 정상 수준으로 유지될 수 있다.

(2) 지방생합성(de novo lipogenesis)

체내에서 글리코겐 형태로 포도당을 저장하는 데에는 한계가 있기 때문에 일정량 이상 당질을 섭취할 경우 포도당이 빠른 속도로 산화되게 된다. 포도당 산화가 증가되면 지질 산화는 감소되게 된다. 따라서 지질섭취량에는 변화가 없이 당질 섭취가 증가하면 지질 대신 당질을 에너지원으로 사용하게 되어 체내 지방 저장이 많아지게 된다. 당질 섭취가 크게 증가한 상황에서는 포도당이 지방산으로 전환될 수 있다. 지방생합성으로 일컫는 이 과정은 주로 간에서 이루어지는 것으로 생각된다. 당질로부터의 지방생합성을 위해서는 섭취 에너지의 25%가 소요되므로 에너지 사용 측면에서 비효율적이며, 실제로 초저밀도 지단백에 포함된 중성지방 중 체내에서 지방생합성과정을 통해 만들어진 지방산은 극히 일부에 지나지 않는 것으로 알려져 있다. 당질로 부터의 지방 생합성은 에너지 필요량 이상으로 과다섭취 했을 때에만 이루어진다.[6)]

2) 포도당 대사와 호르몬

(1) 인슐린

인슐린은 세포 내로의 포도당 유입 및 산화, 글리코겐으로의 저장을 촉진시키는데, 골격근은 식후 증가된 포도당이 처리되는 주요 장소이다. 또한 인슐린은 간에서의 글리코겐 분해와 포도당 신생을 저해함으로써 체내에서의 포도당 합성을 억제한다. 즉 인슐린은 체내에서의 포도당 생성을 억제하고 세포 내로의 혈중 포도당 유입, 산화, 저장을 촉진함으로써 식이성 당질 대사를 조절한다.

인슐린은 혈중 유리지방산의 농도를 저하시키는 효과가 있는데, 만약 혈중 인슐린의 농도가 높아짐에도 불구하고 혈중 유리지방산 수준이 제대로 억제되지 못하면 포도당의 유입, 산화, 저장에 문제가 생기게 된다. 제2형 당뇨병 환자에게 지방분해촉진 약물을 투여한 결과 혈중 유리지방산 농도 상승이 억제되고, 인슐린이 당질대사에 미치는 영향이 크게 향상되었다는 보고도 있다.

인슐린은 세포내에서의 대사에 직접적으로 작용하여 포도당 산화와 저장을 촉진시키는데, 이는 몇몇 생체내(in vivo) 연구들에서 입증되었다. 이 연구들은 hyperinsulinemic, euglycemic 상태에서 정맥을 통해 지질유화액을 투여하여 혈중 유리지방산 농도를 일정하게 유지하면서 시행되었는데, 인슐린에 의해 포도당 유입, 저장 및 산화가 기저 수준 이상으로 증가하는 결과를 보였다.[24] 이러한 반응이 골격근에서는 확실히 나타났으나 간의 경우 그렇지가 않았다.[24] 관련된 여러 효소들의 활성 및 합성 뿐 아니라 세포막에서 포도당 운반체 이용을 조절하는 복합적 신호전달반응체계(complex signaling cascade)가 인슐린의 세포내 대사에 미치는 직접적 효과에 관여하고 있다.

(2) 성장호르몬

성장호르몬은 지질이 산화 기질로 이용되도록 자극하기는 하지만 혈중 포도당을 증가시키는 효과가 있다. 성장호르몬에 의한 혈중 포도당 증가는 인슐린 분비 증가에 의해서도 보상되지 않는다.[11] 우선 성장호르몬은 지질 이용을 자극하고 지질산화를 직접적으로 촉진시킴으로써 세포 내에 에너지 분자들(energy molecules)이 꽉 차게 되어 그 결과 세포 내로의 포도당 유입 및 산화가 감소하게 된다.[11] 일부 조직에서 성장호르몬은 혈중 유리지방산 농도와 관계없이 세포 내로의 포도당 유입을 직접적으로 저해한다. 더욱이 성장호르몬은 간에서의 포도당 생성을 증가시킨다.[11] 결과적으로 성장호르몬이 단기적, 혹은 장기적으로 과다할 경우 당뇨병이 유발될 수도 있다.

(3) 테스토스테론

건강한 사람의 경우 성선호르몬 방출 자극호르몬 유사체(GnRH analogs)를 사용하여 성선위축을 유도해도 혈중 포도당 수준 및 체내 포도당 이용에 변화를 보이지 않으며, 인슐린 농도는 증가되는 경향을 보인다.[15] 비만한 남자들의 경우 혈중 테스토스테론 농도가 낮은 것으로 알려져 있는데, 이들에게 테스토스테론을 주입하면 인슐린 자극에 의한 포도당의 세포내 유입 및 산화 속도가 증가된다. 체내 지방 분배 및 지방조직 기능 변화와 관련된 이러한 효과가 직접적인지 혹은 간접적인지는 확실하지 않다.

(4) 에스트로겐

사람에서 에스트로겐은 포도당 합성 및 인슐린에 의한 포도당 유입·산화에 영향을 미치지 않는 것으로 생각된다. 난소절제를 한 쥐에서 포도당 유입·산화가 감소되는 것과는 달리 폐경 여성의 경우 인슐린 감수성이 변화되지 않거나 오히려 증가되는 것으로 보고되고 있다. 종단적 연구들에서 폐경 주위기(peri-menopausal period)에 내당능 및 공복혈당 수준은 변하지 않았으나 공복 시 혈중 인슐린 수준은 증가된 것으로 보고하였다.[25] 그러나 폐경 주위기에 나타나는 공복 인슐린 수준의 변화는 이 시기에 흔히 보이는 체지방량 및 체지방 분포에 변화에 영향을 받을 수도 있다.[25]

(5) 당질 코르티코이드

급성적 혹은 만성적으로 혈중 코르티솔 농도가 증가될 경우 혈중 포도당 농도는 증가하는데, 인슐린 농도가 동시에 증가됨으로써 혈당 상승 정도가 어느 정도 완화되게 된다.[19,26] 코르티솔에 의해 혈당이 상승되는 이유는 인슐린에 의한 포도당 유입 촉진이 감소되고 포도당 생성이 증가되기 때문이다.[14,19,21] 인슐린에 의한 포도당 유입 감소는 혈중 유리지방산 증가에 의한 것일 수 있는데, 만성적으로 혈중 코르티코이드가 높아져 있는 경우에는 근섬유의 종류에 변화가 초래될 수 있다.[19,20] 그 결과 전체적 포도당 산화는 감소된다. 포도당이 과잉 생성되는 이유는 체내 단백질 및 지질이 분해되면서 아미노산(특히 알라닌), 글리세롤 등이 많아지기 때문이다.[14,26]

혈당상승과 말초에서의 인슐린 저항성이 함께 나타나는 것은 체내에서 연료로 사용되는 기질에 변화가 생겼음을 나타내는 것일 수 있다. 말초조직에서는 지질을 에너지원으로 사용함으로써 뇌 등의 조직에서 사용할 수 있도록 포도당을 절약하게 된다. 지속적으로 혹은 과다하게 코르티코이드가 증가할 경우 당뇨병이 유발될 수 있다. 당뇨병 환자에서 나타나는 상대적인 인슐린 부족은 고코르티솔혈증에 의한 단백질 이화를 더욱 악화시킬 수 있다. 따라서 조절되지 않는 당뇨병 환자에게 코르티코이드 과다가 동반될 경우 체내 영양소 이용 측면에서 특히 문제가 될 수 있다.[27)]

3 단백질

1) 단백질 대사

체내 단백질로는 구조단백질, 효소, 핵단백질, 신호운반단백질, 수축단백질 등이 있다. 이들 단백질은 체내 아미노산 pool을 이루고 있는데, 각 단백질 중에 함유된 아미노산은 상호교환이 가능하다. 하루 동안 체내에서 아미노산이 회전되는 양은 1일 단백질 섭취량보다 많다. 체내에서 회전되는 아미노산 중 일부만이 산화되거나 포도당이나 지질로 전환된다. 기계적인 자극에 의해 골격근에 존재하는 수축단백질 합성이 촉진되지만, 호르몬과 다른 요인들이 다른 많은 종류의 단백질 합성 속도를 결정한다. 체내 존재하는 매우 다양한 단백질들은 특정 조절 경로에 의해 대사가 조절된다.[1,2,4)]

2) 단백질대사와 호르몬

(1) 인슐린

인슐린은 단백질 분해를 저해하고 단백질 합성을 자극함으로써 근육조직을 유지시킨다. 인슐린이 단백질 합성을 자극하는 지에 대해서는 논란이 있으며, 세포 내로의 아미노산 유입을 직접적으로 촉진시켜 단백질 합성이 증가하는 것으로 생각된다. 단백질 분해가 억제되므로 조직으로부터 혈중으로의 아미노산 방출이 감소한다. 혼합식(단백질과 당질이 모두 포함된 식사)을 하는 경우 혈중 아미노산 농도가 증가하는데, 이는 장관에서 흡수된 아미노산이 혈류로 이동하기 때문이다. 이용 가능한 아미노산이 많아지면 단백질 합성이 자극된다. 당질만을 섭취하여 인슐린 농도가 증가된다면 혈중 아미노산 농도 및 단백질 합성은 감소하게 된다. 따라서 단백질 대사 측면에서 볼 때 인슐린이 영양소 이용에 미치는 효과는 섭취한 음식의 영양소 구성 및 함량에 많은 영향을 받게 된다.[4)]

조직에 따라 인슐린 작용에 차이가 있는데, 이는 조직별로 영양소 이용을 조절할 수 있게 해준다. 골격근과 내장에서의 단백질 대사에 인슐린이 미치는 영향은 다르다. 혈중 인슐린이 기저 수준으로 유지되는 밤 동안의 공복 상태에서 골격근에서는 아미노산이 방출되는 반면 내장에서는 단백질 합성이 증가된다. 이때 내장에서 단백질이 합성되는 양이 단백질이 분해되는 양보다 많다. 혈중 인슐린 수치가 증가하면 골격근에서의 단백질 합성이 자극되지는 않지만 단백질 분해가 억제된다. 고인슐린혈증으로 인해 혈중 아미노산 농도가 낮아지면 내장에서의 인슐린에 의한 단백질 합성이 감소된다. 따라서 골격근과 비골격근에서의 아미노산 이용이 부분적으로는 인슐린에 의해 조절된다고 할 수 있다.

(2) 성장호르몬

성장호르몬은 아미노산이 체내에서 연료로 사용되는 것을 최소화시키고 대신 단백질 합성에 이용될 수 있게 한다. 성장호르몬은 인슐린과 함께 작용하여 세포 내로의 아미노산 유입을 증가시키고 DNA와 RNA 전사를 조절한다.[14,28] 테스토스테론과의 시너지 효과는 여성보다는 남성에서 더 크다. 성장호르몬은 인슐린 유사성장인자-1 (insulin like growth factor-1, IGF-1)을 통해 단백질 대사에 영향을 미친다.[11,14] 성장호르몬이 단백질 분해를 억제하는지에 대해서는 논란이 있다.[28] 많은 연구들에서 성장호르몬이 단백질 분해를 억제하는 효과가 없는 것으로 보고하고 있지만 건강한 사람들에게 6시간 동안 성장호르몬을 투여한 결과 전완에서의 알라닌, 페닐알라닌, 루이신의 방출이 감소되었다는 보고도 있다.[29] 이러한 결과가 혈액으로부터의 아미노산 유입이 증가되어 아미노산 방출량이 감소되었기 때문인지, 혹은 실제로 단백질 분해를 억제했기 때문인지는 확실하지 않다.[29] 인슐린 유사성장인자-1은 단백질 분해를 유도하는 것으로 알려져 있다.[28] 성장호르몬이 부족한 성인과 어린이에게 성장호르몬을 투여 시 아미노산 산화가 약 20% 정도까지 감소하였다는 보고도 있다.[11,29]

(3) 테스토스테론

성선자극호르몬 방출호르몬 유사체(GnRH analogs)를 이용하여 급성적으로 테스토스테론 결핍상태를 유도하면 체내의 단백질 합성과 분해가 줄어드는데, 이는 제지방량(lean body mass)과 근육 강도를 감소시키는 결과를 초래한다.[16] 여러 연구들에서 테스토스테론을 투여하거나 결핍시켰을 때 아미노산 산화율 및 혈중 아미노산 농도에는 변화가 없음을 보고하고 있다. 이는 테스토스테론이 근육조직 내로의 아미노산 유입을 증가시키기

보다는 세포 내에서 단백질 합성이 이루어지도록 아미노산 이용을 향상시킴으로써 근육량을 증대시킴을 시사한다. 그러나 관련된 연구들이 공복상태에서 시행되었고, 생리적인 상태에서는 인슐린, 성장호르몬 등의 다른 호르몬 농도가 식후에 변화되기 때문에 세포 내 아미노산 이용과 유입이 증가될 수 있음도 고려하여야 한다.

(4) 에스트로겐

단백질 대사에 에스트로겐이 미치는 영향에 대해서는 논란이 있다. 비록 에스트로겐이 간, 자궁내막 등의 특정 조직에서 단백질 합성에 관여한다는 점에는 이견이 없으나 체내 단백질 pool에는 영향을 미치지 않는 것으로 생각된다. 성선기능저하증인 소녀들에게 에스트로겐을 투여하거나 젊은 남자에게 에스트로겐 저해제를 투여 시 아미노산 회전 속도 및 산화속도에 변화가 없는 것으로 보고되었다.[18] 에스트로겐이 체내 전체 단백질의 동역학(kinetics)에는 영향을 미치지 않으면서 특정 조직의 단백질 pool에만 영향을 미치는 것은 에스트로겐이 강한 영향력을 발휘하는 조직에서 이루어지는 단백질 합성이 몸 전체에서 이루어지는 양에 비해 비교적 적기 때문으로 생각된다. 혈중 아미노산 이용률은 에스트로겐에 영향을 받지 않는 것으로 보인다.

Mauras 등은 에스트로겐 저해 시 테스토스테론 농도가 증가되었으며, 성장호르몬과 인슐린 유사성장인자결합단백-3 (Iinsulin like growth factor binding protein-3, IGFBP-3)의 농도에 변화가 없음에도 불구하고 인슐린양 성장인자가 18%까지 감소함을 보고하였다.[18] 이 두 가지 강력한 호르몬 동화에 에스트로겐은 상반된 영향을 미치는 결과를 보이므로 생체내(in vivo) 연구에서 에스트로겐의 효과를 직접적으로 측정하기 어렵고 에스트로겐이 체내 연료 이용에 미치는 영향을 연구하기에 여러 가지 제한점이 있다.[17] 이러한 차이를 보이는 이유가 확실하지는 않으나, 에스트로겐이 연료 분할과 관련하여 다양한 측변에서 영향을 미치기 때문으로 생각된다.

(5) 당질 코르티코이드

스트레스 있는 상황에서는 체내 조직과 장기의 생물학적 우선순위에 따라 단백질이 이동되고 재저장되며 대사의 방향이 달라지기도 한다. 급성 고코르티솔혈증이 있으면 체내에서의 단백질 분해가 증가되고 단백질 합성은 감소된다.[19,21,26,28] 그러나 간에서 생성되는 단백질 및 임파구 단백질 등의 일부 단백질 합성이 선택적으로 증가되며 전체적인 아미노산 산화가 많아진다.[19,30)

만성 고코르티솔혈증이 있으면 체내의 전체적 단백질 합성이 감소되는 것으로 보이지만 단백질 분해에 어떤 영향을 미치는 지에 대해서는 논란이 있다.[27,28] 더욱이 고코르티솔혈증이 지속되면 점차 단백질 이화가 증가하여 전체적 단백질 합성을 추월하게 되어 피부 및 골격근의 단백질 소모가 초래된다.[19,30] 또한 근육의 구조적 변화가 관찰되는데, 한 연구에서 쿠싱증후군이 있는 경우 근육 중 IIb형 근섬유가 많아지고 I형 근섬유가 감소하는 것으로 보고되었다. IIb형 근섬유는 glycogen synthase의 활성이 낮으며 미토콘드리아도 적어서 인슐린 저항적인 것으로 생각된다. 흥미롭게도 상체 비만인 여성의 경우 쿠싱증후군이 있는 여성과 유사한 특성을 보인다.

4 영양소 대사와 비만

1) 비만과 영양소 대사 조절

비만은 체지방 증가로 정의된다. 특징적으로 공복 및 식후 모두에서 지질산화가 증가되어 있으며, 일반적으로 경구 당부하 후에 나타나는 지질산화 억제가 감소되어 있다.[22] 지질산화 증가는 비만 초기현상으로 나타나며, 그 기간과 관계없이 계속 비만과 상관성을 보인다.[31] 과다한 지방조직으로 인해 유리지방산 생성이 증가되고, 그 결과 지질산화는 증가된다.[7] 지질 산화 증가는 포도당 산화 감소와 관련이 있는데, 골격근에서 지질산화가 포도당산화를 억제하는 것으로 생각된다.

인슐린 저항성은 비만 초기에서 관찰되는데, 이는 euglycemic insulin clamp technique를 통해서도 증명될 수 있다. Euglycemic 상태에서 나타나는 포도당 유입, 특히 포도당 저장 감소가 경구 당부하 검사기간 동안에는 당 부하에 따른 반응으로 혈당과 인슐린이 모두 증가함으로써 보상되어 진다(그림 4-3).[32] 포도당 저장이 정상적으로 이루어지기는 하지만 혈당 및 혈중 인슐린은 높은 상태이다. 이 과정은 가역적인데, 즉 체중 감소 후에는 당 부하 시 보이는 혈당 및 혈중 인슐린 반응이 감소된다. 이는 비만한 사람에서 나타나는 인슐린 저항성이 대사적 원인, 즉 에너지 소모 시 기질로 지질이 과다하게 사용되기 때문에 발생되는 것임을 시사한다.

인슐린 저항성은 일반적으로 당질 주입으로 인한 발열반응(thermogenic response)의 감소와 동반된다. Golay 등은 인슐린 저항성이 있는 비만환자에서 당질 섭취 시 발열반응

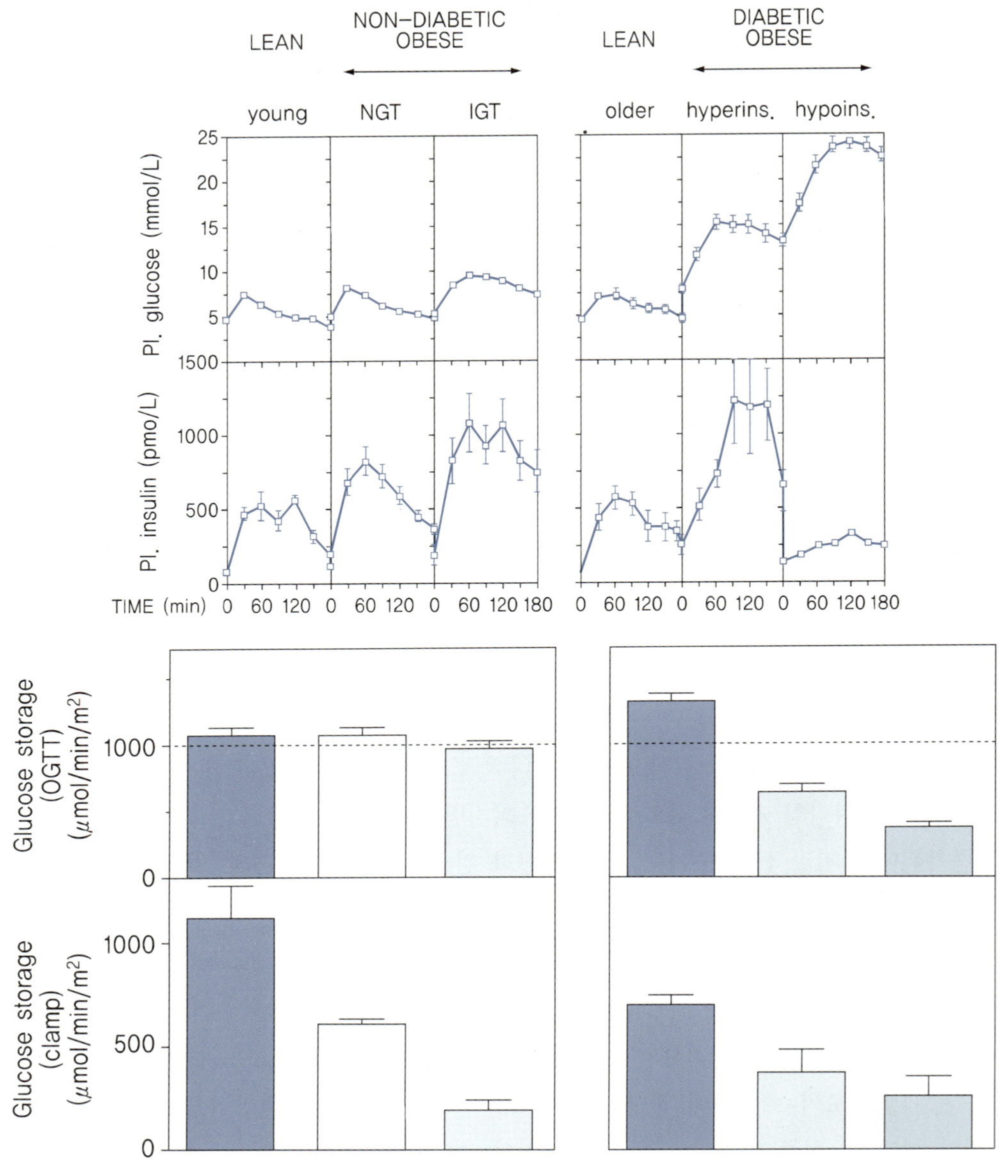

▶그림 4-3 Euglycemic clamp와 경구 당부하 검사 상태에서의 포도당 저장(Springer-Veriag, 1993)

이 감소되어 있음을 보고하였다.[33] 비만환자에서 당질 섭취 후 열발생이 적은 것은 포도당 저장이 감소하기 때문일 수 있는데, 포도당을 글리코겐 형태로 저장하기 위해서는 에너지가 필요하다. 그러나 포도당 섭취 시 동반되는 발열반응(glucose-induced thermogenesis)이 줄어드는 것이 비만의 발생에는 중요한 역할을 하지 않는 것으로 생각되는데, 이는 비만한 사람에서 나타나는 열발생의 결함이 체중이 증가됨에 따라 동반되는 신체활동 에너지 및 기초대사량의 증가 정도보다 작기 때문이다.[5)]

비만한 사람이 내당능이 정상인 상태에서 내당능장애 상태로 진행되면 당질 함유식품 섭취에 따른 혈당반응이 증가될 뿐 아니라 혈당 상승기간이 더 길어진다. 혈당 상승기간 연장은 포도당 저장에 대한 저항을 극복하기 위한 보상 기전이다. 비만한 사람에서 이른 아침 공복혈당이 기저수준으로 회복되지 못하면 당뇨병이 시작된다. 당뇨병이 발병된 이후 어느 정도 기간 동안에는 인슐린 분비가 유지된다. 그러나 인슐린 반응은 점차 감소하며, 기저 인슐린 수치가 증가된 상황에서 최소의 인슐린 반응만을 보이게 된다. 비만하지 않은 당뇨병 환자의 경우 주요 요인이 인슐린 분비 부족인 것과는 달리 비만한 당뇨병 환자는 인슐린 저항성이 주요 요인이다.

체내로의 당질 및 지질 유입이 증가되면 말초조직에서는 말로닐 조효소 A (malonyl CoA)와 장쇄지방산 조효소 A (Long chain fatty acid CoA, LCFA-CoA)가 증가하고 헥소사민 생합성 경로(hexosamine biosynthesis pathway, HBP)가 활성화된다. 말로닐 조효소 A는 carnitine-palmitonyl transferase (CPT)를 저해하는데, 이는 장쇄지방산 조효소 A가 미토콘드리아로 들어갈 수 있게 해주는 효소로서, 이 단계가 지방산 산화과정의 rate limiting step이다. 따라서 말로닐 조효소 A가 증가하면 지질산화가 억제되고 중성지방을 합성하게 된다. 헥소사민 생합성경로는 주로 포도당에 자극되지만 다른 에너지원들에 의해 자극될 수도 있다. 헥소사민 생합성경로가 자극되면 인슐린 신호전달과정 가운데 여러 단계가 저해되어 인슐린 저항성을 초래하게 된다. 결과적으로 말로닐 조효소 A와 LCFA-CoA가 증가하고 헥소사민 합성경로가 자극되면 인슐린 저항성이 증가되고 지방산화가 감소한다. 더욱이 최근 연구들에서 헥소사민 합성경로가 자극 시 에너지 소비가 감소하고 렙틴을 발현시킴이 보고되었다. 반면 시상하부에서는 말로닐 조효소 A와 LCFA-CoA가 증가하면 음식섭취 및 포도당 생성이 감소한다(그림 4-4). 즉 말초에서는 인슐린 저항성을 높이고 체중이 증가시키는 효과를 내는 반면 중추에서는 그 반대 효과를 낸다. 그러나 일부 사람들에서는 당질 및 지질 섭취가 증가해도 시상하부에서의 작용이 활성화되지 못하여 쉽게 비만이 초래될 수 있다(그림 4-5).[34-36)]

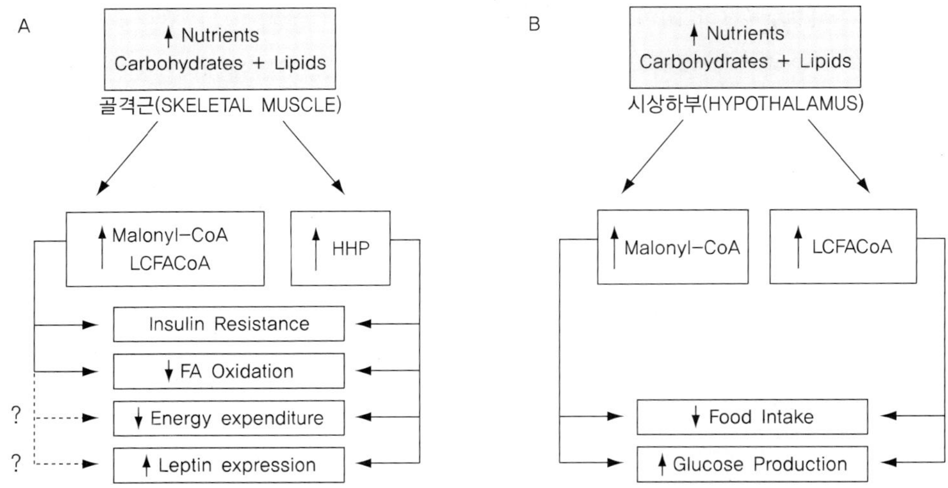

▶**그림 4-4** 당질 및 지질 섭취증가 시 말초조직과 중추에서의 효과
(A : 말초조직, B : 중추, bici S et al, Endocrinol, 2003)

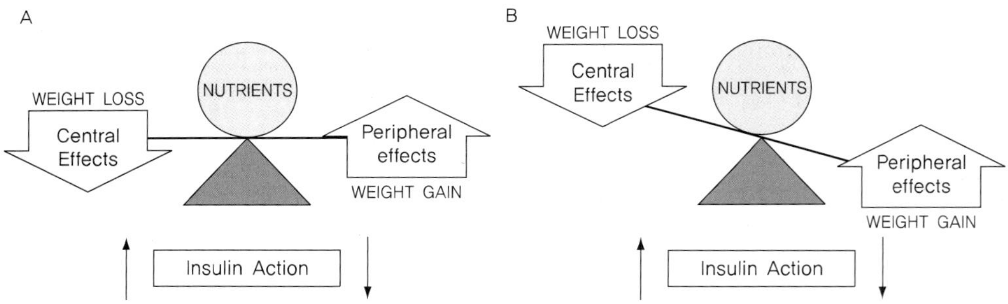

▶**그림 4-5** 에너지평형 및 인슐린작용 조절에 관한 모델(bici S et al, Endocrinol, 2003)

2) 영양소 대사의 내분비적 조절과 비만

비만 여부에 관계없이 체내 영양소 이용에 있어 기본적인 원칙은 유사하지만 비만, 특히 내장형 비만인 경우 정상인과는 몇 가지 측면에서 차이를 보인다. 인슐린 저항성이 가장 많이 알려져 있으나, 이 뿐 아니라 비만한 사람은 성장호르몬 수준이 저하되어 있고, 테스토스테론 농도가 남성에서는 낮고 여성에서는 높으며, 시상하부-뇌하수체-부신 축(hypothalamic-pituatary-adrenal axis)이 과다 항진되어 있음을 관찰할 수 있다.[31)]

관련된 기전은 밝혀지지 않은 상태이지만, 이러한 변화가 잉여 에너지 증가에 대한 적응의 일환으로 이루어지는 것으로 생각된다. 인슐린 저항성은 체중 증가를 줄이기 위한

것으로 생각되며, 성장호르몬의 감소는 특히 복부 비만환자에서 혈중 유리지방산이 증가되는 것을 억제하기 위한 것으로 생각되는데, 혈중 유리지방산 증가는 인슐린 저항성을 더욱 악화시킬 수 있다.[37)]

3) 영양소 대사의 조절과 비만 치료

여러 가지 병태생리학적인 측면을 고려할 때 치료는 인슐린 저항성의 원인에 초점을 맞추거나 인슐린 치료를 통해 인슐린 저항성을 극복하는 방향으로 시도될 수 있다.

첫 번째 경우는 인슐린 저항성의 주요 요인이 글리코겐 이용의 감소이기 때문에 치료는 글리코겐 이용을 증가시킴으로써 포도당 유입, 특히 포도당 저장에 대한 저항성을 줄이는 방향으로 이루어져야 한다. 이는 운동을 통해 에너지 소비를 증가시키거나 열 발생을 촉진시키는 약물을 사용함으로써 이루어질 수 있다.[38)] 체중 감량이 좀 더 일상적인 치료방법인데, 이는 지질 산화를 지속적으로 증가시킴으로써 글리코겐 분해 및 포도당 산화를 저해하는 효과를 줄여 주어 포도당 유입을 증가시킬 수 있다.

또 다른 방법은 인슐린을 사용하여 glycogen synthase 활성을 촉진시키게 함으로써 글리코겐 합성에 대한 음성 되먹이기 조절(negative feedback regulation)을 극복하는 것이다. 또한 기저 혈당치를 낮출 수 있으므로 인슐린이 고혈당의 글리코겐 합성 억제 효과를 줄여주게 되어 결과적으로 글리코겐 회로의 진행성(anterograde) 기능을 회복시키게 된다. 인슐린은 직접 혹은 인슐린 분비를 촉진시키는 약물의 형태로 사용할 수 있고 체중 감소 또한 인슐린 분비를 개선시킬 수 있다.

참고문헌

1. Felber JP, Golay A. Regulation of Nutrient Metabolism and Energy Expenditure. *Metabolism* 1995 ; 44(2 supp 12) : 4-9.
2. Shadid S, Jensen MD. Endocrine Control of Fuel Partitioning In : Eckel RH. Obesity mechanisms and clinical Nutrient : LWW. PA 19106 USA. 2003.
3. Sun M, Schutz Y, Maffeis C. Substrate metabolism, nutrient balance and obesity development in children and adolescents : a target for intervention? *Obes Rev* 2004 ; 5 : 183-188.

4. Shadid S, Jensen MD. Nutrient Partitioning In : Bray GA, Bouchard C. Hand book of obesity : etiology and pathophysiology 2nd ed. Basel Switzerland : Marcel Dekker AG Inc., ; 1998.

5. Jequier E, Schutz Y. Energy expenditure in obesity and diabetes. *Diabetes Metab Rev* 1988 ; 4(6) : 583-593.

6. Park EJ, Changes in fat synthesis influenced by dietary macronutrient content. *Proc Nutr Soc* 2002 ; 61 : 281-286.

7. Groop LC, Bonadonna RC, Shank M, Petrides AS, DeFronzo RA. Role of free fatty acids and insulin in determining free fatty acid and lipid oxidation in man. *J Clin Ives*. 1991 ; 87(1) : 83-89.

8. Randle PJ, Hales CN, Garland PB, Newsholme EA. The glucose fatty-acid cycle. Its role in insulin insensitivity and the metabolic disturbances of diabetes mellitus. *Lancet*. 1963 ; 1 : 785-789.

9. Lafontan M, Berlan M. Fat cell α2-adrenoceptors : the regulation of fat cell function and lipolysis. *Endocr Rev* 1995 ; 16(6) : 716-738.

10. Meek S, Nair KS, Jensen MD. Insulin regulation of regional free fatty acid metabolism. *Diabetes* 1999 ; 48(1) : 10-14.

11. Mauras N, O'Brien KO, Welch S, Rini A, Helgeson K, Vieira NE, et al. Insulin-like growth factor I and growth hormone (GH) treatment in GH-deficient humans : differential effects on protein, glucose, lipid, and calcium metabolism. *J Clin Endocrinol Metab* 2000 ; 85(4) : 1686-1694.

12. Richelsen B, Pedersen SB, Kristensen K, Borglum JD, Norrelund H, Christiansen JS, et al. Regulation of lipoprotein lipase and hormon-sensitive lipase activity and gene expression in adipose and muscle tissue by growth hormone treatment during weight loss in obese patients. *Metabolism* 2000 ; 49(7) : 906-911.

13. Oscarsson J, Ottosson M, Vikman-Adolfsson K, Frick F, Enerback S, Lithell H, et al. GH but not IGF-I or insulin increases lipoprotein lipase activity in muscle tissues of hypophysectomised rats. *J Endocrinol* 1999 ; 160(2) : 247-255.

14. Guyton AC, Hall JE. Textbook of Medical Physiology. 10 th ed. Philadelphia : Saunders ; 2000.

15. Arslanian S, Suprasongsin C. Testosterone treatment in adolescents with delayed puberty : changes in body composition, protein, fat, and glucose metabolism. *J Clin Endocrinol Metab* 1997 ; 82(10) : 3213-3220.

16. Mauras N, Hayes V, Welch S, Rini A, Helgeson K, Dokler M, et al. Urban RJ. Testosterone deficiency in young men : marked alterations in whole body protein kinetics, strength, and

adiposity. *J Clin Endocrinol Metab* 1998 ; 83(6) : 1886-1892.

17. O'Sullivan AJ, Crampton LJ, Freund J, Ho KK. The route of estrogen replacement therapy confers divergent effects on substrate oxidation and body composition in postmenopausal women. *J Clin Invest* 1998 ; 102(5) : 1035-1040.
18. Mauras N, O'Brien KO, Klein KO, Hayes V. Estrogen suppression in males : metabolic effects. *J Clin Endocrinol Metab* 2000 ; 85(7) : 2370-2377.
19. Brillon DJ, Zheng B, Campbell RG, Matthews DE. Effect of cortisol on energy expenditure and amino acid metabolism in humans. *Am J Physiol* 1995 ; 268(3 pt 1) : E501-E513.
20. Stoner HB, Little RA, Frayn KN, Elebute AE, Tresadem J, Gross E. The effect of sepsis on the oxidation of carbohydrate and fat. *Br J Surg* 1983 ; 70(1) : 32-35.
21. Shamoon H, Soman V, Sherwin RS. The influence of acute physiological increments of cortisol on fuel metabolism and insulin binding to monocytes in normal humans. *J Clin Endocrinol Metab* 1980 ; 50(3) : 495-501.
22. Golay A, Felber JP, Jequier E, DeFronzo RA, Ferrannini E. Metabolic basis of obesity and noninsulin-dependent diabetes mellitus. *Diabetes Metab Rev* 1988 ; 4(8) : 727-747.
23. Felber JP, Haesler E, Jequier E. Metabolic origin of insulin resistance in obesity with and without type 2 (non-insulin-dependent) diabetes mellitus. *Diabetologia* 1993 ; 36(12) : 1221-1229.
24. Kelley DE, Mokan M, Simoneau JA, Mandarino LJ. Interaction between glucose and free fatty acid metabolism in human skeletal muscle. *J Clin Invest* 1993 ; 92(1) : 91-98.
25. Poehlman ET, Toth MJ, Gardner AW. Changes in energy balance and body composition at menopause : a controlled longitudinal study. *Ann Intern Med* 1995 ; 123(9) : 673-675.
26. Horber FF, Haymond MW. Human growth hormone prevents the protein catabolic side effects of prednisone in humans. *J Clin Invest* 1990 ; 86(1) : 265-272.
27. De Feo P. Hormonal regulation of human protein metabolism. *Eur J Endocrinol* 1996 ; 135(1) : 7-18.
28. Umpleby AM, Russell-Jones DL. The hormonal control of protein metabolism. *Baillieres Clin Endocrinol Metab* 1996 ; 10(4) : 551-570.
29. Fryburg DA, Barrett EJ. Growth hormone acutely stimulates skeletal muscle but not whole-body protein synthesis in humans. *Metabolism* 1993 ; 42(9) : 1223-1227.
30. Putignano P, Kaltsas GA, Korbonits M, Jenkins PJ, Monson JP, Besser GM, et al. Alterations in serum protein levels in patients with Cushing's syndrome before and after successful treatment. *J Clin Endocrinol Metab* 2000 ; 85(9) : 3309-3312.
31. Felber JP, Acheson KJ, Tappy L. From Obesity to Diabetes_ed. New York, NY : Wiley ; 1993.

32. Felber JP, Ferrannini E, Golay A, Meyer HU, Theibaud D, Curchod B, et al. Role of lipid oxidation in pathogenesis of insulin resistance of obesity and type II diabetes. *Diabetes* 1987 ; 36(11) : 1341-1350.

33. Golay A, Schutz Y, Meyer HU, Thiebaud D, Curchod B, Maeder E, et al. Role of lipid oxidation in pathogenesis of insulin resistance of obesity and type II diabetes. *Diabetes* 1987 ; 36 : 1341-1350.

34. Obici S, Rossetti L. Miniinterview : Nutrient sensing and the regulation of insulin action and energy balance. *Endocrinology* 2003 ; 144(12) : 5172-5178.

35. Prodi E, Obici S. Miniinterview : the brain as a molecular target for diabetic therapy. *Endocrinology*. 2006 ; 147(6) : 2664-2669.

36. Buse MG. Hexozamines, insulin resistance, and the complications of diabetes : current status. *Am J Physiol Endocrinol metab* 2006 ; 290(1) : E1-E8.

37. Kelley DE, Mokan M, Mandarino LJ. Metabolic pathways of glucose in skeletal muscle of lean NIDDM patients. *Diabetes Care* 1993 ; 16(8) : 1158-1166.

38. Tonino RP. Effect of physical training on the insulin resistance of aging. *Am J Physiol* 1989 ; 256(3 Pt 1) : E352-E356.

Chapter 5 식욕의 조절

1 서 론

대부분의 성인에서 일일 음식 섭취량과 소비하는 에너지의 편차가 심하지만 이에 비해 에너지 균형에 특별한 변화가 없는 한 비만도와 체중은 매우 일정하게 유지된다. 이처럼 체중이 일정하게 유지되는 기전에 대해서는 많은 연구가 있어왔다. 우리 몸에서는 에너지 섭취와 소비의 균형을 맞추기 위해서 복잡하고 강력한 생리 체계가 존재하고 있으며 이는 구심성 신호와 원심성 효과로 구성된다. 이 체계는 식욕을 유지하기 위한 중요한 부분을 통합하는 여러 개의 경로로 구성되어 있다. 식욕은 말초 기관과 중추 신경계 사이의 상호작용 사이에 일어나는 복잡한 현상이다. 에너지의 섭취는 대부분 소화기관을 통해 이루어지고, 소화기관은 미주 신경을 통해 섭취한 음식물에 대한 정보를 뇌에 전달하는 수용체를 가지고 있으며, 소화기관에서 분비된 물질은 뇌로 전달되어 식욕을 조절하게 된다. 즉, 섭취된 음식 및 영양소, 몸의 체지방 상태 등에 따라 말초 기관에서 신호 전달 물질을 분비하여 뇌에서 충분한 정보를 가지고 조절할 수 있도록 한다(표 5-1). 체내 순환계에는 식사를 시작하거나 마치도록 하는데 단기적으로 작용하는 호르몬과 체지방량과 에너지 균형을 반영하는 호르몬 둘 다 존재한다. 이러한 신호들은 말초 신경과 시상하부와 뇌간과 같은 대뇌센터에 의해 통합되며, 통합된 신호는 식사와 에너지 소비를 조절하는 중추 신경펩티드를 조절하게 된다. 대부분의 경우 이 에너지 항상성은 체중을 엄격히 조절하게 되지만, 사람의 진화과정이 음식을 쉽사리 손에 넣을 수 있는 환경에서는 식욕

표 5-1 음식 섭취에 대한 시상하부의 조절

Orexigenic neuropeptide	Anorexigenic peptides
NPY	CART
MCH	CCK
Galanin	CRH
Orexin a, b	α-MSH
Peptide YY	Insulin
Noradrenaline	GLP-1
	Bombesin
	Serotonin

의 제한이 없도록 하는 결과를 낳는다는 주장도 있다. 이러한 에너지 항상성 체계와 현재의 쉬워진 음식섭취 환경 사이의 불균형이 과식과 비만 유병률 증가에 기여하였을 것이다.[1-6] 이 장에서는 뇌로 대사적 상태를 전달하는 말초 신호, 이러한 신호에 민감한 시상하부와 뇌간에서의 신호 입력 위치, 음식 섭취와 에너지 소비간의 연결에 대하여 요약하고자 한다.

2 식욕의 중추적 조절 : 시상하부 신경펩티드

오랜 기간 동안 적절한 몸무게를 유지하기 위해서 우리는 지속적으로 음식 섭취와 에너지 소비에 균형을 맞춰야 한다. 50년 전에 시상하부가 처음으로 이 항상성 과정에 관련 있는 것으로 알려지면서 시상하부가 음식 섭취와 에너지 소모를 조절하는 중추로 알려져 왔다 (그림 5-1). 시상하부는 각각 다른 기능을 가진 신경세포의 집합으로 구성된 신경핵으로 다시 나누어진다. 쥐에서 시상하부 외측부위 (lateral hypothalamic nucleus, LHA)를 전기로 자극하면 음식 섭취가 증가하고, 시상하부 복내측핵 (ventromedial nucleus, VMN) 부위를 자극하면 음식 섭취가 중단되었다. 그래서 VMN을 '포만 중추'로, LHA을 '기아 중추'로서의 역할을 제안하였다. 그러나 시상하부의 특정 부위가 에너지 항상성을 조절한다기보다는, 특정 신경펩티드를 사용하여 신호를 보내는 신경회로에 의해 조절된다고 생각되어진다. 시상하부 신경핵 사이의 교류와 뇌의 다른 부위로부터 들어오고 나가는 신

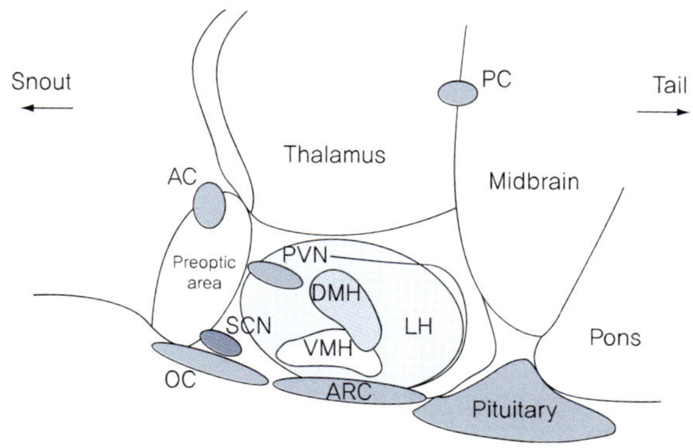

▶**그림 5-1 식욕조절에 관여하는 시상하부 핵의 설치류 뇌 세로단면.** ARC, arcuate nucleus, 궁상핵; VMH, ventromedial nucleus of hypothalamus, 시상하부 복내측핵; DMH, dorsomedial nucleus of hypothalmus, 시상하부 배내측핵; LH, lateral hypothalmus, 시상하부 외측부위; SCN, suprachismatic nucleus, 시각교차위핵; OC, optic chiasm, 시각 교차; PVN, paraventricular nucleus, 시상하부 뇌실곁핵.

경 세포 연결을 통해 시상하부에서는 뇌와 말초 순환, 위장관에서 들어오는 신호를 통합하여 에너지 섭취와 소비를 조절한다(그림 5-2). 특히 궁상핵(arcuate nucleus, ARC)은 제3뇌실의 바닥에 있으며 정중융기(median eminence) 바로 위에 위치하는데 식욕조절 신호 통합에 중요한 역할을 담당하는 것으로 생각된다. 항상성을 유지하는 첫 번째 단계는 개인의 대사 상태를 뇌에 2개의 주요 경로를 통해 알리는 것이다. 첫 번째는, 대사적 연료의 이용가능성과 요구를 반영하는 호르몬 신호로 시상하부의 신경들을 통해 중계된다. 이러한 신호들의 수용체들은 시상하부의 궁상핵에 위치한 2개의 신경화학적으로 다른 신경 세트에서 주로 발현된다. 하나는 뉴로펩타이드(neuropeptide Y, NPY)를 발현하는 신경군이고 NPY와 agouti-related peptide(AgRP)의 발현을 통해 신경들이 활성화되면 음식의 섭취 증가와 에너지 소비의 감소가 발생한다(그림 5-3). 다른 하나는 멜라노코틴 펩티드로 처리되는 neuropeptide precursor pro-opiomelanocortin(POMC)를 발현하는 신경군이다.[7,8] POMC와 코카인 및 암페타민 전사조절(cocaine- and amphetamine-regulated transcript, CART)의 발현을 통해 이러한 신경들이 활성화되면 음식 섭취가 감소하고 에너지 소비의 감소가 억제된다. 이 두 신경군들 사이의 음양관계는, POMC의 발현은 증가시키는 반면에 NPY의 발현은 감소시키는 렙틴과 인슐린에 의한 역조절에 의해서 더 강조된다. 에너지 균형에의 정보에 관한 두 번째 주요 정보 유입은 뇌간이다. 소화기관으로부터 뇌로 정보를 전달하는 내장성 정보의 통로로써 미주신경의 유입은 뇌간의 고립로핵(nucleus tractus solitarii)에의 신경들에 시냅스를 만들고 신경들을 자극한다. 식이 섭취

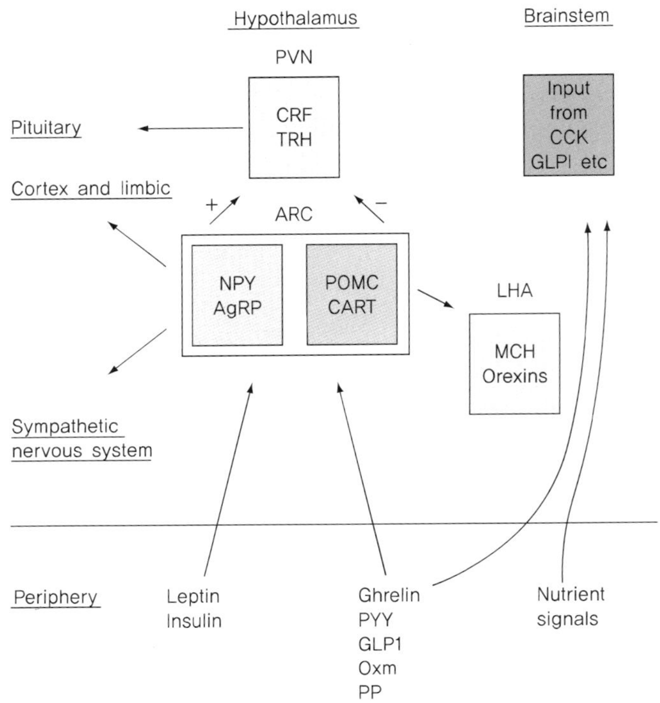

▶**그림 5-2 식욕조절의 신호전달.** 궁상핵에서 위장관호르몬과 장기적 체지방 신호의 작용과 시상하부에서의 식욕조절 신호의 통합. ARC, arcuate nucleus; PVN, paraventricular nucleus; LHA, lateral hypothalamic area; CRF, corticotroph releasing factor; TRH, thyrotropin releasing factor; NPY, neuropeptide Y; AgRP, agouti related peptide; POMC, proopiomelanocortin; CART, cocaine and amphetamine regulated transcript; MCH, melanin concentrating hormone; CCK, cholecystokinin; GLP-1, glucagon-like peptide 1; PYY, peptide YY; Oxm, oxyntomodulin; PP, pancreatic polypeptide.

의 시작과 조직화에서 뇌의 다른 부분을 관련시키기 위해서 시상하부와 뇌간으로부터 뇌의 다른 부위로 전달하게 된다. 모든 항상성 체계 에서처럼, 뇌는 통제된 변수(예 : 체중)가 조절이 필요할 경우에 활성화를 위해서 3개의 효과 경로를 가지고 있다: 행동(예 : 음식 섭취), 내분비계, 그리고 자율신경계. 이러한 3가지 체계는 에너지 균형에서 변화에 동시에 반응하기 위해서 궁상핵과 고립로핵으로부터 하위로 연관되어 있다. 첫 번째는 주로 음식 섭취의 의지적 조절에 있고, 뒤의 두 가지는 에너지 소비를 조절한다(그림 5-4).

신경펩티드 회로에 결함이 있는 경우 에너지 항상성 조절이 깨지게 되어 비만을 야기한다. 식욕조절 기능장애의 결과는 멜라노코틴 체계의 예에서 볼 수 있다. 멜라노코틴은 POMC 분자의 펩티드 절단 산물이다. 이 중 궁상핵에서 가장 중요한 것은 식이 섭취를

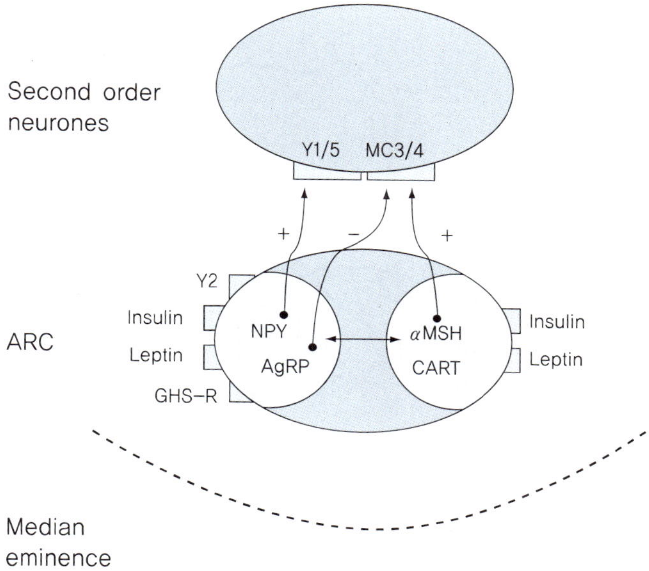

▶**그림 5-3 궁상핵과 식욕조절.** α-MSH, α -melanocyte-stimulating hormone; GHS-R, growth hormone secretagogue receptor

억제하는 alpha-MSH이다. POMC 유전자의 동형변이는 사람에서 조기 발현 비만, 빨간 머리카락 및 부신기능부전을 일으킨다. POMC 유전자의 이형변이는 유전성 비만에 기여하는 더 잠재적인 결함을 야기한다. 정상적인 POMC 전사와 변형에도 불구하고 비만이 생길 수 있는데, 이는 processing 효소인 prohormone convertase 1의 선천성 결핍 같은 펩티드 processing에 문제가 있는 것이다.[9,10] POMC 절단 산물의 수용체는 에너지 균형에 역할을 담당한다. MC4 수용체는 사람에서 조기 발현 고도비만의 6%까지 관련되어 있다. MC4 수용체 이상은 다양한 임상 중증도의 현저한 비만 증후군을 야기하는데 기초대사율 결함 없이 자발성 식이 섭취 증가, 고인슐린혈증, 및 정상 사춘기와 생식력 등의 양상을 보인다. 비만 치료 목적으로 MC4 수용체 agonist가 개발 중에 있다. MC3 수용체의 역할은 명확하지 않지만 고도비만 환자에서 역시 MC3 수용체 돌연변이가 발견되었다.

궁상핵 이외에도 다양한 시상하부 핵들이 식욕조절에 관여하고 있다. MCH와 orexins를 포함한 많은 신경펩티드들이 관여하고 있다. 에너지 결핍이 없더라도 음식은 그 자체가 식이섭취의 자극제로서 작용할 수도 있다. 보상회로에는 opioids, dopaminergic system, endocannabinoids와 serotonin을 포함하는 여러 체계 사이의 상호작용이 관여한다. CB1 (endocannabinoid) 수용체 길항제가 사람에서 체중과 식욕억제제로 연구 중에 있다.[11]

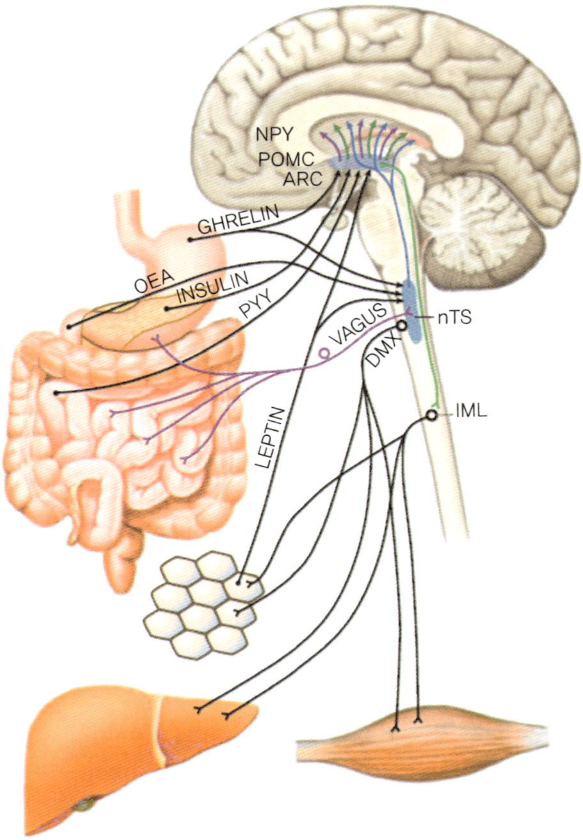

▶그림 5-4 다양한 내분비 신호와 신경 신호에 의해 조절되는 식이 섭취의 중추적 대사회로

3 식욕의 말초적 조절

1) 그렐린[12)]

(1) 구조

그렐린은 성장호르몬 분비촉진인자 수용체의 생리적 리간드를 찾던 중 위장에서 분리해 낸 호르몬으로, 어원인 'ghre'는 성장(growth)을 의미하는 고대유럽어로부터 유래되었다. 28개의 아미노산으로 구성된 그렐린이 생리적 활성을 가지기 위해서는 3번째 아미노산인 세린(Serine)에 8개의 탄소로 구성된 아실(acyl)기(n-octanoic acid)가 붙어야 한다.

아실기가 붙지 않는 것은 데스아실 그렐린(desacyl 그렐린)이라고 한다. 위장에서는 데스아실형과 아실형이 약 2대 1의 비율로 존재한다. 최근에는 비록 적은 양이지만, 14번 위치에 글루타민이 없는 des-Gln14-그렐린이 존재하는 것으로 발견되었다.

(2) 합성 및 분비

혈액에 존재하는 그렐린의 약 70%는 위장, 특히 전정부에서 생성된다.[12] 그밖에 십이지장, 소장, 대장, 췌장 소도(알파 세포), 신장, 태반에서도 소량 생성되며, 체중 조절 중추인 시상하부에서도 생성된다.

그렐린의 합성과 분비에 가장 큰 영향을 미치는 요인은 식사이다. 혈장 그렐린 농도는 식사 직전에 2배 이상 급격히 상승하였다가 식사 시작 후 1시간 이내에 다시 최저치로 감소한다. 일중 변화로는 아침식사 직후에 가장 낮은 수준을 보이며, 오후가 되면 점차 증가하여 새벽 1시경에 가장 높은 수준에 도달한다.

식사에 포함된 영양소가 그렐린의 합성과 분비에 영향을 미치는데, 포도당을 주거나 고지방식이를 하면 위장의 그렐린 합성이 감소하고, 저혈당 혹은 공복이거나 저단백식이를 하면 그렐린 합성이 증가한다. 미주신경절제술을 시행한 쥐에서 영양소 섭취 후 그렐린 농도가 감소하는 현상은 유지되나, 금식상태에서 그렐린 농도가 증가하지는 않는 것으로 보아 미주신경이 영양소 부족 상태에서 그렐린 분비의 증가를 매개하는 것으로 보인다.

(3) 체중 조절작용

그렐린을 사람이나 동물에 투여하면 음식섭취가 증가하고, 오랜 기간 그렐린을 투여하면 체지방이 늘어난다. 그렐린의 체중 조절 작용은 주로 시상하부를 통하여 일어난다. 특히 그렐린 수용체는 시상하부 궁상핵의 NPY/AgRP를 생산하는 신경세포에 풍부하다. 그렐린은 NPY/AgRP 생산을 증가시켜 음식섭취를 촉진한다. 뇌간을 통한 그렐린의 음식섭취 조절 작용의 기전은 아직 잘 밝혀져 있지 않지만, 그렐린을 쥐의 제4뇌실로 투여해도 음식섭취가 증가한다.

그렐린은 렙틴과 시상하부 궁상핵에서 서로 상반되는 작용을 한다. 즉 공복상태나 체중이 감소하는 시기에는 혈액의 그렐린 농도는 증가하고, 렙틴 농도는 감소하여 이는 결과적으로 섭식을 증가시키며, 체중이 증가하는 시기에는 그렐린이 감소하고, 렙틴이 증가하여 섭식이 감소한다. 그렐린 수용체는 다양한 말초조직에서도 발견되는데, 그렐린은 특히 지방세포에 존재하는 그렐린 수용체를 통하여 지방세포의 증식 및 분화를 촉진시키고, 포도당 섭취를 증가시키는 등 다양한 생리작용을 가지고 있다. 그 외에도 그렐린은 다양한 인자들과 연관을 가진다(그림 5-2).

(4) 비만에서 그렐린의 역할

혈장 그렐린 농도는 비만한 사람에서 감소되어 있으며, 체지방량을 반영하는 여러 지표들과 반비례 관계에 있다. 식욕항진증과 함께 심한 비만증을 수반하는 Prader-Willy 증후군 환자에서는 일반적인 비만증과 달리 혈중 그렐린 농도가 현저하게 상승되어 있다. 따라서 그렐린의 상승이 식욕 항진 및 비만증 발생에 원인적으로 작용할 가능성은 있지만, 대체적으로 그렐린은 비만의 원인인자로 작용한다기 보다는, 비만증에서 관찰되는 그렐린의 감소는 에너지 과잉에 대한 보상 기전으로 생각된다.

한편 신경성 식욕부진증 환자에서는 혈중 그렐린 농도가 정상인의 약 2배 높음에도 불구하고 식욕은 저하되어 있다. 따라서 비만증의 렙틴 저항성처럼, 신경성 식욕부진증 환자에서도 그렐린에 대한 저항성이 발생하는 것으로 보인다.

2) Cholecystokinin (CCK)[2,4]

(1) 발견, 분포 및 기능

1928년에 Ivy와 Oldberg는 담낭을 수축시키는 호르몬인 CCK을 발견하였다. 1973년 Gibbs 등은 그것이 식욕에 영향을 미친다는 것을 발견하였다. 이런 특징을 가진 소화기 호르몬으로는 처음이었다.

CCK는 뇌와 소화기관에서 발견된다. 특히 십이지장과 공장에서 가장 높은 농도로 측정된다. 장관에서 CCK의 전체량은 십이지장의 내분비 세포와 장관 신경에 있다. CCK는 췌장 분비, 담당 수축, 장관 운동 등의 생리적인 소화기능에 다양한 역할을 한다.

약리학적 및 분자생물학으로 CCK 수용체는 CCKA와 CCKB로 크게 두 가지 수용체가 있다. CCKA 수용체는 쥐의 경우 췌장, 미주신경의 구심 신경세포, 장관 신경세포 및 대뇌에 분포하는 반면 CCKB 수용체는 대뇌에 넓게 분포하고 구심성 미주신경과 위장 내에 분포한다.

(2) CCK의 포만감 유발기전

대부분의 포유류에게 외부에서 CCK를 투입하면 음식 섭취가 억제된다. 비만 여부와 상관없이 CCK 주입은 공복감은 줄여주고 포만감을 증가시킨다. 또한 CCK8의 생리적인 농도의 주입 후 열량 소비가 20% 감소하였다.

CCK의 포만감은 구심성 미주신경섬유와 유문 괄약근내의 윤상근의 두 부위에 분포하고 있는 CCKA 수용체의 저 친화 상태를 매개하여 일어난다. CCK는 유문괄약근을 수축시키고 위장과 십이지장의 구심성 미주신경 섬유를 활성화시킨다. CCK가 저용량에서는 구심성 미주신경 섬유에 있는 CCKA 수용체의 활성화를 통하여 직접적으로 음식섭취를 억제하고, 고용량에서는 유문의 CCK 수용체 활성화와 CCK의 위배출 억제를 통해 간접적으로 그 역할을 수행한다.

3) Glucagon-like peptide 1 (GLP-1)[2,4]

(1) 구조와 분포

GLP-1은 장관의 L 세포에서 분비되는 매우 작은 크기의 펩티드 호르몬이다. GLP-1은 중추신경에서도 만들어진다. GLP-1은 음식 섭취 후 5~30분 뒤에 섭취한 음식의 양에 비례하여 소장의 원위부에서 분비된다. L 세포는 다른 식욕억제 펩티드인 PYY3-36과 CCK도 같이 발현한다. 췌장과 장관의 L 세포에서 똑 같은 프로글루카곤 유전자에 의해 만들어지지만 전사 후 과정에 의하여 췌장에서는 글루카곤으로, L 세포에서는 GLP-1으로 만들어진다. GLP-1의 반감기는 약 2분으로 매우 짧으며, 활성화 형태인 GLP-1 (7-37)과 GLP-1 (7-36) 아미드는 dipeptidylpeptidase IV에 의하여 GLP-1 (9-37) 또는 GLP-1 (9-36) 아미드로 비활성화 된다.

(2) 기능

GLP-1의 주 작용은 췌장에서 인슐린 분비를 강력하게 자극하는 것이지만, 그 외에도 GLP-1은 식욕억제 및 위배출 지연에도 관여한다. 또한, 간과 근육에서는 당생성을, 지방조직에서는 지방생성을 자극한다. 혈중 GLP-1이 증가함에 따라 식사 후 포만감이 발생한다. 또한 혈중 GLP-1의 농도가 증가함에 따라 위산 분비와 위장 운동도 감소한다. 동물실험에서 GLP-1을 뇌실내로 주입하면 열량 섭취가 줄고, 장기간 주입하면 체중이 줄었다. 사람에서는 GLP-1을 말초 정맥으로 투입한 결과 포만감이 유발되었다. 최근에 시행한 GLP-1 투여의 효과에 대한 메타분석 결과 평균적인 열량 섭취 감소는 약 12%이었다. 열량 섭취 감소 정도는 용량에 비례하였고 비만과 마른 대상 모두에서 같은 결과를 보였다.

(3) 식욕억제 기전 및 효과

GLP-1은 GLP-1 수용체를 통하여 작용한다. GLP-1은 위장과 중추신경계에 작용하여 포만감을 유발한다. 중추신경계의 고립로핵에 있는 GLP-1의 수용체는 미주신경과 설인신경을 통하여 신경과 호르몬의 구심성 신호를 받게 된다. 이 영역 역시 GLP-1을 합성할 수 있기 때문에, 자신의 활성도에 영향을 줄 수 있다.

비만 환자에서는 GLP-1 분비가 감소되어 있으며 체중을 정상화 할 경우 그 혈중 치가 정상화된 결과가 있다. GLP-1의 식욕억제 효과는 비만 환자에서도 보전되어 있다. GLP-1 분비 감소는 비만의 병인에 관여할 가능성이 있으며, 치료에 사용될 수도 있다.

식욕억제와 더불어 GLP-1은 식사에 의한 인슐린 분비를 증진시키는 효과가 있다. GLP-1은 인슐린 유전자의 발현을 증가시키고 인슐린의 생합성 전 단계에 걸쳐 증진효과가 있다. 정맥 주사한 GLP-1은 2형 당뇨병 환자에서 혈당을 정상화시키고 당화혈색소를 향상시키고 체중을 감소시켰다.

4) Pancreatic polypeptide (PP)[2,4]

(1) 발견, 구조 및 수용체

36개의 아미노산으로 이루어진 PP는 PP fold 펩티드 계열의 하나로써, 1975년 처음 닭 췌장의 추출물에서 처음 분리되었다. 이들은 Y1-Y6 수용체에 결합하지만 PP는 이 중 Y4와 Y5 수용체에 최대의 결합력을 가진다.

(2) 신호전달

PP는 뇌혈관장벽을 통과하지 못하므로 중추적 작용은 뇌혈관장벽이 불완전한 시상하부, 뇌하수체 전방 및 인접한 뇌간에서 전달된다. 따라서 PP에 높은 친화력을 가진 수용체는 다리사이핵, 뇌하수체 전방, 고립로핵 및 배측 미주신경집합체에서 발견된다. PP는 식후 미주신경-콜린성 기전을 통해 방출되고 미주신경핵에 있는 수용체에 결합한 후 음의 피드백으로 위나 췌장과 같은 기관에서 미주신경의 활성을 억제할 수 있다.

(3) 소화기계에 대한 작용

PP의 주된 작용은 췌장의 외분비 기능, 담낭 수축을 억제하고 위장관 운동과 위산분비를 자극하는 것이다. PP의 통합된 생리기능은 아직 명백히 밝혀지지 않았다.

(4) 중추적 투여의 효과

PP를 중추신경계로 투여하면 음식 섭취를 늘이고 위배출을 촉진한다. 이는 Y5 수용체를 통해 일어나는 것으로 보인다. 투여 경로에 따라 자극되는 수용체가 다르기 때문에, 말초로 투여하면 반대되는 영향을 나타낸다. 사람에서는 PP의 정맥 투여가 자유선택 뷔페에서 음식 섭취를 약 22%로 낮추었지만 위배출 시간에는 영향을 끼치지 못했다.

(5) 분비조절

음식 섭취, 저혈당 및 운동이 PP 유리를 자극하고 혈중 농도는 칼로리 부하와 관련되어 있다. 일중변동이 있어 혈중농도가 새벽 2시에 최저이고 오후 9시에 최고이다. PP 유리는 미주신경-콜린성 반사를 필요로 한다. 다른 췌장과 위장관 호르몬은 또한 PP의 유리에 영향을 미친다. 그렐린, 모틸린, 시크리틴 모두 PP 유리를 자극한다.

(6) 비만과 식욕감퇴에서 PP의 역할

비만과 식욕감퇴의 병태생리학에서 PP의 역할에 대한 데이터는 상충되고, 판단하기 어렵다.

5) Peptide YY (PYY)

영국 임페리얼 대학 연구팀이 2003년 9월 '뉴잉글랜드의학저널'에 발표한 바에 의하면, 비만 환자에게 $PYY_{3\text{-}36}$를 정맥으로 투여하였을 때 그들의 칼로리 섭취량이 30%나 줄어들었다. $PYY_{3\text{-}36}$이 비만 환자의 효과적인 치료제의 가능성이 있음을 암시한다.[13,14]

(1) 구조, 분포 및 기능

PYY는 스웨덴 스톡홀름의 카롤린스카 연구소 소속의 Tatemoto와 Mutt가 1980년 최초로 돼지의 십이지장과 소장 조직에서 추출한 펩티드이다. PYY를 분비하는 내분비 L 세포는 소장 원위부와 대장, 특히 직장에 고농도로 분포한다. PYY는 36개의 아미노산으로, 아미노산 말단과 카르복실 말단 모두 타이로신(tyrosine) 잔기를 가지고 있어 타이로신의 약어인 Y를 사용하여 펩티드 YY라고 명하였다.

PYY에는 $PYY_{1\text{-}36}$과 $PYY_{3\text{-}36}$의 두 가지 형태가 있는데, 후자는 dipeptidyl peptidase Ⅳ (DPPⅣ)에 의해 N 말단의 Tyr-Pro 잔기가 분리된 형태이다. $PYY_{1\text{-}36}$는 Y1, Y2 및 Y5 수용체에 친화도가 있는 반면, $PYY_{3\text{-}36}$은 주로 Y2 수용체에 친화성이 강하다. Y2 수용체

는 사람에서 수위를 치지하고 있는 NPY Y 수용체 아형이며, 중추신경계 내에 널리 분포하고 있다. 궁상핵 내에, NPY 신경세포들의 80% 이상이 Y2R mRNA를 함께 표현하고 있다. PYY는 혈액뇌장벽을 통과한다. 식사에 따른 혈중 농도에 있어서, 식전에는 PYY_{1-36}가 우세하고 식후에는 PYY_{3-36}이 우세하다. 식후 15분 이내에 PYY_{3-36}의 농도는 상승하기 시작해 약 90분에 최고농도에 이르고 약 6시간 정도 지속된다.

PYY는 식후 공장에서 전해질과 액체의 흡수를 증가시키고, 췌장과 장의 분비를 줄이고, 담낭과 위배출을 지연시킨다. PYY를 말초로 공급하면 심박출량, 사구체여과율 및 레닌-안지오텐신-알도스테론 체계의 활성을 감소시키고, 지방조직에 직접 작용하여 이차적으로 지방분해를 감소시킨다. 반면, 시상하부의 뇌실결핵(paraventricular nucleus, PVN)으로 직접 주사하였을 때는 강력한 식욕유발작용을 나타내었다.

(2) PYY_{3-36}과 Y2 수용체의 음식섭취조절역할

혈중 PYY 농도는 단식 중일 때는 낮고, 식후에는 두 가지 형태, 즉 PYY_{1-36}과 PYY_{3-36} 모두 급속히 증가한다. 두 펩티드는 모두 소화기 운동성에 국지적인 영향을 주며, 나아가 동물의 중추신경계 체액에 직접적으로 투여된다면 둘 다 음식물의 섭취를 증가시킬 수도 있다. 반면에, 말초로 투여된 PYY_{3-36}은 음식물의 섭취를 줄일 수 있음은 1993년 내분비학회 제75차 연례 학회에서 최초로 보고된 이후 10년 넘게 알려져 왔다.

사람에게 PYY_{3-36}를 정주하여 식후 생리적으로 증가되는 농도와 유사하게 만들었을 때 음식 섭취가 줄어들었다. 이러한 효과는 혈장 PYY_{3-36} 농도가 기저치로 줄어들었음에도 불구하고, 주입이 끝난 2시간까지 지속된다. 주사 2시간 후 뷔페식당에서 섭취한 점심식사의 양은 비만하거나 야위거나 간에 모든 자원자에서 약 30% 줄어들었다. 게다가 위장배출의 변화 없이, 음식섭취의 기간과 주관적 공복감을 감소시켰다. 또한 식사일기를 통해 섭취한 칼로리를 평가하였을 때 주사 후 12시간까지 음식섭취를 억제하는 효과가 있었다. 전체적으로 볼 때 24시간 동안 비만군에서는 대조군에 비해 총 칼로리 섭취가 17%, 야윈군에서는 24% 줄어든 것으로 평가되었다. 야윈 사람보다 비만한 사람에서 PYY_{3-36}의 공복농도가 더 낮고 식후 증가폭도 작았지만, 렙틴과 달리 비만 환자에서 PYY 저항성은 없는 것으로 추정된다. PYY 분비는 영양소가 PYY를 분비하는 위장관의 말단부분에 도착하기도 전에 시작되는 것으로 볼 때 펩티드의 분비가 미주 신경에 의해 일어날 수도 있음을 시사한다. 이후 영양소가 장관에 도달하면, PYY는 더욱 분비된다.

또한 PYY 농도는 동일 열량이더라도 단백질이나 탄수화물보다는 지방을 섭취할 때 더욱 증가한다. 위산, CCK 및 장관내 담즙산(단순한 위 팽창은 아님)과 같은 자극도 PYY의 분비를 자극한다. 그 외 인슐린성장인자-1, 봄베신, 칼시토닌 유전자 관련 펩티드는 혈장 PYY 농도를 증가시키고, GLP-1은 감소시킨다. $PYY_{3\text{-}36}$는 체질량지수와 매우 높은 상관성을 가진다.

Y2 수용체의 활성화의 NPY/AgRP 신경세포 억제기전이 $PYY_{3\text{-}36}$의 식욕조절작용에 대한 이해의 열쇠가 된다. $PYY_{3\text{-}36}$을 말초로 투여하였을 때 POMC를 발현하는 궁상핵에서 신경세포 활성표식자인 c-Fos의 발현이 증가하였는데, 이는 POMC 신경세포들이 활성화되는 것을 의미한다. 굶긴 쥐의 궁상핵으로 $PYY_{3\text{-}36}$을 직접 주입한 경우에도 음식 섭취가 줄었으며, 오랜 기간 투여하면 음식 섭취의 감소와 함께 체중이 줄었다. ex vivo로 시상하부 추출물에 $PYY_{3\text{-}36}$를 첨가하면 NPY 유리가 억제되고 α-MSH 유리가 증가한다. 이후 전기생리학적 연구에서 $PYY_{3\text{-}36}$이 궁상핵의 NPY 발현을 담당하는 신경세포를 방해하는 것을 보여줌으로써 POMC 신경세포가 $PYY_{3\text{-}36}$이 작용하는 부위임은 더욱 분명해졌다. NPY 신경세포는 POMC 신경세포 억제기능(tonic inhibition)을 발휘할 뿐만 아니라, 시냅스전 자동억제성(autoinhibitory) Y2 수용체를 풍부하게 발현한다. $PYY_{3\text{-}36}$은 NPY 신경세포의 시냅스전 억제 자율수용체인 Y2 수용체를 통해 항진제로 작용하며, 그 결과 인접한 POMC 신경세포에 미치는 억제기능을 제거하게 된다.

$PYY_{3\text{-}36}$를 중추로 투여할 때의 식욕 유발효과와 말초에 투여할 때의 식욕 억제효과간의 불일치는 시상하부 궁상핵의 Y2 수용체의 활성화 유무에 달려있다. 여기는 혈액뇌장벽이 상대적으로 삼투할 수 있는 영역이므로, 혈액 속으로 호르몬을 분비하는 직접적인 통로를 갖는다. 한편, 아직 $PYY_{3\text{-}36}$이 음식 섭취를 억제하는 정확한 조건과 그런 효과가 얼마나 가는지에 대한 몇 가지 의문이 남아 있다. 시상하부의 POMC 신경세포들이 $PYY_{3\text{-}36}$의 표적이라고 하는 증거에도 불구하고, 이것 이외에 식욕 억제효과의 기전은 없는 지는 불명확하다. 예를 들면, $PYY_{3\text{-}36}$은 수많은 식욕억제 장 펩티드들의 표적이라고 잘 알려진 뇌간에도 작용할 수 있으며, 또한 소화관 자체가 음식물의 섭취를 줄일 수도 있기 때문이다.

(3) 수술과 위장수술

우회술을 시술한 지 28일 이후 체중은 20%로 줄어든 반면, PYY 농도는 3배 증가하는 것으로 나타났다. 우회술을 시술받은 지 20년이 지난 다음 급격한 체중 감량이 이루어진 환자에서도 대조군에 비해 PYY 농도는 의미 있게 증가하였다. 우회술로 인해 체중이 줄어 든 경우에는 그렐린은 감소하고 PYY는 증가하여 체중 감량에 가장 이상적인 상태가 된다. 이것이 우회술이 공복감 감소에 놀라운 효과가 있음을 잘 설명해주고 있다.

6) Oxyntomodulin[2,4)]

(1) 발견, 구조, 수용체 및 분포

oxyntomodulin은 1980년대 초기에 돼지 회장-공장 세포에서 분리되었다. 이는 37개의 아미노산으로 구성된 펩티드로써, 중추신경계, 장관 및 췌장의 L 세포에서 생성된다. GLP-1 수용체를 통해 작용을 나타내지만, GLP-1 수용체에 대한 친화력은 GLP-1 보다 더 낮은 것으로 알려져 있다.

(2) 위장관에 대한 효과

사람에서 oxyntomodulin을 정맥 내로 투여하면 위배출과 위산분비가 억제된다. 이는 PYY, PP 및 CCK와 같이 미주신경을 필요로 한다.

쥐실험에서 중추적으로 투여하였을 때, 음식섭취를 억제한다. 말초 복강 내 주사 또한 음식물 섭취를 감소시킨다. 7일 이상의 장기 투여는 먹이를 많이 주더라도 대조군에 비해 체중 증가와 지방과다를 감소시킨다. 이것은 oxyntomodulin이 음식섭취를 줄여줄 뿐만 아니라, 에너지 소비에 효과가 있고 장기간의 에너지 균형에 관여한다는 것을 가리킨다. 이와 유사하게 사람에서도 oxyntomodulin의 정맥 내 투여는 건강한 지원자에서 12시간까지 19%까지 칼로리 섭취를 감소시켰다. 그 외 위배출을 억제하여 위팽만을 야기하고, 포만감을 느끼도록 해주었다. 또한 공복상태에서 공복감의 정도를 감소시켰다.

(3) 분비조절

Oxyntomodulin은 칼로리 섭취에 비례하여 음식 섭취 후에 PYY와 GLP-1을 배출하는 말단 위장의 L 세포에서 빠르게 분비된다. 식후 30분 이내에 상승하고, 수 시간동안 증가된 상태로 유지된다. Oxyntomodulin의 분비는 지방의 가수분해에 의해 생산된 지방에 의해서 자극된다. Oxyntomodulin의 투입이 사람에서 공복 그렐린 수치는 억제하는 반면, PYY, insulin, glucagon, GLP-1 혹은 렙틴의 금식 혹은 식후 수치에는 영향이 없는 것으로 나타났다.

7) 기타 장 펩티드[2,4)]

(1) Amlylin

아밀린은 음식에 반응하여 췌장의 베타 세포에서 인슐린과 함께 분비된다. 아밀린은 설치류에서 식사량 감소를 통한 체중 감량 효과를 나타내었다. 아밀린 농도는 혈중 인슐린 증가와 병행하여 비만에서 증가한다. 인슐린과 아밀린은 뇌하수체에 작용하여 식욕을 감소시킨다. 또한 식후 글루카곤 억제에도 영향을 주기 때문에 아밀린 유사체가 당뇨병 환자의 치료에 인슐린과 함께 사용될 수 있다.

(2) Bombesin/Bombesin-related peptides (BNRP)

비록 정확한 기전은 모르지만 음식에 반응하여 장에서 분비된다. Bombesin의 말초 투여는 마른 사람에게서 음식 섭취를 줄여주지만 이러한 효과는 비만한 사람에게서는 나타나지 않는다.

(3) Enterostatin

Enterostatin은 위장의 크롬 친화성 체포와 장에서 만들어진다. 섭취된 지방에 의해 분비되며, 중심정맥이나 말초로 투여하였을 때 음식섭취를 줄여준다.

(4) Apolipoprotein A-IV

이것은 주로 소장에서 합성된 당단백질이며 지방섭취에 의해 분비된다.

4 결 론

비만은 오늘날 전 세계를 휩쓸고 있는 유행성 질병이다. 높은 비만의 유병률은 관련 질환의 높은 이환율과 사망률을 통해 엄청난 경제적 손실을 야기한다. 따라서 이제는 새로운 치료적 접근이 필요할 때이다. Orlistat이나 sibutramine과 같은 현재의 약물 치료는 적당한 체중 감량을 가져오지만 때때로 견디기 힘들며, 다수의 사람들에게 적당하지 않은 경우가 있다. 식욕과 에너지 소비의 복잡한 생리를 규명하려는 최근의 발전은 새로운 약물 치료의 가능성을 제시했다. 식사의 시작, 빈도, 마침을 조절하는 요소들은 전반적인 에너지 섭취에 영향을 준다. 뇌상(cephalic phase)이 시작되고 음식이 상부 위장관계에 들어가면서 일련의 내분비계, 신경계 및 영양조절기전이 작동하기 시작한다. 그렐린 등의 다양한 장 호르몬들은 영양분 운반을 빠르게 하기 위하여 국소적으로 작용한다. 에너지 저장을 빠르게 하며, 더 많은 음식섭취를 가능하게 한다. 한편 '회장브레이크(ileal brake)'로 불리는 PYY와 GLP-1 등의 다른 호르몬들은 이와는 반대로 작용한다. 영양분 이동을 느리게 하며, 포만감을 유발한다. 또한 이들은 영양분 이동을 느리게 하고, 소장에서 보다 완전한 영양분 흡수를 보장하고, 뇌에 포만감 효과를 주어서 식사를 멈추게 한다. 이러한 많은 호르몬과 펩티드 분비는 신경과 내분비의 영향 뿐 아니라 음식물의 자극에 의해 영향을 받는다.[15-17]

이러한 국소적인 효과 이외에, 여기에 기술된 모든 주요 장 호르몬들은 혈류에 의해서든 신경 조절 기전에 의해서든 중추식이센터에 작용한다. 예를 들면, 그렐린과 CCK는 음식섭취 동안에 구심성 미주신경을 활성화시켜 뇌간에 신호를 전달하여, 뇌하수체에 정보를 전달하게 된다. 반면에 인슐린이나 PYY와 같은 호르몬들은 혈뇌장벽이 없는 뇌 영역을 통하여 직접 뇌하수체에 작용하게 된다. 궁상핵에는 음식섭취를 조절하는 NPY/AgRP 신경세포와 POMC 신경세포가 있다. NPY/AgRP 신경세포가 활성화되면 음식섭취가 늘고 에너지 소비는 줄며, POMC 신경세포가 활성화되면 반대로 음식섭취가 줄고 에너지 소비가 늘어난다. 중추 발현 펩티드는 말초로부터 받은 신호들과 상호작용을 한다. 뇌에 있는 수용체의 발현은 뇌가 말초 펩티드 신호에 반응할 수 있게 해 준다. 이와 같이 말초 신호와 중추 기전이 서로 조합하여 식욕과 음식섭취 조절에 작용한다. 향후 이러한 종합적이고 체계적인 이해만이 비만의 성공적인 치료로 보다 나아가게 해줄 것이다.

참고문헌

1. 대한 비만학회 : 임상비만학. 제2판 31-56, 서울. 고려의학. 2001.
2. Bray G A, Bouchard C : Handbook of obesity. second edition, New York. Marcel Dekker. 2004.
3. 김용성. 섭식의 조절. 비만학회지 2001 ; 10(2) : 111-117.
4. Druce M, Bloom S R : The regulation of appetitie. Arch. Dis. Child. 2006 ; 91 : 183-187.

5. Broberger C : Brain regulation of food intake and appetite : molecules and networks. J Intern Med. 2006 ; 258 : 301-327.

6. Wynne K, Stanley S, McGowan B, Bloom S : Appetite control. J Endocrinol. 2005 ; 184 : 291-318.

7. Krude H, Biebermann H, Luck W, et al. Severe early-onset obesity, adrenal insufficiency and red hair pigmentation caused by POMC mutations in humans. Nat Genet. 1998 ; 19 : 155-157.

8. Challis BG, Pritchard LE, Creemers JW, et al. A missense mutation disrupting a dibasic prohormone processing site in pro-opiomelanocortin (POMC) increases susceptibility to early-onset obesity through a novel molecular mechanism. Hum Mol Genet. 2002 ; 11 : 1997-2004.

9. Jackson RS, Creemers JW, Ohagi S, et al. Obesity and impaired prohormone processing associated with mutations in the human prohormone convertase 1 gene. Nat Genet. 1997 ; 16 : 303-306.

10. Farooqi IS, Keogh JM, Yeo GS, et al. Clinical spectrum of obesity and mutations in the melanocortin 4 receptor gene. N Engl J Med 2003 ; 348 : 1085-1095.

11. Black SC. Cannabinoid receptor antagonists and obesity. Curr Opin Investig Drugs 2004 ; 5 : 389-394.

12. Mitchell JE, Lancaster KL, Burgard MA, Howell LM, Krahn DD, Crosby RD, et al. Long-term follow-up of patients' status after gastric bypass. Obes Surg 2001 ; 11(4) : 464-468.

13. Batterham RL, Cohen MA, Ellis SM, Le Roux CW, Withers DJ, Frost GS, et al. Inhibition of food intake in obese subjects by peptide YY3-36. N Engl J Med 2003 ; 349(10) : 941-948.

14. Tschop M, Castaneda TR, Joost HG, Thone-Reineke C, Ortmann S, Klaus S, et al. Physiology : does gut hormone PYY3-36 decrease food intake in rodents? Nature 2004 Jul 8 ; 430(6996) : 165-167.

15. Chaudhri O, Small C, Bloom S. Gastrointestinal hormones regulating appetite. Philos Trans R Soc Lond B Biol Sci. 2006 ; 361(1471) : 1187-1209.

16. Huda MS, Wilding JP, Pinkney JH. Gut peptides and the regulation of appetite. Obes Rev. 2006 ; 7(2) : 163-182.

17. Perez-Tilve D, Nogueiras R, Mallo F, Benoit SC, Tschoep M. Gut hormones ghrelin, PYY, and GLP-1 in the regulation of energy balance and metabolism. Endocrine. 2006 ; 29(1) : 61-71.

Chapter 6

비만유도인자 - 스트레스, 약물, 영양, 운동부족

비만의 원인을 밝히는 유전자나 유전적인 요인에 대한 연구가 활발하게 이루어지고 있지만 현대 사회의 전세계적인 비만유행은 현대인이 살고 있는 비만유도환경에 의한 것으로 생각된다.[1)]

에너지대사의 균형 면에서 볼 때 비만 또는 체중 증가는 결국 음식 섭취로 인한 에너지 섭취가 에너지 소비보다 많아서 생기는 양성 에너지 균형 때문에 일어난 것이며, 현대인의 환경은 이러한 양성 에너지 균형을 유발하는 여러 가지 특징을 가지고 있다. 이 장에서는 에너지 섭취를 증가시키고 소비를 감소시키는 환경 요인에 대하여 주로 살펴보려고 한다.

1 스트레스

'스트레스'에 대해 일반적으로 인정되는 정의는 없지만 이 말은 일상생활에서도 흔히 사용되고 있다. 일찍이 Walter B. Cannon은 스트레스의 임계 수준(critical stress level)은 인체의 생리학적 항상성(homeostasis)을 유지하지 못하게 하는 과도한 긴장을 만들어 내는 수준을 말하며, 분노와 두려움의 감정적인 스트레스를 'fight or flight'로 표현하였다. 후에 Hans Selye는 이 개념에 시상하부-뇌하수체-부신 축에 의해 나타나는 반응을 포함하도록 확장시켜 일반적인 적응장애라는 스트레스의 새로운 개념을 주장하였다.[2)] 현대적인 개념의 스트레스는 Chrousos와 Gold 등이 주장한대로 '부조화 또는 항상성을 유지하지 못하는 상태'로, '항상성에 대한 위협이 역치를 초과할 때 적응 반응을 일으키게' 된다.[3] 인간은 대인관계, 건강, 일, 재정, 사회구조 관련 등 다양한 형태의 스트레스인자를 가질 수 있다.

스트레스를 받을 때 부신피질에서 분비되는 호르몬인 코르티솔은 지방조직의 분화와 기능 및 분포를 조절하며, 코르티솔 과잉 상태가 되면 내장비만을 일으킬 수 있다. 코르티솔이 관여하는 생리작용은 매우 다양하지만 인슐린의 작용을 여러 단계에서 방해하며, 췌장 베타세포로부터 인슐린 분비를 억제한다. 근육, 피부, 뼈 등의 말초조직에서는 아미노산 흡수와 단백질 합성을 방해한다. 지방조직에서 초기에는 지방분해를 활성화시키나, 만성적으로는 중성지방을 유리지방산으로 바꾸고 지방세포에서 중성지방 축적을 책임지는 지질단백 지질분해효소(lipoprotein lipase)를 활성화시켜 쿠싱 증후군에서와 같이 체지방이 몸통에 쌓이게 한다. 실제로 한 단면연구에서 허리-둔부둘레비가 큰 중심성비만이 있는 여성은 중심성비만이 없는 여성에 비해 스트레스를 더 크고 오래 지속된다고 느끼고, 코르티솔도 더 많이 분비하였다. 이러한 현상은 특히 과체중이 아니면서 중심성비만이 있는 여성에서 더 현저했다.[4]

사람이 느끼는 정신사회적 스트레스와 체중 증가를 전향적 연구에서 증명하지는 못했지만 단면연구에서는 스트레스와 비만의 유의한 상관관계가 나타난다.[5,6] 스트레스를 받으면 먹거나 술을 마시는 사람에서 체질량지수가 높으며, 이들은 특히 소시지, 햄버거, 피자, 초콜릿 등을 더 많이 먹는다.[7] 스트레스와 비만의 상관성은 모든 사람에서 나타나는 것은 아니며 스트레스를 받으면 음식을 먹는 경향이 있는 사람에서 주로 나타나고 개인차가 있는 것으로 보인다.[8] 성별에 따라 음식섭취를 늘이는 스트레스가 달랐는데, 여성은 스스로 부과한 규칙을 어겼을 때 조절을 못하게 되는 탈제지(脫制止) 현상이 강한 경우 스트레스를 받는 동안 음식섭취가 증가했지만 인지적으로 제한하는 경향이 강한 경우에는 음식섭취와 상관이 없었다. 반면에 남성은 탈제지 현상이나 인지적인 제한 모두 음식섭취와 무관하였다.[5]

최근에는 직무관련 스트레스와 비만의 연관성에 대한 연구가 활발하게 이루어졌다. 심리적인 업무부담과 체중의 연관성을 다룬 10개의 단면연구를 분석한 결과 특별한 연관성이 없다는 결론을 내렸다.[9] 그러나 최근에 같은 연구자들이 간호사들을 대상으로 시행한 연구에서는 심리적인 업무 부담이 높으면 비만의 위험이 높다는 결과를 보여 앞으로 전향적인 연구가 더 필요하다.[10] 남성 근로자에서 비만은 심리적 스트레스에 대한 긴장/불안 반응과 연관성이 있었으며, 긴장/불안반응을 보이는 사람의 식사 행동은 비만한 사람과 비슷하였다.[11] 스트레스는 탐식, 낮은 자아존중감, 우울, 감정에 따른 식사와 관련이 있으므로[6] 이러한 심리적인 변수를 매개로 체중을 증가시킬 수 있다고 생각된다.

2 약 물

비만이 증가하는데 관여한 요인 중에서 교정이 가능한 원인이 바로 약물에 의한 체중 증가이다. 약물에 의한 체중 증가를 예상할 수 있는 경우, 특히 체중에 관심을 많이 가지는 환자의 경우에는 체중에 영향을 미치지 않거나 줄일 수 있는 약물로 변경할 수 있다. 체중 증가로 인해 나타나는 건강 문제 외에도 약물로 인한 체중 증가는 환자의 삶의 질을 저하시키고 치료를 계속하는 것을 방해할 가능성이 있다. 따라서 체중 증가가 예상되는 경우 의료인은 이 문제에 대해 환자와 적극적으로 논의하고 체중 문제에 대한 대책을 마련해야 한다.

체중 증가와 관련된 약물은 대부분 정신질환과 신경학적 질환에 사용되는 약물로 2~17 kg 정도 체중이 증가하고, 당뇨병 치료제도 체중 증가의 흔한 원인이다. 표 6-1은 체중 증가를 일으키는 약물과 가능한 대체 약물을 나열한 것이다. 의료인은 약물을 처방할 때 약물치료에 의한 체중 증가에 대한 다음과 같은 대처방안을 고려해보아야 한다.[12]

- 약물치료를 계획하는 초기부터 체중 증가를 부작용의 하나로 고려한다.
- 약물이 체중 증가를 유발할 수 있으며 이로 인해 약물 순응도를 해칠 수 있음을 환자에게 알려주어야 한다.
- 체중이 증가할 경우의 대책, 예상되는 체중 증가량, 예방법이나 대처방안 등에 대한 계획을 미리 세워둔다.
- 새로운 치료를 시작할 때 체중 증가나 비만의 가능성이 있는 사람은 정기적으로 체중을 측정한다.
- 체중 증가의 소인이 있는 환자에서는 7% 이상의 체중 증가를 유발한다고 알려진 약물사용을 가급적 피한다.
- 대체약물로 변경할 수 없는 음식 섭취량을 줄이고 신체활동량을 늘이도록 한다.
- 체중이 증가하면 해당 약물의 용량을 줄이거나 체중에 영향을 미치지 않는다고 알려진 약물과 병용투여한다.
- sibutramine이나 orlistat과 같은 체중 감량제 병용 투여가 가능한지 고려한다.

표 6-1 흔히 체중 증가를 일으키는 약물과 그 대체약물

체중 증가를 일으키는 약물	대체약물
당뇨병 치료제	
insulin	
meglitinides	
sulfonylureas (특히 글리부리드, 글리피지드)	acarbose, exenatide, gliclazide, glimepiride, metformin, miglitol, pramlintide
thiazolidinediones	
신경학적 질환 치료제	
항전간제 (valproic acid, gabapentin, carbamazepine)	lamotrigine, topiramate, zonisamide
리튬	
정신질환 치료제	
항우울제	
SSRIs	bupropion, nefazodone
TCAs (특히 amitriptyline, imipramine, nortriptyline)	desipramine, protriptyline
항정신병제 (특히 clozapine, olanzapine, mirtazapine, risperidone)	aripiprazole, quetiapiene, ziprasidone
MAOIs (phenelzine)	tranylcypromine
phenothiazines (cholorpromazine)	
기타 약물	
알파차단제 (clonidine, prozosin, terazosin)	doxazosin
항히스타민	충혈제거제, 흡입기
베타차단제 (특히 propranolol)	선택적 베타차단제, 안지오텐신변환효소억제제, 안지오텐신수용체차단제, 칼슘차단제
centrally acting agents (methyldopa)	
코르티코스테로이드	아세트아미노펜, NSAIDs
호르몬 피임제 (특히 저장형 주사제)	차단법

SSRI = selective serotonin-reuptake inhibitor ; TCA = tricyclic antidepressant ; MAOI = monoamine oxidase inhibitor ; NSAIDs = nonsteroidal antiinflammatory drugs

출처 : Malone M. Medications associated with weight gain. Ann Pharmacother 2005 ; 39 : 1046-1055.에서 수정

1) 항정신병제

특히 비정형 항정신병제로 치료받는 환자의 0~70%에서 체중이 증가하는데, 체중 변화의 범위는 0~31 kg에 이르기까지 다양하다. 이 때문에 2004년 미국 식품의약품안전청에서는 모든 비정형 항정신병제가 체중 증가를 유발할 가능성이 있으며 당뇨병을 일으키거나 악화시킬 수 있다고 경고하였다.[13)]

항정신병제 사용 후에 나타나는 체중 증가는 약제별, 개인별로 차이를 보인다. 체중 증가가 나타나는 정확한 기전은 잘 모르지만 도파민(D_2), 세로토닌($5\text{-}HT_2a$, $5\text{-}HT_2c$), 히스타민(H_1) 수용체에서 일어나는 약물과의 반응과 관련이 있는 것 같다. 비정형 항정신병제 중에서 olarzapine과 clozapine은 이 수용체에 대한 친화성이 높으며, 수용체가 억제되면 체중이 증가한다.

Clozapine은 평균 2.4 kg을 증가시키나, 17.5 kg 감량부터 12.9 kg 증가까지 체중 변화 폭이 매우 넓다.[14)] Clozapine으로 치료를 받는 정신분열병 환자에서 치료 초기에 혈중 렙틴 농도가 급격히 증가하는데, 이로 인해 음식 섭취가 증가하고 체중이 증가하는 것으로 보인다. $5\text{-}HT_2c$-759C/T 다형성도 2세대 항정신병제와 관련된 체중 증가의 원인 기전으로 생각되며, -759T 대립유전자가 있으면 체중 증가를 유발하지 않는다.[12)]

비정형 항정신병제에 의한 체중 감소를 예방하기 위하여 히스타민 수용체 차단제인 famotidine[15)]이나 nizatidine[16)]을 같이 투여하는 시도가 있었지만 의미 있는 체중 감소 예방 효과는 보이지 못하였다. Olanzapine과 amantadine을 같이 투여한 연구 결과 16주 미만의 단기간에는 위약과 차이를 보였지만 20주 이후에는 위약과 차이가 없었다.[17)] 선택적 세로토닌 수용체 억제제인 fluvoxamine[18)]과 reboxetine[19)]은 clozapine과 olanzapine으로 치료하는 정신분열병 환자에서 단기간 동안 체중 증가를 약화시키는 효과를 보였다. fluoxetine은 olanzapine 치료 환자에게 체중 증가를 억제하는 효과가 없었다. Sibutramine은 olanzapine 치료 환자에서 12주 동안 위약군에 비해 의미 있는 체중 감소 효과(3.8 ± 1.1 vs 0.82 ± 0.73 kg ; $p = 0.009$)를 보였다.[20)] 행동수정 다이어트 프로그램이 효과가 있다는 연구가 있으나[21)] 소규모 연구에 그쳐 다양한 체중 증가 억제방안에 대한 연구가 더 필요하다.

2) 항우울제

항우울제 중에서 오래 전부터 사용하던 삼환계 항우울제, 단일아민산화효소억제제, 리

틈 등은 체중을 증가시키는 원인으로 잘 알려져 있다. 우울증에 이환된 인구가 많기 때문에 항우울제에 의해 평균 1～3 kg 정도 체중이 증가한다면 정신분열병 환자 치료 후 5～10 kg의 체중이 증가하는 것에 비해 공중보건학적으로 더 큰 영향을 미친다.

선택적 세로토닌 재흡수억제제는 약제들마다 5-HT$_{2}$c, H$_{1}$, 도파민 수용체에 대한 친화력이 다르고, 산화질소 생산효소 억제 정도가 달라 식욕과 체중에 대한 반응이 다양하게 나타난다. 우울증이 있는 환자에게 fluoxetine, sertraline, paroxetine을 사용한 무작위 대조시험에서 26～32주간 약물 사용 후 7% 이상의 체중 증가를 경험한 비율은 fluoxetine (6.8%)이나 sertraline (4.2%)에 비해서 paroxetine (25.5%)이 유의하게 높았다.[22] 강박장애 환자를 대상으로 6개월간 급성치료 후 2년간 추적관찰한 전향적 연구에서 7% 이상의 체중 증가를 경험한 환자는 14.5%였는데, 약물별로는 clomipramine (34.8%), citalopram과 paroxetine (14.3%), fluvoxamine (10.7%), fluoxetine (8.7%), sertraline (4.5%) 순이었다.[23] 두 연구 모두 체중 증가는 남성(12.5%)보다 여성(39.1%)에서 더 흔히 나타났다. nefazodone과 다른 SSRI를 비교한 후향적 연구에서 7% 이상의 체중 증가를 경험한 환자는 nefazodone 사용 환자의 6.9%, fluoxetine, sertraline, paroxetine 사용 환자의 13.8%였으며, 약물 사용 초기에 나타났던 체중 감소 효과(nefazodone 1.3%, SSRI 3.5%)는 장기간 치료하면 반전되는 흥미로운 결과도 발견하였다.[24] Citalopram은 1년 이상의 기간 동안 1～1.5 kg의 체중 증가를 유발할 수 있으며, fluvoxamine은 체중 변화가 크지 않은 것으로 보인다.[13] SSRI와 함께 topiramate를 사용한 소규모의 연구에 따르면 평균 13개월 동안 SSRI를 사용하면서 평균 13 kg (범위 4.5～30 kg)의 체중이 증가하였는데 topiramate를 최대 250 mg까지 추가한 10주 후 4.2 ± 6.0 kg (범위 +2.7에서 −20.5 kg)이 감소하였다.[25]

비정형 항우울제인 mirtazapine은 공황장애나 주요 우울증 환자에게 사용하였을 때 fluoxetine이나 paroxetine보다 체중 증가를 더 많이 일으켰다.[13]

반면에 bupropion은 체중 감소를 유발한다. 식사조절, 운동, 식사대용품과 함께 bupropion을 24주 동안 사용 후 5% 이상의 체중이 감소한 경우는 59% (300 mg/day)- 83% (400 mg/day)로 위약군(46%)에 비해 유의하게 많았으며 약을 끊은 뒤에도 체중의 7.5～8.6% 감량 상태를 유지하였다.[26] 주요 우울증은 아니지만 우울증상이 있으면서 비만인 사람을 대상으로 한 무작위 대조시험에서 5% 이상의 체중을 감량한 경우는 40%로 위약군(16%)에 비해 유의하게 높았고 우울증상은 더 많이 호전되었다.[27]

3) 신경학적 질환 치료제

항전간제로 사용되는 valproic acid, vigabatrin, carbamazepine, gabapentin 등은 체중을 증가시키는 것으로 알려져 있다. valproic acid에 대한 16개의 연구를 요약한 연구에 따르면 4~71%가 체중이 증가하며, 용량이 증가하면 체중이 더 많이 증가한다는 연구도 있고 그렇지 않은 연구도 있었다.[28] Vigabatrin의 체중 증가 기전은 잘 알려져 있지 않지만 carbamazepine 사용자보다 체중이 증가한 환자가 더 많았다(5% vs. 11%). Carbamazepine을 사용하면 수분저류와 식욕증가에 의한 지방 침착으로 2~25%의 환자에서 체중이 증가한다.[29] Gabapentin에 의한 체중 증가는 용량의존적으로 나타나는데, 5% 이상의 체중이 증가한 환자는 57%에 달하고, 특히 사용 초기 3개월에 집중적으로 증가했다가 이후에는 약을 계속 사용해도 체중이 더 증가하지 않는다.[30] lamotrigine은 체중에 영향을 미치지 않는 것으로 보인다.[13]

4) 당뇨병 치료제

당뇨병 치료제를 사용하면 혈당 조절이 개선되면서 단백질 분해와 합성이 감소하고, 에너지 소모와 대사율이 감소하며, 요당 손실이 감소하게 되어 체중을 증가시킨다.

(1) 인슐린

제1형 당뇨병에 대한 대규모 연구인 Diabetes Control and Complication Trial (DCCT) 결과 하루 3회 이상 인슐린 주사를 맞는 집중적 인슐린 치료군은 비만이 될 위험이 73% 더 높았다.[31] 제2형 당뇨병에 대한 UK Prospective Diabetes Study (UKPDS)에서 인슐린 치료를 받은 환자들은 식사요법만 한 환자들보다 체중이 4 kg 더 증가하였고, glibenclamide 치료군은 평균 1.7 kg, chlorpropamide 치료군은 2.6 kg 더 증가하였다.[32] 지속적 피하주사법과 하루에 여러 번 주사를 맞는 방법을 비교해보면 체중 증가는 비슷하다.[33] 경구용 약물로 조절이 잘 안되는 제2형 당뇨병 환자에게 인슐린을 추가할 경우에도 인슐린만 사용한 군과 비슷한 정도의 체중이 증가한다(1.4 vs. 2.1 kg).[34] 그러나 10년 이상 장기적인 체중 변화에 대한 연구는 없다.

(2) 설포닐우레아

설포닐우레아 중에서 glyburide가 체중을 가장 많이 증가시키는 것으로 보이는데, 이는 저혈당에 의한 식욕 증가가 가장 많이 나타나기 때문이라고 생각된다. 이에 비해 glipizide와 glimepiride는 체중 증가 효과가 적다.[12)]

(3) Thiazolidinediones

이 약은 지방세포에 위치하는 peroxisome proliferator-activator receptor (PPAR) gamma를 활성화시켜 지방세포 분화를 촉진하고 내장지방에 있는 지방조직 보다는 피하지방 조직에서 인슐린 민감성이 있는 작은 지방세포 수를 증가시킨다. 또 인슐린과 같이 사용하였을 때 수분 저류와 부종을 흔히 유발하여 체중을 증가시킨다. 나트륨 배출 감소로 인한 혈장량 증가 및 모세혈관 투과성 증가로 인하여 수분 저류가 발생한다. Rosiglitazone과 pioglitazone은 체중을 각각 3~4.6 kg과 2~3 kg 증가시킨다고 보고되었다.[35)] 인슐린과 함께 사용하면 평균 10 kg 이상의 체중이 증가하며 40 kg 이상 증가하는 경우도 있었다.[36)]

(4) Meglitinides

Meglitinide 계 약물도 체중 증가를 유발한다. 밤에 인슐린 용량을 조절하여 투여하면서 repaglinide와 metformin의 효과를 비교한 무작위 연구에서 13주 후 insulin/meformin 군은 0.9 ± 0.4 kg 증가한 반면 insulin/repaglinide군은 2.7 ± 0.4 kg 증가하였다.[37)] Repaglinide와 nateglinide를 비교한 무작위 연구에서는 16주 후에 체중이 각각 1.8 kg, 0.7 kg 증가하였다.[38)]

5) 기타 약물

(1) 알파 및 베타차단제

베타차단제의 체중 증가는 에너지대사의 변화에 의한 것으로 생각된다. 교감신경계의 활성이 감소하고 베타차단제를 고혈압 환자에게 사용한 뒤 흔히 나타나는 피로감과 호흡곤란으로 신체활동량이 감소하는 것이 기전으로 보인다. 비선택적 베타차단제인 propranolol의 체중 증가효과에 대한 체계적인 분석에 따르면 6개월 이상 지속된 연구는 8개에 불과한데, 이중 7개의 연구 결과를 종합하면 propranolol은 대조군에 비해 체중의 중간값이 1.2 kg (범위 −0.4~3.5 kg) 증가하였다. 다른 베타차단제인 atenolol (범위 0~3.4 kg), acebutolol (−4.3 kg), metoprolol (0.5~1.5 kg)도 체중 변화 효과를 보였다.[39)]

Clonidine이나 prazosin 등의 알파차단제도 체중 증가를 유발할 수 있다. 경도 및 중등도 고혈압 환자에서 6가지 항고혈압제의 효과를 비교한 대규모 연구에서 clonidine을 투여한 환자는 1년 후 0.5 ± 5.8 kg, 2년 후 1.4 ± 7.5 kg이 증가하였다. Prazosin을 투여한 환자는 각각 0.9 ± 4.4 kg, 0.9 ± 6.5 kg이 증가하였다. 그러나 두 약제 모두 투여 전후 체중은 유의한 차이를 보이지 않았다.[40)]

(2) 항히스타민제

항히스타민제 치료에 의한 체중 증가를 직접 비교한 연구는 거의 없다.[12)] 히스타민은 식욕 조절과 지방 축적에 관여하기 때문에 phenothiazine, clozapine, citalopram 같은 항히스타민제 (H_1)는 식욕과 체중을 증가시킨다. 따라서 알레르기 질환에 사용되는 항히스타민제도 체중 증가를 일으킬 것으로 생각된다.

(3) 스테로이드 호르몬

코르티코스테로이드는 특히 몸통 부위에서 체중을 증가시키는 것으로 알려져 있다. 경구용 피임약이 체중 증가를 유발한다고 알려져 있지만 낮은 용량을 사용할 때 실제로 체중 증가가 증명된 것은 아니다.[41,42)] 지속형 메드록시프로게스테론은 5년 후 체중이 4.3 kg 증가한 경우도 있고[43)] 변화하지 않은 경우도 있었다.[44)]

3 영 양

1) 총 에너지 및 다량영양소 섭취

체중 증가 또는 비만을 유발하는 중요한 요인으로 총 에너지 섭취의 증가를 들 수 있다. 에너지 섭취를 결정하는 식사의 거대영양소 구성성분이 비만 증가에 어떤 영향을 주었는지에 대해 많은 연구가 이루어졌다. 지방 섭취가 체중 증가의 주요 위험요인으로 생각되지만, 고탄수화물 식사도 비만을 유발할 수 있다.[45,46)]

비만한 사람은 지방 함량이 높아 에너지밀도가 높은 음식을 좋아하는 경향이 있는데, 음식에 대한 기호가 음식 섭취량을 직접적으로 결정한다는 증거는 없지만 어떤 음식을 먹는지에 영향을 주기 때문에 음식에 대한 기호도 중요하다. 그러나 비만인 사람과 정상 체중인 사람의 식사 행동은 크게 차이가 없으며, 식후 느끼는 포만감이나 배고픔의 변화도 체중에 따라 다르게 작용하지는 않는 것으로 보인다. 하지만 음식섭취량 면에서 볼 때 입맛(palatability)은 비만한 사람과 정상 체중인 사람 사이에서 의미 있는 차이를 보이는 단기간 연구들이 있다.

즉 비만인 사람의 생리적 심리학적 특징은 처음에 체중이 증가하는 시기에 보이는 특징과 같지는 않고 주로 체중 유지기의 특징에 따라 결정될 가능성이 있다. 따라서 비만 유도인자를 이해하려면 에너지 소비에 비해 과다한 에너지 섭취를 일정시간 계속 유지하는 요인에 대한 연구가 더 필요하다.

비만의 증가를 설명하기 위하여 특정 인구집단에서 시간이 지남에 따라 총 에너지 섭취의 변화를 관찰하는 연구가 이루어졌다. 다양한 인구집단에서 다양한 방법을 이용하여 집단의 평균 에너지섭취 변화를 측정하였는데, 일부 연구를 제외하면 1940년대에서 1980년대 사이에 총 에너지 섭취량이 감소하였다.[47] 그러나 이러한 현상이 실제로 발생한 것이 아니라 측정방법의 오류와 개개인의 특성을 반영하지 못했기 때문일 가능성도 있다. 식사회상법이나 식사일기를 이용한 연구결과는 실제 음식 소비를 정확하게 반영하지 못하였을 가능성이 높다. 여성이나 비만인 사람들은 총 에너지 섭취량을 과소 보고하는 경향이 있으며, 체중 감량을 위해 노력하는 사람들 때문에 총 에너지 섭취량이 감소한 것으로 나타났을 것으로 보인다. 이에 비해 생태학적 연구를 이용한 인구 1인당 에너지 이용량(energy availability)은 미국의 경우 1970년부터 1994년 사이에 15% 정도 증가하였다.[48]

(1) 지방

지방은 에너지 밀도가 높고 식사에 의한 열 발산이 적은 반면에 과도한 섭취 후에 지방의 산화가 탄수화물의 산화보다 적게 증가하기 때문에 일찍이 비만을 일으키는 중요한 위험요인으로 주목을 받았다. 다수의 전향적인 역학연구에서도 지방 소비는 체중 증가의 위험요인이다.[45] 그러나 지방을 많이 먹으면 반드시 체중이 늘어나는 것은 아니다. 에너지 섭취나 주관적인 입맛의 변이 중에서 40~50%는 개인간의 차이에 기인한다. 즉 어떤 사람은 고지방식사를 좋아하여 에너지를 많이 섭취해도 체중이 늘지 않지만 어떤 사람은 체중이 늘어나는 것으로 보아, 식이지방과 연관된 표현형이 있다고 생각된다.[49]

지방을 섭취한 뒤 나타나는 포만감은 지방이 흡수된 후의 반응이 아니라 흡수되기 전의 반응에 의해 나타난다. 즉, 공장(jejunum)이나 회장(ileum)에 옥수수기름 같은 액체 지방을 주입하면 식욕을 억제하고 위 배출이 늦어지지만, 정맥에 주입하면 이런 효과가 나타나지 않는다. 이를 지방의 역설이라고 한다. 정상적인 식사를 하면 열량에 따라 위에

서 십이지장으로 영양소가 전달되는 속도를 조절한다.[50)]

식이지방으로부터 얻은 에너지 비율은 오래전부터 비만의 원인으로 주목을 받았지만(그림 6-1), 국가의 경제적 수준에 따라 식이지방 섭취와 비만의 인과관계를 주장한 가설은 신체활동량이나 음식의 이용량 등의 혼란변수를 고려하지 않아 오해의 여지가 있다. 생태학적 연구에 따르면 에너지 섭취에서 지방이 차지하는 비율과 비만의 유병률은 양의 상관성을 보이지 않으며 오히려 감소한 경우도 있어 고지방음식이 비만 증가의 주범이라고 보기는 어렵다. 단기간의 연구에서 지방에 의한 에너지 섭취를 줄이면 체중이 감소하지만 장기적으로는 보상기전이 발동하여 18~40% 정도의 식이지방 섭취는 체지방에 거의 영향을 주지 않는 것으로 보인다. 식이지방을 줄인다고 비만을 예방하거나 치료할 수 있는 것 같지는 않으며 신체활동 증가와 같은 다른 방법이 동반되어야 한다.[51)]

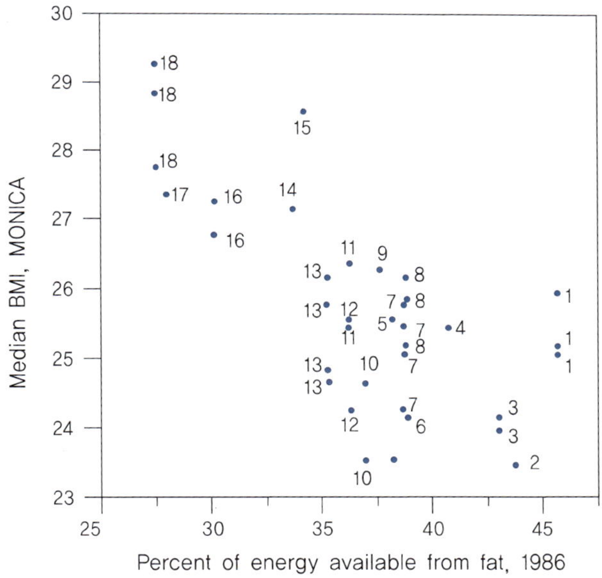

출처 : Willet W. Is dietary fat a determinant of body fat? Am J Clin Nutr 1998 ; 67 (suppl) : 556S–562S.

▶그림 6-1 유럽여성을 대상으로 한 연구에서 식이지방에 의한 에너지 비율과 BMI 중간값의 연관성(1~18은 국가번호)

(2) 탄수화물

관찰 역학 연구결과에 따르면 지방과 탄수화물로부터 섭취한 에너지 비율은 서로 상보적인 관계이다. 이 때문에 지방 대신에 당질을 섭취하라는 제안이 나왔고, 지방은 체중 증가를 유발하지만 고당질 식이는 비만 예방효과가 있다는 주장이 제시되었다. 그러나 최근에는 탄수화물의 역할에 대해 회의적인 주장도 있다. 탄수화물 산화나 저장은 에너지 섭취에 대해 음성 되먹이기를 하지 못하며, 에너지 밀도를 보정할 때 단백질의 포만감 효과가 더 강하다. 역학적 관찰연구에 따르면 지난 수십 년 동안 총 에너지 섭취 중 지방의 비율이 감소하면서 탄수화물에서 얻은 에너지의 비율은 증가하는 경향을 보였다.

(3) 단백질

단백질은 거대영양소 중에서 에너지 섭취를 억제하는 효과가 가장 큰 것으로 보인다. 음식섭취 기록을 분석해보면 단백질로부터 얻은 에너지 섭취(%)는 에너지 섭취 감소를 예측할 수 있다. 반면에 지방에서 얻은 에너지 섭취(%)는 에너지 섭취 증가의 예측요인이며, 탄수화물은 에너지 섭취와 연관성이 거의 없다.

이때 에너지 섭취를 억제할 수 있는 단백질 섭취량에는 어느 정도의 역치가 있어, 중간 또는 다량의 단백질을 섭취해야 이어지는 에너지 섭취를 억제하는 효과가 나타난다. 그러나 다른 거대영양소를 미리 섭취해도 다음에 섭취하는 에너지를 억제하는 효과는 거의 나타나지 않는다.[50)]

단백질 섭취는 체중 감량 후 에너지 섭취에 영향을 주는 것으로 보인다. 에너지 균형이 맞을 때는 단백질을 과다 섭취해도 제지방체중이 증가하지 않고 대신 질소대사과정을 거쳐 산화되고 이어지는 에너지 섭취를 억제한다. 그러나 체중 감량기간을 거쳐 지방과 제지방체중이 같이 감소한 후 음식을 마음대로 섭취할 수 있게 하면, 지방조직이 회복되어도 식욕이 감소하지 않는 반면에 제지방체중이 회복되면 섭취량이 감소한다. 따라서 단백질 섭취 조절을 통한 과다조직 산화와 부족한 양을 회복하는 과정을 통해 제지방체중의 조절은 장기간 에너지 섭취를 조절하는 것으로 보인다.[52)]

2) 에너지밀도

에너지밀도는 소비하는 음식의 단위 무게 당 대사되는 에너지로 정의한다. 에너지밀도는 물과 지방 함량으로 결정되고, 물의 영향이 더 크다. 음식에 포함된 물이 많거나 지방이 적으면 에너지밀도는 감소하며, 단백질이나 탄수화물은 에너지밀도에 거의 영향을 미치지 않는다. 에너지밀도는 중단기 연구에서 에너지 섭취를 제한하는 효과를 보였다. 즉 에너지밀도를 보정하면 지방과 탄수화물의 포만감 차이가 줄어든다. 그러나 장기간의 연구에서는 에너지밀도가 높을 때는 에너지 섭취를 늘이고, 에너지밀도가 낮을 때는 에너지 섭취를 제한하는 결과를 보였다. 실제로는 에너지밀도와 거대영양소 함량 모두 에너지섭취를 결정하는데 영향을 준다.[53)]

에너지밀도는 먹으려는 감각자극에도 영향을 준다. 사람들은 에너지밀도가 높은 음식을 좋아하는 경향이 있다. 하지만 음식섭취는 단순히 에너지밀도에 의해서 결정되는 것은 아니며, 개인적인 차이가 더 중요하다. 에너지밀도가 낮은 음식을 많이 섭취하면 체중 증가를 막을 수는 있지만 노력하지 않는 사람에게서 체중을 감소시키지는 않는다.

3) 음식 1인분의 양

음식 1인분의 양은 사람들의 음식섭취를 결정하는 중요한 환경요인이다. 이 현상은 서양의 패스트푸드나 판매하는 식품에서 두드러지는데, 예를 들어 탄산음료 1인분은 지난 10여년 사이에 240 ml에서 1,000 ml로 증가하였다. 비만 유병률 증가와 동시에 발생한 1인분의 증가는 비만을 유도하는 환경 문제로 주목을 받고 있다.[54)] 1인분이나 포장단위가 증가하면 실제로 먹는 양과 무관하게 먹어도 되는 양 또는 정상적인 섭취량에 대해 잘못된 개념적인 가정을 하게 된다. 예를 들어 단일 포장된 큰 머핀 1개는 660 kcal로 3회 분량에 해당하지만 사람들은 마치 1회 분량인 것으로 잘못 생각할 수 있다. 이렇게 포장단위가 커지면 측정도구를 이용해도 1인분의 양을 정확하게 계산하지 못한다.

음식 1인분의 양은 우리 몸이 자율적으로 느끼는 배고픔과 포만감이 아닌 시각적인 자극에 의해 음식 섭취를 결정하는데 관여한다. 그래서 주로 생리적 자극에 의해 음식 섭취를 결정하는 2~3세 어린이들은 1인분의 양에 영향을 거의 받지 않는다. 그러나 어린이들이 성장하면서 내부 자극보다는 외부 자극의 영향이 더 커지는 것으로 보인다.[55)] 나이가 들면서 1인분의 양에 영향을 받는 이유는 확실하지는 않으나 식사 습관을 결정하는 행동 훈련의 영향을 받는 것으로 보인다. 음식을 남기지 않고 다 먹으면 보상을 받았던 4세 어린이들은 에너지 섭취가 더 많고, 배가 부르면 그만 먹도록 한 어린이들은 적절한 양을 먹는 것으로 보아 학습된 행동 때문에 내부 자극보다는 외부 자극인 1인분의 양에 반응하게 되는 것 같다.

다양한 환경에서 음식 1인분의 양이 성인의 섭취량에 미치는 영향을 검토한 연구들에 따르면, 적은 양의 샌드위치나 마카로니 치즈를 제공했을 때보다 많은 양을 제공했을 때 섭취량은 많았으나 식사 전 후 느끼는 공복감이나 포만감은 비슷하였다. 즉, 1인분의 양이 변화하면 사람들은 음식을 더 먹으면서 포만감 정도를 조절한다. 간식의 경우, 1인분

양이 증가하여 더 많이 섭취하면 포만감을 더 많이 느끼지만 에너지 섭취 증가와 포만감을 보상하기 위하여 이어지는 식사량을 줄이지는 않으므로, 1인분의 양은 체중 증가에도 영향을 미칠 것으로 보인다.[56] 이러한 현상은 한 번 식사할 때만 나타나는 것이 아니라 며칠에 걸쳐서 나타나며, 성별, 연령, 체중, 식사 제한이나 우울감 등의 심리적인 요인과 무관하게 나타난다. 외식을 할 때도 많은 사람들은 포만감을 무시하고 나온 음식을 다 먹는 경향이 있으며 무엇을 먹느냐에 따라 섭취량을 결정하기 때문에 1회 섭취량은 음식 1인분의 양이 많은 환경에 노출되는 빈도에 따라 결정될 것으로 보인다.

4) 음식 선택의 다양성과 편재한 시각 자극

다양한 음식은 섭취를 증가시키는 요인이다. 다양한 음식이 있으면 감각 자극에 따른 포만감을 유발하기 때문에 음식 선택이 제한될 때 더 빨리 포만감을 느끼게 된다.[57] 그래서 사람들은 뷔페에 가거나 여러 가지 음식을 한 번에 주문하는 식당에 가면 평소보다 더 많이 먹게 된다. 다국적 패스트푸드 체인이 동양에서 지역 음식을 가미한 메뉴를 개발하고 저탄수화물이나 저칼로리 상품을 개발하는 것도 다양한 상품이 소비량과 이익을 증가시키기 때문이다.

시각은 포유류의 주요 자극 인식 방법이므로 다양한 색채의 시각 자극도 음식 섭취를 자극한다. 맛있는 음식을 보면 위장 운동이 증가하고 침, 위산, 위장관 호르몬, 췌장의 소화효소가 분비되어 뇌에서 소화과정을 시작한다.[58] 이러한 자극은 특정 음식의 영양 및 심리적 효과에 대해 학습된 정보를 전달한다. 색깔을 통해 과일의 맛이나 영양소, 식물성 화학물질(phytochemicals), 향을 느낄 수 있으며 음식이 잘 익었는지 상했는지도 알 수 있다. 이 때문에 슈퍼마켓이나 음식점에서는 음식의 다양한 색깔을 이용하여 진열하거나 음식 모델을 제공하며 TV나 잡지 등의 시각 미디어를 이용하여 음식 광고를 한다. 미국의 어린이들은 연간 평균 20~40,000개의 TV 광고를 시청하고, 휴일인 토요일 아침에는 매시간 11~19개의 음식 광고를 시청한다.[59] 필리핀이나 말레이시아의 어린이들도 매시간 20분의 광고를 시청하는데 이 중에서 40~75%가 설탕이나 지방, 염분의 함량이 높은 음식이나 음료수에 대한 광고이다.[60] 어린이의 TV 시청시간이 길면 신체활동이 감소할 뿐 아니라 이러한 비만유발 광고에 노출되어 결국 음식섭취가 증가하고 비만을 유발하게 된다.

4 운동부족

비만을 유발하는 대표적인 환경요인인 에너지 섭취 증가와 소비 감소는 지난 수십 년 동안 거의 동시에 이루어졌기 때문에 어느 쪽이 비만 증가에 더 많이 관여했는지 정확하게 밝히기는 어렵다. 게다가 인구집단 수준에서 정확한 에너지 섭취량과 에너지 소비량을 측정하는 방법이 없기 때문에 변화량을 평가하는 것도 쉽지 않다.

역학연구에 따르면 성별, 연령, 인종에 무관하게 자가 보고한 신체활동량과 비만(체질량지수) 간에 역상관관계가 나타난다.[61] 여러 코호트 연구에서도 초기 신체활동이 적으면 추적관찰 기간이 경과한 뒤에 체중이 많이 증가하며, 추적기간에 걸쳐 활동량이 감소하면 체중이 많이 증가하는 경향을 보인다.[62,63]

그렇다면 지난 수십 년 간 나타난 비만 유병률 증가는 신체활동량 감소에 의한 것으로 볼 수 있을까? 그동안 여가시간의 신체활동이 감소했다는 강력한 증거는 없고,[64,65] 일과 관련된 신체활동은 일정하지 않은 연관성을 보인다.[66] 신체활동 중에서 특히 일상생활에서 소모하는 에너지는 지난 수십 년 동안 현저하게 감소하였다. 현대의 환경 변화가 에너지 소모를 줄이는데 어느 정도 기여했는지 정량화하기는 어렵지만 TV나 컴퓨터 사용, 리모컨 발달, 전자레인지나 인스턴트식품 사용 증가 등은 조금씩 에너지 소모를 줄여서 전체적인 에너지 소비에 심각한 영향을 미쳤다고 생각된다. 특히 자동차, 엘리베이터, 에스컬레이터 등의 발달로 이동에 소모하는 에너지가 현저히 감소한 것도 중요한 요인이 될 것이다.

여가시간에 TV, 비디오 게임, 컴퓨터와 인터넷 사용 등이 정적인 활동을 하는 것은 중요한 신체활동의 감소 요인이며 어린이와 성인 모두에서 비만과 연관성이 있다. 미국의 연구에 의하면 2~18세 어린이는 매일 평균 5시간 29분 동안 미디어를 이용하는데 이 중 2시간 46분을 TV 시청에 소비하고 2세 미만의 어린이 중 2/3 이상이 하루에 2시간 이상 TV를 본다.[60] 게다가 청소년들은 TV를 보는 동안에 쉬는 동안에 소비하는 에너지보다 100~200 칼로리 정도를 적게 소비한다.[67] 이론적으로는 하루에 20~30 칼로리의 에너지 과잉만으로도 연간 1 kg의 체중 증가를 가져올 수 있고, 한 인구집단에서 비만의 유행을 유발하는 에너지 불균형은 매일 50 칼로리 미만(하루에 800 m 정도를 걷는데 해당)에 불과하다. 즉 일상생활에 필요한 신체활동 감소와 정적인 여가시간의 증가로 최근 수십 년 동안 발생한 체중 증가량을 설명할 수 있는 에너지 소비가 감소한 것이다.[47]

참고문헌

1. Chopra M, Galbraith S, Darnton-Hill I. A global response to a global problem : the epidemic of overnutrition. *Bull World Health Organ* 2002 ; 80(12) : 952-958.

2. Selye H. Stress ; eustress, distress, and human perspectives. In, Day SB ed. Life stress. *Van Nostrand Reinhold* ; 1982. (pp.3-13).

3. Chrousos GP, Gold PW. The concepts of stress and stress system disorders. Overview of physical and behavioral homeostasis. *JAMA* 1992 ; 267(9) : 1244-1252.

4. Epel ES, McEwen B, Seeman T, Matthews K, Castellazzo G, Brownell KD, et al. Stress and body shape : stress-induced cortisol secretion is consistently greater among women with central fat. *Phychosom med* 2000 ; 62(5) : 623-632.

5. Weinstein SE, Shide DJ, Rolls BJ. Changes in food intake in response to stress in men and women : phychological factors. *Appetite* 1997 ; 28(1) : 7-18.

6. Delahanty LM, Meigs GB, Hayden D, Williamson DA, Nathan DM, the DPP Research Group. Psychological and behavioral correlates of baseline BMI in the Diabetes Prevention Program (DPP). *Diabetes Care* 2002 ; 25(11) : 1992-1998.

7. Laitinen J, Ek E, Sovio U. Stress-related eating and drinking behavior and body mass index and predictors of this behavior. *Prev Med* 2002 ; 34(1) : 29-39.

8. Greeno CG, Wing RR. Stress-induced eating. *Psychol Bull* 1994 ; 115(3) : 444-464.

9. Overgaard D, Gyntelberg F, Heitmann BL. Psychological workload and body weight : is there an association? A review of the literature. *Occup Med* 2004 ; 54(1) : 35-41.

10. Overgaard D, Gamborg M, Gyntelberg F, Heitmann BL. Psychological workload and weight gain among women with and without familial obesity. *Obesity* 2006 ; 14(3) : 458-463.

11. Nishitani N, Sakakibara H. Relationship of obesity to job stress and eating behavior in male Japanese workers. *Int J Obes* 2006 ; 30(3) : 528-533.

12. Malone M. Medications assoicated with weight gain. *Ann Pharmacolther* 2005 ; 39 : 1046-1055.

13. Schwartz TL, Nihalani N, Jindal S, Virk S, Jones N. Psychiatric medication-induced obesity : a review. *Obes Rev* 2004 ; 5(2) : 115-121.

14. Cheskin LJ, Barlett SJ, Zayas R, Twilley CH, Allison DB, Contoreggi C. Prescription medications : a modifiable contributor to obesity. *South Med* J 1999 ; 92(9) : 898-904.

15. Poyurovsky M, Tal V, Maayan R, Irit G, Fuchs C, Weizman A. The effect of famotidine addition on olanzapine induced weight gain in first episode schizophrenia patients : a double

blind placebo controlled pilot study. *Eur Neuropsychopharmacol* 2004 ; 14(4) : 332-336.

16. Atmaca M, Kuloglu M, Tezcan E, Ustundag B. Nizatidine treatment and its relationship with leptin level in patients with olanzapine induced weight gain. *Hum Psychopharmacol* 2003 ; 18(6) : 457-461.

17. Deberdt W, Winokur A, Cavazzoni PA, Trzaskoma QN, Carlson CD, Bumaster FP et al. Amantadine for weight gain associated with olanzapine treatment. *Eur Neuropsychopharmacol* 2005 ; 15(1) : 13-21.

18. Lu ML, Lane HY, Lin SK, Chen KP, Chang WH. Adjunctive fluvoxamine inhibits clozapine related weight gain and metabolic disturbances. *J Clin Ps ychiatry* 2004 ; 65(6) : 766-771.

19. Poyurovsky M, Isaacs I, Fuchs C, Schneidman M, Faragian S, Weizman R, et al. Attenuation of olanzapine induced weight gain with reboxetine in patients with schizophrenia : a double blind, placebo controlled study. *Am J Psychiatry* 2003 ; 160(2) : 297-302.

20. Henderson DC, Copeland PM, Daley TB, Borba CP, Cather C, Nguyen DD, et al. A double blind, placebo controlled trial of sibutramine for olanzapine associated weight gain. *Am J Psychiatry* 2005 ; 162(5) : 954-962.

21. O'Keefe CD, Noordsy DL, Liss TB, Weiss H. Reversal of antipsychotic associated weight gain. *J Clin Psychiatry* 2003 ; 64(8) : 907-912.

22. Fava M, Judge R, Hoog SL, Nilsson ME, Koke SC. Fluoxetine versus sertraline and paroxetine in major depressive disorder : changes in weight with long term treatment. *J Clin Psychiatry* 2000 ; 61(11) : 863-867.

23. Maina G, Albert U, Salvi V, Bogetto F. Weight gain during long term treatment of obsessive compulsive disorder : a prospective comparison between serotonin uptake inhibitors. *J Clin Psychiatry* 2004 ; 65(10) : 1365-1367.

24. Sussman N, Ginsberg DL, Bikoff J. Effect of nefazodone on body weight : a pooled analysis of selective serontonin reuptake inhibitor and imipramine-controlled study. *J Clin Psychiatry* 2001 ; 62(4) : 256-260.

25. Van Ameringen M, Mancini C, Pipe B, Campbell M, Oakman J. Topiramate treatment for SSRI-induced weight gain in anxiety disorders. *J Clin Psychiatry* 2002 ; 63(11) : 981-984.

26. Anderson JW, Greenway FL, Fujioka K, Gadde KM, McKenney J, O'neil PM. Bupropion SR enhances weight loss : a 48 week double blind placebo controlled trial. *Obes Res* 2002 ; 10(7) ; 633-641.

27. Jain AK, Kaplan RA, Gadde KM, Wadden TA, Allison DB, Brewer ER et al. Bupropion SR versus placebo for weight loss in obese patients with depressive patients. *Obes Res* 2002 ; 10(10) : 1049-1056.

28. Jallon P, Picard F. Bodyweight gain and anticonvulsants. *Drug Saf* 2001 ; 24(13) : 969-978.

29. Chadwick D. Safety and efficacy of vigabatrine and carbamazepine in newly diagnosed epilepsy : a multicenter randomised double-blind study. Vigabatrin European Monotherapy Study Group. *Lancet* 1999 ; 354(9172) : 13-19.

30. DeToledo JC, DeToledo C, DeCerce J, Ramsay RE. Changes in body weight with chronic, high dose gabapentin therapy. *Ther Drug Monit* 1997 ; 19(4) : 394-396.

31. The Diabetes Control and Complications Trial Research Group. Adverse events and their association with treatment regiments in the diabetes control and complication trial. *Diabetes Care* 1995 ; 18(11) : 1415-1427.

32. UK Prospective Intensive Diabetes Study (UKPDS) Group. Intensive blood glucose control with sulphonylurea or insulin compared with conventional treatment and risk of complications in patients with type 2 diabetes (UKPDS). *Lancet* 1998 ; 352(9131) : 837-853.

33. Herman WH, Ilag LL, Johnson SL, Martin CL, Sinding J, Al Harthi A, et al. A clinical trial of continuous subcutaneous insulin infusion versus multiple daily injections in older adults with type 2 diabetes. *Diabetes Care* 2005 ; 28(7) : 1568-1573.

34. Janka JU, Plewe G, Riddle MC, Kliebe-Frisch C, Schweitzer MA, Yki-Javinen H. Comparison of basal insulin added to oral agents versus twice daily premixed insulin as initial therapy in type 2 diabetes. *Diabetes Care* 2005 ; 28(2) : 154-159.

35. Nesto RW, Bell D, Bonow RO, Fonseca V, Grundy SM, Horton ES, et al. Thiazolidinedione use, fluid retention, and congestive heart failure. *Circulation* 2003 ; 108(23) : 2941-2948.

36. Isley WL. Glitazones, glycemia and global health status. *Diabetes Care* 2001 ; 24(12) : 2158-2159.

37. Furlong NJ, Hulmes SA, O'Brien SV, Hardy KJ. Repaglinide versus metformin in combination with bedtime NPH insulin in patients with type 2 diabetes established on insulin/metformin combination therapy. *Diabetes Care* 2002 ; 25(10) : 1685-1690.

38. Rosenstock J, Hassman DR, Madder RD, Brazinsky SA, Farrell J, Khutoryansky N, et al. Repaglinide Versus Nateglinide Comparison Study Group. Repaglinide versus nateglinide monotherapy : a randomized, multicenter study. *Diabetes Care* 2004 ; 27(6) : 1265-1270.

39. Sharma AM, Pischon T, Hardt S, Kunz I, Luft FC. Beta adrenergic receptro blockers and weight gain : a systematic review. *Hypertension* 2001 ; 377 : 250-254.

40. Gottdiener JS, Reda DJ, Williams DW, Materson BJ, Cushman W, Anderson RJ. Effect of single-drug therapy on reduction of left atrial size in mild to moderate hypertension : comparison of six antihypertensives. *Circulation* 1998 ; 98(2) : 140-148.

41. Rosenberg M. Weight changes with oral contraceptive use and during the menstrual cycle. Results of daily measurements. *Contraception* 1998 ; 58(6) : 345-349.

42. Lech MM, Ostrowfska L. Effect of low dose OCs on weight in women with Central European nutritional habits and lifestyle. *Contraception* 2002 ; 66(3) : 159-162.

43. Bahamondes L, Del Castillo S, Tabares G, Arce XE, Perrotti M, Petta C. Comparison of weight increase in users of depot medroxyprogesterone acetate and copper IUD up to 5 years. *Contraception* 2001 ; 64(4) : 223-225.

44. Moore LL, Valuck R, McDougall C, Fink W. A comparative study of one year weight gain among users of medroxyprogesterone acetate, levonorgestrel implants, and oral contraceptives. *Contraception* 1995 ; 52(4) : 215-1219.

45. Lissner L. Heitmann BL. Dietary fat and obesity : evidence from epidemiology. *Eur J Clin Nutr* 1995 ; 49(2) : 79-90.

46. Drewnowski A. Energy intake and sensory properties of food. *Am J Clin Nutr* 1995 ; 62(5 Suppl) : 1081S-1085S.

47. Hill JO, Donahoo WT. Environmental influences of obesity. In Eckel RH ed. Obesity : Mechanisms and clinical management. *Lippincott Williams & Wilkins* ; 2003.

48. Harnack LJ, Jeffery RW, Boutelle KN. Temporal trends in energy intake in the United States : an eclologic perspective. *Am J Clin Nutr* 2000 ; 71(6) : 1478-1484.

49. Cooling J, Blundell J. Differences in energy expenditure and substrate oxidation between habitual high fat and low fat consumers (phenotypes). *Int J Obes Relat Metab* 1998 ; 22(7) : 612-618.

50. Blundell JE, Stubbs J. Diet composition and the control of food intake in humans. In Bray GA, Bouchard C ed. Handbook of obesity. 2nd ed New York ; *Marcel Dekker, Inc.* : 2004.

51. Willet W. Is dietary fat a determinant of body fat? *Am J Clin Nutr* 1998 ; 67(suppl) : 556S-562S.

52. Stubbs J, Elia LM. Macronutrients and appetite control with implications for the nutritional management of the malnourished. *Clin Nutr* 2001 ; 20(suppl 1) : 129-139.

53. Stubbs J, Ferress S, Horgan G. Energy density foods : effects on energy intake. *Crit Rev Food Sci Nutr* 2000 ; 40(suppl 6) : 481-515.

54. Ledikwe JH, Ello-Martin JA, Rolls BJ. Portions sizes and the obesity epidemic. *J Nutr* 2005 ; 135(4) : 905-909.

55. Smiciklas-Wright H, Mitchell DC, Mickel SJ, Goldman JD, Cook A. Food commonly eaten in the United States, 1989-1991 and 1994-1996 : are the portion sizes changing? *J Am Diet Assoc*

2003 ; 103(1) : 41-47.

56. Ello-Martin JA, Ledikwe JH, Rolls BJ. The influence of food portion size and energy density on energy intake : implications for weight management. *Am J Clin Nutr* 2005 ; 82(suppl) : 236S-241S.

57. Wansink B. Environmental factors that increase the food intake and consumption volume of unknowing consumers. *Annu Rev Nutr* 2004 ; 24 : 455-479.

58. Katschinski M. Nutritional implications of cephalic phase gastrointestinal responses. *Appetitie* 2000 ; 34(2) : 189-196.

59. Story M, French SA. Food advertising and marketing directed at children and adolescents in the US. *Int J Behav, Nutr, Phys Act* 2004 ; 1(1) : 3.

60. Lieberman LS. Evolutionary and anthropological perspectives on optimal foraging in obesogenic environment. *Appetite* 2006 ; 47(1) : 3-9.

61. DiPietro L. Physical activity, body weight and adiposity : an epidemiologic perspective. *Exerc Sports Sci Rev* 1995 ; 23 : 275-303.

62. Schmitz KJ, Jacobs DR Jr, Leon AS, Schreiner PJ, Sternfeld B. Physical activity and body weight : associations over ten years in the CARDIA study. Coronary Artery Risk Development in Young Adults. *Int J Obes Relat Metab Disord* 2000 ; 24(11) : 1475-1487.

63. Rissanen AM, Heliovaara M, Knekt P, Reonanen A, Aromaa A. Determinants of weight gain and overweight adult Finns. *Eur J Clin Nutr* 1991 ; 45(9) : 419-430.

64. Crespo Cj, Keteyian SJ, Heath GW, Sempos CT. Leisure-time physical activity among US adults. Results from the Third National Health and Nutrition Examination Survey. *Arch Intern Med* 1996 ; 156(1) : 93-98.

65. Gast GC, Frenken FJ, van Leest LA, Wendel-Vos GC, Bemelmans WJ. Intra-national variation in trends in overweight and leisure time physical activities in the Netherlands since 1980 ; stratification according to sex, age, and urbanization degree. *Int J Obes* 2007 ; 31(3) : 566.

66. Gutierrez-Fisac JL, Guallar-Castillon P, Diez-Ganon L, Lopez Garcia E, Banegas Banegas JR, Rodrigues Artaleojo F. Work-related physical activity is not associated with body mass index and obesity. *Obes Res* 2002 ; 10(4) : 270-276.

67. Klesges RC, Shelton ML, Klesges LM. Effects of television on metabolic rate : potential implications for childhood obesity. *Pediatrics* 1993 ; 91(2) : 281-286.

Chapter 7

비만예방 및 관리를 위한 전략

1 한국의 비만 증가 관련 실태

최근 우리나라의 비만 인구는 급증하고 있다. 2001년 국민건강 · 영양조사 결과 20세 이상 성인 평균 체질량지수(body mass index, BMI)는 남자 23.7 kg/m^2, 여자 23.4 kg/m^{2}로 1998년에 비해 각각 0.6, 0.1 단위씩 증가되었으며, 특히 남녀 모두 50세 이후부터 체중 증가가 큰 것으로 조사되었다.[1,2)]

과체중 및 비만에 대한 지난 5년간 평균 유병률 증가는 연평균 2.72~3.32%로 보고되고 있고, 2005년 국민건강영양조사 결과에 의하면 성인 중 비만자의 비율은 32.4%로 지난 10여 년 동안 1.6배 증가(여자 1.3배, 남자 2.0배)하였다.[3)]

더욱 우려되는 점은 소아 및 청소년의 비만 유병률도 증가하고 있어서, 1998년에 비해 2001년 초등학생의 비만율은 남아는 7.2%에서 15.4%, 여아는 8.7%에서 15.9%로 증가하였다. 소아비만은 성인비만 및 비만 관련 만성질환으로 이어질 가능성이 매우 높다.

과체중 및 비만은 만성질환의 이환 위험을 높이고, 이로 인한 사회경제적 비용이 1조 8천억원에 달하고 있다. 비만은 각종 질병의 위험요인일 뿐 아니라 개인의 행동양식 및 정신적인 면에까지 영향을 미치는 건강위험요인으로 평가되고 있으며, 단일 질환이지만 다양하고 심각한 보건문제를 일으키고 있다 국내 역학 조사 결과 한국인의 비만 역시 서구처럼 저소득, 저학력의 소외층에서 그 유병률이 2배 이상 높고, 이로 인한 각종 만성질환이 증가하고 있다.[4)]

표 7-1 우리나라 성인의 비만 인구 추이*

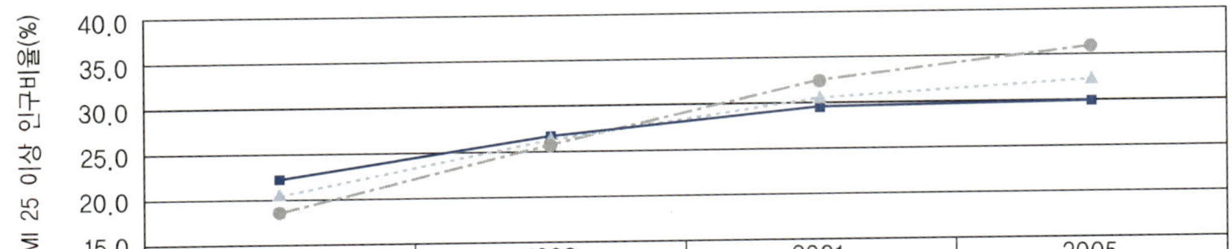

	1995	1998	2001	2005
남	18.8	26.0	32.4	36.0
여	22.2	26.5	29.4	29.9
전체	20.5	26.4	30.6	32.4

연 도

* 자료 : 보건복지가족부 · 한국보건사회연구원. 국민건강영양조사. 각 연도

최근 연구에 의하면[5] 과체중 및 비만은 당뇨병, 허혈성 심장질환, 뇌졸중 등 질병부담율이 높은 것으로 보고 되고 있으며, 특히 우리나라의 경우는 비만보다 과체중의 문제가 더 심각한 것으로 분석되었다. 1998~2001년 국민건강보험공단 건보 청구전산자료와 통계청 사망원인 전산자료를 활용하여 과체중 및 비만과 질병의 연관성을 측정한 결과 당뇨병, 신장암, 백내장 등의 질환으로 인한 치료비용, 생존기간 등 질병부담이 비만인구보다 과체중인구에서 평균 3배 정도 높았다. 따라서 비만으로 진행되기 이전인 과체중 단계부터 체중을 줄이기 위한 각별한 노력이 필요함을 알 수 있다.

이처럼 우리나라의 비만으로 인한 사회경제적 비용은 기하급수적으로 늘어나고 있는 추세이며, 최근 안병철 등의 연구 결과[4]에 의하면 비만에 의해 야기되는 우리나라의 사회 경제적 비용은 직접비용이 5천395억~7천993억원이며, 간접비용을 포함한 총비용은 1조2천억원~1조8천억원으로 추산되며, 비급여 본인부담과 보건의료체계 외부에서 지출된 비만관련 지출을 포함한다면 그 비용은 더욱 커질 것으로 예상된다.

일단 비만으로 진전된 후에는 이를 치료/관리하는데 많은 비용이 소요되므로, 과체중군 및 과체중 위험군, 일반인을 대상으로 한 예방이 더욱 중요함을 알 수 있으며, 국가의 비만관리 대책은 비만이 아직 진행하지 않은 일반 국민을 대상으로 비만 예방 및 건강증진사업의 활성화에 주력하는 것이 필요하다고 하겠다.

2 외국의 비만관리 사례

1) 미국

"비만관리를 위한 국가 가이드라인" 및 "임상비만치료 가이드라인"을 제정하여 시행하고 있으며, 'Healthy People 2010'에서 국가 건강목표의 한 부분으로 영양 및 과체중 목표를 설정하고 적정 체중 인구의 증가, 비만 인구의 감소, 과체중이거나 비만한 아동 및 청소년 수 감소 등을 지표로 설정하고 있다. 이를 위해 식생활지침 개발・보급, 지방섭취를 줄이고 과일 및 야채 많이 먹기 캠페인(5A day) 등의 식생활 캠페인을 전개하는 한편, TV 적게 보기, 걸어서 등교하기(Kids walk to school) 등의 운동량을 늘기기 위한 캠페인을 병행하여 진행하고 있다

- **Healthy People 2010**[7)]

미국의 경우 연방정부의 보건후생부(DHHS, Department of Human and Healthy Severies)의 주도로 'Healthy People 2000'과 'Healthy People 2010'에 착수하여 국민 건강목표의 한 부분으로 신체활동에 대한 세부목표를 설정하였고, 이를 토대로 하여 국가, 지방정부, 관련 기관 및 민간 단체는 각각의 상황에 맞도록 활동방향과 사업목표를 정하여 신체활동 증진을 위한 사업을 추진하고 있다.

'Healthy People 2010'은 질병예방과 건강증진을 위한 국가목표의 포괄적인 계획안으로 Healthy People 2000을 추가 보완하여 정부 내외의 과학자들에 의해 설정되었으며 광범위한 보건정책의 우선순위와 특정의 측정 가능한 목표들을 밝히고 있다. 그 포괄적인 목표는 ① 건강수명의 연장과 삶의 질 제고 ② 여러 계층(성별, 인종별, 교육과 생활수준 차이, 지역별) 간의 건강 불균형 해소이다. 28개 집중 분야에 총 467개의 세부 목표가 포함되며, 그 중 국민의 건강과 관련하여 미국공중보건에서 가장 중요한 비중을 차지하는 것으로 인정되는 10개 분야가 선도보건지표(Leading Health Indicators, LHIs)로 분류되어 집중 관리되고 있으며 10개의 선도 보건지표 중 신체활동(physical activity), 과체중과 비만(overweight and obesity) 등, 비만과 관련된 지표가 2가지나 포함되어 있다(그림 7-1).

특히 신체활동에 있어서 일주일에 3일 이상 20분 간의 강도 높은 운동을 하는 미국 사춘기 청소년의 비율이 1999년 65%에서 2010년에는 85%로 증가시키며, 20세 이상 성인에게 일주일에 5일 이상 30분간의 중등도 운동을 하는 것을 1997년 15%에서 2010년

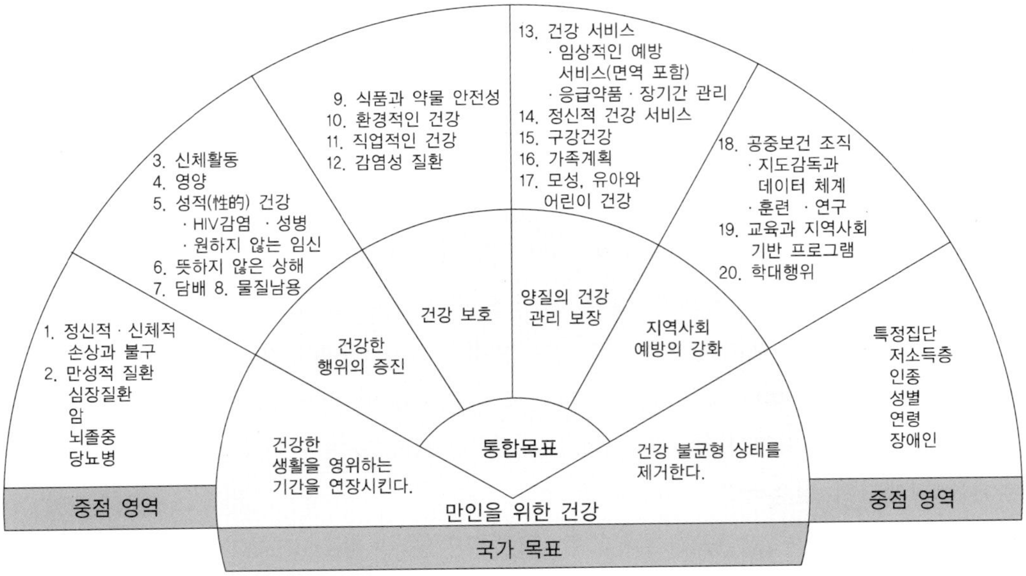

1. 신체활동(Physical activity)	6. 정신건강(Mental health)
2. 과체중과 비만(Overweight & obesity)	7. 상해와 폭력(Injury & violence)
3. 흡연(Tobacco use)	8. 환경의 질(Environmental quality)
4. 약물남용(Substance abuse)	9. 예방접종(Immunization)
5. 책임 있는 성적 행동(Responsible sexual behavior)	10. 보건의료 서비스에 대한 접근성

▶**그림 7-1** 'Healthy People 2010'의 주요 선도 보건지표 사본

30%로 증가시키는 것을 목표로 하였다. 규칙적인 운동을 통하여 근육량을 증가시키고 체지방과 체중을 감소시키며 나아가 정신건강을 증진시키고 우울증을 감소시키는 것을 목표로 정부와 지역사회가 적극 참여하여 목표를 달성하도록 계획하고 있다.

Healthy People 2010은 지난 20여 년간 추구되었던 의안에 근거해 구축되었는데, 즉 1979년의 Surgeon General's Report인 'Healthy People'이 국가적인 예방 기조의 주춧돌이 되었고, 1980년의 'Promoting Health/Preventing Disease : Objectives for the Nation'과 'Healthy People 2000 : National Health Promotion and Disease Prevention Objectives'가 국가적인 건강 목표설정과 주 단위와 지역사회 단위의 계획의 개발에 대한 근거가 되었다.[8)]

미국 내에서는 다양한 체중관리 프로그램들이 진행되고 있다.[9)] 흑인 여아들이 사춘기를 거치면서 체중이 과다하게 증가하는 것을 예방하기 위한 중재 연구(GEMS : Girl's health Enrichment Multi-site Studies)는 900명 이상의 8～10세 흑인 여아들을 대상으로 1999년에서 2006년까지 진행한 프로그램으로 여러 대학에서 유사한 연구 대상에 대해 각자의 중재를 독립적으로 평가하도록 한 것으로, 조지워싱턴 대학이 통제 및 조정을 주관하여 진행하였다.

각 센터별로 식이조절, 신체활동, 정신사회 및 가족적 영향 등을 강조하는 여러 개의 중재 방법이 개발되었는데 방과 후 댄스 프로그램, TV나 비디오 시청시간, 비디오 게임 시간 등을 줄이기 위한 가정학습 등이 포함된 파일럿 연구에서는 일부 지표들의 개선이 관찰되었으며, 국내에서도 적용 가능한 모델로 생각된다.[10-13]

1997년 CDC와 1996년 Surgeon General's Report에서 진행된 'TAAG (Trial of Activity for Adolescent Girls)'는 지역사회 기관과 학교중재가 조화롭게 연계되는 프로그램으로, 12～14세 여자 청소년 3600명 정도를 대상으로 한 신체활동 정도와 체력의 감소 예방을 위한 다요인 학교-지역사회 연계 무작위 연구이다. 학교와 보건소는 지역사회 접근이 용이하여 비만 예방 및 관리 프로그램의 중요한 기반이 될 수 있으며 비만의 예방 및 치료 전략을 세우는 데는 의사, 영양전문가, 심리학자, 운동 전문가, 교사, 가족 등의 다면적 접근이 필요하며 가족을 기반으로 하거나 학교를 기반으로 한 지역사회 중재법이 적합한 것으로 알려지고 있다.[14]

미국 인디언 학동기 아동을 대상으로 식이습관의 변화, 신체활동의 증가, 건강한 식습관과 생활습관에 중점을 둔 'Pathways'는 교과과정, 가족 참여 프로그램 등의 4가지 구성요소를 바탕으로 한 학교 중재프로그램이다. Arizona, New Mexico, South Takota 소재 41개 학교의 1704명의 미국 인디언 3학년 어린이를 대상으로 무작위 대조군 연구로 3년간 중재 전후 체지방률의 차이로 평가하였고, 기타 결과지표로는 식이섭취, 신체활동, 지식, 태도, 행동의 변화를 측정하였다. 중재의 결과, 체지방률은 두 군 모두 약 7% 정도의 증가를 보여 중재군의 유의한 감소는 관찰되지 않았다. 하지만 급식 시 직접 측정한 지방으로부터 섭취하는 칼로리 비율은 중재군이 대조군에 비해 낮았다(28.2% vs 32.0%). 24시간 회상에 의해 측정된 하루 섭취 칼로리는 중재군이 현저히 낮았으나(1892 kcal vs 2157 kcal), 급식 시 직접 측정한 한 끼 칼로리는 차이가 없었다(500.2 kcal vs 494.4 kcal). 이 중재는 비만 예방을 위한 포괄적이고 다면적인 중재프로그램의 적용가능성과 향후 비만 유병률 감소에 보다 강도 높고 장기적인 중재의 필요성을 시사하였다.[15,16]

'CATCH (Child and Adolescent Trial for Cardiovascular Health)'는 아이들을 대상으로 신체활동, 영양 등을 중재하는 대규모의 위험인자 중재 프로그램이다. 비만만을 예방하기 위한 목적으로 계획된 프로그램은 아니지만 전반적으로 지방섭취의 감소, 신체활동의 증가를 목표로 하는 프로그램으로 캘리포니아, 미네소타, 루이지애나, 텍사스 등지의 96개 초등학교를 대상으로 학교 급식을 개선하고 체육시간을 통한 신체활동을 증가시켰으며, 수업 중 영양교육과 체육교육을 실시하였고 28개 학교에서는 가족을 함께 중재대상에 포함시켰다. 3년간의 중재 후 체질량지수의 변화에는 두 군이 별 차이가 없었지만 다른 중재 프로그램과 마찬가지로 학교를 기반으로 한 중재프로그램의 실행 가능성과 학교 내 환경의 변화 가능성을 보여주었다.[17)]

NHLBI (National Heart, Lung, and Blood Institute)의 기금을 받아 시행한 'Hip-Hop to Health Jr'는 소외계층 아동과 가족을 대상으로 한 비만예방 프로그램이다. 일차적 목적은 흑인과 라틴계 학령전 기 아동들이 과체중 혹은 비만으로 진행하는 것을 예방하기 위해서 였으며, 5년간 진행되었고, 무작위 할당하여 24곳 중 12곳은 강도 높은 중재를(식이와 신체활동 중재), 12곳은 일반적 중재를 14주간 시행하였다. 강도 높은 중재법은 14주간 주 3회 45분간의 수업을 통해 영양교육과 신체활동을 높이는 활동을 시행하였다. 부모에게는 매주 뉴스레터를 보내주고, 과제를 내주었으며, 과제를 완수하였을 때에는 보상이 주어졌다. 그리고, 부모들은 주당 2회의 에어로빅 강좌를 받게 하였다. 일반적 중재군은 14주간 주 1회 20분간의 교육을 실시하였으며, go and grow good, 식품피라미드, 1인 분량, 곡류, 과일류, 야채류, heart healthy exercise 등에 대한 개념이 교육에 포함되었다.[18,19)]

소아비만을 예방하기 위한 중재적 방법들을 분석한 연구에 의하면, 소아비만의 예방 및 관리 프로그램의 상당수는 미국에서 시행되었는데, 일부 중재를 제외하고 대부분의 중재에서는 1차적 목표인 비만도의 유의한 감소를 관찰하진 못한 것으로 조사되고 있다. 그러나 여러 방법의 중재를 통해 향후 제대로 계획된 대규모 중재의 적용가능성을 확인하였으며 영양, 신체활동 등에 대한 지식 습득을 통한 행동적 변화에 매우 긍정적인 결론을 얻는 연구들이 많으므로, 보다 체계적인 중재연구가 필요하다.

2) 일본 : Active 80 plan

'건강일본 21'의 영양부문 목표에 과체중 및 비만관련 목표를 포함하고 있으며, 적정체중을 유지하는 인구비율 증가, 자신의 적정체중을 인식하여 체중 조절을 실천하는 인구비율의 증가 등을 지표로 설정하였다. 이를 위해 올바른 식생활 실천을 유도하기 위한 식생활지침을 제정 · 보급하고 있다.[20-23)]

일본은 20세기 중반 이후부터 수명이 빠르게 증가하여 세계에서 수명이 가장 높은 나라가 되었다(2004년 일본 기대 수명; 남자 - 78.36세, 여자 - 85.33세). 그러나 65세 이상의 주민이 인구의 19.48%(2004년)를 차지하는 고령 사회가 됨에 따라 심혈관계 질환이나 암과 같은 생활 습관으로 인한 질환이 증가되었다.

일본의 1, 2차 국민 건강증진 운동을 통해 건강 검진을 받는 주민을 증가시키고 지역 보건센터와 같은 시설을 확보하여 어느 정도 질병 예방과 건강 증진에 기여하였으나, 명확한 목표 기준이 없어 업적을 평가하기 어려웠다. 주민의 노령화, 권력의 지방 분산 등의 요인에 의해 일본의 공중 보건 상황이 변하고 있어 공중 보건 정책의 변화가 필요했다. 이에 일본은 1978년 "제2차 국민건강 가꾸기"를 시행하였으며, 1988년 "제2차 국민건강 가꾸기" 사업인 "active 80 plan"에서는 질병예방사업과 운동, 영양, 휴양을 건강증진의 3요소로 구분하여 사업을 추진하였다.

현재는 2000년부터 시작된 "제3차 국민건강 가꾸기" 사업인 '건강일본 21'을 시행 중인데, 이 사업은 정확한 정보 제공, 자가 관리, 지역사회주민 우선 참여를 기본으로 하여 생활습관의 개선을 목표로 설정하고 있다. 이러한 생활습관의 개선에서 운동과 같은 신체활동의 증진이 중요한 한 축을 이루고 있으며, 이를 효과적으로 추진하기 위해 2010년까지의 목표를 설정하여 제시하였다.

지금껏 시행된 대부분의 비만중재 프로그램은 저지방식, 야채나 과일을 많이 섭취하는 등의 식이조절과 신체활동의 증가를 기본 내용으로, 방법으로는 교육을 통해 지식을 습득하고 실제적으로 식습관의 변화와 신체활동의 변화를 가져오는데 중점을 두는 단체 프로그램이 대부분이었다.

'종합 건강 증진 계획 프로토콜'은 일본 후생성에서 계획하였으며, 규칙적인 운동과 건강한 생활양식을 통해 체중, 체질량지수, 혈압 등을 개선하여 심혈관계 질환과 같은 생활습관병을 예방하는 프로그램으로 연구결과에 의하면 이러한 노력이 생활습관병 예방에 효과가 있는 것으로 나타났다.[24)]

3) 싱가포르 : Trim and Fit (TAF) 프로그램

1992년 싱가포르에서 비만, 신체활동 감소, 흡연 등의 만성질환 위험인자에 대한 생활습관 개선을 강조하면서 시작된 국가적 프로그램이다. 학동기 아동에 대해 교육부와 보건성이 함께 진행한 프로젝트 중 초등학교에서 대학입학 전 아이들을 대상으로 교육부에서 시행한 프로그램이 "trim and fit (TAF)" 프로그램이다. 이 프로그램은 아이들의 체력을 향상시키고 비만을 감소시키는 것을 목적으로 체중이 많이 나가는 아이들 뿐만 아니라, 학부모, 교사, 학교 주변 환경에 대하여 다각적으로 접근하였다.[25)]

이 프로그램에는 매주 운동시간, 건강과 체력에 대한 토론, 전시, 기념일(예)야채, 과일 먹는 날), 모든 아이들이 함께 운동하는 날과 같은 전국적 행사, 연 2회의 신체계측(신장, 체중), 연 1회의 체력측정, 건강증진 위원회의 자료 개발 및 지원, 교내 매점 자동판매기의 신선한 과일 판매와 건강에 좋은 조리법 사용의 권고, 녹색라벨 제도의 도입, 튀긴 음식 판매 횟수 제한, 청량음료 판매 제한, 냉수기 정비, 학생들을 위한 운동장비와 시설 제공 등의 내용이 포함되어 있다.[26)]

학교마다 과체중아를 위한 특별 신체활동 프로그램과 영양교육 프로그램이 별도로 실시되고 있고, 극도로 뚱뚱한 아이(비만도 160% 이상)는 건강 증진국(health promotion board)에 위탁하여 의학적 검진과 영양 상담을 제공하였다. 의학적 문제가 있는 고위험 어린이는 정밀검사와 치료를 위해 소아과 병원으로 위탁하였다.

건강증진국은 "Championing effort resulting improved school health(CHERISH)" Award를 제정하여, 지속적으로 학생과 교직원의 신체적, 정서적 사회적 건강 문제를 위해 노력하고 종합적이고 새로운 정책을 통해 그들이 건강한 행동을 선택하도록 도운 학교에 수여하였다.

표 7-2 초등학교 4~6학년에서 시행한 프로그램의 실례(싱가포르 Active Kids)

수업 주제
1. 변화의 약속
2. 단계적으로 변화하기
3. 음식의 유혹을 거절하기
4. 과일과 채소도 맛있을 수 있다.
5. 활동적으로! 활동적으로!
6. 싱가포르 식품 피라미드
7. 고열량 음식의 대체
8. 건강에 좋은 간식 추천
9. 나는 할 수 있다.
10. 자신의 목표에 도달하기

이 프로그램을 통해 1992년에서 2001년에 이르기까지 체력측정 테스트를 통과하는 비율이 57.8%에서 80.3%로 증가하였고, 비만 유병률은 초등학교 6학년인 11~12세 어린이에서는 16.6%에서 14.6%로, 중등 4학년인 15~16세 어린이에서는 15.5%에서 13.1%로 감소하여 전체적으로는 14%에서 10%로 감소하였다.

이 프로그램은 싱가포르 정부에 의해 시행된 학동기 아동의 국가적 건강증진 프로그램의 일환이며, 세계보건기구로부터 어린이 건강증진에 가장 효율적이고 효과적인 방법 중 하나로 선정되었다.

4) CANADA : The Integrated Pan-Canadian Healthy Living Strategy (2005)

캐나다 사망의 2/3 이상이 심혈관계 질환, 암, 제2형 당뇨병, 호흡기 질환 등의 네 가지 만성질환에 의해 발생하며, 만성 질환으로 인한 사회경제적 비용이 매해 8백억 불 이상이다. 18세 이상 성인 중 과체중자 36.1%, 비만자 23.1%이며, 2~17세 어린이와 청소년은 과체중자 18%, 비만자 8%이다.

이에 2002년 캐나다 연방/지역 보건성(Federal/Provincial/Territorial Ministers of

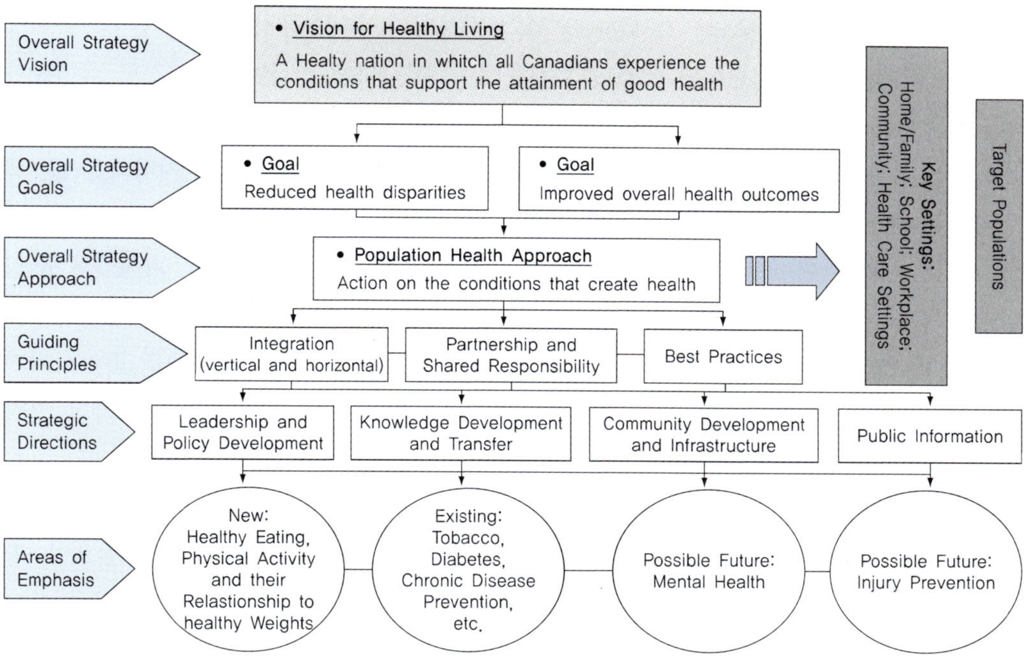

▶그림 7-2 Intergrated Pan-Canadian Healty Living Strategy Framework

Health)은 비만과 만성 질환에 의해 발생되는 문제를 총괄적으로 대처하기 위해 건강한 생활(healthy living)을 위한 통합된 정책의 필요를 인식하여 건강한 생활 활동에 참여하는 캐나다인을 증가시키기 위한 장기간의 종합적인 전략을 개발하기로 동의하였다. 첫 번째 단계로 영양, 신체활동, 건강한 체중을 강조하는 전략을 세웠고, 추후 정신 건강과 사고 예방에 대한 영역을 다루기로 하였다.

2003년에 여러 이해관계자들의 참여를 이끌어내기 위해 전략 원탁회의, 국가적인 건강한 생활 심포지엄 등의 자문 과정이 이루어졌으며 이러한 토론을 기반으로 하여 전략의 뼈대가 개발되고 정책의 여러 영역이 확정되었고, 2003년 9월 연방/지역 보건성에서 승인하였다. 2004년 9월 정부와 민간 기관, 비정부 기구의 대표로 이루어진 "분야간 건강한 생활 네트워크 협력 위원회"가 설립되어, "건강한 생활 의사일정"을 진행할 중추기관의 역할을 하게 되었다.

5) 호주 : Healthy Weight 2008; AUSTALIA's FUTURE

2002년 11월 호주 보건성은 비만이 지난 세기 동안 호주의 건강을 위협하는 심각한 공중보건 문제임을 인정하고 비만에 대한 국가적인 정책 계획을 세우고 실행할 "국가 비만 특별위원회(National Obesity Taskforce)"를 설립하였다. 설립 목적은 1) 비만 증가 예방을 위한 정책을 통해 어린이와 청소년의 체중을 더 건강하게 만들기, 2) 건강한 식생활과 적당한 신체활동에 참석하고 유지하는 어린이와 청소년의 비율을 증가시키기, 3) 최적의 체중을 얻는데 도움이 되는 건강한 식생활과 활동적인 생활 습관에 대한 지식과 기술, 책임과 방법을 어린이와 청소년, 가족과 지역사회에 강화하기, 4) 잘못된 영양과 비활동적인 생활양식의 사회적, 환경적 결정 인자에 대처하기, 5) 어린이, 청소년, 가족들에게 일상생활 속에서 건강한 체중을 유지할 수 있는 기회를 주는 방침을 강조하기이다.

호주 보건성은 2004년에 어린이와 청소년의 건강한 식생활과 신체활동을 증가시키기 위한 법안들을 제정하였으며, "건강한 식생활과 신체활동을 증진시키기 위한 학교 지침서"를 개발하여 약 8,000개의 학교에 배부하였다.

2004년 6월에 Hon John Howard 호주 수상이 'Building a Healthy Active Australia initiative' 시행을 위해 4년 동안 1억1600만 불의 기금을 사용하겠다고 공표하였으며, 활동적인 방과 후 모임, 활동적인 학교 교과과정(Active School Curriculum), 건강한 학교 모임(Healthy School Communities), 건강한 식생활과 규칙적인 신체활동 등에 사용할 계획을 세웠다.

6) 영국

(1) APPLES (Active Programme Promoting Lifestyle Education in Schools)

"국가 비만관리 가이드라인"을 제정하여 신체활동 및 적절한 음식 섭취를 장려하고 있다. 특히, 학교 정규 교육 강화(운동 및 식생활), 정규 교과과정 외 등하교시 신체활동 장려 등 청소년과 젊은층 대상의 프로그램을 집중 육성하고 있으며, 일차의료에 비만치료를 포함시키고 의료적 치료방법의 과학적인 근거를 갖추기 위한 노력을 병행하고 있다. 다른 한편으로는 정크푸드와 청량음료에 대한 비만세 도입을 추진하고 있다.

모든 학생, 부모, 교사, 급식 관계자, 학교 주변 환경을 대상으로 영국에서 시행된 프로그램으로 단순한 지식의 습득만을 목표로 하는 것이 아니라 식습관과 신체활동에 직접적으로 영향을 주려고 하는 의도로 기획된 프로그램이다.

10개 초등학교의 7～11세 어린이 634명을 대상으로 신체크기, 인종, 생활수준 등으로 짝짓기를 한 후 중재군과 대조군으로 무작위 할당하였으며, 중재에는 영양 교육, 건강한 점심 급식, 체력단련 프로그램, 운동장의 체육시설 개선, 교과 외 활동 등이 포함되었다.

중재 실시 후 채소 섭취량이 증가하였으나(weighted mean difference 0.3portions/day, 95% CI; 0.2～0.4) 목표로 한 행동 수정이나 체질량지수 변화에서는 두드러진 효과를 관찰하지 못하였다.

(2) The Counterweight Program[27,28]

이 프로그램은 일차 진료에서 18～75세 성인의 비만 관리를 향상시키기 위해 시행된 근거 중심 평가에 기초를 둔 프로그램이다. 국가 관리 자문의사 그룹이 비만의 일차 진료 필요성을 인정해 2000년 3월부터 시행되었다. 프로젝트의 지도와 관리를 위해 위원회가 설치되었다. 이 프로젝트는 영국의 7개의 지역(Aberdeen, Bath, Birmingham, Glasgow, Hammersmith, Leeds and Luton)에 있는 80개 일차 진료 의원을 중심으로 시행되었으며 임상간호사가 주도하는 다기관의 비만 관리 프로젝트로 프로그램 과정을 돕기 위해 각 지역에 체중관리 상담가, 프로그램 기획책임자, 비만 관리 전문가 훈련을 받은 영양사 등을 배치하였다.

전반적인 목표는 일차 진료에서 비만 관리를 향상시키고, 이로 인해 지역사회의 비만으로 인한 질병을 감소시키는 것이다.

프로그램은 4단계로 구성된다. 1단계는 'practice audit and need assessment'로 체중측

정기, 신장측정기, 혈압계 등의 장비에 대한 평가, 의사와 간호사의 자식, 태도, 신뢰도, 비만환자의 치료받고자 하는 욕구 등에 대한 평가를 시행하며 2단계는 'practice support and training'으로 간호사는 6시간, 의사는 1시간의 교육을 시키고 지속적인 후원을 한다. 3단계는 'nurse-led patient intervention'으로 5~10% 정도의 감량을 목표로 하며 선별검사 및 치료 등의 중재를 하는 단계이다. 개인적인 중재 또는 그룹 중재를 하며 영양상담, 신체활동에 대한 중재, 행동수정 요법, 약물치료, 체중유지, 환자 교육자료 배부 등이 포함된다. 환자들 다수가 개인 중재를 받았고, 1/3 이하에서 그룹 중재를 받는 것으로 나타났다. 4단계는 'evaluation'으로 실제적인 수행을 평가하고 환자의 결과를 평가하여 앞으로의 시행을 향상시키고 필요한 정보를 개발한다.

7) 독 일

(1) KOPS (Kiel Obesity Prevention Study)[29]

8년간 시행된 코호트 연구로 5~7세 아동을 주 대상으로 하며 비만 아동이 있는 가족, 비만한 부모가 있는 정상체중아의 가족도 연구 대상에 포함되었다. 중재 프로그램으로는 직접 면담법, 잘 짜여진 운동 프로그램, 지지프로그램이 있다.

◎ 아이들의 목표

과일과 야채를 매일 먹도록 한다.
고지방 음식의 섭취를 줄인다.
하루에 한 시간 이상 활동적인 생활을 한다.
TV 시청 시간을 하루 1시간 정도로 감소시킨다.
학교에서 영양 교육을 8시간 이상 받는다.

◎ 부모들의 목표

중재에 익숙해지기 위해 학교의 회의에 참석한다.
영양사를 만나 3~5회의 교육을 받는다.
아이들의 식습관과 행동습관을 잘 관찰한다.

◎ 선생님

정기적인 영양교육을 받는다.

8) 스위스

(1) KISS (Kinder–Sportstudie)[30)]

6~13세의 어린이를 대상으로 15개 학교를 무작위 선정하여 9개는 중재군으로, 6개는 대조군으로 나누어 1년간의 중재를 평가하였다.

〈프로그램〉

- Daily physical education classes

  정기적으로 3회/주의 physical education lessons을 (각 45분씩) 학급의 담임교사가 시행하고 있으며 그 내용은 신체활동 교사에 의해 구성된다. 추가로 2회의 수업은 숙련된 신체활동 교사가 담당하며 담임교사도 함께 참여한다.

  신체활동의 교육은 가능한 개별화하여 개인의 능력에 맞추도록 하며 만성 질환이 있는 아동은 이 프로그램에서 제외하도록 한다.
- Several short activity breaks (2~5분)

  수업시간 사이의 짧은 시간에 신체활동을 할 수 있도록 한다.
- Physical activity homework

  신체활동을 숙제로 낸다. (운동기능, 심폐기능, 근력 등의 향상을 위해)
- Playground area of the school

  학교의 운동장 등에서의 활동에 적응할 수 있도록 한다.
- Active communiting

  포스터 전시나 전단지 등을 통한 학교와 가정의 교류
- Decrease media use

  신체활동 교사는 TV 시청 시간을 줄이고 활동량을 늘리도록 아이들을 교육한다.

9) 그 외

핀란드의 Fit for Life program,[31)] Physical activity pie[32)]가 있으며 프랑스의 EPODE program[33)]도 있다.

이처럼 외국에서 시행된 비만 예방 및 관리 중재프로그램의 상당수가 장기적 효과를 관찰한 것들보다는 단기적 효과를 관찰한 것이며, 잘 계획된 프로그램조차도 효과를 보기 어려운 경우가 있었다. 그러나 이들 연구에서는 아이들의 식이, 운동습관에 개선이 있음을 관찰하였고 일부 대규모의 연구들에서는 비만예방의 목적으로 학교를 기반으로 하거나 지역사회를 기반으로 변화를 시도하는 것에 대한 가능성들을 보여주고 있으므로, 각 프로그램의 구체적 내용 및 국내 적용 방안에 대한 체계적 검토가 필요하다.

여러 국가들은 비만 문제에 대처하는 방법은 신체활동 장려(Increase Physical Activity) 및 적절한 음식 섭취(Healthy Eating)로 거의 유사하나 이를 달성하는 방법에는 차이가 있으며, 각자 자국의 상황에 적합한 규정, 프로그램 등을 진행하고 있다.

3 한국의 비만관련 국가 대책

2005년 개정된 새 국민건강증진종합계획(Health Plan 2010)[6]의 영양부문 주요 지표가 적정체중 인구비율로 선정되어, 향후 5년간 중점적으로 모니터되며, 즉각적인 대책과 프로그램의 실시가 요구되는 사항이다.

국민건강증진종합계획은 보건교육, 질병예방, 영양개선 및 건강생활의 실천 등을 통해 국민의 건강을 증진시키고자 하는 국가의 시책으로, 2005년 수정된 건강증진종합계획의 종합적 목표는 건강수명의 연장과 건강형평성의 확보이다. 이것은 건강생활실천의 향상, 예방중심의 건강 및 질병 관리, 인구집단별 건강관리, 건강환경 조성의 4개 중점분야로 구분되어, 각 영역 별로 중점과제의 목적, 목표와 세부추진계획을 마련하였다.

이중 건강생활 실천 확산 분야의 영양부분 목표에는 적정체중($18.5 \leq BMI < 25$) 인구비율의 증가를 포함하고 있다. 즉, 적정체중 인구비율이 2001년 64.7%, 2005년 63.3%이며, 2010년 67%를 목표로 하고 있다. 이것은 과체중 및 비만인구가 꾸준히 증가하는 추세임을 감안하면, 국가의 포괄적이고 적극적인 노력이 절대적으로 필요하다.

또 예방중심의 건강관리 분야에 과체중 및 비만이 중점과제로 정해져 있으며, 2010년 목표로 BMI 25 kg/m^2 이상인 성인 및 청소년, 소아의 비만 비율과 복부비만 성인 인구비율을 현 수준으로 유지하는 것을 목표로 하고 있다.

비만 예방을 위한 사업의 일환으로 2005년부터 비만사업 지침을 마련하고 전국 보건소에서 사업을 추진 중이며, 보건소 중심의 주민건강증진센터 시범사업에서 영양과 운동을 통한 비만관리 프로그램을 시범운영하고 있다.

최근 서울시 보건소를 대상으로 조사한 결과에 의하면, 보건소의 비만관리사업 운영상에 약간의 문제점이 지적되고 있다.

예를 들면, 건강증진 사업과 관련하여 인력 배정 시 업무 담당자에 대한 훈련이 부족하고, 업무담당자가 업무수행에 대한 내용을 충분히 인지하지 못하는 경우가 자주 발생하고 있다. 또한 체계적이고 표준화된 사업지침이 설계되지 않아서 원래의 목적과는 다른 일회적인 양적 사업으로 실시되고 있으며, 이로 인해 사업의 성과를 측정하기 어려우며, 사업의 실효성을 거두기 어려운 실정이다. 따라서 효과적이면서 표준화 된 건강증진 사업계획을 세우고 이를 추진하기 위한 구체적인 실행 방안의 마련이 무엇보다 시급히 요구된다고 하겠다.[34,35]

이를 위해 마련한 "국가비만관리대책"에서는 비만(BMI 25 kg/m^2 초과) 인구비율을 2001년 30.6%이었던 것을 2010년 33.0%로 제한하는 것을 목표로 하였으며, 규칙적 운동 실천율(주 3회 이상) 제고, 권장에너지 이상을 섭취한 비율 감소, 권장에너지 중 지방 섭취 비율 증가 추세 억제 등의 부문별 목표를 정하였다. 국가 비만관리종합대책의 방향은 수립되었으나, 이를 추진하기 위한 세부 실행방안이 구체적으로 마련되지 않았으므로, 운동 및 신체활동, 식생활 개선, 비만홍보 및 비만 치료 등 비만관리를 위한 구체적 세부 실행방안 마련이 필요하다.

참고문헌

1. 한국보건산업진흥원. 2001년 국민건강 · 영양조사 결과보고서, 2003.
2. 보건복지부. 한국인의 주요 상병 및 건강행태 분석-2001년 국민건강 · 영양조사 건강부분 심층분석 결과-. 보건복지부 한국보건사회연구원. 2003.
3. 한국보건산업진흥원. 2005년 국민건강 · 영양조사 (영양조사 부문) 진행보고서, 2005.
4. 안병철. 과체중-비만의 사회경제적 비용 추계. 제 2차 국민영양정책토론회, 2005. 9.
5. 강재헌, 김남순. 한국인의 비만추이. *대한비만학회지* 제11권 제4호 2002 : 329-336.
6. 이행신. Healthy People 2010. 대한영양사회 국민영양 219(2000.6) : 20-22.
7. U.S. Department of Health and Human Services. Healthy People 2010. 2000.
8. Briss PA, Zaza S, Pappaioanou M, Fielding J, Wright-De Aguero L, Truman BI, Hopkins DP, Mullen PD, Thompson RS, Woolf SH, Carande-Kulis VG, Anderson L, Hinman AR, McQueen DV, Teutsch SM, Harris JR. Developing an evidence-based Guide to Community Preventive Services--methods. The Task Force on Community Preventive Services. Am J Prev

Med. 2000 Jan ; 18(1 Suppl) : 35-43.

9. http://www.bsc.gwu.edu/bsc/studies/gems.html
10. Kumanyika SK, Obarzanek E, Robinson TN, Beech BM. Phase 1 of the Girls health Enrichment Multi-site Studies(GEMS) : conclusion(abstract). Ethn Dis 2003 ; 13(Suppl 1) : S88-91.
11. Robinson TN, Killen JD, Kraemer HC, Wilson DM, Matheson DM, Haskell WL, et al. Dance and reducing television viewing to prevent weight gain in African-American girls : the Stanford GEMS pilot study(abstract) > Ethn Dis 2003 ; 13(1 Suppl 1) : S65-77.
12. Story M, Sherwood Ne, Himes JH, Davis M, Jacobs DR JR, Cartwright Y, et al. An after-school obesity prevention program for African-American girls : the Minnesota GEMS pilot study(abstract) > Ethn Dis 2003 ; 13(1 Suppl 1) : S54-64.
13. Schmitz KH, Jeffery RW. Prevention of obesity. In : Albert J. Stunkard, editors. Handbook of obesity treatment. 2nd ed. New York : Guilford Press ; 2002. p.556-93.
14. Caballero B, Clay T, Davis SM, Ethelbah B, Rock BH, Lohman T. Pathways : a school-based, randomized controlled trial for the prevention of obesity in American Indian schoolchildren. Am J Clin Nutr 2003 ; 78 : 1030-8.
15. Davis C, Hunsberger S, Murray DM, Fabisitz RR, Himes JH, Stephenson LK, et al. Design and statistical analysis for the pathway study. Am J Clin Nutr 1999 ; 69(suppl) : S760-3.
16. Leupker RV, Perry CL, Mckinlay SM, Nader PR., Parcel GS, Stone EJ, et al. Outcomes of a field trial to improve children's dietary patterns and physical activity : The child and adolescent trial for cardiovascular health (CATCH). JAMA 1996 ; 275 : 768-76.
17. Fitzgibbon ML, Stolley MR, Dyer AR, VanHorn L, KauferChristoffel K. A community-based obesity prevention program for minority children : rationale and study design for Hip-Hop to Health Jr. Prev Med. 2002 ; 34(2) : 289-97.
18. Stolley MR, Fitzgibbon ML, Dyer A, Van Horn L, Kaufer Christoffel K, Schiffer L. Hit-Hop to Health JR. An obesity prevention program for minority preschool children : baseline characteristics of participants. Prev Med 2003 ; 36(3) : 320-9.
19. 남은우. 보건교육 · *건강증진학회지* 2004 ; 21(2) : 233-252.
20. Shibaike N, Utsunomiya O, Ushiro S, Takamiya T, Ohuchi A. Action by Ministry of Health, Labor and Welfare National Health Promotion in the 21st century "Health Japan 21". Intern Med. 2002 Jan ; 41(1) : 70-1.
21. Yoshiike N, Kaneda F, Takimoto H. Epidemiology of obesity and public health strategies for its control in Japan. Asia Pac J Clin Nutr. 2002 Dec ; 11 Suppl 8 : S727-31.

22. http://www.phis.org.uk/

23. Oura R, Nomura M, Nakaya Y, Shichijyo S, Ito S. Evaluation of the total health promotion plan in Japan, as related to health promotion effects and the prevention of lifestyle-related diseases. J Med. 2001 ; 32(5-6) : 365-79.

24. Lobstein T, Baur L, Uauy R; IASO International Obesity TaskForce. Obesity in children and young people: a crisis in public health. Obes Rev. 2004 May ; 5 Suppl 1 : 4-104.

25. 강재헌, 유선미, 성은주, 김경아, 박경희, 윤영숙. 학생 비만예방 프로그램 개발 연구 용역 최종 보고서. 서울특별시 교육청. 2006.

26. www.counterweight.org

27. Journal of human nutrition & dietetics 2004 ; 17(3) : 191-208.

28. International journal of obesity. 2005 ; 29 : S78-83.

29. International journal of obesity. 2001 ; 25 : S66-74.

30. BMC Public health. 2006 ; 6 : 147.

31. http://www.kki.likes.fi

32. www.ukkinstituutti.fi

33. http://www.epode.fr/pdf/communiques/lancement_en.pdf

34. 권혜진, 김경아, 강제헌. 보건소 웹기반 비만관리 프로그램 분석 및 개발. 대한비만학회지 제14권 제4호 2005 ; 242-267.

35. 강재헌. 보건소 비만클리닉 사업모형개발 최종보고서. 한국보건사회연구원. 2006.

II

임상편

Chapter 8 비만의 역학

1 서 론

비만은 건강에 이상을 초래할 정도로 지방이 체내에 과잉으로 축적된 경우를 말한다. 기존의 여러 연구 결과들은 비만이 단순히 비정상적인 외모를 일으키는 외관상의 문제가 아니라, 제2형 당뇨병, 심혈관계질환, 암과 같은 심각한 질병들을 일으키고 사망의 위험까지 높이는 중요한 건강위협 요인이라는 사실을 보여주고 있다.

비만인구가 전 세계적으로 급속히 늘고 있다. 비만인구의 증가는 기존의 질병 양상도 변화시키고 있는데, 제2형 당뇨병과 심혈관계질환과 같은 비만관련 질병들의 발생을 특히 급격하게 늘리고 있다. 이로 인해 비만은 전 세계적으로 시급히 해결해야 할 가장 중요한 공중보건학적 문제 중 하나로 등장하였고, 세계보건기구에서는 비만을 21세기 인류가 극복해야 할 중요한 질병 중 하나로 지목하고 있다.

지금까지 얻어진 많은 비만관련 역학 연구결과들은 대부분이 미국이나 유럽인들을 대상으로 얻어진 자료들이다. 비만은 식습관이나 운동습관과 같은 생활습관이 유전적, 문화적, 사회경제적인 환경 요인 등과 복합적으로 상호작용하여 일어난다. 우리 한국인을 비롯한 아시아인들은 서구인들과는 다른 생활습관과 유전적, 환경적인 요인들을 가지고 있으며, 체구 또한 상대적으로 작아, 비만의 역학적 특성이 서구인들과는 상당히 다를 것이라고 추측되어 왔다. 여기서는 지금까지 보고된 자료들을 근거로 이러한 문제들에 대한 접근을 시도해 보고자 한다. 단, 소아비만과 영양 및 운동에 관한 부분은 다른 장에서 자세히 다룰 것이므로 여기서는 언급하지 않으려 한다.

1) 한국인 비만의 유병률 변화 양상

비만은 체지방이 과다하게 축적된 상태를 말하므로 체지방량을 직접 측정하는 것이 가장 적절한 방법이다. 하지만, 이런 방법들은 (예, 수중밀도법이나 DEXA) 특수한 장비가 갖추어져야 가능하므로 임상적으로 활용하는 데는 제약이 따른다. 따라서 간편하면서도 임상적으로 활용하기 편한 방법들이 필요한데, 이를 위해 체질량지수나 허리둘레 측정법이 주로 사용하고 있다. 세계보건기구 아시아태평양지부와 대한비만학회에서는 과체중의 기준을 체질량지수 23 kg/m^2 이상, 비만의 기준을 체질량지수 25 kg/m^2 이상, 고도비만을 30 kg/m^2 이상으로 정의하고 있다.

한국인의 비만 유병률은 1995년 이후 시행되어온 국민건강영양조사 결과를 통하여 지속적으로 상승하고 있음을 확인할 수 있다(표 8-1). 1995년 국민건강조사[1]에서는 체질량지수 25 kg/m^2 이상의 비만 유병률은 13.9%로 남성 16.7%, 여성 11.3%가 비만으로 나타났고 체질량지수 30 kg/m^2 이상 유병률은 남녀 0.9%, 0.7%로 낮게 나타났다. 하지만 1995년에 실시된 국민건강조사는 실측치가 아닌 자가기입식 설문을 통해 얻어진 자료를 이용하였으므로 비만의 유병률이 저평가 되었을 가능성이 있다는 지적이 있어왔다.

신체계측을 직접적으로 시행한 1998년 국민건강영양조사에서의 비만 유병률은 남성에서 25.7%, 여성에서 26.4% 였고, 2001년, 2005년 결과는 남성에서 32.4%, 34.5%, 여성에서는 각각 27.2%, 27.3%로 남성에서의 비만 증가추세가 더 현저하게 나타났다.[2-4]

체질량지수 30 kg/m^2 이상의 고도비만의 유병률은 1995년 남성과 여성이 각각 0.9%, 0.7%에서 1998년 1.7%, 1.9%, 2001년 2.8, 3.5 %, 2005년 3.7%, 3.4% 로 증가하여 체질량지수 25 kg/m^2 이상의 비만 인구의 증가에 비하여 상대적으로 느리지만 꾸준한 증가추세를 보이며 특히 남성에서 또렷한 증가양상을 보인다.

유병률의 변화양상은 체질량지수 23～24.9 kg/m^{2}의 과체중군은 감소하는 반면 주로 체질량지수 25～29.9 kg/m^2 비만환자는 빠른 속도로 증가하고 있다. 이는 국민건강보험공단 자료를 이용하여 30～59세 성인 812,251명 1992년부터 2000년까지 8년간 추적 관찰한 연구 결과와도 일치한다.[5] 이 연구에 따르면 체질량지수 23 kg/m^2 미만 인구는 감소하는 반면 체질량지수 25.0～26.9 kg/m^2, 27.0～29.9 kg/m^2 의 인구는 매년 1.6%, 0.6%씩 빠른 속도로 증가하고 있고 30.0 kg/m^2 이상의 인구는 0.1% 정도로 느린 속도로 증가하고 있음을 보여주고 있다. 이러한 체질량지수 25.0～29.9 kg/m^2 인구의 빠른 증가는 과거 미국의 체질량지수 30.0 kg/m^2 인구 증가와 비슷한 양상이다.[6]

표 8-1 국민건강 영양 조사 자료를 기초로 한 20세 이상 성인에서 연령, 성별 비만 유병률

	국민건강영양조사	
	1998년	2001년
연령 보정 비만 유병률		
남성	25.7	32.4
여성	26.4	27.1
성별, 연령별 비만 유병률		
남성		
20～29	19.9	25.1
30～39	28.8	35.1
40～49	32.9	38.7
50～59	26.1	34.4
60+	15.2	26.3
여성		
20～29	14.3	11.5
30～39	21.2	20.3
40～49	32.5	32.9
50～59	42.0	40.3
60+	33.9	39.5

2) 복부비만의 유병률

제2형 당뇨병, 고혈압, 이상지질혈증 및 관상동맥질환 등 다양한 비만 관련 질환의 위험은 총지방량 뿐만 아니라 복부 비만, 특히 내장지방 분포와 밀접한 연관이 있는 것으로 알려져 있다. 복부지방 중 내장지방과 피하지방의 분포가 더 중요하다고 할 수 있지만 이는 컴퓨터 단층 촬영과 같은 특수 검사가 필요하여 실용성이 떨어진다. 따라서 임상적으로 널리 이용되는 방법은 허리둘레를 기준으로 진단하는 방법으로 지금까지 세계보건기구 아시아-태평양지부에서 정의한 복부 비만의 기준(남자 허리둘레 90 cm 이상, 여자 허리둘레 80 cm 이상)을 사용하여 왔다.[7] 하지만, 허리둘레 기준의 적절성에 대해서는 많은 논란이 이어져 오고 있다가, 최근에 대한비만학회는 남성 90 cm 초과, 여성 85 cm 초과를 복부비만의 진단기준점으로 제시한 바 있다.

국민 건강 영양 조사에 의하면 복부 비만의 유병률은 남성보다 여성에서 유의하게 높으며 남자의 경우 1998년 19.6%에서 2005년 23.7%로 증가하는 추세인 반면 여자의 경

우 39.6%에서 37.5%로 감소하는 양상을 나타냈다.[4] 연령별로 살펴보면(표 8-2) 복부 비만의 유병률은 남성에서 40대에 가장 높고 이후 감소하는 양상을 보이는 반면 여성의 경우 20대부터 직선적으로 증가하다가 60대에 가장 높은 유병률을 보이고 이후 감소하는 양상을 보인다.[8]

표 8-2 1998년, 2001년 성별, 연령별 복부 비만 유병률

연령	1998년 국민건강영양조사		2001년 국민건강영양조사	
	남성	여성	남성	여성
20～24	9.2	14.2	11.9	15.3
25～29	15.3	23.1	15.4	21
30～34	16.4	25.2	21.4	26.2
35～39	16.8	30.7	25.5	30.7
40～44	28.5	39.6	31	36
45～49	26.7	50.6	27.6	46.5
50～54	25	62.5	26.3	60.7
55～59	29	63.3	29.1	69.6
60～64	22.3	68	30.7	75.3
65～69	21.6	66.7	26.2	71.2
70～74	10.9	56	36.3	73.1
75～79	13.1	45.6	23.3	60.1

3) 비만의 위험인자

(1) 사회경제적 수준에 따른 비만의 유병률

1989년에 Sobal 등[9]은 사회경제적 수준과 비만에 관련된 144개의 연구를 고찰한 결과에서 선진국의 경우 여성에서 사회경제적 수준이 낮을수록 비만의 위험이 높지만 개발도상국에서는 남녀 모두 사회 경제적 수준이 높은 계층에서 비만의 유병률이 높은 것을 보여주었다. 이러한 사회경제적 수준과 비만의 연관성은 인종, 나이, 성별에 따라 달라질 수 있고 사회경제적 요인을 측정한 도구, 즉, 교육 수준, 소득 수준, 거주지, 직업 등에 따라 다르게 나타날 수 있다.

1998년의 국민 건강 영양 조사 자료를 근거로 한 한국 성인 남녀에서 사회 경제적 요인과 비만의 관련성에 대한 연구 결과를 살펴보면 소득 수준과 교육 수준에 따른 비만의 유병률은 남성과 여성에서 다른 양상을 보인다.[10] 남녀 모두 소득수준이 증가함에 따라 비만의 유병률이 증가하는 경향을 보이고 교육 수준이 높을수록 비만의 유병률이 감소하는 경향을 보이지만 연령, 운동, 식사 습관, 음주, 흡연 등 여러 가지 교란 변수를 보정하였을 때 남성에서는 소득 수준이 증가함에 따라 비만이 증가하는 양상을 보이는 반면 여성에서는 월소득과는 일정한 연관성을 보이지 않았다. 반면 교육수준에 따른 체질량지수의 연관성은 여성에서 반비례하는 양상을 보였지만 남성에서는 일정한 연관성이 나타나지 않았다.

(2) 음주 양상에 따른 비만의 유병률

국내 음주 소비량은 세계적으로 높은 수준이다. 음주로 인한 간 손상 등의 건강장애는 중요한 보건학적인 문제이다. 음주는 복부비만의 위험을 높이는데, 높이는 양상은 용량-반응 관계(dose-dependent association)를 보인다. 남성이 여성보다 음주량이 훨씬 많은데, 하루 음주량을 평균해서 보았을 때에 80 g/day 이상의 음주를 하는 남성은 음주를 하지 않는 남성에 비해 복부비만(허리둘레 90 cm 이상)에 걸려 있을 위험이 2배정도 높다.[11]

(3) 흡연 양상에 따른 비만의 유병률

흡연은 동맥 경화의 위험 요인이며 인슐린 저항성을 증가시켜 고혈압, 제2형 당뇨병, 이상지혈증 등과 같은 대사 이상을 주로 유발한다. 비록 흡연자가 비흡연자나 금연자에 비해 체중이 낮지만 낮은 체질량지수에도 불구하고 복부비만의 위험이 높다.[12]

금연자에서 체중이 증가하지만 금연을 하면 허리둘레 또는 허리둔부둘레비가 감소하여 대사 이상의 위험이 감소하고 인슐린 저항성이 개선되면서 심혈관질환의 위험을 낮출 수 있다.[13]

국민건강영양조사 자료 보고서에 따르면 우리나라 20세 이상 성인의 흡연율은 남자에서 1989년 70.3%에서 2001년 65.4%, 여자에서 1989년 3.9%에서 1998년 6.7%로 증가하다가 2001년 3.9%로 다시 감소하였다.[14]

한가지 흥미로운 보고는 흡연을 하게 되면 체중 감량이 일어날 순 있지만, 흡연량이 많아지거나 흡연기간이 길어지면 오히려 복부비만의 위험이 높아진다는 사실이다.[15]

(4) 스트레스와 우울지수에 따른 비만의 유병률

스트레스와 우울 또한 비만의 중요 위험 중 하나로 분류되고 있다. 국내에선 이에 관한 연구가 부족한 실정이나, 한 연구에 따르면 폐경전 과체중이상의 여성에서 우울지수가 높을수록 내장지방량이 증가한다고 한다.[16] 이 연구에서 체질량지수, 피하지방량은 우울지수와 별다른 연관성을 보이지 않았다.

4) 비만관련 질병의 위험

비만에 동반되는 질환들은 고혈압, 당뇨병, 뇌졸중, 담낭 질환, 골관절염, 수면무호흡증, 일부 암과 그 외 임신 합병증, 생리 불순, 정신적 문제 등이 있다. 비만 관련 건강 문제는 모든 인구에서 유사하지만 위험의 정도는 나이, 성별, 인종, 사회적 상황에 따라 다양하게 나타난다.

1998년 국민건강영양조사를 분석한 결과[17]에 따르면 고혈압의 유병률은 체질량지수 25～29.9 kg/m^2 이상에서 남자 54.6%, 여자 46.7%, 30 kg/m^2 이상에서 남자 70.0%, 여자 55.0%였고 체질량지수 25～29.9 kg/m^{2}에서 고혈압의 교차비는 남자 3.4 (2.3～5.1), 여자 2.6 (1.7～4.2), 30 kg/m^2 이상 고혈압의 교차비는 남녀 각각 9.9 (4.7～21.2), 4.4 (2.4～8.1)이었다. 당뇨병의 유병률은 BMI 25～29.9 kg/m^2 남성에서 16.1%, 여성에서 14.6%였고 BMI 30 kg/m^2 이상 남성에서 16.7%, 여성에서 17.1%였다. 체질량지수 25～29.9 kg/m^{2}에서 당뇨병의 교차비는 남자 2.4 (1.3～4.3), 여자 2.1 (1.1～3.8), 30 kg/m^2 이상 당뇨병의 교차비는 남녀 각각 3.6 (1.4～9.5), 3.0 (1.4～6.6)이었다. 이상지혈증은 비만에서 가장 흔히 나타나는 이상 소견으로 BMI 25-29.9 kg/m^{2}군과 BMI 30 kg/m^2 이상군에서 고콜레스테롤혈증의 교차비가 남자에서 9.8 (3.0～31.9), 11.8 (2.9～47.9), 여자에서 4.6 (2.2～9.9), 4.5 (1.8～11.2), 고중성지방혈증의 교차비는 남자에서 4.4 (2.3～8.5), 8.7 (3.6～20.8), 여자에서 5.3 (2.1～13.5), 4.5 (1.8～11.2)이었고 저 고밀도 지단백 콜레스테롤혈증의 교차비는 남자에서 3.4 (2.1～5.4), 4.3 (2.1～9.1), 여자에서 3.0 (2.1～4.2), 4.3 (2.6～7.2)이었으며 체질량지수가 증가함에 따라 교차비가 증가하는 용량반응 관계를 보였다.

국민건강보험공단 자료를 이용한 종적 연구[5]에서도 비만도가 증가함에 따라 고혈압, 당뇨병, 고콜레스테롤혈증의 발생 위험도가 증가함을 보여주고 있다. 체질량지수 21 kg/m^{2}에 비해 체질량지수 25 kg/m^{2}에서 고혈압은 1.7배, 당뇨병은 2배, 고콜레스테롤혈증 1.5배로 발생 위험이 증가하고 체질량지수 30 kg/m^2 이상에서 고혈압, 당뇨병, 고콜레스테롤혈증은 각각 2.4배 이상, 4배 이상, 1.7배 이상 높아짐을 보여주고 있다. 체질량지수 증가에 따른 고혈압, 당뇨병, 고콜레스테롤혈증의 발생 위험은 젊은 연령일수록 더 높다.[18)]

비만과 암의 발생률, 사망률의 연관성에 관한 국외 자료를 살펴보면 일부 특정암이 비만과 유의한 연관성을 가지는데 남자의 경우 대장암, 직장암, 전립선암의 위험이 높고 여자에서는 유방암, 자궁암, 난소암 등 여성 생식기암과 담낭암, 신장암이 흔하다. 비만과 암의 연관성을 알아보기 위하여 78만 명 한국 남성을 10년간 추적 관찰한 국내 연구[19)]에서는 대장암, 간암, 담도암, 전립선암, 신장암, 갑상선 유두암, 소세포폐암, 논호지킨 림포마, 흑생종이 체질량지수가 증가함에 따라 증가하는 것으로 나타나 한국인에서도 외국의 경우와 마찬가지로 비만과 암 발생은 밀접환 관련성이 있는 것으로 나타났다.

비만과 뇌졸중의 연관성은 일정하지 않지만 40~64세 남성 234,863명을 대상으로 한 연구 결과[20)] 허혈성 뇌졸중의 경우 체질량지수와 용량반응적인 연관성을 보이는 반면 출혈성 뇌졸중의 경우 J형 모양으로 저체중군에서 위험이 증가하고 정상 체중군에서 감소한 이후 체질량지수가 증가할수록 증가하는 양상을 보였다. 한국인에서 비만과 뇌졸중의 관계가 뇌졸중의 아형에 따라 다르게 나타나지만 비만군에서 뇌졸중의 위험이 높아지는 것은 명백하다.

5) 비만관련 사망률

비만도에 따른 사망률의 변화 양상은 연령별, 인종별, 문화에 따라 뚜렷하게 차이를 보인다. 비만과 사망률의 연관성은 J형 또는 U형 형태를 나타내는데 비만과 연관된 사망은 비만도가 심할수록 증가하여 비만과 연관된 사망의 80% 이상이 체질량지수 30 kg/m^{2}이상에서 발생한다. 미국에서 1,184,657명을 대상으로 비만과 사망의 연관성을 살펴본 연구[21)]에서 BMI 23.5~24.9 kg/m^{2}를 기준값으로 두었을 때 백인 남녀 모두 비만도에 따른 사망률은 U자형을 보였으며 남자는 체질량지수 30.0~31.9 kg/m^{2}에서 1.32 (1.21~1.45), 32.0~34.9 kg/m^{2}에서 1.66 (1.49~1.85), 35.0~39.9 kg/m^{2}에서 2.17 (1.81~2.56), 40 kg/m^2 이상에서는 2.58 (1.64~4.06), 여자는 30.0~31.9 kg/m^{2}에서 1.30 (1.22~1.39), 32.0~34.9 kg/m^{2}에서 1.53 (1.42~1.65), 35.0~39.9 kg/m^{2}에서 1.76 (1.60~1.94), 40 kg/m^2 이상에서 2.00 (1.69~2.36)의 위험도 증가를 보였다. 그러나 1976년부터 115,195명의 여성을 16년간 추적한 Nurses' Health Study[22)]에서는 체질량지수와 사망률은 J 또는 U자형이 아닌 비만도의 증가에 따라 사망률이 증가하는 직접 용량반응관계를 나타냈으며 체질량지수 19.0 kg/m^2 미만의 저체중군을 기준으로 하였을 때 29 kg/m^{2}부터 사망의 위험이 2배 이상 증가하였다. 이러한 차이는 흡연과 선행질환에 의한 것으로 생각되고 있다. 흡연군은 체질량지수가 상대적으로 낮으며 사망과 연관이 있는 선행질환(암, 만성질환 등)을 가진 경우에도 낮은 체질량지수를 보이므로, 비만과 사망률과의 관계 분석에서 마치 저체질량지수 군에서 사망의 위험이 높은 것처럼 나타난다는 것이다. 이로 인해 J 또는 U 자형의 그래프가 그려지는 것으로 판단되어지고 있다.

비만과 사망의 연관성을 살펴본 국내 역학 연구[5,23]는 많지 않다. 남자의 경우 외국의 연구 결과와 비슷하게 낮은 체질량지수에서 유의한 사망률의 상승을 보인 후 넓은 영역에서 기저점을 보이다가 체질량지수 30 kg/m^2 이상의 영역에서 다시 상승을 보이는 U자형의 사망 양상을 보인다. 그러나 여성에서는 체질량지수 23 kg/m^2 부터 증가하기 시작하여 직접 용량 반응 관계를 나타냈으며 정상체중군을 기준으로 하였을 때 체질량지수 30 kg/m^2 이상에서 사망의 위험이 1.8배 증가하였다.

2 맺음말

우리와 생활습관, 유전적, 문화적 환경이 다른 서구인들의 경우에 못지않게 국내에서도 비만은 많은 문제들을 야기하고 있다. 비만의 증가추세를 볼 때에 연 30만 명 내외의 비만환자가 새롭게 발생하는 것으로 추정되며, 이러한 추세가 지속 될 때에는 2020년 경에는 두 명 중 한 명꼴 정도로 비만환자가 늘어날 것으로 추정된다. 비만의 증가는 제2형 당뇨병, 심혈관계질환의 발생률을 급격히 높이고 있으며, 대장암, 신장암 등 비만관련 암들의 발생을 또한 급속히 높이고 있다. 이를 적절히 예방하고 관리하려면, 비만의 위험요인인 운동 부족 및 영양 불균형을 개선하려는 국가사회적인 노력이 있어야 하겠고, 한국인의 특징적인 음주과다, 흡연, 스트레스 등의 위험요인을 발견하고 개선해 나가려는 노력이 필요하다. 이를 통해 앞으로 다가올 비만과 관련된 여러 질병부담을 줄이는 노력이 절실히 요구된다.

참고문헌

1. Moon OR, Kim NS, Jang SM, Yoon TH, Kim SO. The relationship between body mass index and the prevalence of obesity related diseases based on the 1995 National Health Interview Survey in Korea. Obesity Reviews 2002 ; 3 : 191-196.

2. Kim Y, Suh YK, Choi H. BMI and Metabolic Disorders in South Korean Adults : 1998 Korea National Health and Nutrition Survey. Obesity Research 2004 ; 12(3) : 445-453.

3. Kim DM, Ahn CW, Nam SY. Prevalence of obesity in Korea. Obesity reviews 2005 ; 6 : 117-121.

4. Lee JH, Jang MJ, Yoo HS, Lee YK, Ji Yn, Kim EK, Kim JH, Lee BO, Lee NJ, Hong SY, Lee RG, Jeong EK, Kim YT, Oh KW. Epidemics of obesity and metabolic syndrome in Korea. The Kor J Obesity 2006 ; 15(S1) : 47.

5. Oh SW, Shin S-A, Yun YH, Yoo T, Huh B-Y. Cut-off Point of BMI and Obesity Related Comorbidities and Mortality in Middle-Aged Koreans. Obesity Research. 2004 ; 12 : 2031-2040.

6. Flegal KM, Carroll MD, Kuczmarski RJ, Johnson CL. Overweight and obesity in the United States : prevalence and trends, 1960-1994. Int J Obes Relat Metab Disord. 1998 ; 22 : 39-47

7. World Health Organization Western Pacific Region, International Association for the Study of Obesity, International Obesity Task Force. The Asia-Pacific Perspective : Redefining Obesity and Its Treatment. Sydney, Australia : Health Communications Australia Pty ; 2000.

8. 보건복지부 보건사회연구원. 2001년 국민건강 영양조사 건강부문 심층분석 결과 - 한국인의 주요 상병 및 건강행태 분석. 2003.

9. Sobal J, Stunkard AJ. Socioeconomic status and obesity : a review of the literature. Psychological Bulletin 1989 ; 105 : 206-275.

10. Yoon YS, Oh SW, Park HS. Socioeconomic Status in Relation to Obesity and Abdominal Obesity in Korean Adults : A Focus on Sex Differences. Obesity. 2006 ; 14 : 909-919.

11. Yoon YS, Oh SW, Baik HW, Park HS, Kim HW. Alcohol consumption and the metabolic syndrome in Korean adults : the 1998 Korean National Health and Nutrition Examination Survey. Am J Clin Nutr 2004 ; 80 : 217-224.

12. Jee SH, Lee SY, Nam CM, Kim SY, Kim MT. Effect of smoking on the paradox of high waist-to-hip ratio and low body mass index. Obes Res. 2002 ; 10 : 891-895.

13. Filozof C, Ferndez-Pinilla MC, Ferndez-Cruz A. Smoking cessation and weight gain. obesity

reviews. 2004 ; 5 : 95-103.

14. 보건복지부, 한국보건사회연구원. 2001년 국민건강영양조사 결과보고서 - 보건의식행태조사. 2002.12.

15. Oh SW, Yoon YS, Lee ES, Kim WK, Park C, Lee S, Jeong EK, Yoo T. Association between cigarette smoking and metabolic syndrome : the Korea National Health and Nutrition Examination Survey. Diabetes Care 2005 ; 28(8) : 2064-2066.

16. Lee ES, Kim YH, Beck SH, Lee S, Oh SW. Depressive Mood and Abdominal Fat Distribution in Overweight Premenopausal Women, Obes Res 2005 ; 13 : 320-325.

17. 윤영숙. 여성의 비만 : background of epidemiology. *대한비만학회지*. 2004 ; 13(S1) : 212-224.

18. Yoon YS, Shin SA, Noh JH, Oh SW. Burden of type 2 Diabetes in Young Adults owing to Obesity. Diabetes care 2005 ; 28(9) : 2329.

19. Oh SW, Yoon YS, Shin SA. Effects of Excess Weight on Cancer Incidences Depending on Cancer Sites and Histologic Findings Among Men : Korea National Health Insurance Corporation Study. J Clin Oncol 23 : 4742-4754.

20. Yun-Mi Song, Joohon Sung, George Davey Smith, Shah Ebrahim. Body Mass Index and Ischemic and Hemorrhagic Stroke. A Prospective Study in Korean Men. Stroke. 2004 ; 35 : 831-836.

21. E Calle, M Thun, J Petrelli, C Rrodriguez, C Heath. Body mass index and mortality in a prospective cohort of U.S. adults. N Engl J Med 1999 ; 341 : 1097-1105.

22. J Manson, W Willett, M. Stampfer, G. Colditz, D Hunter, S Hankinson, C Hennekens, et al. Body weight and mortality among women. N Engl J Med 1995 ; 333 : 677-685.

23. Y Song, J Sun. Body Mass Index and Mortality : A Twelve-Year Prospective Study in Korea Epidemiol 2001 ; 12 : 1739.

Chapter

9 비만과 시상하부

1 서 론

뇌의 기저부에 위치한 시상하부(hypothalamus)는 섭식과 에너지대사를 조절함으로써 체지방량을 결정하는 중추 기관이다. 중추 신경계에는 식욕을 증진시키는 신경전달 물질과 식욕을 억제시키는 신경전달 물질이 있으며, 시상하부[1,2]를 비롯하여 중추신경계에는 이런 물질들의 수용체가 분포되어 있어 개체의 에너지 상태에 따라 관련물질을 분비하여 식욕을 촉진 또는 억제하여 항상성을 유지한다. 시상하부는 에너지 섭취량(위장, 소장)과 에너지 저장량(지방조직)에 대한 정보를 미주신경 혹은 호르몬을 통하여 전달 받아 복잡한 신경세포 네트워크를 통하여 이를 종합적으로 분석한 뒤 섭식 행동과 에너지 대사를 조절한다. 음식을 섭취하는 행동을 유도하고 유지하기 위해서는 시상하부와 운동신경, 자율신경 및 말초신경계가 모두 관여한다. 즉 체중이 감소하는 시기에는 에너지 저장량이 부족하다는 신호가 말초기관으로부터 시상하부로 전달되고, 시상하부는 에너지 부족을 보충하기 위하여 섭식을 증가시키고 에너지 대사를 감소시킨다.

2 시상하부

시상하부[1,2]는 체내의 여러 부분으로부터 들어오는 각종 신호들을 종합하여 처리함으

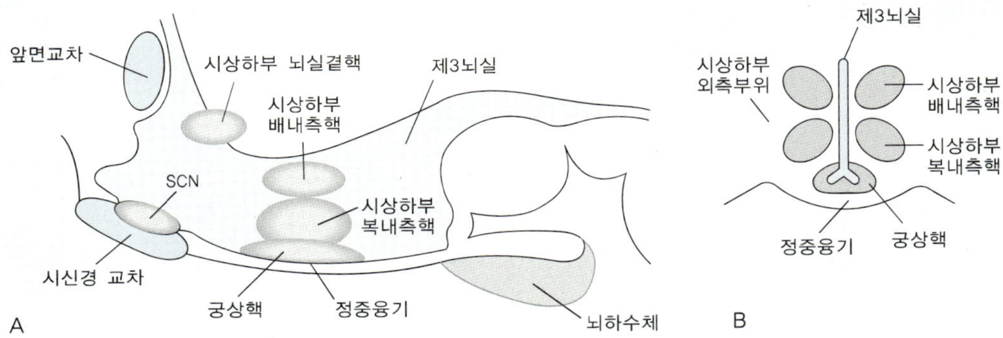

▶**그림 9-1 시상하부의 해부도.** (A) 세로단면 (B) 궁상핵 단계에서의 수직단면

로써 언제, 어떤 음식을 얼마만큼 섭취할 것인가를 결정하는 역할을 수행한다. 시상하부는 각각 다른 기능을 가진 신경세포의 집합으로 구성된 신경핵으로 다시 나누어진다. 신경핵 사이의 교류와 뇌의 다른 부위로부터 들어오고 나가는 신경세포 연결을 통해 시상하부에서는 뇌와 말초 순환, 위장 관으로부터 들어오는 신호를 통합하여 에너지 섭취와 소비를 조절한다. 시상하부는 여러 부분의 신경핵 집단들이 존재하는데 음식 섭취와 주로 관련이 있다고 알려진 부분은 시상하부 뇌실결핵(paraventricular hypothalamic nucleus, PVH), 시상하부 복내측핵(ventromedial hypothalamic nucleus, VMH), 시상하부 외측부위(lateral hypothalamic area, LHA), 궁상핵(arcuate nucleus, ARC)등이다(그림 9-1).

시상하부 뇌실결핵은 시상하부 앞의 제3뇌실(3rd ventricle)의 전방 부분에 위치한 신경핵으로 사람에서는 옥시토신(oxytocin)과 바소프레신(vasopressin)을 합성하는 거대신경세포(magnocellular neuron)가 있으며, 에너지 항상성에 관여하는 중요한 신경펩티드인 뉴로펩티드 Y(neuropeptide Y, NPY)와 코티코트로핀 분비호르몬(corticotropin-releasing hormone, CRH)와 갑상선자극 분비호르몬(thyrotropin-releasing hormone, TRH)의 분비가 일어나며 궁상핵으로 부터의 신경 유입이 풍부한 곳이다. 따라서 시상하부 뇌실결핵는 시상하부-뇌하수체-부신 및 갑상선 호르몬 축과 함께 영양 신호를 통합하는 부위이다. 시상하부 복내측핵은 글루코리셉터 신경을 가지고 있으며 뇌의 저혈당에 반응한다. 이 부위에 전기적 자극을 가하면 교감신경계가 활성화되고 인슐린 분비는 줄어들며 간에서의 포도당 생산이 증가하게 된다. 시상하부 복내측핵 부위에 병변이 초래되면 다식증과 비만, 고인슐린혈증과 부교감 신경계의 활성화 등이 일어나게 된다. 시상하부 외측부위는 시상하부 복내측핵과 반대작용을 하는 부위로 알려져 있다. 시상하부 배내측핵(dorsomedial nucleus, DMH)은 체내의 구심성 신호를 받아들이며 인접한 시상하부 복내측핵과 시상하부 외측부위에서 신경섬유를 통한 정보를 받아 통합하는 역할을 가진다. 궁상핵은 시상하부누두핵(infundibular nucleus)이라고도 하며, 제3뇌실의 바닥에 있으며 정중융기(median eminence) 바로 위에 위치한다. 이 부위는 집합이 긴 활모양으로 모여 있는 곳으로 섭식을 조절하는 것으로 알려진 여러 호르몬과 신경펩타이드의 수용체가 발현되고 NPY-ergic neuron을 위시한 많은 신경전달물질을 생성하는 신경 섬유가 분포하고 있다. 궁상핵부분은 뉴로펩티드와 아구티 관련 펩티드(agouti-related peptide, AGRP)와 같이 분포되어 있고, 전아편양멜라닌자극호르몬(pro-opiomelanocortin, POMC)과 코카인 및 암페타민 전사조절(cocain amphetamine-regulated transcript, CART) 또한 궁상핵의 근접한 신경세포에 발현됨이 밝혀짐에 따라 이 부분은 뇌에서도 에너지 항상성 조절에 특별한 역할을 하는 부분으로 여겨지고 있다. 또한 궁상핵과 그 아래의 정중융기를 포함하는 뇌하수체 중저기저부(mediobasal hypothalamus)는 반투과성 모세혈관에 의해 말초 순환 혈이 접하고 있다. 따라서 항상성과 관련된 호르몬 신호의 통합이 일어나기에 이상적인 위치이다. 이 부위는 인슐린, 렙틴, 글루코코르티코이드에 대한 수용체를 가지고 있다.

3 시상하부 병변으로 인한 다양한 변화

1) 섭식의 변화

뇌의 일정부위를 손상시키거나 자극시키는 연구로부터 시상하부[1,2]가 음식 섭취와 체중 조절의 중요한 센터라는 사실은 이미 오래 전부터 알려졌다. 그 중 시상하부 복내측핵 부분은 '포만 중추'로 알려졌고 시상하부 외측부위 부분은 '배고픔의 중추'로 알려졌다.[1,2]

시상하부 복내측핵의 병변으로 인하여 발생하는 비만은 약 150년 전부터 알려져 왔으나, 1940년대에 이르러 쥐의 뇌에 전류를 통과시키거나 gold thioglucose를 생쥐의 복강내에 주사하여 시상하부 복내측핵의 병변을 만들어 다식증을 동반한 비만이 유발되고, 시상하부 외측부위의 병변을 만든 동물에서는 물과 음식 섭취능이 소실되어 체중이 감소됨을 관찰함으로써 실험적으로 증명되었다. 이러한 변화는 시상하부에 가하는 자극의 정도에 따라 차이가 있을 수 있다. 시상하부 복내측핵 병변 백서에서 혈중 인슐린, 코르티솔 농도의 증가, 그리고 뉴로펩티드 같은 섭식 증가 신경전달물질의 발현과 분비가 증가되고 뇌로 뉴로펩티드 항체를 주사하면 다식증이 감소함이 보고된다. 시상하부 뇌실곁핵 부분을 손상시키면 과식증의 비만이 유도되고 시상하부 외측부위 부분을 손상시키면 식욕감퇴와 체중 감소가 나타난다고 보고된다.

궁상핵 부분을 손상시키면 렙틴을 주입하여도 음식 섭취가 감소되지 않기 때문에 이 부분이 아마도 렙틴으로부터 받은 신호를 신경세포 망에 전달하여 음식 섭취 감소를 유도하는 중요한 부분으로 추정되고 있다.

식후 포만감의 신호로 알려진 것 중에는 미주 신경으로부터 뇌간(brain stem)에 전해지는 경로가 있다. 뇌간의 고립로핵(nucleus of solitary tract, NST)으로부터 시상하부 뇌실곁핵과 시상하부 외측부위에 이르는 신경돌기에 의해 연결되어 있으며, 이러한 신경으로는 글루카곤 유사펩티드-1(glucagon-like peptide-1, GLP-1) 신경세포, 솔기핵(raphe nucleus)에서 궁상핵으로 향하는 세로토닌성 세포돌기 등이 있다. 식욕과 섭식조절에 대하여 뇌간이 미치는 영향은 뇌간과 전뇌의 연결을 수술 적으로 제거한 쥐를 이용한 실험을 통해 연구된바 있다. 제대뇌 쥐들은 각자에게 주어진 식사의 조성이 변화함에 따라 대상성의 변화는 나타낼 수 있었다. 그러나 식사 횟수를 일일 3회에서 2일로 줄이자 정상 쥐들이 한번에 식사하는 양을 조절하여 대상성을 보이는 것과 달리 제대뇌 쥐는 식사량 조절을 하지 못하였다. 따라서 뇌간은 식사량 조절에 대해 중요한 역할을 하며 장기적인 에너지 균형과 식욕 조절에 있어서는 반드시 시상하부가 필요하다.

이처럼 시상하부 복내측핵이나 시상하부 외측부위가 섭식의 조절에 중요한 역할을 하고 있지만 시상하부의 다른 부부이나 뇌간에 있는 area postrema와 dorsal vagal complex 같은 부위도 섭식에 관여한다고 알려져 있어 섭식의 조절 부위를 '포만감중추'나 '배고픔의 중추'로 단순화하는 것은 옳지 않다.

2) 자율신경계와 내분비-대사의 변화

시상하부 복내측핵 병변 백서에서 다식증이 발생하고 체중 증가가 일어나지만 이러한 쥐에서 실험적으로 음식량을 조절하여 다식증을 일어나지 않게 하여도 체중 증가가 보인다. 이로 미루어 음식 섭취의 증가 이외에 다른 요소가 작용함을 알 수 있다. 특히 자율신경계 중에서 부교감 신경이 활성화되고 교감 신경의 작용은 감소되어 에너지 소비가 증가되어 체중이 감소하게 된다. 또한 혈중 인슐린과 코르티솔 농도가 증가하고 지방세포에서는 중성지방을 지방세포로 흡수하는데 필요한 효소인 acyl-CoA synthetase, 당수송체와 지단백 지방분해효소(lipoprotein lipase)의 작용이 활성화되어 지방조직의 증가가 일어난다. 그러므로 시상하부 복내측핵 병변 백서에서는 자율신경계의 변화와 함께 다식증이 발생함으로써 체중 증가가 빠르게 나타나게 된다.

4 중추신경계와 구심성 신호의 연결

중추 혹은 말초에서 신호전달이 오면 시상하부에서의 궁상핵(1st order neuron)에서 먼저 이를 받아들이고 여러 뉴로펩티드를 내보내어 시상하부 복내측핵, 뇌실결핵, 외측부위, 그리고 배내측핵에 위치한 이차 신경세포(2nd order neuron)들을 자극 혹은 억제한다. 이차 신경세포들에서 나오는 뉴로펩티드는 다시 뇌간의 고립로핵에 전달되어 식욕이 조절된다.[3,4]

앞에서 서술하듯 궁상핵 부분은 뉴로펩티드와 아구티 관련 펩티드가 같이 분포되어 있고, 전아편양멜라닌자극호르몬과 코카인 및 암페타민 전사조절(amphetamine-regulated transcript, CART) 또한 궁상핵의 근접한 신경세포에 발현됨이 밝혀졌다. 대부분의 뉴로펩티드/아구티 관련 펩티드 신경세포나 전아편양멜라닌자극호르몬/코카인 암페타민 전사조절 신경세포는 렙틴수용체를 발현하는 것으로 알려져 있으며 두 그룹의 신경세포 모두 렙틴에 의해 조절되나, 그 효과는 상반된 생리적 기능으로 이어진다고 할 수 있다. 체내 지방조직의 감소는 혈중 렙틴 농도를 감소시키고 시상하부의 궁상핵에 위치하는 렙틴수용체를 통하여 뉴로펩티드/아구티 관련 펩티드 신경세포를 활성화시켜 뉴로펩티드와 아구티 관련 펩티드 생성과 분비가 증가되면서 음식 섭취가 증가하게 된다. 즉, 뉴로펩티드/아구티 관련 펩티드 신경세포는 렙틴에 의해 저지되고 따라서 렙틴의 정도가 낮을 때에 활성화되는 것으로 알려져 있다. 또한 인슐린의 정도가 낮을 때에도 비슷한 결과를 초래하는 것으로 알려져 있는데, 실제로 인슐린 수용체도 궁상핵 부분에 집중적으로 발현되고 있다. 이때 아구티 관련 펩티드는 멜라노코르틴-4(melanocortin-4, MC-4) 수용체와 결합하여 멜라닌세포자극호르몬(melanocortin, MSH)[3]의 작용을 감소시켜 음식 섭취를 더욱 증강시키는 역할을 한다. 이와는 반대로 렙틴이나 인슐린의 정도가 낮아지면 결과적으로 궁상핵 부분의 전아편양멜라닌자극호르몬/코카인 암페타민 전사조절의 발현을 감소시켜 이들 펩타이드들에 대한 멜라닌세포자극호르몬 분비는 억제된다. 따라서 멜라닌세포자극호르몬에 의한 신호전달이 뇌에 이르는 비만 신호에 대해 반응하는 식욕감퇴를 조절하는 중요한 조절인자라 할 수 있고, 더불어 궁상핵 부분이 렙틴이나 인슐린의 신호를 받아 신경세포에 그 반응을 유도하는 중요한 비만신호전달의 센터라 할 수 있다. 이러한 연결고리는 현재까지 알려진 신경펩티드 중에서 섭식조절에 가장 중요한 일차적 부위로 알려져 있다.

뉴로펩티드/아구티 관련 펩티드 신경세포나 전아편양멜라닌자극호르몬/코카인 암페타민 전사조절 신경세포 이외에도 뇌실결핵, perifornical area (PFA), 혹은 시상하부 외측부위부분도 이차적인 비만 조절 경로가 존재한다고 알려졌다. 시상하부 외측부위/PFA부분에서 식욕증진에 관련되는 인자로는 멜라닌농축호르몬 (melanin-concentrating hormone, MCH)[3,4]가 있다. 동물모델에서는 단식에 의해 멜라닌농축호르몬의 발현이 정상적인 쥐나 비만쥐 모두에서 증가하는 것으로 보고되었으며 직접 멜라닌농축호르몬를 뇌실에 주입하면 음식 섭취가 증가하는 것으로 나타났다. 이외에도 시상하부 외측부위와 PFA에 존재하는 식욕증진에 관련되는 단백질로 오렉신 A (orexin A) (hypocretin 1)과 오렉신 B (orexin B) (hypocretin 2) 등이 있다.[5] 이들 펩타이드들은 수면장애와 관련 있는 것으로 보이나 음식 섭취를 증가 시키는 기능도 가지고 있다. 이들 멜라닌농축호르몬와 오렉신 등은 궁상핵의 멜라닌농축호르몬/코카인 암페타민 전사조절의 신호에 의해 그 기능이 저지되거나 뉴로펩티드신호에 의해서는 촉진되는 조절을 갖는다고 볼 수 있다 (그림 9-2).

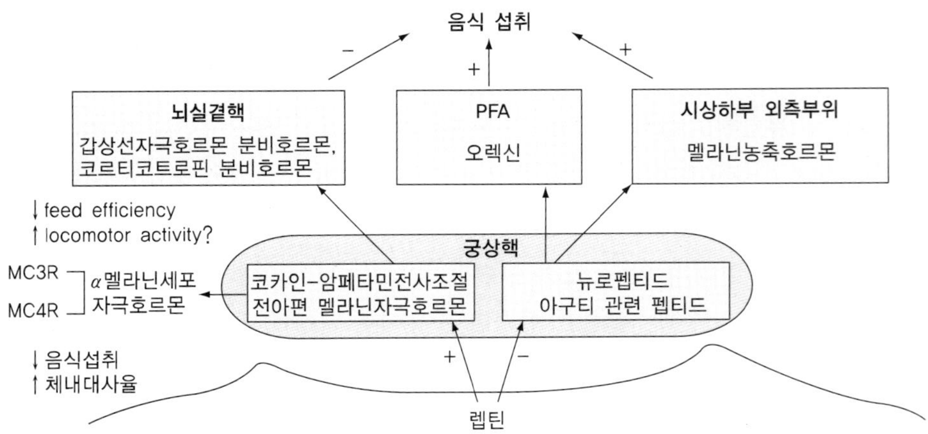

▶그림 9-2 시상하부에서의 음식 섭취 조절에 대한 신호전달

5 말초기관으로부터 시상하부로의 신호전달

말초에서 중추 신경계로 신경전달 물질을 분비하여 중추신경계의 식욕에 영향을 미치는 물질을 분비 또는 자극 시키는 구심성 신호전달이 존재한다. 미주신경 혹은 호르몬을 통하여 구심성 신호전달을 받아 복잡한 신경세포 네트워크를 통하여 이를 종합적으로 분석한 뒤 섭식 행동과 에너지 대사를 조절한다. 지방조직[6,7]으로부터 받는 신호전달 물질은 렙틴, ciliary neurotrophic factor (CNTF), 인슐린 등이 있으며, 소화기계통에서의 신호전달은 미주신경을 통한 콜레시스토키닌(cholecystokinin), 그리고 그렐린(ghrelin) 등을 들 수 있다. 이러한 구심성 신호전달 물질은 뉴로펩티드/아구티 관련 펩티드 신경세포나 전아편양멜라닌자극호르몬/코카인 암페타민 전사조절 신경세포를 통해 연결이 되어 작용한다.

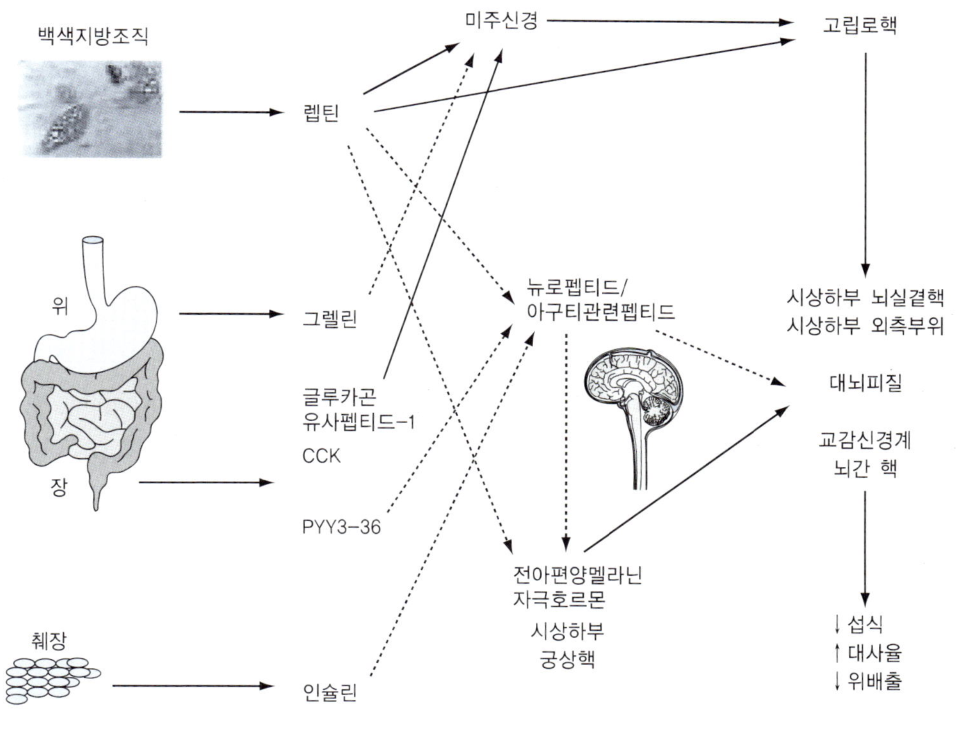

▶그림 9-3 말초기관으로부터 시상하부로의 신호전달체계(고형선은 자극, 점선은 억제)

1) 렙틴 (Leptin)

음식 섭취와 에너지 소모를 조절하는 생리적으로 가장 중요한 인자는 시상하부에 작용하여 음식 섭취와 체중을 조절하는 역할을 하는 렙틴[6]이라고 할 수 있다. 렙틴은 지방세포에서 생성되며 식욕 억제 작용을 가진다. 체지방의 감소는 렙틴의 감소를 유도하고 따라서 음식 섭취를 증가하도록 하게 되어 결국 배고픈 상태에서 일어날 수 있는 호르몬 반응을 활성화시킨다고 할 수 있다. 반대로 체지방의 증가는 렙틴의 증가를 유도하고 결국 음식 섭취를 감소하게끔 작용한다. 렙틴의 생성이나 분비는 유전적이며, 환경적인 또한 심리적인 요인에 의해서도 영향을 받는 것으로 알려져 있다. 여기에 비만 (obese (ob)) 유전자와 당뇨 (diabetes (db))유전자의 분리는 신체의 체중과 에너지 소모 조절기전을 이해하는 발판을 주었다고 할 수 있다. 렙틴수용체는 생쥐 당뇨 (ob) 유전자가 렙틴 수용체와 공유되며 생쥐의 4번 염색체에 위치하며 수용체 구조는 class I cytokine receptor family에 속한다. 세포내 구조 (intracellular domain)는 적어도 6개의 다양한 spliced form으로 되어 있고 ob-Ra, Rb, Rc, Re 등으로 구분된다. ob-Rb가 렙틴의 신호전달 역할을 하고 있으며 신호 전달과 관련된 JAK/STAT와 결합되는 부위를 가진다. 렙틴 수용체는 그 다양성에 따라 시상하부, 맥락 망총 (choroid plexus), 간, 신장, 심장 등에서 발견되지만 ob-Rb 렙틴 수용체는 시상하부에서 고농도로 발견된다. 렙틴은 뇌의 신경세포에 작용하여 중추신경계에서의 여러 가지 단백질들의 기능을 조절하여 그 기능을 수행하는데 음식 섭취를 활성화시키는 뉴로펩티드, 아구티 관련 펩티드와 그 반대의 작용을 하는 것으로 알려진 α-멜라닌세포자극호르몬, 코카인 암페타민 전사조절 등이 있다. 이런 신경계에서의 단백질들은 또 다른 여러 관련 주요 단백질 등을 조절하여 음식 섭취 및 에너지 대사를 조절하는 복합한 기전을 가지고 있다고 할 수 있다. 예를 들어 uncoupling protein, 혹은 peroxisome-proliferator-activated receptor-γ (PPAR-γ) co-activator-1 (PGC-1)등이 직접 열발생 (thermogenesis)에 관여하는데 이런 단백질들은 중추 신경계에서 위에 언급한 단백질들에 의해 조절이 되고 있다고 볼 수 있다.

2) Ciliary neurotrophic factor (CNTF)

Ciliary neurotrophic factor (CNTF)[11]는 뉴로사이토카인의 종류로써 CNTF에 대한 시상하부 수용체가 렙틴 수용체와 동일한 분자구조를 가진다. 그래서 렙틴과 CNTF는 수용체와 결합 후 과정이 동일하다. ob/ob 생쥐와 db/db 생쥐에 CNTF를 주사하면 체중 감소를 일으킨다. CNTF는 근육위축가쪽경화증(amyotrophic lateral sclerosis) 환자의 치료에 사용되는데 주사 후 체중 감소와 식욕거부증이 발생하였다.

3) 인슐린(Insulin)

저혈당이 음식 섭취를 자극하는 것은 잘 알려져 있지만 인슐린을 적은 용량으로 장기간 투여하면 식욕이 억제된다. 또한 실험동물에서 뇌실로 인슐린을 소량 주사하여도 식욕 감소와 체중 감소가 관찰된다. 뇌내인슐린의 감소로 인한 뉴로펩티드의 증가가 당뇨병 환자에서 발생하는 다식증의 한 원인으로 설명되고 있다.

렙틴과 인슐린이 두 가지 호르몬이 체내의 지방축적 정도와 에너지 항상성의 변화를 시상하부에 전달하는 중요한 신호이지만 작용기전은 다른 것으로 알려져 있다. 인슐린은 인슐린 감수성이나 저항성의 단계를 거치므로 장기간에 걸친 체중의 변화에 따라 작용한다. 그러나 렙틴은 단기간의 음식박탈과 같은 경우에도 혈중의 농도가 급격히 감소하므로 그 신호를 바로 대뇌에 보낼 수 있다. 또한 렙틴이 인슐린보다 더욱 강력하게 중추 신경계에 작용하는데 렙틴의 감소는 인슐린 농도가 높은 데도 불구하고 심한 비만을 일으키지만 인슐린 부족에 의해서는 비만이 발생하지 않는다.

4) 위장 관에서의 신호전달 물질[14,15)]

장에서 분비되는 콜레시스토키닌을 필두로 글루카곤유사펩티드-1, 위에서 분비되는 그렐린(ghrelin), 소장과 대장의 내분비 L-세포에서 분비되는 PYY 등이 중추신경계에 식욕과 관련된 수용체에 결합하여 식욕을 자극 또는 억제시킨다. 콜레시스토키닌-33, 콜레시스토키닌-8이 소화기관에서 분비되어 식욕을 억제한다. 실험동물에 콜레시스토키닌-8을 주사하면 음식 섭취가 줄어들며 사람에서도 같은 효과를 보인다. 콜레시스토키닌$_a$와 콜레시스토키닌$_b$ 수용체가 존재하며 각각 소화기계와 뇌에 위치한다. 콜레시스토키닌는 미주신경을 통해서 뇌로 전달된다.

6 음식 섭취에 대한 시상하부의 조절

1) 식욕증진 신경전달 물질(Orexigenic neuropeptide)

(1) 뉴로펩티드 Y(Neuropeptide Y, NPY)

뉴로펩티드[8,9]는 36개의 아미노산으로 구성된 신경전달 물질로 뇌피질, 해면체, 시항하부, 시상(thalamus) 등의 중추와 교감신경계와 부신의 크롬친화세포 등의 말초에 이르기까지 광범위하게 분포되고 있다. 그러나 뉴로펩티드는 중추신경계 안에 가장 많이 존재하며, 뉴로펩티드를 뇌 내에 주사하면 여러 종에서 식욕을 강하게 자극하며 장기적으로 투여를 하면 체중 증가와 상대적인 인슐린 저항성을 가져온다. 뉴로펩티드 길항제를 투여하면 먹이 섭취가 억제된다. 뉴로펩티드는 궁상핵에서 합성되어 신경섬유를 통하여 시상하부 뇌실결핵과 시상하부 배내측핵과 연결되어 이곳에서 작용을 나타낸다. 특히 에너지 항상성에는 NPY-ergic 궁상핵 신경세포가 주된 작용을 하며 강력하게 섭식을 증가시킨다. 뉴로펩티드가 작용하는 수용체는 6가지 이상의 아형 수용체가 보고되고 있으며 주로 섭식에 관여하는 수용체는 'Y5', 'feeding'수용체로 알려져 있다. 인슐린, 렙틴, CRF와 세로토닌은 뉴로펩티드 생성을 억제하고 글루코코르티코이드는 뉴로펩티드 생성을 자극한다.

(2) 멜라닌농축호르몬(Melanin-concentrating hormone, MCH)

Melanin-concentrating hormone (MCH)[3,4]은 시상하부 외측부위/PFA부분에서 식욕증진에 관련되는 인자로 알려졌으며 거대신경세포에서 합성되어진다. 멜라닌농축호르몬은 2가지(MCH-R1, MCH-R2)의 수용체를 가지고 있으며, 다른 뉴로펩티드와 상호작용을 하면서 섭식에 관여한다. 유전적으로 비만 쥐의 하나인 ob/ob 생쥐의 시상하부에서 멜라닌농축호르몬 mRNA가 증가되어 있으며 공복 시에 더욱 증가함을 관찰하였고 직접 5 μg 멜라닌농축호르몬을 뇌실에 주입하면 음식 섭취가 증가하는 것으로 나타났다. 멜라닌농축호르몬 녹아웃(knockout) 생쥐는 감소된 음식 섭취를 보이며 매우 마른 형질을 나타내며 실제로 렙틴의 결여나 에너지 결여 등에서 멜라닌농축호르몬이 증가하는 양상을 보인다. 멜라닌농축호르몬수용체는 G protein-coupled 수용체로 Gi 단백질과 상호 작용하는 것으로 알려져 반대의 역할을 하는 멜라노코르틴 수용체가 Gs와 상호 작용하는 것과 대조를 이룬다.

(3) 아구티 관련 펩티드(Agouti-related protein, AGRP)

아구티와 유사한 펩티드로 시상하부의 궁상핵에만 발현되며 렙틴 결여나 단식에 의해 증가되는 성질로 보아 체중 조절에 있어서 멜라노코르틴-4수용체에서 멜라노코르틴계와 상반되는 작용을 한다. 시상하부의 궁상핵 부분에만 발현이 되는 것으로 보고되었으며, 아구티 관련 펩티드를 발현하는 신경세포에 뉴로펩티드도 같이 발현하는 것으로 알려졌다. 아구티 관련 펩티드[3)]를 대뇌뇌실로 주입하였을 때나 유전자 변형 생쥐에서 과발현을 시켰을 때에 음식 섭취를 증가시키는 것으로 보고 된다. 특이한 것은 아구티 관련 펩티드의 작용은 한 번 주입에 의해서도 매우 장기적으로 지속되어 같은 효과를 보이는 뉴로펩티드가 실제로 주입시 몇 시간 지속되는 단기적인 효과와 비교되는 것이라 할 수 있다.

(4) 갈라닌(Galanin)

29개의 아미노산으로 구성되어 있으며 시상하부 뇌실결핵에 많이 분포한다. 갈라닌은 지방과 당질 섭취를 자극하는 물질로 알려져 있고, 기름진 음식을 섭취하면 시상하부에서 갈라닌이 생성되고 이로 인해 기름진 음식을 더 원하게 된다. 하지만 건강한 사람의 경우 이를 견제하는 신호체계를 이용해서 적절히 욕구를 조절한다. 갈라닌은 먹이 섭취를 증가시키지만 그 효과는 뉴로펩티드보다 약하며 그 작용시간도 30분 이내로 아주 짧다.

(5) 오렉신(Orexin)

시상하부 외측부위와 PFA[12)]에 존재하는 식욕증진에 관련되는 단백질로 쌍으로 발견된 hypocretin 1, 2(orexin A, B)와 같은 물질이다. 뇌실로 주사하면 음식 섭취가 증가하며 오렉신 A가 B보다 좀 더 강한 작용을 보이며 이들 펩타이드들은 수면장애와 관련 있는 것으로 보이나 음식 섭취를 증가 시키는 기능도 가지고 있다. 이들 멜라닌농축호르몬과 오렉신 등은 궁상핵의 멜라노코르틴/코카인 암페타민 전사조절의 신호에 의해 그 기능이 저지되거나 뉴로펩티드신호에 의해서는 촉진되는 조절을 갖는다고 볼 수 있다.

2) 식욕억제 신경전달 물질(Anorexigenic peptides)

(1) α-알파-멜라닌세포자극호르몬(α-Melanocyte-stimulating hormone)

멜라노코르틴은 전아편양멜라닌자극호르몬으로부터 유래된 31-36kDa의 펩타이드로 α, β, γ-멜라닌세포자극호르몬 등이 있다. 전아편양멜라닌자극호르몬는 단백질 절단 효소에 의해 여러 펩타이드로 잘라지게 되는데 이에는 지질자극호르몬(lipotopic hormone)(β-LPH), 베타-엔돌핀 등이 있다. 멜라노코르틴을 결합하는 수용체는 멜라노코르틴-1수용체(MC1-R)에서 MC5-R 등이 알려졌다. MR3-R과 MR4-R은 신경 멜라노코르틴 수용체(neural melanocortin receptor)로서, MC3-R은 뇌의 시상하부 및 변연계 등의 특정 부분에 발현되는 반면, MC4-R은 시상하부뿐만 아니라 뇌의 여러 부분에 전반적으로 발현되는 것으로 알려졌다. MC4-R은 음식 섭취 조절과 비만의 병리에 매우 중요한 작용을 하는 것으로 보인다. MC4-R 유전자가 없는 녹아웃 생쥐에서는 아구티 단백질의 돌연변이로 인한 비만과 유사한 형질의 비만 현상을 나타내었다. MC3-R 녹아웃 생쥐의 경우는 MC4-R 녹아웃 생쥐와 달리 많이 먹거나, 심한 체중과다를 보이지 않지만 체지방이 매우 증가하였으며, 음식 섭취에 대한 체중 증가율이 매우 증가한 것이 관찰되었다. 따라서 뇌에서 발현되는 멜라노코르틴 수용체인 MC3-R과 MC4-R의 모두 에너지 항상성 및 체중 조절에 관여하지만 두 수용체의 기전은 서로 다르다고 말할 수 있다. MC4-R은 좀 더 직접적으로 음식 섭취와 에너지 소비에 관여하고 MC3-R은 음식 섭취에 대한 체중 증가율과 지방의로의 대사 등에 더 특이적으로 관여한다고 추정한다. 또한 두 수용체는 모두 인슐린의 기능에 영향을 미치는 것으로 보고되었는데, 예를 들어 알파-멜라닌세포자극호르몬은 인슐린의 당흡수와 복부 지방을 감소시키는 것을 촉진하는 역할을 하지만 MR3-R/MR4-R 수용체 길항제인 SHU9119는 그 반대의 역할을 가지고 있는 것으로 보고되었다. 이는 중추신경계의 멜라노코르틴 수용체가 에너지 섭취, 소모와 더불어 인슐린 감수성 등의 조절하는 것을 증명하는 사실이다.

(2) 코카인-암페타민 전사조절펩티드 (cocaine and amphetamine-regulated transcript peptide, CART)

코카인-암페타민 전사조절[13]은 뇌, 장, 뇌하수체, 부신 및 췌장에 널리 분포하는 신경펩타이드이다. 궁상핵에서는 주로 전아편양멜라닌자극호르몬을 포함하는 신경세포, 그리고 시상하부 외측부위에서는 멜라닌농축호르몬과 같이 분포한다. 코카인-암페타민 전사조절을 쥐의 뇌내에 주입하면 식욕이 증가된다. Cannabinoid 수용체-1을 유전적으로 파괴한 생쥐는 식욕억제와 마른체형이 됨을 보였고 이는 cannabinoid 계통이 식욕증진 기전을 간섭함을 나타낸다. 반대로 다른 연구에서는 단기간 코카인-암페타민 전사조절을 뇌실에 주입하면 용량에 비례하여 식사량이 증가함을 보고하였다. 이러한 차이는 부분적으로는 햇볕의 노출량의 변화 및 전아편양멜라닌자극호르몬의 하루 주기의 변화와 관련성을 제기하기도 한다.

(3) 글루카곤유사펩티드-1 (glucagon-like peptide, GLP-1)

중추 신경계, 뇌간과 시상하부, 위장관계에서 발현되는 preproglucagon 생성물이다. 혈중에서는 대부분이 C-말단에서 절단된 글루카곤유사펩티드-1 (7-36)의 형태로 존재한다. 수용체는 시상하부 뇌실결핵과 편도 (amygdala)에서만 발견된다. 글루카곤유사펩티드-1을 뇌실로 투여하면 먹이 섭취가 감소하고, 글루카곤유사펩티드-1의 길항제인 extendin을 투여하면 뉴로펩티드의 농도가 높음에도 먹이 섭취는 줄어든다. 이로 미루어 글루카곤유사펩티드-1이 중추신경계에서 강력한 포만인자로 작용함을 알 수 있다. 그러나 중추신경계가 아닌 말초에서의 주사는 식이 행동에 영향을 미치지 않는다.

(4) 코르티코트로핀 분비호르몬 (corticotropin releasing hormene, CRH)

시상하부 뇌실결핵 신경세포에서 만들어지며, 뇌하수체의 부신피질 자극호르몬을 자극하는 역할을 하는 호르몬이다. 이 작용 이외에 식욕을 억제하는 기능을 가진다. 시상하부 뇌실결핵를 주사하면 식욕억제와 함께 갈색 지방조직에서 발열 반응을 증가시킨다. 작용은 코르티코트로핀 분비호르몬 신경세포에 함께 존재하는 CRH R1수용체를 통하여 자율적으로 반응한다.

참고문헌

1. 대한비만학회. 임상비만학. 제1판 163-169, 서울. *고려의학.* 1995
2. 대한비만학회. 임상비만학. 제2판 107-111, 서울. *고려의학.* 2001
3. 백자현. 시상하부에서의 비만관련 신호전달-멜라노코틴의 역할 대한 내분비학회지 2002 ; 17 : 433-443.
4. Angelopoulos N, Goula A, Tolis G. Current knowledge in the neurophysiologic modulation of obesity. *Metab* 2005 ; 54 : 1202-1217.
5. Schwartz MW, Woods SC, Baskin DG. Central nervous system : control of food intake. *Nature* 2000 ; 404 : 661-671.
6. Friedman JM, Halaas JL. Leptin and the regulation of body weight in mammals. *Nature* 1998 ; 395 : 763-770.
7. Shimizu H, Mori M. The brain-adipose axis : a review of involvement of molecules. *Nutr Neurosci* 2005 ; 8 : 7-20.
8. King PJ. The hypothalamus and obesity. *Curr Drug Targets* 2005 ; 6 : 225-240.
9. Spiegelman BM, Flier JS. Obesity and the regulation of energy balance. *Cell* 2001 ; 104 : 531-543.
10. Cone RD. The central melanocortin system and energy homeostasis. *Trends Endocrinol Metab* 1999 ; 10 : 211-216.
11. Hervieu G. Melanin-concentrating hormone functions in the nervous system : food intake and stress. *Expert Opin Ther Targets* 2003 ; 7 : 495-511.
12. Kunii K, Yamanaka A, Nambu T, Matsuzaki I, Goto K, Sakurai. Orexins/hypocretins regulate drinking behaviour. *Brain Res* 1999 ; 842 : 256-261.
13. Robson AJ, Rousseau K, Loudon AS, Ebling FJ. Cocaine and amphetamine-regulated transcript mRNA regulation in the hypothalamus in lean and obese rodents. *J Neuroendocrinol* 2002 ; 14 : 697-709.
14. Kalra SP et al. Interacting appetite-regulating pathways in the hypothalamic regulation of body weight. *Endocrine Rev* 1999 ; 20 : 68-100.
15. Neary NM, Goldstone AP, Bloom SR. Appetite regulation from the gut to the hypothalamus. *Clinc Endocrinol* (Oxf) 2004 ; 60 : 153-160.

Chapter 10 비만과 인슐린 저항성 증후군

1 서 론

최근 식생활이나 생활양식의 변화에 의해 동맥경화성 질환이 증가하는 등의 질병 구조의 변화가 일어나고 있다. 뇌혈관질환은 우리나라의 주요사망 원인 중 가장 많은 비율을 차지하였으나, 1980년대 이후 감소하는 경향을 보이고 있으며 허혈성 심질환의 이환율은 인구의 고령화와 함께 급격히 증가하고 있다. 이것은 식생활의 서구화에 의한 과다 영양상태나 운동부족의 결과로 체지방축적, 즉 비만을 일으키기 때문이다.

비만, 특히 내장지방형 비만은 내당능이상, 고지혈증, 고혈압 등의 다른 심혈관계 위험인자를 동반하며, 그 결과 동맥경화성 질환의 발생을 조장하는 것으로 생각된다. 그 배경에는 내장지방형 비만에서 일어나는 인슐린 저항성이 관여한다. 인슐린 저항성은 인슐린이 말초조직에서 충분히 이용되지 않기 때문에 필요량 이상의 인슐린이 분비되고 있는 상태이다.

최근의 연구에 의하면 인슐린 과잉상태가 내당능이상, 고혈압, 고지혈증에 관여할 뿐 아니라, 직접 혈관에 작용하여 영향을 미치는 것이 밝혀졌다.[1] 또한 지방세포에서 분비되는 다양한 생리활성 물질인 아디포사이토카인이 인슐린 저항성과 밀접하게 관련되어 있는 것이 알려졌다. 내장지방형 비만 및 인슐린 저항성의 파악은 동맥경화성 질환의 예방에 매우 중요하다.

1) 내장지방축적 및 인슐린 저항성과 관상동맥질환

일반적으로 비만에는 피하에 지방이 축적하는 형태와 복강내 장간막, 대망 주위에 지방이 축적되는 내장지방형 비만이 있다. 내장지방으로 대표되는 지방분포의 이상이 인슐린 저항성 항진이나 복합위험인자 증후군 발생에 중요하다는 것이 알려져 있다. 실제로 CT 스캔을 이용하여 체지방분포를 분석한 결과, 복강 안의 내장지방축적이 인슐린 저항성과 밀접히 관련되고, 또 내장지방이 축적된 환자에서 허혈성 심질환이 증가되는 것이 밝혀졌다.[2] 관상동맥질환 남성 50명 중, 체질량지수 25 kg/m^2 이상인 비만환자 15명 중 13명에서, 정상체중인 환자 35명 중 17명에서 CT 스캔으로 확인한 내장지방이 100 cm^2 이상으로 증가되어 있어서 관상동맥질환 남성 50명 중 내장지방형 비만을 관찰할 수 있었다.

관상동맥질환군에서는 대조군에 비해 내장지방 면적이 유의하게 높았으며, 다른 위험인자도 동반되어 공복 인슐린이나 인슐린 저항성 지표인 steady state plasma glucose (SSPG)도 유의하게 높았다. 또 관상동맥을 15 세그먼트로 구분하여 협착 병변의 정도와 협착 세그먼트를 고려하여 관상동맥 협착의 중증도를 평가하는 coronary stenosis index (CSI)를 조사한 결과 내장지방 면적과 CSI 사이에 유의한 정의 상관관계가 있었다.[3] 이탈리아의 Zamboni 등[4]은 내장지방은 인슐린 저항성 및 관상동맥질환과 밀접한 관련이 있으며, 내장지방에 축적됨에 따라 관상동맥 병변이 악화된다고 하였다.

축적에 동반하여 관상동맥 병변이 중증화 한다고 하였으며, 내장지방은 인슐린 저항성 및 관상동맥질환과 밀접하게 관계된다고 하였다.[4]

2) 비만과 인슐린 저항성을 연결하는 생리활성 물질

내장지방은 지방합성 및 분해활성이 모두 높은 조직이며, 다량의 유리지방산(free fatty acid ; FFA)를 활발하게 방출 하는 것으로 생각된다. 내장지방에서 방출된 유리지방산는 해부학적으로 직접 간에 유입된다. 동물실험에서 내장지방축적량과 문맥 혈중 유리지방산 농도의 상관성을 볼 수 있다. 간에서 유리지방산는 해당계 효소를 억제하고, 당신생을 촉진하며, 간으로부터의 당방출을 항진시킨다. 과잉의 유리지방산 유입은 간에서 인슐린 결합을 억제하고, 인슐린의 클리어런스를 억제하며, 이러한 작용은 당신생을 증가시켜 혈당을 올린다. 그 결과 말초에서 인슐린 저항성이 일어난다고 생각할 수 있다. 실제로 비만쥐에서 내장지방을 외과적으로 제거하면, 간의 인슐린 저항성과 전신의 당대사가 현저히

개선된다.[5)]

이러한 소견에서 내장지방의 분비 대사산물이 문맥을 통해 직접 간에 유입되는 해부학적 특징이 인슐린 저항성의 중요한 원인 중 하나임을 알 수 있다. 또한 지방세포에서는 여러 가지 생리활성 물질, 즉 아디포사이토카인이 분비되고, 이러한 물질이 직접 인슐린 저항성에 관여할 것으로 생각된다.

(1) TNFα

TNFα는 세균에 감염된 동물의 혈중에서 추출된 종양괴사를 일으키는 물질이다. TNFα는 단핵구, 대식세포구, 마크로파지 등에서 분비되는 사이토카인이며, 세포치사 물질로 병원체나 종양에 대한 생체 방어인자이다. Spiegelman 등[6)]은 유전성 비만마우스의 지방조직에서 TNFα mRNA 발현이 대조 마우스에 비해 현저히 증가하였다고 보고하였다. 그리고 이러한 동물에 TNFα 작용을 중화시키는 항체를 주입하여 인슐린 저항성의 개선을 볼 수 있었다.

사람의 지방조직에서도 TNFα가 발현하며, TNFα mRNA는 체지방, 공복 인슐린 값과 정의 상관관계를 나타내서 TNFα는 인슐린 저항성에 관여하는 지방조직 유래인자의 하나로 생각된다. TNFα는 또한 지방세포에서 아디포넥틴 생산을 억제하여 인슐린 저항성에 관여하는 것으로 생각된다.

(2) 렙틴

렙틴은 Friedman 등에 의해 유전성 비만마우스의 원인 유전자로 발견되었으며, 체지방이 축적됨에 따라 지방세포에서 분비가 항진 된다.[7)] 렙틴은 시상하부의 식욕중추에 작용하여 섭식을 억제하는 동시에, 시상하부-교감신경을 통해 골격근에 작용하고, 골격근에서 지방산 산화를 촉진한다.

전신성 지방 위축증 모델 마우스는 성숙된 지방조직이 없고 렙틴이 생산되지 않기 때문에 현저한 인슐린 저항성, 당뇨병, 고지혈증, 지방간 등이 발생한다. 이러한 마우스에 렙틴을 보충하면 전술한 이상이 개선된다.[8)] 실제로 임상에서 전신성 지방 위축증 환자에게 렙틴 보충요법으로 유효한 결과가 보고되었다.[9)]

이상과 같이 렙틴은 당대사에 관여하는 지방조직에서 유래하는 인자 중 하나이며, 비만환자는 체지방량에 비해 지방조직에서 렙틴 생산이 항진되며, 렙틴 저항성이 있다고 생각된다.

(3) 아디포넥틴

지방조직 유래 단백인 아디포넥틴은 혈중에 다량 존재하고, 사람의 혈중 농도는 2~20 μg/mL 범위의 고농도로 존재한다. 이러한 혈중 농도는 체지방량에 비해 예상보다 높으나, 비만환자에서 혈중 농도는 낮고, 감량에 의해 증가한다. 또한 내장지방축적에 따라 아디포넥틴의 혈중 농도는 저하된다.[10)]

비만과 당뇨병이 발생하는 사람의 제2형 당뇨병 모델로 확립된 원숭이를 이용하여 아디포넥틴과 인슐린 저항성의 관계를 조사한 결과, 혈중 아디포넥틴 농도는 비만 시작 시기부터 저하되기 시작하여, 당뇨병이 진행하고 체중이 감소하는 경향을 나타내는 시기에도 저하가 지속되었다.

글루코스 클램프법으로 말초에서 인슐린 자극에 대한 당유입(M값)을 조사한 결과, M값은 지방량과 독립적으로 혈중 아디포넥틴 농도와 유의한 상관관계가 있었고, 혈중 아디포넥틴 농도 저하와 인슐린 저항성 진행이 관련성이 있었다.[11)]

아디포넥틴 녹아웃 마우스는 고지방, 고자당 식이로 사육하면 강한 인슐린 저항성을 나타내고, 이 마우스에 아데노바이러스를 통해 아디포넥틴을 보충하면, 인슐린 저항성 상태가 야생형 마우스 수준으로 개선되었다.[12)]

이러한 동물실험에서 저아디포넥틴혈증은 인슐린 저항성과 밀접히 관계되고, 또한 아디포넥틴 자체가 인슐린 감수성을 상승시키는 작용이 있는 것이 증명되었다.[13)]

아디포넥틴은 실험적으로 항동맥경화 작용을 가지는 것으로 밝혀졌으며, 최근 한 연구에서 관상동맥질환을 가진 남성 225명과 정상 남성 225명을 대조군으로 혈중 아디포넥틴 농도와 다른 위험인자의 관계를 조사했다. 그 결과 관상동맥질환 환자에서 대조군에 비해 혈중 아디포넥틴 농도가 유의하게 낮았고, 혈중 아디포넥틴 농도가 4 μg/mL 미만의 경우, 다른 위험인자를 통계적으로 보정해도, 관상동맥질환에 대한 위험도가 2배 이상 상승하는 결과를 보였다.[14)]

이상의 결과로 볼 때, 아디포넥틴은 인슐린 저항성에 관여할 뿐 아니라, 직접적으로 항동맥경화 작용을 가지는 것으로 추정된다.

3) 내장지방량의 평가

이상과 같이 지방세포에서는 각종 생리활성 물질이 분비되고 있고, 인슐린 저항성 및 복합위험인자 증후군을 일으킨다. 또한 이러한 지방조직 유래인자는 직접 혈관 손상을 일으켜 혈관질환을 진행시키므로, 따라서, 내장지방이 혈관질환의 진행에 깊이 관여하는 것으로 생각된다.

동맥경화의 예방 또는 진행 억제를 위해서는 내장지방축적 상태의 파악이 중요하다. CT 스캔을 이용하여 지방분포를 분석하는 방법으로 가장 정확하게 내장지방량을 파악할 수 있으며, 내장지방량을 반영하는 간편한 지표로 허리/둔부의 둘레비 (Waist / hip ratio, WHR)를 이용할 수 있다. 허리/둔부의 둘레비는 복강내에 축적된 내장지방과 복부 피하지방의 분포를 반영하며, 남녀 모두 허리/둔부의 둘레비가 증가하면 뇌혈관장애 및 허혈성 심질환의 발생률 및 사망률이 높아지는 것으로 알려졌다.[2)]

최근 내장지방량을 측정하는 장치가 새로이 개발되었으며, 이 장치는 복부와 허리 부분에 약한 전류를 흘리고, 내장지방을 통과한 후의 전압 변화에서 내장지방량을 계산한다. 이러한 장치로 계산된 내장지방 면적은 CT 스캔으로 구한 값과 상관이 높았고, 임상에서 간편히 사용할 수 있어 향후 일반적인 보급이 기대된다.

4) 내장지방형 비만 및 인슐린 저항성의 치료

비만 또는 복합위험인자 증후군의 치료는 먼저 생활습관의 개선이 중요하다. 실제로 체중 감량은 혈중 아디포넥틴 농도를 상승시키는 것으로 밝혀졌다. 그리고 위험인자가 존재하는 경우에는, 관상동맥질환의 예방을 위해 안전성이 높은 약제에 의해 개개의 위험인자를 치료한다. 약물요법을 도입하는 경우에도 생활습관의 개선, 적정 체중의 유지를 계속하도록 지도하는 것이 중요하다.

인슐린 저항성에 대한 약물요법으로 주목되고 있는 것은, 혈당 저하 작용을 가진 티아졸리딘 유도체이다. 이 약제는 지방세포 분화 유도를 촉진하는 PPAR γ 의 리간드이고, 아디포넥틴의 생산, 분비를 상승시키며, TNF α 생산, 분비를 저하시키는 작용이 있다.[15)]

2 결 론

최근 분자생물학의 발달에 의해, 지방세포에서 분비되는 다양한 아디포사이토카인이 인슐린 저항성에 영향을 미치는 것이 밝혀졌으나, 구체적인 기전은 아직 불명확하다.

향후 아디포사이토카인의 새로운 기능 규명이 기대되며, 또한 새로운 아디포사이토카인의 발견이나 치료제의 실용화도 기대되는 바이다.

참고문헌

1. Tooke JE, Hannemann MM. Adverse endothelial function and the insulin resistance syndrome. *J Intern Med* 2000 ; 247(4) : 425-431.
2. Fujioka S, Matsuzawa Y, Tokunagak, Tarui S. Contribution of intra-abdominal fat accumulation to the impairment of glucose and lipid metabolism in human obesity. *Metab* 1987 ; 36(1) : 54-59.
3. Kobayashi H, Nakamura T, Miyaoka K, Nishida M, Funahashi T, Yamashita S, et al. Visceral fat accumulation contributes to insulin resistance, small-sized low-density lipoprotein, and progression of coronary artery disease in middle-aged non-obese Japanese men. *Jpn Circ J* 2001 ; 65(3) : 193-199.
4. Zamboni M, Armellini F, Sheiban I, DeMarchi M, Tidesco T, Bergam-Andreis IA, et al. Relation of body fat distribution in men and degree of coronary narrowings in coronary artery disease. *Am J Cardiol* 1992 ; 70(13) : 1135-1138.
5. Barzilai N, She L, Liu BO, Vuguin P, Cohen P, Wang J, et al. Surgical removal of visceral fat reverses hepatic insulin resistance. *Diabetes* 1999 ; 48(1) : 94-98.
6. Hotamisligil GS, Shargill NS, Spiegelman BM. Adipose expression of tumor necrosis factor-alpha: direct role in obesity-linked insulin resistance. *Science* 1993 ; 259(5091) : 87-91.
7. Zhang Y, Proenca R, Maffei M, Barone M, Leopold L, Friedman JM. Positional cloning of the mouse obese gene and its human homologue. *Nature* 1994 ; 372(6505) : 425-432.
8. Shimomura I, Hammer RE, Ikenotos, Brown MS, Goldstein JL. Leptin reverses insulin resistance and diabetes mellitus in mice with congenital lipodystrophy. *Nature* 1999 ; 401(6748) : 73-76.
9. Oral EA, Shima V, Ruiz E, Andewelt A, Prenkumar A, Snell P, et al. Leptin-replacement therapy for lipodystrophy. *N Engl J Med* 2002 ; 346(8) : 570-578.
10. Arita Y, Kihara S, Ouchi N, Takahashi M, Maeda K, Miyagawa J, et al. Paradoxical decrease of an adipose-specific protein, adiponectin, in obesity. *Biochem Biophys Res Commun* 1999 ; 257(1) : 79-83.
11. Hotta K, Funahashi T, Bodkin NL, Ortmeyer HK, Arita Y, Hansen BC, et al. Circulating concentrations of the adipocyte protein adiponectin are decreased in parallel with reduced insulin sensitivity during the progression to type 2 diabetes in rhesus monkeys. *Diabetes* 2001 ; 50(5) : 1126-1133.
12. Maeda N, Shimomura I, Kishida K, Nishizawa K, Matsuda M, Nagaretani H, et al. Diet-induced

insulin resistance in mice lacking adiponectin/ACRP30. *Nat Med* 2002 ; 8(7) : 731-737.

13. Ouchi N, Kihara S, Arita Y, Nishida M, Matsuyama A, Okamoto Y, et al. Adipocyte-derived plasma protein, adiponectin, suppresses lipid accumulation and class A scavenger receptor expression in human monocyte-derived macrophages. *Circulation* 2001 ; 103(8) : 1057-1063.

14. Kumada M, Kihara S, Sumitsuji S, Kawamoto T, Matsumoto S, Ouchi N, et al. Association of hypo-adiponectinemia with coronary artery disease in men. *Arterioscler Thromb Vasc Biol* 2003 ; 23(1) : 85-89.

15. Maeda N, Takahashi M, Funahashi T, Kihara S, Nishizawa H, Kishida K, et al. PPAR gamma ligands increase expression and plasma concentrations of adiponectin, an adipose-derived protein. *Diabetes* 2001 ; 50(9) : 2094-2099.

Chapter

11 비만의 평가

1 비만의 진단과 평가

1) 비만도의 평가

비만이란 비정상적으로 체지방이 과도하게 증가된 상태를 말한다. 따라서 체지방량을 측정하는 방법으로 비만도를 평가할 수 있다. 체지방량을 측정하는 방법에는 수중체밀도법(underwater weighing method), 생체저항전기분석법, 피부주름두께 측정법, 컴퓨터 단층촬영이나 자기공명영상에 의한 복부내장지방 측정법 등이 있다. 그러나 신뢰도 및 타당성, 편이성, 비용 등의 문제가 많아 체질량지수(BMI)와 허리둘레(waist circumference)가 비만의 지표로 많이 사용되며 실제 임상에서 이를 이용하여 비만도를 평가한다.

(1) 체질량지수(body mass index, BMI)

체질량지수는 환자의 건강 위험을 평가하기 위해 사용하는 체중과 신장의 관계를 말한다.

체질량지수는 성인에서 체지방과 상관관계가 있는 수학 공식이며 체중(kg)을 신장(meter)의 제곱으로 나누어 구한다(BMI = kg/m^2).

① 체질량지수의 사용목적

체질량지수는 환자의 상대적인 건강 위험을 나타내고 대부분의 연구에서 이환율과 조기 사망률을 포함하는 건강 위험을 평가할 때 사용한다. 전향적 연구에서 체질량지수가 심혈관질환, 암 및 다른 질환의 발생 뿐 아니라 조기 사망과도 관련이 있다고 확인되었다.

② 체질량지수 측정시 주의사항

경기 종목의 운동선수나 보디빌딩을 하는 사람은 상대적으로 많은 근육량을 가지고 있어체질량지수가 높게 나오지만, 근육질인 운동선수는 지방보다 근육의 무게가 더 나가기 때문에 체질량지수가 높아지고, 지방이 많지 않아도 체질량지수는 과체중의 범위에 있게 된다.

임산부나 수유중인 여성에서도 체질량지수를 사용하기 곤란하다. 또한 약하고 좌식 생활을 하는 노인에서도 체질량지수를 사용하기가 어렵다. 그리고 성장기 어린이에서는 연령에 따른 기준을 이용하여야 한다.

실제로 체질량지수가 낮은 경우(18.5~24.9 kg/m^2)에는 체지방량을 충분히 반영하지 못하는 제한점이 있다. 반면에 체질량지수가 25 kg/m^2 이상, 특히 30 kg/m^2 이상인 경우에는 체지방량이나 건강위험도의 정도를 훨씬 잘 반영한다.

③ 체질량지수 평가 빈도

체질량지수는 매 방문 시마다 측정해야 한다(단지 체중만 측정하면 되고 신장은 1년에 1회 이상 반복 측정할 필요가 없다). 정기적으로 환자를 추적 관리하지 않는 경우에는 6개월에서 1년마다 평가하는 것이 적절하다.

④ 체질량지수 측정법

환자의 신장(cm)과 체중(kg)을 측정하며 0.1 cm와 0.1 kg까지 측정한다. 체중은 금식 후(8시간) 아침에 소변을 본 후 가벼운 옷차림으로 측정하는 것을 원칙으로 하며, 가임 여성의 경우 월경주기로 인하여 1~2 kg 정도 생리적으로 체중이 변화될 수 있으므로 이를 감안해야 한다. 체중은 일중 변동이 있고 특히 비만인 경우 그 폭이 크므로 항상 동일한 시간에 동일한 조건에서 측정한다.

이렇게 신장과 체중을 측정하고, 신장을 미터(meter)로 환산하여 제곱한 값으로 측정한 체중을 나누면 체질량지수가 계산된다. 정확한 신장을 측정할 수 없는 척추측만증이나 후만증이 있는 환자에서는 체질량지수를 계산할 수 없다. 이러한 환자들의 위험은 임상적 판단으로 평가되어야 한다.

(2) 허리둘레

허리둘레는 지방 분포를 평가하는 방법이다. 허리/엉덩이 둘레비에 대한 자료가 많았지만, 최근 허리둘레가 복부내장지방의 적절한 지표임이 확인되어 지금은 허리둘레만으로 복부비만을 진단하고 있다.

허리둘레 측정시 표준화된 해부학적 위치의 선정은 매우 중요하다. WHO에서 제시한 방법은 양발 간격을 25~30 cm 정도 벌리고 서서 체중을 균등히 분배시키고, 숨을 편안히 내쉰 상태에서 줄자를 이용하여 측정한다. 측정 위치는 최하위 늑골하부와 골반 장골능과의 중간부위를 측정하며, 이는 전상장골극(Anterior superior iliac spine)의 3 cm 상부 쪽을 의미한다. 줄자가 연부조직에 압력을 주지 않을 정도로 느슨하게 하여 측정한다. 허리둘레는 0.1 cm까지 측정한다. 반면 미국 NIH(국립보건원)에서는 똑바로 선 자세에서 양측 장골능(iliac crest)의 가장 높은 부분 바로 위쪽에 줄자를 대어 바닥과 수평으로 측정한다. 위의 어느 것을 사용하든 쉽게 확인할 수 있는 해부학적 표시를 하고 일관성 있게 측정하는 것이 중요하다.

심한 비만인 경우나 출산 후 또는 폐경 후 여성에서는 피하지방이 과도하여 허리와 겹쳐져 실제보다 길게 측정되는 경우가 있다. 이러한 경우에는 직립자세에서 피하지방을

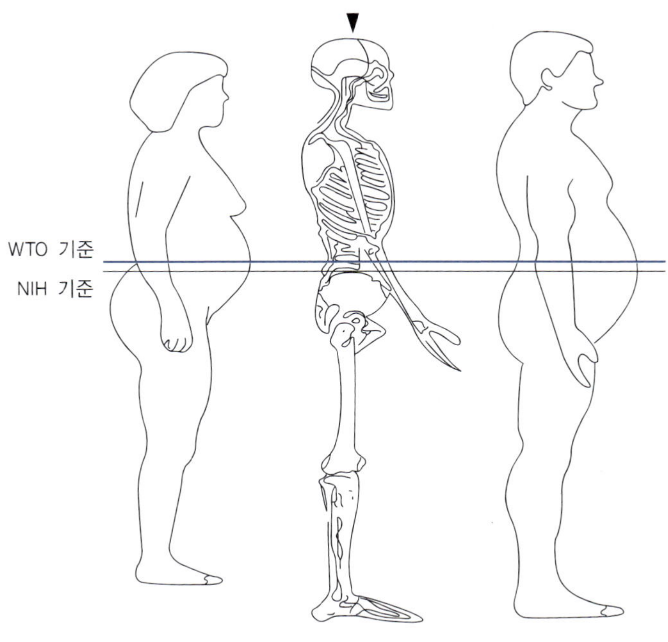

▶그림 11-1 비만평가

들어올려 측정하는 것을 원칙으로 한다.

(3) 생체저항전기분석법(Bioelectric Impedance Analysis, BIA)

다리와 팔에 약한 전류를 통과시켜 전기저항으로 신체내 수분량을 측정하고 이에 의해 체지방량을 측정하는 방법이다. 체지방량, 제지방량, 수분량을 측정할 수 있으며 재현도가 높고 다른 기계계측법에 비하여 비싸지 않으며 간편하다는 장점이 있다. 신체내 1일 수분량은 변화가 심하므로 신뢰성을 높이기 위해서는 일정한 시간에 배뇨를 한 상태에서 측정해야 한다.

(4) 실제 임상에서 사용하는 방법

실제로 임상에서는 하나의 방법보다는 신체계측법과 기계를 사용하는 방법을 병용하게 된다. 기본적인 방법으로 체질량지수와 허리둘레를 사용하며 이는 아주 간단하게 비만도의 정도를 알 수 있다. 이와 함께 BIA를 시행하여 좀 더 객관적인 체지방량을 측정할 수 있다. 지방 분포는 복부 CT나 MRI로 더 정확하게 측정할 수 있다. 피부주름두께나 적외선 유도저항 방법은 많이 이용되고 있지 않다. 체지방을 측정하는 방법을 정리하면 표 11-1과 같다.

표 11-1

구 분	비 용	사용법	지방분포측정
신체계측법			
체질량지수	$	쉽다	−
허리둘레	$	쉽다	+
피부주름두께	$	중간	+
기계계측법			
BIA	$$	쉽다	+
DXA	$$$	어렵다	+
수중체밀도법	$$	쉽다	−
동위원소 사용	$$$	어렵다	−
CT/MRI	$$$	어렵다	++
TOBEC	$$$	어렵다	−

BIA : Bioelectric impedence analysis, DXA : Dual energy X-ray absorptiometry, TOBEC : Total body energy consumption

2) 한국인의 비만 진단기준

(1) 체질량지수로 보는 비만 기준

국내외 연구 결과를 바탕으로 WHO (Asia-Pacific Region)와 대한비만학회는 체질량지수를 기준으로 과체중은 23 kg/m^2 이상, 비만은 25 kg/m^2 이상으로 정의하였다.

이러한 판단을 하게 된 이유는 우리나라 성인에서 체질량지수에 따른 비만 관련 질환 증가가 체질량지수 23~27 kg/m^2 사이에서 급격히 증가하기 시작하는 것에 근거를 두고 있다. 또한, 아시아 각국이 나라마다 다른 비만 기준을 가지는 것도 혼란의 여지가 있을 수 있어 세계보건기구에서 정한 아시아-태평양 지역의 진단기준에 따른 것이다.

우리나라에서 소득수준의 향상 및 식생활습관의 서구화 경향으로 비만인구가 증가할 것으로 예상되고 있지만, 1995년 이전에는 국제 기준에 따라 한국인의 전체적인 비만인구의 분포 및 특성을 파악한 체계적 연구는 거의 없었다. 1995년 국민건강조사 자료에 의하면, 한국 남성의 2.1%, 여성의 2.5%가 2단계 비만 (BMI ≥ 30)에 해당되고, 1단계 비만 (BMI ≥ 25) 유병률은 14.8%로 아직까지 서구 선진국에 비해 비만 인구가 매우 적은 것으로 나타났다. 그러나 1998년 국민건강영양조사에 의하면 WHO 기준 (BMI > 30)에 의한 성인에서의 비만 유병률은 2.4%이었지만 아시아-태평양지역의 진단기준에 따른 대한비만학회 기준 (BMI > 25)에 의하면 26.3%를 나타내고 있다. 지난 5년간 평균 유병률 증가추세를 그대로 적용한다면 BMI 25 kg/m^2 이상인 사람의 비율이 향후 5년 이내 35~40% 수준에 달할 것이다.

(2) 허리둘레로 본 복부 비만의 기준

현재 대한비만학회에서는 허리둘레를 기준으로 남자는 90 cm 이상, 여자는 80 cm 이상일때 복부비만이라고 한다. 이 기준치의 설정 근거는 WHO 아시아 - 태평양 지역의 복부비만 기준치를 따랐다.

하지만 이 기준을 이용하여 1998년 국민건강영양조사 결과를 분석해 보면 남자에서의 복부비만은 20%이었고, 여자에서 40%의 유병률을 보여 두 배나 더 높았다. 여자에서 남자에 비하여 복부비만의 비율이 아주 높게 측정된 것은 대한비만학회의 기준치가 우리나라 여자들에게 적용하기에는 너무 낮은 수준인 것으로 생각된다. 특히 우리나라 성인의 평균 허리둘레는 남자에서 82.9 cm이고 여자는 78.6 cm인 점으로 미루어 여자의 복부비만 기준치인 80 cm는 여자의 평균치와 너무 근접해 있어 기준치의 재평가가 필요하다고 할 수 있다.

최근 대사증후군과 관련하여 고중성지방혈증, 낮은 HDL-C, 고혈압, 고혈당의 대사이상을 예측할 수 있는 허리둘레의 분별점에 대한 국내연구에서 남자는 90 cm, 여자는 85 cm의 기준이 적절할 것이라는 의견이 제시되고 있다. 앞으로도 국내의 복부비만 기준에 대해서는 많은 연구들이 더 필요할 것으로 생각된다.

표 11-2 아시아 성인에서 체질량지수와 허리둘레에 따른 동반질환 위험도

분 류	BMI	동반질환의 위험도 허리둘레	
		< 90 cm (남자) < 80 cm (여자)	≥ 90 cm (남자) ≥ 80 cm (여자)
저체중	< 18.5	낮다	보통
정상	18.5 ~ 22.9	보통	증가
과체중	≥ 23		
위험체중	23 ~ 24.9	증가	중등도
1단계 비만	25 ~ 29.9	중등도	고도
2단계 비만	≥ 30	고도	매우 고도

참고문헌

1. 보건복지부 : 1998 국민건강영양조사, 1999.
2. 박혜순, 오상우, 강재헌, 박용우, 최중명, 김용성, 최웅환, 유형준, 김영설. 한국인에서 대사증후군의 유병률 및 관련요인-1998년 국민건강영양조사를 바탕으로. 대한비만학회지 2003 ; 12 : 1-14.
3. 이상엽, 박혜순, 김선미, 권혁상, 김대영, 김대중, 조금주, 한지혜, 김성래, 박철영, 오승준, 이창범, 김경수, 오상우, 김용성, 최웅환, 유형준. 한국인의 복부비만 기준을 위한 허리둘레 분별점. *대한비만학회지* 2006 ; 15 : 1-9.
4. Jebb SA : Measuring body composition: from the laboratory to the clinic. Clinical Obesity, ed Kopelman PG. pp.18-49.
5. Bray GA : Body composition and prevalence. Contemporary diagnosis and management of Obesity. pp.9-34.
6. Frankenfield DC : Limits of body mass index to detect obesity and predict body composition. Nutrition 2001 ; 17 : 26-30.

Chapter 12

체조성의 평가

1 체조성의 평가

비만은 체지방의 과잉 축적 상태이다. 따라서 비만 환자의 건강 위험도 평가 및 치료 기준을 마련하기 위해서는 적절한 체지방의 평가가 중요하다.

체지방을 포함한 체성분을 분석하기 위해서는 신체의 조성(body composition)에 대한 이해가 필요하며, 신체의 조성은 원자 수준, 분자 수준, 세포 수준, 조직 및 전신 수준의 5가지 수준에서 파악할 수 있다.[1)] 신체는 구성 모델에 따라 2개 또는 3개 이상의 구성 요소(multicomponent model)로 나눌 수 있는데, 각 모델은 측정된 변수값과 신체 구성 요소간의 안정적인 비율을 상수(constant)로 이용한 회귀식으로써 체조성을 분석하게 된다.

신체 조성을 원자 수준에서 분석한다면 신체는 산소, 수소, 탄소를 포함한 약 11가지 원자들로 구성되어 있으며, 주요 구성 원자들은 전신 계수기(whole-body counting)나 중성자-활성화 분석법(neutron-activation analysis) 등으로 측정할 수 있다. 원자의 신체 조성비는 매우 안정적이므로 주요 구성 원자량들을 측정하여 더 높은 수준의 조성 요소로 변환할 수 있으며, 다른 참고 검사법들의 정확성을 평가하는 목적으로도 쓰일 수 있다.

분자 수준에서의 주요 신체 조성 성분은 수분, 지질, 단백질, 미네랄, 글리코겐 등으로, 구성 성분 간 안정적인 관련성을 갖기 때문에 신체 구성 측정에 폭 넓게 이용되고 있다. 여기서, 지방(fat)이란 대부분 지방세포에 존재하는 중성지방을 지칭하며, 지질(lipid)에는 지질 용매로 추출되는 중성 지방, 인지질, 스테로이드, 기타 다양한 소량의 지질이 포함된다. 일반적으로 체내 지질의 약 90%가 중성지방이다. 신체 각 성분의 밀도는 비교적 안정적인데, 체지방(0.9007 g/cc) 및 제지방(1.100 g/cc)의 밀도를 이용하는 수중밀도법(hydrodensitometry)이 최초로 그리고 가장 흔히 사용되어온 2-구획 모델이다. 신체를 여러 구획으로 나누어 분석할수록, 회귀식에서 실제 측정된 변수값이 많아지고, 신체 조성상의 알려진 비율로써 추정하는 부분이 줄어들기 때문에 2-구획 모델보다 정확한 체지방량의 측정이 가능해진다. 분자 수준에서의 3-구획 모델에는 신체 수중밀도법으로 체지방량을, 수분 측정법(hydrometry; isotope dilution technique)으로 총 수분량을 측정하여 신체를 체지방 + 수분 + 체지방 외 고형 성분(주로 단백질과 미네랄)으로 구분하거나, 신체 수중밀도법과 이중 에너지 X-선 흡수계(Dual-energy X ray absorptiometry; DXA)를 함께 이용하여 체지방 + 미네랄 + 단백질 및 수분으로 구분하는 방법 등이 있다. 또한 신체 수중밀도법과 수분 측정법, 이중 에너지 X-선 흡수계 또는 중성자-활성화 분석법을 함께 분석에 이용하면 신체를 체지방 + 수분 + 미네랄 + 단백질의 4-구획으로 분자수준에서 구분할 수 있다.

세포 수준에서 인체는 세포량(cell mass), 세포외액(extracellular fluid), 세포 외 고형물질(extracellular solids)의 3가지 요소로 구성되며, 세포는 대사의 활동성에 따라서 대사가 활발하게 이루어지는 체세포량(body cell mass)과 대사적으로 불활성인 중성지방 또는 지방량으로 나눌 수 있다. 칼륨은 세포 내에 대부분 분포하므로 전신 K^{40} 계수기(whole body K^{40} counting)를 이용하여 자연적으로 존재하는 전신의 칼륨 동위원소(K^{40})를 측정하면 전신의 총 칼륨량 및 체세포량을 구할 수 있으며, 세포 외액(ECW)은 bromide를 추적자(tracer)로 사용하는 희석 방법(dilution method)을 통해 측정할 수 있다.

조직 수준에서 신체는 지방조직, 골격근, 뼈, 기타 내장기관 등으로 구분되며, 지방조직은 80%의 지질과, 14%의 수분, 5%의 단백질, 1%의 미네랄 등으로 이루어져 있다. 이중 에너지 X-선 흡수계를 통해 신체의 99%의 칼슘과 86%의 인이 들어있는 골조직과 지방 및 연부 조직량을 측정할 수 있다. 지방조직은 피하지방, 내장지방과 사이질(interstitial) 지방 등으로 나눌 수 있으며, 분포하는 위치에 따라 대사 및 기능적인 차이를 보인다. 컴퓨터 단층 촬영이나 자기 공명 영상 검사를 통해 지방조직을 해부학적으로 분류할 수 있다.[2,3]

체지방의 평가 방법은 역학 조사나 임상 진료, 연구 등의 목적에 부합하도록 검사의 정확성과 정밀도, 가격, 안전성, 접근 가능성 등을 고려하여 선택해야 한다(표 12-1).

표 12-1 체성분측정 방법들의 질적인 특성 비교

방법	연구	임상	비용	안정성	접근성†
신체계측법	*	****	*	****	****
생체전기 임피던스 측정법	**	****	*	****	****
이중 에너지 X-선 흡수계	***	***	***	***	***
수중 밀도법	***	**	**	****	**
수분 측정법	***	**	**	****	**
전신 K^{40} 계수기	****	*	***	****	*
중성자 활성화 분석법	****	*	****	*	*

점수 : (*)~고(****)
† Accessibility refers to availability of measurement system
From Eckel RH. Obesity : Mechanisms and clinical management, 2003.

흔히 임상에서 사용되는 체조성 측정 방법으로는 신체 계측법 (anthropometry) 및 생체 저항전기분석법 (bioelectrical impedance) 등이 있으며, 이 두 가지 방법보다는 비용과 수고가 많이 들지만 정확성이 높고, 비교적 접근성이 높은 이중 에너지 X-선 흡수계 (Dual-energy X-ray absorptiometry ; DXA)를 이용할 수도 있다. 체지방의 분포 (distribution)는 허리 둘레를 측정하거나 컴퓨터 단층 촬영이나 자기 공명 영상 등을 이용하여 측정할 수 있다.

2 신체 계측법

신체 계측법 (anthropometry)은 체중계와 줄자, 캘리퍼 등의 간단한 도구를 이용하여 체지방량을 예측하는 방법으로 비교적 간단하고 저렴하며, 고도의 기술과 훈련을 요구하지 않으므로 임상이나 대규모 역학조사에 유용하다. 체중 (kg)을 신장 (m)의 제곱으로 나눈 값인 체질량지수 (body mass index)는 세계적으로 통용되는 비만도 판정의 기준이며, 대다수 인구 집단에서 체지방량과 상관관계가 높아 체중 및 신장을 이용한 지수 중 가장 널리 사용되는 방법이다.[3] 체중은 8시간 금식 후 소변을 본 후 최소한의 복장으로 신발을 벗고 측정하며, 비만도가 높을수록 체중의 일중 변동이 크므로 항상 일정한 시간에 동일한 조건에서 측정한다. 신장은 발뒤꿈치는 붙이고 발은 60도 간격으로 벌린 상태에서

가능한 머리, 어깨뼈(scapula), 엉덩이, 발뒤꿈치를 벽에 붙이고 숨을 깊이 들이 쉰 상태로 측정한다. 체중과 신장 모두 소수점 한 자리까지 측정함을 원칙으로 한다.

비만도 외에 체지방의 분포, 즉 복부 비만 정도가 동반 질환이나 예후에 큰 영향을 미치므로 지방 분포에 대한 평가도 중요하다. 지방의 분포를 측정하기 위해 임상에서 흔히 쓰이는 허리 둘레는 MRI나 CT로 측정한 복부 내장지방량과 연관성이 높다($r = 0.76 \sim 0.88$).[4,5] 측정 부위는 권고안이 단일화되지 않아서, 세계보건기구에서는 직립 자세에서 늑골의 최하위와 골반 장골능 간의 중간 부위를, 미국 NIH에서는 양쪽 장골능의 가장 높은 부분에서 바닥과 수평하게 측정하는 것을 권고하고 있으며, 늑골 최하위와 골반 장골능 사이의 가장 가는 부분을 측정하는 경우도 있다.[6-8] 심한 비만의 경우에는 피하지방을 들어올려 측정함을 원칙으로 하며, 오차를 줄이기 위해 일정 부위에서 일정한 압력으로 일관되게 측정해야 한다.

시상 복부 직경(sagittal abdominal diameter ; SAD)은 제대 위치에서 복부의 전후 길이를 측정하는 방법이다. SAD는 내장지방과 강한 상관관계를 보이나($r = 0.76 \sim 0.82$), 비만도가 높아질수록 상관관계는 약해진다.[9,10] 측정 방법은 표준화되지 않았으나 일반적으로 다리를 펴고 천정을 보고 누워서 sliding-beam anthropometer를 이용하여 제대 위치에서 수직 길이를 측정한다.

피부 주름 두께 측정법(skinfold thickness measurement)은 피부의 두 층과 피하지방의 두께를 측정하여 회귀식에 의해 전체 체지방을 평가하는 방법이다.[11] 이 방법은 피하지방과 총지방량의 비율이 일정하다는 가정하에 체지방량을 예측하게 되는데, 연령과 성별, 비만도에 따라 그 비율이 일정하지 않으며, 피하지방이 매우 많은 경우 측정 자체가 어렵고, 측정상의 오차가 많기 때문에 최근 임상에서 많이 사용되지는 않는다.

3 생체저항전기분석법

생체저항전기분석법(bioelectrical impedance analysis method)은 조직의 생물학적 특성에 따른 전기 전도성의 차이를 이용하여 신체 구성을 예측하는 방법이다. 전기 전도성은 수분과 전해질량에 비례하며, 세포의 모양이 원형에 가까울수록 감소하는데, 지방조직은 원형의 세포로 이루어져 있으며, 수분이 근육 등 다른 조직에 비해 상대적으로 적으므로 지방량이 증가할수록 전기 전도성은 감소하게 된다.[12]

전류가 저주파(~1 kHz)에서는 세포 외액만을 통해 흐를 수 있지만, 고주파(~1 mHz)에서는 세포 내액을 통해서도 흐를 수 있다. 단주파 임피던스 측정법(single frequency BIA)에서는 보통 50 kHz의 전류를 이용하며, 이때 측정된 임피던스는 주로 세포 외액(ECW)를 반영하게 된다. 다주파 임피던스 측정법(multifrequency BIA)은 넓은 범위의 주파수를 가진 전류를 이용하므로 이론적으로 세포 외액, 세포 내액, 총 수분량을 측정할 수 있다.

임피던스(impedance, Z)는 저항(resistance, R)과 리액턴스(reactance, Xc)를 제곱하여 더한 값의 제곱근($Z^2 = R^2 + Xc^2$)으로, 저항이란 조직을 통과하면서 전류의 흐름이 감소되는 정도이며, 리액턴스란 세포막 등의 capacitor에 의해 전류의 흐름이 느려지는 정도를 의미한다. 튜브 형태의 전도체에서, 임피던스는 전도체의 길이에 비례, 단면적에 반비례한다[$Z = \rho(L/A)$; Z = impedance, ρ =specific resistivity, L = length, A = cross-sectional area]. 생체 전기 임피던스 측정법은 인체를 사지와 몸통으로 이루어진 5개의 균질한 튜브형 전도체(isotropic cylindrical conductor)로 가정하고, 용적은 신장의 제곱을 임피던스로 나눈 값에 비례한다는 공식(Volume = $\rho L^2/Z$)을 이용하여 체수분량 및 체지방량을 계산하게 된다. 그러나 실제로 인체는 임피던스가 신장에 정확하게 비례하는 균질한 튜브형 전도체가 아니며, 정해진 온도에서 전류의 흐름을 감소시키는 정도(ρ)도 일정하지 않기 때문에, 임피던스와 신장 외에 나이, 성별, 인종 등 기타 예측 변수들로 보정한 추정 모델을 개발하여 적용하게 된다. 그러므로 임피던스법으로 체지방량을 측정하기 위해서는 추정 모델 개발 당시에 이용되었던 대상 집단과 동일한 특성을 가진 집단에서 사용되어야 한다.[13,14]

여러 가지 인자들이 생체 전기 임피던스 측정법의 정확성에 영향을 줄 수 있는데, 음식이나 수분 섭취, 발한이나 배뇨 상태, 생리 주기, 수분량의 일중 변동 등에 의해 영향을 받는다. 또한 온도는 임피던스와 반비례하므로 따뜻한 환경에서는 체지방량이 유의하게 적게 측정된다. 그러므로 검사의 정확성을 높이기 위하여, 특히 추적 검사 시 체지방량의 변화를 정확히 반영하기 위해서는 측정 환경 및 수분량에 영향을 줄 수 있는 여러 인자들에 대한 표준화가 필요하다(표 12-2).

생체 전기 임피던스 측정법은 비침습적이며 작동이 비교적 단순하고 검사비가 상대적으로 저렴하며, 장비의 이동성이 좋고, 재현성이 높아 임상에서 폭 넓게 이용되고 있다.

표 12-2 생체 전기 임피던스 분석 측정시 환자 유의 사항

- 검사 4시간 전에 먹거나 마시지 말 것.
- 검사 12시간 전에 운동하지 말 것.
- 검사 30분 전에 소변을 볼 것.
- 검사 48시간 전에 음주하지 말 것.
- 검사 일주일 전에 이뇨제를 복용하지 말 것.
- 여성은 자신의 생리주기 중 체내 수분량이 증가되는 시기에는 검사하지 말 것.

From Heyward VH, Wagner DR. Applied body composition assessment, 2004

4 이중 에너지 X-선 흡수계 (Dual-energy X ray absorptiometry ; DXA)

X-선을 조직에 투과시키면, 광전자 효과(photoelectric effect)와 콤프턴 산란(Compton scattering) 효과 등에 의해 에너지의 감쇠(attenuation) 또는 약화 현상이 일어난다. 여기서, X-선의 에너지가 증가할수록, 그리고 투과되는 물질의 원자량이 클수록 조직을 투과한 뒤 에너지가 약화되는 정도도 증가하게 된다.

이중 에너지 X-선 흡수계(DXA)는 40 keV 이하 및 70～100 keV의 두 가지 서로 다른 에너지 X-선을 동시에 신체에 투과시킨 뒤, X-선의 감쇠 정도를 측정하여 두 구획의 체성분을 예측하는 방법이다. 두 가지 X-선이 약화되는 정도의 비율(R-value)은 투과되는 물질의 화학적 성분에 따라 일정하며, 연부조직에서 체지방률과 반비례한다.

DXA는 이론적으로 두 구획 모델이므로 동시에 두 종류의 체성분만을 측정할 수 있다. 그러나 연부조직(soft tissue)을 지방조직(fat tissue)과 제지방조직(lean soft tissue)으로 구분한 뒤 측정된 R-value를 이용하여 각 성분을 계산하고, 인체를 다시 골조직과 연부조직 두 구획으로 나누어 각 성분을 계산하여 DXA 컴퓨터로 분석하면, 결국 골조직, 지방조직, 골조직을 제외한 제지방조직의 세 가지 체성분을 알 수 있게 된다.[11,14)]

DXA를 통한 체조성 측정은 정확성과 재현성이 매우 높으며, 검사 시에 노출되는 X-선 량은 1 < mrem 정도로 흉부 X-선 촬영보다 방사선 노출이 적기 때문에, DXA를 이용한 장기간의 체성분 추적 검사가 가능하다. DXA 검사 결과는 X-선이 통과되는 물질의 두께가 두꺼울수록 정확성이 떨어지므로, 검사자의 시상 복부 직경(sagital abdominal diameter)을 측정하여 두께가 27 cm 이상인 경우에는 느린 속도로 스캔해야 한다. 검사자

가 매우 비만한 경우 시상 복부 직경이 길고, 측정 테이블의 크기에 따라 스캔 할 수 있는 영역이 제한되기 때문에 정확한 검사가 어렵다. 또한 임산부에서 사용할 수 없고 가격이 비싼 단점이 있다. DXA로 신체 총 지방량과 부위별 지방량을 측정할 수는 있지만 내장지방과 피하지방을 구분할 수는 없다. 그러나 DXA로 측정한 복부 총 지방량은 CT로 측정한 내장지방과 높은 상관관계를 보이는 것으로 보고되고 있다.

5 전산화 단층 촬영

전산화 단층 촬영(Computed tomography ; CT)은 조직 수준에서 신체 조성을 가장 정확하게 측정할 수 있는 방법으로, 신체 내부의 조직과 기관의 용적을 측정할 수 있는 장점이 있다.[15,16] CT 촬영 시 조직의 물리적인 밀도가 방사선의 감쇠치(attenuation number) 즉, CT number를 결정하게 된다. CT number는 물과 공기에 대한 상대적인 감쇠 정도로써, 공기는 −1000 HU (Hounsfield Unit), 물은 0 HU에 해당한다. CT number가 −190에서 −30에 해당하는 부위가 지방조직에 해당되며, 근육과 장기는 −30에서 +100 HU, 골격은 +100 HU 이상인 부위에 해당된다. 여러 개의 연속적인 영상 슬라이스를 모아 컴퓨터 프로그램을 이용하면 신체 각 조직의 3차원적인 용적을 산출할 수 있다.

신체의 일부분 특히 복강 내 지방량 등을 측정하는 방법으로 CT는 매우 정확하며 재현성이 높고, 조직에 따른 감쇠 정도가 일정하여 검사 간에 비교가 가능하다. 또한 스캔 속도가 빠른 편이므로 호흡이나 장기의 운동 등에 의해 영상이 영향을 적게 받는 장점이 있으나, 전신의 총 체지방량 측정을 위한 목적으로는 과다한 방사선 노출로 인해 사용이 제한된다.[11,14]

영상기법이 비만 연구 영역에서 가장 많이 사용되는 분야가 복부 지방 분포의 측정이며, 컴퓨터 단층 촬영은 지방 면적 측정에 있어 오차가 1% 미만으로 그 정확도가 높다.

컴퓨터 단층 촬영을 통해 내장지방과 피하지방의 면적을 산출할 수 있으므로, 정확한 지방의 분포를 파악하기 위해 최근 임상에서도 널리 사용되고 있다. 내장지방은 흔히 4~5번 요추 사이에서 촬영하며, 인슐린 저항성과 관련성이 높은 내장형 비만을 판정하는 참고치는 아직 표준화되어 있지 않지만, 내장지방 면적이 100 cm^2 이상 혹은 내장지방 면적을 피하지방 면적으로 나눈 내장지방 면적/피하지방 면적의 비가 0.4 이상일 경우로 흔히 진단한다.[17]

컴퓨터 단층 촬영을 통해 피하지방 내 위치하는 표층 근막(fascia superficialis)을 식별할 수 있으므로 피하지방을 표층 피하지방과 심부 피하지방으로 구분할 수 있다. 심부 피하지방은 표층 피하지방에 비해 지방 분해 활성이 높아 내장지방과 비슷한 특성을 보이며, 표층 피하지방은 주로 체온조절 및 지방을 저장하는 기능을 하는 것으로 보인다.

6 자기 공명 영상 촬영

자기 공명 영상 촬영(Magnetic Resonance Image ; MRI) 역시 신체 조성을 조직 수준에서 측정하며, 해부학적 구조를 알 수 있다는 점에서 CT와 동일하지만 방사선이 아닌 수소 이온(hydrogen nuclei, protons)의 자기적인 성질을 이용하여 영상을 얻게 된다. 그러므로 방사선 노출에 대한 위험 없이 소아나 임산부에서도 전신 MRI를 통해 총 체지방량의 측정이 가능하며, 체중 감량에 따르는 체지방량의 변화를 관찰하는데 좋은 방법이다. 관상영상(coronal image) 및 시상영상(sagittal image)에서의 체지방의 측정도 가능하다. 그러나 MRI 는 CT에 비해 서로 다른 조직에서 화소의 강도가 겹쳐지는 경우가 많고, 영상 획득 시간이 CT에 비해 길어서 호흡에 의해 조직의 경계가 불분명해져 다양한 허상(motion artifact)이 나타날 수 있으며, 검사에 소요되는 비용이 매우 비싸다는 단점이 있다. 현재 인체 조직의 생리적 대사적 정보에 따른 자기 공명학적 성질을 관찰할 수 있는 새로운 자기 공명 영상 측정 방법이 지속적으로 개발되고 있다.

MRI를 통해 방사선 노출에 대한 우려 없이 연속적인 영상을 얻어 복부의 전체 체지방량을 측정할 수 있다. 그러나 정확한 복부 지방량을 측정하기 위해 어느 위치에서 어떤 간격으로 얼마나 많은 수의 연속적인 영상을 얻어야 하는지 명확하지 않다.

간문맥을 통해 순환되는 내장지방은 주로 T10~T11에서 L5~S1 추간판사이에 위치하므로 이 위치를 복부 내장지방 측정의 지표로 정하자는 주장이 있었다. 이 위치에서 대부분의 내장지방은 복막 내에 위치하며 복막 외 지방은 전신 순환으로 혈류가 흐르게 된다.

MRI 영상을 통해 내장지방과 피하지방을 구분할 수는 있지만 표층 근막이 식별되지 않기 때문에 피하지방을 심부/표층 피하지방으로 구분할 수는 없다. 하지만 대부분의 심부 피하지방이 인체의 후면에 존재하므로 전복부/후복부 피하지방 면적을 측정하여 심부/표층 피하지방의 측정을 대신할 수 있다.

7 초음파 (Ultrasound)

B-mode 초음파는 신뢰도가 높고 화면을 보면서 지방층과 근육층의 경계를 구분할 수 있다는 장점이 있으므로, 초음파 검사로 캘리퍼 대신 피하지방의 두께를 측정하여 피부 주름 두께 측정법을 통한 체지방 측정을 대치할 수 있다. 초음파는 피부 주름 두께 측정에 의한 방법보다 오차가 적고 피하지방이 많아 캘리퍼로 측정이 불가능한 경우에도 간편하게 측정할 수 있다

1990년에 Armelini 등[18]은 컴퓨터 단층 촬영의 대안으로 초음파 검사를 내장지방 측정에 사용할 것을 제안하였다. 초음파를 통한 내장지방 측정은 연구자에 따라 다양한 방법이 사용되고 있으며, 복근의 후면에서 복막까지의 가장 긴 길이를 측정하거나 (maximal preperitoneal fat thickness), 일정한 위치에 탐촉자를 위치하고 복근 후면에서 복부 대동맥이나, 척추 전면까지의 길이 (visceral fat thickness)를 측정하는 등의 방법 등이 사용되고 있다. 측정은 호기 끝에 숨을 참은 상태에서, 복강 내 장기에 압력이 미치지 않도록 탐촉자를 가볍게 대고 측정한다. 초음파로 측정한 내장지방 두께와 컴퓨터 단층 촬영으로 측정한 내장지방 면적과의 상관 계수는 0.67~0.81 정도로 보고되고 있다.[19-23] 초음파를 통한 내장지방두께 측정은 컴퓨터 단층 촬영에 비해 가격이 저렴하고 측정이 간편하며, 방사선 노출이 없는 장점이 있으나, 숙련된 검사자가 엄격한 프로토콜에 따라 측정하지 않으면 신뢰도가 상대적으로 낮아질 수 있다.

8 체성분의 추적 검사

식이 요법이나 운동의 효과, 영양 및 건강 상태를 평가하기 위해서는 단순히 체중이나 체질량지수의 측정 외에, 시간에 따른 지방량과 제지방량 등의 신체 조성의 변화를 추적할 수 있어야 한다.

시간에 따른 체성분 변화를 정확하게 측정하기 위해서는 측정의 정밀도 (precision) 즉, 통계적으로 유의한 변화를 찾아낼 수 있는 능력이 정확성 (accuracy)보다 중요하게 된다. 신체 계측법을 제외한 다양한 체구성 측정 방법들의 정밀도는 CT나 MRI로 측정한 내장지방량을 제외하면 (5~10%), 대부분 1~5% 정도의 오차 (error)를 나타내며, 정밀도에

비해 정확성은 일반적으로 높은 오차를 보인다.

다구획 모델(Multicomponent model)은 초기 체구성의 측정 및 추적 검사에서 가장 높은 정확성을 가진 방법이다. 그러나 단순히 신체 구성의 변화를 측정하는 것이 초기 체구성을 평가하는 것보다 까다롭기 때문에 다구획 모델을 이용하더라도 1.5 kg 미만의 체지방의 변화를 정확하게 측정하는 것은 쉽지 않다.

DXA는 다구획 모델을 대신할 수 있는 적절한 방법이다. DXA로 체구성의 변화를 측정하기 위해서는 최소한 골미네랄 양(bone mineral content)은 약 4%, 지방량은 약 10%, 지방과 골을 제외한 연부조직은 약 7% 이상의 변화가 있어야 차이를 측정할 수 있다 (minimum detectable change). DXA는 수분 상태에 따른 영향을 적게 받기 때문에 신체 수분량이 변화되는 상태에서도 지방량과 제지방량을 비교적 정확하게 측정할 수 있다.

BIA의 경우 수분 상태의 변화는 체지방률에 유의한 변화를 초래한다. BIA에서 측정 가능한 제지방량의 최소 변화는 7% (2~4 kg) 정도이므로, 측정 간격이나 체성분의 변화가 충분하지 않은 경우 측정값의 신뢰도는 감소하게 된다.[14)]

체질량지수의 측정은 제지방량과 체지방량의 변화를 구분할 수 없는 단점이 있으며, SFT 방법은 비만 환자에서 피부 주름 두께를 정확하게 측정하기 어렵기 때문에 체성분 변화의 추적 검사 방법으로 추천되지 않는다. 피부 주름 두께의 상대적인 감소폭은 부위별로 동일하지 않아서, 체중 감량 정도와 피부 주름 두께의 변화의 상관관계는 그리 높지 않은 것으로 보고되고 있다($r = 0.02 \sim 0.38$).

피부 주름 두께 측정 방법에 비해서 신체 둘레(circumference) 측정 방법은 체중 감량 정도와 비교적 상관관계가 높다($r = 0.40 \sim 0.83$). 그러나 엉덩이 허리 둘레비는 빠른 체중 감소에 따른 지방 분포의 변화를 빠르게 반영하지 못하므로 초기 체중 감소에 따른 지방 분포를 측정하는데 적절하지 않다.[24-25)]

참고문헌

1. Wang ZM, Pierson RN Jr., Heymsfield SB. The five-level model : a new approach to organizing body-composition research. *Am J Clin Nutr* 1992 ; 56 : 19-28.
2. Eckel RH. Obesity : Mechanisms and clinical management. Philadelphia, PA : Lippincott Williams & Wilkins ; 2003.
3. Bray GA, Bouchard C. editors. Handbook of obesity. 2nd ed. New York, NY : Marcel Dekker 2004.
4. Han TS, McNeill G, Seidell JC, Lean ME. Predicting intra-abdominal fatness from anthropometric measures : the influence of stature. *Int J Obes* 1997 ; 21 : 587-593.
5. Janssen I, Heymsfield SB, Allison DB, Kotler DP, Ross R. Body mass index and waist circumference independently contribute to the prediction of nonabdominal, abdominal subcutaneous and visceral fat. *Am J Clin Nutr* 2002 ; 75 : 683-688.
6. WHO. Obesity : Preventing and managing the global epidemic report of a WHO consultation on obesity. 1997.
7. NIH-NHLBI : Clinical guidelines on the identification, evaluation and treatment of overweight and obesity in adults. 1998
8. Callaway CW, Chumlea WC, Bouchard C, Himens JH, Lohman TG, Martin AD, et al. Circumferences. In : Lohman TG, Roche FA, Martorell R, editors. Anthropometric standardization reference manual. *Champaign, IL* : *Human Kinetics* ; 1988. p.39-54.
9. Zamboni M, Turcato E, Armellini F, Kahn HS, Zivelonghi A, Santana H, et al. Sagittal abdominal diameter as a practical predictor of visceral fat. *Int J Obes* 1998 ; 22 : 655-660.
10. Ohrvall M, Berglund L, Vessby B. Sagittal abdominal diameter compared with other anthropometric measurements in relation to cardiovascular risk. *Int J obes* 2000 ; 24 : 497-501.
11. Heyward VH, Wagner DR. Applied body composition assessment. 2nd ed. Champaign, IL: Human Kinetics ; 2004.
12. Baumgartner RN, Chumlea WC, Roche AF. Bioelectric impedance for body composition. *Exerc Sport Sci Rev* 1990 ; 18 : 193-224.
13. McArdle WD, Katch FI, Katch VL. Exercise physiology : Energy, nutrition and human performance. 5th ed. Philadelphia Pa : Lippincott Williams & Wilkins ; 2001.
14. Ellis KJ. Human body composition : in vivo methods. *Physiol Rev* 2000 ; 80 : 649-680.
15. Heymsfield SB, Noel R, Lynn M, Kutner M. Accuracy of soft tissue density predicted by CT.

J Comput Asssist Tomogr 1979 ; 3 : 859-860.

16. Kvist H. Sjostrom L, Tylen U. Adipose tissue volume determinations in women by computed tomography : technical considerations. Int *J Obes 1986* ; 10 : 53-67.
17. 대한비만학회. 비만의 진단과 치료. 서울; 도서출판 혼의학; 2003.
18. Armellini F, Zamboni M, Robbi R, Todesco T, Rigo L, Bergamo-Andreis IA, et al. Total and intra-abdominal fat measurements by ultrasound and computerized tomography. *Int J Obes* 1993 ; 17 : 209-214.
19. Bellisari A, Roche AF, Siervogel RM. Reliability of B-mode ultrasonic measurements of subcutaneous adipose tissue and intra-abdominal depth : comparisons with skinfold thicknesses. *Int J Obes* 1993 ; 17 : 475-480.
20. Stolk RP, Wink O, Zelissen PM, Meijer R, van Gils AP, Grobbee DE Validity and reproducibility of ultrasonography for the measurement of intra-abdominal adipose tissue. *Int J Obes* 2001 ; 25 : 1346-1351.
21. Kim SK, Kim HJ, Hur KY, Choi SH, Ahn CW, Lim SK, et al. Visceral fat thickness measured by ultrasonography can estimate not only visceral obesity but also risks of cardiovascular and metabolic diseases. *Am J Clin Nutr* 2004 ; 79 : 593-599.
22. Ribeiro-Filho FF, Faria AN, Azien S, Zanella MT, Ferreira SR. Methods of estimation of visceral fat : advantages of ultrasonography. *Obes Res* 2003 ; 11 : 1488-1494.
23. Ribeiro-Filho FF, Faria AN, Kohlmann O, Jr, Aizen S, Ribeiro AB, Zanella MT, et al. Ultrasonography for the evaluation of visceral fat and cardiovascular risk. *Hypertension* 2001 ; 38 : 713-717.
24. Ryan AS, Nicklas BJ. Age-related changes in fat deposition in mid-thigh muscle in women: relationships with metabolic cardiovascular disease risk factors. *Int J Obes* 1999 ; 23 : 126-132.
25. Jebb SA, Murgatroyd PR, Goldberg GR, Prentice AM, Coward WA. In vivo measurement of changes in body composition : Description of methods and their validation against 12-d continuous whole-body calorimetry. *Am J Clin* 1993 ; 58 : 455-462.

Chapter 13 영양 평가

효율적인 영양관리 체계가 이루어지기 위하여 영양평가는 영양서비스의 전반적인 과정에 있어서 필수적인 요소이다. 일반적으로 비만한 사람은 정상체중인 사람에 비해 에너지 섭취량이 많고, 에너지 섭취량이 적어도 체내 에너지 대사율이 감소되어 체중 증가가 가속되는 경우가 있다.[1] 또한 무리한 에너지 제한으로 식품 섭취량이 감소하여 에너지뿐 아니라 다른 영양소의 불균형이 초래되는 경우가 많아 이에 대한 평가도 필요하다.[2] 따라서 비만한 사람의 식사 섭취량을 분석 조사한 자료 및 생화학적 분석 자료를 이용하여 개인이나 집단의 영양 위험 요인을 분석하여 영양평가가 이루어져야 한다. 그림 13-1

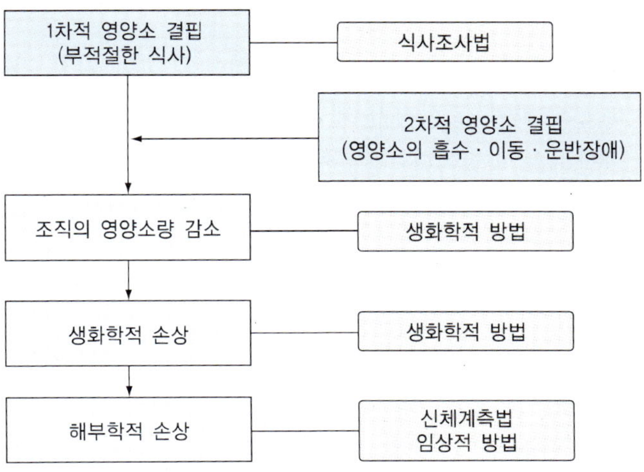

▶그림 13-1 영양상태에 따른 영양평가법

은 정확한 영양평가를 위해서 영양불량이 진행되는 단계에 따라 각기 다른 평가방법이 사용되어야 한다는 것을 보여준다.[3] 영양평가는 과거에 실시되었거나 현재 실시하고 있는 영양처방 프로그램의 효율성 및 효과 판정 단계에까지 적용될 수 있다.

1 식사섭취 조사법 (Dietary Assessment)

섭취한 식품의 종류와 양을 조사함으로써 식품의 섭취패턴 또는 영양소 섭취상태를 평가할 수 있다.[4] 식품섭취 상태를 직접 조사하거나 식품수급이나 공급자료를 간접적으로 이용한다.[5] 1차적인 영양불량 여부를 판정하는 방법이며, 영양불량이 시작되는 초기 상황에서 판별이 가능하다는 점에서 식사 섭취 조사법이 널리 이용되고 있다. 일일 섭취량 조사(daily food consumption methods)는 지정된 시간이나 시점에 개인의 섭취한 양과 종류를 측정하는 조사 방법으로, 24시간 회상법(24-hour recall)과 식품 기록법(food record)이 있다. 반면 평상시 식사 섭취 조사(usual or average food consumption methods) 방법으로 보다 장기적이고 정확히 규정되지 않은 시간 동안의 영양섭취 상태와 사용되는 음식의 패턴을 측정하는 방법으로 식사력 조사법(diet history)과 반정량적 식품 빈도 조사(semiquantitative food frequency)가 있다.[6]

1) 24시간 회상법 (24-hour recall methods)

조사자가 조사 대상자를 직접 만나거나 혹은 전화를 통하여 일정 기간 섭취한 식품의 종류와 양을 기억하도록 하여, 조사자가 기록한 후, 조사한 식품 섭취 조사 자료로부터 영양소 섭취량을 환산하는 방법이다. 경우에 따라서는 조사 대상자 스스로가 회상하여 기록하는 방법을 쓰기도 한다. 기억하는 기간에 따라 6시간 회상법, 24시간 회상법, 7일 회상법이 있다. 수집된 정보가 명확하기 위해서 조사자는 조사 대상자로 하여금 섭취한 식품이 잘 기억날 수 있도록 유도할 수 있는 방법으로 식품 모형, 사진, 계량컵, 계량스푼 등의 도구를 사용하기도 한다. 조사 내용은 모든 섭취 음식의 종류와 양, 조리 방법을 기록하며, 가공 식품의 경우 상표명, 비타민이나 기타 영양제의 복용 여부도 조사한다. 식품 중 과일, 야채와 같은 소위, 좋은 음식 섭취는 과대로 기록되기도 하며, 스낵 및 패스트푸드, 알코올, 담배 등은 과소로 기록되기도 한다. 특히 과체중이거나 비만인의 경우 식품 섭취를 적게 기록하는 경우가 많아 신뢰성 있는 자료를 얻기 위해서 잘 훈련된 조사자의 역할이 중요하다. 10세 이하의 어린이나 노인은 장기간의 식품섭취에 대한 기억력은 낮은 것으로 보고되고 있으므로 이들의 보호자를 대상으로 조사하거나 식사 기록법을 이용하는 것이 좋다.[7]

2) 식사 기록법(food record)

식사 기록법은 조사 대상자 본인이 일정 기간 동안 섭취한 음식의 종류와 분량을 일기를 쓰듯이 그때 그때 기록하도록 하는 방법이다.[5] 실제로 측정한 실측량을 기록하는 것을 실측량 기록법(weighed records)이라 하고, 눈대중에 의한 추정량을 기록하는 방법을 추정량 기록법(estimated records)이라 한다. 식사 기록법은 기간을 길게 하면 대상자의 부담이 커져 부정확하기 쉬우므로 조사 기간은 3일 정도로 주중 2일과 주말 하루를 포함하는 것이 적당하다. 먹은 즉시 기록하므로 회상법에 비하여 섭취 식품의 종류와 양을 빠뜨리거나 양적인 기억의 혼동을 줄일 수 있으나, 미리 알려주고 식사 섭취를 기록하기 때문에 과소평가되기 쉽다.[7] 실측법(weighing method)과 병행하여 타당성을 조사한 연구를 보면 기록법으로 조사된 자료는 실측법에 의해 조사된 자료보다 약 10% 정도 적게 조사되는 것으로 나타났다. 식사 기록법은 개인의 식품섭취 유형을 분석하가나, 생화학적 분석수치와 섭취 영양소 사이의 상관성을 연구할 때 유용하다.[8] 특히 조사에 협조를 잘 하는 집단(예 : 교육 수준이 다소 높거나 식사 관리에 대한 동기가 강한 집단)에게 적당하며, 회상법에 비하여 손쉽고, 인력이 많이 필요하지 않다는 장점이 있다.

3) 식품섭취 빈도법(food frequency questionnaire)

식품섭취 빈도법은 식품에 대한 섭취 횟수를 조사하는 것으로 영양소의 섭취 패턴을 조사하기 위해서 해당 영양소의 주요 공급원이 되는 식품목록을 작성하여 섭취빈도를 하루, 1주일, 한 달 등으로 표시된 기간 내에 섭취한 횟수를 기록하는 방법이다.[4] 조사 식품의 목록은 조사자의 의도에 따라 조절 될 수 있으므로 특정 식품군의 섭취 경향이나, 특정 영양소(콜레스테롤, 식염, 특정 비타민, 지방 등)의 섭취 유형을 판별하는데 도움을 준다. 편견이 없이 쉽게 자료를 모을 수 있고, 직접 면담이 아닌 서신 및 전화 등의 형태로도 조사가 가능하므로 경제적이라는 장점이 있으나, 양적으로 정확한 섭취량을 파악하는 데는 어려움이 있다. 식품섭취 빈도법은 타당성이 검증되어 표준화된 설문지를 사용하는 것이 정확도를 좌우하고, 설문지의 응답 시간이 약 15~30분 소요되도록 구성하는 것이 좋다.

양적인 측면으로 보완하여 반정량적 식품섭취빈도 조사법(semiquantitative food frequency questionnaire)의 개발을 통한 조사 방법이 제안되고 있다. 이 방법은 각 식품의 양적인 기준을 정하여 제시된 기준량에 근거한 섭취 정도와 섭취 빈도를 조사하여 연구자가 사전에 개발해 놓은 환산 계수로 섭취량을 계산한다. 그러나 우리나라 음식은 여러 식품 재료들이 혼합되어 있는 혼합식품이 많아 음식의 표준 레시피 정립이 우선되어야 정확한 자료를 얻을 수 있다.

4) 식사력 조사법

과거의 식사 섭취 상태에 대해 알 수 있는 방법으로 조사자가 조사 대상자를 면담하는 형태로 이루어진다. 24시간 회상법을 도입하여 개인의 평소 식사섭취 형태를 조사한 후 자세한 식품 목록을 사전에 만들어 두고 식품의 기호도, 구매 경향, 실제 섭취 빈도를 조사하는 것이다.

5) 동량 수거 직접 분석법

식품섭취 조사 자료 수집은 그 자체가 목적이 아니라 궁극적으로는 영양소 섭취를 평가하는 것이다. 따라서 영양소 섭취량을 평가하고 식품 섭취 자료를 사용하는 데에 대한 제한점은 식품 성분표의 불완전성, 입력 오차, 식품 성분표에 포함되어 있지 않은 영양소 손실 등이다. 이러한 문제점을 해결하기 위해 영양소 섭취량을 계산할 때 동량을 수거(duplicate food collection)하여 직접 분석하는 것을 동량 수거 직접 분석법이라 한다.

6) 식품계정 조사

한 가구 내 혹은 기관의 식사섭취상태를 조사하는 방법으로 일정 기간 동안 한 가구에서 구입한 음식, 선물로 받은 음식, 그 가구에서 생산된 음식을 가구원이 기록하는 것으로써 이를 통해 조사기간 동안 전체 식품 소비량을 식품 항목별로 계산하여 개인당 평균 1일 섭취량을 추정한다.

7) 식품 수급표

어떤 특정시기에 전 국민에 의해 소비된 식품의 양을 추정하여 간접적으로 국민 1인당 식품 섭취량을 추정하는 방법이다.

영양섭취 평가용 컴퓨터 프로그램

한국영양학회 부설 영양정보센터에서 개발한 Computer Aided Nutritional Analysis Program (Can-Pro 3.0, 2006)은 전문가용, 일반용, 교육용으로 분류된다. 한국영양학회의 식품성분표(2005)와 농촌생활연구소의 식품성분표(2001)의 자료를 바탕으로 1,821개의 음식과 기본 영양소는 물론 지방산, 아미노산, 식이섬유소 등 미량영양소의 데이터베이스가 내장되어 있다.

2 생화학적 분석법 (Biochemical Assessment)

대상자로부터 채취한 소변, 혈액, 조직 등에서 특정 성분을 분석하여 신체의 영양상태를 평가하는 것으로 비교적 객관적이고 정확한 자료를 얻을 수 있다(표 13-1).[9] 식이섭취 조사와 병행할 경우 음식과 영양소의 섭취 실태를 정확하게 평가할 수 있는 좋은 지표로 활용되나 대상자에게 불편함을 주거나 실험의 기술적 문제가 있을 수 있다.

1) 분석방법

(1) 직접 분석방법

함량 분석 방법은 혈액, 소변, 조직에 함유되어 있는 영양소의 양을 측정하는 방법이다. 이 방법은 가장 직접적으로 유효한 결과를 얻을 수 있으나, 특정 조직이나 체액 속에 존재하는 영양소의 수준이 곧 개인의 영양 불균형을 다 반영하지 않는다는 문제가 있다. 최근 섭취한 식사의 종류와 양, 밤낮에 따른 대사 정도, 복용 약물, 질병 및 감염의 유무, 영양소 상호간의 반응 정도, 체내 호르몬 분비 및 기능, 운동 및 활동 정도, 연령, 성, 인종, 최근 또는 만성적인 체중 감소 등이 생화학적 결과에 영향을 주므로 이러한 요소는 사전에 파악, 조절하여야 한다.

혈액, 적혈구, 백혈구, 조직, 머리카락, 손톱, 발톱 등이 대상이 되며 대개는 전혈이나 혈액의 일부가 분석에 이용된다. 적혈구는 평균 반감기가 120일로 길어서 적혈구의 영양

표 13-1 생화학적 영양평가법

영양소	측정 내용
단백질	혈청 thyroxine-binding 티록신 결합 프리알부민 혈청 레티놀 결합 단백질 혈청 트랜스 페린
비타민 A	혈청 레티놀 혈청 레티놀 결합 단백질
비타민 D	혈청 25-OH-D_3 혈청 1, 25-OH-D_3
비타민 E	적혈구 용혈 검사 혈장, 혈청의 비타민 E
비타민 K	혈장 비타민 K 혈액 응고시간
비타민 B_1	백혈구 케톨전이효소 활성
비타민 B_2	혈장, 소변의 리보플라빈 백혈구 glutathione reductase 활성
나이아신	소변 N-methylnicotinamide 소변 6-pyridone
비타민 B_6	tryptophan load test-xanthurenic acid 혈장 pyridoxal phosphate 백혈구 transaminase-glutamate oxaloacetic transaminase, glutamate pyruvic transaminase
엽산	적혈구 엽산 혈청 엽산
비타민 B_{12}	혈청 비타민 B_{12}
판토텐산	혈액, 소변 판토텐산
바이오틴	소변 바이오틴
비타민 C	혈장, 소변 아스코르빈산
철분	골수, 혈청의 철분 % 트랜스페린 포화도 총철결합능력 혈청 페리틴 헤모글로빈 헤마토크릿
요오드	혈청 요오드 방사선 동위원소 섭취율
칼슘	혈청 alkaline phosphatase
인	혈청, 소변 인
아연	혈청, 조직, 소변, 머리카락의 아연
마그네슘	혈청 마그네슘
구리	세룰로 플라즈민

성분 분석은 비교적 장기간에 걸친 영양섭취 상태를 나타낸다. 백혈구는 반감기가 짧기 때문에 단기간 동안 영양 섭취 상태 반영에 유용하다. 간, 골수, 지방조직, 뼈 등에서 주로 철분, 비타민 E, 칼슘을 측정한다. 그러나 조직의 채취가 어렵고, 피검자에게 부담을 줄 수 있다.

신장의 기능이 정상일 때 소변을 통해 배설된 무기질, 수용성 비타민 B 복합체, 비타민 C, 단백질 등을 분석함으로써 영양평가를 할 수 있다. 영양소의 소변 내 배설량은 체내에 저장된 영양소량이 줄어들면 보상작용으로 배설량이 감소하므로 최근의 영양 상태를 반영하는 지표로 이용될 수 있다. 완전한 24시간 소변의 채취가 가장 좋으나 이 방법은 매우 번거로우므로 시설거주자를 제외한 일반인을 대상으로 한 연구에서는 실시하기 어렵다.

혈액이나 소변 분석 결과에 비하여 머리카락에는 영양소가 보다 농축되어 있으므로 분석하기가 쉬워 초미량금속인 Cr, Mg 등 분석도 가능하며, 식사나 신체의 주기적인 변화 등에 의한 영향이 거의 없다. 시료의 추출이 용이하고 보관 도중 파괴되지 않으며, 보관이 용이하나, 공기, 물, 비누, 샴푸, 염색약 등 모발관리제제 등에 의해 머리카락의 미량영양소의 조성이 변화되기 쉽다.

(2) 간접 분석 방법(기능성 검사법)

특정영양소에 의존하여 작용하는 효소의 활성을 측정하거나 특정영양소의 대사산물을 측정함으로써 특정영양소의 섭취 상태를 평가하는 것이다.[3,10] 기능성 검사방법은 소변이나 혈액의 특정 영양소를 측정하는 직접적인 방법보다 영양불량의 정도를 판정하는 지표로써 타당성이 큰 것으로 알려지고 있다. 대부분의 비타민과 무기질은 효소의 보조효소로써 중요한 역할을 하므로 특정 비타민과 무기질의 결핍 시에는 특정 효소의 활성도가 감소되고 그 결과 혈액과 소변 내에 비정상적인 대사산물이 쌓이게 된다. 따라서 효소의 활성 측정이나 비정상적인 대사산물의 측정은 특정영양소의 결핍 여부를 판정할 수 있는 예민도와 정확도가 높은 지표이다.

2) 영양소별 생화학적 영양평가법

(1) 단백질의 영양평가

혈액에 존재하는 단백질은 체단백질에 비하여 소량이고 반감기가 짧아서 단백질-에너지 결핍 정도에 따라 비율이 감소함으로 단기간의 영양평가에 좋은 지표이다. 혈중 총 단백질은 단백질의 섭취 부족 뿐 아니라 대사이상, 간질환, 약물복용, 심한 운동 시에도 감소하므로 영양상태를 반영하는 예민한 수치는 아니다. 혈청 알부민은 간에서 합성이 감소되면 분해가 감소하는 경향이 있어 영양부족을 초기에 신속히 반영하지는 않으나 단백질과 에너지의 만성적인 결핍을 반영하는 지표로 많이 사용된다. 혈청 트랜스페린도 반감기가 8~9일로 알부민에 비하여 짧고, 체내의 저장량이 적으므로 영양결핍의 초기에 판정할 수 있는 예민한 지표로 사용되고 있다.

(2) 비타민 A의 영양평가

비타민 A의 영양 상태를 측정하는 지표인 암반응 소요시간은 비타민 A 결핍증인 야맹증을 판별하는데 사용될 수 있으나 재현성이 낮고 넓은 공간이 필요하다. 혈청 레티놀 농도는 측정은 쉬우나 체내 저장량이 상당히 고갈된 후에야 반응한다. 투여반응검사(relative dose-response test)는 체내 저장량을 조사하거나 경계수준의 비타민 A 결핍 정도를 측정하는데 유용하다.

(3) 비타민 D의 영양평가

혈청 alkaline phosphatase의 활성도 검사는 비타민 D의 체내 고갈 수준과 결핍의 정도에 비례하여 증가하나 다른 질병 상태에 영향을 받는 단점이 있다. 혈중 25-OH-D_3는 체내 수준을 잘 반영하는 지표로 가장 보편적으로 사용된다.

(4) 비타민 E의 영양평가

비타민 E의 영양상태를 측정하는 지표로 혈중 총 비타민 E나 토코페롤이 보편적으로 사용되는 방법이나 혈중 지방 농도에 의해 영향을 받을 수 있다는 점을 고려해야 한다.[11)]

(5) 비타민 B군의 영양평가

수용성 비타민은 조직의 저장기간이 짧고 소변으로 빨리 배설되므로 결핍이 쉽게 일어날 수 있다. 비타민 B_1의 영양상태는 적혈구 케톨전이 효소(transketolase) 활성도, 소변이나 적혈구의 비타민 B_1 농도를 측정할 수 있는데 적혈구 케톨전이 효소가 초기 결핍 판정에 유용하다. 적혈구 glutathione reductase 활성도 검사는 비타민 B_2의 영양평가의 지표이고, 나이아신의 영양평가는 소변내 N-methyl nicotinamide와 2-pyridon의 비율로 평가할 수 있다. 혈중 transaminase 활성도의 측정은 비타민 B_6의 결핍 여부를 알려주는 지표로 간주되고 혈중 pyridoxal 5-phosphate는 체내 수준과 섭취 수준을 잘 반영하므로 대규모 조사에 사용될 수 있다. 혈중 엽산 농도는 초기 결핍 상태를 반영하고 적혈구의 엽산 농도는 민감도가 떨어지나 저장량을 알려주는 지표가 된다.

(6) 철분의 영양평가

철분 결핍을 나타내는 방법 중 헤모글로빈 농도는 쉽게 측정할 수 있으나 철분결핍 외에도 단백질-에너지 결핍, 감염, 엽산, 비타민 B_{12} 결핍의 경우도 감소하므로 예민도나 정확도가 비교적 낮다. 빈혈검사 방법으로 인정받고 있는 헤마토크릿(hematocrit)은 철분결핍시 감소하나 예민도는 낮은 지표이고, 총 철결합능력이나 트랜스페린 포화도는 빈혈의 발현은 되지 않은 철분결핍단계를 나타낸다. 혈청페리틴은 저장 철분상태를 반영한다.

(7) 칼슘의 영양평가

골격의 칼슘 농도를 측정하는 방법은 가장 신빙성이 있으나 고가의 장비가 필요하다. 소변의 칼슘 농도는 혈중 칼슘 농도보다 식사를 통한 칼슘의 섭취를 잘 반영하지만 인의 함량이 높은 식사를 할 경우나 신장 기능장애가 있을 때 소변의 칼슘배설이 증가한다는 문제가 있다.

참고문헌

1. Ledikwe JH, Blanck HM, Kettel Khan L, Serdula MK, Seymour JD, Tohil BC, et al. Dietary energy density is associated with energy intake and weight status in US adults. *Am J Clin Nutr* 2006 ; 83 : 1362-1368.
2. Gills L, Gills A : Nutrient inadequacy in obese and non-obese youth. *Can J Diet Pract Res* 2005 ; 66 : 237-242.
3. Gibson RS. Principles of nutritional assessment. 2nd ed. *Oxford Press*. 2005.
4. Mahan LK, Escott-Stump S. Food, nutrition, & diet therapy. *Saunders*. 11th ed. 2004.
5. Gibson S. Micronutrient intakes, micronutrient status and lipid profiles among young people consuming different amounts of breakfast cereals : further analysis of data from the national diet and nutrition surveys of young people aged 4 to 18 years. *Public Health Nutr* 2003 ; 6 : 815-820.

6. 이영미, 김정현. 영양판정. *효일출판사*. 2001.

7. Westerterp KR, Goris AH. Validity of the assessment of dietary intake : problems of misreporting. *Curr Opin Clin Nutr Metab Care* 2002 ; 5 : 489-493.

8. Rockett HR, Berkey CS, Colditz GA. Evaluation of dietary assessment instruments in adolescents. *Curr Opin Clin Nutr Metab Care* 2003 ; 6 : 557-562.

9. Seres DS. Surrogate nutrition markers, malnutrition, and adequacy of nutrition support. *Nutr Clin Pract* 2005 ; 20 : 308-313.

10. Blanck HM, Bowman BA, Cooper GR, Myers GL, Miller DT. Laboratory issues : use of nutritional biomarkers. *J Nutr* 2003 ; 133 : 888S-894S.

11. Bates CJ, Mishra GD, Prentice A. Gamma-tocopherol as a possible marker for nutrition-related risk : results from four national diet and nutrition surveys in Britiain. *Br J Nutr* 2004 ; 92 : 137-150.

Chapter 14 체력 및 운동 평가

운동을 하면 건강이 좋아지고, 활발하게 생활을 영위할 수 있게 된다. 비만한 경우에는 체중이 조절되고, 감량된 체중이 다시 불어나는 것을 방지해준다. 하지만 운동에 따르는 위험성도 존재한다. 따라서 운동 효과는 가장 크면서, 위험성은 줄일 수 있는 운동 방법이 필요하다. 운동 처방은 이런 방법을 알려주는 과정이다. 체력 및 운동 평가는 운동에 따르는 위험이 없는지 알아보고 개인의 체력 수준을 평가하는 것인데, 이를 토대로 가장 효과적이면서 부작용이 적은 운동 방법을 처방할 수 있게 된다. 일정 기간 운동을 한 후 다시 한 번 체력과 운동 능력을 평가하면 순응도가 증가하게 된다.

1 운동 전 평가

1) 운동의 단점

운동에 의해 좋아지거나 예방되는 질환은 비만뿐만 아니라 관상동맥질환, 중풍, 당뇨병, 고혈압, 골다공증, 골관절염, 요통, 고지혈증, 정신 심리적 질환, 암 등 다양하다.[12)]

하지만 운동에 따르는 위험성도 있다. 운동을 하면 심장 근육 산소 요구량이 증가하고, 심장 관상동맥 혈류 시간이 감소하며, 운동 직후 정맥혈이 심장으로 돌아오는 양이 적어지고, 부정맥 발생 가능성이 증가하므로 심혈관계 합병증이 발생할 수 있다.[8)] 직접 외상에 의한 부상 등 운동 손상, 기존 질병의 악화 등도 문제가 될 수 있다.

운동할 때 심장이 정지할 가능성은 정상에 비해 심장병이 있는 환자에서 100배 정도 높다. 힘든 운동을 할 때 그 위험성은 중등도 이하 운동을 할 때에 비해 2~6배가 증가한다. 따라서 힘든 운동을 할 사람은 숨어 있는 심장병이 있지 않은지 확인을 해야 한다.

운동 중 급사를 하는 경우 두부나 가슴 부위 손상에 의한 경우도 있지만 대부분은 심장병이 원인이다. 심장 급사의 원인은 나이에 따라 다른 양상을 보인다.[4] 즉 35세 이하에서는 비후성심근병 등 주로 해부학적인 선천 심장 및 혈관 이상이 많고 그 이후에서는 관상동맥질환이 많다. 따라서 운동하기 전에 선천성 심장병이나 혈관 이상, 부정맥 등이 있는지 알아보아야 한다. 또한 협심증이나 심근경색증과 같은 허혈성심장질환 즉 관상동맥질환이 있는지, 현재는 없지만 향후 걸릴 가능성이 있는지 확인해 보아야 한다.

관상동맥질환은 동맥경화를 일으키는 위험인자들이 있을 때 잘 발생한다. 심장 위험인자는 고혈압, 당뇨병, 고지혈증, 흡연, 비만 및 운동부족 등 조절이 가능한 인자와 고령의 나이, 남성, 가족력(가족 중 동맥경화 발생의 병력이 있는 경우) 등 조절이 불가능한 인자로 이루어져 있다.

운동에 의해 기존 질병이 악화되면 곤란하다. 따라서 당뇨, 천식, 고혈압, 감염병 등 기존 질환 여부를 파악하고 미리 주의해서 운동을 권유해야 한다.

운동에 의해 근육이나 뼈, 관절 등이 다칠 수 있는 요인을 근골격계 위험 인자라고 할 수 있다.[5] 즉 관절염이나 사지 장애가 있는 경우, 비만, 운동에 의해 악화되는 근골격계 증상의 경력, 근골격계 손상 경력 등을 파악해야 한다.[9]

근골격계 손상 경력은 예전에 골절이 있었는지, 관절에 상처를 입은 적이 있는지, 고정한 적이 있는지를 물어본다. 다친 경력이 있는 사람은 재발의 위험군으로 분류되어야 하겠지만 재활 치료를 충분히 받은 사람에게는 그 재발률이 낮으므로 재활 여부도 파악해야 한다.[10] Robey 등에 의하면 기왕력이 없는 군에서 손상률이 43%임에 비해, 있는 군에는 71%로 높았다.

2) 운동참여검진(preparticipation examination)

운동을 하기 전에 운동으로 인해 건강이 악화되거나 다치지 않을 것인지 미리 예측할 필요가 있다. 운동 처방을 내리기 전에 미리 위험 인자를 파악하여 적절한 대처를 해야 한다.

운동하기 전에 선천성 심장병이나 혈관 이상, 부정맥 등이 있는지 알아보아야 한다. 또한 협심증이나 심근경색증과 같은 허혈성심장질환 즉 관상동맥질환이 있는지, 현재는 없지만 향후 걸릴 가능성이 있는지 확인해 보아야 한다.

관상동맥질환은 심장에 혈액을 공급하는 관상동맥이 막히는 동맥경화에 의해 대부분 생긴다. 심하지 않은 경우에는 아무 증상이 없을 수 있지만, 어느 정도 진행되면 심장이 힘들 때 즉 운동을 하거나 신경 쓸 때, 식후 등에 가슴이 아프다가 쉬면 좋아지는 협심증 증상이 생긴다. 더 심해지면 심장에 혈액 순환이 되지 않아서 심장 근육이 손상되는 심근경색증이 생길 수 있다. 흉통이 오래 지속되고 심하면 심근경색증을 의심하고 조속히 치료를 받아야 한다.

운동에 의해 악화될 수 있는 질병은 당뇨, 천식, 고혈압, 감염병 등이다. 이들 기존 질환 여부를 파악하고 미리 주의해서 운동을 권유해야 한다.

예를 들어 당뇨병 환자의 혈당이 280 mg/dl 이상이면 운동을 하지 않는 것이 좋다. 인슐린으로 치료 받고 있는 당뇨병 환자는 운동에 의한 저혈당을 방지하기 위하여 인슐린 용량을 줄여야 하며, 일단 저혈당 증상이 발생하면 즉시 탄수화물을 섭취할 수 있어야 한다. 또한 운동하는 날에는 팔, 다리 등 주로 운동하는 근육보다는 복부에 주사를 놓아야 인슐린 흡수가 과다하게 촉진되지 않는다.

꽃가루에 민감한 천식 환자가 야외에서 운동할 때에는 미리 기관지확장제를 투여하는 등 예방 조치가 필요하다. 추운 날씨에서는 운동에 의해서 천식이 쉽게 유발되며, 심근경색증도 빈발하므로 가능하면 실내에서 운동하도록 한다.

혈압이 많이 높거나 합병증이 있다면 조절될 때까지 운동을 삼가야 한다.

감염에 의한 질병의 급성기에는 운동을 중단해야 한다. 감기와 같은 간단한 질병이라도 열이 날 때에는 운동을 삼가는 것이 좋다.

칼륨을 배설하는 이뇨제를 복용하는 환자는 혈중 칼륨 농도를 정기적으로 확인해야 한다. 또 진경제, 항히스타민제 등 항콜린성 약품을 사용하는 경우에는 발한 기능이 억제되어 쉽게 체온이 상승할 수 있다는 점을 유의해야 한다.

청소년들이 운동을 본격적으로 시작할 때에는 운동 전 신체 검진을 받아야만 하는 제도가 미국 등에서 시행되고 있다. 이를 운동참여검진(preparticipation examination)이라고 하는데, 운동 손상과 사고를 미리 막기 위하여 치명적일 수 있는 잠재된 중한 질환이나 손상의 유발인자를 미리 검진을 통해 발견하는 것이 목적이다. 구체적으로 운동참여검진은 손상을 잘 받을 수 있는 요인은 없는지 확인하고, 신체 발달 정도를 파악하고, 운동 손상 예방과 적절한 영양에 대해 교육할 수 있는 기회가 된다. 운동할 수 없는 선수를 골라내어 운동을 일시 중단시키는 것은 그 목적의 일부에 지나지 않는다.

미국에서 시작된 이 제도는 운동에 따르는 문제를 미리 예방할 뿐만 아니라, 의료와의 접촉이 드문 청소년에게 검진의 기회를 제공함으로써 국민 건강에 중요하게 이바지하고 있다. 청소년의 대부분은 학교 체육 시간을 통해 운동에 참여하기 때문에 우리나라 청소년 전체를 대상으로 운동참여검진이 필요하리라 판단된다.

3) 운동 전 평가의 실제

(1) 어린이 평가

비만한 어린이 청소년이 운동을 시작하기 전에 평가해야 할 사항은 ① 일반적인 건강 상태 ② 심폐 기능 ③ 과거 손상 여부와 합병증 여부 ④ 체격과 발달 정도 ⑤ 운동을 제약할 수 있는 질병이나 근골격계 문제 등이다.

과거력상 운동 도중 어지럼, 현기증, 쓰러질 것 같은 느낌 등을 경험했다면 심전도, 심초음파, 홀터 모니터링, 트레드밀 운동부하검사 등 자세한 검사가 요구된다. 어린 선수 심장 돌연사의 원인이 될 수 있는 배출 혈류 차단(outflow tract obstruction), 부정맥 등이 있을 수 있기 때문이다.

신체 발달 정도가 비슷한 어린이끼리의 경기가 다른 어린이들의 경기에 비해 부상 가능성이 떨어진다. 또 신체 발달이 늦은 어린이인 경우 자신은 운동에 소질이 없다는 열등감을 느낄 수 있다. 따라서 Tanner 신체발달 척도를 이용하여 발달 정도를 파악할 필요가 있다.

근골격계 문제 여부에 대한 선별 검사는 다음과 같은 방법으로 시행할 수 있는데, 약 90초 정도 소요되며, 문제가 있는 경우 자세한 검사가 뒤따라야 한다(표 14-1).

(2) 성인 평가

성인에서 운동 전 위험도를 미리 파악해 보는 간단한 방법은 캐나다에서 개발한 The Canadian Physical Activity Readiness Questionnaire(PAR-Q)라는 설문이다.[3)] 이는 운동하지 말아야 할 사람을 골라내는데 예민도가 80%, 특이도가 100%이다(표 14-2).

표 14-1 근골격계 검사(반팔 반바지 입고 시행)

지시 사항	관찰 사항
얼굴 마주보고 서시오	Acromioclavicular joints, general habitus
천장, 바닥, 어깨 보시오, 귀를 어깨에 대시오	Cervical spine motion
어깨를 누르면서, 천장으로 올리게 한다. (Resisted shoulder shrug)	Trapezius strength
팔을 옆으로 90도까지 올리시오(90도에서 눌러본다)	Deltoid strength
팔 외회전(Full external rotation of arms)	Shoulder motion
팔꿈치 구부리고 펴기(Flex and extend elbows)	Elbow motion
팔 90도 굽히고 옆에 댄 후 손바닥 뒤집기	Elbow & wrist motion
손가락 벌리시오, 주먹을 쥐시오	Hand or finger motion and deformities
장딴지 힘주시오, 빼시오	Symmetry and knee effusion, ankle effusion
오리걸음 네 발짝 가시오(엉덩이가 발뒤꿈치에 닿게)	Hip, knee and ankle motion
뒤 돌아 서시오	Shoulder symmetry, scoliosis
무릎 펴고, 발가락을 손으로 짚으시오	Scoliosis, hip motion, hamstring tightness
발가락으로 서서 뒤꿈치 올리시오	Calf symmetry, leg strength
발 옆면으로 서서 걸으시오	Inversion stress on ankle

표 14-2 운동 관련 요인 설문

1) 의사로부터 심장질환이 있다고 들은 적이 있습니까?
2) 자주 가슴에 통증을 느낍니까?
3) 현기증을 느끼거나 심하게 어지러운 적이 있습니까?
4) 의사로부터 혈압이 높다고 들은 적이 있습니까?
5) 운동하면 심해지는 관절이나 뼈 질환이 있다고 의사로부터 들은 적이 있습니까?
6) 위에 적히지 않았지만 운동하고 싶어도 못하는 다른 신체적 문제가 있습니까?
7) 65세 이상이고 심한 운동을 해본 적이 없습니까?

위 항목 중 하나라도 '예'에 해당되면 일단 진료를 받아보아야 한다. 심한 운동이나 운동부하검사하기 전에 심각한 의료 문제가 없는 지 확인해야 하기 때문이다.

과거와 현재 운동 관련 병력을 알면 향후 운동 처방을 하는데 도움이 된다. 즉 과거와 현재 운동 습관 즉 운동 종류, 빈도, 강도, 운동 시간을 물어보고, 운동하려는 동기와 저해 요인, 좋아하는 신체활동, 운동의 이점과 위험에 대한 생각, 심장 위험 인자(고혈압,

당뇨병, 고지혈증, 흡연, 55세 이전에 심장병에 걸린 가족력), 신체 장애, 운동에 의해 유발되는 증상, 현재 질병(심장, 폐, 근골격, 순환기, 심리 질환 등), 주위 친지들의 도움, 시간적 여유 등을 파악한다.[6]

진찰을 통해서는 심폐 질환, 말초혈관질환, 비만, 근골격계 질환 등을 파악해야 한다. 임상검사로는 헤모글로빈(Hemoglobin), 혈당, 콜레스테롤, 고밀도지단백 측정, 흉부방사선 검사 등이 필요하며 고위험군 및 만성병 환자에게는 운동부하 심전도를 측정해야 한다.

심장병 여부는 운동을 시작하기 전에 감별해야 할 중요 사항이다. 심장병 여부를 감별하기 위해서는 병력 청취, 진찰, 임상 검사 등을 세심하게 시행해야 하며, 필요하면 운동부하 심전도 검사, 심장 초음파 검사, 홀터 모니터링(24시간 동안 심전도를 측정하는 방

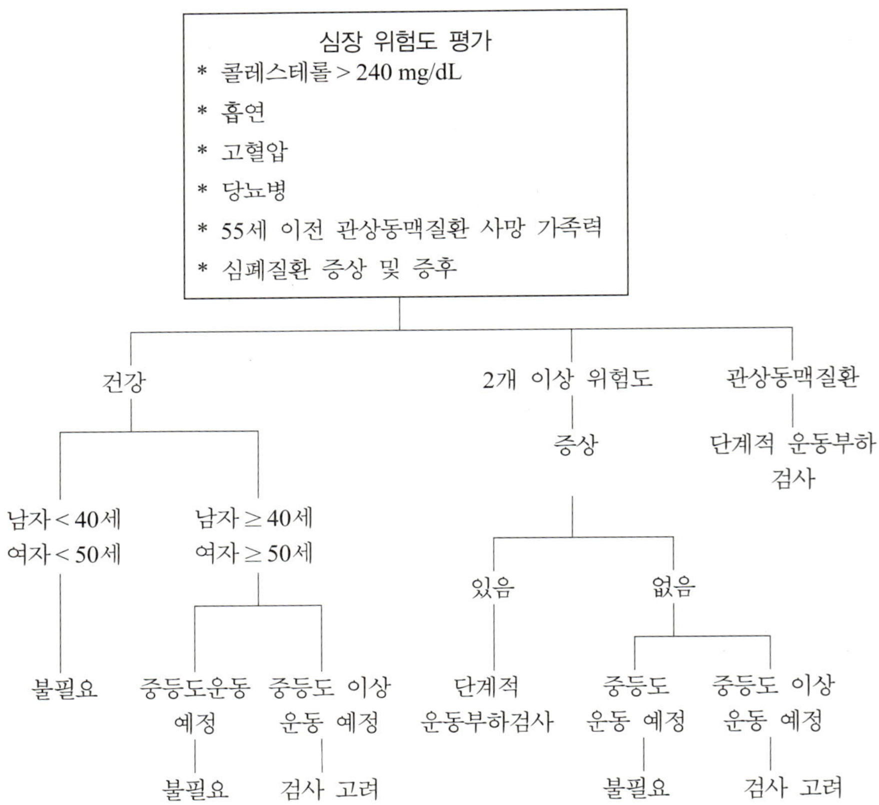

('불필요'는 하지 말라는 뜻이 아니라 반드시 필요하지는 않다는 뜻이며, '검사 고려'는 의료진의 판단에 의해 검사를 하면 좋다는 뜻이다. 즉 임상 판단이 개개인의 운동부하검사 여부를 결정하는 기본 틀이다)

▶**그림 14-1** 운동전 운동부하 검사 여부를 결정하는 방법.

법), 심장혈관 촬영 등 정밀 심장 검사를 시행해야 한다.[7] 운동부하 검사 여부는 그림 14-1과 같은 방법으로 결정한다.

운동부하검사 자체에 의한 위험도 염두에 두고 예방해야 한다. 운동부하검사에 의한 사망은 0.01%, 급성심근경색증 발병 가능성은 0.04%로 높지는 않지만, 일단 발생하면 적절히 대처를 해야 한다.

4) 운동 금기

운동을 하지 말아야 할 경우를 운동 금기라고 한다. 운동 금기는 절대적으로 운동을 금지해야 할 절대 운동 금기와 상황이 개선되면 운동을 할 수 있는 상대적 금기로 나뉜다(표 14-3). 절대 금기는 심장이나 혈관 질환과 급성 감염증이다. 상대적 금기는 심장병, 조절되지 않은 고혈압, 당뇨병, 갑상선 질환 등과 만성 또는 재발성 감염증, 운동에 의해 악화되는 신경근육, 근골격계 또는 류마티스 질환, 합병증 있는 임신 등이다.[2)]

표 14-3 운동 금기

절대 금기	상대적 금기
최근 급성 심근경색증(Recent acute myocardial infarction)	치료 하지 않은 또는 조절되지 않은 고혈압 (Untreated or uncontrolled severe hypertension)
불안정성 협심증(Unstable angina)	중등도 대동맥판 협착증(Moderate aortic stenosis)
심실빈맥 등 위험한 부정맥(Ventricular tachycardia and other dangerous dysrrhythmias)	심한 대동맥하 협착(Severe subaortic stenosis)
대동맥류 박리(Dissecting aortic aneurysm)	심실상성 부정맥(Supraventricular dysrythmias)
급성 심부전(Acute congestive heart failure)	심실동맥류(Ventricular aneurysm)
심한 대동맥판 협착증(Severe aortic stenosis)	빈번하거나 복잡성 심실전위(Frequent or complex ventricular ectopy)
심근염 또는 심막염(Active or suspected myocarditis or pericarditis)	심근병증(Cardiomyopathy)
혈전성 정맥염 또는 심내 혈전(Thrombophlebitis or intracardiac thrombi)	조절 안된 대사질환(당뇨, 갑상선 질환 등) 또는 전해질 이상
최근 전신 또는 폐 색전(Recent systemic or pulmonary embolus)	만성 또는 재발성 감염증(말라리아, 간염 등)
급성 감염증(Acute infection)	운동에 의해 심해지는 신경근육, 근골격계 또는 류마티스 질환
	합병증 있는 임신

2 운동 검사

운동하기 전에 체력 및 체격을 측정하여 운동 강도와 운동 종류를 결정하는 자료로 사용해야 한다. 심폐지구력 판정을 위해 최대산소섭취량을 측정할 때 동시에 실시하는 심전도 검사는 심장 허혈 여부를 같이 파악할 수 있도록 해준다.

운동 검사 종목은 신장, 체중, 몸통비, 체지방량 등 기본적인 신체 계측과 심폐지구력, 근력, 근지구력, 유연성, 순발력, 평형성, 민첩성 및 협응성 등이다.[11] 이중 필수적인 것은 심폐지구력, 유연성, 근력 및 근지구력, 평형성이다. 이들은 일상생활을 할 때에도 필요한 체력이기 때문에 기초체력이라고 불린다. 순발력, 민첩성, 협응성은 경기를 할 때 필요한 체력이라는 뜻으로 경기체력이라고 불린다.

개인의 체력 수준은 국민 전체 체력 자료가 있을 때 판단하기 쉽다. 즉 국민 체력 평균과 비교하여 우열이 어느 정도인지를 파악하여 평균 체력 수준보다 더 좋아지도록 노력하라고 처방하면 된다. 하지만 우리나라에서는 아직 국민 전체 체력 수준에 관한 자료가 없다. 차선책으로 일부 인구를 대상으로 만든 국민체육과학연구원 자료를 기준으로 삼을 수 있다. 여러 의료기관에서 사용하는 자료는 일본 국민들 또는 각 병원 방문자들을 대상으로 생성된 자료이다.

1) 심폐지구력

심폐지구력은 최대산소섭취량으로 평가되는데 직접법과 간접법이 있다. 직접법은 답차운동검사(treadmill), 사이클 작업계(cycle ergometer : 고정식 자전거)를 이용하여 최대운동부하 후 흡기 및 호기가스를 분석하여 산소섭취량을 직접 측정하는 방법이다. 간접법은 답차운동검사(treadmill), 사이클 작업계(cycle ergometer), 계단 오르내리기(스텝테스트) 등을 이용하여 최대 운동 부하 당시 심박수를 측정하여 그에 비례하는 최대산소섭취량을 추정하는 방법이다. 일정 구간에서는 심박수와 산소섭취량이 비례한다는 점을 이용하는 것이다(그림 14-2). 운동 부하는 더 이상 힘들어서 수행할 수 없을 때까지 최대로 실시하는 최대 부하검사(maximal test)와 일정한 부하량을 주어 짧은 시간 내에 측정하는 최대하 부하검사(submaximal test)가 있다.

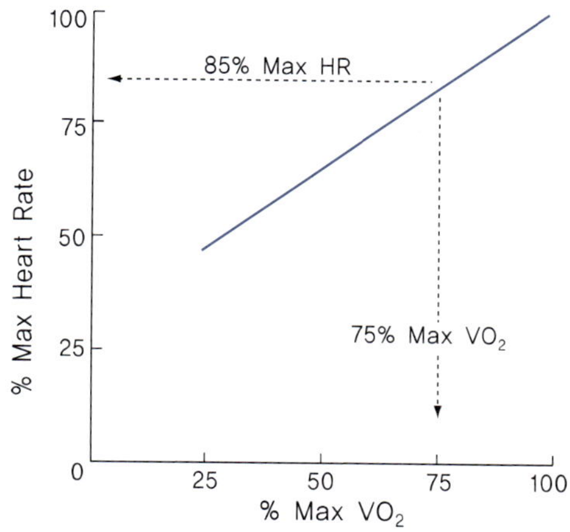

▶**그림 14-2** 심장박동수와 산소섭취량은 일정 구간에서 비례한다.

한편 운동부하검사에 의한 사망률은 10만 명당 2～5명, 합병증은 10,000명당 9명에 해당 된다. 따라서 검사에 적합하지 않은 경우에는 운동부하검사를 시행하지 말아야 한다(표 14-4).[1]

표 14-4 운동부하검사를 하지 말아야 할 경우

절대 금기	상대적 금기
급성 심근 경색(6주 이내 발병)	신체 장애(Debilitation/physical handicaps)
불안정성 협심증(Unstable angina)	심하지 않은 부정맥(Minor arrhythmias)
심근염/심낭염(Myocarditis/pericarditis)	고혈압(Elevated blood pressure)
폐색전(Pulmonary embolism)	빈혈(Anemia)
심한부정맥(Arrhythmias(major))	심전도 이상(Resting EKG changes)
심한 심장 구조 이상(Major structural heart disease)	인공심장박동기(Pacemaker)
심한 신체 장애(Severe physical handicap)	좌측각차단(LBBB)

또한 운동부하검사 도중에 다음과 같은 증상이나 검사 소견이 보이면 검사를 중단해야 한다. 즉 흉통이나 숨찬 증상이 생기거나, 혈압이 10 mmHg 이상 감소하거나, 심전도상 ST 분절이 1～2 mm 이상 하강 또는 ST 분절이 상승하거나, 부정맥(예를 들면 심방빈맥과 심실빈맥) 및 중추신경계 순환장애 증상(예 : 어지러움, 착란상태) 또는 더 이상 검사하기 어려울 정도의 피로감이 있거나 다리에 힘이 없을 때 등이다.

최대산소섭취량을 알 수 없지만 타인 체력 또는 자신의 과거 체력과 비교할 수 있는 방법은 있다. 1마일을 걷는 동안 걸리는 시간을 측정하는 1마일 걷기 검사, 6분 동안 가능한 빨리 걸었을 때 도달하는 거리를 측정하는 6분 걷기 검사, 일정 거리를 갈 때 걸리는 시간을 측정하는 1,500미터 달리기와 3,200미터 걷기 검사 등이 있다. 자신의 과거 체력과 현재 또는 미래 체력을 비교할 수 있는 방법은 '동네 건물 기준 삼아 걷기' 등 간단한 방법도 가능하다.

이들 모든 방법은 가급적 빨리 움직였을 때 걸리는 시간을 측정한다.

6분 걷기 검사는 6분 동안 자신이 최대로 걸은 거리를 측정하여 운동 능력을 판단하는 방법이다. 서양인 자료를 토대로 만들어진 공식에 대입하면 유산소 운동 능력이 몇 MET (Metabolic equivalent)인지를 알 수 있다. 1 MET는 성인이 쉬고 있을 때 사용하는 에너지를 말하는데 산소섭취량으로 표현해서 3.5 ml/kg/min에 해당된다. 6분 동안 가급적 빨리 걷게 하여 도달된 거리가 n미터라면, 1분 동안은 n/6 미터를 이동한 것이 된다. 측정 자료에 의하면 걷기 10 m/min이 1 ml/kg/min에 해당되므로 n/6을 10으로 나누면 걷기로 인한 MET ('x' MET라 가정)가 계산된다. 이를 운동 능력 METs = (Baseline METs + Walk METs) / Baseline METS 공식에 대입한다. 즉 (3.5 + x) / 3.5가 그 사람의 운동 능력 MET가 된다. 일반적으로 성인은 10 METs가 평균이다.

1,500미터 달리기나 3,200미터 걷기 거리는 동네 학교 운동장 한 바퀴가 몇 미터인지 알아보고 기준으로 삼는다. 한 바퀴에 200미터라면 1,500미터는 7바퀴 반을 돌면 된다. 3,200미터는 16바퀴이다. 측정 시간을 표에 대입하여 자신의 능력을 알아본다. 단, 표에 제시된 기준은 대상자, 실시 방법, 측정 시기에 따라서 바뀔 수 있으므로 절대적인 자료가 아니고 경향을 알아보는 참고 자료로 삼아야 한다.

'동네 건물 기준 삼아 걷기'는 자신이 알기 쉬운 한 건물 예를 들어 동네 슈퍼나 세탁소, 우체국 등 하나를 정하는데 가급적 10분 정도 거리에 있다고 여겨지는 것으로 한다. 동일한 길을 따라 빨리 걸었을 때 걸리는 시간을 적어둔다. 한 달 이상 지난 후 같은 길을 가는데 걸리는 시간을 측정하여 비교한다. 이 방법을 이용하면 일정 기간 운동 후 자신의 심폐지구력이 좋아지는 지 여부를 파악할 수 있다.

예를 들어 1마일 즉 1.6 km 걷기 방법을 자세히 설명하면 다음과 같다. 특별한 준비물은 필요 없고 1.6 km를 걸을 수 있는 평지와 시계만 있으면 된다. 우선 편안하고 조이지 않는 옷을 입고 운동화를 신는다. 흡연, 음식, 카페인을 검사 2시간 전부터 금지한다. 카페인 없는 음료는 마시는 것이 좋다. 맥박을 재야하기 때문에 맥박 재는 연습을 하는 것이 좋다. 우선 손목이나 목 동맥을 만져본다. 목 동맥은 턱 밑에 기도 바로 옆에 있다. 15초간 맥박을 잰 후 4를 곱하면 분당 맥박수가 된다.

측정을 하기 전에 수 분간 걸은 후 스트레칭을 한다. 스트레칭은 대퇴부와 장딴지 스트레칭을 한다. 1.6 km 거리를 가늠한다. 200 m 원이 그려진 운동장에서는 8바퀴에 해당되며, 길에서는 차내 계기판을 이용하여 측정한다. 걷기 시작 전에 시간을 확인하거나 스톱워치를 작동한다. 1.6 km를 가능한 빨리 걸은 후 15초간 맥박을 잰다. 첫 맥박이 느껴진 시간을 0초로 여기면 된다. 15초 맥박수에 4를 곱하면 분당 맥박수가 된다.

2) 근력 및 근지구력

근력은 벤취프레스(bench press)와 레그프레스(leg press)로 재는 등장성(isotonic) 근수축력과 근력계를 이용하여 악력 또는 배근력을 측정하는 등척성(isometric) 근수축력으로 나뉜다. 최근에는 등속성(isokinetic) 근력을 측정하는 장비가 개발되어 활발하게 사용되고 있다.

근지구력은 동적인 것과 정적인 것으로 나뉘는데 동적인 근지구력은 윗몸일으키기, 팔굽혀펴기, 앉았다 일어서기 등으로 측정이 가능하며 정적인 것은 장력계를 이용하여 측정하거나 매달리기로 잴 수 있다.

예를 들어 팔굽혀펴기는 별 준비물 필요 없이 방바닥이나 마루와 같이 넓은 곳에서 시행할 수 있다. 남자는 바닥에 팔굽혀펴기 자세로 엎드린다. 이때 등은 곧게 펴져야 하고 무릎은 땅에 닿지 않아야 한다. 팔은 어깨 아래쪽으로 뻗는다. 여자는 남자와 같은 자세인데 무릎을 바닥에 대게 하여 수월하게 만든다는 점이 다르다. 이때 무릎이 아프지 않도록 방석을 댄다. 등이 곧게 펴진 상태에서 가슴이 바닥에 살짝 닿을 때까지 상체를 내린다. 팔을 뻗어 준비자세로 돌아온다. 쉬지 않고 굽혔다 폈다를 반복한 횟수를 센다. 성별, 연령별로 구분된 표를 이용하여 자신의 능력을 평가한다.

3) 유연성

어린이는 앉아서 허리굽히기(sit and reach test)로 측정하고, 성인은 윗몸 앞으로 굽히기(forward bending)로 측정할 수 있다. 유연성을 향상시키는 운동은 체조, 볼링, 스키, 야구, 허리젖히기, 훌라후프, 수영, 에어로빅, 배구, 골프 등이 있다.

윗몸 앞으로 굽히기를 예로 들어 설명하겠다. 우선 준비물은 줄자와 테잎만 있으면 된다. 줄자를 바닥에 놓고 테잎으로 고정한다. 손가락이 발끝에 닿도록 허리를 굽히고 발가락을 기준으로 3째 손가락이 얼마나 거리가 떨어졌는지 측정한다. 두 번 반복하여 멀리 간 거리를 검사 수치를 삼는다.

4) 평형성

눈감고 외발서기로 평형감각을 측정한다.

5) 순발력

8~15세에서는 멀리뛰기로, 16세 이상에서는 수직뛰기로 측정한다.

6) 민첩성

어린이는 바닥에서 튀겨오르는 공을 손으로 치는 방법으로, 성인은 번갈아 양옆으로 두 발을 동시에 옮기는 사이드스텝으로 측정한다.

7) 협응성

일정한 거리에서 바구니에 공 넣기로 측정한다.

3 결 론

운동 처방은 운동에 의해 악화될 수 있는 질병을 찾아내어 해소시키고, 개인의 체력과 운동 능력을 파악한 후 그에 맞는 운동 방법을 교육하는 것이다. 허혈성 심질환 등 심장병과 근골격계질환 등을 파악해야 한다. 심폐지구력, 근력과 근지구력, 유연성 및 평형성 등 기초 체력은 모든 사람들에게 필요한 체력이다. 기초 체력을 파악하고 더불어 순발력, 민첩성, 협응성도 측정이 되면 더욱 이상적이다.

참고문헌

1. American College of Sports Medicine. Guidelines for exercise testing and prescription. 6th ed. Philadelphia : Lea & Febiger, 2000.
2. American college of sports medicine. Resource manual for guideline for exercise testing and prescription. 5th ed. Philadelphia ; Lea and Febiger, 2005.
3. British Columbia Ministry of Health and the Department of National Health and Welfare. PAR-Q validation report In : Canadian standardized test of fitness(CSTF) operation manual. 3rd ed. Ottawa, Ontario. Government of Canada. Fitness and Amateur Sport Canada. 1986.
4. Brukner P, Khan K : Clinical Sports Medicine. New York, McGraw-Hill Book Company, 2004.
5. Cavanagh PR. Biomechanics in sport ; a bridge builder among the sport sciences. Med Sci Sports Exerc, 1990 ; 22(5) : 546-557.
6. Hanson PG. Exercise In Health promotion : principles and clinical applications. RB Taylor. Norwalk Connecticut ; Appleton century crofts, 1986.
7. Jones TF, Eaton CB. Exercise prescription. American family physician, 1995 ; 52(2).
8. McArdle WD, Katch FI, Katch VL. Exercise Physiology : Energy, Nutrition, and Human Performance 5th ed. Baltimore : Lippincott Williams & Wilkins, 2001.
9. Pollock ML, Gettman LR, Milesis CA, Bath MD, Durstine L, Johnson RB. Effects of frequency and duration of training on attrition and incidence of injury. Med Sci Sports Exerc, 1977 ; 9 : 31-36.
10. Twellaar M, Verstappen FT, Huson A, van Mechelen W. Physical characteristics as risk factors for sports injuries : a four year prospective study. Int J Sports Med 1997 ; 18 : 66-71.
11. 대한가정의학회. 일차의료와 건강증진. 서울 1995.
12. 대한가정의학회. 평생건강관리프로그램. 서울 ; *고려의학*, 1995.

Chapter

15 행동의 평가

행동수정요법은 식습관과 운동습관의 교정뿐만 아니라 비만에 대한 사고, 태도, 그리고 감정을 바꾸는 것 까지를 망라한 "전반적인 생활양식의 행동변화"를 유도하는 것을 그 목표로 한다. 이러한 치료를 시작함에 있어서, 치료자가 가져야 할 태도는 비만을 '만성 질환'으로 인식해야 한다는 점이다. 즉, 일회성 충고나 단기간의 프로그램으로 질환을 치료하겠다는 생각보다는 비만을 예방 혹은 관리해보겠다는 자세가 보다 적절하다. 당뇨병이나 고혈압과 같은 만성 질환들과 동일한 선상에서 비만을 바라볼 때, 환자의 병력과 사회적 배경을 잘 알고 있는 의료진에 의한 정기적인 검진, 평생에 걸친 상담과 치료, 그리고 그에 따른 지속적 관리 등이 얼마나 필요한 지를 인식하게 된다.

비만 환자들은 일평생에 걸친 체중 조절에 필요한 행동 변화를 이루어낼 수 있는 능력도 제각기 다를 뿐만 아니라 체중 조절에 매진할 수 있는 헌신도 역시 사람마다 다양하다. 그럼에도 불구하고 대부분의 치료프로그램들은 획일화된 프로토콜을 채택하고 있는 실정이다. 따라서 Logue 등[1)]은 효과적인 치료법이 되려면, 환자의 준비도 및 행동 변화를 이루어 낼 수 있는 능력을 고려한 맞춤형 프로그램이 필요하다고 하였다. 즉, 치료환자의 비만에 대한 인식과 사고 및 치료에 대하여 가지고 있는 견해, 식사와 관련하여 잘못된 습관과 행동, 언제 어디서 얼마만큼의 칼로리를 어떠한 동기에 의해 섭취하고 있는지 및 일상생활에서 운동이 어느 정도 이루어지고 있는지 또는 왜 운동을 하지 않고 있는지 등을 파악하는 것이 행동치료 시작 전에 이루어져야 한다.

1 행동을 평가하기 전에 먼저 고려해야 할 사항

구체적인 행동의 평가 이전에 체중 조절 프로그램에 임하는 환자의 준비 상태를 평가할 필요가 있다. 간단히 다음과 같은 사항들을 고려하여 환자의 동기와 의지를 파악하도록 한다.[2)]

1) 환자는 자발적으로 체중 감량을 원하였는가?

만약 환자가 가족이나, 직장 상사 혹은 주치의에 의해 체중 조절을 강요받고 있다고 느낀다면 체중 조절 시도가 성공할 가능성이 적다. 따라서 치료를 시도하기 전에 치료자는 먼저 환자가 그 필요성이나 체중 감량이 주는 이점 등을 인식하고 있는지, 환자가 스스로 체중 감량을 정말로 원하는지를 확인해야 한다. 환자가 아동이라면 치료에 지속적으로 참여하게 하기 위해서는 아동과 부모의 치료 참여의지의 정도를 먼저 파악한다.[3)]

2) 어떤 계기나 상황이 환자가 현재 체중 조절을 시도하게끔 이끌었는가?

이러한 질문에 대한 환자의 대답과 반응을 통해 그들의 체중 조절 동기와 목표를 치료자는 가늠해 볼 수 있다. 대부분의 경우 환자들은 상당기간에 걸쳐 비만한 채로 살아왔으므로, 그들로 하여금 체중 감량을 시도하게 만든 여러 가지 계기가 발생했을 것이다. 그러나 그러한 동기는 사람마다 제각각이며 대개는 '건강', '미적인 문제', '옷이 맞지 않아', '주위의 권유' 등과 같이 다양하다.[4)]

3) 환자의 스트레스 수준과 기분은 어느 정도인가?

체중 감량을 하기에 최상의 시기란 존재하지 않으나, 사람에 따라서 특정 시기가 다른 시기보다 상대적으로 나을 수 있다.

업무, 가정사 또는 금전적 문제로 평상시보다 스트레스가 많다고 털어놓은 경우, 환자들은 체중 조절에 집중하기 어렵다. 이러한 경우, 스트레스가 해결될 때까지 치료를 미루는 것이 비만 치료에 성공할 확률을 높일 수 있다.

치료자는 먼저 환자의 기분을 간이 평가하여 우울이나 다른 합병증이 없는 지를 확인하는 것이 좋다. 수면 곤란이나 기분 저하 혹은 생활에 재미가 없다는 등을 호소하는 경우라면 그에 따른 별도의 치료를 먼저 해야 하는 지를 결정해야 한다. 만약, 정서 장애가 있다면 체중 감량을 시도하기 전에 이러한 것을 먼저 치료하도록 한다.

4) 환자는 비만에 덧붙여, 섭식 장애를 가지고 있는가?

미국 대학병원의 체중 조절 클리닉을 찾는 비만인구의 약 20~30%는 마구 먹기 장애(binge eating)를 겪고 있다고 한다. 이는 엄청난 양의 음식을 먹되, 스스로 그 정도를 조절할 수 없는 상태를 의미하는 바, 폭식 하는 이들은 자신들의 과식 때문에 스트레스를 받는 데, "단지 먹는 것을 즐기고 너무 많이 먹는 편"이라고 이야기하는 사람들과는 뚜렷한 차이가 있으므로 구별되어야 한다.

환자가 섭식장애를 가지고 있는지를 파악하기 위하여 치료자는 환자들에게 주로 먹는 식사 형태와 섭취시기 등을 물어보아야 한다. 폭식자들은 규칙적인 식사 패턴을 지니지 않으며, 하루 종일 군것질을 하는 편이다. 비록 이러한 사람들 중에서 일부는 체중 감량 치료에 잘 반응하지만, 환자의 스트레스나 우울감이 클수록 또는 섭식 패턴이 복잡할수록 심리치료나 영양 상담이 같이 필요하다.

식사행동 장애를 평가하기 위한 각종 설문 척도들이 개발되어 있고 국내에서는 식이장애의 고 위험군에 대한 선별도구로써 KEAT (The Korean Version of Eating Attitude Test-26)을 가장 많이 사용하고 있다.[5] 이는 일반인구와 식이장애군을 구분할 뿐만 아니라 일반 인구에서 준-임상적 수준의 이상 식사행동이나 그 정도를 평가하는 데에도 유용하다 (표 15-1). 최근 미국에서 30개 항목으로 구성된 미네소타 식습관 조사척도 (표 15-2)가 개발되어 사용되고 있는데 이 도구는 신경성 식욕부진, 폭식증 및 마구 먹기 장애 등과 관련된 행동 및 태도들을 계량화하기 위해 개발되었으며, 간단하고 이해하기 쉬운 30개 항목으로 이루어져 있다.[6] 이 척도는 식이 장애를 진단하기 위한 것은 아니고 전반적인 섭식 관련된 병리 (eating-related pathology)의 정도를 평가하고, 신체 불만족, 보상적 행동, 체중 집착, 마구 먹기 장애 등과 같은 하부 영역 중 어디에 문제가 있는지를 알아보기 위한 것이다.

표 15-1 섭식 태도 검사(The Korean Version of Eating Attitude Test : EAT-26)[5)]

이름 : 연령 : 세 성별 : 남 / 녀 작성일 : 년 월 일

아래에 식사와 관련된 문항들을 제시해 놓았습니다. 각 항목들을 주의 깊게 읽어 보시고 자신의 상태를 가장 잘 나타낸다고 생각되는 문항을 하나 골라 해당란에 표시해 주십시오. 하나도 빠뜨리지 말고 반드시 한 가지로만 답해 주시기 바랍니다. 응답 방식은 다음과 같습니다.

5	4	3	2	1	0
항상 그렇다.	매우 자주 그렇다.	자주 그렇다.	가끔 그렇다.	거의 드물다.	전혀 아니다.

	질 문 사 항	항상 그렇다	매우 자주 그렇다	자주 그렇다	가끔 그렇다	거의 드물다	전혀 아니다
1	살찌는 것이 두렵다.	5	4	3	2	1	0
2	배가 고파도 식사를 하지 않는다.	5	4	3	2	1	0
3	나는 음식에 집착하고 있다.	5	4	3	2	1	0
4	억제할 수 없이 폭식 한 적이 있다.	5	4	3	2	1	0
5	음식을 작은 조각으로 나누어 먹는다.	5	4	3	2	1	0
6	자신이 먹고 있는 음식의 영양분과 열량을 알고 먹는다.	5	4	3	2	1	0
7	빵이나 감자 같은 탄수화물이 많은 음식은 특히 피한다.	5	4	3	2	1	0
8	내가 많은 음식을 먹으면 다른 사람들이 좋아하는 것 같다.	5	4	3	2	1	0
9	먹고 난 다음 토한다.	5	4	3	2	1	0
10	먹고 난 다음 심한 죄책감을 느낀다.	5	4	3	2	1	0
11	자신이 좀 더 날씬해져야겠다는 생각을 떨쳐버릴 수가 없다.	5	4	3	2	1	0
12	운동을 할 때 운동으로 인해 없어질 열량에 대해 계산하거나 생각한다.	5	4	3	2	1	0

	질 문 사 항	항상 그렇다	매우 자주 그렇다	자주 그렇다	가끔 그렇다	거의 드물다	전혀 아니다
13	남들이 내가 너무 말랐다고 생각한다.	5	4	3	2	1	0
14	내가 살이 쪘다는 생각을 떨쳐버릴 수가 없다.	5	4	3	2	1	0
15	식사시간이 다른 사람보다 더 길다	5	4	3	2	1	0
16	설탕이 든 음식은 피한다.	5	4	3	2	1	0
17	체중 조절을 위해 다이어트용 음식을 먹는다.	5	4	3	2	1	0
18	음식이 나의 인생을 지배한다는 생각이 든다.	5	4	3	2	1	0
19	음식에 대한 자신의 조절능력을 과시한다.	5	4	3	2	1	0
20	다른 사람들이 나에게 음식을 먹도록 강요하는 것 같다.	5	4	3	2	1	0
21	음식에 대해 많은 시간과 정력을 투자한다.	5	4	3	2	1	0
22	단 음식을 먹고 나면 마음이 편치 않다.	5	4	3	2	1	0
23	체중을 줄이기 위해 운동이나 다른 것을 하고 있다.	5	4	3	2	1	0
24	위가 비어 있는 느낌이 있다.	5	4	3	2	1	0
*25	새로운 기름진 음식 먹는 것을 즐긴다.	5	4	3	2	1	0
26	식사 후 토하고 싶은 충동을 느낀다.	5	4	3	2	1	0

* : 역 채점이 필요한 문항 1.2.3=0, 4=1, 5=2, 6=3

표 15-2 미네소타 식습관 조사 척도(Minnesota Eating Behavior Survey(MEBS) scale)[6]

다음 설문지는 식습관과 신체에 대한 귀하의 인식을 알아보기 위한 진술문으로 구성되어 있으며, 응답은 '전적으로 그렇다' '대체로 그렇다' '대체로 그렇지 않다' '전적으로 그렇지 않다' 중에 한 가지를 선택하게 됩니다. 먼저, 각 항목들을 읽고, 각 진술문들이 귀하에게 있어서 일반적으로 '참'인지 '거짓'을 먼저 파악한 후, 만약 참이나 거짓이라면 어느 정도 그런지? 즉 항상 참인지 아니면 대체로 그러한 지를 생각하신 후 해당되는 빈칸에 'O'표시 해 주시기 바랍니다.

항 목	항상 그렇다. (T)	대체로 그렇다. (t)	대체로 그렇치 않다. (f)	항상 그렇치 않다. (F)
1. 나는 기분 상함이 없이 단것이나 빵이나 감자등과 같은 탄수화물이 많은 음식을 먹을 수 있다*. I can eat sweets and starches(like potatoes, pasta and bread) without feeling upset or nervous*.				
2. 나는 가끔 체중을 조절하기 위해 다이어트를 한다. I often diet to control my weight.(WP)				
3. 내 위장은 너무 크다. My stomach is too big.(BD)				
4. 나는 화나는 일이 있을 때 먹는다. I eat when I'm upset about things.(BE)				
5. 나는 체중을 빼기 위해 토하는 것을 생각한다. I have thought about throwing up(vomiting) to lose weight.(CB)				
6. 종종 나는 내 자신을 음식으로 가득 채운다. Sometimes I stuff myself with food.(BE)				
7. 나는 다이어트하는 것(또는 살을 빼는 것)에 대해 생각을 많이 한다. I think alot about dieting(or losing weight).(WP)				
8. 내 종아리 크기는 알맞다*. My thighs are about the right size*.(BD)				
9. 종종 체중 조절을 위해 하루 이상 아무것도 안 먹는다. Sometimes I completely stop eating for more than a day to control my weight.(CB)				
10. 나는 과식을 할 때면 극도의 죄책감을 느낀다. I feel terribly guilty if I overeat.(WP)				

항 목	항상 그렇다. (T)	대체로 그렇다. (t)	대체로 그렇지 않다. (f)	항상 그렇지 않다. (F)
11. 나는 체중이 늘어나는 것이 정말 두렵다. I am really afraid of gaining weight.(WP)				
12. 나의 체형은 보기 좋다*. The shape of my body is fine*.(BD)				
13. 나는 종종 체중을 조절하기 위해 설사약을 복용한다. Sometimes I use laxatives to control my weight.(CB)				
14. 나에게는 몸무게가 매우 중요하다. My weight is very important to me.(WP)				
15. 종종 나는 음식을 엄청나게 많이 먹으며, 먹기를 중단하기 어려울 정도가 된다. Sometimes I eat lots and lots of food and feel like I can't stop.(BE)				
16. 내 엉덩이는 너무 크다. My butt(behind) is too big.(BD)				
17. 나는 종종 체중을 조절하기 위해 살빼기 약을 먹는다. I sometimes use diet pills(like Dexatrim, Dietac or Acutrim) to control my weight.(CB)				
18. 나는 내가 더 날씬해졌으면 하고 항상 소원한다. I'm always wishing I was thinner.(BD)				
19. 나는 과식(정말 많은 양의 음식을 먹는 것)에 대해 많이 생각한다. I think a lot about overeating(eating a really large amount of food).(BE)				
20. 종종 나는 내가 배고픈지 아닌지에 대해 말하기가 어렵다. Sometimes I have a hard time telling if I'm hungry or not.				
21. 나는 내 나이 또래의 여자들에 비해 체중을 조절하기 위해 더 많이 운동한다. I exercise to control my weight more than other women my age.				
22. 내 엉덩이 크기는 정상이다*. My hips are just the right size*.(BD)				

항 목	항상 그렇다. (T)	대체로 그렇다. (t)	대체로 그렇치 않다. (f)	항상 그렇치 않다. (F)
23. 종종 내가 다른 사람들과 같이 있을 때는 많이 먹지 않지만, 지나고 나서 혼자 있을 때 나는 많이 먹을 것이다. Sometimes, when I'm with other people, I won't eat much, but later, when I'm alone, I'll eat a lot.(BE)				
24. 나는 정상 식사량을 먹고 난 후에도 살이 찌는 것을 느낀다. I feel fat or stuffed even after eating a normal meal.(WP)				
25. 만약 내가 체중이 1 킬로그램(파운드) 늘면, 계속해서 체중이 늘어날까봐 걱정한다. If I gain a pound, I worry that I will keep gaining more and more weight.(WP)				
26. 종종 나는 체중 조절을 위해 억지로 토한다. Sometimes I make myself throw up(vomit) to control my weight.(CB)				
27. 종종 나는 내가 먹는 것을 다른 사람들 모르게 혼자서 먹는다. Sometimes I eat by myself so that others won't know what I'm eating.(BE)				
28. 나는 화가 날 때, 내가 뭔가를 먹기 시작할 까봐 두렵다. When I get upset. I'm afraid that I will start eating.(BE)				
29. 나는 가끔 체중이 늘었는지 여부를 알기 위해 체중을 측정한다. I often weigh myself to see if I am gaining weight.(WP)				
30. 나는 종종 체중을 조절하기 위해 탈수제(이뇨제)를 복용한다. I sometimes use medicine that makes me lose water (diuretics like Sunril, Aqua-Ban, Pamprin, or Midol PMS) to control my weight.(CB)				

ED : Eating disorder(신경성 식욕부진, 폭식증과 같은 섭식장애),
WP : Weight Preoccupation(체중 집착) subscale
BD : Body Dissatisfaction(신체 불만족) subscale
BE : Binge Eating(마구먹기 장애) subscale
CB : Compensatory Behavior(보상형 행동) subscale
T : Definitely true, t : Probably true, f : Probably false, F : Definitely false
* 이 항목은 분석하기 전에 역 전환하여야 합니다(reverse-scored).
주의 : 본 설문지는 적어도 13세 이상의 청소년이나 성인에게만 사용할 수 있습니다.

5) 환자는 치료에 요구되는 사항들을 이해하고, 환자 스스로가 이러한 사항을 준수할 수 있다고 믿는가?

치료자와 환자는 함께 치료 과정을 선택하고 환자가 바꾸기를 희망하는 식습관과 운동습관을 찾아내어야 한다.[7)]

이때 중요한 것은 환자가 실패하지 않고 해낼 수 있다고 스스로 믿는 활동들을 선택하는 것이다. 환자 스스로가 치료자와 함께 수립한 프로그램을 따르기 위한 시간과 의지 및 기술을 가지고 있다고 느껴야 한다.

어린이의 경우에는 특히 교정해야 할 행동이 발견되더라도, 어린이 스스로 실천 의지를 가지게 유도하는 것이 중요하며, 결코 부모나 치료자 등이 강제하여서는 효과가 없다. 어린이들에게 건강한 식습관 및 생활습관을 교육하는 것은 어렵지 않으나, 부모가 지나치게 식품 선택을 조절하면 아동의 자기조절능력(self-control)을 감소시킬 수 있다. 특히 하교 길의 군것질, 방과 후 텔레비전 시청 동안의 간식 등에 대해 어린이 스스로 조절할 수 있도록 하는 것이 중요하며, 강요에 의한다면 집에서 과자를 잘 사주지 않기 때문에 방과 후 용돈으로 사먹고 싶은 것(과자, 초콜릿, 아이스크림, 사탕 등)을 몰래 사서 먹는 어린이를 만들 수 있다.[8)]

Ferguson 등[7)]이 체중 감량에 성공한 사람들에게 "어떠한 요소들이 체중 감량에 성공하게끔 만들었다고 생각하는 가?"라고 물었을 때, '마음을 강하게 먹기', '자기 자신에 대한 결정력 강화' 등으로 응답하였다.

6) 환자는 얼마만큼 체중을 줄이기를 기대하는가? 환자가 예상하는 다른 기대 효과는 무엇인가?

대중매체의 과도한 홍보에 힘입어 비만인들은 체중 감량에 대한 비현실적인 기대감을 가지게 된다. 한 연구[9)]에 의하면, 48주 치료프로그램을 시작하기 전, 60명의 비만 여성들은 평균 32%의 체중 감량 목표를 위하여 노력하기 시작하였으며 17 kg 정도 체중 감량하는 것은 '실망스러운 것'이라고 규정지었다고 한다. 결국 프로그램을 통해 이들은 평균 16 kg의 체중 감량을 얻었지만 절반가량의 환자들이 이와 같이 '실망스러운' 체중 감량조차도 이루어내지 못했다. 따라서 환자의 기대와 치료자의 체중 목표 간에는 대개 큰 괴리가 있게 되며 특히 체중 감량의 유지라는 장기적 목표를 감안하여 환자의 비현실적인 기대를 교정하고 적당한 선에서의 체중 감량이나 유지의 목표를 환자가 받아들이게

끔 돕는 것이 중요하다. 이때 치료자는 환자에게 적당한 체중 감량을 통해서 곧잘 비만에 동반된 각종 건강 장애들이 개선된다는 것을 이해시켜야 한다.

치료자와 환자가 함께 현실적인 목표를 정한 다음 치료자는 이러한 목표에 도달하기 위한 과정이 순조롭게 이루어지는 지를 평가해야 한다. 예를 들면, 수면이 개선되었는지? 활력감을 더 느끼는지? 통증이 줄어들었는지? 새로운 취미생활을 추구하는지? 혹은 오래된 취미를 되살려 가는지? 이러한 질문을 통해 특히 체중 감량이 더디게 진행되거나 중단되는 시기에 경과를 보다 잘 평가하여야 한다.

2 행동 평가에 포함해야 할 항목

체지방 혹은 비만에 영향을 미치는 행동 요인으로 알려진 것으로는 결식(특히 아침식사의 결식), 고지방 또는 고열량 식사, 빠른 식사 속도, 과다한 식사량, 편식, 간식(특히 늦은 시간의 간식이나 많은 양의 간식), 음주와 야식, 외식, 흡연, 신체활동의 결여, 텔레비전 시청, 규칙적인 운동 부족 등이다.

특히 과식이 가지는 비만의 상대위험비가 높으므로 잘 확인해야 하는데, 평소보다 적게 먹는다고 말하는 것인지, 현재 식사량을 줄인 상태인지, 실제 적게 먹고 있는 것인지 등을 구별해야 한다.[10)]

간식을 확인하는 것은 가끔 아주 중요한 행동 중재의 실마리가 될 수 있다. 즉, 비만아의 약 20%에서는 단지 청량음료나 주스 및 우유 등의 섭취량만 줄여도 효과를 얻는 경우도 있다.

어린이 환자의 경우, 운동에 대한 선호도, 건강 상태, 주거환경, 아동과 부모의 일상 스케쥴, 평상시 활동, 그리고 활동시간동안 얼마나 신체활동을 하는 지 등을 확인하도록 한다.

운동을 내원 전부터 지속해온 경우에는 운동 종류, 시간, 강도, 빈도 등을 물어보아 적절한 지를 평가한다. 비활동적인 생활습관에서 TV 시청시간 이외에도 다른 변수들 예를 들어 과외수업, 자율학습 등을 더 고려해야 한다.[11)]

3 행동의 실제적 평가 방법

초진 시에, 방문 전 3일에서 7일간의 환자의 식사일기나 운동 일기를 적게 하거나, 지난 24시간 동안의 식사 행동 및 신체활동과 운동 행동을 나열하게 한다(표 15-3).[12]

초등학교 3학년 이상부터는 환자 본인이 기록하게 하고, 그보다 어린 경우에는 부모가 작성하거나, 부모의 도움을 받아 치료자나 직원이 부분 작성할 수 있다.[3]

표 15-3 주별 식사 및 운동 일기[2]

Week of :							
	월요일	화요일	수요일	목요일	금요일	토요일	일요일
아침							
점심							
저녁							
운동							
특기사항 :							

단, 병원까지 찾아오는 비만인들은 체중을 감량하겠다는 동기로 이미 일부 습관을 변화시켰을 가능성이 많으므로, 기초 조사 시에 24시간 회상법보다는 행동 빈도법으로 평가하는 것이 도움이 된다(표 15-4). 예를 들면, 돼지 삼겹살을 먹은 마지막으로 먹은 시기(last occasion)와 그 직전의 시기(time before last)를 물으면 특정 기간(예: 일주일 혹은 한 달 기준)동안 얼마나 고지방 식이를 자주 섭취하는 지 환산할 수 있다.

신체활동이나 운동시간을 평가할 때, 비활동 시간은 매일 TV를 보는 시간, 컴퓨터를 하는 시간, 독서하는 시간을 합산하는 것이 좋고, 활동시간은 매일 운동하는 시간과 걷는 시간(예: 직장이나 학교 출·퇴근시의 도보 시간, 건물 내에서는 계단을 이용하는 시간 등)을 합할 수 있다. 규칙적 운동을 한다면 그 빈도와 운동 강도를 조사한다.

기초 조사가 이루어지고 나면, 다음부터는 자가 관찰 및 치료 여부를 판단하기 위해 식사행동 및 운동행동 일기를 기록하게 한다(표 15-3, 5). 매일 적는 것이 부담이 될 경우에는 주말을 포함해서 일주일에 3회 정도 기록하게 할 수도 있다.

표 15-4 습관 빈도를 알아보기 위한 설문지
(The University of Birmingham, UK with research and service partners)**

식습관, 운동습관 및 체중 조절과 관련된 본 설문 조사에 응하여 주셔서 감사합니다. 비록 정확한 날짜나 시간을 기억하기 어려우실지라도, 가능한 한 정확하게 응답해 주시면 감사하겠습니다. 예를 들면, 다음과 같은 보기를 참조하셔서 답변을 해 주시면 됩니다.

만약 여러분이 행한 시기가 다음과 같다면	조사원에게 다음과 같이 말해주세요 (최대한 기억나는대로)	설문에 직접 작성해 넣어야 하는 경우
오늘 혹은 어제	날짜와 시간	오늘 아침 약 9시 30분경
지난 주	날짜와 대략적인 시기	수요일, 이른 아침
지난 달	월, 주, 요일	[8월] 첫주 토요일
서너달 전	월, 주	[6월] 중순 경
작년	월	지난 크리스마스 전후
1년전보다 훨씬 전 혹은 결코하지 않음	연 수	어릴 때 이후로 한번도 안함

설문에 응답하기 전에 다음 사항에 간단히 응답해 주세요.

오늘 날짜 ______________________ 현재 시각 ________-오전/오후

이름 ______________________

신장 ____ 미터 체중 ____ kgs 허리둘레 ____ cms

1. 고지방 간식을 언제 먹었습니까?(예; 땅콩류, 포테이토 칩®, 초콜릿, 초콜릿 바(자유시간®, 핫 블레이크 등®))
마지막으로 언제 먹었나요?__________________ 그렇다면 그 바로 전은?__________________

2. 식간(食間, 예; 점심식사와 저녁 식사 사이)에 음료수를 마시거나, 혹은 음료수를 마시면서 군것질을 언제 하였습니까?
(예; 설탕, 프림이나 우유를 타서 음료수를 마시는 것, 비스킷이나 케이크 조각과 함께 차나 커피를 마시는 것, 저녁에 맥주를 마시는 것, 콜라®를 마시면서 초콜릿 바(예; 자유시간®, 핫 블레이크®)를 먹는 것 등)
마지막으로 언제 먹었나요?__________________ 그렇다면 그 바로 전은?__________________

3. 지방이나 기름이 눈에 보이는 음식 혹은 조리시 지방(기름)이 사용된 음식을 언제 먹었습니까?
(예; 지방이 붙어있는 육류(삼겹살, 등심 등), 닭 껍질 속의 지방, 기름에 튀기거나 프라이팬에 볶은 음식 등)
마지막으로 언제 먹었나요?__________________ 그렇다면 그 바로 전은?__________________

4. 치즈나 크림 형태의 유지방을 언제 먹었습니까?(예; 저지방 치즈가 아닌, 일반적인 형태의 치즈나 크림)
마지막으로 언제 먹었나요?__________________ 그렇다면 그 바로 전은?__________________

5. 달콤한 맛이 나는 군것질거리를 언제 먹었습니까?(예; 비스킷, 초콜릿 바, 케이크, 사탕, 캔디, 초콜릿 등)
마지막으로 언제 먹었나요?__________________ 그렇다면 그 바로 전은?__________________

6. 언제 섬유질이 풍부한 음식을 먹었습니까?
(예; 채소나 나물류(콩나물, 당근, 우엉, 쑥갓 등), 해조류(미역, 김, 다시다 환 등), 현미, 통밀, 통보리, 강낭콩, 팥, 고구마, 켈로그® 등에서 나오는 올 브랜® 같이 섬유질이 많은 시리얼, 현미빵, 보리빵, 통밀빵 등)
마지막으로 언제 먹었나요?__________________ 그렇다면 그 바로 전은?__________________

7. 언제 과일이나 샐러드를 먹었습니까?
마지막으로 언제 먹었나요?__________________ 그렇다면 그 바로 전은?__________________

8. 식사를 할 때 엄격한 식사 원칙을 준수하였습니까?
(예; 조금씩 먹기, 천천히 먹기, 먹을 때 딴 짓(TV, 책이나 신문 읽기 등) 하지 않기 등)
마지막으로 지킨 것이 언제입니까?__________________ 그렇다면 그 바로 전은?__________________

9. 언제 열심히 운동을 하였습니까?(예; 스포츠, 에어로빅 등)
마지막으로 언제 하셨나요?__________________ 그렇다면 그 바로 전은?__________________

10. 운전을 하거나 버스를 타는 대신 걷거나 싸이클(자전거)을 탄 적은 언제였습니까?
마지막으로 언제 하셨나요?__________________ 그렇다면 그 바로 전은?__________________

11. 지방이 많이 들어 있는 스프레드를 사용하여 음식을 먹은 때는 언제였습니까?
(예; 빵을 먹을 때 지방이 많이 든 버터(땅콩버터 포함), 크림치즈, 마가린, 마요네즈 등을 빵에 발라 먹는 것(저지방 스프레드나 저지방 마가린을 매우 얇게 발라먹는 것은 해당 되지 않음)
마지막으로 언제 먹었나요?__________________ 그렇다면 그 바로 전은?__________________

12. 무지방 혹은 저지방 우유가 아닌, 일반 우유를 언제 마셨습니까?(예; 시리얼을 먹거나 그냥 마실 때)
마지막으로 언제 먹었나요?__________________ 그렇다면 그 바로 전은?__________________

13. 언제 설탕이 첨가된 음식을 먹었습니까?
(예; 설탕이 들어있는 시리얼(예; 콘푸레이크®), 시럽에 절인 과일 통조림, 단팥죽 등)
마지막으로 언제 먹었나요?__________________ 그렇다면 그 바로 전은?__________________

14. 언제 커피나 차를 마실 때 설탕을 넣어서 마셨습니까?
마지막으로 언제 먹었나요?__________________ 그렇다면 그 바로 전은?__________________

15. 탄수화물이 풍부한 음식(예; 밥, 라면, 빵, 국수 등)을 한꺼번에 많이 먹은 때가 언제입니까?
마지막으로 언제 먹었나요?__________________ 그렇다면 그 바로 전은?__________________

16. 술을 언제 마셨습니까?
마지막으로 언제 먹었나요?__________________ 그렇다면 그 바로 전은?__________________

17. 조리를 할 때 혹은 음식을 먹을 때 소금이나 간장을 더 첨가해서 먹은 적이 있습니까?
마지막으로 언제 먹었나요?__________________ 그렇다면 그 바로 전은?__________________

18. 야채에 들어있는 비타민이 소실되지 않도록 잘 준비한 때가 언제입니까?
(예; 야채의 영양소를 지키기 위해 껍질을 벗기지 않거나 비타민 손실을 막기 위해 야채를 지나치게 오래 데치지 않는다 등)
마지막으로 준비한 때는?__________________ 그렇다면 그 바로 전은?__________________

19. 불포화 지방이 많이 들어있는 식품을 언제 먹었습니까?
(예; 고등어, 연어, 정어리 같은 등 푸른 생선류, 참기름, 들기름, 콩기름, 해바라기씨유나 올리브유 같은 식물성 기름, 호두, 잣 땅콩 등의 견과류 등)
마지막으로 언제 먹었나요?__________________ 그렇다면 그 바로 전은?__________________

20. 매일 똑같은 열량 섭취를 실천하기 위한 방편으로 특별히 무언가를 먹은 것이 언제입니까?
마지막으로 언제 먹었나요?__________________ 그렇다면 그 바로 전은?__________________

21. "저 칼로리" 혹은 "양을 확 줄인" 상표가 붙어있는 음식이나 음료수를 선택한 것은 언제입니까?
마지막으로 언제 먹었나요?__________________ 그렇다면 그 바로 전은?__________________

22. 체중 조절 대용식(예; 팻 다운®/디팻®, 슬림 다이어트®, 쏘디®, 허벌라이프® 같은 다이어트 음식 등)을 먹은 때가 언제입니까?
마지막으로 언제 먹었나요?__________________ 그렇다면 그 바로 전은?__________________

23. 특별한 날을 위해 특별한 음식을 먹은 때가 언제입니까?
마지막으로 언제 먹었나요?__________________ 그렇다면 그 바로 전은?__________________

24. 체중 조절 프로그램이나 다이어트 동호회 등에 출석한 때는 언제입니까?
마지막으로 출석한 때는?__________________ 그렇다면 그 바로 전은?__________________

25. 식사시 음식섭취량을 줄인 적은 언제입니까?(예; 적은 양을 먹거나, 더 먹지 않도록 함)
마지막으로 언제 줄였나요?__________________ 그렇다면 그 바로 전은?__________________

26. 식사시 열량(칼로리)이 적은 음식을 선택한 때가 언제입니까?
(예; 여러분은 상품 포장지나 책자를 통해 칼로리 함량을 알 수 있기에_)
마지막으로 언제 먹었나요?__________________ 그렇다면 그 바로 전은?__________________

27. 하루 중에 한 끼라도 거른 적이 있습니까?
마지막으로 거른 적이 언제인가요?__________________ 그렇다면 그 바로 전은?__________________

** invented by David A. Booth, Food Quality and Nutritional Psychology Research Group, School of Psychology; -University of Birmingham, Edgbaston, Birmingham

표 15-5 일일 활동량 조사표

*** 1일 활동량 조사표**

아침에 일어나서 잠자리에 들 때까지 시간별로 하는 활동을 빠짐없이 적으세요.

시간	활동내용
아침 7:00 -	기상, 세수하기
아침 7:10-	아침식사
아침 7:20-	학교갈 준비
아침 7:30-	TV보기
아침 8:15-	등교
아침 9:20-	학교공부시작
오후 2:10분-	학교공부끝
오후 2:20분	집에도착
오후 2:30분	간식과휴식
오후 6:00—	저녁식사
오후 6:10 —	TV보기
오후 7:10—	컴퓨터하기
오후 8:10—	공부
오후 9:10—	TV보기
오후 11:00—	자기

(빈란에 어린이가 직접 자신이 하루 동안 실시한 모든 신체활동을 시간대 별로 기록하게 한다)

4 행동요법에 동기를 제공할 수 있는 요소들을 평가 하고 자극하도록 한다

행동요법은 체중 감량 치료의 주요 방법인 식사요법과 운동요법을 실천해 나갈 때 겪는 각종 장애들을 극복하기 위한 방법을 제공하는 것이다.

다음의 접근법들은 행동요법을 시행함에 있어 치료자가 활용할 수 있게끔 마련된 것이다.

식사요법 및 운동 요법이 그러하듯이, 행동요법에 있어서도 환자의 요구에 따른 맞춤식 행동 전략이 중요하다는 것은 두말할 나위가 없다. 덧붙여, 치료자는 체중 감량 치료에 돌입하기 위한 환자의 동기를 평가해야 하고, 그러한 계획을 실천하기 위한 환자의 준비 상태까지 확인해야 한다.

다음과 같은 단계를 활용하여 환자에게 치료를 위한 동기를 부여할 수 있다.

1) 환자가 규칙적으로 방문하게 만들기

(1) 태도와 신념 및 병력을 고려한다

환자와 치료자 양자의 개인적 배경, 태도와 신념이 치료의 진행에 영향을 미친다.

비만을 진단받는 것은 환자에게 생소한 일이 아니다. 아주 최근에 체중이 늘어난 경우를 제외하고는, 환자는 좌절감, 트러블, 외모에서 오는 문제를 경험한 과거력을 가지고 있다. 이들은 종종 사람들로부터 멸시와 차별을 받았으며, 가끔 이전에 만났던 의료인들로부터 상처받는 말까지 들은 적이 있을 수도 있다. 따라서 비만인들은 자신의 문제에 대해 어느 정도 방어적인 태도를 가지게 된다.

- **체중과 관련된 문제와 환자가 가진 문제를 구별하는 태도를 지니고 이야기하는 것이 필요하다.**

환자의 체중력(weight history) 및 비만이 어떻게 자신의 생활에 영향을 미치는 지를 물어본다. 한편으로는 비만과 관련된 건강 위험 및 비만이 어떻게 환자에게 영향을 미치는 지에 대한 치료자의 관심을 피력한다. 환자뿐만 아니라 대부분의 치료자들도 체중 문제를 가진 환자들을 대하는 과정에 약간의 좌절감을 맛본 경험이 있게 마련이다.

치료자가 처음에는 장기간의 체중 조절이 쉽지 않다는 걸 인식하고 있었지만, 어느 순간에 이르러서는 그러한 느낌을 잃어버리게 될 수도 있다. 환자의 체중 조절을 돕는 시도가 실패했다는 느낌을 가지게 되면 치료자는 갑자기 실망하게 되고, 그러한 실패를 환자의 탓으로 돌리고 비만 환자들은 말을 잘 안 듣고 다루기 어려운 집단이라고 간주해 버릴 수 있으며 비만에 대한 잘못된 치료자적 편견을 가지게 될 수도 있다.

- **비만 및 비만 환자에 대한 치료자 자신의 태도와 신념(beliefs)을 객관적으로 검사해보아야 한다.**

기억해야 할 사실은 비만은 당뇨병이나 고혈압과 같은 만성 질환이라는 점이다. 어떤 의미에서 보면, 환자들은 체중 감량에 반대하는 신체의 보상기전을 대상으로 고군분투하고 있는 셈이다. 기억해야 할 것은 행동 변화를 요하는 대부분의 장기 치료에서 이의 이행률(compliance)은 실제로 저조하다는 사실이다. 치료자는 체중 변화의 용이성(the ease), 양(amount), 영속성(permanence) 등과 관련하여 현실적인 기대감을 유지해야 한다.

(2) 환자와의 파트너십(Partnership)을 형성한다

진료가 이루어지는 동안 환자와 치료자는 서로 능동적인 파트너가 되어야 하며, 행동 변화를 위한 목표 설정에 참여하여야 한다. 체중 감량을 위한 변화를 이루어야 할 사람은 바로 환자이기 때문이다. 환자는 체중 감량 및 그것을 성취할 방법과 관련한 목표들을 이미 가지고 있으며 이러한 목표들은 치료자가 선택하는 것과 일치하지 않을 수 있다. 치료자는 일반적인 정보와 견해, 지지, 일부 지침에 관한 수단을 제공하는 원천이 될 수 있으나, 환자가 동의하지 않는 목표를 따르게끔 강요하는 역할을 해서는 안 된다.

- **먼저 체중이 화두가 될 때, 환자의 체중 목표가 무엇인지 묻도록 한다.**

치료자는 환자의 체중 목표가 건강을 개선하는데 필요한 정도보다 지나치다고 말할 수 있는 경우에 환자는 그러한 목표를 선택한 데에는 자신만의 여러 가지 이유를 말 할 수 있어야 한다. 체중 감량의 장기적 측면에서의 성과와 그렇게 되기 위한 수단으로써의 단기 행동 변화(식이, 운동 등)를 구별하여 서로 혼동을 일으키지 않도록 해야 한다. 환자는 시도할 구체적 목표를 결정할 것이며, 치료자의 역할은 목표를 평가하는 것이지 환자 자신을 평가하는 것은 아니라는 점을 강조한다. 또한, 환자가 할 수 있는 가장 중요한 일은 비록 목표를 달성하지 못한 경우에라도 병원 방문 일정을 지키는 것이라는 것을 강조한다.

(3) 성취 가능한 목표를 설정한다

목표를 설정하는 과정 또한 협동적인 성격의 활동이어야 하며 환자와 치료자가 협력하여 수립하여야 한다. 모든 실천 가능한 식습관 변화와 신체활동 변화를 망라한 후, 그중에서 몇 가지 행동들을 선정해야 한다. 이때 환자의 현 상태, 환자의 실천 능력과 의지를 고려하고, 아울러 식습관과 운동습관의 변화가 환자의 체중과 건강에 미칠 영향 등을 고려해야 한다. 일단 목표가 선택되면, 행동 변화를 실천하기 위해 계획(action plan)을 만들 수 있다(그림 15-1).

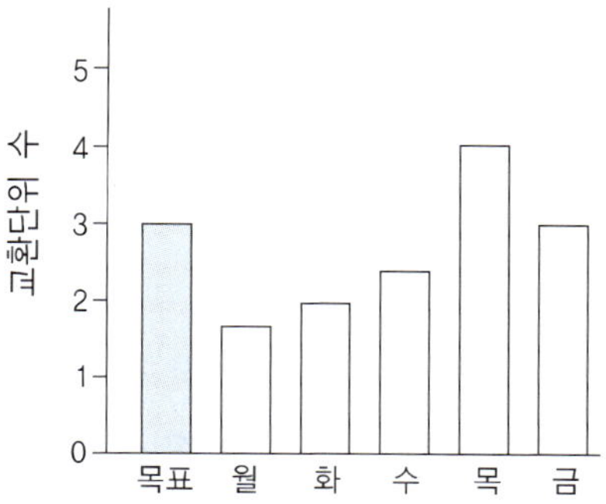

▶그림 15-1 막대그림으로 표시한 주별 야채 섭취 목표

● 일반적인 식습관 및 행동 가이드라인을 고려한 후, 환자로 하여금 스스로 해 봄직한 2~3가지 목표를 선택하라고 격려한다.

만약 변화가 필요하다고 생각되는 습관 부분이 있는데도 환자가 선택하지 못한다면, 강요하는 내색을 하지 않은 채, 만약 그 행동변화를 한다면 환자가 치러야 할 대가와 이점이 무엇인지를 물어 본다. 예를 들어 "대부분의 환자에게 아주 중요하게 생각되는 일은 바로 운동입니다. 귀하의 운동 수준을 개선하는 것에 대해 어떻게 생각하십니까?"라고 물어 본다.

환자 스스로가 지각하는 특정 목표에 도달할 수 있는 능력이 어느 정도 인지를 평가하기 위하여 다음과 같이 질문한다. "만약 1점에서 10점까지 점수를 매긴다면, 귀하는 이 목표를 충족할 자신감이 어느 정도라고 생각합니까?"

효과적인 목표는 구체적이며, 성취가능하고, 완벽하기 보다는 포용적이어야 한다. 따라서 운동을 더 많이 하기보다는 지금부터 매일, 한주에 3일 동안 매번 30분씩 걷기 등이 더 좋은 목표가 된다.

행동 형성하기 (shaping)는 일종의 행동 기법으로써, 최종적인 목표에 한 걸음 한 걸음 다가가는 일련의 단기 목표를 선택하는 것을 말한다. 예를 들면, 처음에 지방섭취량을 총 칼로리의 40%에서 시작한 후 그 다음엔 35%, 그리고 30% 등으로 순차적으로 정하여 본다. 일단 환자가 목표를 선택하면, 그것을 성취하기 위해 실천해야 할 사항에 대해 간단히 소개하도록 한다, "귀하가 산책하기 가장 좋은 날은 언제입니까? 하루 중 몇 시경이 귀하가 걷기에 가장 좋습니까? 산책이나 운동하는 동안 아기를 돌보지 못하는 경우 필요한 조치는 무엇입니까?" 등 환자에게 선택한 목표들이 기재된 서면양식의 행동 "처방지"를 건네준다. 체중 및 목표를 그래프 형식 (그림 15-2)으로 작성하여 환자의 목표와 체중 변화를 추적 관찰하는 데 활용할 수 있다.

(4) 파트너십을 계발하고 활용한다

환자의 추적방문 (follow up visits)은 건강 상태와 체중 상태, 약물요법에 대한 반응을 모니터링하는 좋은 기회가 되며, 또한 이전 방문 시 선택했던 목표에 대한 진행정도 (progress)를 평가하는 기회가 된다. 이에 덧붙여 치료자는 다음 방문을 위한 목표를 수립하고, 환자를 지지해 주며, 추가적인 정보를 제공하는 계기로 삼는다.

환자가 목표에 제대로 도달하지 못하는 것은 흔히 있는 일이다. 긍정적 변화에 집중하고, 실패한 부분에 대해 문제 해결 접근법을 활용하는 것이 필요한데, 이는 환자 자체에

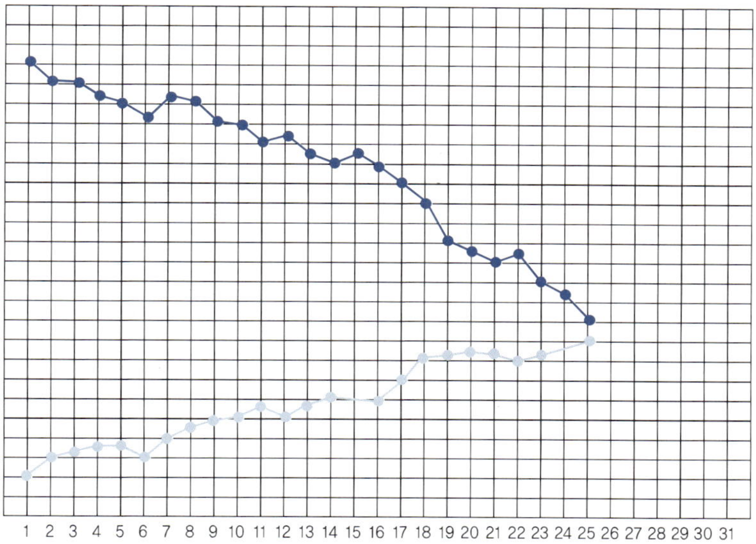

▶그림 15-2 체중 및 목표 그래프

대한 것이 아닌, 그러한 (행동) 목표를 쟁점으로 하여 의사소통하는 것을 통해 이루어져야 한다.

- **대기실에서 기다리는 동안, 환자에게 이전의 목표를 어느 정도 성취 하였는지, 치료 프로그램(식이, 운동, 약물 등)에 미치는 효과는 어느 정도 인지 치료자와 상의할 부분들, 그리고 새로운 목표를 위한 잠정적 표적 행동 등에 대해 써 내려가도록 한다.**

상담을 하는 동안에는, "귀하는 산책에 대한 목표를 달성했습니까?" 라는 식의 질문보다는 "지난 한 주간 며칠 정도 산책하였나요?" 등과 같은 소위 matter-of-degree 접근법을 활용하도록 한다. 환자가 성공한 것은 반드시 긍정적 관심과 칭찬을 받아야 한다. 만약 환자가 바람직한 목표를 달성하지 못한 경우, 그의 목표에 근접한 정도를 다음과 같이 부각해 주도록 한다. '비록 귀하가 매주 4일을 산책하진 못하셨지만, 적어도 일주일에 두 번은 하셨군요!'

환자가 완전히 충족하지 못한 목표에 대해서는 문제 해결 방식을 이용하여 체중 조절 과정에 수반되는 도전적 속성을 인식하도록 한다. 목표를 도달하지 못하게 만든 상황이 무엇인지를 고찰하게 함으로써 새롭고 보다 효과적인 전략을 세울 수 있다. 다음과 같은 질문을 하여 환자 스스로 자각 하도록 하여 본다. "무엇 때문에 그날 귀하가 걷지 못하게 되었다고 생각하십니까?"

체중 조절은 일종의 목적지가 아니라 '여정(journey)'과 같은 것임을 주지시키며, 일부 과정상의 실패는 어떻게 하는 것이 더 성공가능성이 높은 것인지를 알기 위한 불가피한 것이라는 것을 강조한다.

- **환자와 함께 상의하여 다음 방문을 위한 목표들을 세운다.**

이러한 목표들은 환자가 선택한 표적행동(targets) 및 환자 상태에 대한 평가 등을 고려하면서, 이전 목표의 달성 정도에 기초하여야 한다. 만약 이전 목표가 상당히 충족되지 못했다면, 다소 목표를 낮게 잡는 것이 좋을 것이다.

(5) 접촉을 유지하기

치료적 접촉의 빈도는 체중 조절의 성공 여부를 결정하는 주요 요소가 된다. 그러나 접촉한다는 것이 반드시 직접적인, 치료자와의 대면 방문을 의미하지는 않는다. 환자와의 잦은 접촉을 유지할 수 있는 것이라면 무엇이든 활용해도 좋다.

- **반드시 정규 방문 날짜가 아니더라도 간호사나 다른 직원과 체중 측정을 하기 위해, 혹은 주별 식사 일기와 운동일기를 가져다 주기 위해, 혹은 교육용 비디오테이프를 시청하기 위해, 또는 다른 물건들을 가져갈 목적 등으로 병원을 들르게끔 격려한다.**

이러한 중간 방문은 환자의 요구나 선호도에 따라, 필요시마다 혹은 일정표에 따라 이루어질 수 있다. 이메일이나 우편 혹은 전화를 이용하여, 환자에게 교육용 매체나 치료자나 직원의 피드백을 전달할 수 있다. 또한, 스태프들 중 누구라도 틈틈이 환자를 접촉하여 지지나 정보제공을 하는 것이 치료의 효과를 높이는 수단이 된다.[13)]

(6) 문제가 되는 것에 집중하기

잘 알려진 바와 같이, 환자의 건강을 개선하는 것이 비만 치료의 목표이다. 환자와 치료자 모두에게 있어서 과정을 모니터링하는 것은 동기부여(motivation)의 중요성에 관한 지속적 과정이다. 간단히 말하자면, 체중이나 관련된 위험 요소(relevant risk factors) 또는 여타의 건강 척도들을 기록한 것과 목표 달성도를 적어둔 용지 등은 반드시 잘 보관되어야 한다.

체중변화를 요약할 때 혹은 환자의 가족력에서 제시되었거나 최초 내원 시 나타난 건강 위험 요소들을 기록할 때에는 간단한 챠트나 그래프를 활용한다.

예를 들면, 체질량지수 33, 고혈압, 제2형 당뇨병의 가족력을 지닌 환자의 경우, 하나의 챠트에 바람직한 체중, 체질량지수, 허리둘레, 혈압, 공복시 혈당 등이 포함되어 있으면 좋고 이러한 기록지를 환자에게도 한 부 제공한다. 환자가 선택한 목표가 나열되어 있는 서면으로 된 행동 "처방지"도 환자에게 주어야 한다. 환자의 목표 및 체중 변화를 추적 관찰하기 위해 병록지와 같이 "체중과 목표 기록지(표 15-6)"를 복사해서 끼워둔다.

표 15-6 체중 및 목표 기록지[2)]

환자명 ____________________

일자	체중	금번 체중변화	총 체중변화	허리 둘레	체질량 지수	본 방문시 환자의 목표 설정
						식사
						신체활동
						각종행동
						특기사항
						식사
						신체활동
						각종행동
						특기사항
						식사
						신체활동
						각종행동
						특기사항
						식사
						신체활동
						각종행동
						특기사항

5 새로운 행동을 습득하고 유지하게 하는 6가지 주요 단계[2)]

1) 문제를 인식하기

이 단계에서 환자는 자신의 실제 행동이 특정한 행동 목표와 일치하지 않는다는 사실을 인식한다. 예를 들면, 환자는 자기가 적어도 30분씩 운동하기는 하지만, 일주일에 4회 미만에 불과하다는 것을 깨닫는다. 그러나 이러한 차이, 즉 자신의 실제 상태와 바람직한 상태간의 차이를 인식한다고 해서 행동변화가 자동적으로 일어나는 것은 아니다.

2) 태도를 변화하기

동기부여를 가로막는 장애가 극복되었을 때, 두 번째 단계인 태도 변화, 즉 행동을 변화하기 위한 약간의 동기가 생긴다. 예를 들면, 환자는 '나는 운동을 더 자주 해야 한다.' 라고 생각할 것이다. 그러나 이 정도의 수준은 너무 광범위하고 모호하여 직접적인 행동변화를 일으킬 만큼 충분치는 않다.

3) 태도변화를 행동 의도(Behavioral intentions)로 연결시키기

다음 단계는 이러한 태도 변화를 행동의도로 전환시키는 것인데, 그 이유는 의도가 구체적일수록 보다 구체적인 행동을 유도하기 쉽기 때문이다. 예를 들면, "나는 운동을 더 많이 해야 한다."의 태도는 바람직한 결과를 발생시키기 어려운 반면, "내가 퇴근하자마자 비가 오더라도 적어도 15분은 자전거를 탈 것이다."와 같은 구체적인 행동의도가 훨씬 실천으로 옮겨질 확률이 높다.

4) 행동 시도(Behavior trial)

다음으로 환자는 이러한 바람직한 행동을 "행동 시도"의 한 방편으로 시도해 보고자 하는데, 이는 분명 중요한 단계이다.

5) 행동 안정화(Behavioral stabilization)

그러나 장기적인 성공을 위주로 생각할 때, '행동을 정착'시키는 것이 필요하다. 직접적인 행동 변화가 대개 자기 강화적인(Self-reinforcing) 것인 반면, 그 변화를 유지하는 것은 또 다른 문제이다. 따라서 이러한 장기 단계에 접어들면 환자는 지속적으로 지지받아야 하고 동기를 부여받아야 한다.

6) 재발 방지(Relapse prevention)

그러나 행동 정착이 어느 정도 장기화된 후에라도, 새로운 행동이 포기되고 옛날 습관이나 행동이 재발될 위험이 높다. "재발 방지"는 조기에 그리고 효과적으로 재발을 막기 위해 환자에게 각종 수단이나 방법을 제공하는 것을 말한다.

약간의 단기 지도나 교육 혹은 상담만으로 이와 같은 행동 변화를 기대하는 것은 어리석은 것일 수 있다. 인지심리학 이론에 의하면, 장기기억은 서술적 기억(Declarative memory, DM)과 과정적 기억(Procedural memory, PM)으로 나눌 수 있다. 서술적 기억은 사실이나 관계 등에 관한 지식과 관련되며, 과정적 기억은 기술이나 활동에 대한 기억을 담당한다. 반자동적(Quasi-automatic) 행동은 주로 과정적 기억에 의해 조절된다. 과정적 기억을 구축하는 유일한 방법은 연습과 훈련이다. 예를 들면, 테니스와 같은 스포츠 기술을 배운다고 가정해 보자. 텔레비전을 통해 테니스 경기를 시청하면 경기의 규칙과 선수의 공 스피드에 대한 서술적 지식은 터득할 수 있으나, 테니스를 스스로 플레이 할 수 있으려면 코트에서 연습과 훈련을 하는 것이 요구되며, 대개 작은 경기에서라도 입상하려면 적어도 수년간의 트레이닝이 필요하다.

이와 마찬가지로 비만치료가 장기적으로 성공을 거두려면 행동변화를 장기간 연마하는 것이 필요하다.

참고문헌

1. Logue E, Sutton K, Jarjour D, Smucker W. Obesity management in primary care : Assessment of readiness to change among 284 family practice patients. *J Am Board Fam Pract* 2000 ; 13(3) : 164-171.

2. NHLBI Obesity Education Initiative, North Ameriacan Association for the Study of Obesity : The practical guide : Identification, Evaluation, and treatment of overweight and obesity in adults.

3. 이가영, 김진경, 이남수, 한정희, 박태진, 전혜녕. 비만 소아 및 청소년의 치료후 비만도 변화와 관련된 요인. *가정의학회지* 2003 ; 24 : 64-71.

4. 김연희, 김영남, 중소도시 중년기 여성의 비만도 및 비만관련변인 연구. *대한지역사회영양학회지* 2002 ; 7(4) : 506-515

5. 이민규, 이영호, 박세현, 손창호, 정영조, 홍성국, 이병관, 장필림, 윤애리. 한국판 식사태도검사-26 (The Korean Version of Eating Attitudes Test-26 : KEAT-26)의 표준화 연구 I : 신뢰도 및 요인분석. *정신신체의학* 1998 ; 6(2) : 155-175.

6. von Ranson KM, klump KL, Iacono WG, McGue M. The Minnesota eating behavior survey : A brief measure of disordered eating attitudes and behaviors. *Eating Behaviors* 2005 ; 6 : 373-392.

7. Ferguson KJ, Brink PJ, Wood M, Koop PM. Characteristics of successful dieters as measured by guided interview responses and Restraint Scale Scores. J Am Diet Asso 1992 ; 92(9) : 119-1121

8. 김정아. 비만 아동의 신체상과 식습관 및 식생활 태도에 관한 연구. *한국모자보건학회지* 1999 ; 3(1) : 89-104.

9. Westenhoefer J. The therapeutic challenge : behavioral changes for long-term weight maintenance. *International Journal of Obesity* 2001 ; 25(suppl 1) : S85-S88.

10. 박미아, 문현경, 이규한, 서성제. 초등학생의 비만 관련 요인에 관한 연구. *한국영양학회지* 1998 ; 31(7) : 1158-1164.

11. 권은령, 최하정, 이상로, 백은숙, 이가영, 박태진. 부산 일부 초등학생에서 체중군에 따른 부모의 소아비만에 대한 인식도. *가정의학회지* 2002 ; 23(1) : 68-79.

12. 박혜순. 청소년 비만과 체중 조절. *가정의학회지* 1997 ; 18(11) : 1171-1182.

13. 장영식, 김승기, 서영성, 김대현, 신동학, 허정욱. 비만환자의 체중 감량과 유지에 영향을 주는 요인. *계명의대논문집* 1998 ; 17(1) : 100-110.

Chapter 16 수명의 단축

1 비만에 의한 수명 단축

비만이 수명 단축과 관련이 있음을 제시한 연구로 Framingham 연구와 미국의 국민건강영양조사 자료를 이용한 연구가 있다. 3,500명 지역주민들을 42년간 추적한 Framingham Study에 따르면 40세인 비흡연 여성과 남성은 수명이 체질량지수 < 25 kg/m^2인 여성 또는 남성 비흡연군(비교군)에 비하여 체질량지수가 25~29.9 kg/m^2 일 때 각각 3.3년, 3.1년 수명이 단축되었고, 체질량지수가 > 30 kg/m^2 일 때는 각각 7.1년, 5.8년 수명이 단축되었다. 체질량지수가 > 30 kg/m^2이고 흡연을 하는 경우에는 대조군에 비하여 수명이 13~14년 단축되었다.[1] 미국 국민 건강영양조사 자료로 분석한 체질량지수와 수명의 단축과의 관련성은 J 또는 U 형태로 저체중군과 비만군에서 수명이 가장 단축되었고, 백인은 체질량지수 23~25 kg/m^2, 흑인은 체질량지수 23~30 kg/m^2 일 때, 수명이 가장 길었다. 이러한 관련성은 여자보다 남자에서 뚜렷하였고, 비만에 의한 수명의 단축은 나이가 적을수록, 흑인보다 백인에서 더 뚜렷하였다.[2]

2 체질량지수 또는 체지방률에 따른 사망 위험

체질량지수가 증가할수록 사망 위험이 증가하는 선형관계를 제시한 연구들과[3-7] 체질량지수가 가장 낮은 군과 높은 군에서 사망 위험이 높고 적정 체질량지수에서 사망 위험이 낮다는 U 형태를 지지하는 연구들이 있다.[8-11] 그러나 U 형태의 관련성이 있더라도 절대적 사망률에서는 저체중보다 비만에 의한 사망이 더욱 문제가 된다(핀란드에서 22,000명 남자와 25,000명 여자들을 17.7년 추적한 연구에 따르면 저체중(체질량지수 < 18.5 kg/m^2)에 의한 사망의 기여한 것에 비하여 비만(체질량지수 > 30 kg/m^2)에 의한 사망 기여도는 여자에서 5.5%, 남자에서 17.7%이었다. 사망의 원인으로 저체중(체질량지수 < 18.5 kg/m^2)이 0.3% 이하 기여한 것에 비하여 비만(체질량지수 > 30 kg/m^2)은 여자에서 5.5%, 남자에서 17.7%에서 사망의 원인이 되었다.[10,11]

1) Nurses' Health Study

10만 명 이상 25~44세 백인 여성들을 12년간 추적한 Nurses' Health Study에 따르면 18세 때 체질량지수가 조기사망(premature death) 위험과 관련이 있었다. 18세 때 체질량지수가 < 18.5 kg/m^{2}인 대조군에 비하여 체질량지수가 25~29.9 kg/m^{2}일 때 사망 위험이 1.7배, 30.0 kg/m^2 이상일 때 2.8배 높았고 비흡연자만 대상으로 하면 18세 때 체질량지수가 22.0~24.9 kg/m^{2}일 때 사망위험은 1.5배 높았다.[3)] 동일한 대상에서 시행되었던 다른 연구에서 30~55세 115,000명의 백인 간호사들을 16년간 추적한 결과에 따르면 비흡연자이고, 연구 시작 후 4년 동안 체중의 변동이 없는 여성들에서 전체 사망 위험이 체질량지수가 < 19.0 kg/m^{2}인 집단에 비하여 22.0~24.9 kg/m^{2}인 집단에서는 1.2배, 27.0~28.9 kg/m^{2}인 집단에서는 1.6배, > 32 kg/m^{2}인 집단에서는 2.2배 높았고, 18세 이후 체중이 10 kg 이상 증가한 경우에 사망 위험이 유의하게 증가하였다.[4)]

2) American Cancer Society's Cancer Prevention Study I

비흡연자 약 60,000명의 남자와 약 260,000명 여자들을 14년 추적한 American Cancer Society's Cancer Prevention Study I 연구에서는 체질량지수가 증가할수록 75세 까지 전체 사망률과 심혈관질환 사망률이 증가하였다. 체질량지수 증가에 따라 사망 위험이 증가하는 관계는 나이가 많을수록 덜 뚜렷하였다. 예를 들면, 체질량지수가 1 kg/m^2 증가하면 심혈관질환 사망 위험비는 30~44세 남자에서 1.10 이지만 65~74세 남자에서 1.03이고, 30~44세 여자에서는 1.08인 반면에 65~74세 여자에서는 1.02이었다.[5)]

3) Aerobics Center Longitudinal Study

25,000명 이상을 1～10년간 추적한 이 연구에서 남자에서 체질량지수가 18.5～24.9 kg/m^{2}인 집단에서 전체 사망률과 심혈관질환 사망률이 가장 낮았으며, 체질량지수가 30 kg/m^2 이상이면 30 kg/m^2 미만일 때보다 사망 위험이 증가하였다. 심혈관질환에 의한 사망률은 체지방률에 따라 증가하여 10,000명당 연간 사망률이 체지방률의 16.7% 미만일 때 5명, 16.7～25.0%일 때 8명, 25% 이상일 때 12명이었다.[6)]

4) Finnish Heart Study

8,373명 핀란드 여성(30～59세)을 대상으로 15년간 추적한 연구에서 체중이 약 1 kg 증가하면 관상동맥질환에 의한 사망률이 1~1.5% 상승하였다.[7)]

5) American Cancer Society's Cancer Prevention Study Ⅱ

약 460,000명 남자와 590,000명 여자를 14년 추적한 이 연구에서는 흡연과 초기에 동반된 질병 상태가 체질량지수와 사망률간의 관련성에 영향을 주었다. 건강한 비흡연자에서 사망률이 가장 낮은 체질량지수는 남자에서 23.5～24.9 kg/m^2, 여자에서 22.0～23.4 kg/m^2 이었다. 체질량지수에 따른 사망 위험은 흑인과 백인 간에 차이가 있어서 체질량지수가 23.5～24.9 kg/m^{2}인 경우보다 ＞40 kg/m^{2}인 경우에 백인 남자에서는 사망 위험이 2.6배, 여자에서는 2.0배 높았으나 흑인 남자에서는 사망 위험이 1.4배, 여자에서 1.2배 높았고 흑인에서 관찰된 사망 위험비는 대조군과 유의한 차이가 없었다.[8)]

6) Japanese Public Health Center Study cohort Ⅰ

19,000명 남자와 21,000명 여자를 10년간 추적한 연구에서 체질량지수와 사망률간의 관련성은 U 형태로 저체중군과 과체중군에서 사망률이 증가하였다. 사망률이 가장 낮은 체질량지수는 23.0～24.9 kg/m^{2}이며 체질량지수와 사망률간의 관련성은 연구 초기 5년 내에 사망한 대상자와 체중이 5 kg 이상 감소한 대상자들을 제외하거나 흡연자와 비흡연자를 나누어 분석하여도 변함이 없었다.[9)]

7) 한국인에서 체질량지수와 사망위험

30~95세 한국인 1,200,000명을 12년간 추적한 코호트 연구에서 사망 위험이 가장 낮은 체질량지수는 23.0~24.9 kg/m^{2}이었으며 흡연 여부와 관련없이 체질량지수와 사망률 간의 관련성은 J 형태를 보였다. 암과 심혈관계 질환에 의한 사망 위험은 체질량지수가 높을수록 증가하는 경향을 보인 반면에 호흡기 질환에 의한 사망 위험은 저체중군에서 오히려 증가하는 경향을 보여 사망 원인에 따라 체질량지수와 사망 위험간의 관련성이 차이가 있었다.[10)]

3 나이에 따른 체질량지수와 사망위험간의 관련성

체질량지수 증가에 따른 사망 상대 위험은 나이가 많을수록 감소하는 경향이 있고 사망률이 가장 낮은 체질량지수가 젊은 성인에 비하여 증가한다.[12-16)] 그러나 이러한 결과를 노인에서 비만문제가 청년 또는 중년 성인에 비하여 덜하다고 해석해서는 안 된다. 상대적 사망 위험과 달리 절대적 사망 위험은 나이가 증가하면 높아지고 75세 까지 지속된다. 그러나 75세 이후에 체질량지수와 사망률간의 관련성은 잔여 수명기간이 짧기 때문에 연구하기 어렵다. 더욱이 비만과 관련된 합병증이 발생할 소인이 높은 사람들은 이미 사망했을 가능성이 높다. 비만한 노인들은 비만에 의한 합병증에 저항하는 집단이기 때문에 노인에서는 비만에 의한 사망률이 뚜렷하지 않을 가능성도 있다.[17)]

4 허리둘레에 따른 사망 위험

체질량지수와 사망 위험 간의 관련성이 J 또는 U 형태를 보여 준 반면에 허리둘레에 따른 사망 위험은 선형관계에 가깝다. 65세 이상의 5,000명 이상의 남녀 노인들을 9년간 추적한 연구에서는 허리둘레를 보정한 후 체질량지수가 1 표준편차 증가할 때마다 사망 위험비가 21% 감소한 반면에 체질량지수를 보정한 후 허리둘레가 1 표준 편차 증가하면 사망 위험이 13% 증가하였다.[18)] 약 27,000명 중년 남자와 약 30,000명 중년 여자를 추적한 연구에서도 체질량지수를 보정한 후 허리둘레가 증가할수록 사망률이 증가하여 허리둘레가 10% 증가하면 전체 사망위험이 1.48배 증가하였다. 이 연구에서 체질량지수가 아닌 체지방률을 보정한 후에도 허리둘레는 사망률과 긍정적 관계가 있었다. 허리둘레를 보정하자 체질량지수는 사망 위험과 독립적 관련성이 소실되었으나 체지방률의 경우에는 사망 위험과 독립적으로 긍정적 관련성이 있었고, 반대로 제지방률이 증가할수록 사망 위험은 감소하였다.[19,20] 관상동맥질환을 지닌 약 2,700명 폐경 여성을 6~7년 추적한 Heart and Estrogen / Progestin Replacement Study에 따르면 심혈관 위험요인을 보정한 후 허리둘레가 1 표준편차 증가하면 사망위험이 1.4배 증가 한 반면에 체질량지수가 1 표준편차 증가하면 사망 위험이 20% 감소하였다.[21)]

5 비만한 성인에서 체중 감량에 따른 사망률 변화

성인들을 대상으로 한 체중 감량에 따른 사망률 변화에 관한 일부 연구에 따르면 감량에 의해 사망률이 오히려 증가하였다. 그러나 이에 관한 연구들이 무작위 대조군 연구가 아니고, 대부분 체중 변화를 자가 보고에 의존하였으며, 마른 사람과 비만한 사람에서 체중 변화를 구별하지 않았고, 의도하지 않은 감량은 사망의 원인이 될 수 있음에도 여기에 대하여 충분하게 고려하지 않았다.[17)] 의도적 감량과 사망률의 관련성에 대한 연구들에서는 의도적 감량에 의해 사망률이 감소할 가능성을 보여주었으나,[22-27)] 의도적이든 비의도적이든 체중이 줄면 사망률이 약간 증가한다는 연구들도 있다.[28,29)]

43,000명 이상의 과체중을 지닌 40~64세 여성들을 추적한 American Cancer Society 연구에서 의도적 감량을 한 여성들은 전체 원인에 의한 사망률이 20~25% 줄었다. 연구 초기에 질환이 있었던 여성에서 의도적으로 감량한 경우에 전체 사망률이 20% 줄었고, 이 중 40~50%는 비만과 관련된 암에 의한 사망률 감소이었고 30~40%는 당뇨병과 관련된 사망률 감소 때문이었다. 반면에 초기에 질환이 없던 여성에서는 감량에 의한 사망률 변화가 뚜렷하지 않았다.[22)] 49,000명 과체중 남성들을 추적한 연구에서는 초기의 건강 상태를 파악할 수 있었던 남성들에서 의도적 감량을 하더라도 심혈관질환에 의한 사망은 감소하지 않았고, 9 kg 이상 감량한 경우에는 암 사망 위험은 증가하였으며, 당뇨병 관련 사망 위험은 감소하였다.[23)] 35세 이상의 과체중 또는 비만 성인 6,400명을 9년간 추적하여 사망 위험과 감량 시도 및 체중 변화 간의 관련성을 알아 본 연구에서 의도적 체중 감량에 의해 사망 위험이 24% 감소한 반면에 의도하지 않았으나 체중이 감량된 경우에는

사망 위험이 31% 증가하였다.[24] 5,000명의 과체중이고 당뇨병이 있는 여성들을 12년간 추적한 연구에서도 의도적 감량을 한 경우에 전체 사망 위험이 25% 감소하였으며 9~13 kg 감량하였을 때 사망 위험이 가장 많이 감소하였다.[25]

지역사회에 거주하는 노인들을 추적하여 감량 또는 체중 변화에 따른 사망률을 분석한 연구들에서는 감량을 하거나 체중 변동이 빈번한 경우에 체중에 변화가 없는 집단보다 사망률이 높았다.[30-32] 그러나 이들 연구들에서 감량이 의도적인지 여부를 파악하지 않았다.

참고문헌

1. Peeters A, Barendregt JJ, Willenkens F, Mackenbach JP, Al Mamun A, Bonneux L. Obesity in adulthood and its consequences for life expectancy: a life-table analysis Ann Intern Med 2003 ; 138 : 24-32.
2. Fontaine KR, Redden DT, Wang C, Westfall AO, Allison DB. Years of life lost due to obesity. *JAMA* 2003 ; 289 : 187-193.
3. van Dam RM, Willett WC, Manson JE, Hu FB. The Relationship between overweight in adolescence and premature death in Women. *Ann Intern Med* 2006 ; 145 : 91-97.
4. Manson JE, Willett WC, Stampfer MJ, Colditz GA, Hunter DJ, Hankinson SE, et al. Body weight and mortality among women. *N Engl J Med* 1995 ; 333 : 677-685.
5. Stevens J, Cai J, Pamuk ER, Williamson DF, Thun MJ, Wood JL. The effect of age on the association between body-mass index and mortality. *N Engl J Med* 1998 ; 338 : 1-7.
6. Wei M, Kampert JB, Barlow CE, Nichaman MZ, Gibbons LW, Paffenbarger Jr RS, Blair SN. Relationship between low cadiorespiratory fitness and mortality in normal-weight, overweight, and obese men. *JAMA* 1999 ; 282 : 1547-1553.
7. Jousilahti P, Tuomilehto J, Vartiainen E, Pekkanen J, Puska P. Body weight, cardiovascular risk factors, and coronary mortality. 15-year follow-up of middle-aged men and women in eastern Finland. *Circulation* 1996 ; 93 : 1372-1390.
8. Calle EE, Thun MJ, Petrelli JM, Rodriguez C, Heath CW Jr. Body-mass index and mortality in a prospective cohort of U.S. adults. *N Engl J Med* 1999 ; 341 : 1097-1105.
9. Tsugane S, Sasaki S, Tsubono Y. Under-and overweight impact on mortality among middle-aged Japanese men and women : a 10-y follow-up of JPHC study cohort I. *Int J Obes Relat Metab Disord* 2002 ; 26 : 529-537.

10. Jee SH, Sull JW, Park J, Lee S, Ohrr H, Guallar E, Samet JM. Body mass index and mortality in Korean men and women. *N Engl J Med* 2006 ; 355 : 779-787.

11. Hu G, Tuomilehto J, Silventoinen K, Barengo NC, Peltonen M, Jousilahti P. The effects of physical activity and body mass index on cardiovascular, cancer and all-cause mortality among 47,212 middle-aged Finnish men and women. *Int J Obes* 2005 ; 29 : 894-902.

12. Troiano, RP, Frongillo, EA Jr, Sobal J, Levitsky DA. The relationship between body weight and mortality : a quantitative analysis of combined information from existing studies. *Int J Obes* 1996 ; 20 : 63-75.

13. Heiat A, Vaccarino V, Krumholz HM. An evidence-based assessment of federal guidelines for overweight and obesity as they apply to elderly persons. *Arch Intern Med* 2001 ; 161 : 1194-1203.

14. Allison, DB Gallagher D, Heo M, Pi-Sunyer FX, Heymsfield SB. Body mass index and all-cause mortality among people age 70 and over : the Longitudinal Study of Aging. *Int J Obes* 1997 ; 21 : 424-431.

15. Cornoni-Huntley JC, Harris TB, Everett DF, Albanes D, Micozzi MS, Miles TP, et al. An overview of body weight of older persons, including the impact on mortality. The National Health and Nutrition Examination Survey I-Epidemiologic Follow-up Study. *J Clin Epidemiol* 1991 ; 44 : 743-753.

16. Harris T, Cook EF, Garrison R, Higgins M, Kannel W, Goldman L. Body mass index and mortality among nonsmoking older persons. The Framingham Heart Study. *JAMA* 1998 ; 259 : 1520-1524.

17. Villareal DT, Apovian CM, Kushner RF, Klein S. Obesity in older adults: technical review and position statement of the American Society for Nutrition and NAASO, The Obesity Society. *Obes Res* 2005 ; 13 : 1849-1863.

18. Janssen I, Katzmarzyk PT, Ross R. Body Mass Index is inversely related to mortality in older people after adjustment for waist circumference. *J Am Geriatr Soc* 2005 ; 53 : 2112-2218.

19. Bigaard J, Tjonneland A, Thomsen BL, Overvad K, Heitmann BL, Sorensen TI. Waist circumference, BMI, smoking, and mortality in middle-aged men and women. *Obes Res* 2003 ; 11 : 895-903.

20. Bigaard J, Frederiksen K, Tjonneland A, Thompsen BL, Overvad K, Heitmann BL, et al. Waist circumference and body composition in relation to all-cause mortality in middle-aged men and women. *Int J Obes* 2005 ; 29 : 778-784.

21. Kanaya AM, Vittinghoff E, Shlipak MG, Resnikk HE, Visser M, Grady D, et al. Association of total and central obesity with mortality in postmenopausal women with coronary heart

disease. *Am J Epidemiol* 2003 ; 158 : 1161-1170.

22. Williamson DF, Pamuk E, Thun M, Flanders D, Byers T, Heath C. Prospective study of intentional weight loss and mortality in never-smoking overweight US white women aged 40-64 years. *Am J Epidemiol* 1995 ; 141 : 1128-1141.
23. Williamson DF, Pamuk E, Thun M, Flanders D, Byers T, Heath C. Prospective study of intentional weight loss and mortality in overweight white men aged 40-64 years. *Am J Epidemiol* 1999 ; 149 : 491-503.
24. Gregg EW, Gerzoff RB, Thompson TJ, Williamson DF. Intentional Weight loss and death in overweight and obese U.S. adults 35 years of age and older. *Ann Intern Med* 2003 ; 138 ; 383-389.
25. Williamson DF, Thompson TJ, Thun M, Flanders D, Pamuk E, Byers T. Intentional weight loss and mortality among overweight individuals with diabetes. *Diabetes Care* 2000 ; 23 : 1499-1504.
26. French SA, Folsom AR, Jeffery RW, Williamson DF. Prospective study of intentionality of weight loss and mortality in older women: the Iowa Women's Health Study. *Am J Epidemiol* 1999 ; 149 : 504-514.
27. Wannamethee SG, Shaper AG, Lennon L. Reasons for intentional weight loss, unintentional weight loss, and mortality in older men. *Arch Intern Med* 2005 ; 165 : 1035-1040.
28. Yaari S, Goldbourt U. Voluntary and involuntary weight loss: associations with long term mortality in 9,228 middle-aged and elderly men. *Am J Epidemiol* 1998 ; 148 : 546-555.
29. Diehr P, Bild DE, Harris TB, Duxbury A, Siscovick D, Rossi M. Body mass index and mortality in nonsmoking older adults : the Cardiovascular Health Study. *Am J Public Health* 1998 ; 88 : 623-629.
30. Reynolds MW, Fredman L, Langenberg P, Magaziner J. Weight, weight change, mortality in a random sample of older community-dwelling women. *J Am Geriatr Soc* 1999 ; 47 : 1409-1414.
31. Newman AB, Yanez D, Harris T, Duxbury A, Enright PL, Fried LP. Weight change in old age and its association with mortality. *J Am Geriatr Soc* 2001 ; 49 : 1309-1318.
32. Dey DK, Rothenberg E, Sundh V, Bosaeus I, Steen B. Body mass index, weight change and mortality in the elderly. A 15 y longitudinal population study of 70 y olds. *Eur J Clin Nutr* 2001 ; 55 : 482-492.

Chapter
17 대사증후군

1 대사증후군의 역사적 배경

인슐린 저항성(insulin resistance)이란 개념은 1922년 캐나다의 Banting과 Best가 인슐린을 처음 개발하여 임상 의학에 사용한 후부터 거론되기 시작하였다. 당시에는 당뇨병 치료에서 인슐린의 상용량에 잘 반응하지 않는 상태를 일컬었으나 최근에 와서는 인슐린 치료를 받는 당뇨병 환자뿐 아니라 내당능이 정상인 사람에서도 인슐린 저항성이 존재함이 밝혀졌다. 또한 인슐린 저항성은 여러 가지 대사질환을 일으킨다는 것이 알려지면서 더욱 관심을 끌게 되었다. 대사증후군(metabolic syndrome)은 인슐린 저항성 증후군(insulin resistance syndrome) 또는 X 증후군(syndrome X) 등 여러 가지 용어로 사용되고 있다.

1930년대 후반 Himsworth는 당뇨병 환자를 두 군으로 나눌 수 있다고 주장하였다. 즉, 경구당부하 후 인슐린 투여에 따른 혈당 반응을 본 결과, 인슐린 감수성(insulin sensitive)군과 불감성(insulin insensitive)군으로 나누었으며, 이러한 인슐린에 대한 반응의 형태가 당뇨병형과 관련이 있다고 주장하였다. 1922년 Maranon과 1936년 Himsworth는 대사증후군의 중요한 구성요소의 초기 특성을 제시하였다. 남성형 비만, 당뇨병, 고지혈증과 죽상동맥경화증을 하나의 묶음으로 인식하여 최초로 종합적 개념을 제시하였다.

1965년에 Avogaro와 Crepaldi는 고지혈증, 비만, 허혈성 심질환 및 고혈압을 동반한 당뇨병 환자들에 대해 기술하면서 "plurimetabolic syndrome"이라고 불렀다. 최근 우리나라에서도 흔히 보는 복부 비만, 지방간, 동맥경화증을 중요한 증상으로 포함하는 광범위한 개념의 대사증후군은 이미 1968년에 유럽에서 보고되었다. Janke 등은 남성의 비만에 대한 호르몬과 대사에 관한 연구로 얻어진 결과로써 대사증후군을 기술하였다. 대사증후군에 대한 포괄적인 개념은 역학 및 병태생리에 기초한 임상 연구에 의해 1981년에 정립되었는데, 1979년에 DeFronzo 등이 euglycemic hyperinsulinemic clamp 기법을 개발하여 인슐린 저항성을 측정하면서 인슐린 저항성증후군에 대한 연구는 빠르게 발전하였다. 즉 비만, 제2형 당뇨병(NIDDM), 고혈압, 고중성지방혈증, 낮은 HDL-콜레스테롤혈증과 심혈관 죽상경화증 같은 대사증후군이 공통적으로 인슐린 저항성 및 고인슐린혈증과 밀접한 연관성을 갖고 있다는 것을 밝힐 수 있었다.

1988년 Reaven은 미국당뇨병학회 Banting Lecture에서 상기의 사실에 근거하여 인슐린 저항성이 대사증후군을 이루는 질병들의 중심적인 병인이 된다는 학설을 제시하고 'X 증후군'이라 하였다. DeFronzo와 Haffner 등은 대사질환의 공통된 결함을 강조하여 인슐린 저항성 증후군이라는 용어를 사용하였고, Kaplan은 이런 대사적 특성을 표현한 명칭으로 가장 적절한 용어인 "Deadly Quartet"(남성형비만, 내당능장애, 고지혈증, 고혈압)라는 용어를 사용하였다. 정리한 바와 같이 인슐린 저항성과 대사증후군에 대한 연구는 역사가 오래 되었으며, 1980년대말 Reaven의 선구자적인 연구로 대사증후군 분야에 수많은 새로운 사실이 밝혀지고 있다.

2 대사증후군의 진단기준

대사증후군의 정의를 1988년 Reaven이 처음 제시했다면 대사증후군의 진단기준은 1998년 WHO에서 처음 제시하였다. 대사증후군의 정의는 아직 표준화 되어 있지 않으며 연구자마다 다른 진단기준을 적용하고 있다.

WHO 진단기준(표 17-1)에 따르면 제2형 당뇨병, 또는 내당능장애가 있거나 인슐린 저항성이 있는 경우를 기본으로 하여 고혈압, 이상지혈증, 비만, 미세알부민뇨 등 4가지 중 2가지 이상을 동반한 경우로 정의하였다. 인슐린 저항성은 인슐린 민감도의 측정방법에 따라 euglycemic clamp test 상 insulin-stimulated glucose uptake의 하위 4분위에 해당하는 경우이거나, 공복 인슐린 농도나 homeostasis model assessment(HOMA) insulin resistance index의 상위 4분위에 해당하는 경우로 정의하였다. 즉, 당뇨병이나 내당능장애가 있는 경우는 인슐린 저항성이 있는 것으로 보았으며, 정상 혈당을 보이는 경우에서

표 17-1 각 단체에서 제시하는 대사증후군의 진단기준

WHO 1999	EGIR 1999	NCEP 2001
당뇨병, 내당능장애, 인슐린 저항성 셋 중 하나 + 아래 중 2가지 이상일 때 1. 이상지혈증 * TG ≥ 150 mg/dl * HDL-C < 3.5 (M), 40 mg/dl 2. 고혈압 * BP ≥ 140/90 mmHg and/or * 약물 복용 3. 비만 * BMI > 30 kg/m^2 and/or * WHR > 0.90(M), 0.85 (F) 4. 미세알부민뇨 * AER ≥ 20 ug/min or * ACR ≥ 30 mg/g	인슐린 저항성이나 고인슐린혈증이 있는 경우(당뇨병 제외) + 아래 중 2 가지 이상일 때 1. 공복혈당 ≥ 110 mg/dl 2. 이상지혈증 * TG > 180 mg/dl and/or * HDL-C < 40 mg/dl or * Treated for dyslipidemia 3. 고혈압 * BP ≥ 140/90 mmHg and/or * 약물 복용 4. 중심성 비만 * 허리둘레 > 94 cm(M), 80 cm(F)	아래 중 3 가지 이상일 때 1. 공복혈당 ≥ 110 mg/dl 2. 고중성지방혈증 * TG ≥ 150 mg/dl 3. 낮은 HDL-콜레스테롤혈증 * HDL-C < 40(M), 50(F) mg/dl 4. 고혈압 * BP ≥ 130/85 mmHg and/or * 약물 복용 5. 중심성 비만 * 허리둘레 > 102 cm(M), 88 cm(F)

AER : alvumin excrefion rate, ACR : albumin / creatiame ratio

도 인슐린 저항성이 있는 경우를 대사증후군의 필수조건으로 한 것이다.

1999년 유럽 인슐린 저항성 연구회(European Group for Study of Insulin Resistance, EGIR)에서 만든 대사증후군의 진단기준에서도 인슐린 저항성이나 고인슐린혈증이 있는 경우를 대사증후군의 필수조건으로 하여 초기 대사증후군의 정의에서는 인슐린 저항성을 많이 강조한 기준을 사용하였다.

한편 2001년 발표된 National Cholesterol Education Program(NCEP)의 Adult Treatment Panel(ATP) Ⅲ 보고서에서는 진단기준을 실제 임상에서 쉽게 적용 가능한 방법으로 인슐린 저항성 측정이나 경구당부하검사 등을 배제하고 단순화하였다. 결과적으로 대사증후군의 진단기준의 차이로 인하여 WHO 진단기준과 NCEP 진단기준을 적용하였을 때 많은 환자들이 불일치를 보이는, 즉 기준에 따라 대사증후군이 되기도 하고 아니기도 하는 문제점이 발생하였다. 최 등이 보고한 바에 따르면 한국인을 대상으로 한 대사증후군의 유병률 연구에서도 50% 이상이 불일치를 보이는 것을 알 수 있다(그림 17-1).

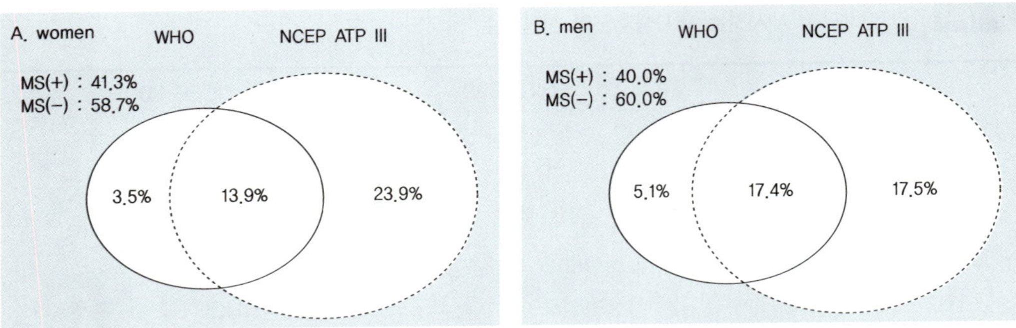

▶**그림 17-1** 한국인 성인에서 진단기준에 따른 대사증후군의 유병률 (Adapted from Choi SH, et al. Yonsei Med J 2005 : 46 ; 198-205)

그러던 중 2004년말 International Diabetes Federation (IDF)에서는 (표 17-2)와 같은 진단기준을 제시하였다. 인슐린 저항성은 실제 임상에서 측정이 어려운 한계로 인하여 제외하였고 인종별 기준을 적용한 중심성비만을 대사증후군 진단기준을 만족하기 위한 필수항목으로 정하였다. 또 고혈당의 기준을 기존의 110 mg/dl에서 100 mg/dl으로 더욱 엄격하게 낮추었다. 더불어 atherogenic dyslipidemia, 즉 중성지방의 상승과 HDL-콜레스테롤의 감소는 Apo B, small dense LDL, small HDL 지단백의 증가를 유발하며, 제2형 당뇨병이나 대사증후군 환자에서 흔히 관찰할 수 있는 소견이므로 이상지혈증이 있는 경우 인슐린 저항성이 있다고 간주하겠다.

중심성 비만을 진단하기 위한 지표로 허리 둘레를 사용하되 인종적 특성을 고려한 고유의 기준점을 사용하는 것이 타당하다는 추세이다. 허리둘레에 대한 체계적인 정의는 1995년 Lean 등의 연구에서 시작되었다. 1992년 North Glasgow 지역 주민 1918명을 대

표 17-2 IDF에서 제시한 대사증후군의 진단기준

중심성 비만 : 허리둘레 ≥ 94 cm (유럽 남자) 80 cm (유럽 여자) * 필수요건 * 인종별로 독자적인 기준 필요
중심성 비만 +아래 4가지 중 2가지 이상일 때
1. 고중성지방혈증 : TG ≥ 150 mg/dl 또는 약물 복용중 2. 저HDL콜레스테롤혈증 : HDLc < 40 (남자), 50 (여자) mg/dl 또는 약물 복용중 3. 고혈압 : 혈압 ≥ 130/85 mmHg 또는 약물 복용중 4. 고혈당 : 공복혈당 ≥ 100 mg/dl 또는 당뇨병의 과거력 또는 약물 복용중

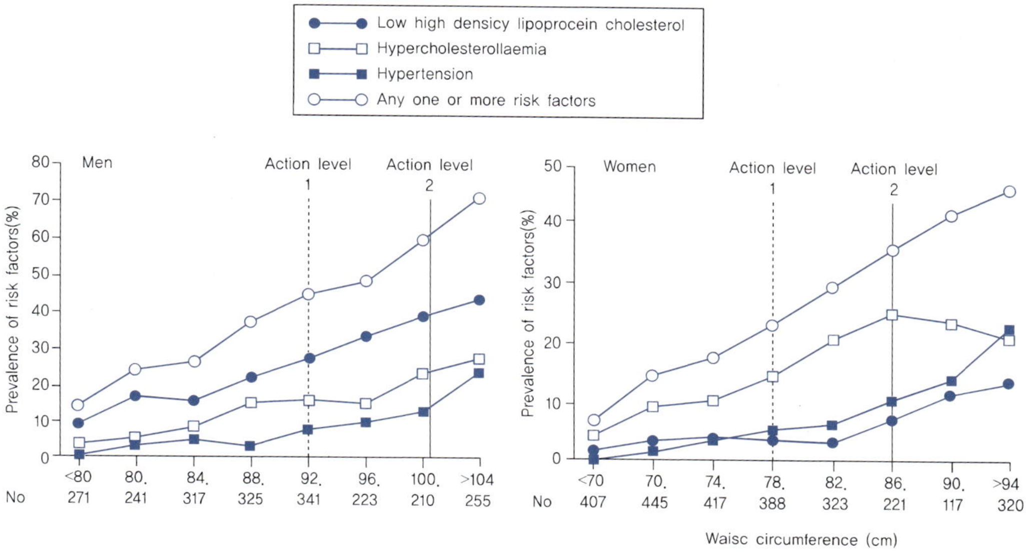

▶**그림 17-2** 심혈관 질환의 위험을 증가시키는 허리둘레의 분별점(Adapted from Han, T S et al. BMJ 1995 ; 311 : 1401-1405)

상으로 BMI와 허리둘레, WHR의 상관관계를 보았으며, BMI 25 kg/m^{2}와 30 kg/m^{2}에 해당하는 허리둘레를 평가한 결과, BMI 25 kg/m^{2}에 해당하는 허리둘레(action level 1)가 남자는 94 cm, 여자는 80 cm였으며, BMI 25 kg/m^{2}에 해당하는 허리둘레(action level 2)는 남자는 102 cm, 여자는 88 cm임을 보고하였다. 이 데이터에서는 위음성이 1.5% 미만이고 위양성이 1.7% 수준으로 일치도가 매우 높았으며, Han 등이 네덜란드 사람들 대상으로 한 연구에서 이 허리둘레 기준의 타당성을 입증하였다(그림 17-2).

EGIR는 action level 1에 해당하는 허리둘레 수치(남자 94 cm, 여자 80 cm)를 사용하였으며, NCEP는 action level 2에 해당하는 허리둘레 수치(남자 102 cm, 여자 88 cm)를 사용하였다. 2000년 WHO/IASO/IOTF에서는 아시아 태평양지역 사람을 위한 비만기준을 발표하면서 복부 비만의 기준을 남자 90 cm, 여자 80 cm로 할 것을 권고한 바 있다. 2004년 IDF의 새로운 대사증후군 진단기준을 정할 때 복부 비만을 필수요건으로 하면서 인종 별로 다른 진단기준의 필요성을 부각하였는데, 유럽의 경우 action level 1을 기준으로, 미국은 NCEP 기준을 존중하여 action level 2에 해당하는 기준을 삼았으며 국가/인종별로 타당한 복부 비만의 기준을 적용할 것을 권장하였다(표 17-3).

이후 2005년말 American Heart Association/National Heart, Lung, and Blood Institute

표 17-3 인종별 복부 비만 진단을 위한 허리둘레의 기준

국가/인종	복부 비만 진단을 위한 허리둘레 기준 (cm)
미국	남자 ≥ 102
	여자 ≥ 88
유럽	남자 ≥ 94
	여자 ≥ 80
지중해, 아랍인	남자 ≥ 94
	여자 ≥ 80
아프리카(사하라 이남)	남자 ≥ 94
	여자 ≥ 80
남부/중앙 아메리카	남자 ≥ 90
	여자 ≥ 80
남부 아시아(중국계, 말레이지아, 인도)	남자 ≥ 90
	여자 ≥ 80
중국	남자 ≥ 90
	여자 ≥ 80
일본	남자 ≥ 85
	여자 ≥ 90

(AHA/NHLBI)에서도 허리둘레 기준에 인종적 특성을 고려한 기준을 제시하였고, 공복혈당에 대해서도 100 mg/dl을 적용하여 (표 17-4)와 같은 진단기준을 제시하였다.

이렇듯 복부 비만이 진단기준의 주요 항목으로 자리매김하고 있고 허리둘레 기준에 대해 민족적 특성을 고려하고 있는 가운데 한국인에게도 고유의 적합한 복부 비만 기준을 제시할 필요성이 부각되었다. 허리둘레에 대한 국내의 연구로는 2002년 이 등이 일부 검

표 17-4 AHA/NHLBI에서 제시한 대사증후군의 진단기준

아래 5가지 중 3가지 이상일 때
1. 복부 비만 : 허리둘레 ≥ 102 cm(남) / 88 cm(여) – 서양인, ≥ 90 cm(남) / 80 cm(여) – 아시아인
2. 고중성지방혈증 : TG ≥ 150 mg/dl 또는 약물 복용 중
3. 저HDL콜레스테롤혈증 : HDL-C < 40 (남자), 50 (여자) mg/dl 또는 약물 복용 중
4. 고혈압 : 혈압 ≥ 130/85 mmHg 또는 약물 복용 중
5. 고혈당 : 공복혈당 ≥ 100 mg/dl 또는 약물 복용 중

진센터 자료를 이용하여 심혈관질환 위험인자의 선별검사로서의 허리둘레의 유용성을 강조하면서 ROC 분석을 이용하여 남자 84 cm, 여자 78 cm의 기준치를 제시하였다. 이후 2003년 박 등이 국민건강영양조사 자료를 이용하여 한국인에서 비만 및 복부 비만과 심혈관 위험인자의 군집 현상과의 관계를 살펴본 연구에서 심혈관 위험인자의 군집 현상에 대한 교차비가 남자에서는 허리둘레 90 cm, 여자에서는 85 cm에서 현저히 증가한다고 밝혀 허리둘레의 분별점을 남자 90 cm, 여자 85 cm로 제시한 바가 있다. 또한 2004년 최 등은 일부 검진센터 자료를 이용하여 ROC 분석을 통해 대사증후군을 증가시키는 허리둘레의 기준이 남자는 86 cm, 여자는 82 cm로 나타나 민감도와 특이도를 고려했을 때 한국인에서 허리둘레의 분별점을 남자 90 cm, 여자 85 cm로 정하는 것이 타당하다는 제안을 하였다. 2005년 이 등은 한국인과 미국인의 국민건강영양조사 자료를 비교한 연구에서 Youden 지수를 이용하여 심혈관계 위험인자의 예측지표로 남자 85 cm, 여자 80 cm의 기준치를 제안하였다. 또한 2005년 이 등은 충주지역 자료를 통하여 여러 단체에서 제시하는 서로 다른 대사증후군의 정의를 적용하여 유병률을 비교하면서 허리둘레의 기준을 남자 89 cm, 여자 86 cm으로 제시하기도 하였다.

2005년 대한비만학회에서 지금까지의 국내자료를 검토하고 이용가능한 자료를 분석하여 한국인에게 적합한 고유의 복부 비만 기준을 제시하고자 하였다. 한국인을 대표할 수 있는 데이터인 1998년 국민건강영양조사 자료를 이용하여 분석한 결과, 한국인에게 적합한 복부 비만 기준을 위한 허리둘레 분별점은 남자에서 90 cm, 여자에서 85 cm로 나타나(그림 17-3) 남자에서 90 cm 이상, 여자에서 85 cm 이상일 때 복부 비만으로 정의함을 제시하였다.

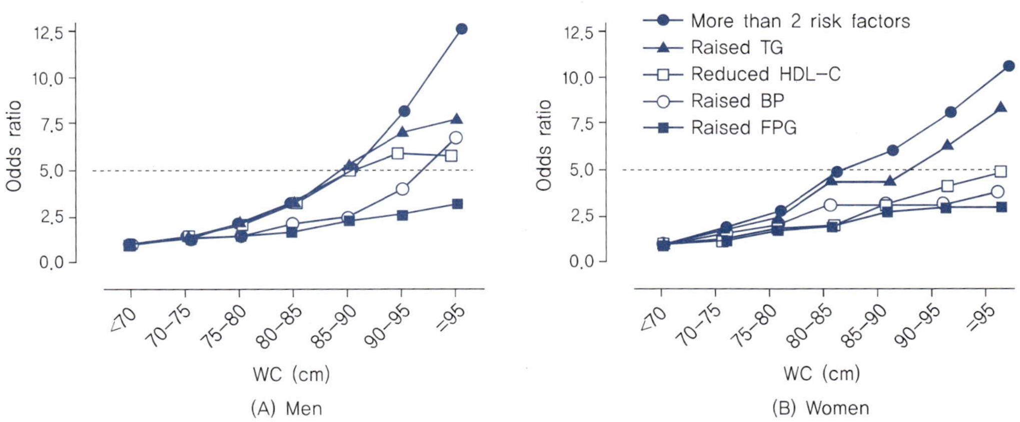

▶**그림 17-3** 대사증후군의 요소를 증가시키는 허리둘레의 분별점(Adapted from Lee SY et al. Diabetes Res Clin Prac 2006, in press)

3 대사증후군의 역학

1) 대사증후군의 유병률

미국인에서 NHANES III 자료에 의하면 NCEP ATP III에 의한 대사증후군의 기준을 적용했을 때 성인 남자에서 24.0%, 여자에서 23.4%에서 대사증후군을 갖고 있는 것으로 나타났다. 우리나라의 경우 1998년 국민건강영양조사 자료를 이용했을 때 NCEP ATP III의 기준을 적용하면서 서양인과 같은 복부 비만 기준을 사용할 경우 대사증후군의 유병률은 남자 14.2%, 여자 17.7%로 나타나고, 대사 이상 항목은 그대로 적용하면서 복부 비만의 기준을 아시아 기준으로 적용했을 때는 남자 19.9%, 여자 23.7%로 나타났다(표 17-5). 각 항목에 대한 유병률은 남, 녀 각각 복부 비만의 경우 19.2%, 38.5%, 혈압 ≥ 130/85 mmHg이 44.6%, 29.5%, 공복시 혈당 ≥ 110 mg/dl이 20.1%, 16.7%, 중성지방 ≥ 150 mg/dl이 35.6%, 21.0%, 낮은 HDL-콜레스테롤의 경우 24.3%, 46.1%로 나타났다.

표 17-5 한국인에서 동 · 서양 복부 비만 기준에 따라 NCEP ATP III의 대사증후군 항목 및 군집 현상에 대한 연령-보정 유병률(1998년 국민건강영양조사에서 20세 이상을 대상으로)

Variables	Men (n = 3572)		Women (n = 4293)	
	(%)	(%)	(%)	(%)
Criteria of abdominal obesity(WC)	> 90 cm[1]	> 102 cm[2]	> 80 cm[1]	> 88 cm[2]
Abdominal obesity	19.2	1.3	38.5	15.3
BP > 130/85mmHg	44.6		29.5	
FPG > 110 mg/dl	20.1		16.7	
TG > 150 mg/dl	35.6		21.0	
Low HDL-cholesterol	24.3		46.1	
1 component	73.4	71.2	72.2	67.4
2 components	42.7	37.7	44.4	35.9
3 components *	19.9	14.2	23.7	17.7
4 components	6.6	2.6	9.6	6.5
5 components	1.2	0.1	2.3	1.4

WC : waigt Circumference

BP : blood pressure, FPG : fasting plasma glucose, TG : triglyceride, Low HDL-cholesterol : <40 mg/dl for men, < 50 mg/dl for women

* 3 components : metabolic syndrome

(1. 박혜순 등. 대한비만학회지 2003 ; 12(1) : 1-14, 2. Adapted from Park et al. Int J Epidemiol 2004 ; 33 : 328-336)

대사증후군에 대해 IDF 기준을 사용하면서 복부 비만에 대해서는 한국인 기준으로 사용하였을 때 1998년 국민건강영양조사 자료에서 대사증후군 유병률은 남자 13.5%, 여자 15.0%로 나타났다. IDF 기준을 적용할 경우 NCEP ATP III 기준을 적용할 때보다 유병률이 적게 나타나는 것은 IDF 기준에서는 복부 비만이 필수항목에 해당되므로 복부 비만이 없을 때 다른 항목을 충족시켜도 대사증후군에서 배제되기 때문이다. 이렇듯 현재 단체마다 다른 진단기준을 제시하고 있고 지속적으로 변화를 하고 있어 추후 더 많은 연구가 진행될 것으로 기대하고 있다.

2) 연령에 따른 대사증후군의 유병률

연령별로 대사증후군의 빈도를 보면 20대, 30대, 40대, 50대, 60대, 70대별로 남자에서는 9.4%, 19.5%, 27.0%, 28.4%, 23.8%, 22.6%로 나타났고, 여자에서는 6.8%, 10.9%, 23.7%, 45.4%, 53.6%, 53.9%로 나타났다. 여자에서는 연령이 증가함에 따라 직선적으로 증가하는 양상을 보이는 반면, 남자에서는 40~50대를 기점으로 플래토우를 형성하며 60, 70대에서 40, 50대보다 낮은 경향을 보이고 있다. 대사증후군이 40대까지는 남자에서 여자보다 그 빈도가 높지만 50대 이후에는 여자에서 남자보다 그 빈도가 유의하게 높게 나타나기 시작해 60대, 70대에는 여자에서 남자보다 약 2배 이상의 빈도가 높은 것으로 나타났다(그림 17-4).

이러한 현상들은 연령에 증가함에 따라 대사증후군의 위험이 남자에서 감소한다라고

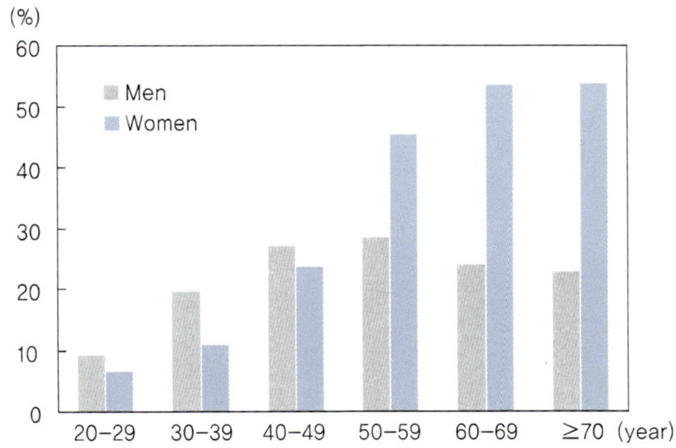

▶그림 17-4 한국인에서 동양의 복부 비만 기준에 따른 NCEP ATP III의 대사증후군에 대한 연령별 유병률 – 1998년 국민건강영양조사에서의 20세 이상을 대상으로–

보기보다는 우리나라 연령별 사망 양상을 비추어 볼 때 40대, 50대에서 남자의 사망률이 여자에 비해 약 2~3배 정도 높으며, 특히 대사증후군의 대사 이상에 해당하는 심혈관 질환에 의한 사망률이 현저히 높아, 남자들의 조기 사망으로 인한 여자들의 생존 효과에 의해 나타난 현상으로 유추해 볼 수 있다. 우리나라 남자들은 젊은 시기인 20대, 30대, 40대에 대사증후군의 빈도가 약 10%, 20%, 30%로 미국 남성들의 약 7%, 12%, 25%보다 높은 것으로 나타나, 청, 장년층 남자에서의 대사증후군의 위험 요인을 찾아 개선해야 할 것으로 보인다. 여자들의 경우 연령이 증가함에 따라 대사증후군의 위험이 높아지는 것은 서양인의 결과와 유사한 현상이라고 볼 수 있지만, 미국 여성들에 비해 50대 이후 그 빈도가 현저히 높은 것으로 관찰되는 바, 우리나라 중년 이후 여자들의 복부 비만의 빈도가 높은 것과 관련되는 것으로 보인다.

3) 비만도에 따른 대사증후군의 유병률

비만도에 따른 대사증후군의 유병률은 남, 녀 각각에서 체질량지수가 < 18.5 kg/m^{2}에서는 7.7%, 3.2%, 18.5~22.9 kg/m^{2}에서는 8.5%, 11.9%, 23.0~24.9 kg/m^{2}에서는 22.5%, 31.5%, 25.0~29.9 kg/m^{2}에서는 44.3%, 50.0%, 30.0 kg/m^{2}에서는 68.3%, 64.8%로 나타났다. 전체적으로 볼 때 체질량지수 25.0 kg/m^{2}의 우리나라 비만 인구에서는 약 50%에 해당하는 성인이 대사증후군을 갖고 있고, 23.0~24.9 kg/m^{2}의 과체중에서는 약 27%가, 심지어 18.5~22.9 kg/m^{2}의 정상 체중에서도 약 10%가 대사증후군을 갖고 있는 것으로 나타났다(그림 17-5).

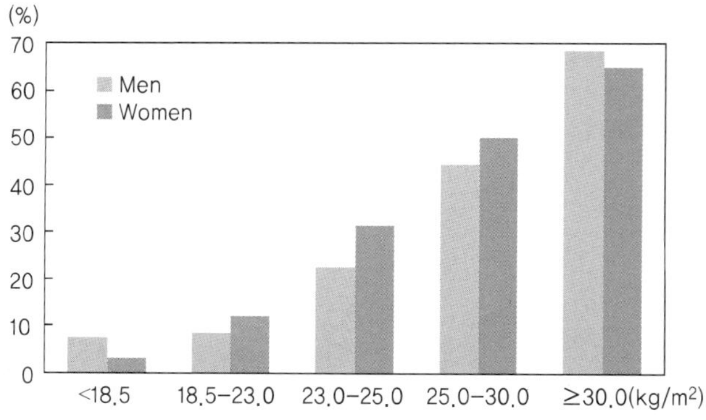

▶그림 17-5 한국인에서 동양의 복부 비만 기준에 따른 NCEP ATP III의 비만도별 대사증후군 유병률 -1998년 국민건강영양조사에서의 20세 이상을 대상으로-

비만도에 따라 저체중(<18.5 kg/m^2)을 기준으로 정상체중(18.5～22.9), 과체중(23.0～24.9), 비만(25.0～29.9), 고도비만(30 kg/m^2)으로 나누었을 때 남, 녀 모두에서 비만도가 증가함에 따라 유의한 선형 관계를 나타내며 위험이 급증하는 것으로 나타났다. 다른 교란 변수들을 보정한 후에도 비만도는 대사증후군의 위험을 가장 예민하게 반영하는 지표이고, 그다지 비만의 정도가 심하지 않은 수준에서도 유병률이 상당한 수준에 있어 비만도가 적은 상태에서도 대사증후군 발생에 대한 민감도가 높은 것으로 보인다. 1998년도와 2001년도 국민건강영양조사 자료를 분석한 결과에 의하면 한국인에서 대사증후군이 점점 증가하는 것으로 나타났고 이의 한 요인으로 복부 비만의 증가가 기인하는 것으로 나타나 한국인에서 대사증후군의 위험을 감소시키기 위해서는 체중 조절이 중요한 과제라고 볼 수 있다.

4) 당대사에 따른 대사증후군의 유병률

한편 김 등이 한국건강관리협회의 도움으로 시행한 연구에서 한국인 30대 이상 성인의 약 20%에서 대사증후군을 동반하고 있는 것으로 나타났으며, 정상혈당에서 10%, 공복혈당장애에서 약 50%, 제2형 당뇨병 환자의 경우 약 60%에서 대사증후군이 동반되어 있었다. 전체적으로 연령이 증가하면서 대사증후군이 증가하였으며 30～40대의 경우 남자에서 더 많았고 50대 이후에 여자에서 급격히 증가하는 양상을 보이고 있다(표 17-6).

표 17-6 한국인 성인의 당대사에 따른 대사증후군의 유병률

	전체		정상혈당		공복혈당장애		제2형당뇨병	
	남자(%)	여자(%)	남자(%)	여자(%)	남자(%)	여자(%)	남자(%)	여자(%)
전체	19	16	10	10	55	46	43	71
30～49세	18	8	11	7	54	17	46	29
50～59세	21	21	10	14	55	55	52	68
60～79세	17	20	9	7	60	56	34	86

정혜원, 김대중, 허갑범 등. 당뇨병 2002 ; 26 : 431-442

4 대사증후군 및 인슐린 저항성과 비만

비만은 혈압 및 혈당을 상승시키고, 혈중 중성지방을 증가시키며 HDL-콜레스테롤을 감소시켜 결과적으로 대사증후군의 위험을 높이고 궁극적으로는 심혈관 질환의 위험도를 증가시킨다. 대사증후군을 발생시키는 기전에 여러 가지 요인이 있지만 주된 기전으로 인슐린 저항성이 작용하며, 인슐린 저항성은 비만, 특히 내장지방과 밀접한 관련이 있다.

1) 인슐린 저항성과 비만

정상체중보다 35~40% 체중이 증가되면 인슐린 감수성은 30~40% 감소되는 것으로 알려져 있다. 대부분의 비만인에서는 인슐린 저항성이 있음에도 불구하고 췌장 베타세포의 보상적 인슐린 분비 증가로 정상 혈당 농도를 유지한다. 그러나 이런 사람들 중 일부, 특히 유전 또는 환경적 소인을 갖고 있는 경우에는 수년에 걸쳐 체중이 증가되어 인슐린 저항성이 악화되는데, 인슐린 분비능이 이를 감당하지 못하면 당뇨병을 유발한다.

비만 환자의 생체 내 인슐린 저항성의 기전으로 수용체 후 결함이 중요한 역할을 하는 것으로 보인다. 따라서 비만인에서 인슐린 저항성과 고인슐린혈증을 보이며, 인슐린 저항성의 정도와 고인슐린혈증이 심할수록 수용체 후 결함의 정도는 더 크다. 인슐린 저항성으로 수용체 후 결함의 정도를 표시했을 때 그 값들은 연속적으로 나타난다. 경증의 고인슐린혈증을 갖는 비만인에서는 인슐린 감수성만 약간 감소되어 있으나 고인슐린혈증이 더 심해지면 수용체후 결함이 증가될 뿐 아니라, 고인슐린혈증 또는 인슐린 저항성과 수용체후 결함의 정도 사이에 직접적인 상관성이 나타나게 된다.

비만인에서 포도당 산화는 정상 대조군보다 낮으나 공복 시 지방 산화는 정상인보다 30% 이상이 더 높다. 포도당 산화와 지방 산화는 역상관 관계를 가지는데 이것은 포도당-지방산 회로(Randle cycle)에 의해 설명할 수 있다. 말초조직에 유리지방산 공급이 증가되면 세포의 유리지방산 흡수가 증가된다.

비만인에서 혈장 유리지방산농도의 증가는 총지방량이 많기 때문이라고 할 수 있는데 이는 지방 분해가 인슐린에 의해 정상적으로 억제되기 때문이다. 그러나 지방 산화가 증가되면 포도당 산화를 방해하여 당대사 장애를 초래한다. 즉, 혈청 유리지방산농도가 증가하면 포도당-지방산회로에 의해 당대사가 억제된다.

2) 인슐린 저항성과 내장지방

최근 대사증후군을 정의하기 위한 복부 비만의 지표로 성별에 따른 허리둘레를 사용하고 있다. 허리둘레를 비만도의 기준으로 이용하는 이유는 체질량지수 등의 보편적인 비만도의 척도가 중심부 비만이나 복부 비만을 반영하는 데에 정확하지 않으며 심혈관질환이나 대사질환에 대한 위험도를 예측하는 데에 정확하지 못한 면이 많기 때문이다. 복부지방 중 내장지방의 축적이 인슐린 저항성과 더 밀접한 관계를 갖기 때문에 내장지방을 평가하는 것이 중요한데 최근에는 복부 피하지방과 내장지방을 정확하게 구별하기 위하여 전산화 단층촬영이나 자기공명 영상술을 이용한다.

내장지방이 피하지방보다 인슐린 저항성 유발과 대사증후군에 중요한 역할을 하는데 내장지방이 다른 부위의 지방조직보다 인슐린에 대한 감수성이 떨어지기 때문이다. 내장지방에 축적되어 있는 지방세포는 인슐린 저항성의 경향이 크기 때문에 지방세포들은 중성지방을 잘 저장하지 못하여 유리지방산의 생성을 증가시킨다. 내장지방에서는 지방세포의 분해를 막는 인슐린의 작용이 감소하여 지방이 쉽게 분해되어 유리지방산이 많이 분비되기 때문이다.

체지방의 상대적인 분포를 조절하는 인자는 아직 잘 알려져 있지 않다. 여성호르몬에 비해 상대적으로 남성호르몬의 활성이 증가되는 것이 내장비만 형성에 중요한 역할을 한다고 생각되나 아직까지 확증된 사실은 아니다. 비만 그 자체와 중심성 체지방 분포는 인슐린감수성, 내당능 및 고인슐린혈증에 나쁜 영향을 주는 것은 확실하지만 정확한 기전은 아직 분명하게 밝혀져 있지 않으며 향후 더 많은 연구가 필요하다.

체지방 분포와 인슐린 저항성을 평가한 국내 일부 연구에서, 중심성 비만을 보이는 여성들, 즉 허리/엉덩이둘레 비가 높은 여성들에서 공복 및 식후 혈당과 혈청 인슐린농도가 더 높았다. 폐경전 여성에서 중심성 비만은 고인슐린혈증에 기여하는 간의 인슐린 제거와 음의 상관관계를 갖는다. 중심성 비만에서 말초의 포도당 이용률과 골격근의 당원합성효소 활성도 사이에도 역시 비슷한 음의 관계가 나타났다.

5 인슐린 저항성을 유발하는 요인

1) 유전적 요인

비만하다고 무조건 인슐린 저항성을 가지며 대사증후군을 나타내는 것은 아니다. 이러한 여러 대사이상과 비만의 정도, 그리고 심혈관질환 위험도 사이에는 일치하지 않는 면이 많다. 즉, 비만을 가진 사람들 중의 일부는 인슐린 저항성을 갖지 않으며 반대로 비만하지 않은 사람들도 인슐린 저항성을 보일 수 있다. 이러한 불일치는 확실히 알 수는 없지만 유전적인 원인과 환경적인 요인이 함께 작용하기 때문이라고 생각된다. 제2형 당뇨병 환자의 1세대 자손 중 45%에서 인슐린 저항성을 보이며 이는 당뇨병의 가족력이 없는 가족에서의 20%에 비교할 때 확실히 유전적 요인이 관여함을 시사한다.

2) 절약 가설

비만과 제2형 당뇨병, 그리고 대사증후군은 특히 생활 방식이 급격히 전원적(rural) 방식에서 도시적(urban) 방식으로 바뀐 사회에서 빠른 속도로 증가하고 있으며 '절약유전자(thrifty gene)' 가설로 설명해 볼 수 있다. 이 가설은 인류의 조상들이 식량이 풍부하지 않았던 시대에 살 당시, 여분의 에너지를 최대한 효율적으로 축적하려던 생존의 원칙에 맞추어 적절한 유전자가 선택되었으며(thrifty gene), 먹을 것이 풍부한 현대 사회에서 이러한 유전자가 비만과 당뇨병을 일으키며 대사증후군도 일으킬 것이라는 가설이다.

또한 '절약 형질 이론(thrifty phenotype theory)'에 의하면 최근 증가되고 있는 저체중 출생도 향후 인슐린 저항성을 유발하는 원인으로 지적되고 있다. 태내에서 영양분의 결핍이 오게 되면 특정 조직들이 환경에 적응하는 쪽으로 발달하다 보니 향후 대사질환을 가져오게 되는 원인이 된다. 생활이 편해지면서 생활습관이 운동이 부족한 쪽으로 가는 것이 비만을 유발하고 인슐린 저항성을 유발할 수 있으며, 추후 '따라잡기 성장(catch-up growth)'이 인슐린 저항성과 심혈관질환을 유발하게 된다는 가설이다. 실제로 운동량을 증가시킬 경우 체중 감량과 함께 체내 지방률이 감소하며 이는 혈중 중성지방 농도를 감소시키고 HDL-콜레스테롤 농도를 증가시키며 나아가 인슐린 저항성을 감소시키는 것으로 보고되고 있다.

3) 유리지방산

복부의 내장지방세포는 지방분해 자극에 매우 예민하게 반응하여, 쉽게 유리지방산을 방출하고 이것은 문맥혈로 흘러 들어간다. 쥐를 이용한 실험에서 문맥혈 내 유리지방산 농도의 증가와 간에서 인슐린 제거의 감소는 서로 상관성이 있다는 연구 결과가 보고 되었다. 또한 쥐에서 분리된 간세포에서 높은 유리지방산 농도는 인슐린의 수용체 결합과 제거를 억제하고, 인슐린에 의해 자극된 아미노이소부티릭산(aminoisobutyric acid)의 흡수 정도에 따라 측정한 수용체 결합 후 과정에도 장애를 일으켰다. 이와 같은 기전으로 중심성 비만에 수반되는 혈청 유리지방산의 증가는 고인슐린혈증과 인슐린 저항성을 악화시킨다. 이처럼 지방 세포에서 유리된 지방산들은 인슐린의 신호를 방해하며 인슐린의 작용을 저하시킬 뿐 아니라 간에서 당신생을 증가시켜 혈당을 증가시키게 된다. 최근의 가설들에 의하면 유리지방산이 단백질 키나아제 C의 아형인 PKCθ을 자극하여 PI3 kinase (PI3K)의 활성화를 감소시켜 인슐린 신호 과정을 방해하여 평활근으로의 포도당 수송을 억제하여 인슐린 저항성을 유발한다고 보고하였다.

4) Adipokines, cytokines 및 만성 염증

인슐린 저항성을 유발하는 원인 중 빼놓을 수 없는 것이 바로 만성 염증의 역할인데 복부 비만은 전신의 만성적인 염증 상태를 유발하여 여러 가지 cytokines의 생성을 증가시키며 나아가 동맥경화증을 유발하는 원인이 된다. 또한 실제로 건강한 사람들을 대상으로 한 연구들에서 염증의 표지자들로 인슐린 저항성이 주된 병리 기전인 제2형 당뇨병의 발병을 예측할 수 있었다. 만성 염증은 인슐린 저항성의 유발 원인이 되며 이렇게 유발된 인슐린 저항성은 혈관에 염증 반응을 유발하여 동맥경화증을 유발하게 된다(그림 17-6).

복부 비만의 과다한 지방조직에서는 대사증후군의 여러 위험 요소들을 악화시키는 여러 생성물들이 생산되게 되는데, nonesterified fatty acids (NEFA), tumor necrosis factor-α (TNF-α), Interleukin-6 (IL-6), plasminogen activator inhibitor-1 (PAI-1)등의 사이토카인과 아디포넥틴, 렙틴, 레시스틴 등의 아디포카인들이 그것들이다(그림 17-7).

혈청 C-reactive protein (CRP)은 대사증후군을 가진 사람들에서 증가되어 있으며 인슐린 저항성 표지자들과 유의한 상관관계를 보인다. 또한 CRP는 제2형 당뇨병의 예측 인자이며 동맥경화증의 예측인자로 최근 많은 연구가 되고 있다. 또한 지방 세포는 인슐린 저항성에 관여하는 여러 사이토카인을 분비하게 되는데 이중 IL-6는 이러한 염증 반응의

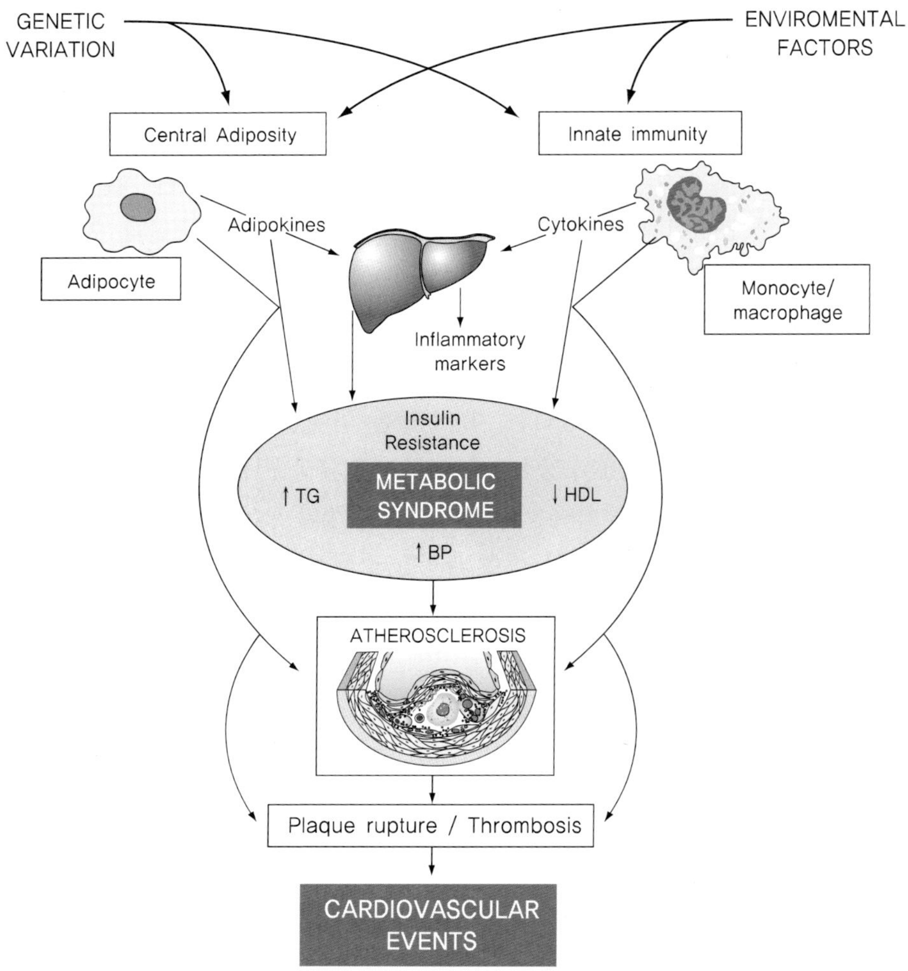

▶**그림 17-6** 대사증후군에서 동맥경화증에 의한 심혈관질환의 유발 기전.
(Adapted from Reily et al. Circulation 2003 ; 108 : 1546-51)

주축이 되는 사이토카인으로써, 동물 실험에서 인슐린 신호를 직접적으로 방해하며 간세포에서 당원이 생성되는 것을 막아서 인슐린 저항성을 유발하는 것으로 알려져 있다. 또한 급성 염증 반응을 유발하여 CRP 등의 급성기 반응물질의 생성을 증가시켜 혈관에 나쁜 영향을 미치게 된다.

TNF-α는 유리지방산의 유리를 증가시키고 인슐린 신호의 효과를 감소시켜 포도당 수송을 방해한다. 또한 지방세포에서 나오는 대표적인 아디포카인인 아디포넥틴은 비만과 제2형 당뇨병 환자에서 감소되어 있는데, 그 기전이 확실하지는 않지만 근육이나 간

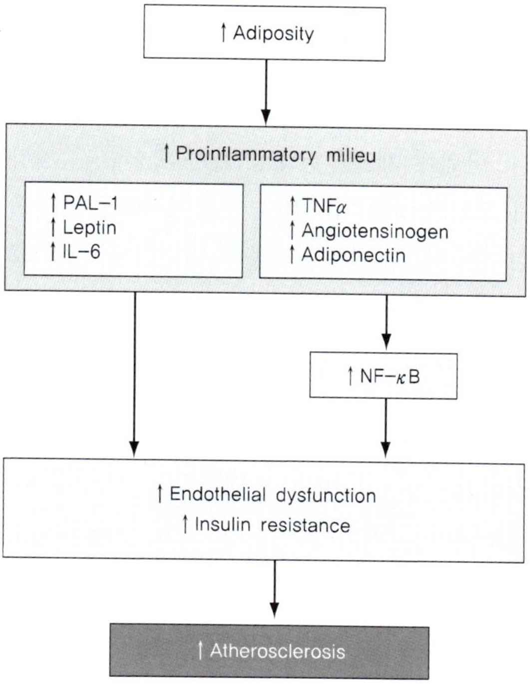

▶**그림 17-7** 비만이 만성 염증을 통해 동맥경화를 일으키는 기전.
(Adapted from Lyon et al. Endocrinology 2003 ; 144 : 2195-200)

의 수용체와 작용하여 TNF-α 등의 작용을 방해하여 인슐린의 작용을 증가시키는 것으로 생각된다. 그 외에 레지스틴(resistin) 등은 최근 밝혀진 아디포카인으로 인슐린 저항성 유발에 특정 역할을 할 것으로 생각된다. 이러한 기전들로 인해 체내에 지방조직이 많을수록 인슐린 저항성이 증가되어 대사증후군 유발의 원인이 되는 것이다.

6 인슐린 저항성과 대사증후군의 요소와의 관계

1) 인슐린 저항성과 당대사장애

흔히 제2형 당뇨병이 발병하기 오래 전부터 인슐린의 작용 감소가 나타난다. 예를 들면, 인슐린 비의존형 당뇨병 환자의 가족이나 당불내성 환자 및 제2형 당뇨병의 유병률이 높은 인종과 같이 당뇨병의 고위험군에서는 정상 내당능 상태에서도 인슐린 작용의 결함이 발견된다. 또한 인슐린 저항성의 유형도 개인에 따라 차이가 있다. 당불내성(glucose intolerance) 상태나 공복 시 혈당이 약간 증가되어 있는 경우에 인슐린 용량-반응곡선이 흔히 오른쪽으로 이동되어 있으나 생리적 범위보다 높은 혈청 인슐린 농도에서는 정상 반응을 보인다. 반면에 제2형 당뇨병 환자는 인슐린 저항성이 현저히 증가되어 있고 용량-반응 곡선이 오른쪽으로 치우쳐져 있으며, 최대 반응도 감소되어 있다.

많은 횡적 및 종적인 연구에 의하면 대부분의 인구집단에서 제2형 당뇨병이 발병되기 전에 고인슐린혈증이 나타나고 고인슐린혈증은 인슐린 저항성을 반영하는 것으로 제2형 당뇨병 발병의 위험인자로 알려져 있다. 최근의 연구결과를 보면 정상 내당능에서 당불내성으로 진행될 때 심한 인슐린 저항성이 발생되는 것을 보고하고 있다. 특히 이들에서 공복 시 혹은 당부하에 대한 인슐린 반응은 증가되어 있어 인슐린 저항성이 제2형 당뇨병에 앞서 당뇨병을 유발한다고 설명하고 있다.

한편, 인슐린 저항성의 정도는 혈당 조절상태, 신체 단련 상태(physical fitness), 연령, 비만, 체지방 분포 및 고혈압 등과 같은 여러 요인에 크게 영향을 받는다. 이러한 요인들을 고려하지 않은 연구는 실제보다 인슐린 저항성을 과대 또는 과소 평가할 가능성이 있어 주의를 요한다. 특히 비만한 사람은 제2형 당뇨병 환자와 비슷한 인슐린 저항성을 보이며 비만한 경우에 제2형 당뇨병이 동반되어도 인슐린 저항성은 큰 차이를 보이지 않고 약간(10~20%) 증가됨을 볼 수 있다.

인슐린 저항성을 보상하기 위하여 이미 췌장 베타세포에서 최대 인슐린분비를 보이고 있는 경우에는 인슐린 저항성이 약간만 악화되어도 당대사 장애를 초래할 수 있다. 특히 우리나라 사람들은 서구인에 비하여 인슐린 분비능이 감소되어 있어 인슐린 저항성이 조금만 증가되어도 쉽게 당뇨병을 일으킬 것으로 생각된다. 최근 일부 연구에 의하면 1990년대 초 한국인 성인의 당뇨병에서 체질량지수 25.0 kg/m^2 이상의 비만형 당뇨병이 24.8%였던 것에 비해 2005년 자료에 의하면 45.0%로 증가하여 최근 한국인 성인에서 비만 인구의 증가와 비만형 당뇨병의 증가를 알 수 있으며, 대사증후군도 전체 성인의 20~25%로 서양인과 비교하여 적지 않음을 알 수 있다.

2) 인슐린 저항성과 이상지혈증

인슐린과 혈청 중성지방 농도와는 정상인, 내당능장애 환자, 내인성 고중성지방혈증군 및 비만군 모두에서 밀접한 관계가 있고, 또한 고중성지방혈증 환자에서 흔히 고인슐린혈증이 발견된다. 또한 지방세포의 크기가 증가하고 대사 이상을 초래하는 것은 인슐린과 중성지방 농도의 증가와 연관성이 있다.

비만이 인슐린 저항성과 고인슐린혈증을 유발하고, 고인슐린혈증은 간에서 중성지방 합성을 증가시켜서 혈청 중성지방과 초저밀도-지단백 농도가 상승된다. 혈청 인슐린 농도는 고밀도-지단백(주로 HDL2 아형)과 음의 상관관계를 보이고, 흔히 고밀도-지단백과 초저밀도-지단백 농도도 서로 음의 상관관계가 있다. 당불내성 및 인슐린 비의존형 당뇨병 환자에서, 혈청인슐린과 고밀도-지단백 농도 사이에는 음의 상관관계가, 혈청 인슐린과 중성지방 농도 사이에는 양의 상관관계가 있다. 고인슐린혈증, 혈청 중성지방과 초저밀도-지단백 농도의 증가와, 고밀도-지단백 농도의 감소는 심혈관질환 환자에서 흔히 발견된다. 비만, 고혈압 및 성호르몬을 포함한 다른 요인도 서로 연관성을 가진다.

혈청 인슐린의 농도는 저밀도-지단백 콜레스테롤과는 밀접한 연관성은 없지만, 고인슐린혈증이 있으면 크기가 작고 밀도가 높은(small and dense) 저밀도-지단백 분자(저밀도-지단백 아형 "B")가 상대적으로 증가한다. 최근에 인슐린이나 인슐린 전구체가 저밀도-지단백 아형 B 분자와 관련이 있다는 보고가 있다. 저밀도-지단백 아형 B가 증가하는 것은 저밀도-지단백 콜레스테롤의 혈청 농도와는 무관하게 인슐린 저항성과 관련이 있고, 관상동맥 죽상경화증 발병을 증가시킨다. 또한, 고인슐린혈증은 아포지방단백 B(Apo B) 농도를 증가시키고, 아포지방단백 A1(Apo A1) 농도를 감소시킨다.

전향적 연구에서도 고인슐린혈증이 있으면 혈청중성지방 농도가 높고 고밀도지단백-콜레스테롤 농도가 낮음을 예측할 수 있다고 하였고, 또 다른 연구에서는 기저 혈청 인슐린 농도로 고지혈증, 높은 Apo B와 낮은 Apo A1, 낮은 저밀도지단백-콜레스테롤/Apo B비 및 낮은 고밀도지단백-콜레스테롤/Apo A1등으로 진행하는 것을 예측할 수 있다고 하였다. 따라서 고인슐린혈증은 동맥경화증과 관계가 있는 지질이나 지단백의 혈중 농도 변화뿐만 아니라 지단백 조성의 변화와도 연관성이 있다.

즉, 대사증후군에서 나타나는 이상지혈증은 초저밀도지단백-중성지방(VLDL-TG)의 증가와 고밀도지단백-콜레스테롤(HDL-C)의 감소가 특징이며, 총콜레스테롤이나 저밀도-지단백-콜레스테롤(LDL-C)과는 밀접한 관련이 없는 것으로 알려져 있다. 여기에 추가하여 최근에 크기가 작고 밀도가 높은 저밀도-지단백(small dense LDL)이 죽상동맥경화를 일으키는 주범이며 이것이 인슐린 저항성과 관련이 있음이 밝혀지고 있어 인슐린 저항성에 따른 지질대사의 이상은 인슐린 저항성과 죽상동맥경화증과의 관련성을 매개하는 중요한 기전으로 생각된다.

3) 인슐린 저항성과 고혈압

고혈압환자에서 비만, 당뇨병, 고지혈증, 고요산혈증 등이 같이 동반되어 있는 경우가 정상 혈압인 사람들에 비해 더 많이 나타난다. 즉, 고혈압 환자의 약 50% 정도는 인슐린 저항성이 동반되어 있다는 사실에서 고혈압과 인슐린 저항성은 밀접한 관련이 있음을 역학적으로 증명해 주고 있다. 체질량지수나 복부 비만의 영향을 배제하고도 본태성 고혈압환자에서는 건강한 정상 혈압인 사람들에 비하여 공복 시 그리고 식후 혈당이 높으며 인슐린 민감도가 감소되어 있다고 여겨진다. 또한 혈압과 혈중 인슐린 농도와는 직접적인 관련이 있다는 사실로 미루어 보아서 본태성 고혈압의 발병 기전에 인슐린이 어떠한 역할을 담당하고 있을 가능성이 높다고 보여진다. 즉, 대사증후군에서 동반되는 인슐린 저항성으로 인하여 내피기능의 손상으로 일산화질소(nitric oxide ; NO)의 생성에 장애가 오고 동시에 교감신경계의 항진이 초래되면서 혈관의 증식작용, 혈소판의 응집 등으로 결국은 급성 심장질환이 유발될 수 있게 된다.

대사증후군에서 나타나는 인슐린 저항성이 혈압을 상승시키는 기전으로는 첫째로 혈장 인슐린은 교감신경계를 항진시켜서 신장에서의 나트륨 재흡수를 촉진하여 체액량의 증가로 혈압을 상승시키리라고 여겨진다. 또한 안지오텐신 II에 매개되는 알도스테론의 분비 증가로 나트륨의 흡수가 항진된다. 그리고 인슐린은 직접적으로 신세뇨관에 작용하여 신장에서의 나트륨 흡수를 조장하기도 한다. 둘째로 영양의 과섭취에 반응하여 증가되는 인슐린은 체중 증가를 최소화하기 위한 일환으로 열발산을 증가시키려고 교감신경계를 자극하여 모든 대사를 증진시키는 한 과정에서 혈압도 상승될 수 있게 된다. 셋째로 인슐린은 안지오텐신 II의 I형 수용체를 상향조절하여 수용체 mRNA를 안정화시키거나 수용체의 반감기를 증가시키기도 한다. 이렇게 되면 안지오텐신 II의 생리적 활동이 증가되어 말초 혈관의 수축이나 혈장의 용적이 증가되어 혈압이 상승되게 된다. 따라서 ACE 억제제나 안지오텐신 II 차단제가 본태성 고혈압 환자에서 인슐린 예민도를 증가시키는 점에서도 레닌-안지오텐신계와 인슐린은 서로 연관이 있어 보인다. 넷째로 인슐린 저항성, 고인슐린혈증 및 복부 비만으로 특징되는 대사증후군에서는 말초조직에서의 당 이용률이 감소되고 일산화질소의 생성에 결함이 오게 된다. 이러한 일산회질소에 의해 매개되는 인슐린의 내피의존성 혈관확장(endothelium-dependent vasodilation)의 장애로 고혈압이 조장될 수 있다.

이상의 인슐린 저항성이 고혈압을 초래할 수 있는 여러 기전의 설명 이외에도 반대로 인슐린 저항성을 조절하면 고혈압이 호전되는 사례들이 증명되고 있다. 예를 들어 신체 활동이 적고 당뇨가 없는 고혈압 환자를 대상으로 신체적 운동 활동을 시킨 효과로 인슐린 예민도가 증가되면서 혈압도 낮아졌다는 연구결과가 있었다. 또한 인슐린 저항성을 호전시키는 약제인 티아졸리디네디온(TZD)이나 맷포민을 사용하여 혈압 강하가 효과적으로 이루어진 결과들도 있었다. 그리고 항고혈압 치료 약제 중에도 ACE 억제제는 인슐린민감도를 개선시키면서 동시에 혈압을 강하시키는 약제이다. 이렇게 인슐린 저항성과 고혈압은 발병과정에서 서로 관련이 있고 한 쪽을 치료하면 다른 쪽도 호전이 되는 점으로 보아서 서로 긴밀한 관련이 있다고 확인된다.

7 맺음말

한국인에서 대사증후군은 비교적 흔하게 나타나는 건강 문제로 서구인에 버금가는 유병률을 보이고 있다. 대사증후군이 하나의 질환으로 중요한 이슈로 여겨지고 있는 가운데 우리나라 인구에 적용하기에 타당한 항목 및 기준에 대해 여러 연구 및 전문가들의 논의가 진행되어야 할 것이다. 또한 한국이 대표적인 이행기 사회라는 것을 감안하면 비만 인구가 증가함에 따라 대사증후군은 향후 더 급속하게 늘어날 것이며 그와 관련된 사망률 또한 증가할 것이다. 특히 사회적으로 생산성이 높은 청, 장년층 남자에서의 높은 유병률은 중년기의 조기 사망으로, 여자에서 중년기 이후 높은 유병률은 노년기에서의 삶의 질 저하로 이어질 수 있다. 대사증후군에 대한 인지를 높여 비만, 혈압, 혈당, 혈청지질에 대해 선별 검사를 시행함으로써 대사증후군에 대해 조기 발견하고 당뇨병 및 심혈관질환으로의 진행을 막기 위해 관리를 철저히 하는 것이 중요하다고 하겠다.

참고문헌

1. 허갑범, 김유리, 안광진, 정윤석, 이은직, 임승길 등. 인슐린 비의존성 당뇨병 환자의 체지방 분포와 인슐린 저항성과의 상관성. *대한내과학회지* 1993 : 44(1) ; 1-18.
2. 정혜원, 김대중, 김하동, 최성희, 안철우, 차봉수 등. 새로운 비만기준에 따른 대사증후군의 유

병률. *당뇨병* 2002 ; 26(5) : 431-442.

3. 이시훈, 강은석, 이광은, 김하동, 최성희, 김대중 등. 대사증후군의 예측인자로서 인슐린 저항성. *대한내과학회지* 2002 ; 63(1) : 54-60.
4. 박혜순, 오상우, 강재헌, 박용우, 최중명, 김용성 등. 한국인에서 대사증후군의 유병률 및 관련 요인 −1998년 국민건강영양조사를 바탕으로− *대한비만학회지* 2003 ; 12(1) : 1-14.
5. 심완섭, 김혜진, 강은석, 이유미, 안철우, 임승길 등. 대사증후군과 작고 밀집한 저밀도-지단백 콜레스테롤 농도와의 관계. *당뇨병* 2005 ; 29(6) : 548-556.
6. 고경수, 이병두. 인슐린 저항성과 대사증후군. *당뇨병* 2005 ; 29(6) : 501-106.
7. 권혁춘, 우성일, 김연경, 안상미, 송경은, 정선혜 등. 한국인 비당뇨 성인에서 대사증후군과 관련된 인슐린 저항성 지표의 기준치. *대한비만학회지* 2005 ; 14(2) : 69-76.
8. 이혜정, 권혁상, 박용문, 전한나, 최윤희, 고승현 등. 한국인 40세 이상의 성인에서 대사증후군의 위험인자로서의 허리둘레 ; 5가지 진단기준으로부터의 고찰. *당뇨병* 2005 ; 29(1) : 48-56.
9. 최성희, 김대중, 이광은, 김유미, 송영득, 김하동 등. 한국 성인 대사증후군 환자에서 허리둘레의 기준치수에 관한 연구. *대한비만학회지* 2004 ; 13(1) : 53-60.
10. 이상엽, 박혜순, 김선미, 권혁상, 김대영, 김대중 등. 한국인의 복부 비만 기준을 위한 허리둘레 분별점. *대한비만학회지* 2006 ; 15(1) : 1-9.
11. 대한비만학회. 대사증후군의 관리-진료실 가이드. *의학문화사, 서울.* 2005.
12. Reaven GM. Banting lecture 1988. Role of insulin resistance in human disease. *Diabetes* 1988 ; 37 : 1595-1607.
13. Huh KB, Lee HC, Cho SY, Lee JH, Song YD : The role of insulin resistance in Korean patients with coronary atherosclerosis. *Diabetes* 1996 ; 45(Suppl) 3 : S59.
14. Reaven GM. Role of insulin resistance in human disease. *Diabetes* 1998 ; 37 : 1495-1607.
15. Alberti KG, Zimmet PZ. Definition, diagnosis and classification of diabetes mellitus and its complications. Part 1 : diagnosis and classification of diabetes mellitus provisional report of a WHO consultation. *Diabet Med* 1998 ; 15 : 539-553.
16. Grundy SM. Hypertriglyceridemia, insulin resistance, and the metabolic syndrome. *Am J Cardiol* 1999 ; 83 : 25F-29F.
17. Balkau B, Charles MA. Comment on the provisional report from the WHO consultation. European Group for the Study of Insulin Resistance (EGIR). *Diabet Med* 1999 ; 16 : 442-443.
18. International Obesity Task Force. Asia-Pacific perspective : redefining obesity and its treatment. *Western Pacific Region.* 2000 ; Sydney, Australia.
19. NHLBI. Executive Summary of the third report of the National Cholesterol Education Program

(NCEP) expert panel on detection, evaluation, and treatment of high blood cholesterol in adults (Adult Treatment Panel III). *JAMA* 2001 ; 285 : 2486-2497.

20. IDF Press Conference - Berlin 14/04/05 (2005) Backgrounder 1 : The IDF consensus worldwide definition of the metabolic syndrome. Available from : URL : http://www.idf.org/webdata/docs/IDF_Metasyndrome_definition.pdf.

21. Grundy SM, Cleeman JI, Daniels SR, Dohato KA, Eckel RH, Frankln BA, et al. Diagnosis and management of the metabolic syndrome. An American Heart Association/National Heart, Lung, and Blood Institute Scientific Statement. *Circulation* 2005 ; 112 : 2735-2752.

22. Ford ES, Giles WH, Dietz WH. Prevalence of the metabolic syndrome among US adults : findings from the third National Health and Nutrition Examination Survey. *JAMA* 2002 ; 287 : 356-359.

23. Park HS, Oh SW, Cho S, Choi WH, Kim YS. The metabolic syndrome and associated lifestyle factors among South Korean adults. *Int J Epidemiol* 2004 ; 33 : 328-336.

24. Choi SH, Ahn CW, Cha BS, Chung YS, Lee KW, Lee HC, et al. The prevalence of the metabolic syndrome in Korean adults : Comparison of WHO and NCEP criteria. *Yonsei Med J* 2005 ; 46(2) : 198-205.

25. Lim S, Park KS, Lee HK, Cho SI. Changes in the characteristics of metabolic syndrome in Korea over the period 1998-2001 as determined by Korean National Health and Nutrition Examination Surveys. *Diabetes Care* 2005 ; 28 : 1810-1812.

26. Park HS, Lee SY, Kim SM, Han JH, Kim DJ. Prevalence of the metabolic syndrome among Korean adults according to the criteria of International Diabetes Federation. *Diabetes Care* 2006 ; 29 : 933-934.

27. Lean ME, Han TS, Morrison CE. Waist circumference as a measure for indicating need for weight management. *BMJ* 1995 ; 311 : 158-161.

28. Han TS, van Leer EM, Seidell JC, Lean ME. Waist circumference action levels in the identification of cardiovascular risk factors : prevalence study in a random sample. *BMJ* 1995 ; 311 : 1401-1405.

29. Appropriate body-mass index for Asian populations and its implications for policy and intervention strategies. *Lancet* 2004 ; 363 : 157-163.

30. New criteria for 'obesity disease' in Japan. *Circ J* 2002 ; 66 : 987-992.

31. Zhu S, Wang Z, Heshka S, Heo M, Faith MS, Heymsfield SB. Waist circumference and obesity-associated risk factors among whites in the third National Health and Nutrition Examination Survey : clinical action thresholds. *Am J Clin Nutr* 2002 ; 76 : 743-749.

32. Tan CE, Ma S, Wai D, Chew SK, Tai ES. Can we apply the National Cholesterol Education Program Adult Treatment Panel definition of the metabolic syndrome to Asians? *Diabetes Care* 2004 ; 27 : 1182-1186.

33. Devaraj S, Rosenson RS, Jialal I. Metabolic syndrome : an appraisal of the pro-inflammatory and procoagulant status. *Endocrinol Metab Clin North Am.* 2004 ; 33(2) : 431-453.

Chapter 18 당뇨병

1 서 론

제2형 당뇨병 발생의 위험은 비만과 매우 밀접한 관련이 있으며, 한국인의 경우 특히 복부 비만에서 제2형 당뇨병 발생의 위험이 더욱 증가된다는 것은 이미 잘 알려진 사실이다. 그러나 '비만'만으로 당뇨병의 발병을 다 설명 할 수 있을까?

현재까지 알려진 당뇨병의 병인은 인슐린 저항성의 증가가 선행되고, 보상적으로 인슐린 분비가 증가되었다가, 그 이후 선행된 인슐린 저항성을 극복하기 위한 췌장 베타세포의 보상적 인슐린 분비 기능이 저하되면 당뇨병이 발생되는 것으로 알려져 있다. 이 과정에서 비만한 경우 인슐린 저항성이 증가되는 것으로 알려져 있기 때문에 비만이 당뇨병 발생과 인과 관계가 있음은 자명한 사실이나, 그러나 모든 비만 환자에서 당뇨병이 발병하는 것은 아니며, 한국인은 정상 혹은 그 이하의 체중을 가진 경우에도 당뇨병이 발생할 수 있으므로, 단지 '비만'만으로 모든 당뇨병의 병인을 설명할 수는 없다.

그러나, 비만 및 체중의 증가가 당뇨병의 발병에 영향을 미치는 것은 이미 알려진 사실로, 여기서는 이에 대해 자세히 살펴 보기로 한다.

2 비만과 당뇨병의 연관 관계

5년간 51,529명의 미국인 남성을 대상으로 실시한 대규모의 연구에서, 체질량지수(body mass indes; BMI) ≧ 24 kg/m^{2}인 경우 인슐린 비의존형 당뇨병의 위험도가 증가하기 시작하며, 특히 BMI > 29 kg/m^{2}인 경우 당뇨병 발생의 상대적 위험도가 크게 증가되는 것으로 나타났다. 그 예로 BMI < 23 kg/m^{2}인 경우를 상대적 위험도를 1.0으로 기준 삼았을 때, BMI ≧ 35 kg/m^{2}인 경우, 당뇨병의 상대적 위험도가 42.1배 증가되었다. 또한, 절대적인 체중의 증가량에 따라서도 당뇨병의 상대적 위험도에 차이가 있을 수 있으며, 체중이 21세 이후 2 kg 정도의 증감만을 가진 경우를 당뇨병의 상대적 위험도 1.0으로 정했을 때, 15 kg 이상 체중이 증가된 경우 당뇨병의 상대적 위험도가 8.9배까지 상승되었다.

이와 같은 결과는 대규모의 여성을 대상으로 한 연구에서도 유사하게 나타났다. 14년간 114,281명의 미국 여성을 대상으로 시행한 연구에 따르면, BMI < 22 kg/m^{2}인 경우를 당뇨병 발생의 상대적 위험도 1.0으로 기준하였을 때, BMI ≧ 35 kg/m^{2}인 경우 그 위험도가 93.2까지 증가하며, 비교적 정상 체중에 속하는 BMI 24~24.9 kg/m^{2}인 경우에도 당뇨병의 상대적 위험도가 5.0까지 증가하는 것으로 보고하였다. 따라서 여성에 있어서도 절대적인 체중의 증가가 심할수록 당뇨병의 위험도가 증가하는 것으로 나타났는데, 18세 이후 체중 증가량이 4.9 kg 내외인 경우에 비해, 20 kg 이상 증가한 경우, 당뇨병 발생의 상대적 위험도가 약 12배 가량 증가하는 것으로 보고하였다. 따라서 비만할수록 남, 녀 모두에서 당뇨병 발생의 위험성이 증가하며, 절대적인 체중의 증가량 역시 당뇨병 발병에 영향을 끼친다는 것을 알 수 있다.

그러나 국내의 당뇨병 병인에 관한 연구들을 살펴보면, 우리나라의 당뇨병 환자들은 서구보다 비만하지 않은 당뇨병 환자가 상대적으로 많은 빈도를 보이고 있고, 인슐린 저항성 보다 인슐린 분비 장애가 더 주된 병인으로 작용 한다는 연구 결과가 있어서, 비만과 당뇨병 발생에 대한 연관성이 서구와는 크게 다를 수 있을 것으로 생각되어진다. 그러나 국내의 비만과 당뇨병 발생의 위험도에 대해 2,531명(남자 1,551명, 여자 980명)을 대상으로 시행한 연구에 따르면, BMI < 23 kg/m^{2}인 경우에 비해 BMI ≧ 27 kg/m^2 인 경우 인슐린 비의존형 당뇨병의 상대적 위험도가 남자의 경우 3.4배, 여자의 경우 14.5배 가량 증가되는 것으로 보고하였으며, 여러 다른 역학적 연구들도 이를 뒷받침하고 있다. 따라서 한국인에서도 비만과 당뇨병 발생의 위험도 간에 밀접한 관련이 있다고 할 수 있다.

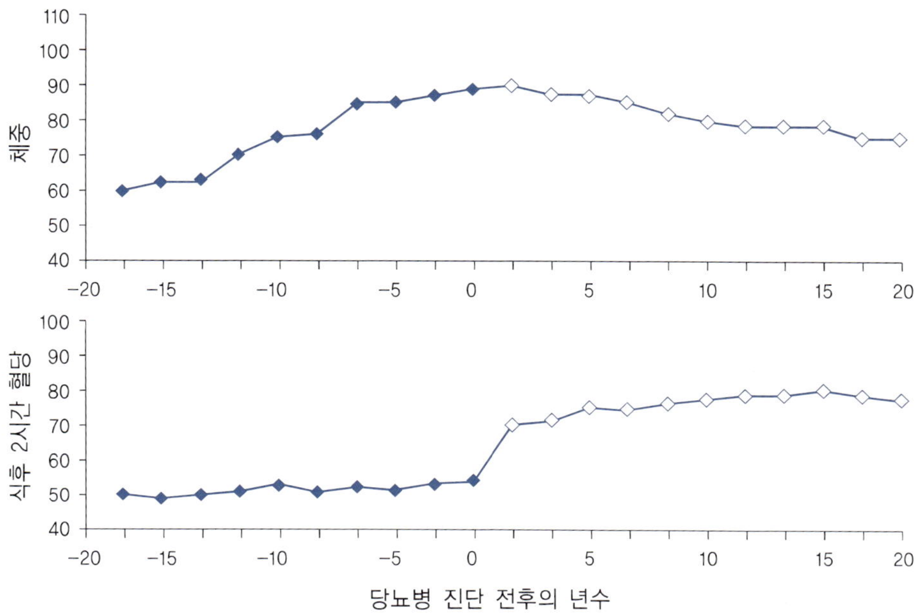

▶**그림 18-1** 피마 인디안에서 체중 증가에 따른 당뇨병의 발생

체중의 증가는 이미 당뇨병이 발생하기 이전부터 나타나는 것으로 알려져 있다. 피마 인디안에서의 체중 증가에 따른 당뇨병의 발생을 살펴 보면, 당뇨병으로 진단되기 수년 전부터 체중이 서서히, 지속적으로 증가하는 것을 알 수 있다(그림 18-1).

이것은 비만의 예방이 당뇨병 발생의 예방과 밀접한 관련이 있음을 시사해 주는 것이라 할 수 있겠다.

실제로 당뇨병의 예방을 위해 당뇨병 전단계의 환자들을 대상으로 진행된 몇몇의 연구들을 살펴 보면, 약물을 사용한 경우를 제외하고 생활 습관 개선 등을 통해 체중 감량을 했을 경우 실제로 당뇨병 발생의 위험도가 감소되는 것으로 나타났다. 3,234명의 당뇨병 고위험군 환자들(공복혈당장애, 내당능장애)에서 7%의 체중 감량과 적어도 일주일에 150분 이상의 신체활동을 시행한 생활 습관 개선(lifestyle intervention)군에서 2.8년간 추적 관찰한 결과 당뇨병 발생이 대조군보다 58% 감소되는 효과를 나타내었으며, 이는 혈당 강하제인 metformin을 사용한 군에서의 31% 보다도 우수한 결과였다(그림 18-2).

이와 유사한 국외의 여러 임상연구에서도 체중 감량을 통한 당뇨병 발생의 위험성 감소를 보고하였다. 따라서 당뇨병 발생의 예방이라는 측면에서 비만의 예방 및 체중 감량의 중요성은 다시 한 번 강조되어야 할 점이라 생각된다.

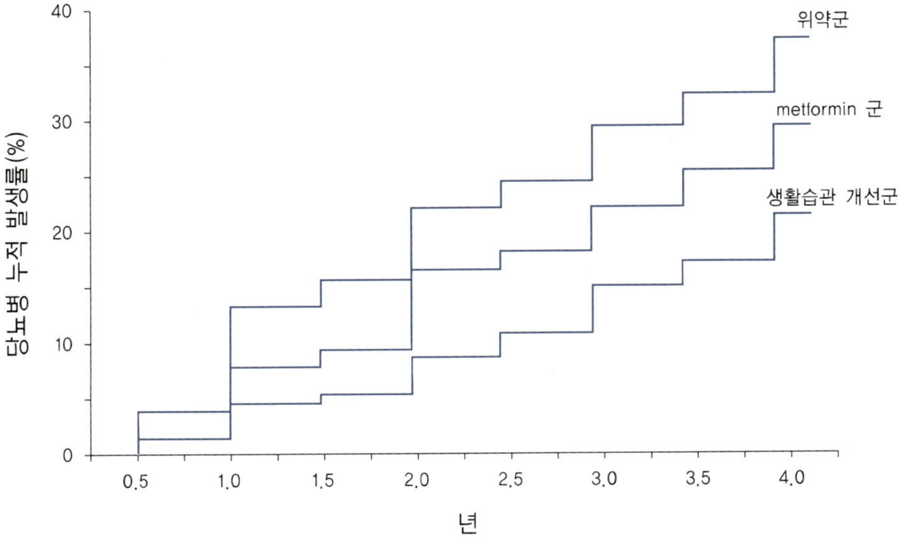

▶그림 18-2 각 연구 군별 당뇨병 발생의 누적 발생률

3 비만에서 당뇨병 발생의 병인

크게 2가지의 병인이 제2형 당뇨병의 발생에 기여한다. 첫 번째는 인슐린 저항성(insulin resistance)으로, 말초 조직 및 간에서의 당대사를 자극하는 인슐린 작용 능력이 감소되는 것이고, 두 번째는 인슐린 분비 장애(relative insulin deficiency)로, 인슐린 저항성을 극복하려고 초기에는 인슐린 분비가 증가하지만 결국에는 췌장에서의 인슐린 분비 기능이 감소되는 것이다. 이 두 가지 병인에 환경적 요소(environment factor)와 유전적 요소(genetic factor)가 영향을 미치게 된다(그림 18-3).

그러나 아직까지 비만이 당뇨병의 발생에 기여하는 정확한 기전이 밝혀지지는 않았다. 하지만, 인슐린 저항성은 비만 및 제2형 당뇨병 환자에서 흔히 관찰되는 현상으로 비만과 당뇨병의 연관 관계를 설명할 수 있는 대표적인 주요 인자로 생각된다. 실제로 체중이 증가함에 따라 인슐린 감수성(insulin sensitivity)이 감소되는 것을 볼 수 있으며, 이는 결과적으로 비만이 인슐린 저항성을 유발시킨다고 말할 수 있다(그림 18-4).

그러나 비만과 인슐린 저항성과의 정확한 연관 기전 역시 아직까지는 불분명하다. 지금까지의 여러 연구들의 결과로 미루어 생각해 본다면, 지방세포에서 분비되는 여러 가

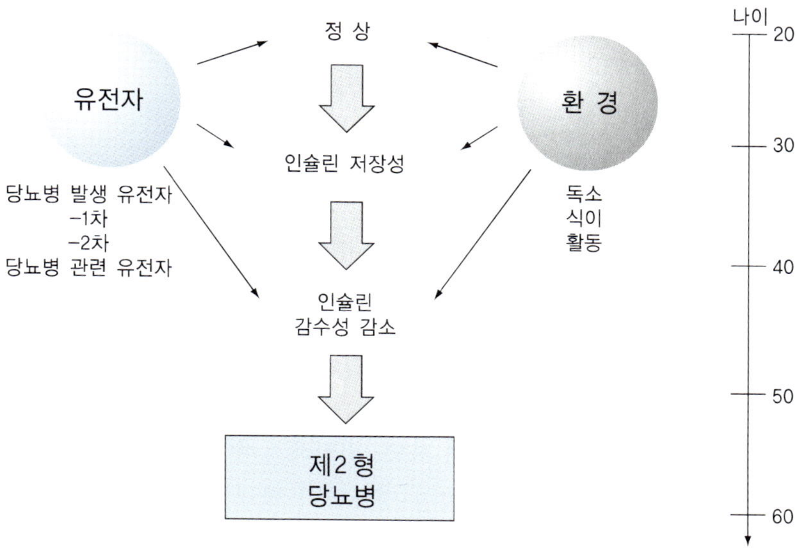

▶**그림 18-3** 당뇨병의 병인 및 Natural History

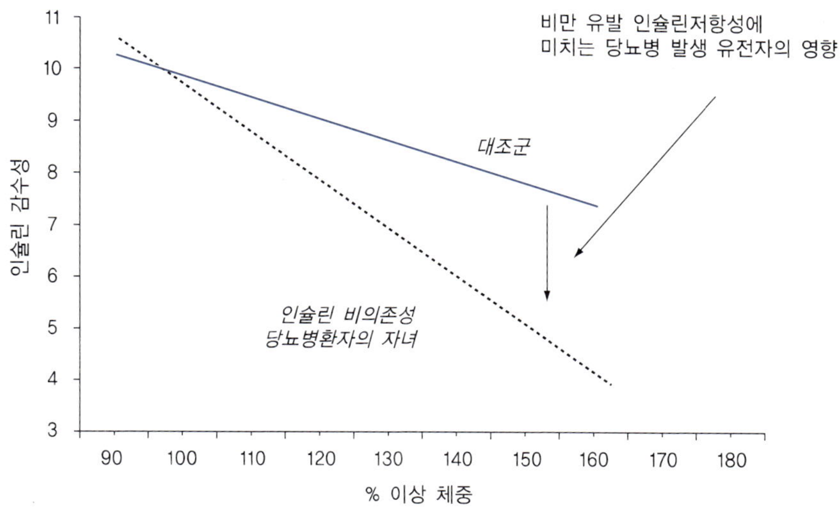

▶**그림 18-4** 체중 증가에 따른 인슐린 감수성의 감소

지 인자들이 지방조직, 간장, 근육 등에 영향을 미침으로써, 인슐린 작용을 저해할 것으로 생각되며, 이러한 대표적인 물질들로는 tumor necrosis factor, interleukin-6, resistin, adiponectin 등을 들 수 있고, 증가된 유리지방산 역시 인슐린의 작용을 저해하는 것으로

알려져 있다. 또한 최근에는 비만은 염증상태 (inflammatory state) 이며, 이것이 인슐린 저항성에 기여한다는 보고도 있었다.

4 결 론

비만에 제2형 당뇨병이 흔히 동반되고, 서로 밀접한 연관 관계가 있음은 잘 알려진 사실이고, 그 병인에 대해서는 많은 연구들이 되어 있으나, 아직 완전히 규명되어 있지는 못하다.

과거의 여러 역학적 연구 결과를 살펴 보면, 비만해지지 않도록 적정한 체중을 유지하거나 비만하더라도 체중을 감량하면 제2형 당뇨병의 발생 위험도를 낮출 수 있는 것은 자명한 사실이다. 따라서 비만의 예방과 치료는 곧 당뇨병의 예방 및 치료와 직접적인 연관 관계가 있음을 다시 한 번 강조하는 바이다.

또한 앞으로 비만과 당뇨병의 병인적 상호 관련성에 대한 지속적인 연구가 필요함은 물론이며, 이러한 연구들이 결실을 맺을 때 비만과 당뇨병의 예방과 치료에 대한 보다 나은 대안이 제시될 수 있을 것으로 생각된다.

참고문헌

1. 허갑범, 박석원, 이현철, 이종호. 한국인의 인슐린 저항성 증후군. *대한내분비학회지* 1999 ; 14(1) : 1-13.
2. Nam SY, Kim KR, Cha BS, Song YD, Lim SK, Lee HC, Huh KB. Low-dose growth hormone treatment combined with diet restriction decreases insulin resistance by reducing visceral fat and increasing muscle mass in obese type 2 diabetic patients. *Int J obes* 2001 ; 25(8) : 1101-1107.
3. Chan JM, Rimm EB, Colditz GA, Stampfer MJ, Willett WC. Obesity, fat distribution, and weight gain as risk factors for clinical diabetes in men. *Diabetes Care* 1994 ; 17(9) : 961-969.
4. Colditz GA, Willett WC, Rotnitzky A, Manson JE. Weight gain as a risk factor for clinical diabetes mellitus in women. *Ann Intern Med* 1995 ; 122(7) : 481-486.

5. Sung EJ, Sunwoo S, Kim SW, Kim YS. Obesity as a risk factor non-insulin-dependent diabetes mellitus in Korea. *J Korean Med Sci* 2001 ; 16(4) : 391-396.

6. Ravussin E. Energy metabolism in obesity. Studies in the Pima Indians. *Diabetes Care* 1993 ; 16(1) : 232-238.

7. Knowler WC, Barrett-Connor E, Fowler SE, Hamman RF, Lachin JM, Walker EA, et al. Reduction in the incidence of type 2 diabetes with lifestyle intervention or metformin. *N Engl J Med* 2002 ; 346(6) : 393-403.

8. Kahn CR. Banting Lecture. Insulin action, diabetogenes, and the cause of type II diabetes. *Diabetes* 1994 ; 43(8) : 1066-1084.

9. Lyon CJ, Law RE, Hsueh WA. Minireview: adiposity, inflammation, and atherogenesis. *Endocrinology* 2003 ; 144(6) : 2195-2200.

10. Kahn CR, Weir GC, King GL, Jacobson AM, Moses AC, Smith RJ. Joslin's Diabetes Mellitus. 2nd ed. Philadelphia, PA : Lippincott Williams & Wilkinsj 2005.

Chapter 19 심혈관계질환

비만은 혈관의 내피기능의 악화, 혈액응고성의 증가, 염증과도 관련이 있으며,[1-5] 심혈관질환의 위험 인자인 인슐린 저항성, 죽상동맥경화성 이상지질혈증, 고혈압 등과도 관련이 있다(표 19-1). 또한 비만 자체가 심혈관질환의 중요한 독립적 위험인자로써 작용하기도 한다. 즉, 비만은 관동맥 심질환(coronary heart disease; CHD), 심실기능장애(ventricular dysfunction), 울혈성 심부전(congestive heart failure; CHF), 뇌혈관질환, 및 심장 부정맥 등의 중요한 위험인자이다. 또한 비만한 환자에서 적절한 체중의 감소는 비만과 관련된 심혈관질환의 여러 위험인자들 즉, 인슐린 저항성, 당뇨병, 고혈압, 염증 등을 예방하거나 개선시키는데 도움이 되며,[6-8] 지방조직이 과잉의 칼로리를 저장하는 수동적인 기관으로 인식되어 왔지만 최근에는 지방세포가 생물학적으로 활동적인 물질들을 생산하고 분비하는 역할을 한다는 사실이 확인되면서 이러한 생화학적 매개체들이 심혈관질환의 위험인자들에 영향을 주는 것으로 알려지고 있다(그림 19-1). 즉, 아디포넥틴(adiponectin), 레지스틴(resistin), 렙틴(leptin), 플라스미노겐 활성물질 억제제-1(plasminogen activator inhibitor-1; PAI-1), 종양괴사인자 알파(tumor necrosis factor-α; TNF-α), 인터루이킨-6(interleukin-6; IL-6) 등이다.[9-11]

1 고혈압

고혈압인 환자의 대부분이 과체중이며, 고혈압은 비만인 사람에서 더욱 흔하여 마른 사람에 비해 6배 정도 더 많이 발생한다.[12)] 또한 젊은 연령에서 체중의 증가는 나중에라도 고혈압이 발생될 수 있는 강력한 위험인자가 된다. 체중이 10 kg 높아질수록 수축기 혈압은 3.0 mmHg, 확장기 혈압은 2.3 mmHg 정도 증가될 수 있다고 한다. 이러한 증가는 관동맥 심질환의 위험은 12% 증가되고, 뇌혈관질환의 증가는 24% 정도에 해당하게 된다.[13)]

남성에서 체질량지수 25 kg/m^2 미만인 경우 15%에서 그리고 30 kg/m^2 이상인 경우에는 42%에서 고혈압이 나타나 체중의 증가와 고혈압은 관련이 높다. 이러한 현상은 여성에서도 비슷하여 체질량지수 25 kg/m^2 미만인 경우 15%, 30 kg/m^2 이상인 경우 38%에서 고혈압이 동반되어 나타났다.[14)] 비만이 혈압의 증가에 관련되는 것은 복부 비만일 경우는 더 관련이 높아진다고 알려져 있다.[15)]

비만한 경우 내피 기능의 이상, 인슐린 저항성, 교감신경계 항진 및 지방세포에서 분비되는 IL-6나 TNF-α 등이 관여되어 말초혈관저항의 증가와 관련이 된다고 보여 진다.

또한 비만 자체가 혈역학의 변화와 관련이 되어서 지방조직의 과량으로 인하여 산소요구량이 증가되면 심박출량의 증가가 요구된다. 따라서 비만인 경우에는 심장에서의 혈액 박출량의 증가가 혈압의 상승에도 관련될 수 있다.

비만한 환자에서 체중을 감소시키면 그 정도에 따라 수축기 및 확장기 혈압도 감소한다.[16-17)] 그러나 체중이 다시 증가되면 다시 원상태의 혈압으로 증가된다. 비만한 환자에서 식사요법으로 체중을 감소시키면 고혈압의 발현을 예방시킬 수 있다. 정상 혈압인 비만 여성에서 체중의 감소 정도가 많을수록 고혈압이 발현되는 위험도는 감소되는 결과를 보여주었다.[16,18,19)] 그러나 위장관 수술요법으로 체중을 줄인 경우 (gastric surgery-induced weight loss)에는 수술 3년 후에는 새로운 고혈압 발현의 예방효과가 사라졌다.

비만이 혈압과 관련되는 기전으로는 교감신경 활성도의 증가, 나트륨 및 체액의 증가, 인슐린 저항성, 신장기능의 이상, 고렙틴혈증 등이 관련되리라고 설명되나 아직 좀더 많은 연구가 필요하리라고 보여진다.

2 관동맥 심질환

체질량지수의 증가는 심근경색증, 관동맥 부전(coronary insufficiency), 그리고 심장 급사와 관련이 있다.[20] 비만 자체가 관동맥심질환의 위험인자이지만 비만환자 중에도 복부비만 즉, 내장형 비만이 독립적 위험인자로서 더 위험할 수 있고,[21-23] 또한 대사증후군을 동반하고 있는 비만환자에서 더욱 관련도가 높다고 보여 진다.

같은 비만이나 과체중을 보이는 경우라도 복부 내장형 지방 침착이 많은 환자에서 당대사 장애, 중성지방과 아포 B 지단백의 증가, HDL-콜레스테롤의 감소, 작고 조밀한 LDL 및 HDL-콜레스테롤 부분의 증가, 식후 고지혈증 등이 더 특징적으로 나타난다.[24-26] 또한 혈전생성의 양상이 높아지고(prothrombic) 염증성(inflammatory) 상태로 되어진다.[27-30] 즉, 비만이 고혈압, 고지혈증, 당뇨병 등과 관련되며 혈전형성이나 응고과정의 변화가 보이기도 한다. 체중 증가와 관동맥 심질환의 증가와 관련도는 여성에서 더 뚜렷하다고 보고되고 있다. 체중의 증가가 15 kg이 되면 관동맥 심질환의 위험도는 남성에서 46%, 여성에서는 83% 증가하였다고 한다.

비만과 관동맥 질환과는 비만에 의해 초래될 수 있는 고혈압, 당불내인성, 이상지질혈증 등의 위험인자를 통해 관련되기도 하지만, 비만 자체가 비독립적으로 관동맥 심질환의 예측 인자가 될 수 있다.[31,32]

3 울혈성 심부전

비만으로 인하여 좌심실 질량이 증가되며 좌심실로의 혈류 유입에 장애가 올 수 있다. 그리고 비만으로 인한 전부하의 증가와 편심성 좌심실비후로 인하여 심부전에 이르기도 하지만 비만이 고혈압, 당뇨병 및 관동맥 심질환과 관련이 됨으로서 울혈성 심부전의 발병에도 관여가 된다.[33-35] 또한 비만 자체가 독립적 위험인자로도 작용한다는 증거들이 대두되고 있다.

체질량지수가 1 단위 증가에 따라 울혈성 심부전증의 증가율은 남성에서 5%, 여성에서는 7% 정도라고 예측되며 이러한 증가는 어떠한 한계점이 없이 지속되는 양상을 보인다.[36] 또한 비만으로 인하여 좌심실 질량이 증가되며 좌심실로의 혈류 유입에 장애가 와서 확장기형의 심부전증이 먼저 생길 수 있다.

4 부정맥

비만한 사람은 부정맥이나 심장 급사의 위험이 증가되며,[37,38] 체중이 증가될수록 심장 급사가 증가하는 현상은 남녀 모두에서 나타난다.[39] 심전도에서의 QT 기간이 연장되는 현상은 비만한 사람에서 비교적 많이 발견되며,[40] 특히 폐경전 여성에서는 비만이나 다른 위험인자와는 상관없이 복부 내장형 비만에서 QT 기간이 증가와 관련이 되었다는 보고도 있다.[41]

심전도에서의 QRS complex 마지막 부위에서 나타나는 작고 고파장의 전위인 소위 late potential이 심실성 부정맥 및 심장 급사와도 관련이 된다고 알려져 있는데 이를 signal-averaged ECG를 측정해서 비교해 본 결과에서 비만할수록 증가되어 있는 환자가 많았다고 한다(표 19-2).[42] 이러한 late potential의 존재는 비만과 관련되어 심근세포의 비후, 국소적 심근의 배열이상(disarray), 섬유화, 지방 및 단핵구 침착 등의 병리적 심근의 변화에 기인하리라고 보여진다. 또한 심한 비만환자에서 확장형 심근증이 자주 동반되는데 이도 치명적 부정맥의 한 요인이 될 수도 있다.[43,44]

비만과 심장의 자율신경계와도 관련이 있어 체중이 10% 증가되면 부교감신경활동도 감소되어 맥박수도 증가되며 체중 감소에 따라 맥박도 감소하는 소견을 보였다.[45] 심박수가 높을수록 사망률의 증가와 관련이 되므로 체중의 조절이 중요할 수 있겠다.[46,47]

5 뇌혈관질환

여러 연구에서 체질량지수와 복부비만이 뇌혈관질환과 관련이 있다고 알려져 있으며,[48-50] 최근에는 콜레스테롤, 고혈압, 당뇨병의 영향을 배제하고도 비만 자체가 독립적으로 뇌혈관질환과 관련이 된다고 확인되어 체질량지수가 1단위 증가에 따라 뇌경색은 4% 증가, 뇌출혈은 6% 증가한다고 보고되고 있다.[51]

비만에서 뇌혈관질환의 증가는 과량의 지방조직의 침착과 관련되는 혈전증의 경향이나 염증성 경향의 상태(prothrombotic/proinflammatory state)와 관련이 있다.[52,53]

6 체중의 감소가 심혈관계에 미치는 영향

비만환자에서 체중의 감소는 비만과 관련된 관동맥 심질환을 호전시키거나 예방에 도움을 준다.[54,55] 체중의 감소는 좌심실 질량을 감소시킨다.[56,57] 체중 감소로 인한 심혈관질환의 감소에 대한 직접적인 효과는 14~25% 정도이며, 더 중요한 비중은 체중감소로 인한 혈압의 감소와 신경내분비의 변화에 있다. 즉, 체중의 감소는 교감신경 활성도를 감소시키며 혈장 레닌 활성도(plasma renin activity)와 알도스테론의 농도를 감소시킨다. 또한 고인슐린혈증 및 인슐린 저항성의 개선도 좌심실 질량의 감소에 관련이 될 수 있다. 즉, 비만한 환자에서 체중의 감소는 비만과 관련된 심혈관질환의 여러 위험인자들을 개선시키거나 예방할 수도 있으며 좌심실 비후의 개선을 비롯한 여러 심혈관계의 사항들을 개선시키는 효과를 보여준다(표 19-3).

참고문헌

1. J.S. Yudkin, C.D.A. Stehouwer, J.J. Emeis, S.W. Coppack, C-reactive protein in healthy subjects : associations with obesity, insulin resistance, and endothelial dysfunction. A potential role for cytokines originating from adipose tissue?. *Arterioscler Thromb Vasc Bio* 1999 ; 119 : 972-978.
2. A. Festa, R. D'Agostino, Jr, G. Howard et al., Chronic subclinical inflammation as part of the insulin resistance syndrome : the Insulin Resistance Atherosclerosis Study (IRAS). *Circulation* 2000 ; 102 : 42-47
3. S.I. McFarlane, M. Banerji, J.R. Sowers, Insulin resistance and cardiovascular disease. *J Clin Endocrinol Metab* 2001 ; 86 : 713-718.
4. M.A. Mendall, P. Patel, L. Ballam et al., C-reactive protein and its relation to cardiovascular risk factors : a population based cross-sectional study. *BMJ* 1996 ; 312 : 1061-1065.
5. M. Visser, L.M. Bouter, G.M. McQuillan et al., Elevated C-reactive protein levels in overweight and obese adults. JAMA 1999 ; 282 : 2131-2135.
6. Clinical Guidelines on the Identification, Evaluation, and Treatment of Overweight and Obesity in Adults—The Evidence Report. National Institutes of Health. *Obes Res.* 1998 ; 6 : 51S-209S.

7. Sjostrom CD, Lissner L, Wedel H, Sjostrom L. Reduction in incidence of diabetes, hypertension and lipid disturbances after intentional weight loss induced by bariatric surgery : the SOS Intervention Study. *Obes Res*. 1999 ; 7 : 477-484.

8. Alpert MA, Terry BE, Kelly DL. Effect of weight loss on cardiac chamber size, wall thickness and left ventricular function in morbid obesity. *Am J Cardiol*. 1985 ; 55 : 783-786.

9. A.R. Shuldiner, R. Yang and D.-W. Gong, Resistin, obesity, and insulin resistance : the emerging role of the adipocyte as an endocrine organ. *N Engl J Med* 2001 ; 345 : 1345-1346.

10. Y. Matsuzawa, T. Funahashi, T. Nakamura, Molecular mechanism of metabolic syndrome X : contribution of adipocytokines adipocyte-derived bioactive substances. *Ann N Y Acad Sci* 1999 ; 892 : 146-154.

11. T. Yamauchi, J. Kamon, H. Waki *et al*., The fat-derived hormone adiponectin reverses insulin resistance associated with both lipoatrophy and obesity. *Nat Med* 2001 ; 7 : 941-946.

12. Stamler R, Stamler J, Riedlinger WF, Algera G, Roberts RH. Weight and blood pressure : findings in hypertension screening of 1 million Americans. *JAMA*. 1978 ; 240 : 1607-1610.

13. Clinical Guidelines on the Identification, Evaluation, and Treatment of Overweight and Obesity in Adults : The Evidence Report : National Institutes of Health. *Obes Res*. 1998 ; Suppl 2 : 51S-209S.

14. Brown CD, Higgins M, Donato KA, Rohde FC, Garrison R, Obarzanek E, Ernst ND, Horan M. Body mass index and the prevalence of hypertension and dyslipidemia. *Obes Res*. 2000 ; 8 : 605-619.

15. Poirier P, Lemieux I, Mauriege P, Dewailly E, Blanchet C, Bergeron J, Despres JP. Impact of waist circumference on the relationship between blood pressure and insulin : the Quebec Health Survey. *Hypertension*. 2005 ; 45 : 363-367.

16. Effects of weight loss and sodium reduction intervention on blood pressure and hypertension incidence in overweight people with high-normal blood pressure. The Trials of Hypertension Prevention, phase II. The Trials of Hypertension Prevention Collaborative Research Group. *Arch Intern Med*. 1997 ; 157 : 657-667.

17. Stevens VJ, Obarzanek E, Cook NR, Lee IM, Appel LJ, Smith West D, Milas NC, Mattfeldt-Beman M, Belden L, Bragg C, et al. Long-term weight loss and changes in blood pressure : results of the Trials of Hypertension Prevention, phase II. *Ann Intern Med*. 2001 ; 134 : 1-11.

18. Huang Z, Willett WC, Manson JE, Rosner B, Stampfer MJ, Speizer FE, Colditz GA. Body weight, weight change, and risk for hypertension in women. *Ann Intern Med*. 1998 ; 128 : 81-88.

19. Sjostrom CD, Peltonen M, Sjostrom L. Blood pressure and pulse pressure during long-term weight loss in the obese : the Swedish Obese Subjects (SOS) Intervention Study. *Obes Res.* 2001 ; 9 : 188-195.

20. Rabkin SW : Relation of body weight to development of ischemic heart disease in a cohort of young North American men after a 26 year observation period : the Manitoba Study. *Am J Cardiol* 1977 ; 39 : 452-458.

21. Larsson B, et al. : Abdominal adipose tissue distribution, obesity, and risk of cardiovascular disease and death : 13 year follow up of participants in the study of men born in 1913. *BMJ* 1984 ; 288 : 1401-1404.

22. Folsom AR, et al. : Body fat distribution and 5-year risk of death in older women. *JAMA* 1993 ; 269 : 483-487.

23. Rexrode KM, et al. : Abdominal adiposity and coronary heart disease in women. *JAMA* 1998 ; 280 : 1843-1848.

24. Lemieux I, *et al.* : Hypertriglyceridemic waist : a marker of the atherogenic metabolic triad (hyperinsulinemia ; hyperapolipoprotein B ; small, dense LDL) in men? *Circulation* 2000, 102 : 179-184.5]Couillard C, *et al.* : Postprandial triglyceride response in visceral obesity in men.Diabetes 1998 ; 47 : 953-960.

25. Couillard C, *et al.* : Postprandial triglyceride response in visceral obesity in men. *Diabetes* 1998 ; 47 : 953-960.

26. Lemieux S : Metabolic complications of visceral obesity : contribution to the etiology of type 2 diabetes and implications for prevention and treatment. *Diabetes Metab* 1994 ; 20 : 375-393.

27. Juhan-Vague I : PAI-1, obesity, insulin resistance and risk of cardiovascular events. *Thromb Haemost* 1997 ; 78 : 656-660.

28. Yudkin JS : C-reactive protein in healthy subjects : associations with obesity, insulin resistance, and endothelial dysfunction : a potential role for cytokines originating from adipose tissue? *Arterioscler Thromb Vasc Biol* 1999 ; 19 : 972-978.

29. Hak AE, et al. : Associations of C-reactive protein with measures of obesity, insulin resistance, and subclinical atherosclerosis in healthy, middle-aged women. *Arterioscler Thromb Vasc Biol* 1999 ; 19 : 1986-1991.

30. Yudkin JS : Inflammation, obesity, stress and coronary heart disease : Is interleukin-6 the link? *Atherosclerosis* 2000 ; 148 : 209-214.

31. Hubert HB : Obesity as an independent risk factor for cardiovascular disease : A 26-year follow-up of participants in the Framingham Heart Study. *Circulation* 1983 ; 67 : 968-977.

32. Rabkin SW : Relation of body weight to development of ischemic heart disease in a cohort of young North American men after a 26 year observation period : the Manitoba Study. *Am J Cardiol* 1977 ; 39 : 452-458.

33. Kenchaiah S, Evans JC, Levy D, Wilson PW, Benjamin EJ, Larson MG, Kannel WB, Vasan RS. Obesity and the risk of heart failure. *N Engl J Med.* 2002 ; 347 : 305-313.

34. Chen YT, Vaccarino V, Williams CS, Butler J, Berkman LF, Krumholz HM. Risk factors for heart failure in the elderly : a prospective community-based study. *Am J Med.* 1999 ; 106 : 605-612.

35. Wilhelmsen L, Rosengren A, Eriksson H, Lappas G. Heart failure in the general population of men : morbidity, risk factors and prognosis. *J Intern Med.* 2001 ; 249 : 253-261.

36. Kenchaiah S, Evans JC, Levy D, Wilson PW, Benjamin EJ, Larson MG, Kannel WB, Vasan RS. Obesity and the risk of heart failure. *N Engl J Med.* 2002 ; 347 : 305-313.

37. Kannel WB, Plehn JF, Cupples LA. Cardiac failure and sudden death in the Framingham Study. *Am Heart J.* 1988 ; 115 : 869-875.

38. Messerli FH, Nunez BD, Ventura HO, Snyder DW. Overweight and sudden death : increased ventricular ectopy in cardiopathy of obesity. *Arch Intern Med.* 1987 ; 147 : 1725-1728.

39. Rabkin SW, Mathewson FA, Hsu PH. Relation of body weight to development of ischemic heart disease in a cohort of young North American men after a 26 year observation period : the Manitoba Study. *Am J Cardiol.* 1977 ; 39 : 452-458.

40. el-Gamal A, Gallagher D, Nawras A, Gandhi P, Gomez J, Allison DB, Steinberg JS, Shumacher D, Blank R, Heymsfield SB. Effects of obesity on QT, RR, and QTc intervals. *Am J Cardiol.* 1995 ; 75 : 956-959.

41. Peiris AN, Thakur RK, Sothmann MS, Kok FJ, Vandenbroucke JP, Pool J. Relationship of regional fat distribution and obesity to electrocardiographic parameters in healthy premenopausal women. *South Med J.* 1991 ; 84 : 961-965.

42. Lalani AP, Kanna B, John J, Ferrick KJ, Huber MS, Shapiro LE. Abnormal signal-averaged electrocardiogram (SAECG) in obesity. *Obes Res.* 2000 ; 8 : 20-28.

43. Messerli FH, Nunez BD, Ventura HO, Snyder DW. Overweight and sudden death : increased ventricular ectopy in cardiopathy of obesity. *Arch Intern Med.* 1987 ; 147 : 1725-1728

44. Messerli FH, Sundgaard-Riise K, Reisin ED, Dreslinski GR, Ventura HO, Oigman W, Frohlich ED, Dunn FG. Dimorphic cardiac adaptation to obesity and arterial hypertension. *Ann Intern Med.* 1983 ; 99 : 757-761.

45. Hirsch J, Leibel RL, Mackintosh R, Aguirre A. Heart rate variability as a measure of

autonomic function during weight change in humans. *Am J Physiol.* 1991 ; 261 : R1418-R1423.

46. Kannel WB, Kannel C, Paffenbarger RS Jr, Cupples LA. Heart rate and cardiovascular mortality : the Framingham Study. *Am Heart J.* 1987 ; 113 : 1489-1494.
47. Seccareccia F, Pannozzo F, Dima F, Minoprio A, Menditto A, Lo Noce C, Giampaoli S ; Malattie Cardiovascolari Aterosclerotiche Istituto Superiore di Sanita Project. Heart rate as a predictor of mortality : the MATISS project. *Am J Public Health.* 2001 ; 91 : 1258-1263.
48. Abbott RD, Behrens GR, Sharp DS, Rodriguez BL, Burchfiel CM, Ross GW, Yano K, Curb JD. Body mass index and thromboembolic stroke in nonsmoking men in older middle age : the Honolulu Heart Program. *Stroke.* 1994 ; 25 : 2370-2376.
49. Shinton R, Shipley M, Rose G. Overweight and stroke in the Whitehall study. *J Epidemiol Community Health.* 1991 ; 45 : 138-142.
50. Pyorala M, Miettinen H, Laakso M, Pyorala K. Hyperinsulinemia and the risk of stroke in healthy middle-aged men : the 22-year follow-up results of the Helsinki Policemen Study. *Stroke.* 1998 ; 29 : 1860-1866.
51. Kurth T, Gaziano JM, Berger K, Kase CS, Rexrode KM, Cook NR, Buring JE, Manson JE. Body mass index and the risk of stroke in men. *Arch Intern Med.* 2002 ; 162 : 2557-2562
52. Rost NS, Wolf PA, Kase CS, Kelly-Hayes M, Silbershatz H, Massaro JM, D'Agostino RB, Franzblau C, Wilson PW. Plasma concentration of C-reactive protein and risk of ischemic stroke and transient ischemic attack : the Framingham study. *Stroke.* 2001 ; 32 : 2575-2579.
53. Sriram K, Benkovic SA, Miller DB, O'Callaghan JP. Obesity exacerbates chemically induced neurodegeneration. *Neuroscience.* 2002 ; 115 : 1335-1346.
54. Klein S, Burke LE, Bray GA, Blair S, Allison DB, Pi-Sunyer X, Hong Y, Eckel RH ; American Heart Association Council on Nutrition, Physical Activity, and Metabolism. Clinical implications of obesity with specific focus on cardiovascular disease : a statement for professionals from the American Heart Association Council on Nutrition, Physical Activity, and Metabolism : endorsed by the American College of Cardiology Foundation. *Circulation.* 2004 ; 110 : 2952-2967.
55. Sjostrom L, Lindroos AK, Peltonen M, Torgerson J, Bouchard C, Carlsson B, Dahlgren S, Larsson B, Narbro K, Sjostrom CD, Sullivan M, Wedel H ; Swedish Obese Subjects Study Scientific Group. Lifestyle, diabetes, and cardiovascular risk factors 10 years after bariatric surgery. *N Engl J Med.* 2004 ; 351 : 2683-2693.
56. MacMahon SW, Wilcken DE, Macdonald GJ. The effect of weight reduction on left ventricular mass : a randomized controlled trial in young, overweight hypertensive patients. *N Engl J Med.* 1986 ; 314 : 334-339.

57. Himeno E, Nishino K, Nakashima Y, Kuroiwa A, Ikeda M. Weight reduction regresses left ventricular mass regardless of blood pressure level in obese subjects. *Am Heart J.* 1996 ; 131 : 313-319.

Chapter 20 비만과 고지혈증

동맥경화증의 세 가지 대표적인 이상지혈증(atherogenic triad)으로 알려진 중성지방의 증가와 저밀도 콜레스테롤의 증가, 고밀도 콜레스테롤의 감소는 비만증에 흔히 동반되며, 이로 인해 심혈관질환이나 뇌졸중의 발생 빈도 또한 비만증에서 증가한다.[1-3] 이 중 고중성지방혈증은 비만증에서 가장 흔히 동반되는 지질대사 이상이며, 비만과 이에 동반되는 인슐린 저항성으로 인해 혈액 내의 포도당과 글리세롤, 유리지방산이 간문맥을 통하여 간으로의 유입이 증가하고 간에서 초저밀도지단백(VLDL)의 생성이 증가하는 것이 비만증에서 혈중 중성지방이 증가하는 중요한 원인이다.[4]

1 중성지방

지방조직에 지방이 축적되는 것은 지방세포에서 중성지방을 합성하고 분해하는 과정에 의하여 결정된다. 음식물에 포함된 중성지방은 소장에서 흡수되어 킬로미크론의 형태로 혈액으로 순환되는데, 혈관 내피세포에 있는 지단백리파제(lipoprotein lipase, LPL)에 의하여 가수분해되어 유리지방산과 글리세롤로 분해된 뒤, 혈관 벽을 통과하여 지방세포로 이동된 후, 다시 중성지방으로 합성되어 저장된다. 비만과 함께 인슐린 저항성이 증가하게 되면 체내 지방조직에서 지방분해가 촉진되어 혈중 유리지방산이 증가하게 되고 혈중의 TGR-LP (triglyceride rich lipoprotein)에 있는 중성지방이 간 문맥을 통하여 간으로의 유입이 증가하게 된다. 이러한 기전으로 간에서 VLDL의 합성이 증가하게 되고 혈액

내의 중성지방 농도가 증가한다.[5] 간에서 합성된 VLDL은 혈관 내피세포에 있는 지단백 리파제의 작용으로 IDL과 저밀도지단백(LDL)으로 가수 분해된 후, LDL 수용체를 통하여 대사된다.[5] 인슐린 저항성이 증가하면 중성지방을 분해하는 지단백 리파아제의 작용이 감소되므로 비만에서는 중성지방의 농도가 특히 높아지게 된다.[6] 피하지방에 비하여 내장지방의 지방세포가 분해되면 유리지방산이 바로 간으로 유입되므로 간에서 중성지방이 증가하게 된다. 이것이 복부비만에서 동맥경화증의 발생이 높은 원인이 된다.[7,8]

2 저밀도지단백과 small dense LDL

비만한 환자에서 LDL의 농도는 조금 높거나 정상 수준이다.[9] 그러나 비만증에서 혈액 내 LDL의 조성이나 구성을 살펴보면 크기가 작고 밀도가 조밀한 소위 'small dense LDL (sd-LDL)'의 비율이 증가되어 있다. 이것은 LDL 지름이 255 Å 이하로 pattern B 표현형에 속한다. 비만에서 크기가 크고 중성지방이 풍부한 VLDL이 생성되는데 LPL에 의해 분해가 되면 정상인에 비하여 중성지방의 함유량이 높은 LDL이 생성된다. 이 LDL은 hepatic lipase에 의해 가수분해되어 크기가 작아지면서 밀도가 증가하게 된다.[10,11] 이러한 작고 조밀한 LDL은 동맥경화증의 발생이 훨씬 높다. 왜냐하면 이러한 LDL은 산화가 쉽게 되어 oxidized LDL로 변하기 때문이다.[12] 많은 연구에서 small LDL이 높은 사람에서 심혈관 질환의 발생이 3~4배 높다고 보고된다.[13,14] 그래서 최근에는 동맥경화증의 발생에 총 LDL 농도보다 LDL의 구성이 더욱 중요한 원인 인자로 알려져 있고, 이런 면에서 중성지방의 증가가 콜레스테롤과 마찬가지로 동맥경화증의 중요한 독립인자로 인식되고 있다.

큰(buyont) LDL에 비하여 작고 조밀한 LDL은 대식세포에 쉽게 탐식되어 포말세포로 변하며 다양한 사이토카인을 분비하고 산화스트레스로 작용하므로 동맥경화증의 발생이 증가하게 된다. 그러므로 LDL보다 sd-LDL을 측정하는 것이 유리하지만 측정방법이 어렵고 비용도 높으므로 임상에서는 아포A-I이나 아포B, 혹은 아포A-I/아포B ratio를 측정하여 간접적으로 sd-LDL의 정도를 유추하는 방법을 사용하기도 한다.[15,16] 국내에서도 이러한 검사법이 단순한 지단백의 측정보다 동맥경화증의 정도를 파악하는데 유용하다는 보고가 있다.[17,18]

3 고밀도 지단백

고밀도지단백(HDL)은 킬로미크론과 VLDL의 대사과정 중에 생성, 성숙되는데 각 지단백에 있는 중성지방을 흡수하고 자신의 콜레스테롤을 서로 교환하는 과정을 통하여 콜레스테롤을 처리하는 역할을 한다.[19,20] 비만증에서는 인슐린 저항성에 의하여 지단백의 이러한 교환이 감소되어 고밀도지단백의 감소가 초래된다. HDL은 원판이나 원 형태로 중앙에 에스테르화된 콜레스테롤과 중성지방이 있으며 apoA-I (70%)과 apoA-II (20%)의 아포지단백을 갖고 있다. HDL은 세포의 파괴나 체내에서 생성된 콜레스테롤을 청소하는 역할을 하여 동맥경화증을 예방하는 효과를 가진다. 비만증에서 HDL 농도는 감소되어 있고 정상 체중에 비교하면 그 크기도 작다.[16] HDL에 있던 콜레스테롤 에스터와 TGR-LP의 중성지방이 cholesteryl ester transfer protein (CETP)에 의하여 서로 교환된다. 그런데 비만에서 이 교차 교환이 증가하는데 그 기전으로는 TGR-LP 표면의 수용능력이 증가하고 CETP의 작용이 더욱 활성화되기 때문이다. 결과적으로 중성지방이 풍부한 HDL이 증가하게 되는데 이 중성지방은 곧 hepatic lipase에 의해 가수 분해되어 크기가 작은 HDL이 생성되게 된다. 또한 분리된 apoA-I은 신장을 통하여 배출되어 HDL의 농도와 작용이 감소하게 된다. 한편으로 HDL은 항산화 작용과 항염증 반응을 보여주는데 이러한 작용도 감소하게 된다. 결국 비만증에서는 HDL의 항동맥경화성 작용이 감소하게 된다.[21,22]

4 이상지혈증의 치료

비만에 의하여 발생한 고지혈증은 체중 감량으로 개선을 기대할 수 있다. 실제로 체중을 5~10% 감소하여도 중성지방과 LDL의 감소와 HDL의 증가를 볼 수 있다. 식사요법과 운동요법이 필요하며 이러한 생활양식 개선 방법을 1~3개월간 시도한다.[23-26] 지방의 섭취 비율을 총 칼로리의 25~30%로 제한하고 이중 포화지방산의 비율은 7% 이내로 제한하고 불포화지방산의 비율은 10% 이상으로 늘린다. 또한 식이섬유와 콩류의 섭취를 증가시킨다.[27-30] 약물로는 중성지방을 낮추기 위하여는 fibrate 계열의 약물을 사용하고, 콜레스테롤을 낮추기 위해서는 스타틴 계열의 약물을 사용한다.[31] 다양한 약제가 있으며 고지혈증의 분류와 부작용에 유의하여 약제를 선택한다. 또한 비만에 동반되는 인슐린 저항성을 감소시키기 위해서는 체중 감소를 위한 생활양식의 변화, 규칙적인 유산소 운동, 적절한 식사요법, 즉 일일 섭취열량 및 포화지방 섭취의 감소, 식이성 섬유의 섭취 증가 등의 비약물요법이 필요하다.[24,25]

한편 인슐린 저항성을 감소시키는 대표적인 약제로는 메트포르민과 thiazolidinedione 계열의 약제가 있다.[22,23] 메트포르민은 주로 간에 작용하며 AMP kinase를 활성화시키며 thiazolidinedione 계열의 약제인 rosiglitazone과 pioglitazone은 peroxisome proliferator activated receptor gamma (PPARγ)를 활성화시켜 인슐린 저항성을 개선시키는 것으로 알려져 있다.[31,32] 비만 치료제인 orlistat[33-35]나 sibutramine[36-38]을 사용하면 체중 감소와 함께 중성지방과 LDL은 감소하고, HDL은 증가한다.

참고문헌

1. Rizzo M, Berneis K. Lipid triad or atherogenic lipoprotein phenotype : a role in cardiovascular prevention? *J Atheroscler Thromb* 2005 ; 12 : 237-239.
2. Vinik AI. The metabolic basis of atherogenic dyslipidemia. *Clin Cornerstone* 2005 ; 7 : 27-35.
3. Miller WM, Nori-Janosz KE, Lillystone M, Yanez J, McCullough PA. Obesity and lipids. *Curr Cardiol Rep* 2005 ; 7 : 465-470.
4. Howard BV, Ruotolo G, Robbins DC. Obesity and dyslipidemia. *Endocrinol Metab Clin North Am* 2003 ; 32 : 855-867.
5. Fisher EA, Ginsberg HN. Complexity in the secretory pathway : the assembly and secretion of apolipoprotein B-Containing. *J Biol Chem* 2002 ; 277 : 17377-17380.
6. Mead JR, Irvine SA, Ramji DP. Lipoprotein lipase : structure, function, regulation, and role in disease. *J Mol Med* 2002 ; 80 : 753-769.
7. Despres JP. Is visceral obesity the cause of the metabolic syndrome? *Ann Med* 2006 ; 38 : 52-63.
8. James RW, Brulhart-Meynet MC, Lehmann T, Golay A. Lipoprotein distribution and composition in obesity : their association with central adiposity. *Int J Obes Relat Metab Disord.* 1997 ; 21 : 1115-1120.
9. Lamarche B, Lemieux I, Despres JP. The small, dense LDL phenotype and the risk of

coronary heart disease : epidemiology, patho-physiology and therapeutic aspects. *Diabetes Metab* 1999 ; 25 : 199-211.

10. Tchernof A, Lamarche B, Prud'Homme D, Nadeau A, Moorjani S, Labrie F, et al. The dense LDL phenotype. Association with plasma lipoprotein levels, visceral obesity, and hyperinsulinemia in men. *Diabetes Care* 1996 ; 19 : 629-637.

11. Deeb SS, Zambon A, Carr MC, Ayyobi AF, Brunzell JD. Hepatic lipase and dyslipidemia : interactions among genetic variants, obesity, gender, and diet. *J Lipid Res* 2003 ; 44 : 1279-1286.

12. Ho RC, Davy K, Davy B, Melby CL. Whole-body insulin sensitivity, low-density lipoprotein (LDL) particle size, and oxidized LDL in overweight, nondiabetic men. *Metabolism* 2002 ; 51 : 1478-1483.

13. Kwon SW, Yoon SJ, Kang TS, Kwon HM, Kim JH, Rhee J, et al. Significance of small dense low-density lipoprotein as a risk factor for coronary artery disease and acute coronary syndrome. *Yonsei Med J* 2006 ; 47 : 405-414.

14. Goff DC Jr, D'Agostino RB Jr, Haffner SM, Otvos JD. Insulin resistance and adiposity influence lipoprotein size and subclass concentrations. Results from the Insulin Resistance Atherosclerosis Study. *Metab* 2005 ; 54 : 264-270.

15. Walldius G, Jungner I, Holme I, Aastveit AH, Kolar W, Steiner E. High apolipoprotein B, low apolipoprotein A-I, and improvement in the prediction of fatal myocardial infarction (AMORIS study) : a prospective study. *Lancet* 2001 ; 15 ; 358 : 2026-2033.

16. Walldius G, Jungner I. The apoB/apoA-I ratio : a strong, new risk factor for cardiovascular disease and a target for lipid-lowering therapy-a review of the evidence. *J Intern Med* 2006 ; 259 : 493-519.

17. Sung KC, Hwang ST. Association between insulin resistance and apolipoprotein B in normoglycemic Koreans. *Atherosclerosis* 2005 ;180 : 161-169.

18. Kim HK, Chang SA, Choi EK, Kim YJ, Kim HS, Sohn DW, et al. Association between plasma lipids, and apolipoproteins and coronary artery disease : a cross-sectional study in a low-risk Korean population. *Int J Cardiol* 2005 ; 101 : 435-440.

19. Despres JP, Lemieux I, Dagenais GR, Cantin B, Lamarche B. HDL-cholesterol as a marker of coronary heart disease risk : the Quebec cardiovascular study. *Atherosclerosis* 2000 ; 153 : 263-272.

20. Hansel B, Kontush A, Twickler MT. High-density lipoprotein as a key component in the prevention of premature atherosclerotic disease in the insulin resistance syndrome. *Semin Vasc Med* 2004 ; 4 : 215-223.

21. Pascot A, Lemieux I, Prud'homme D, Tremblay A, Nadeau A, Couillard C, et al. Reduced HDL particle size as an additional feature of the atherogenic dyslipidemia of abdominal obesity. *J Lipid Res* 2001 ; 42 : 2007-2014.

22. Rashid S, Watanabe T, Sakaue T, Lewis GF. Mechanisms of HDL lowering in insulin resistant, hypertriglyceridemic states : the combined effect of HDL triglyceride enrichment and elevated hepatic lipase activity. *Clin Biochem* 2003 ; 36 : 421-429.

23. Third Report of the National Cholesterol Education Program (NCEP) Expert Panel on Detection, Evaluation, and Treatment of High Blood Cholesterol in Adults (Adult Treatment Panel III) final report. *Circulation* 2002 ; 106 : 3143-3421

24. Grundy SM. Approach to lipoprotein management in 2001 National Cholesterol Guidelines. *Am J Cardiol* 2002 ; 90 : 11i-21i.

25. Stein EA. Management of dyslipidemia in the high-risk patient. *Am Heart J* 2002 ; 144 : S43-50.

26. SoRelle R. ATP III calls for more intensive low-density lipoprotein lowering in target groups. *Circulation* 2002 ; 106 : e9068.

27. Brewer HB Jr. Rising to the challenge of the new NCEP ATP III guidelines : exceeding current therapeutic limitations. *Am J Manag Care* 2002 ; 8 : S23-28.

28. Hsia J, Rodabough R, Rosal MC, Cochrane B, Howard BV, Snetselaar L, et al. Compliance with National Cholesterol Education Program dietary and lifestyle guidelines among older women with self-reported hypercholesterolemia. The Women's Health Initiative. *Am J Med* 2002 ; 113 : 384-392.

29. Howard BV, Ruotolo G, Robbins DC. Obesity and dyslipidemia. *Endocrinol Metab Clin North Am* 2003 ; 32 : 855-867.

30. Stone NJ. Successful control of dyslipidemia in patients with metabolic syndrome : focus on lifestyle changes. *Clin Cornerstone* 2006 ; 8 : S15-20.

31. Camejo G, Ljung B, Oakes N. Pharmacological treatment of insulin resistance in obesity. *Nutr Metab Cardiovasc Dis* 2001 ; 11 : 275-284.

32. Campbell IW. The Clinical Significance of PPAR Gamma Agonism. *Curr Mol Med* 2005 ; 5 : 349-363.

33. Filippatos TD, Kiortsis DN, Liberopoulos EN, Georgoula M, Mikhailidis DP, Elisaf MS. Effect of orlistat, micronised fenofibrate and their combination on metabolic parameters in overweight and obese patients with the metabolic syndrome : the FenOrli study. *Curr Med Res Opin* 2005 ; 21 : 1997-2006.

34. Kiortsis DN, Filippatos TD, Elisaf MS. The effects of orlistat on metabolic parameters and other cardiovascular risk factors. *Diabetes Metab* 2005 ; 31 : 15-22.

35. Hutton B, Fergusson D. Changes in body weight and serum lipid profile in obese patients treated with orlistat in addition to a hypocaloric diet : a systematic review of randomized clinical trials. *Am J Clin Nutr* 2004 ; 80 : 1461-1468.

36. Sabuncu T, Ucar E, Birden F, Yasar O. The effect of 1-yr sibutramine treatment on glucose tolerance, insulin sensitivity and serum lipid profiles in obese subjects. *Diabetes Nutr Metab.* 2004 ; 17 : 103-107.

37. Filippatos TD, Kiortsis DN, Liberopoulos EN, Mikhailidis DP, Elisaf MS. A review of the metabolic effects of sibutramine. *Curr Med Res Opin* 2005 ; 21 : 457-468.

38. Dujovne CA, Zavoral JH, Rowe E, Mendel CM . Silbutramine Study Group. ; Effects of sibutramine on body weight and serum lipids : a double-blind, randomized, placebo-controlled study in 322 overweight and obese patients with dyslipidemia. *Am Heart J* 2001 ; 142 : 489-497.

Chapter 21 비알코올성 지방간염 (Nonalcoholic steatohepatitis, NASH)

1 서 론

비알코올성 지방간염(nonalcoholic steatohepatitis, NASH)은 지방증, 괴사성염증, 섬유화가 특징인 간질환으로 진행하면 간경화나 간암으로 진행할 수 있다. 비알코올성 지방간염은 비만인과 제2형 당뇨병 환자에서 발생률이 높다. 비알코올성 지방간(Nonalcoholic fatty liver, NAFL)은 비알코올성 지방간염의 전구질환으로 일반인에서 간효소치 증가의 주원인이다. 인슐린 저항성은 비알코올성 지방간염의 주된 원인인자 중 하나이다. 치료로는 인슐린 민감성을 증가시킬 수 있는 점진적인 체중 감소, 운동과 약물요법이 가능하다.

최근 연구에서 미국인구의 8%가 혈청 아미노전이효소가 증가되었다.[1] 이들 대부분이 비알코올성 지방간이 동반되어 있었다. 비알코올성 지방간은 염증이나 섬유화가 없는 지방증이 특징인 질환으로 가역적인 양성 질환이다. 그러나 이 질환 중 20%에서 간조직의 괴사성염증과 세포주위 섬유화가 보이는데 이를 비알코올성 지방간염이라고 한다. 비알코올성 지방간은 비알코올성 지방간염의 전구질환으로 여겨진다. 비알코올성 지방간염은 20%에서 간경화로 진행한다.[2] 비알코올성 지방간과 비알코올성 지방간염을 합쳐 비알코올성 지방간질환(nonalcoholic fatty liver disease, NAFLD)이라고 한다.

비알코올성 지방간은 경증(BMI 25~30 kg/m^2)또는 중증(BMI > 30 kg/m^2)의 중심형 비만인, 제2형 당뇨병 또는 이상지질혈증을 가진 사람들 사이에 발생률이 높다.[3,4] 네덜란드를 포함한 서구에서는 비만이 가장 흔한 비정상적 질환 중 하나이다.[5] 비알코올성 지방간/비알코올성 지방간염은 가장 흔한 간질환 중 하나로 그 빈도가 증가하고 있다. 약간의 간비대증을 가진 무증상인도 비알코올성 지방간을 가질 수 있는데,[6] 어떠한 증상이나 징후도 없이 간은 과다한 지방을 함유할 수 있다. 이 질환은 간이식에서 간조직 검사가 필수인 생체장기제공자의 선별검사에서 발견된다. 완전히 무증상인도 지방간을 가질 수 있고, 이 경우 간기증자에서 제외하여야 한다. 지방간은 초기 간기능 저하율도 높고 재생력이 손상되어 있다.[7,8] 지방증은 노령인구에서 현재까지 파악되는 것 보다 더 흔하다.[9]

비알코올성 지방간에서 비알코올성 지방간염의 이행은 경계가 분명하지 않다. 두 질환 모두 간효소치가 증가되어 있고, 초음파상 지방간 소견이 보이는 것은 동일하나, 비알코올성 지방간염만 조직에 염증과 섬유화가 있다. 그래서 두 질환의 감별은 간조직 검사가 필수이다.[10] 비알코올성 지방간염은 소위 원인불명 간경화증의 주요 원인이다. 비알코올성 지방간염이 간경화로 진행하면 지방증이 자주 없어지기 때문에 비알코올성 지방간염의 진단을 놓칠 수 있다.[2,11] 한 연구에서 비알코올성 지방간염과 관련된 간경화의 예후가 C형 간염으로 인한 간경화보다 나빴다(3년 생존율 50 vs 70%).[12,13] 그러나 다른 연구에서는 예후의 차이가 없었다.[13] 그러나 비알코올성 지방간염과 C형 간염으로 인한 간경화는 둘 다 간암으로 진행할 수 있고,[2,14] 신이식후 재발할 수 있다.[15,16]

2 병리학(Pathology)

비알코올성 지방간염의 병리소견은 Ludwig에 의해 처음 설명되었다.[17] 비알코올성 지방간염은 대수포성 지방증, 간세포의 풍선변성(Ballooning), 다형 핵 백혈구와 단핵구가 산재한 경한 소엽성 염증이 특징이다(표 21-1).[18] 동양혈관주위 또는 세포주위 섬유화가 acinar zone 3에 주로 존재한다. 말로리 소체(Mallory bodies)도 종종 발견되나 진단에 필수는 아니다. 알코올성 간질환과 비알코올성 지방간염에서 간의 조직병리 소견은 매우 유사하다. 그러나 담즙울체(cholestasis)는 비알코올성 지방간염에서는 없지만, 알코올성 간 질환에서 자주 나타나고, 중심-중심, 중심-문맥 연결괴사(bridging necrosis) 또한 알코올성 간 질환에서 흔히 발생하나, 비알코올성 지방간염에서는 드물다.[19] 대수포성 지방증

표 21-1 비알코올성 지방간염의 병리소견

Necessary components – Steatosis (macro > micro) – Hepatocellular ballooning – Mixed mild lobular inflammation
Usually present – Zone 3 perisinusoidal/pericellular fibrosis – Zone 1 hepatocellular glycogenated nuclei – Small lipogranulomas, acidophil bodies, PAS-positive Kupffer cells
Maybe present – Mallory's hyaline – Hepatocellular iron granules in zone 1 – Megamitochondria
Unusual for NASH – Predominantly microvesicular steatosis – Sclerosing hyaline necrosis – Veno-occlusive lesions, phlebosclerosis, perivenular fibrosis – Portal changes – Acute/chronic cholestasis

Adapted from : EM Brunt, Pathologic spectrum of fatty liver disease. In : Liver disease in the 21st century. American Association for the study of liver disease 2003.

표 21-2 지방증이 동반되는 간질환

MACROVESICULAR AND MIXED MACRO/MICROVESICULAR STEATOSIS
Alcoholic liver disease
NASH
Drugs and toxins – Tamoxifen, methotrexate, nifedipine, coralgil, tetracyline – Phospholipidosis : smiodarone, perhexiline – Petrochemicals (solvents), dimethylformamide – Cocaine
Viral hepatitis, hepatitis C
Inherited disorders – Abetalipoproteinaemia – Familial hypobetalipoproteinaemia

Nutritional disorders − Obesity − Total parenteral nutrition − Kwashiorkor (protein-calorie malnutrition) − Celiac disease − Schwachman's syndrome(pancreatic insufficiency with bone marrow suppression) − Bariatric surgery for treatment of obesity (jejunoileal bypass)
Systemic disorders − Inflammatory bowel disease − Weber-Christian disease − Cystic fibrosis
Metabolic disorders − Galactosaemia − Tyrosinaemia − Hereditary fructose intolerance − Cystinuria
Others − Wilson's disease − Hepatic ischaemia
Bacterial overgrowth
MICROVESICULAR STEATOSIS
Acute fatty liver of pregnancy
Reye's syndrome
Valproic acid
Nucleoside analogues

Adapted from : EM Brunt, Pathologic spectrum of fatty liver disease. In : Liver disease in the 21st century. American Association for the study of liver disease 2003.

은 C형 간염, 윌슨병, 알코올성 간질환, 원발성 담관성간경화 및 독소성 간손상을 포함한 다양한 간질환의 흔한 소견이다(표 21-2). 비알코올성 지방간염의 모든 소견은 C형 간염에서 나타나며, 염증과 섬유화는 주로 문맥 또는 문맥주위 병변에 존재한다.[18] 풍선변형, 말로리 유리질(Mallory's hyaline)과 섬유화는 진행성 비알코올성 지방간염을 의미하는 구별되는 소견이다.[20]

3 관련 질환들

비알코올성 지방간염은 중심형 비만, 제2형 당뇨병, 증후군 X (비만, 이상지질혈증, 인슐린 저항성 및 고혈압), 다낭성 난소 증후군 및 고중성지방혈증과 관련이 있다. 비알코올성 지방간염을 가진 대부분의 환자들은 인슐린에 저항적이다.[21] 그러므로 인슐린 저항성이 비알코올성 지방간염의 병리기전에 핵심적인 역할을 한다는 것은 분명하나,[22,23] 인슐린 저항성, 고인슐린혈증 및 고혈당증은 비알코올성 지방간염에만 국한된 소견은 아니며 C형 간염과 같은 다른 간질환에도 나타난다.[24,25] 알코올성 간질환과 달리 비알코올성 지방간염을 가진 환자의 간 병리소견은 완전히 금주를 하더라도 사라지지 않는다. 비만 측면에서 보면 병적인 비만에서 비알코올성 지방간염이 나타나는 것은 아니다. 혈청 간효소치가 증가한 중등도 과체중 (BMI > 25 kg/m^2) 환자에서 중격 섬유화 (septal fibrosis)를 가진 비알코올성 지방간염가 30%, 간경화가 11% 발생한다.[26] 또한 비알코올성 지방간염은 제2형 당뇨병과 관련이 있으나, 정확한 발생률은 알려지지 않았다.[27] 비만아동에서도 비알코올성 지방간염에 대한 보고가 증가하고 있다.[28]

4 진 단

다른 간 질환을 배제하고 난 후 비알코올성 지방간염을 의심할 수 있다. 비알코올성 지방간염이 의심되는 경우 AST/ALT의 검사를 하며 AST/ALT 비가 1 이하인 경우가 흔하고 1 이상인 경우 알코올성 간염인 경우가 많지만 특이적이지 않기 때문에 정확한 비알코올성 지방간염의 진단을 위해 간조직 검사가 필수적이다. 그러나 간조직 검사는 비만인에서 시술 위험이 증가하며, 게다가 선별검사 목적으로 시행하기에는 너무 침습적이므로 진단율이 낮은 질환이다.

영상학적 검사로는 간 초음파를 시행할 수 있으며 초음파에서 "bright liver"로 나타난다.[29] 그러나 간섬유화를 예측할 수 없는 단점이 있으며, 초음파로는 환자의 1/3 정도가 진단되지 않는다.[30,31] 비알코올성 지방간염을 가진 대부분의 환자들은 혈청 아미노전환효소가 증가되어 있고, 약간의 간비대증이 동반되어 있다. 비만인, 제2형 당뇨병 환자, 총정맥영양법 치료 중인 환자에서 증가된 간효소치는 비알코올성 지방간염에 대한 의심을 증가시켜, 진단율을 증가시킨다. 그러나 정상 간효소치와 정상 간 크기도 진단에서 배제할 수 없다. 그러므로 지방간을 발견하고 측량할 새로운 진단 표시자 또는 자기공명분광법과 같은 비침습적인 시술이 필요하다.[32,33]

5 병리기전

비알코올성 지방간염의 병리기전으로는 두 단계의 손상을 유발하는 기전이 제시된다 (그림 21-1). 첫 단계의 손상의 기전으로는 간의 지방축적이 필요조건이다. 지방은 독소가 아니고, 지방축적은 생리적 반응과정이다. 간의 지방은 빠르게 전환 가능한 에너지 원천이다. 예를 들면, 철새는 이주하기 전에 간의 무게를 증가시킨다. 오랫동안 이주하는 동안, 중성지방이 가수 분해되고, 유리지방산은 근육활동을 위한 에너지로 사용된다. 그

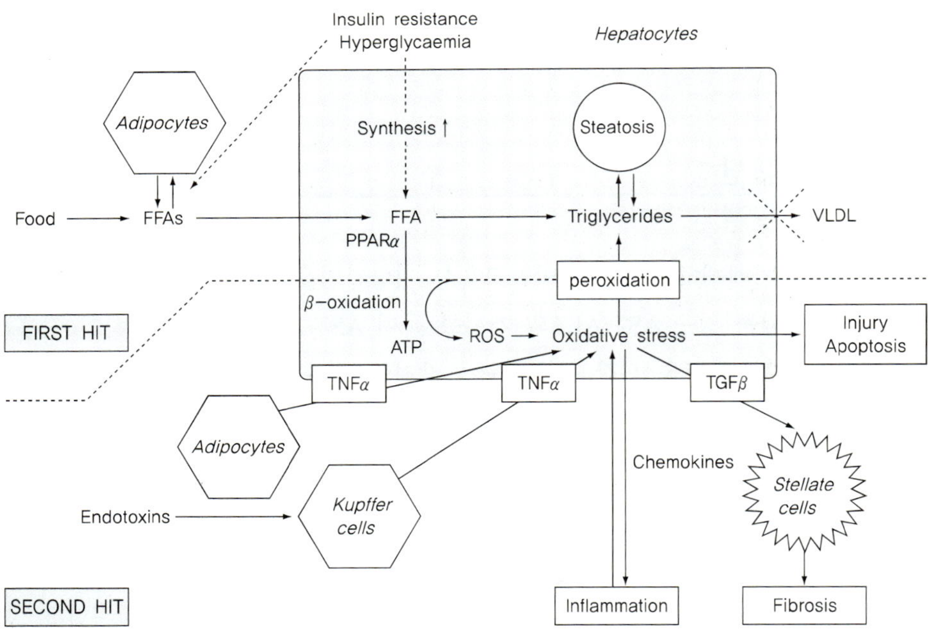

출처 : The Netherlands Journal of Medioine 2004 : 62(71) ; 217-224

▶그림 21-1 지방으로 인한 간손상기전

러나 간의 지방이 무해한 것은 아니다. 지방은 간이 내인성 독소와 허혈성 재관류 손상에 취약하게 하고, 간 재생에 손상을 준다.[34-37] 또한 간의 지방이 인슐린 저항성을 일으킨다.[38] 인슐린 신호에 손상을 일으키는 serine kinase cascade의 활성이 원인 기전으로 여겨진다.[39] 게다가 sterol regulatory element-binding protein 1 (SREBP-1)의 인슐린 매개성 활성은 간의 내부와 외부에서 지방생성효소를 자극한다.[40] 한편 간에서 아포지방단백의 합성이 감소되어 초저밀도지단백(VLDL)의 생성이 감소된다.[41] 유리지방산의 능동적인 산화에도 불구하고, 유리지방산의 유입과 신합성은 유리지방산의 분해와 분비를 초과하여 결국 간에 지방축적을 일으킨다.

활성산소(reactive oxygen species, ROS)와 염증은 두 번째 단계의 손상을 유발한다. 유리지방산은 사실상 두 단계에 모두 영향을 미친다. 과영양 상태시 간에서 유리지방산은 중성지방 합성과 간의 지방축적에 이용된다. 게다가 미토콘드리아와 과산화소체에서 유리지방산의 산화는 활성산소 생성한다.[42]

유리지방산은 PPARα의 리간드로 작용하여, 몇 가지 사이토크롬 P_{450S} (특히 Cyp_2E_1과 Cyp_4A)의 발현을 자극할 뿐만 아니라 미토콘드리아와 과산화소체의 베타산화를 자극한다.[43-46] Cyp_2E_1과 Cyp_4A는 비알코올성 지방간염 환자에서 증가되어 있다.[47,48] 이것은 이들 환자에서 PPARα가 활성화되어 있음을 의미한다. 고지방식이를 하는 PPARα 유전자를 없앤 쥐(knockout mice)에서 중증의 지방간이 발생하였다. 반대로 고지방식을 하는 생쥐에서 PPARα의 활성화는 중성지방의 축적을 방지하였다.[49] 유리지방산의 산화는 지방을 제거하는데 도움을 주며, 여기서 생성된 대량의 활성산소는 쥐의 간에 손상을 주는 것처럼 보이지는 않는다. 그러므로 활성산소의 생성과 산화 스트레스는 비알코올성 지방간염 발생의 원인을 제공하며 비알코올성 지방간에서 비알코올성 지방간염으로 이행하기 위해서는 염증이라는 주된 부가적인 요인이 필요하다. 유리지방산은 비알코올성 지방간에서 비알코올성 지방간염으로 이행되는데 또한 주요한 역할을 한다. 유리지방산은 염증성 연쇄반응에 관계된 IκB/NFκB를 직접 자극한다.[50,51] 게다가 지방조직은 TNFα, IL-6, iNOS를 발현한다.[52] 그러므로 비만은 염증 전단계로, 비만인에서 간은 지방조직에서 생성된 사이토카인에 노출된다. 게다가 TNFα, IL-1, IL-6는 JNK (Jun N-terminal kinase)의 활성을 감소시키고, 인슐린 수용체 기질을 불활성화 시켜 결과적으로 인슐린 저항성을 유발한다.[53] 그러므로 인슐린 저항성은 비알코올성 지방간염의 원인이자 결과이다.

장이상운동과 세균과다증식이 비알코올성 지방간염에 미치는 영향은 논란의 여지가 있다. 공회장 우회술과 같이 세균과다증식을 일으킬 수 있는 질환에서 비알코올성 지방간염이 발생한다고 보고되었다.[54] 장에서 생긴 친지질성 내인성독소가 간세포의 지방에 저장된 후 서서히, 지속적으로 분비되는 것으로 가정된다. 이것이 쿠퍼세포(Kupffer cell)를 자극하여 TNFα, IL-1, IL-6 및 TGF-β를 생성시킨다. TGF-β는 간의 성상세포(stellate cell)가 콜라젠을 생성하는 근육섬유모세포(myofibroblasts)로 전환되는 것을 자극한다. 게다가 사이토카인은 단핵구와 호중구를 유인하여 산화적 스트레스와 세포손상을 지속시킨다.[55-57]

아디포넥틴 결핍은 비알코올성 지방간염의 발생에 중요하다. 아디포넥틴은 말초지방조직에서 생성되는 30-kDa의 호르몬이다. 간과 근육에 아디포넥틴의 수용체가 있다. 간의 adipoR2 수용체의 자극은 AMP-activated protein kinase와 PPARα를 활성화 시킨다.[58,59] 그러므로 아디포넥틴은 지방산 베타산화를 증가시키고 간의 중성지방을 감소시켜 인슐린 저항성을 호전시킨다. 아디포넥틴 결핍 쥐는 사염화탄소(CCl_4)로 유도된 간손상에 증가된 민감성을 보인다. 여기서 발생된 간손상은 재조합 아디포넥틴의 주입으로 의미있게 호전된다.[60] 또한 다른 연구에서는 아디포넥틴이 간의 괴사와 염증을 감소시켜서 간을 보호하는 효과가 있다 보고하였다.[61] 비알코올성 지방간염, 비만, 제2형 당뇨병에서 아디포넥틴 생성이 감소되어 있는데,[62] 이러한 간의 보호인자인 아디포넥틴의 결여로 사이토카인과 활성산소의 작용에 취약하게 된다.

유리지방산은 간세포에 섭취된 후 과산화소체 또는 미토콘드리아 베타산화를 통해 대사되거나 중성지방으로 저장된다. 초저밀도 지단백(VLDL)은 간에서부터 중성지방의 분비를 조절한다. 비알코올성 지방간염에서 초저밀도 지단백의 합성은 감소되어 있다. 인슐린 저항성 상태에서는 지방조직에서 지질분해, 간에서 유리지방산 합성과 지질합성이 촉진되어 결과적으로 간조직에 지방이 축적된다. 지속적으로 불필요한 유리지방산의 산화는 산화적 스트레스에서 활성산소를 생성한다. 사이토카인은 쿠퍼세포 뿐만 아니라 간세포에서 생성된다. TGFβ는 간의 성상세포를 자극하여 콜라젠을 생성시켜 간섬유화를 일으킨다. 게다가 근육섬유아세포로 전환되어 콜라젠 형성을 촉진하고 간내혈관저항성과 문맥고혈압을 증가시킨다. 이때 분비되는 사이토카인은(chemokines)은 단핵구와 호중구를 유인하여 염증을 일으키고, 산화적 스트레스가 더 심해지면 간세포의 자멸과 손상을 초래한다.

6 치 료

비알코올성 지방간염치료는 술이나 간에 독성을 일으키는 물질들의 섭취를 먼저 피해야 하며, 비알코올성 지방간염의 발병 기전에 근거하여 단계적으로 체중을 감소시키거나, 인슐린 저항성을 개선하거나, 지방을 낮추는 약물을 사용하거나, 산화 방지제를 사용하는 방법들이 연구되고 있다.

단계적인 체중 감소와 운동이 간기능 이상을 정상화 하는데 도움을 줄 수 있다. 비만과 지방간이 있는 경우 점진적인 체중 감소가 도움이 된다고 하며,[63] 갑작스러운 체중 감소는 오히려 간부전을 초래 할 수 있기 때문에 피해야 한다.[64] 당뇨병이 동반된 비알코올성 지방간염의 경우 심각한 결과를 초래할 수 있기 때문에 비알코올성 지방간염이 있는 경우 당뇨병 치료제의 유용성에 대한 연구가 있어 왔으며, 최근 메트포르민을 850 mg을 하루 두 번 6개월간 복용한 경우 간의 조직학적 염증소견이 현저히 호전되었다는 보고가 있다.[65] 또 다른 연구에서는 티아졸리디네디온 계열의 로지글리타존을 사용하여 인슐린 저항성의 감소와 함께 간의 조직학적 소견도 호전되었다고 한다.[66] 티아졸리디네디온은 근육에서 당의 소모를 촉진시키고 간에서 당의 생성을 감소시키는 것으로 알려져 있다. 결국 메트포르민이나 티아졸리디네디온이 인슐린 저항성을 개선하여 대사증후군의 임상적 증상 중 하나로 생각되는 비알코올성 지방간염을 호전시키는 것으로 생각된다. 항산화제인 비타민 E를 소아에게 하루에 600IU을 투여한 결과 간효소치를 감소시켰다는 보고도 있는데,[67] 이는 비알코올성 지방간염의 발생 기전 중에 산화적 스트레스에 의한 간세포의 손상을 줄여 주기 때문인 것으로 추측된다. 우르시디옥시클린산(UDCA) 사용의 효과는 아직 논쟁의 여지가 있으며, 고용량(13～15 mg/kg/day)을 2년간 투여하였으나 치료 전 후의 간 조직이 대조군과 비교하여 호전이 없었다는 보고가 있고,[66] 24명의 비알코올성 지방간염 환자에게 13～15 mg/kg/day 우르시디옥시클린산을 12개월 투여한 결과 간효소치와 지방간의 정도가 현저히 호전되었다는 보고도 있다.[68]

결론적으로 비알코올성 지방간염은 실제보다 진단율이 낮은 질병이며, 특히 제2형 당뇨병과 비만 환자들에서 유병률이 높다. 비알코올성 지방간염은 점차 진행하여 간경화나 간암으로도 발전할 가능성이 있기 때문에 주의를 기울여야 한다. 진단에는 간조직 검사가 필수적이며, 발병기전에는 인슐린 저항성, 지방간, 산화적 스트레스, 염증성 반응이 주된 역할을 하는 것으로 생각된다. 점진적인 체중 감소와 운동이 현재로써는 가장 합리적인치료로 받아들여지고 있으며, 아디포넥틴의 역할과 치료적 가능성에 대한 연구가 필요할 것으로 생각된다.

참고문헌

1. Clark JM, Brancati FL, Diehl AM. The prevalence and etiology of elevated aminotransferase levels in the United States. *Am J Gastroenterol* 2003 ; 98 : 960-967.
2. Bugianesi E, Leone N, Vanni E, et al. Expanding the natural history of nonalcoholic steatohepatitis : from cryptogenic cirrhosis to hepatocellular carcinoma. *Gastroenterology* 2002 ; 123 : 134-140.
3. Marchesini G, Bugianesi E, Forlani G, et al. Nonalcoholic fatty liver, steatohepatitis, and the metabolic syndrome. *Hepatology* 2003 ; 37 : 917-923.
4. Angulo P, Keach JC, Batts KP, Lindor KD. Independent predictors of liver fibrosis in patients with nonalcoholic steatohepatitis. *Hepatology* 1999 ; 30 : 1356-1362.
5. Kemper HC, Stasse-Wolthuis M, Bosman W. The prevention and treatment of overweight and obesity. Summary of the advisory report by the Health Council of the Netherlands. *Neth J Med* 2004 ; 62 : 10-17.
6. Mofrad P, Contos MJ, Haque M, et al. Clinical and histologic spectrum of nonalcoholic fatty liver disease associated with normal ALT values. *Hepatology* 2003 ; 37 : 1286-1292.
7. Rull R, Vidal O, Momblan D, et al. Evaluation of potential liver donors : limits imposed by donor variables in liver transplantation. *Liver Transpl* 2003 ; 9 : 389-393.
8. Yamauchi H, Uetsuka K, Okada T, Nakayama H, Doi K. Impaired liver regeneration after partial hepatectomy in db/db mice. *Exp Toxicol Pathol* 2003 ; 54 : 281-286.
9. Petersen KF, Befroy D, Dufour S, et al. Mitochondrial dysfunction in the elderly : possible role in insulin resistance. *Science* 2003 ; 300 : 1140-1142.
10. Brunt EM. Nonalcoholic steatohepatitis. *Semin Liver Dis* 2004 ; 24 : 3-20.
11. Browning JD, Kumar KS, Saboorian MH, Thiele DL. Ethnic differences in the prevalence of cryptogenic cirrhosis. *Am J Gastroenterol* 2004 ; 99 : 292-298.
12. Ratziu V, Bonyhay L, Di M, et al. Survival, liver failure, and hepatocellular carcinoma in obesity-related cryptogenic cirrhosis. *Hepatology* 2002 ; 35 : 1485-1493.
13. Hui JM, Kench JG, Chitturi S, et al. Long-term outcomes of cirrhosis in nonalcoholic

steatohepatitis compared with hepatitis C. *Hepatology* 2003 ; 38 : 420-427.

14. Shimada M, Hashimoto E, Taniai M, et al. Hepatocellular carcinoma in patients with non-alcoholic steatohepatitis. *J Hepatol* 2002 ; 37 : 154-160.

15. Ong J, Younossi ZM, Reddy V, et al. Cryptogenic cirrhosis and posttransplantation nonalcoholic fatty liver disease. *Liver Transpl* 2001 ; 7 : 797-801.

16. Contos MJ, Cales W, Sterling RK, et al. Development of nonalcoholic fatty liver disease after orthotopic liver transplantation for cryptogenic cirrhosis. *Liver Transpl* 2001 ; 7 : 363-373.

17. Ludwig J, Viggiano TR, McGill DB, Oh BJ. Nonalcoholic steatohepatitis : Mayo Clinic experiences with a hitherto unnamed disease. *Mayo Clin Proc* 1980 ; 55 : 434-438.

18. Brunt EM, Ramrakhiani S, Cordes BG, et al. Concurrence of histologic features of steatohepatitis with other forms of chronic liver disease. *Mod Pathol* 2003 ; 16 : 49-56.

19. Ludwig J, McGill DB, Lindor KD. Review : nonalcoholic steatohepatitis. *J Gastroenterol Hepatol* 1997 ; 12 : 398-403.

20. Matteoni CA, Younossi ZM, Gramlich T, Boparai N, Liu YC, McCullough AJ. Nonalcoholic fatty liver disease : a spectrum of clinical and pathological severity. *Gastroenterology* 1999 ; 116 : 1413-1419.

21. Marchesini G, Brizi M, Bianchi G, et al. Nonalcoholic fatty liver disease : a feature of the metabolic syndrome. *Diabetes* 2001 ; 50 : 1844-1850.

22. Chitturi S, Abeygunasekera S, Farrell GC, et al. NASH and insulin resistance : Insulin hypersecretion and specific association with the insulin resistance syndrome. *Hepatology* 2002 ; 35 : 373-379.

23. Pagano G, Pacini G, Musso G, et al. Nonalcoholic steatohepatitis, insulin resistance, and metabolic syndrome : further evidence for an etiologic association. *Hepatology* 2002 ; 35 : 367-372.

24. Ratziu V, Munteanu M, Charlotte F, Bonyhay L, Poynard T. Fibrogenic impact of high serum glucose in chronic hepatitis C. *J Hepatol* 2003 ; 39 : 1049-1055.

25. Hui JM, Kench J, Farrell GC, et al. Genotype-specific mechanisms for hepatic steatosis in chronic hepatitis C infection. *J Gastroenterol Hepatol* 2002 ; 17 : 873-881.

26. Ratziu V, Giral P, Charlotte F, et al. Liver fibrosis in overweight patients. *Gastroenterology* 2000 ; 118 : 1117-1123.

27. Clark JM, Diehl AM. Hepatic steatosis and type 2 diabetes mellitus. *Curr Diab Rep* 2002 ; 2 : 210-215.

28. Roberts EA. Nonalcoholic steatohepatitis in children. *Curr Gastroenterol Rep* 2003 ; 5 : 253-259.

29. Davies RJ, Saverymuttu SH, Fallowfield M, Joseph AE. Paradoxical lack of ultrasound attenuation with gross fatty change in the liver. *Clin Radiol* 1991 Jun ; 43(6) : 393-396.

30. Saadeh S, Younossi ZM, Remer EM, et al. The utility of radiological imaging in nonalcoholic fatty liver disease. *Gastroenterology* 2002 ; 123 : 745-750.

31. Talwalkar JA. Motion-all patients with NASH need to have a liver biopsy : arguments for the motion. *Can J Gastroenterol* 2002 ; 16 : 718-721.

32. Tarasow E, Siergiejczyk L, Panasiuk A, et al. MR proton spectroscopy in liver examinations of healthy individuals in vivo. *Med Sci Monit* 2002 ; 8 : MT36-MT40.

33. Longo R, Pollesello P, Ricci C, et al. Proton MR spectroscopy in quantitative in vivo determination of fat content in human liver steatosis. *J Magn Reson Imaging* 1995 ; 5 : 281-285.

34. Uesugi T, Froh M, Arteel GE, et al. Role of lipopolysaccharide-binding protein in early alcohol-induced liver injury in mice. *J Immunol* 2002 ; 168 : 2963-2969.

35. Uesugi T, Froh M, Arteel GE, Bradford BU, Thurman RG. Toll-like receptor 4 is involved in the mechanism of early alcohol-induced liver injury in mice. *Hepatology* 2001 ; 34 : 101-108.

36. Ijaz S, Yang W, Winslet MC, Seifalian AM. Impairment of hepatic microcirculation in fatty liver. *Microcirculation* 2003 ; 10 : 447-456.

37. Kooby DA, Fong Y, Suriawinata A, et al. Impact of steatosis on perioperative outcome following hepatic resection. *J Gastrointest Surg* 2003 ; 7 : 1034-1044.

38. den Boer M, Voshol PJ, Kuipers F, Havekes LM, Romijn JA. Hepatic steatosis : a mediator of the metabolic syndrome. Lessons from animal models. *Arterioscler Thromb Vasc Biol* 2004 ; 24 : 644-649.

39. Kim JK, Fillmore JJ, Chen Y, et al. Tissue-specific overexpression of lipoprotein lipase causes tissue-specific insulin resistance. *Proc Natl Acad Sci USA* 2001 ; 98 : 7522-7527.

40. Kotzka J, Muller-Wieland D. Sterol regulatory element-binding protein (SREBP)-1 : gene regulatory target for insulin resistance? *Expert Opin Ther Targets* 2004 ; 8 : 141-149.

41. Charlton M, Sreekumar R, Rasmussen D, Lindor K, Nair KS. Apolipoprotein synthesis in nonalcoholic steatohepatitis. *Hepatology* 2002 ; 35 : 898-904.

42. Pessayre D, Mansouri A, Fromenty B. Nonalcoholic steatosis and steatohepatitis. V. Mitochondrial dysfunction in steatohepatitis. *Am J Physiol Gastrointest Liver Physiol* 2002 ; 282 : G193-9.

43. Barrero MJ, Camarero N, Marrero PF, Haro D. Control of human carnitine palmitoyltransferase II gene transcription by peroxisome proliferatoractivated receptor through a partially conserved peroxisome proliferatorresponsive element. *Biochem* J 2003 ; 369 : 721-729.

44. Robertson G, Leclercq I, Farrell GC. Nonalcoholic steatosis and steatohepatitis. II. Cytochrome P-450 enzymes and oxidative stress. *Am J Physiol Gastrointest Liver Physiol* 2001 ; 281 : G1135-9.

45. Emery MG, Fisher JM, Chien JY, et al. CYP2E1 activity before and after weight loss in morbidly obese subjects with nonalcoholic fatty liver disease. *Hepatology* 2003 ; 38 : 428-435.

46. Reddy JK, Hashimoto T. Peroxisomal beta-oxidation and peroxisome proliferator-activated receptor alpha : an adaptive metabolic system. *Annu Rev Nutr* 2001 ; 21 : 193-230.

47. Weltman MD, Farrell GC, Hall P, Ingelman-Sundberg M, Liddle C. Hepatic cytochrome P450 2E1 is increased in patients with nonalcoholic steatohepatitis. *Hepatology* 1998 ; 27 : 128-133.

48. Chalasani N, Gorski JC, Asghar MS, et al. Hepatic cytochrome P450 2E1 activity in nondiabetic patients with nonalcoholic steatohepatitis. *Hepatology* 2003 ; 37 : 544-550.

49. Ip E, Farrell GC, Robertson G, Hall P, Kirsch R, Leclercq I. Central role of PPARalpha-dependent hepatic lipid turnover in dietary steatohepatitis in mice. *Hepatology* 2003 ; 38 : 123-132.

50. Garg R, Tripathy D, Dandona P. Insulin resistance as a proinflammatory state : mechanisms, mediators, and therapeutic interventions. *Curr Drug Targets* 2003 ; 4 : 487-492.

51. Tripathy D, Mohanty P, Dhindsa S, et al. Elevation of free fatty acids induces inflammation and impairs vascular reactivity in healthy subjects. *Diabetes* 2003 ; 52 : 2882-2887.

52. Weisberg SP, McCann D, Desai M, Rosenbaum M, Leibel RL, Ferrante AW Jr. Obesity is associated with macrophage accumulation in adipose tissue. *J Clin Invest* 2003 ; 112 : 1796-1808.

53. Yu C, Chen Y, Cline GW, et al. Mechanism by which fatty acids inhibit insulin activation of insulin receptor substrate-1 (IRS-1)-associated phosphatidylinositol 3-kinase activity in muscle. *J Biol Chem* 2002 ; 277 : 50230-50236.

54. Wigg AJ, Roberts-Thomson IC, Dymock RB, McCarthy PJ, Grose RH, Cummins AG. The role of small intestinal bacterial overgrowth, intestinal permeability, endotoxaemia, and tumour necrosis factor alpha in the pathogenesis of non-alcoholic steatohepatitis. *Gut* 2001 ; 48 : 206-211.

55. Kugelmas M, Hill DB, Vivian B, Marsano L, McClain CJ. Cytokines and NASH : a pilot study of the effects of lifestyle modification and vitamin *E. Hepatology* 2003 ; 38 : 413-419.

56. Yamada S, Iida T, Tabata T, et al. Alcoholic fatty liver differentially induces a neutrophil-chemokine and hepatic necrosis after ischemia-reperfusion in rat. *Hepatology* 2000 ; 32 : 278-288.

57. Sheron N, Bird G, Koskinas J, et al. Circulating and tissue levels of the neutrophil chemotaxin

interleukin-8 are elevated in severe acute alcoholic hepatitis, and tissue levels correlate with neutrophil infiltration. *Hepatology* 1993 ; 18 : 41-46.

58. Yamauchi T, Kamon J, Minokoshi Y, et al. Adiponectin stimulates glucose utilization and fatty-acid oxidation by activating AMP-activated protein kinase. *Nat Med* 2002 ; 8 : 1288-1295.

59. Yamauchi T, Kamon J, Ito Y, et al. Cloning of adiponectin receptors that mediate antidiabetic metabolic effects. *Nature* 2003 ; 423 : 762-769.

60. Kamada Y, Tamura S, Kiso S, et al. Enhanced carbon tetrachlorideinduced liver fibrosis in mice lacking adiponectin. *Gastroenterology* 2003 ; 125 : 1796-1807.

61. Xu A, Wang Y, Keshaw H, Xu LY, Lam KS, Cooper GJ. The fat-derived hormone adiponectin alleviates alcoholic and nonalcoholic fatty liver diseases in mice. *J Clin Invest* 2003 ; 112 : 91-100.

62. Haluzik M, Parizkova J, Haluzik MM. Adiponectin and its role in the obesity-induced insulin resistance and related complications. *Physiol Res* 2004 ; 53 : 123-129.

63. James OF, Day CP. Non-alcoholic steatohepatitis (NASH) : a disease of emerging identity and importance. *J Hepatol.* 1998 Sep ; 29(3) : 495-501.

64. Marubbio AT Jr, Buchwald H, Schwartz MZ, Varco R. Hepatic lesions of central pericellular fibrosis in morbid obesity, and after jejunoileal bypass. *Am J Clin Pathol* 1976 Oct ; 66(4) : 684-691.

65. Uygun A, Kadayifci A, Isik AT, Ozgurtas T, Deveci S, Tuzun A, Yesilova Z, Gulsen M, Dagalp K. Metformin in the treatment of patients with non-alcoholic steatohepatitis. Aliment *Pharmacol Ther* 2004 Mar 1 ; 19(5) : 537-544.

66. Neuschwander-Tetri BA, Brunt EM, Wehmeier KR, Oliver D, Bacon BR. Improved nonalcoholic steatohepatitis after 48 weeks of treatment with the PPAR-gamma ligand rosiglitazone. *Hepatology* 2003 Oct ; 38(4) : 1008-1017.

67. Lindor KD, Kowdley KV, Heathcote EJ, Harrison ME, Jorgensen R, Angulo P, Lymp JF, Burgart L, Colin P. Ursodeoxycholic acid for treatment of nonalcoholic steatohepatitis : results of a randomized trial. *Hepatology* 2004 Mar ; 39(3) : 770-788.

68. Laurin J, Lindor KD, Crippin JS, Gossard A, Gores GJ, Ludwig J, Rakela J, McGill DB. Ursodeoxycholic acid or clofibrate in the treatment of non-alcohol-induced steatohepatitis : a pilot study. *Hepatology* 1996 Jun ; 23(6) : 1464-1467.

Chapter

22 악성질환

비만은 지난 수십년간 선진국과 개발도상국에서 모두 증가하고 있다. 비만은 심혈관질환과 제2형 당뇨병의 위험을 증가시키며 대장, 유방(폐경 여성), 자궁내막, 식도(선암), 신장(신세포암), 위(분문부), 췌장, 담낭 및 간 등의 여러 장기의 암의 발생률과 사망률을 증가시킨다.[1] 또한 비만은 치료 후의 암의 경과에도 관련이 있다. 최근에는 비만이 암의 발생과 진행을 촉진할 것으로 추정되는 근거들이 제시되고 있다.

1 비만과 암 발생의 기전

비만은 과도한 지방조직의 축적으로 특징 지어지며 일부 암의 위험을 증가시키는 것으로 보인다. 이는 비만과 암의 공통된 다양한 생물학적인 작용이 상호관계를 유발하여 발생하는 것으로 생각된다.

체중 증가와 암의 관련은 아직 잘 알려져 있지 않지만 인슐린 저항성, 인슐린 성장인자(insulin-like growth factor, IGF), 그리고 성호르몬과 성호르몬결합단백(sex-hormone binding globulin, SHBG) 비율의 불균형과 관련이 있다.[1] 이와 함께 지방세포에서 분비되는 단백질(adipokines)은 면역 반응(leptin), 염증 반응(TNF-α, interleukin-6, serum amyloid A), 혈관신생(vascular endothelial growth factor 1) 및 세포외 기질물질의 성분(type-VI collagen)에 영향을 준다. 비만과 관련된 아디포카인의 조절 이상은 암 발생 뿐만 아니라 암의 진행 및 전이에도 관계되는 것으로 생각된다. 그 외에 염증 반응과 산화

스트레스[2] 등이 비만과 암의 관련을 설명하고 있다. 성 호르몬은 유방암[3,4]과 자궁내막암[5] 등 특정 암과 주로 관련되어 있는 반면, 염증과 산화 스트레스는 암과 심혈관질환을 일으키는 일반적인 기전으로 제기되어 왔다.

1) 고인슐린혈증과 인슐린 저항성

인슐린 저항성은 인슐린 작용에 대한 생물학적 반응의 장애가 발생한 상태를 말하며, 만성적인 고인슐린혈증은 대장암,[6] 췌장암, 자궁내막암, 그리고 일부의 유방암의 발생 기전과 관련되어 있다.[7]

인슐린이 암을 유발하는 기전은 조직 세포의 인슐린 수용체에 직접 작용하거나, 고인슐린혈증에 따른 이차적인 내인성 호르몬 대사의 변화와 관련되어 있다. 즉 인슐린은 IGF-1의 합성과 활성을 촉진하는데, IGF-1은 영양 과잉 상태에서 세포 증식을 일으킬 수 있다. 실험실 연구에서 인슐린과 IGF-1은 세포 증식을 촉진하고 세포자멸사를 방해한다. 동물실험에서도 IGF-1수용체를 제거하거나 IGF-1 농도를 낮추면 암 성장이 줄어드는 것으로 보고되었다. 고인슐린혈증은 또한 안드로겐, 에스트로겐 등 성호르몬 합성에 영향을 줄 수 있으며, 이들 성호르몬도 암 발생에 관여할 수 있다.

2) 성호르몬

비만은 내인성 성호르몬(에스트로겐, 안드로겐 그리고 프로게스테론)의 합성과 활성에 영향을 준다.[1] 지방조직은 다양한 성호르몬 대사 효소를 발현시켜 안드로겐에 의한 에스트로겐의 합성을 증가시킨다. 남성과 폐경 여성에서는 에스트로겐 합성이 주로 지방조직에서 일어나며 체질량지수와 혈중 에스트로겐이 직접적으로 상관이 있다. 다음으로 지방세포는 혈중 인슐린과 IGF-1의 활성을 증가시킨다. 이는 테스토스테론과 에스트로겐에 친화력이 높은 SHBG의 간 합성과 혈중 농도를 감소시킨다. 마지막으로 높은 인슐린치는 난소와 부신의 안드로겐 합성을 증가시켜서 폐경 전 여성의 다낭성낭포증후군을 유발할 수 있다.

혈중 성호르몬의 변화는 폐경 여성의 유방암과 폐경 전 및 폐경 여성의 자궁내막암과 관련이 있다. 유방암의 경우 혈중 SHBG와 음의 관련이 있으며 SHBG와 결합하지 않은 활성 에스트로겐과 양의 상관이 있다. 남성의 경우 전립선암이 안드로겐 합성과 같은 내인성 호르몬 대사와 관련이 있다.

3) 산화 스트레스

비만은 스테로이드 호르몬의 작용을 통해 산화 스트레스를 증가시키고 세포 증식과 DNA의 손상을 촉진할 수 있다.[8] 안드로겐은 전립선암 세포에서 산화 스트레스를 증가시키는 것으로 보고되었으며, 산화에 대한 방어 기전이 암의 초기 발생 과정을 억제하는 것으로 알려져 있다.

동물실험에서는 열량을 제한하여 체중 증가를 방지하면 유방암, 간암, 췌장암 그리고 화학 물질로 유발된 대장암, 피부암(흑색종 제외), 림프종과 전립선암을 예방하는 효과가 있었다. 비만 동물의 경우 열량을 제한하면 자연적인 혹은 유발된 암의 발생에 있어서 그 수와 크기가 줄어든다는 결과가 여러 부위의 암에서 공통적으로 보고되고 있다. 그 기전은 암 유발인자 대사의 변화, 산화 스트레스 감소에 따른 DNA 산화 손상 감소, DNA 복구 능력 향상, IGF-1 농도 감소 등에 의한 것이라는 주장들이 제기되고 있다.[9]

2 암의 위험요인으로서의 비만

미국 암 학회(American Cancer Society)의 암 예방 연구(Cancer Prevention Study II)는 1982년부터 1998년까지 16년간 900,000명 이상의 미국인을 추적 관찰한 전향적 코호트 연구로서, 정상 체질량지수군(BMI 18.5~24.9 kg/m^2)에 비해 체질량지수가 가장 높은 군(40 kg/m^2 이상)은 모든 암으로 인한 사망 위험이 남성에서 1.5배, 여성에서 1.9배 높았다. 체질량지수의 증가는 남, 여 모두에서 식도암, 대장직장암, 담낭암, 췌장암, 신장암과 비호지킨림프종에 의한 사망의 위험을 증가시켰으며 남성의 위암, 전립선암, 여성의 유방암, 자궁암, 난소암에 의한 사망을 증가시켰다(그림 22-1, 2).[10,11]

캐나다인을 대상으로 한 연구에 의하면 과체중 혹은 비만의 경우 전신암의 위험이 각각 1.1배와 1.3배 증가하였다.[12] 비만은 비호지킨림프종, 백혈병, 다발성 골수종, 신장암, 대장암, 직장암, 췌장암, 유방암(폐경 후)과 난소암의 위험을 증가시켰다. 스웨덴에서 시행된 전향적 연구 결과 비만인에서 암의 위험이 33% 증가하였으며, 소장, 대장, 담낭, 췌장, 후두, 신장, 방광, 자궁내막, 난소, 뇌, 결합조직의 암이 증가하였다고 보고하였다.[13] 유럽인을 대상으로 한 결과 과체중과 비만에 의한 암의 발생이 남성에서 3%, 여성에서 6%를 차지하였다.[14]

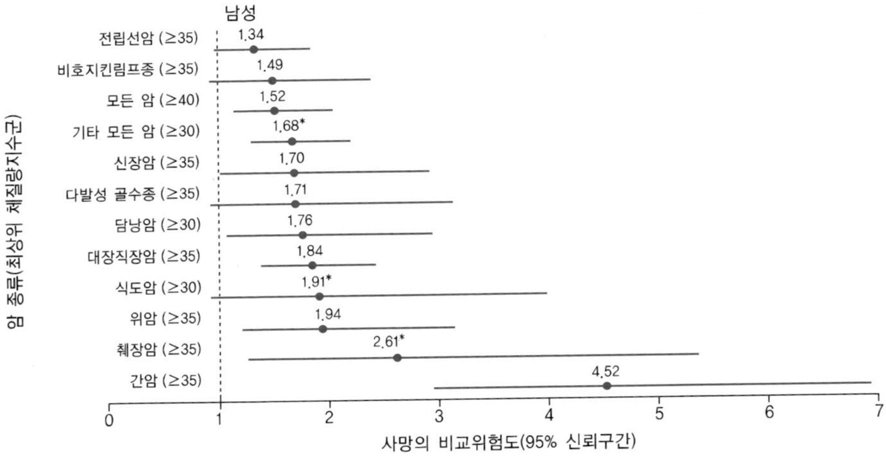

남성에서 정상 체질량지수군 (BMI 18.5~24.9 kg/m^2)에 대한 최상위 체질량지수군 (괄호안 수치)에서의 비교위험도. *는 비흡연자의 비교위험도. 모든 부위 암의 선형추세분석 결과는 유의 ($P \le 0.05$)함.

▶**그림 22-1** 미국인 남성에서 체질량지수에 따른 암 사망률 (1982년부터 1998년까지 진행된 암예방 연구 II)[10]

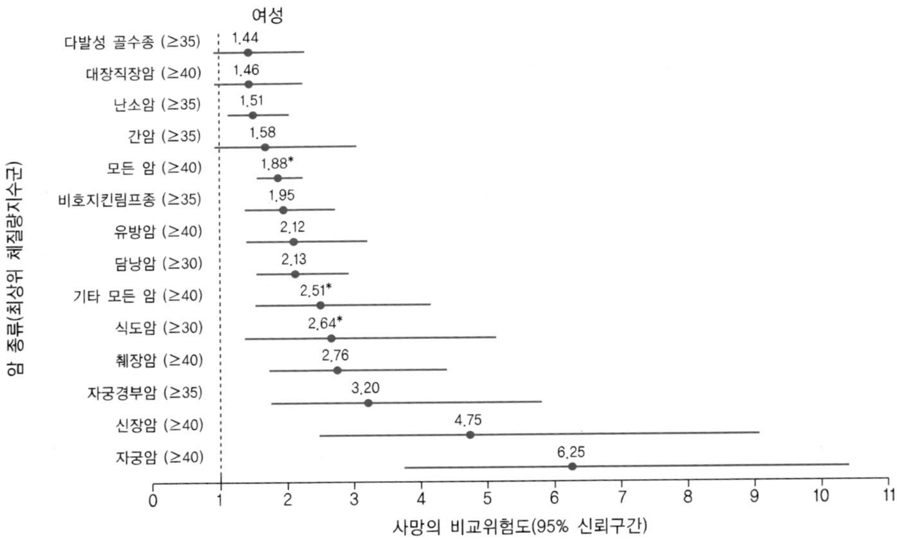

여성에서 정상 체질량지수군 (BMI 18.5~24.9 kg/m^2)에 대한 최상위 체질량지수군 (괄호안 수치)에서의 비교위험도. *는 비흡연자의 비교위험도. 모든 부위 암의 선형추세분석 결과는 유의($P \le 0.05$)함.

▶**그림 22-2** 미국인 여성에서 체질량지수에 따른 암 사망률 (1982년부터 1998년까지 진행된 암 예방 연구 II)[10]

1) 유방암

유방암과 비만의 관계에 대해서는 많은 역학적, 임상적, 실험적 연구 결과들이 있다. 대부분의 연구 결과에서는 폐경 전 여성의 체중이 유방암과 음의 상관관계를 보인다.[15)] 이들 자료를 메타분석 해 보면 폐경 전 여성에서 체질량지수가 증가할수록 유방암의 비교위험도가 감소하는 경향을 보인다.[16)] 이러한 마른 여성에서의 유방암 증가는 젊은 여성군(35세 이하)에서 가장 잘 나타난다. 하지만 체질량지수가 증가하면 폐경 전・후 여성에서 치명적인 염증성 유방암의 위험이 증가한다.[15)]

성인기의 체중 증가는 폐경 후 유방암의 위험을 독립적으로 증가시킨다. 체중 증가에 의한 위험의 증가는 18세에 정상체중이며 호르몬 수용체 양성인 암의 경우에 국한된다.[17)] 중심성 비만이 유방암과 관련되었다는 연구 결과도 있다.[18)] 216명의 폐경 전・후 여성을 대상으로 한 연구 결과 허리-엉덩이 둘레비의 증가는 침윤성 유방암의 위험을 증가시켰다.[18,19)]

대부분의 역학 연구는 과체중이거나 비만 여성에서 폐경 후 유방암의 위험이 증가한다고 보고하였다. 7개의 전향적 코호트 연구를 분석한 결과 체질량지수 28 kg/m^2 이상인 여성에서 폐경 후 유방암의 비교위험도는 1.3배였다.[20)]

비만한 경우 유방암 진단 시 암이 진행된 상태이거나, 재발이 높고 생존 기간이 짧은 것으로 나타났다. 많은 연구에서 비만이 암의 크기와 양의 상관관계가 있다고 보고하고 있다. 비만 환자의 특성 때문에 유방암이 늦게 진단된다는 연구 결과도 있다. 비만한 경우 이상 증상을 발견하여 병원에 내원하기까지 3개월 이상 걸린 경우가 정상인에 비해 2배이다. 비만 여성은 유방이 큰 경우가 많아 유방 종괴를 분명하게 확인할 수 없어 진단이 늦어질 것이라고 생각되기도 한다. 또한 다수의 비만 환자들이 낮은 사회경제적 수준을 가진 점도 유방암 진단을 지연시키는데 영향을 준다.

2) 자궁내막암

비만과 자궁내막암의 관련은 잘 알려져 있으며 이는 에스트로겐 생성 증가와 관련이 있다. 에스트로겐은 직접 에스트로겐 수용체를 자극하여 자궁내막을 증식시킨다. 폐경 전 및 폐경 여성의 SHBG 감소는 자궁내막암의 위험을 증가 시킨다.[1)] 폐경 여성의 에스트로겐은 자궁내막암의 위험과 직접적인 관련이 있으며 위험도는 5배까지 증가한다. 폐경 전 여성에서는 다낭성낭포증후군을 가진 여성에서 자궁내막암의 위험이 증가한다. 이들 환자는 만성 고인슐린혈증과 상대적인 프로게스테론 결핍이 특징이다. 이는 호르몬이 자궁내막암과 직접적으로 관련된다는 것을 잘 보여 준다. 또한 폐경 후 여성에서 에스트로겐 대체요법을 한 경우 자궁내막암이 증가하는 것도 에스트로겐의 역할을 잘 보여준다.

자궁내막암으로 진단 받은 환자 232명을 대상으로 조사한 결과 16세에 비만인 군(1.3배), 16세 이후 체중 증가가 많았던 군(3.2배), 진단 시 높은 체질량지수를 가진 군(3.2배)에서 위험도가 증가하였다.[21] 성인기의 체중 증가는 진단 시의 체중보다 더 강력한 위험 요인이다. 자궁내막암이 복부비만과 관련 있다는 연구 결과도 있다.[22,23]

3) 난소암

난소암과 비만의 관계는 일관된 관련성을 보여 주지 못하고 있다.[1] 또한 난소암의 조직병리에 따라서도 비만과의 관련성이 다르게 나타난다.

환자-대조군 연구에서는 체질량지수가 높은 군에서 난소암의 위험이 약 2배 증가하였다.[24] 폐경 후 여성의 난소암 사망률도 과체중과 비만 여성에서 약간 증가한다(각각 1.2, 1.3배).[25] 하지만 일부의 연구에서는 체질량지수가 증가하면 오히려 난소암이 감소하며 체질량지수 30 kg/m^2 이상인 경우에 23 kg/m^2 미만인 경우보다 위험도가 0.4로 감소하였다.[26] 사춘기, 혹은 18세의 비만은 성인기의 난소암의 위험을 증가시켰다.[27,28] 허리-엉덩이 둘레비의 증가는 난소암의 위험을 2배 증가시켰다.[29] 다른 연구에서는 비만과 난소암이 관련이 없다는 결과를 보고하였다. 비만과 난소암에 대해서는 향후의 추가적인 연구가 필요하다.

4) 전립선암

일반적으로 비만과 전립선암 발생의 관계는 아직 결론적이지 않다. 하지만 체질량지수의 증가가 전립선암의 발생과 이로 인한 사망률을 증가시킨다는 연구 결과는 다수이다. 또한 전립선암과 체지방분포와의 관계에 대해서도 다양한 연구 결과를 보여 주고 있다.

미국 암학회에서는 비만이 전립선암의 위험을 증가시킨다고 하였다. 단면 연구에서는 총 지방 섭취량이 전립선암의 증가와 관련되어 있었다. 환자-대조군 연구에서는 비만인 경우 전립선암의 위험이 2.5배 증가하였다[30] 미국에서 47,781명의 의료인을 대상으로 한 전향적 연구 결과 비만은 전립선암의 발생과 관련이 없었으나, 5～10세의 비만은 전립선암의 발생을 감소시켰다(비교위험도 0.2).[31] 전이성 전립선암의 경우 정상체중에 비해 비만의 경우 위험도가 2.2배 증가하였으며, 지방량이 10 kg 증가할 때마다 위험도가 1.4배 증가하였다.[32] 135,000명의 스웨덴인을 대상으로 조사한 연구에서는 신체계측치가 전립선암의 발생보다는 사망률과 더 관련이 있었으며, 최상위 체질량지수 군은 최하위 체질량지수 군보다 전립선암으로 인한 사망 위험이 1.4배 증가하였다.[33] 미국에서 두 개의 코호트를 대상으로 조사한 결과 체질량지수 30 kg/m^2 이상의 비만군에서 25 kg/m^2 미만의 정상체중군보다 전립선암에 의한 사망 위험이 1.3배 증가하였다.[34] 중국인을 대상으로 한 환자-대조군 연구에서는 복부비만이 전립선암의 위험요인이었으며 허리-엉덩이 둘레비가 가장 높은 군은 가장 낮은 군에 비해 비교위험도가 2.7배였다.[35]

동물 실험에서는 지속적으로 테스토스테론을 투여한 결과 전립선암이 발생하였다. 섭취하는 식품이 성호르몬에 영향을 줄 수 있으므로 식사와 남성 호르몬이 전립선암에 동시에 영향을 주는 것으로 생각된다.

5) 신장세포암

많은 연구들에서 비만도가 증가할수록 신장세포암의 위험이 증가된다고 보고하였다.

1971년부터 1992년까지 건강검진을 받은 363,992명의 스웨덴 남성을 1995년 또는 사망시점까지 추적 관찰하였는데 상위 체질량지수 25%에서는 신장세포암의 위험률이 2배 정도로 증가되었다.[36] 이 연구를 1999년까지 추적한 결과를 보면 정상체중을 가진 남성에 비해 비만한 남성에서 모든 암의 발생이 증가하였으며(비교위험도 1.1) 신장세포암의 비교 위험도는 1.8로 두 번째로 높았다.[37] 체중이 지속적으로 잘 유지되었던 남성에 비해 최근 6년간 체질량지수가 15% 이상 증가된 남성들은 신장세포암의 위험이 증가되었다.

Chiu 등[38]의 연구에서는 여성에서의 비직업적인 활동량은 비만과 역상관 관계에 있고 이것은 신장세포암과 양의 상관관계가 있었으며 특히 40대의 상위 10% 체질량지수의 여성들에서 신장세포암의 위험이 가장 높다고 하였다. Pischon 등[39]의 연구에서도 여성에서는 지방의 분포와 상관없이 비만할수록 신장세포암의 위험이 증가하였다. Amling 등[40]의 연구에서는 비만이 신장세포암의 발달 및 진행과 관련이 있다고 하였다. Bergstrom 등[14]의 연구에서는 남녀 모두 체질량지수 1단위가 증가하면 신장암의 비교위험도가 1.1 증가하였다.

449명의 환자와 707명의 대조군을 대상으로 문진을 통한 환자 대조군 역학 연구에서는 여성에서 체질량지수가 증가할수록 신장세포암의 위험이 증가했고 체질량지수 상위

10%의 여성들에서는 신장세포암의 위험이 4배 정도 증가되었다.[41] 남성에서도 체중 또는 체질량지수 상위 10%에서 위험이 가장 높았다.

캘리포니아의 로스앤젤레스에 거주하는 1,204명의 신장세포암 환자수와 동일한 대조군을 대상으로 신장세포암의 위험과 비만, 고혈압, 약물 복용과의 관련성을 연구하였는데, 체질량지수 22 kg/m^2 미만인 군에 비해 30 kg/m^2 이상 군에서 신장세포암의 위험이 4배 증가하여 비만이 신장세포암의 강력한 위험인자로 나타났다.[42]

6) 대장암

비만은 대장암의 위험을 증가시키는 것으로 알려져 왔다.

미국 암 협회에서 시행한 암 예방연구 II의 연구 결과를 보면 남성에서 대장암 사망률은 체질량지수가 커질수록 증가하였고 체질량지수가 32.5 kg/m^2 이상인 경우 상대위험도가 1.9로 정상 체질량지수를 가진 남성에 비해 사망률이 높았다.[43]

또한 비만은 대장암의 전구단계인 선종의 위험을 증가시킨다고 알려졌다. 남성을 대상으로 시행한 연구에서 체질량지수는 직접적인 대장암의 위험도와 관련이 있었으며 허리둘레와 허리-엉덩이둘레비는 대장암의 강력한 위험인자였다.[43,44]

Pischon 등[45]의 연구에서도 복부비만을 나타내는 허리둘레, 허리-엉덩이 둘레비는 남성, 여성 모두에서 대장암의 위험을 높이는 것으로 나타났으나, 여성 호르몬 치료를 받는 폐경 여성에서는 대장암과 복부비만의 관련이 없었다. 이 결과는 상하이에서 시행된 Hou 등[46]의 연구결과와 같다. 그러나 호주에서 MacInnis 등[47]이 여성을 대상으로 한 연구에서는 허리둘레와 허리-엉덩이 둘레비가 대장암의 위험성과 관련이 있다고 보고하였다.

일본인을 대상으로 한 연구에서는 체질량지수가 28 kg/m^2 이상인 경우와 과도한 체중증가가 대장암의 위험을 3.4배까지 증가시킨다고 보고하였고 복부비만을 포함하는 대사증후군은 대장 선종의 위험성과 관련이 있다고 보고하였다.[48]

7) 식도암

체질량지수의 증가는 식도암의 위험을 증가시킨다.

MacInnis 등[49]의 연구에 의하면 체질량지수 뿐 아니라 복부비만, 제지방량이 증가 할수록 식도하부의 선암과 위 분문부 선암의 위험이 증가하였다. Lagergren 등[50]의 연구에서는 체질량지수 30 kg/m^2 이상인 군은 22 kg/m^2 이하인 군에 비해 식도 선암의 교차비가 16.2, 위 분문부 선암의 교차비가 4.8로 증가하였다. Hampel 등[51]의 메타 분석에서도 비만은 위산역류와 식도염, 식도 선암의 위험과 상관관계가 있다고 결론지었다.

식도암은 비교적 흔하지 않은 암이지만 비만은 식도암의 강력한 위험인자이므로 비만 환자에서의 식도역류질환은 체중 감량과 함께 적극적인 약물치료가 요구된다.

8) 췌장암

지방 섭취는 비만 및 당뇨병과 관련이 있으며 이들은 또한 췌장암의 위험인자이다.

중국 상하이의 환자-대조군 연구에서는 체질량지수와 췌장암의 위험도가 남녀 모두에서 양의 상관관계를 보였다.[52] 그 외에도 출산력이 많을수록, 어린 나이에 출산을 할수록, 경구 피임약을 사용한 사람일수록 췌장암의 위험이 증가하였는데 이러한 결과는 비만과 췌장암 사이에 호르몬이 관련되어 있다는 것을 의미한다.

Michaud 등[53]의 연구에서는 체질량지수가 30 kg/m^2 이상인 경우에 23 kg/m^2 미만인 경우보다 췌장암의 위험이 1.7배 증가한다고 보고하였다. Rapp 등[54]이 발표한 대규모 코호트에서는 정상체중의 남성에 비해 체질량지수가 35 kg/m^2 이상인 경우 췌장암의 위험이 2.3배로 증가하였다. 췌장암과 비만에 대한 메타연구결과에서는 체질량지수가 30 kg/m^2 이상인 경우에 췌장암의 비교위험도는 1.2로 약한 관련이 있었다.[55]

3 소아 비만, 성인 신장 및 암질환

소아 비만은 일생 동안 암의 위험을 증가시킨다. 소아비만에 대한 생체표지자로 성인의 평균신장을 언급하는데 성인의 신장은 유전 및 사춘기 이전의 영양과 관련되어 있다. 소아기에 과다한 영양 섭취를 하면 성인 신장의 증가, IGF-1의 분비 증가가 일어나고 증가된 IGF-1은 전립선암과 후반기의 유방암 위험증가와 관련되어 있다.

성인 신장과 암 질환 발생률의 관련성을 알아보는 연구가 미국 국민건강영양연구조사와 그 추적 조사를 통하여 이루어졌는데 남성에서 신장이 가장 작은 1사분위에 비해 2~4사분위에서 모든 암의 상대 위험도가 유의하게 증가하였다.[56] 남성에서 대장직장암은 신장이 가장 작은 1사분위에서 발생률이 가장 낮았고(4사분위의 상대 위험도 2.1), 여성에서도 유방암과 대장직장암에서 양의 상관관계가 밝혀졌다(4사분위의 상대위험도는 유방암이 2.1, 대장 직장암이 1.6). 결론적으로 작은 신장이 특히 남성에서 암 위험도를 낮추는 것과 관련이 있다고 여겨지며 인간의 발암 과정 중 소아기의 영양 상태가 어떤 역할을 할 것으로 생각 된다.

4 한국인에서의 비만과 암 발생

1992년에서 2004년까지 한국의 비만 유병률(체질량지수 25 kg/m^2 기준)이 20.8%에서 39.2%로 급격히 증가하였고, 또 한국인의 사망원인 중 많은 부분을 암이 차지하고 있어 비만과 암의 관련에 대한 국내 연구가 필요하다.[57] 특히, 한국인을 비롯한 아시아인들은 서구인들보다 작은 체구를 가지고 있어 체질량지수를 사용한 비만의 진단기준도 다르며 생활 습관이나 문화, 식습관도 많은 차이를 가지고 있기 때문에 한국 사람을 대상으로 한 많은 연구가 진행되어야 한다.

비만과 암과의 관련성을 본 국내 연구는 많지 않으나 김 등[58]이 국내 남성을 대상으로 비만과 좌측 대장 선종과의 연관성을 분석한 결과 복부 비만이 대장 선종의 발생 위험과 관련이 있다고 보고하였다. 최근 오 등[59]이 한국인 남성들을 대상으로 10년간 추적한 결과 대장암, 직장암, 신장암, 간암, 갑상선암, 전립선암, 비호지킨씨 임파종, 담도암, 흑색종 등이 체질량지수와 뚜렷한 용량-반응 관계를 보였다(표 22-1). 하지만 서구에서와 달리 비만과 백혈병, 다발성 골수종, 담낭암, 췌장암등의 관련성은 뚜렷하지 않았다.

높은 혈당은 비만과 관련이 있으며 대사증후군의 구성요소이기도 하다. 대사증후군은 고혈압, 당뇨, 비만, 인슐린 저항성, 염증, 동맥경화증 등을 포함하는 암의 복합적 위험요소라고 알려져 있다. 높은 혈당과 인슐린 저항성은 특히 비만과 관련이 많은데 한국인을 대상으로 한 연구에 의하면 공복 혈당이 높을수록 모든 암의 위험이 높았고 특히 췌장암의 위험이 높았다. 남성에서는 특히 식도, 간, 대장과 직장, 여성에서는 간과 자궁경부암의 위험이 높았다.[57,60,61]

대체적으로 서구와 마찬가지로 한국인에서도 비만은 암 발생을 증가시키는 것으로 생각되나 장기나 조직학적 차이에 대한 다양성이 있으므로 이에 대한 개별적 연구가 진행되어야 한다.

표 22-1 비만 관련 암의 인구기여분율(%) [60)]

암의 종류	전체 인구		비흡연자	
	%	95% 신뢰구간	%	95% 신뢰구간
대장암	6.1	2.1～10.0	9.5	0.3～17.8
S자 결장 및 직장암	5.7	1.6～9.7	6.4	0.1～12.3
갑상선암	18.4	9.0～26.8	23.1	5.4～37.5
신장암	11.2	4.8～17.1	14.7	1.5～26.1
간암	2.1	0.3～3.8	4.2	0.0～8.4
담도암	7.9	2.0～13.5	–	–
전립선암	9.6	3.1～15.6	–	–
비호지킨씨임파종	6.2	0.2～12.1	–	–
흑색종	22.9	0.1～41.1	–	–
전체 비만관련 암	5	2.4～7.6	6.5	2.1～10.7
모든 종류의 암†	0.2	-0.4～0.8	3.4	1.5～5.3

체지방지수의 분류는 아시아태평양 지역에 의한 아시아인을 위한 가이드라인에 근거하여 비만을 체지방지수가 25.0 kg/m^2 이상으로 함.

* 전체 비만 관련 암들은 위의 표에서 체지방지수와 양의 상관관계를 가지는 암들의 총 합이다. 전체 인구 중에서 9가지 종류의 암이 포함되었다(대장암, S자 결장 및 직장암, 간암, 담도암, 신장세포암, 전립선암, 비호지킨씨 임파종, 흑색종, 갑상선암). 담배를 피운 적이 없는 비흡연자군에서는 5가지 암이 포함되었다(대장암, S자 결장 및 직장암, 간암, 신장세포암, 갑상선암).

† 모든 종류의 암은 비만 관련 암과 비만과 무관한 암을 모두 포함한다.

5 결 론

비만은 유방암, 자궁암, 난소암, 전립선암, 신장세포암, 대장암, 식도암, 췌장암 등 다양한 암의 위험도, 발생률, 진행과 관련되어 있다고 잘 알려져 있다. 이는 지방조직의 호르몬 작용, 면역반응, 염증 등이 비만에서 나타나는 대사 이상과 특정 암 질환을 유발하는 데 역할을 담당하는 것으로 생각된다. 따라서 임상에서도 적극적으로 비만을 관리해 주는 것이 암의 유병률과 이로 인한 사망률을 감소시키는 데 기여할 것으로 생각된다. 하지만 아직까지는 비만과 암의 발생 기전이 명확하게 밝혀져 있지 않다. 향후 이에 대해 연구가 지속되어야 하며, 어느 정도의 비만이 암의 위험 요인으로 작용하는지, 체중을 감량하면 암을 예방할 수 있는지에 대해서도 추가적인 연구가 필요하다.

참고문헌

1. Calle EE, Kaaks R. Overweight, obesity and cancer : epidemiological evidence and proposed mechanisms. Nat Rev Cancer 2004 ; 4(8) : 579-591.
2. Delbosc S, Paizanis E, Magous R, Araiz C, Dimo T, Cristol JP, et al. Involvement of oxidative stress and NADPH oxidase activation in the development of cardiovascular complications in a model of insulin resistance, the fructose-fed rat. Atherosclerosis 2005 ; 179(1) : 43-49.
3. Key T, Appleby P, Barnes I, Reeves G. Endogenous sex hormones and breast cancer in postmenopausal women : reanalysis of nine prospective studies. J Natl Cancer Inst 2002 ; 94(8) : 606-616.
4. Zeleniuch-Jacquotte A, Shore RE, Koenig KL, Akhmedkhanov A, Afanasyeva Y, Kato I, et al. Postmenopausal levels of oestrogen, androgen, and SHBG and breast cancer : long-term results of a prospective study. Br J Cancer 2004 ; 90(1) : 153-159.
5. Lukanova A, Lundin E, Micheli A, Arslan A, Ferrari P, Rinaldi S, et al. Circulating levels of sex steroid hormones and risk of endometrial cancer in postmenopausal women. Int J Cancer 2004 ; 108(3) : 425-432.
6. Giovannucci E. Insulin and colon cancer. Cancer Causes Control 1995 ; 6(2) : 164-179.
7. Boyd DB. Insulin and cancer. Integr Cancer Ther 2003 ; 2(4) : 315-329.
8. Heber D. Cancer. In : Eckel R, ed. Obesity : Mechanisms and clinical Management. Philadelphia Lippincott Williams & Wilkins ; 2003 : 327-344.
9. Calle EE, Thun MJ. Obesity and cancer. Oncogene 2004 ; 23(38) : 6365-6378.
10. Calle EE, Rodriguez C, Walker-Thurmond K, Thun MJ. Overweight, obesity, and mortality from cancer in a prospectively studied cohort of U.S. adults. N Engl J Med 2003 ; 348(17) : 1625-1638.
11. Bianchini F, Kaaks R, Vainio H. Overweight, obesity, and cancer risk. Lancet Oncol 2002 ; 3(9) : 565-574.
12. Pan SY, Johnson KC, Ugnat AM, Wen SW, Mao Y. Association of obesity and cancer risk in Canada. Am J Epidemiol 2004 ; 159(3) : 259-268.
13. Wolk A, Gridley G, Svensson M, Nyren O, McLaughlin JK, Fraumeni JF, et al. A prospective study of obesity and cancer risk (Sweden). Cancer Causes Control 2001 ; 12(1) : 13-21.
14. Bergstrom A, Pisani P, Tenet V, Wolk A, Adami HO. Overweight as an avoidable cause of

cancer in Europe. Int J Cancer 2001 ; 91(3) : 421-430.

15. Carmichael AR, Bates T. Obesity and breast cancer : a review of the literature. Breast 2004 ; 13(2) : 85-92.

16. Ursin G, Longnecker MP, Haile RW, Greenland S. A meta-analysis of body mass index and risk of premenopausal breast cancer. Epidemiology 1995 ; 6(2) : 137-141.

17. Wenten M, Gilliland FD, Baumgartner K, Samet JM. Associations of weight, weight change, and body mass with breast cancer risk in Hispanic and non-Hispanic white women. Ann Epidemiol 2002 ; 12(6) : 435-434.

18. Harvie M, Hooper L, Howell AH. Central obesity and breast cancer risk : a systematic review. Obes Rev 2003 ; 4(3) : 157-173.

19. Schapira DV, Kumar NB, Lyman GH, Cox CE. Abdominal obesity and breast cancer risk. Ann Intern Med 1990 ; 112(3) : 182-186.

20. van den Brandt PA, Spiegelman D, Yaun SS, Adami HO, Beeson L, Folsom AR, et al. Pooled analysis of prospective cohort studies on height, weight, and breast cancer risk. Am J Epidemiol 2000 ; 152(6) : 514-527.

21. Olson SH, Trevisan M, Marshall JR, Graham S, Zielezny M, Vena JE, et al. Body mass index, weight gain, and risk of endometrial cancer. Nutr Cancer 1995 ; 23(2) : 141-149.

22. Schapira DV, Kumar NB, Lyman GH, Cavanagh D, Roberts WS, LaPolla J. Upper-body fat distribution and endometrial cancer risk. JAMA 1991 ; 266(13) : 1808-1811.

23. Xu WH, Matthews CE, Xiang YB, Zheng W, Ruan ZX, Cheng JR, et al. Effect of adiposity and fat distribution on endometrial cancer risk in Shanghai women. Am J Epidemiol 2005 ; 161(10) : 939-947.

24. Farrow DC, Weiss NS, Lyon JL, Daling JR. Association of obesity and ovarian cancer in a case-control study. Am J Epidemiol 1989 ; 129(6) : 1300-1304.

25. Rodriguez C, Calle EE, Fakhrabadi-Shokoohi D, Jacobs EJ, Thun MJ. Body mass index, height, and the risk of ovarian cancer mortality in a prospective cohort of postmenopausal women. Cancer Epidemiol Biomarkers Prev 2002 ; 11(9) : 822-828.

26. Lukanova A, Toniolo P, Lundin E, Micheli A, Akhmedkhanov A, Muti P, et al. Body mass index in relation to ovarian cancer : a multi-centre nested case-control study. Int J Cancer 2002 ; 99(4) : 603-608.

27. Fairfield KM, Willett WC, Rosner BA, Manson JE, Speizer FE, Hankinson SE. Obesity, weight gain, and ovarian cancer. Obstet Gynecol 2002 ; 100(2) : 288-296.

28. Lubin F, Chetrit A, Freedman LS, Alfandary E, Fishler Y, Nitzan H, et al. Body mass index

at age 18 years and during adult life and ovarian cancer risk. Am J Epidemiol 2003 ; 157(2) : 113-120.

29. Mink PJ, Folsom AR, Sellers TA, Kushi LH. Physical activity, waist-to-hip ratio, and other risk factors for ovarian cancer : a follow-up study of older women. Epidemiology 1996 ; 7(1) : 38-45.

30. Irani J, Lefebvre O, Murat F, Dahmani L, Dore B. Obesity in relation to prostate cancer risk : comparison with a population having benign prostatic hyperplasia. BJU Int 2003 ; 91(6) : 482-484.

31. Giovannucci E, Rimm EB, Stampfer MJ, Colditz GA, Willett WC. Height, body weight, and risk of prostate cancer. Cancer Epidemiol Biomarkers Prev 1997 ; 6(8) : 557-563.

32. MacInnis RJ, English DR, Gertig DM, Hopper JL, Giles GG. Body size and composition and prostate cancer risk. Cancer Epidemiol Biomarkers Prev 2003 ; 12(12) : 1417-1421.

33. Andersson SO, Wolk A, Bergstrom R, Adami HO, Engholm G, Englund A, et al. Body size and prostate cancer : a 20-year follow-up study among 135006 Swedish construction workers. J Natl Cancer Inst 1997 ; 89(5) : 385-389.

34. Rodriguez C, Patel AV, Calle EE, Jacobs EJ, Chao A, Thun MJ. Body mass index, height, and prostate cancer mortality in two large cohorts of adult men in the United States. Cancer Epidemiol Biomarkers Prev 2001 ; 10(4) : 345-353.

35. Hsing AW, Deng J, Sesterhenn IA, Mostofi FK, Stanczyk FZ, Benichou J, et al. Body size and prostate cancer : a population-based case-control study in China. Cancer Epidemiol Biomarkers Prev 2000 ; 9(12) : 1335-1341.

36. Chow WH, Gridley G, Fraumeni JF Jr, Jaevholm B. Obesity, hypertension, and the risk of kidney cancer in men. N Engl J Med 2000 ; 343 : 1305-1311.

37. Samanic C, Chow WH, Gridley G, Jaevholm B, Fraumeni JF Jr. Relation of body mass index to cancer risk in 362,552 Swedish men. Cancer Causes Control 2006 ; 17(7) : 901-909.

38. Chiu BC, Gapstur SM, Chow WH, Kirby KA, Lynch CF, Cantor KP. Body mass index, physical activity, and risk of renal cell carcinoma. Int J Obes (Lond) 2006 ; 30(6) : 940-947.

39. Pischon T, Lahmann Ph, Boeing H, Tjonneland A, Halkjear J, Overvad K, et al. Body size and risk of renal cell carcinoma in the European Prospective investigation into Cancer and Nutrition (EPIC). Int J Cancer 2006 ; 118(3) : 728-738.

40. Amling CL. Urol Oncol. The association between obesity and the progression of prostate and renal cell carcinoma. Urol Oncol 2004 ; 22(6) : 478-484.

41. Chow WH, McLaughlin JK, Mandel JS, Wacholder S, Niwa S, Fraumeni JF Jr. Obesity and

risk of renal cell cancer. Cancer Epidemiol Biomarkers Prev 1996 ; 5 : 17-21.

42. Yuan JM, Catelo JE, Gago-Dominguez M, Ross RK, Yu MC. Hypertension, obesity, and their medication in relation to renal cell carcinoma. Br J Cancer 1998 ; 77 : 1508-1513.

43. Murphy TK, Calle EE, Rodriguez C, et al. Body mass index and colon cancer mortality in a large prospective study. Am J Epidemiol 2000 ; 152 : 847-854.

44. Frezza EE, Wachtel MS, Chiriva-Internati M. Influence of obesity on the risk of developing colon cancer. Gut 2006 ; 55(2) : 285-291.

45. Pischon T, Lahmann Ph, Boeing H, Friedemreich C, Norat T, Tjonneland A, et al. Body size and risk of colon and rectal cancer in the European Prospective investigation into Cancer and Nutrition (EPIC). J Natl Cancer Inst 2006 ; 5(98) : 920-931.

46. Hou L, Ji BT, Blair A, Dai Q, Gao YT, Potter JD, Chow WH. Body mass index and colon cancer risk in Chinese people : menopause as an effect modifier. Eur J Cancer 2006 ; 42(1) : 84-90.

47. MacInnis RJ, English DR, Hooper JL, Gerting DM, Haydon AM, Giles GG. Body size and composition and colon cancer risk in women. Int J Cancer 2006 ; 118(6) : 1496-1500.

48. Morita T, Tabata S, Mineshita M, Mizoue T, Moore MA, Kono S. The metabolic syndrome is associated with increased risk of colorectal adenoma development : the Self-Defense Forces health study. Asian Pac J Cancer Prev 2005 ; 6(4) : 485-489.

49. MacIinnis RJ, English DR, Hopper JL, Giles GG. Body size and composition and the risk of gastric and oesophageal adenocarcinoma. Int J Cancer 2006 ; 118(10) : 2628-2631.

50. Lagergren J, Bergstrom R, Nyren O. Association between body mass and adenocarcinoma of the esophagus and gastric cardia. Ann Intern Med 1999 ; 130 : 883-890.

51. Hampel H, Abraham NS, El-Serag HB. Mata-analysis : Obesity and the risk for gastroesophageal reflux disease and its complications. Ann Intern Med 2005 ; 143(3) : 199-211.

52. Ji BT, Hatch MC, Chow WH, McLaughlin JK, Dai O, Gao YT et al. Anthropometric and reproductive factors and the risk of pancreatic cancer : a case-control study in Shanghai, China. Int J Cancer 1996 ; 16 ; 66(4) : 432-437.

53. Michaud DS, Giovannucci E, Willett WC, Colditz GA, Stampfer MJ, Fuchs CS. Physical activity, obesity, height, and the risk of pancreatic cancer. JAMA 2001 ; 286(8) : 921-929.

54. Rapp K, Schroeder J, Klenk J, Stoehr S, Ulmer H, Concin H, et al. Obesity and incidence of cancer : a large cohort study of over 145,000 adults in Austria. Br J Cancer 2005 ; 31(93) : 1062-1067.

55. Berrington de Gonzalez A, Sweetland S, Spencer E. A meta-analysis of obesity and the risk

of pancreatic cancer. Br J Cancer 2003 ; 89 : 519-523

56. Albanes D, Jones DY, Schatzkin A, Micozzi MS, Taylor PR. Adult stature and risk of cancer. Cancer Res 1988 ; 48(6) : 1658-1662.

57. Jee SH, Kim HJ, Lee J. Obesity, insulin resistance and cancer risk. Yonsei Med J 2005 ; 46(4) : 449-455.

58. Kim CS, Kim MC, Jeong TH. The association of obesity and left colonic adenomatous polyps in Korean adult men. J Prev Med Pub Health 2005 ; 38(4) : 415-419.

59. Oh SW, Yoon YS, Shin SA. Effects of excess weight on cancer incidences depending on cancer sites and histologic findings among men : Korea National Health Insurance Corporation Study. J Clin Oncol 2005 ; 20(23) : 4742-4754.

60. Yun JE, Jo I, Park J, Kim MT, Ryu HG, Odongua N, et al. Cigarrete smoking, elevated fasting serum glucose, and risk of pancreatic cancer in Korean men. Int J Cancer 2006 ; 119(1) : 208-212.

61. Jee SH, Ohrr H, Sull JW, Yun JE, Ji M, Samet JM. Fasting serum glucose level and cancer risk in Korean men and women. JAMA 2005 ; 293 : 192-202.

Chapter 23 호흡기 질환 및 수면 무호흡증

체중이 증가하면 호흡기능이 저하된다는 것은 널리 알려진 사실이다. 비만으로 인한 호흡기능의 저하는 환자가 느끼지 못하는 단순한 폐기능 검사상의 이상으로부터 심각한 기능 이상 및 질환까지 매우 다양한 양상을 보인다. 체중의 증가는 흉벽과 복부의 호흡 근육에 기계적인 부하를 증가시킨다. 이런 호흡기 이상은 특히 환자가 똑바로 누운 경우 심해진다. 또한 비만으로 기도가 좁아지면, 코골이와 수면 무호흡증이 일어난다(표 23-1). 최근에는 비만이 여러 가지 호흡기 질환의 경과와 예후에 영향을 미칠 수 있다는 보고가 나오고 있다.

표 23-1 비만과 관련된 호흡기 장애의 분류(표준 체중의 120% 이상)

제1단계 :	체중 대 신장의 비율이 1 미만, 정상 FVC와 FEV_1, 호기말 예비 용량(End expiratory reserve volume)의 감소, $PaCO_2$가 낮은 정상(36~40 mmHg), 몸 상태와 상관없이 체중으로 인한 운동 능력과 예비 심폐지구력의 저하
제2단계 :	체중 대 신장의 비율이 1 이상, 전반적인 폐기능 이상, 휴식 시와 운동 시 호흡곤란, 폐포-동맥 산소 분압차 증가, 누울 때 폐기능의 감소, 정상 또는 약간 증가된 휴식 시의 $PaCO_2$ (40~45 mmHg), 호흡 장애로 수면에 지장이 있음
제3단계 :	2단계의 신체 상태와 다음 질환이 같이 있는 경우 : 폐 고혈압과 우심부전, 비만 저환기 증후군, 폐쇄성 수면 무호흡증, 중증 비만 증후군

1 체중 증가로 인한 호흡 기능의 생리적 변화

1) 폐기능에 미치는 비만이 영향

비만한 사람은 전폐용량(total lung capacity)과 폐활량(vital capacity)이 감소된다. 이는 복부 비만으로 인한 횡격막의 상승이 중요한 원인이며, 특히 바로 누운 자세에서 더 심해진다. 비만 환자는 호기말 폐용적(resting end expiratory volume), 호기 예비량(expiratory reserve volume, ERV)이 감소된다. 비만한 환자는 일반적으로 같은 나이, 같은 신장의 대조군에 비해 폐기능 검사상 기능잔기용량(functional residual capacity, FRC)과 호기 예비량(expiratory reserve volume, ERV)이 작다. 남성의 경우 최대호기량(maximum expiraoty flow, MEF)도 감소된다.

흉벽과 복부에 지방이 축적되면, 폐와 흉곽의 탄성이 저하된다. 이는 복부 지방이 횡격막을 압박하는 하부에서 더 심하다. 흉곽의 탄성저하는 호흡기계의 저항을 증가시키며, 이는 호흡근에 가하지는 부하의 증가로 나타난다. 호흡의 기계적 노력은 단순비만에서는 정상보다 30% 증가되며, 비만-저환기 증후군에서는 정상의 3배나 된다. 또한 복부 지방의 증가로 인한 횡경막의 증가는 폐 하부의 환기를 더 악화시킨다.

고도 비만환자는 횡경막의 근 활성도가 증가되며, 탄산가스 자극에 의한 횡격막 반응이 정상인에 비해 4배 가량 증가된다. 이런 현상은 비만으로 인해 증가된 호흡기계의 저항을 상쇄하기 위한 방법으로 생각되며, 이런 상쇄작용이 적절히 이루어지지 않을 때 비만-저환기 증후군이 생기는 것으로 사료된다.

2) 관류와 가스 교환에 미치는 비만의 영향

대부분의 비만한 사람은 폐기능과 동맥혈 검사결과는 정상이며, 환기 역학, 관류 혈액량, 호흡 시 에너지 소모량이 정상인과 약간 차이가 있을 수 있다. 그러나, 비만한 사람은 정상인에 비해 환기-관류 불균형(ventilation perfusion mismatch)이 더 많이 관찰되며, 저산소증도 많이 나타난다.

체중이 증가하면 심박출량이 증가하고, 이에 따라 폐로 관류되는 혈액량도 증가한다. 그러나, 환기량은 감소되므로 비만환자는 환기-관류 불균형이 생긴다. 고도 비만에서는 이로 인해 저산소증이 생길 수 있으나, 탄산가스 농도는 정상이다. 환기-관류 불균형은 제논 -133 (^{133}Xenon)을 이용한 환기-관류 검사에서 볼 수 있으며, 기능 잔기 용량이 많이 저하된 환자에서 심하게 나타난다.

만일 주간에 저산소혈증과 고탄산혈증이 같이 나타난다면, 비만-저환기 증후군 (Pickwickian Syndrome)으로 진단할 수도 있다.

3) 수면 중 호흡에 대한 비만의 영향

이런 호흡기능의 감소는 의식이 있고 주로 서거나 똑바로 앉아서 생활하는 주간에는 별 문제가 되지 않지만, 수면 중에는 생리적으로 중요한 의미를 가질 수 있다. 천정을 보고 바로 누운 자세에서 횡격막은 복부의 압력을 받아 더 위쪽으로 이동하고, 상기도는 중력에 의해 혀가 뒤로 이동하면서 더 좁아지게 된다. 폐의 용량은 더 많이 감소하는 반면, 상기도는 더 좁아져서 낮보다 훨씬 공기를 받아 들이기 어렵게 된다. 이런 문제는 옆으로 눕거나 엎드릴 때 많이 해소될 수 있다.

체중이 증가하면 수면 중 산소 포화도는 더 많이 감소하며, 또한 밤에는 혈액이 사지에서 몸의 중심으로 모이므로 심박출량의 증가가 일어난다. 이는 폐로 관류되는 혈액량을 증가시켜 환기-관류 불균형을 심화시켜 호흡의 효율을 현저히 저하시킨다. 따라서, 낮에는 호흡 부전이 없던 사람도 수면 중에는 호흡 부전이 발생할 수 있으며, 이 대표적인 예가 폐쇄성 무호흡이다.

2 수면 무호흡증

1) 정의 및 역학

수면 장애성 호흡 (Sleep-disordered breathing)은 코골이부터 폐쇄성 수면 무호흡까지 호흡과 관련하여 수면에 이상을 일으키는 모든 현상을 일컫는 가장 포괄적인 말이다. 수면에 단절이 없는 단순한 코골이 (Snoring)는 이 질환에 분류하지 않는다.

폐쇄성 수면 무호흡 (Obstructive Sleep Apnea)은 수면 시 상기도의 폐쇄로 환기가 반복적으로 중단되어 저산소증이 나타나고 저산소증을 해소하기 위한 호흡 노력이 일어나며, 이로 인해 결국 반복적으로 수면의 중단이 나타나서 낮에도 졸림이 생기는 현상을 지칭한다. 중추성 무호흡 (Central Sleep Apnea)은 중추 신경에서 호흡에 대한 신호가 나오지 않아 호흡이 없는 상태로 호흡근의 수축이 전혀 없는 것이 특징이다. 심부전 환자나 중추신경에 장애가 있는 환자는 과호흡과 중심성 무호흡이 번갈아 가며 나타날 수 있는데, 이를 주기성 호흡(Periodic Respiration)이라고 한다. 체인 스토크스 호흡(Cheyne-Stokes respiration)이 대표적인 예이다. 폐쇄성 수면 무호흡이 심해지면, 중추성 무호흡이 나타날 수 있으므로 이 둘을 혼동해서는 안 된다(표 23-2 참조).

폐쇄성 무호흡에 대한 가장 큰 오해는 폐쇄성 무호흡이 있다고 해서 꼭 기도에 기계적인 폐쇄가 있지는 않다는 것이다. 오히려 상기도의 저항이 증가하면, 기계적인 폐쇄가 없어도 상기도를 지나는 공기의 흐름이 감소되어 저산소증이 생길 수 있다. 따라서 10초 이상 공기에 흐름이 완전한 정지-무호흡(apnea)이 아닌, 약간의 감소만 되어도 환자의 각성을 유발하거나 동맥의 산소 포화도 저하를 관찰할 수 있다. 이를 저호흡(hypopnea)라고 한다. 따라서, 기도 폐쇄나 공기의 흐름이 완전히 중단된 상태가 아니더라도 저산소증으로 인해 각성이 유발되거나 산소포화도가 3% 이상 감소된 상태가 시간당 5회 이상이면 폐쇄성 무호흡으로 진단한다. 상기도의 저항 증가로 저호흡이 되어 폐쇄성 무호흡이 생기는 경우를 따로 분류하여 상기도 저항 증후군(upper respiratory resistance syndrome)으로 정의하기도 한다.

저환기(hypoventilation)은 과환기(hyperventilation)의 반대 개념으로, 혈액 중의 산소

표 23-2 수면 장애성 호흡과 관련된 용어의 정의

용 어	정 의
무호흡	10초 이상 공기 흐름이 완전히 중단된 상태
저호흡	10초 이상 공기 흐름의 감소로 각성이 유발되거나 3% 이상의 산소 포화도가 감소된 상태
말초성(폐쇄성) 무호흡	공기 흐름의 감소에도 호흡 노력이 지속되는 상태
중추성 무호흡	공기 흐름도 없고, 호흡 노력도 없는 상태
주기성 호흡 (체인 스토크스 호흡)	과호흡과 중심성 무호흡이 반복되는 호흡으로 심부전이나 신경계 질환을 가진 환자에서 관찰된다
저환기	수면시 산소 포화도의 감소와 함께 혈중 이산화탄소 분압이 비정상적으로 상승되는 현상
무호흡-저호흡 지수 (호흡장애지수)	수면 시 시간당 나타나는 무호흡과 저호흡의 횟수 : 5회 이상이면 비정상으로 정의함

농도와 상관없이 동맥중의 이산화탄소 분압이 증가하는 경우를 뜻한다. 산소 농도가 감소되는 저호흡(hypopnea)과 구별이 필요하다. 일반적으로 폐쇄성 수면 무호흡증 환자들은 각성 중에는 혈액 내 이산화탄소 분압은 정상이다. 그러나, 비만한 환자 중 일부는 폐나 근육에 질환이 없음에도 불구하고 낮에도 혈액 내 이산화탄소의 분압이 증가하는 경우가 있는 데 이를 비만-저환기 증후군(Obesity-Hypoventilation Syndrome)이라고 한다. 이런 경우, 합병증의 발생이 증가하고 사망률이 증가되므로 특별한 주의를 요한다.

수면 무호흡증에 대한 역학조사는 수면다원검사를 시행할 수 없으므로 설문지와 면접을 이용한 다양한 조사가 실시되었다. 대개는 코골이와 주간 졸림을 기준으로 진단하므로, 해석에 신중을 기해야 한다. Wisconsin 수면연구에 의하면 남성은 24%, 여성은 9%에서 무호흡지수(시간당 무호흡 횟수)가 5 이상으로 비정상으로 나타났다. 이 중 주간 졸림이 동반된 경우는 남성이 4%, 여성은 2%로 나타났다.

비만 환자는 일반인에 비해서 수면장애가 더 흔히 발생한다. 스웨덴 남성을 대상으로 한 연구에서는 체질량지수가 35 kg/m^2 이상이면, 습관적인 코골이가 50%로 일반 남성에 비해서 3배 이상 증가되며, 33%가 수면 중 무호흡이 나타나는 것을 다른 사람에 의해 확인되었다. Wisconsin 수면연구에서도 690명을 전향적으로 8년간 조사한 결과, 체중이 10% 증가할 때마다 무호흡지수가 32% 증가하였고, 체중을 10% 감량하면 무호흡지수가 26% 감소하는 것도 관찰되었다.

2) 병태 생리 및 위험 인자

사람은 바로 누운 자세에서 호흡을 할 때는 이설근(genioglossus muscle)이 기도를 열어놓고 있다. 이때 숨을 들이쉬면, 연구개부나 혀 뒷부분이 공기와 함께 빨려 들어오며, 상기도를 좁게 한다. 이때 좁아진 상기도를 지나는 공기의 음압이 이설근의 힘보다 크면, 기도의 폐쇄가 일어나게 된다. 드물게는 후두개나 성대에서도 상기도 폐쇄가 일어나기도 한다. 따라서 비만이나 상기도 질환 등으로 기도가 좁아져서 음압이 커지거나, 피로, 약물, 음주 등으로 근육의 이완이 나타나면, 기도 폐쇄 증상은 심해진다. 일반적으로 REM (rapid-eye movement) 수면 시에는 근육이 이완되므로 수면 무호흡이 잘 발생한다.

중심성 비만은 전체적인 비만보다 수면 무호흡에 더 많은 영향을 미친다. 목둘레나 허리 둘레는 중심성 비만을 진단하는 기준이지만, 수면무호흡을 예측하는 중요한 인자이기도 하다. 중심성 비만은 인두 측면에 지방을 축적시켜 상기도를 좁아지게 한다. 비만한 환자들은 대조군에 비해 혀가 크고, 상기도의 용적이 작아 수면 무호흡증이 자주 나타난다. 복부비만은 또한 누운 자세에서 폐의 용적을 감소시켜 환기저하를 일으키고, 흉부의 기관을 상부로 이동시켜 상기도의 크기를 감소시킨다.

나이는 폐쇄성 수면 무호흡증의 중요한 예측인자이다. 이는 나이가 듦에 따라서 중심성 비만이 많이 발생하고, 조직의 탄력이 감소되고, 환기 조절이 나빠지며, 심폐질환이나 신경계 질환의 발생이 증가하기 때문이다. 수면 무호흡증은 남성에서 여성보다 3~4배 더 많이 발생된다. 하지만 여성도 폐경 이후에는 수면 무호흡증의 발생이 증가된다. 한편, 수면 무호흡증은 나이나 비만과는 독립적으로 가족력이 있는 경우 증가하는데, 이는 수면 중 상기도 크기를 결정하는 악안면부의 구조가 유전적으로 결정이 되기 때문이다.

여러 가지 질환이 수면 무호흡과 관련이 있는 데, 먼저 상기도가 좁아지는 경우가 있다. Class II 부정 교합이나 후방위치 하악골은 수면 무호흡과 관련이 많다. 또한 삐에르 로빈 증후군, 다운 증후군, 말판 증후군도 상기도의 협착이나 비정상적인 탄성으로 수면 무호흡과 관련이 있다. 편도 및 아데노이드 비대, 대설증, 고궁상 연구개, 비강 폐쇄 등도 상기도가 좁아지면서 수면 무호흡증이 잘 올 수 있다.

내분비 질환도 수면 무호흡증과 관련이 있을 수 있다. 갑상선 기능 저하증의 경우, 화학 수용체의 민감도가 감소되고, 점액 수종이나 상기도 근육의 이상으로 기도가 좁아진다. 말단 비대증이나 쿠싱병도 수면 무호흡증과 관련이 있다.

중추성 무호흡의 가장 흔한 원인은 뇌졸중이다. 출혈성 또는 경색성 뇌졸중 환자는 급성기에 무호흡-저호흡 지수가 10이 넘는 경우가 71%였고 30이 넘는 경우도 28%이다. 체인 스토크스 호흡도 26%에서 발견되었다. 회복기에는 무호흡-저호흡 지수나 체인 스토크스 호흡은 감소되지만, 폐쇄성 무호흡 지수는 변화가 없다.

신경근질환(Neuromuscular diseases)이나 기계적 장애(폐질환, 척추 측만증, 골다공증)가 있는 경우도 수면 무호흡증이 발생할 수 있으므로 감별진단을 요한다.

약물도 무호흡과 밀접한 관련이 있다. 근이완을 유도하거나 중추신경을 억제하는 어떤 약물도 수면 무호흡을 일으킬 수 있으므로 이런 약물을 비만환자에게 사용할 때는 주의를 요한다. 수면 무호흡을 일으키는 가장 흔한 약물은 벤조다이아제핀계 신경안정제와 아편계 진통제이다. 음주는 근이완과 중추신경 억제를 통해 수면 무호흡을 유발하는 가장 흔한 원인이며, 많은 경우 체중 증가와 관련이 있으므로 수면 무호흡증 환자는 주의를 요한다. 흡연은 기계적인 폐쇄 외에도 저산소증을 유발하여 수면 무호흡을 악화시키므로 피한다.

3) 임상증상 및 동반질환들

폐쇄성 수면 무호흡증의 전형적인 증상은 심한 코골이와 낮 동안의 졸림이다. 무호흡증을 관찰하는 것은 진단에 좋은 방법이지만, 무호흡증이 항상 관찰되는 것은 아니므로 없다고 해서 진단을 배제할 수는 없다.

표 23-3 수면 장애성 호흡의 증상

코골이	가슴쓰림
수면 중의 숨막힘	두통
야간 수면의 불연속성	피로
낮 동안의 졸림	기억과 집중력 장애
목이 건조함	우울, 불안
수면 중의 심계항진	발기부전
야간 빈뇨	

야간 증상은 수면 중의 숨막힘, 수면 중 자주 자다가 깸, 수면 중의 심계항진, 야간에 위식도 역류가 생겨 속이 쓰리고, 야간에 소변을 자주 보는 등의 증상이 있으며, 주간 증상은 주로 수면 장애로 인해, 아침에 머리가 무겁고, 목이 건조하며, 두통, 피로, 낮 동안의 졸림, 기억과 집중력 장애, 우울, 불안, 발기부전 등을 호소할 수 있다. 여성의 경우, 다른 증상은 무시하고 기분변화와 불면, 불안감만을 호소하여 우울증으로 오해할 수도 있다.

흔히 폐쇄성 수면 무호흡에는 고혈압, 좌심실 비대, 부정맥, 허혈성 심장 질환, 심부전, 뇌혈관 질환, 인슐린 저항성의 증가, 골소실, 근육량 감소 등이 동반되는 것이 관찰된다.

무호흡 시 관찰되는 가장 특징적인 급성 영향은 동맥압의 급격한 증가이다. 이것은 전신동맥이나 폐동맥에 전부 나타난다. 수면 무호흡이 지속되면, 흉강 내압이 급격히 변화되고, 저산소증이 생기고, 미주 신경 매개의 심박동수 감소, 교감신경의 항진이 일어난다. 환자가 각성을 하여 정상 호흡을 하면 교감신경의 항진으로 급격한 심계항진과 혈압상승이 나타난다. 저산소증, 고탄산증, 흉강내압의 증가, 미주 신경의 항진, 각성, 수면 장애 등 이 모든 조건은 교감신경의 항진에 매우 적합하다. 이는 장기적으로는 레닌-안지오텐신계를 자극하여 고혈압을 유발한다. 심지어 무호흡-지속적 기도 양압 장치를 이용하여

기도 폐쇄를 해결하면, 혈압은 감소된다. 혈압의 상승은 좌심실 비대를 가져오고, 심혈관 질환의 발생을 증가시킨다. 코골이는 수면 시 발생하는 뇌졸중의 위험인자이고, 수면 무호흡은 뇌혈관 폐쇄의 위험을 8배 증가시킨다. 수면 무호흡 환자에선 혈소판 응집도가 야간에만 증가되는 현상을 관찰할 수 있으며, 혈관 확장기능이 현저히 감소되는 것도 관찰되어 이런 것들이 모두 심혈관계 질환의 발생을 증가시키는 데 기여할 것이다.

수면 무호흡으로 인한 저산소증은 폐혈관을 수축시켜 폐동맥의 혈압을 급격히 증가시킨다. 여기에는 고탄산혈증도 관여를 한다. 폐동맥 고혈압은 폐쇄성 무호흡 환자의 10~40%에서 관찰된다.

폐쇄성 수면 무호흡 환자는 성장호르몬과 남성호르몬의 분비가 감소되어 중심성 비만과 골량의 감소, 근육량의 감소를 일으킨다. 이는 체중 감량이 없어도 지속성 기도 양압으로 호전된다. 폐쇄성 수면 무호흡 환자는 인슐린 저항성의 증가로 인슐린의 분비가 증가된다. 이런 인슐린 저항성의 증가는 교감신경의 흥분 때문으로 생각된다. 비만이 아닌 제2형 당뇨병 환자도 지속성 기도 양압치료를 하면 인슐린 감수성이 증가되는 것을 관찰할 수 있다. 동물실험에서 렙틴 투여 후 수면 및 각성시 환기량이 증가하고 수면시 이산화탄소에 대한 화학 수용체의 감수성이 증가되었다. 이런 변화는 식사량의 감소, 체중의 감소, 이산화탄소 분압의 변화와 독립적이었다.

폐쇄성 수면 무호흡 환자들은 주간의 졸림으로 인해 수행력이 감소되어 있다. 이들은 작업수행능력이 낮고, 질병의 이환율이 높았으며, 이혼율도 높았다.

이학적 검사로는 상기도에 대한 세밀한 검사가 필요하며, 인두가 좁고, 편도선이 크며, 목이 짧고 굵은 경우, 상기도 협착을 의심해 보아야 한다. 심한 폐쇄성 수면 무호흡의 경우, 코골이로 연부조직에 부종과 충혈이 나타날 수 있다.

4) 진단

진료실에서 이루어지는 진단은 대개 환자의 병력 청취와 검사실 검사로 이루어진다. 수면 무호흡증을 진단하는데 가장 중요한 두 가지 검사는 야간 수면다원검사와 MSLT가 있다.

(1) 야간 수면다원검사

야간 수면다원검사는 수면 무호흡증의 진단, 치료, 모니터링에 가장 정확하고 중요한 검사이다. 수면다원검사는 수면의 단계, 수면의 구조, 수면 중의 각성을 비디오와 EEG,

EOG, EMG 등을 통해 관찰하는 것이다. 그 외에도 비강과 구강의 공기 흐름, 흉부와 복부의 호흡노력, 횡격막과 다리의 EMG, 산소포화도, 경피 이산화탄소 농도, 체위, 코골이 등을 같이 모니터한다. 각 사건의 정의는 센터마다 다르므로 서로 자료 호환은 어렵다.

수면다원검사는 주로 야간에 이루어지는 데 환자들이 낮잠을 자는 동안에는 REM수면이 없거나 감소되어 폐쇄성 수면 무호흡이나 산소 포화도의 감소를 보기가 어렵기 때문이다.

수면다원검사상에서 가장 중요한 수치는 무호흡-저호흡 지수이다. 이것이 5 미만이면 정상, 5～15는 경증, 15 이상은 중증으로 간주한다. 산소 포화도가 80～89 경증, 70～79 중증, 69 미만은 중증으로 나누기도 한다.

(2) Multiple Sleep Latency Test (MSLT)

MSLT는 낮동안의 졸림을 객관적으로 측정할 때 사용한다. 각성에서 수면으로 이행하는데 걸리는 시간(sleep latency)이 평균 5분 미만일 때 이것을 졸음으로 정의한다. 대부분의 중등도의 폐쇄성 수면 무호흡증환자들은 sleep latency가 5분이 되지 않는다.

(3) 폐기능 검사

(4) 방사선 검사

일부환자들에서 상기도의 좁아진 부위를 찾기 위해 내시경을 사용할 수 있다. cephalometric radiograph는 얼굴과 구개의 구조를 관찰함으로 기도가 좁아졌는지 여부를 알아보는 데 사용할 수 있다. 이런 두부 측면 촬영은 연조직이 덜 발달된 비만하지 않은 사람에서는 의의가 있으나 비만환자들은 지방조직이 많아 기도가 잘 드러나지 않는다. CT와 MRI로 상기도의 단면을 관찰하거나 3차원 영상으로 재구성하여 각성 시나 수면 시의 상기도의 협착 정도를 알아보는데 이것은 주로 연구의 목적으로 사용한다. 이런 검사는 수면 무호흡증의 병태생리 이해와 치료 및 수술적인 치료에 중요할 것이다.

(5) 기타 검사실 검사

비만에 대한 기본적인 검사들은 다 시행해야 한다. 수면 무호흡을 유발할 수 있는 2차적인 원인이 의심될 때는 그에 대한 검사를 시행한다. 갑상선기능저하증은 수면 무호흡을 유발할 수 있으므로 꼭 검사한다.

보통은 동맥혈의 산소 분압이나 이산화탄소 분압은 수면 다원 검사상에서 경피 산소포화도, 경피 이산화탄소 농도로 측정하지만, 비만-저환기 증후군이 의심되거나 Acetazolamide를 사용하는 경우는 주간에 동맥혈 분석을 실시할 수도 있다.

비만-저환기 증후군

대부분의 수면 무호흡 환자들은 주간의 혈액 중 이산화탄소 분압은 정상이다. 비만-저환기 증후군을 가진 환자들은 주간에도 고탄산혈증을 보인다. 비만-저환기 증후군은 비만, 과도한 주간 졸림, 고탄산혈증의 3대 특징을 가지고 있다. 폐나 신경근계 질환이 있는 경우는 이 증후군의 진단에서 배제한다. 이 질환은 전에 "Pickwickian Syndrome"으로 불리웠는데, 이것은 Charles Dickins의 소설 "The Pickwick Paper"에 나오는 뚱뚱하고 낮에 항상 꾸벅꾸벅 조는 소년 Joe에서 유래된 이름이다. 이 증후군의 발생은 폐쇄성 수면 무호흡이 심해져서 호흡부전이 낮에도 나타난다는 것을 의미한다. 이런 이산화탄소 농도 증가에 대한 호흡 각성의 감소는 불면증을 완화시키기 위해서 안정제나 수면제를 복용하거나 통증완화를 위해 마약류를 복용하는 사람, 만성 음주자에서 많이 나타난다. 가족력이 있으므로 화학 수용체의 감도 감소는 유전적인 경향이 있을 것으로 추정된다. 이런 환자들은 폐성심(Cor Pulmonale) 또는 부정맥으로 인한 급사의 가능성이 높을 것으로 사료되므로 주의를 요한다.

5) 치료 및 예후

수면 무호흡증의 치료는 크게 체중 감량과 기도 관리로 나눌 수 있다.

표 23-4 수면 장애성 호흡의 치료

체중 감량	수술적 치료
약물 치료	보존적 치료와 산소보충
지속적 기도 양압	동반된 합병증의 치료

(1) 체중 감량

체중 감량은 수면 장애성 호흡을 치료하는 가장 안전하고 근본적인 치료이다. 수많은 연구가 체중 감량의 수면 무호흡 향상 효과를 뒷받침하고 있다. 열량 제한이나 비만 수술 모두 효과가 있다. 20주간 식사조절, 운동요법, 인지행동치료를 실시한 경우, 체중이 27 kg 감량되었고, 무호흡-저호흡지수는 평균 17 감소되었다. 혈압이 감소되고, 폐활량이 증가되며, 기능성 폐용량도 증가되었다. 또한 연구개의 넓이가 좁아져서 기도가 넓어지는 것이 관찰되었다.

비만 약물은 단기간 효과적인 체중 감량에 좋은 효과가 있으므로 사용하는 것이 좋을 것으로 사료되나 아직 이에 대한 연구가 부족하다. 이미 시장에서 퇴출된 fenfluramine-phentermine은 폐 고혈압과 판막성 심장질환이 발생된다는 것이 알려져 있으므로 사용해서는 안 되며, Orlistat은 중추신경이나 기도에 대한 영향이 전혀 없으므로 안전할 것으로 사료되나 임상 연구는 없다. Sibutramine은 중추성 작용에 대한 염려가 있었으나, 2005년에 발표된 연구에서 별다른 호흡억제 작용이 없는 것으로 알려졌다. 그러나, 연구대상의 숫자가 매우 적어 추가연구가 필요하다.

비만 수술은 현재 체중을 감량시키는 가장 강력한 방법으로 수면 무호흡증에도 탁월한 효과가 있다. 단지 수술은 장기 합병증이 있고 수술 사망률도 있으므로 신중한 접근이 필요하다.

주의할 점은 체중이 감량되고 난 후에 반드시 환자의 수면 무호흡 상태를 다시 평가해 보아야 한다는 점이다. 체중이 감량되고 난 후에도 상당히 많은 경우, 무호흡-저호흡 지수가 감소는 되지만, 정상으로 떨어지지 않고 높게 유지되는 경우가 있다. 이런 경우, 좀 더 체중 감량이 필요하며 다른 병인이 동반되어 있지 않은지 살펴보아야 한다. 특히 악안면의 이상이 있는 경우는 체중 감량에도 불구하고 수면 무호흡이 남아 있을 가능성이 매우 높아 이에 대한 치료가 같이 필요하다.

(2) 약물 치료

약물치료는 인두근의 긴장을 완화하고, 호흡 욕구를 증가시켜주며, 수면의 질과 양을 향상시켜 낮 동안의 졸음을 방지해주는 역할을 한다.

아세타졸아마이드(Acetazolamide)는 탄산탈수소효소 저해제로 신세뇨관에서 산의 분비를 감소시켜 이뇨작용을 일으키고 대사성 산혈증을 일으켜 뇌의 혈류를 증가시키고 경동맥의 감각신경을 통해 호흡 중추를 자극한다. 주기성 호흡이나 중심성 수면 무호흡증 환자에서 더 좋은 효과를 보인다. 통상 하루 250~500 mg을 사용하며, 부작용으로 저림, 저칼륨증, 피로감, 근무력증, 식욕부진, 우울증, 요로 결석 등이 생길 수 있으므로 주의를 요한다. 또한, 일부 연구에서는 오히려 폐쇄성 수면 무호흡증을 악화시켰다는 보고도 있다. 메드록시프로제스테론(Medroxyprogesterone)은 호흡중추 자극제로 말초성 무호흡, 중추성 무호흡 모두에서 사용할 수 있다. 수면 무호흡증 환자의 50% 정도에서 효과를 보이는데, 특히 낮에도 동맥혈의 이산화탄소 분압이 46 mmHg 이상인 사람에서 효과가 있고 이산화탄소 분압이 정상인 폐쇄성 수면 무호흡증에서는 효과가 없다. 60~120 mg을 하루 3~4회로 나누어 투여한다. 매우 많은 양을 투여하므로 부작용이 있을 수 있다. 부작용으로 발기부전, 여성화, 무월경, 수분저류, 혈전증 등의 부작용이 흔하게 일어나므로 주의를 요한다. 특히 심장질환, 뇌혈관질환, 간질환, 생리불순, 생식기 출혈, 정맥 혈전증이 있는 사람과 임산부 및 수유부는 금기이다.

프로트립틸린(Protriptyline)은 REM수면을 감소시킴으로써 이때 일어날 수 있는 폐쇄성 무호흡을 감소시킬 수 있으나, 현재 우리나라에는 발매가 되지 않고 있다. 매일 5 mg으로 시작하여 보통 20~30 mg까지 증량한다.

아미노필린은 중추성 무호흡에 효과가 있으며, 특히 우심부전이 있는 경우 효과적이다. 폐쇄성 무호흡에는 효과가 없다. 수면 유도에 장애가 있을 수 있으므로 주의를 요한다.

중추신경을 자극하여 각성작용을 일으키는 모다피닐(modafinil)은 폐쇄성 무호흡 환자에서 낮 동안의 과도한 졸음을 방지해 준다. 지속성 기도 양압을 사용함에도 불구하고 계속 낮동안 과도한 졸음이 있는 경우 사용하며, 용량은 하루 한번 200 mg이다.

(3) 지속성 기도 양압(continuous positive airway pressure)

지속성 기도 양압은 폐쇄성 수면 무호흡증을 치료하는데 가장 중요하고 효과적인 방법이다. 지속적 양압은 가격이 고가이고 한번 사면 상당기간을 사용해야 하므로 수면 무호흡의 교정 가능한 다른 원인을 먼저 집중치료 하고도 효과가 없는 경우 사용한다.

지속성 기도 양압은 기도에 지속적으로 공기를 불어넣어 기도가 폐쇄되지 않도록 공기 부목을 만들어 주는 것이다. 지속성 기도 양압은 상기도를 확장시켜 수면 무호흡, 저호흡, 저 산소증, 뇌의 반복적 각성, 이로 인한 수면의 불연속성을 교정할 수 있다. 환자마다 기도 폐쇄정도에 따라 처방 받은 압력이 다르므로, 지속성 기도 양압 기계를 착용하고 야간 수면다원 검사를 통해 지속성 기도 양압의 적정 압력을 구하여 장비에 입력하고 지속적으로 모니터링하여 계속 교정해 준다. 일반적으로 흡기 시는 높은 압력이 필요하며, 반대로 호기 시에는 압력을 감소시켜주는 이중 기도 양압(Bilevel PAP)을 사용한다. 수면 중 마스크가 새거나 위치가 변경되기 쉬우므로 초기에는 마스크를 자주 점검해 준다. 요즘은 환자의 편의를 위해서 코에만 씌우는 마스크를 많이 사용한다.

일반적으로 지속성 기도 양압의 순응도는 65~90%이다. 순응도가 다양한 이유는 마스크에서 바람이 새 효과가 없으며, 호기 시에도 양압이 걸리므로 환자가 질식하는 느낌을 가질 수 있고, 마스크에 적응을 잘 하지 못하는 것, 기도 건조, 코 막힘의 부작용 등을 어떻게 해결하느냐에 따라 달라지기 때문이다. 지속성 기도 양압을 처음 착용하는 환자는 불편감과 적응의 어려움을 많이 호소하므로 순응도를 높이려면 의사의 격려와 지지가 중요하다. 가격이 비싼 것도 이 치료의 불리한 점이다.

치과용 기구(Dental appliance)는 비교적 간단하고 코골이만 있거나 경등도의 수면 무호흡이 있는 환자들에게는 도움이 될 수 있다. 부작용은 적지만, 무호흡-저호흡 지수를 감소시켜주는 데는 한계가 있으므로 중등도 이상에서는 사용하지 않는 것이 좋다.

(4) 수술적 치료

폐쇄성 수면 무호흡 치료에서 지속성 기도 양압이 도입되기 전에 가장 많이 실시했던 치료는 기관절개술(tracheostomy)이다. 현재 이 방법은 지속성 기도 양압을 걸 수 없거나 다른 치료를 시행할 수 없는 심한 수면 무호흡 환자에서만 실시하고 있다. 기관절개술은 심각한 합병증이 있으며, 특히 목이 짧고 굵은 수면 무호흡 환자에서는 합병증의 발생이 증가한다. 따라서 기관 절개술은 마지막 치료 방법으로 고려한다.

목젖-구개-인두 성형술(UvuloPalatoPharyngoPlasty, UPPP)은 도입초기의 의료계의 기대와는 달리 장기적인 치료효과가 불분명하다. UPPP가 코골이는 어느 정도 완화시킬 수 있으나, 무호흡-저호흡 지수는 정상화할 수 없는 경우가 대부분이기 때문에, UPPP를 시행하더라도 야간 수면다원검사는 꼭 시행하여야 한다. 과도한 구개 절제는 코로 음식물이 역류되거나 목소리가 비성으로 바뀌는 결과를 보이고, 과소한 구개 절제는 코골이에 효과가 없다. 하지만, 이런 수술 후의 결과를 예측할 만한 수술 전 검사법이 현재로서는 없다. 심각한 합병증도 생길 수 있으며, 심지어 사망도 발생할 수 있다. 최근에는 절제하는 연부 조직의 양을 줄이고 레이저나 고주파를 이용하여 연부조직을 강화하여 기도 폐쇄를 감소시키는 방법이 연구되고 있다. 일부에서는 하악절골과 설골근육절제를 통한 광범위한 수술을 실시하여 더 나은 결과를 보였다는 보고도 있으나, 이 또한 고도 수면무호흡(무호흡-저호흡 지수 60 이상, 산소포화도 70% 이하)에서는 효과가 없었다.

(5) 보존적 치료와 산소 보충

흡연은 저산소증을 유발하여 수면 무호흡을 악화시키므로 수면 무호흡 환자는 금연을 실시해야 한다. 수면 장애성 호흡을 악화 시킬 수 있는 음주, 안정제, 수면제의 사용을 피해야 한다. 불면증을 호소하는 모든 환자는 비만 여부와 코골이를 확인해야 하고, 이런 경우 수면제를 처방하면, 오히려 환자의 증상을 악화시킬 수 있다. 금연과 금주의 효과는 매우 뛰어나서 수면 무호흡을 호소한 많은 환자들의 경우, 코골이와 가벼운 수면 무호흡은 금연과 금주로 교정이 가능하다.

수면 부족과 피로는 상기도 근육의 긴장을 감소시키고 말초의 화학 수용체의 민감도를 감소시키므로 피한다.

수면 시 자세를 바꾸는 것은 기도 저항을 감소시킬 수 있는 가장 쉬운 방법으로 옆으로 누워 자거나 엎어져 자 보도록 권한다.

위의 치료에도 불구하고 낮에도 저산소증이 있는 환자는 산소 보충요법을 고려해야 하며, 야간에 지속적 기도 양압 치료와 같이 사용하면 효과가 더 좋다.

(6) 동반된 합병증의 치료

수면 무호흡 특히 비만-저환기 증후군 환자들은 고혈압, 부정맥, 폐 고혈압, 우심부전, 부종 등의 다른 합병증이 있을 수 있음을 유의하고 반드시 이에 대한 평가를 시행하여야 한다.

3 체중 증가가 다른 호흡기 질환에 미치는 영향

1) 비만과 천식

많은 연구가 체질량지수의 증가와 천식이 서로 연관되어 있다는 것을 보고하였다. 이런 연관성은 여성에서 더 강하게 나타난다. US Nurse Study에 의하면, 체질량지수의 증가는 성인 여성에서 천식의 위험을 2.7배까지 증가시킬 수 있다. 특히 18세 이후에 체중 증가는 천식의 발생과 유의한 관계가 있었다. National Population Health Survey에 의하면 체질량지수의 증가는 천식의 발생을 여성에서는 증가시켰지만, 남성에서는 관련이 없었다. 비만은 건초열이나 피부염에 대해서도 같은 연관성이 있었다. 소아에서도 천식이 있는 군은 체중 95percentile 이상의 비만아 비율이 30.6%로 대조군의 11.6%에 비해 월등히 높았다.

비만이 천식을 일으키는가는 아직 명확하지는 않지만, 이런 비만과 천식의 관련성은 왜 선진국에서 천식이 증가하는 가를 설명하는 데 도움을 줄 수 있다. 비만이 천식에 영향을 주는 까닭은 흉벽의 제한으로 기도의 직경이 점차 감소하고, 기도 저항이 증가하며, 작은 기도의 기능이 감소하기 때문으로 추정하고 있다. 비만환자는 일회 호흡량이 작은 데, 이로 인해 기도를 확장시키는 평활근의 이완이 작아져서 기도가 좁아지고, 기도의 과반응성(Hyperactivty)이 증가하는 것으로 보인다. 기존 천식환자에서 체중이 증가하는 것을 흔히 볼 수 있는 데, 이는 천식으로 인한 신체활동의 감소와 치료를 위해 스테로이드를 투여하기 때문으로 사료된다. 또한 천식 환자는 금연을 권유받는 데, 금연 후 체중이 증가되는 것도 기여하는 원인이 될 수 있다.

체중 감량은 천식의 증상을 좋아지게 하는 효과가 있다는 것이 여러 연구에서 일관되게 보고되고 있다. 32명의 고도 비만 환자가 복강경성 LAP-BAND 수술 후 천식의 강도, 필요한 약물의 양, 입원 기간이 감소되고, 수면과 운동 능력이 향상되는 결과를 보였다. 8주간 체중 감량 프로그램을 시행하여 체중의 14.5%를 감량한 환자들은 대조군에 비해 노력성 폐활량(FVC), 1초 노력 호기량(FEV_1)이 증가되고, 호흡곤란의 빈도가 감소되었으며, 증상 조절을 위해 사용되는 약물의 양도 1.2대 0.1로 감소되었다. 이런 변화는 1년 후에도 유의하게 유지되었다.

2) 비만과 만성 폐쇄성 폐질환

만성 폐쇄성 폐질환이 있는 환자의 호흡 조절은 기본적으로는 정상인과 같지만, 수면 중의 호흡 자극은 정상인에 비해 많이 감소되어 있다. 수면 중에는 말초에서 호흡 중추로 가는 자극이 약하므로 야간의 가스 교환이나 수면장애가 정상인에 비해 심하고 특히 병세가 심한 환자일수록 더 증상이 심하다. 만성 폐쇄성 폐질환 환자들은 비만이 동반된 경우, 야간에 더 심한 저산소증, 고탄산증이 생기며, REM수면 중 호흡근의 긴장 감소도 정상인보다 심하다. 따라서, 수면 중 각성, 수면 장애, 폐고혈압의 발생이 증가하고 이로 인한 사망률도 정상인이나 비만이 아닌 만성 폐쇄성 폐질환 환자들보다 높다.

이렇게 만성 폐쇄성 폐질환과 폐쇄성 수면 무호흡이 동반되어 있는 경우를 중복 증후군(overlap syndrome)이라고 한다. 이런 현상이 생기는 이유는 비만인 정상인보다 비만인 만성 폐쇄성 폐질환 환자는 저산소로 인한 환기 욕구 증가는 억제가 되어 있으며, 고탄산증으로 인한 환기 욕구 증가도 정상인 보다 적고, 호흡근이 약화되어 있으며, 상기도의 저항이 정상인보다 훨씬 크기 때문이다. 만성 폐쇄성 폐질환 환자가 비만이고 낮에 졸음을 호소하면, 폐쇄성 수면 무호흡이 있을 가능성이 높으므로 꼭 수면 다원 검사나 동맥혈 산소측정을 실시한다. 치료는 정상인과 같으나 체중 감소 시 단백질 손실이 크므로 열량조절에 주의가 필요하며, 산소 요법, 지속성 기도 양압, 야간 양압 인공 호흡 등을 사용할 수 있다.

4 결 론

체중이 증가되면 흉벽의 탄성이 감소되고 횡경막의 운동이 제한되며 호흡근의 부하가 증가되어 환기에 장애가 생기고 환기-관류 불균형이 발생한다. 대개는 특별한 증상은 없으나, 심하면, 비만환자는 호흡 곤란과 피로감을 느낄 수 있다.

비만은 또한 수면 시 상기도의 면적을 감소시키고, 환기 장애를 악화시켜 코골이, 수면 무호흡증, 비만-저산소 증후군을 유발한다. 이런 수면 장애는 단순히 수면의 연속성을 단절시킬 뿐만 아니라, 환기 충동의 저하, 호흡 중추의 이상조절, 저산소증, 야간 과탄산혈증을 유발하여 폐 고혈압, 우심부전, 사망 등의 합병증을 유발하는 질환이므로 적극적인 치료가 필요하다. 비만환자를 보는 의사는 초진 시부터 코골이, 주간 졸림 등 수면 장애성 호흡을 암시하는 소견이 있는지 반드시 물어보아야 한다. 수면 무호흡증의 근본 치료는 체중 감량이며, 보조적으로 약물요법, 지속성 기도 양압 등을 사용할 수 있다.

비만은 천식, 만성폐쇄성폐질환의 증상과 예후에도 영향을 주며, 향후 이 분야에 대해 좀 더 많은 연구가 필요하다.

참고문헌

1. 대한비만학회. *임상비만학 2판.* 서울 : 고려의학, 2001.
2. Bray GA, Bourchard C, et al. Handbook of Obesity. 2nd Ed. New York : Marcel Deckker, 2004.
3. Kopelman PG, Stock MJ. Clinical Obesity. London : Blackwell Science, 1998.
4. Bjorntorp P. International Textbook of Obesity. New York : John Willey & Sons, 2001.
5. Eckel RH, et al. Obesity : Mechanism and Clinical Management. New York : Lippincott

Williams & Wilkins, 2003.

6. Young T, Palta M, Demsey J, et al. The occurrence of sleep-disordered breathing among middle aged adults, N Engl J Med. 1993 ; 328 : 1230-1235.
7. Koenig SM. Pulmonary complications of obesity. Am J Med Sci. 2001 ; 321(4) : 249-279.
8. Bates D. Respiratory Function in Disease ; An Introduction to the Integrated Studies. 3rd Ed. Philadelphia : WB Saunders, 1989.
9. Qureshi A, Ballard RD. Obstructive sleep apnea. J Allergy Clin Immunol. 2003 Oct ; 112(4) : 643-651.
10. Lattimore JD, Celermajer DS, Wilcox I. Obstructive sleep apnea and cardiovascular disease. J Am Coll Cardiol. 2003 ; 41(9) : 1429-1437.
11. Young T, Peppard PE, Gottlieb DJ. Epidemiology of obstructive sleep apnea : a population health perspective. Am J Respir Crit Care Med. 2002 ; 165(9) : 1217-1239.
12. McNicholas WT. Obstructive sleep apnea syndrome : who should be treated? Sleep. 2000 ; 23 Suppl 4 : S187-190.
13. Magalang UJ, Mador MJ. Behavioral and pharmacologic therapy of obstructive sleep apnea. Clin Chest Med. 2003 ; 24(2) : 343-353.
14. Lombard RM Jr, Zwillich CW. Medical therapy of obstructive sleep apnea. Med Clin North Am. 1985 ; 69(6) : 1205-1219.
15. Verse T. Bariatric surgery for obstructive sleep apnea. Chest. 2005 ; 128(2) : 485-487.
16. White DP, Zwillich CW, Pickett CK, Douglas NJ, Findley LJ, Weil JV. Central sleep apnea. Improvement with acetazolamide therapy. Arch Intern Med. 1982 ; 142(10) : 1816-1819.
17. Javaheri S. Acetazolamide improves central sleep apnea in heart failure : a double-blind, prospective study. Am J Respir Crit Care Med. 2006 15 ; 173(2) : 234-237.
18. Terra SG, Oberg KC. Medroxyprogesterone acetate in the treatment of obstructive sleep apnea. Ann Pharmacother. 1997 ; 31(6) : 776-778.
19. Brownell LG, West P, Sweatman P, Acres JC, Kryger MH. Protriptyline in obstructive sleep apnea : a double-blind trial. N Engl J Med. 1982 21 ; 307(17) : 1037-1042.
20. Ballon JS, Feifel D. A systematic review of modafinil : Potential clinical uses and mechanisms of action. J Clin Psychiatry. 2006 Apr ; 67(4) : 554-566.
21. Hirshkowitz M, Sharafkhaneh A. Positive airway pressure therapy of OSA. Semin Respir Crit Care Med. 2005 ; 26(1) : 68-79.
22. Couch ME, Senior B. Nonsurgical and surgical treatments for sleep apnea. Anesthesiol Clin

North America. 2005 ; 23(3) : 525-534.

23. Ferguson KA, Cartwright R, Rogers R, Schmidt-Nowara W. Oral appliances for snoring and obstructive sleep apnea. Sleep. 2006 ; 29(2) : 244-262.
24. Camargo CA, et al. Prospective study of body mass index, weight change, and risk of adult-onset asthma in women. Arch Int Med. 1999 ; 159 : 2582-2588.
25. Stenius-Aarniala B. et al. Immediate and long-term effects of weight reduction in obese people with asthma : randomized controlled study. BMJ. 2000 ; 320 : 827-832.
26. Poulain M, Doucet M, Major GC, Drapeau V, Series F, Boulet LP, Tremblay A, Maltais F. The effect of obesity on chronic respiratory diseases : pathophysiology and therapeutic strategies. CMAJ. 2006 25 ; 174(9) : 1293-1299.
27. Gay PC. Chronic obstructive pulmonary disease and sleep. Respir Care. 2004 ; 49(1) : 39-51.

Chapter 24 골관절 질환

1 서 론

골관절질환은 인구 고령화에 따라 유병률이 증가하고 있으며, 최근의 비만 인구의 증가와 더불어 65세 이상 인구에서 뿐만 아니라 중장년층에서도 유병률이 높은 질환이다. 1998년 국민건강영양조사 결과에 의하면 성인 남자의 4.6%, 여자의 10.1%가 요통을, 성인 남자의 4.4%, 여자의 13.3%가 골관절염을 의사로부터 진단받은 것으로 조사 되었다. 이 자료에 의하면 체질량지수 30 kg/m^2 이상인 사람은 그 미만인 사람에 비하여 골관절염의 위험이 약 2배 정도 증가하는 것으로 나타나서 비만이 골관절염의 중요한 원인 중 하나임을 시사하였다.[1)]

비만으로 인해 체중 부하 관절(weight bearing joint)에 주어지는 부담은 증가하게 되며, 이는 관절이나 근골격계에 손상을 주게 된다. 이 장에서는 비만으로 인해 발생하는 대표적인 골관절 질환인 골관절염과 요통에 대하여 고찰하고자 한다.

2 비만과 골관절염

1) 비만이 골관절염을 유발하는 기전[2-4)]

체중 부하가 골관절염을 유발하는 기전으로는 다음의 세 가지를 들 수 있다. 첫째, 과

체중이 체중부하 관절에 기계적인 부하를 증가시켜 연골의 손상을 가져온다. 둘째, 지방 조직은 그 대사산물의 농도에 영향을 주어 그 자체가 관절 연골에 작용하거나 다른 관절 조직을 침식시킨다. 셋째, 비만과 연관된 유전 물진인 렙틴이 골관절염 발생에 영향을 미칠 것이다.

(1) 비만으로 인한 기계적인 부하의 증가

관절 역학에 있어서 무릎과 고관절을 가로지르는 전반적인 힘은 걷는 동안 대략 체중의 2~3배이다. 무릎 및 고관절이 견딜 수 있는 하중의 한계가 있으므로 매일 활동에서 직면하게 되는 비만은 이들 관절에 기계적인 스트레스를 증가시킨다.

기계적인 부하가 가해질 때 관절의 손상을 줄이고 관절염을 예방하기 위한 관절 보호 기전으로는 관절면의 윤활제를 통한 마찰 흡수, 관절 주변의 근육을 통한 충격 흡수를 들 수 있다. 대퇴사두근(Quadriceps muscle)은 체중이 증가함에 따라 강해지는 것을 알 수 있는데, 이는 증가된 부하를 견디기 위해 함께 작용하기 위함이다. 따라서 사두근의 약화와 비만은 체중 부하 운동을 할 때 퇴행성 슬관절염의 위험인자로 작용한다. 운동할 때 무릎에 가해지는 부하는 대개 관절의 내측면을 통해 전달되므로, 내반슬(genu varum)을 가진 사람의 경우 골관절염의 위험이 더 증가한다.

(2) 비만과 연관된 대사 이상

비만으로 인한 기계적인 부하만으로 모든 골관절염과의 연관성을 설명하기 힘들며, 그 대표적인 예가 비만 여성에서 체중 부하관절이 아닌 수부 관절염의 위험 또한 증가하는 것이다. 이는 비만의 대사적 요인이 골관절염에 영향을 미치고 있음을 시사한다.

대사적 요인 중에 대표적으로 거론되는 것이 비만과 연관된 인슐린 저항성이 골관절염과 중요한 원인적 연관성을 갖는다는 것이다. 그 증거로 제시되는 것들은 다음과 같다.

첫째, 연골조직에서 유일하게 대사적으로 활성화된 세포인 연골세포는 인슐린에 민감하다는 점이다. 인슐린 저항성으로 인해 당을 이용하는 연골세포의 대사작용이 저해되며, 특히 연골의 중요한 구조적 성분인 proteoglycan의 합성이 저해된다.

둘째, 대규모 전향적 연구인 Chingford 연구 결과, 여성에서 인슐린 저항성의 지표인 혈당의 증가가 골관절염과 유의한 연관성을 보였다는 점이다.[5] 그러나 다른 종적 연구에서는 혈압, 혈당, 고지혈증 등 비만의 다른 연관 요인들이 독립적으로 무릎의 골관절염과 연관성을 갖는다는 증거는 찾기 어려웠다.[6]

셋째, Silveri 등의 단면연구 결과 무릎 골관절염이 있는 과체중 환자는 골관절염이 없는 과체중 환자와 비교할 때 유의하게 높은 혈청 인슐린 농도를 보였다는 점이다.[7] 그러나 인슐린 저항성으로 인하여 연골세포에서 인슐린의 작용이 저하되는지, 이러한 인슐린 작용 저하가 연골 기질의 합성 저하를 유발하는지에 대해서는 더 연구가 필요하다.

이 외에도 연골 간질 합성을 증가시켜 골관절염의 방어인자로 작용할 것으로 추정되는 인슐린 유사 성장인자(IGF-1)의 농도, 순환 에스트로겐 농도 및 높은 골밀도와 골관절염의 위험과의 연관성이 제시된 바 있으나, 아직까지 증거가 불충분하다.

(3) 렙틴과의 연관성

비만과 연관된 유전물질로 잘 알려진 렙틴은 시상하부의 수용체를 통하여 식욕 및 에너지 소비의 중추성 조절에 중요한 역할을 할 뿐만 아니라, 골 및 관절 연골의 대사적 활성 또한 조절하는 것으로 알려져 있다.

Dumond 등은 최근 보고에서 골관절염 환자의 활액에서 정상인보다 유의하게 렙틴 수준이 높았으며, 관절의 연골세포뿐 아니라 골극(osteophyte)에서도 렙틴의 발현증가가 관찰되었다. 또 쥐의 관절에 렙틴을 주사하면 IGF-1 및 TGF-β의 발현을 자극하여 proteoglycan 합성이 증가한다고 보고하였다. IGF-1 및 TGF-β와 같은 성장인자는 골관절염에 있어 연골의 재생을 돕는 이로운 작용을 하는 동시에 골극 생성을 촉진하여 골관절염을 악화시키는 두 가지 상반되는 효과를 가지고 있다. 렙틴은 이들 성장인자의 합성을 촉진함으로써 골관절염의 발생에 영향을 미친다고 하였다. 이 비만은 렙틴 저항성과 연관이 있으며 관절조직의 렙틴 수용체 역시 이의 영향을 받을 가능성이 있다. 렙틴이 관절조직에서 골극 생성을 촉진시키고, 사이토카인 생성을 촉진시키는 유해요인으로 작용한다면 렙틴의 혈중 농도 상승이 골관절염 발생에 영향을 미칠 것이다. 그러나 현재까지 렙틴이 비만과 골관절염과 어떠한 연관성을 갖는지에 대한 정확한 기전은 밝혀지지 않았다.

비만은 위와 같은 여러 가지 기전을 통해 골관절염 발생에 영향을 미친다. 대관절의 골관절염 발생은 주로 비만으로 인한 기계적인 부하에 의해 발생하는 것으로 인정되고 있다. 특히 무릎 골관절염의 경우 여러 가지 연구들을 통하여 기계적인 부하의 증가가 골관절염을 유발시킨다는 사실이 증명되었다. 그러나 골관절염이 비만 여성에서 더 많이 발생하며, 비만환자에서 체중 부하와 관련이 없는 손관절의 골관절염도 유병률이 높다는 사실은 기계적인 부하 외에 다른 대사적인 요인들이 작용하고 있음을 시사한다.

2) 비만과 무릎 골관절염

근골격계 통증 중 가장 흔한 것은 무릎 통증으로 65세 이상 노인에서 1위, 중년 남녀에서 2위로 흔하게 호소하는 증상이다. 무릎 통증이 활액낭염, 건염, 골관절로부터의 방사통 등에 의해 발생할 수도 있지만, 통증이 만성적이거나 중년 이후에 발생한 것이라면 골관절염에 의한 것이 가장 흔하다.

Framingham 코호트 연구 결과에 의하면 체중을 사분위수로 나누었을 때 가장 낮은 사분위수에 속하는 사람들과 비교한 가장 높은 사분위수에 속하는 사람들의 무릎 골관절염의 상대위험도는 남자의 경우 1.51 (95% 신뢰구간 1.14～1.98), 여자의 경우 2.07 (95% 신뢰구간 1.67～2.55)였다. 또 이전 10년의 체질량지수가 2단위 감소할 때 무릎 골관절염의 위험은 약 50% 감소하였다.[9,10] 또다른 종적 연구인 Chingford 연구결과 체질량지수가 가장 높은 삼분위수에 해당되는 여성들은 자궁적출 여부, 에스트로겐 보충요법 여부, 신체활동, 무릎 통증 및 사회경제 수준 등의 요인들을 보정한 후에도 무릎 골관절염 발생의 상대 위험도가 2.38 (95% 신뢰구간 1.29～4.39)이었다.[5]

최근의 역학적 연구에서 비만과 골관절염 간의 연관성은 비만의 진단기준과 골관절염의 정의를 어떻게 하느냐에 따라 다양하게 보고되었다. 체질량지수 30 kg/m^2 이상인 사람들의 무릎 골관절염 발생 위험은 2～10배까지 다양하게 증가한다고 보고되고 있으며, 남성에 비하여 여성에서 더 강한 연관성을 갖는 것으로 보고되었다. 20～89세의 건강한 여성 중에서 무릎 골관절염의 증상을 통해 새롭게 진단되는 비율은 체질량지수 30 kg/m^2 이상인 군에서 9배, 체질량지수 25～30 kg/m^{2}인 군에서 4배로 높았다. 최근에 Gelber 등은 20～29세때 체질량지수가 25 kg/m^2 이상이던 남자 의대생의 경우 이들이 60세가 되었을 때 무릎 골관절염의 진단을 받을 위험이 3배 더 높다고 보고하였다.[11-13]

연구 결과들을 종합하면, 체중이 증가함에 따라 골관절염이 발생할 위험은 비례하여 증가하며, 골관절염을 증상으로 진단하든 방사선적으로 진단하든 비만과 골관절염 사이의 연관성은 매우 큰 것으로 나타났다. 특히 여성에서 체중이 증가할수록 무릎 골관절염의 위험도가 더욱 증가한다. 무릎의 부위 중 내측 경골대퇴 관절 및 슬개대퇴 관절에서 비만과 연관된 골관절염의 위험이 더 증가하며 편측 무릎보다 양측 무릎의 골관절염의 위험이 더 증가한다.

비만이 무릎 골관절염에 영향을 미치는 시기는 아직까지 불분명하다. 소아 비만은 노년기의 골관절염 발생에 영향을 미칠 수 있으며, 이는 비만이 근골격 발달이나 호르몬 상태에 영향을 미치기 때문이다. Framingham 연구 결과는 중년과 노년의 체중은 청년기의 체중보다 더 강한 위험요인임을 시사하였으나, 최근의 Johns Hopkins 의대생을 대상으로 한 연구에 의하면 20~39세 사이의 체질량지수는 노년기의 체질량지수보다 증상으로 진단한 골관절염과 더욱 강한 연관성을 보였다.[2,3]

3) 비만과 고관절 골관절염

고관절 역시 체중 부하 관절이며, 비만으로 인해 고관절의 부하가 과중된다. 그러나 무릎 골관절염과 비만의 연관성이 매우 크고 일관성 있게 보고되는 반면, 고관절 골관절염과의 관계는 골관절염의 진단방법에 따라 다르게 보고되거나 무릎 골관절염에 비하여 약한 연관성을 보였다.

Lievense 등이 최근에 5개의 종적 연구와 7개의 단면연구를 메타 분석한 결과에 의하면, 골관절염의 진단 기준으로 방사선 검사만을 이용한 경우보다 임상소견을 이용한 경우에 비만과 고관절 골관절염 사이에 더 높은 연관성을 보였다. 이들 연구 중 7개의 연구에서 비만도와 고관절 골관절염 사이에는 교차비 1.25 이상의 양의 상관관계를 보였고, 3개의 연구에서는 교차비 1.0~1.25 사이의 약한 양의 상관관계를 보였다. 또한 진단기준으로 임상소견을 이용한 9개의 연구에서는 모두 유의한 상관성을 보인 반면, 방사선 검사만을 이용한 3개의 연구에서는 연관성이 없거나 매우 약한 것으로 보고되었다. 저자들은 비만과 고관절 골관절염 사이에는 중등도의 연관성이 존재하며, 비만한 사람에서 발생 위험이 대략 2배 정도 증가한다고 보고하였다.[14]

체중 부하가 진행되는 동안 고관절에 주어지는 힘은 넓은 체중 부하 면적으로 고르게 분포되는 반면, 무릎에 주어지는 힘은 60~70%가 중앙 영역에 집중된다. 따라서 비만으로 인하여 고관절 연골에 가해지는 단위 면적 당 힘과 장력은 무릎 연골에 가해지는 힘에 비하여 상대적으로 적으며, 어떤 유형의 비만은 고관절 아래 부분인 하지에 지방이 과다 분포하는 경우도 있기 때문에 무릎 골관절염에 비하여 비만의 영향이 크지 않다고 볼 수 있다.[2)]

4) 골관절염의 치료와 예방에 대한 체중 감량의 효과[2,11,17]

체중 감량이 골관절염의 발생을 예방하거나 진행을 지연시킨다는 사실을 입증한 연구는 별로 없다. 대부분의 연구가 규모가 작거나 무작위 대조 임상시험이 아니며, 관찰연구에 불과하다.

Framingham 골관절염 연구 결과에 의하면 과체중 여성이 체중 5 kg (또는 체질량지수 2단위)을 감량하였을 때 체중변동이 없는 여성에 비하여 무릎 골관절염을 새로 진단받을 위험이 약 50% 감소하였다.[10)] 최근의 한 연구에서는 비만과 무릎 골관절염의 연관성이 중등도의 부정정열 (malalignment)을 가진 사람에서만 나타난다는 보고가 있으며, 골관절염 치료에 있어서 체중 감량은 이러한 중등도의 부정정열을 보인 사람에게 초점을 맞추어 시행해야 한다는 주장도 있다.[15)] 최근에 수행된 ADAPT 연구에서는 무릎 골관절염을 가진 316명의 비만 환자를 운동치료군, 식이요법을 통한 체중 감량군, 운동과 식이요법을 통한 체중 감량을 동시에 시행한 군, 대조군으로 분류하여 18개월간 관찰하였다. 대조군과 비교할 때 운동과 식이요법을 통한 체중 감량을 동시에 시행한 군에서만 신체 기능과 통증이 유의하게 호전된 결과를 보였다. 이는 체중 감량이 무릎 골관절염의 증상 개선에 도움을 주지만 운동과 병행할 때 더 큰 이익이 있다는 사실을 시사한다.[16)] 운동은 비만한 사람은 물론 정상 체중을 가진 사람에 있어서도 퇴행성 관절염 치료의 중심적인 요소이다. 근육 약화는 질병의 결과일 뿐만 아니라 근력의 강화는 체중 부하 시 충격 흡수를 더 용이하게 하기 때문이다.

무릎이나 고관절 골관절염 환자에 있어서 체중 감량은 치료에 도움을 줄 것으로 생각되어 비만 환자에게 치료의 하나로써 추천되고 있으나 잘 고안된 무작위 대조 임상시험 결과에 의한 증거는 충분하지 않다. 체중 감량과 더불어 운동을 통한 근력 강화는 골관절염 치료에 있어서 매우 중요한 역할을 한다.

3 비만과 요통

과체중으로 척추에 가해지는 기계적인 부하가 증가하면 요통이 발생할 수 있을 것이라는 전제 하에 비만과 요통과의 연관성을 증명하려는 많은 연구들이 시도되었다. 1965~1997년 사이에 발표된 65개의 연구를 분석한 한 메타연구에 의하면, 이들 중 32개의 연구에서 비만과 요통 사이에 약하기는 하나 유의한 연관성이 있었다. 저자는 비만을 요통의 가능한 위험 요인으로 볼 수 있으나 아직까지 증거가 부족하다고 결론을 내렸다.[18)] 또한 비만과 요통에 관한 연구는 대부분 단면 연구이므로 비만과 요통의 시간적 선후관계는 분명하지 않다. 그러나 고도 비만 환자가 수술을 통하여 체중 감량을 하였을 때 요통으

로 인한 증상과 신체적 기능이 모두 유의하게 향상되었다는 연구결과 보고된 바 있다.[19)]

현재까지 비만과 요통 발생 간의 연관성을 규명할 수 있는 잘 고안된 연구는 별로 없으며, 기존의 연구들을 고찰해볼 때 비만과 요통간의 연관성은 매우 약하거나 유의하지 않은 것 같다.

4 결 론

비만은 무릎 및 고관절 골관절염의 발생 위험을 증가시키며, 이는 중년과 노년에서 심각한 영향을 미칠 뿐만 아니라 장애의 중요한 요인이 된다. 비만이 골관절염을 유발시키는 기전은 주로 체중으로 인한 기계적 부하의 증가에 기인한 것으로 보인다. 그러나 비만과 골관절염의 연관성이 여성에서 더 크며, 체중 부하와 무관한 수부 관절에서도 발생 위험이 증가하는 것으로 볼 때, 기계적 부하 외에 비만으로 인한 대사 이상도 골관절염의 발생에 영향을 미칠 것으로 생각된다.

골관절염의 예방과 치료에 있어서 체중 감량의 효과는 종적 연구나 대조 임상시험 연구 모두 부족하여 증거는 불충분하다. 그러나 체중 감량은 운동을 통한 근력 강화와 더불어 골관절염으로 인한 통증 경감과 기능 향상에 바람직한 영향을 미칠 것으로 보인다.

참고문헌

1. 김남순, 문옥륜, 강재헌, 이상이, 정백근, 이신재 등. 한국인의 비만도에 따른 비만관련질환의 유병률 증가. *예방의학회지* 2001 ; 34(4) : 309-315.

2. 강재헌 등. *최신 비만치료 가이드*. 서울 : 도서출판 한우리 ; 2004 : 395-408.

3. Eaton, CB. Obesity as a risk factor for osteoarthritis : mechanical versus metabolic. *Medicine and Health Rhode Island* 2004 ; 87(7) : 201-204.

4. Powell A, teichtahl AJ, Wluck AE, Cicuttini FM. Obeisty : a preventable risk factor for large joint osteoarthritis which may act through biomechanical factors. *Br J Sprots Med* 2005 ; 39 : 4-5.

5. Hart DJ, DOyle DV, Spector TD. Association between metabolic factors and knee osteoarthritis in women : the Chingford study. *J Rheumatol* 1995 ; 22 : 1118-1123.

6. Martin K, Lethbridge-Cejku M, Muller DC, Elahi D, Andres R, Tobin JD, Hochberg MC. Metabolic correlates of obesity and radiographic features of knee osteoarthritis : data from the Baltimore Longitudinal Study of Aging. *J Rheumatol* 1997 ; 24(4) : 702-707.
7. Silveri F, Brecciaroli D, Argentati F, Cervini C. Serum levels of insulin in overweight patients with osteoarthritis of the knee. *J Rheumatol* 1995 ; 22(10) : 1899-1902.
8. Dumond H, Presle N, Terlain B, Mainard D, Loeuille D, Netter P, Pottie P. Evidence for a key role of leptin in osteoarthritis. *Arthritis Rheum* 2003 ; 48(11) : 3118-3029.
9. Felson DT, Anderson JJ, Naimark A, Walker AM, Meenan RF. Obesity and knee osteoarthritis : The Framingham Study. *Ann Intern Med* 1988 Jul 1 ; 109(1) : 18-24.
10. Felson DT, Zhang Y, Anthony JM, Naimark A, Anderson JJ. Weight loss reduces the risk for symptomatic knee osteoarthritis in women. The Framingham Study. *Ann Intern Med* 1992 ; 116(7) : 535-539.
11. Nevitt MC. Obesity outcomes in disease management : clinical outcomes for osteoarthritis. Obesity Research 2002 ; 10 suppl 1 : 33S-37S.
12. Sharma L, Kapoor D, Issa S. Epidemiology of osteoarthritis : an update. Curr Opin Rheumatol 2006 ; 18 : 147-156.
13. Zamboni M, Mazzali G, Zoico E, Harris TB, Meigs JB, Francesco VD, et al. Health consequences of boesity in the elderly : a review of four unresolved questions. *Int J Obes* 2005 ; 29 : 1011-1029.
14. Lievense AM, Bierma-Zeinstra SMA, Verhagen AP, van Baar ME, Verhaar JAN, Koes BW. Influence of obesity on the development of osteoarthritis of the hip : a systematic review. *Rheumatology* 2002 ; 41 : 1155-1162.
15. Felson DT, Goggins J, Niu J, Zhang Y, Hunter DJ. The effect of body weight on progression of knee osteoarthritis is dependent on alignment. *Arthritis Rheum* 2004 ; 50(12) : 3904-3909.
16. Messier SP, Loeser RF, Miller GD, Morgan TM, Rejeski WJ, Sevick MA, et al. Exercise and dietary weight loss in overweight and obese older adults with knee osteoarthritis : the Arthritis, Diet, and Activity Promotion Trial. *Arthritis Rheum* 2004 ; 50(5) : 1501-1510.
17. Roddy E. Changing life-styles and osteoarthritis : what is the evidence? *Best Pract Res Clin Rheumatol* 2006 ; 20(1) : 81-97.
18. Leboeuf-Yde C. Body weight and low back pain. A systematic literature review of 56 journal articles reporting on 65 epidemiologic studies. *Spine* 2000 ; 15 ; 25(2) : 226-237.
19. Melissas J, Kontakis G, Volakakis E, Tsepetis T, Alegakis A, Hadjipavlou A. The effect of surgical weight reduction on functional status in morbidly obese patients with low back pain. *Obes Surg* 2005 ; 15(3) : 378-381.

Chapter 25 다낭난소증후군

다낭난소증후군(polycystic ovary syndrome, PCOS)은 만성 무배란과 고안드로겐증을 특징으로 하는 가임기 여성에서 가장 흔한 질환이며 여성 불임의 가장 흔한 원인이다. 다낭난소증후군의 병인은 아직 정확하게 밝혀져 있지 않으며 생식샘자극호르몬분비호르몬 분비체계, 부신의 안드로겐 생산단계, 난소자체의 안드로겐 합성의 이상, 인슐린 저항성 등 여러 가지 가설이 제기되어 있고 이들 중 어느 한 가지 병인으로 다낭난소증후군의 다양한 특징을 완전히 설명할 수 없다.[1,2] 다낭난소증후군의 임상증세는 희발월경이나 불임, 다모증과 여드름 등의 안드로겐 과다 증세뿐 아니라, 비만, 고지혈증, 내당능 장애, 고혈압 등의 대사 이상이 동반되는 등 매우 다양하다. 현재까지 다낭난소증후군은병인이 확실하지 않고 임상양상이 매우 다양하여 한 가지 통일된 진단기준이 없다.[3]

최근에는 다낭난소증후군이 불임과 연관된 부인과 질환일 뿐 아니라 비만과 인슐린 저항성과 함께 당뇨병이나 심혈관계 질환의 위험이 높은 대사증후군의 한 형태로 주목을 받고 있다.[4] 다낭난소증후군은 불임과 월경 이상이라는 문제만으로 접근할 질환이 아니라 이에 동반되는 대사 이상에 주목하여 가임기 여성에서 그 어느 질환보다 흔한 질환임을 생각하고 장기적으로 추적하고 관리해야 하는 대사질환의 한 유형이다.

다낭난소증후군에서 비만은 증세일 뿐 아니라 다른 임상증세를 악화시키는 병인으로 생각된다. 다낭난소증후군 환자의 50% 정도가 비만하나 비만의 빈도는 인종적 차이가 있어 한국인 다낭난소증후군 환자의 약 27%가 체질량지수 25 kg/m^2 이상의 비만이었다.[5]

1 다낭난소증후군과 비만 : 병인

다낭난소증후군 환자의 50%가 비만하며 발병 전 상당히 많은 수의 환자에서 체중 증가가 동반되는 것으로 보아 비만 자체가 어느 정도 이 질환의 병인이 될 수 있음을 알 수 있다.[6] 비만한 다낭난소증후군 환자는 정상 체중 환자에 비해 고안드로겐증이 심하고 자연적인 배란과 임신의 가능성이 낮으며 인슐린 저항성과 이와 연관된 이상지혈증이, 내당능 이상이 더 심하다. 비만이 다낭난소증후군의 증세와 병인에 대한 영향으로는 인슐린 저항성과 고인슐린혈증, 안드로겐 농도 증가에 의한 고안드로겐증 및 월경이상과 무배란, 불임의 악화이다. 비만은 다낭난소증후군의 증세를 악화시키나 그 기전은 매우 복잡하여 완전히 규명되어 있지 않다.[6]

다낭난소증후군이 없는 여성도 비만하면 여드름, 조모증 등의 안드로겐 과다 증세를 보이며 다낭난소증후군 환자에서는 비만에 의해 고안드로겐증이 악화하게 된다. 비만에 의해 고안드로겐증이 악화되는 기전은 출생 전의 어머니의 영향, 인슐린 저항성과 연관된 고인슐린혈증 및 비만과 관련된 호르몬 변화에 기인한다.[7]

비만한 다낭난소증후군 환자에서 어머니의 비만은 사춘기 무렵 고안드로겐증 발생과 다난난소증후군의 임상 표현형 결정에 영향을 준다. 사춘기 이전 비만은 인슐린, 인슐린양 성정인자, 오피오이드, 에스트로겐 등의 호르몬과 씨토카인 조절을 교란하여 향후 고안드로겐증을 생기게 할 수 있다.

비만 특히 복부 비만에 의한 인슐린 저항성이 있는 환자는 간, 근육, 지방세포에서는 인슐린의 작용이 저하되어 있는 반면 난소에서는 인슐린의 작용이 보존되어 있다. 인슐린은 간에서 성호르몬 결합 글로불린의 생산을 억제하여 유리 안드로겐의 농도와 표적세포로의 전달을 증가시킨다. 혈중 안드로겐 농도는 인슐린 농도와 양의 상관관계가 있다. 인슐린은 다낭난소증후군환자의 난소에서 난포막세포의 스테로이드 합성과 안드로겐 생산을 증가시키며 난포의 폐쇄와 무배란을 유발한다. 따라서 비만과 동반된 인슐린 저항성은 다낭난소증후군의 위험이 높은 여성에서 고안드로겐증과 무배란 등의 임상 증세를 더욱 악화시키는 요인인 것이다. 과도한 안드로겐은 양성 되먹이기 조절을 통해 생식샘자극호르몬을 증가시키고 난소 안드로겐을 증가시킬 수도 있다.[8]

이외에 오피오이드계도 안드로겐의 증가에 기여하는데 베타 엔돌핀은 인슐린 농도를 증가시켜 고안드로겐증을 유발한다. 오피오이드 계의 변화가 불임과 관련이 있는지는 확실하지 않지만 오피오이드 길항제가 비만한 다낭난소증후군의 월경주기를 회복시킨 예는 있다.

렙틴이나 그렐린은 다낭난소증후군의 고안드로겐증과 불임의 병인으로 대두되고 있다. 대표적 식욕 억제 호르몬인 렙틴은 인슐린, 당류 코르티코이드, 종양괴사인자, 인터루킨-1에 의해 자극되며 카테콜라민, 안드로겐, PPARγ 협력제에 의해 억제되고 지방조직의 양에 비례하여 생산양이 결정되는데 비만에서는 렙틴 저항성으로 인해 혈중 농도가 증가되어 있다. 렙틴은 난소의 난포세포에 발현되어 있는 수용체를 통하여 인슐린유사 성장인자-1, transforming growth factor-β, 황체형성호르몬의 작용을 차단함으로써 난포막세포의 스테로이드생성을 억제한다. 렙틴이 증가하면 난소의 난포와 난자의 성숙이 억제되고 동물실험에서 배란율이 감소하였다.[10] 즉 비만한 다낭난소증후군 환자는 렙틴 농도가 증가되어 있다. 그러나 다낭난소증후군 환자에서 혈중 렙틴 농도는 다양하게 관찰된다. 과연 렙틴 농도의 증가가 비만한 다낭난소증후군 환자에서 무배란에 역할을 하고 있는지 확실하지 않지만 어느 정도 불임에 기여하는 것 같다.

그렐린은 성장호르몬 분비촉진 수용체의 리간드로써 시상하부, 뇌하수체에 발현하여 성장호르몬 분비를 촉진하나 위에서도 분비되며 식욕을 촉진하고 지방이용을 억제한다. 비만한 다낭난소증후군 환자의 혈중 그렐린 농도는 동일 체중과 연령대의 여성에 비해 감소되어 있고 혈중 안드로겐 농도에 반비례한다. 실제로 그렐린은 사람의 난소에 결합부위가 있고 안드로겐 생성에 관여하는 효소를 억제하기도 한다. 역으로 안드로겐이 그렐린의 조절에 관여할 수도 있어서 비만한 다낭난소증후군 환자에게 항안드로겐제인 flutamide를 투여하여 혈중 안드로겐 농도를 감소시키면 그렐린 농도는 증가한다. 그렐린 농도는 인슐린 저항성과 반비례하므로 비만과 다낭난소증후군에서 인슐린-고안드로겐증의 상관관계의 연결 인자일 수도 있다. 이와 같이 그렐린과 렙틴은 에너지 균형과 대사에 관계될 뿐 아니라 생식 기능과도 관련이 있으나 실제 이들의 농도나 작용의 변화가 비만 및 다낭난소증후군과 관련된 불임에 어떤 역할을 할지는 아직 규명해야 할 부분이 많다.

2 비만한 다낭난소증후군 환자의 특징

다낭난소증후군의 임상증세는 비만 유무에 따라 생식기능, 조모증, 인슐린 저항성과 대사이상, 고혈압, 죽상경화증의 위험, 자궁내막암의 위험도, 임신과 출산 결과에서 차이가 있다(표 25-1).

표 25-1 비만과 정상체중 다낭난소증후군 환자의 임상특징

임상 특징	비만	정상체중
조모증	++	+
총테스토스테론/안드로스테네디온 비	↑	↑
성호르몬 결합글로불린	↓	정상
유리 테스토스테론	↑↑	↑
안드로스테론 글루코네이트	↑↑	↑
희발월경/무배란	++	+
불임	++	+
흑색가시세포증	++	+
인슐린 저항성	++	+
내당능이상/당뇨병	++	+
고지혈증	+	−
고혈압	+(?)	−
심혈관질환 위험	++(?)	+(?)
자궁내막암 위험	++	+

비만한 환자는 희발월경과 무배란의 정도가 더 심하고 불임의 빈도가 더 높으며 생식샘자극호르몬유리호르몬에 대한 배란 유도의 실패가 더 흔하다.

다낭난소증후군환자에서 비만은 조모증의 정도와 직접 관련이 있어서 영국의 환자를 대상으로 한 보고에 의하면 비만한 환자의 조모증은 73%인데 비해 정상체중 환자는 56%였다.[2] 이미 앞에서 기술된 바와 같이 인슐린 저항성, 고안드로겐증, 흑색 가시세포증(acnathosis nigricans) 사이에 상관관계가 있고 흑색 가시세포증은 비만에서 정상체중 환자에 비해 빈도가 높다. 정상체중과 비만한 다낭난소증후군 환자 모두 인슐린 저항성이 있으나 인슐린 저항성은 비만한 다낭난소증후군 환자에서 정도가 더 심하다. 한국인 다낭난소증후군 환자에서도 비만의 정도에 따라 인슐린 감수성 지표와 인슐린 저항성의 빈도가 의미 있게 차이가 있었다. 특히 정상 체중인 환자에서도 체질량지수 20 kg/m^2 이상인 환자는 체질량지수 20 미만인 환자에 비해 인슐린 감수성 지표가 낮았고 인슐린 저항성의 빈도가 높아서 경도의 체중 증가도 인슐린 감수성을 현저히 감소시키는 것으로 보였다. 따라서 인슐린 저항성과 대사 이상이 없는 다낭난소증후군 환자도 연령의 증가나 출산에 의해 체중이 증가하면 인슐린 저항성과 대사이상을 초래할 가능성이 있을 것이다. 인슐린 저항성과 함께 내당능장애나 제2형 당뇨병도 비만한 환자에서 더 흔하며

미국의 환자를 대상으로 시행한 전향적 관찰에 의하면 비만한 환자에서는 내당능장애 31%, 당뇨병 7.5%이며 정상체중 환자에서는 내당능장애 10%, 당뇨병 1.5%로서 동일 연령대의 대조군 여성에 비해 3배 이상의 빈도였다.[4] 다낭난소증후군에서 이상지혈증은 비만유무와 관계없이 이상지혈증의 빈도가 증가되어 있는데 중성지방, 초저밀도지단백 콜레스테롤, 총콜레스테롤이 증가되고 고밀도지단백 콜레스테롤은 감소되며 중성지방의 증가만이 체질량지수와 상관관계가 있다.

다낭난소증후군에서 고혈압의 빈도는 증가되어 있으나 체질량지수를 보정하면 대조군과 차이가 없고 정상체중의 다낭난소증후군환자에서 24시간 혈압변화를 보면 정상인과 차이가 없다. 고혈압의 빈도는 다낭난소증후군 자체로 증가하기 보다는 비만에 의해 영향을 받는다.

다낭난소증군 환자에서 비만은 조모증, 고안드로겐증, 희발월경과 불임, 내당능 이상과 당뇨병, 자궁내막암, 활성형 에스트로겐의 활성, 고혈압의 빈도를 증가시키나 고지혈증이나 임신에 대한 영향은 향후 전향적인 관찰을 통하여 명확히 규명해야 할 것이다.

3 체중 감소의 효과

비만에 의해 다낭난소증후군의 증세가 더욱 악화되는 소견은 이 질환에서 체중 감소가 주요한 치료전략일 수 있음을 나타낸다. 비만한 다낭난소증후군에서 체중 감소는 호르몬과 월경의 이상을 개선시키며 이는 인슐린 감수성의 개선에 의한 것으로 보인다. 비만한 다낭난소증후군 환자는 체중 감소에 의해 인슐린 감수성 지표는 71% 개선되고 인슐린농도는 31% 감소되었다.[6] 체중 5%의 감소는 혈중 인슐린농도의 감소, 성호르몬결합글로불린의 증가, 유리 테스토스테론의 감소에 도달하였다. 그러나 꾸준한 식이요법과 운동은 체중 감소가 현저하지 않아도 월경 이상, 배란, 임신율을 개선시킨다. 또한 체중 감소는 다낭난소증후군 환자의 증가된 혈중 황체형성호르몬을 개선시키기도 한다.

결국 체중 감소는 인슐린 감수성의 개선을 통하여 안드로겐 감소, 월경이상이나 대사이상을 회복시키며 특히 체중의 5% 이상을 감소시킬 때 그 효과가 확실하다. 운동은 체중 감소가 없더라도 인슐린 감수성의 개선과 체지방분포의 변화를 통하여 효과가 있을 것으로 보인다.

참고문헌

1. Sam S, Dunaif A : Polycystic ovary syndrome : Syndrome XX? Trends Endocrinol Metab 2003 ; 14 : 365-370.
2. Ehrmann D : polycystic ovary syndrome. N Eng J Med 2005 ; 352 : 1223-1236.
3. The Rotterdam ESHRE/ASRM-sponsored PCOS consensus workshop group : Revised 2003 consensus on diagnostic criteria and long health risks related to polycystic ovary syndrome. Hum Reprod 2004 ; 19 : 41-47.
4. Legro RS : Polycystic Ovary Syndrome and Cardiovascular Disease : A Premature Association? Endocr Rev 2003 ; 24 : 302-312.
5. Knochenhauser ES, Key TJ, Kahsar-Miller M, waggoner W, Boots LR, Azziz R : Prevalence of the polycystic ovary syndrome in unselected black and white women of the southeastern United States : a prospective study. J Clin Endocrinol Metab 1998 ; 83 : 3078-3082.
6. Salehi M, Bravo-vera R, Sheikhi A, Gouller A, Poretsky L : Pathogenesis of polycystic ovary syndrome : what is the role of obesity? Metabolism 2004 ; 53 : 38-376.
7. Abbott DH, Dumesic DA, and Franks S : Developmental origin of polycystic ovary syndrome - a hypothesis. J Endocrinol 2002 ; 174 : 1-5.
8. Pasquali1 R, Pelusi C, Genghini S, Cacciari M, Gambineri A : Obesity and reproductive disorders in women. Hum Reprod Update 2003 ; 4 : 359-372.
9. Guido M, Ciampelli M, Fulghesu AM, et al. Influence of body mass on the hypothalamic-pituitary-adrenal-axis response to naloxone in patients with polycystic ovary syndrome. Fertil Steril 1999 ; 71 : 462-467.
10. Glintborg D, Andersen M, Hagen C : Evaluation of metabolic risk markers in polycystic ovary syndrome (PCOS). Adiponectin, ghrelin, leptin and body composition in hirsute PCOS patients and controls. Eur J Endocrinol 2006 ; 155 : 337-345.

Chapter 26 비만의 심리학적 측면

1 서 론

현재는 비만을 에너지 대사의 불균형이나 유전적인 요인 등과 같은 생물학적 요인들이 주로 관여를 하고 있다고 보고 있고 비만으로 인해 일어나는 주요 문제들이 다양한 신체적인 문제들을 가져오기 때문에 비만에 대한 많은 연구들이 이러한 생물학적 요인에 대한 부분에 초점이 맞추어져 있다.[1] 그러나 비만이 심각한 내과적인 문제들과 연관이 되어 있음에도 불구하고 비만에 관여하는 전문가들로 이루어진 1985년 미 국립 보건원의 비만에 대한 협의회의에서 비만은 많은 심리학적 부담을 가져오고 고통의 정도로 이야기하자면 이러한 심리적인 부담이 비만으로 인해 일어나는 문제 중 가장 심한 부작용이라고 할 수 있다고 결론을 내리고 있다.[2] 실제로 사회가 비만한 사람 등에 대해 가지는 편견과 차별은 비만한 사람들에게 심각한 심리 사회적인 영향을 주고 있고 이와 연관되어 비만한 사람들은 정신 병리에 있어서도 정상 체중의 사람들에 비해 문제가 많을 것이라는 시각도 있다.[3] 또한 비만 치료를 위해 시도되는 각종 방법이 이를 시도하는 사람에게 미치는 심리적인 효과나 이러한 치료가 많은 경우 체중의 재증가로 연결된다는 현실을 고려한다면 비만을 고치기 위해 시도한 치료가 가져다주는 심리적인 효과도 문제가 된다. 이렇게 비만한 사람들에게 있어 심리적인 문제가 다양한 연관이 있음에도 불구하고 비만이 가지는 생물학적인 요인들과 비교할 때 비만의 원인, 유지, 치료에 있어 심리적인 요인에 대한 관심이나 고려는 상대적으로 낮은 편이다.

이 장에서는 비만과 연관된 심리학적인 문제를 비만의 원인, 비만의 유지 및 치료와 연관해서 알아보고, 비만에서의 정신 병리에 대한 연구 결과 및 정신 치료를 비롯한 비만에 대한 심리적인 치료적 접근에 대해 알아보아 비만 환자들의 평가와 치료에서 좀 더 포괄적인 이해와 접근이 가능하도록 돕고자 한다. 이와 함께 최근 들어 특히 관심을 끌고 있는 폭식을 동반한 비만으로 알려져 있는 폭식장애(binge eating disorder)에 대해 자세히 기술하려 한다.

2 비만의 심리학적 원인

20세기에 들어서면서 비만을 심리학적인 원인으로 설명하려는 노력이 시도 되었는데 이러한 시각에서는 비만을 무의식적인 감정적 갈등의 증상적 표현으로 간주하고 있다.

1) 정신분석학적인 시각

정신분석학적인 시각에서는 배고픔을 충족되지 않은 성적 갈망의 대치나 상징적인 표현으로 보았다.[4] 따라서 이 시기의 학자들[5]은 정상적인 영양 상태나 위 장관의 상태와는 상관없이 일어나는 이상적인 배고픔은 억압된 리비도(libido)와 상관이 있다고 보았다. 그러다가 1915년 죽음에 대한 본능의 개념이 발표되면서 이상 식사 행동은 정신 성적(psychosexual) 발달에 있어 구강기에 고착이 되거나 퇴행이 되어 일어나는 것인데 이것은 이 시기에 지나친 만족이나 지나친 결핍에 의해 이루어진다고 보았다.[1] 이후 Rascovsky 등[6]은 비만을 전체적으로 심리적인 적응을 잘하면서 과대한 구강 자아(oral ego)를 가지고 있는 일차적인 비만과 강한 구강 자아와 이에 대해 금지적인 초자아간에 갈등으로 인해 기본적으로는 우울증적 바탕(depressive position)을 가지고 있는 환자에서 이에 대한 반동형성으로 조증적(manic)인 반응이 일어나 비만이 되는 소위 반응성 비만으로 나누어 설명하였다. 그러나 이러한 구강기 갈등에 기초를 둔 분석학적인 이론들은 이후의 연구들[7,8]에 의해 지지받지 못하였다. 이렇게 초기의 분석 학자들은 주로 비만 환자들에 있어 구강기의 갈등을 주장하였지만 후기의 학자들은 주로 과식을 우울이나 다른 부정적인 감정을 극복하려는 시도로 생각하였고[9,10] 정신분석학이 한참 영향력이 클 때인 1950년대에는 비만을 근본적인 성격 문제의 표현이라고 보았었다.[11] Bruch[12]은 비만이란 감정적인 부적응의 표현이며 충동적인 폭식에 의해 비만이 만들어 진다고 보았다. 그녀에 의하면 비만한 사람들은 어린 시절 가족간에 상호관계에 문제가 있어 이로 인해 비만이 생긴다고 믿었다. 즉 이러한 가족에서는 어린아이를 자신의 고유한 욕구를 가진 한 개체로써 인정하지를 않고 부모 자신의 실현되지 않은 야망을 대리 충족시키려는 대상으로 간주를 하기 때문에 이러한 부모의 지나친 기대를 충족시키지 못하는 아이들은 긴장과 절망으로 고통을 받게 되고 이러한 고통을 음식을 먹음으로써 위안을 받고 동시에 커지려는(big) 욕구를 충족시킨다는 것이다. Becker[13]는 비만은 인간관계에 있어 문제, 더 나아가서는 자기 자신의 문제를 다루려는 과식이란 방법으로 해결되지 않고 표현할 수 없는 무의식적인 갈등의 행동화라고 주장하였다. 이외에 Rennie,[14] Reeve[15] 및 Richardson[16]은 비만은 성격 속에 숨어 있는 신경증적인 증상의 표현이라고 보았다. 따라서 비만한 사람들은 자신의 불안이나 우울 그리고 죄책감을 먹음으로써 달래고 먹는 것으로 만족을 대치하는 경향이 있다고 보았다. 그러나 실제로는 비만에 대한 정신분석학적인 시각을 지지하는 연구들은 많지 않았고 이에 대한 대부분의 연구들[17-20]은 이러한 가설들을 지지하는데 실패를 하였다. 따라서 비만의 분석학적 가설들은 다양한 주관적인 해석들을 가능케 하였다. 예를 들어 우울이나 불안이 비만 환자에서 비만하지 않은 군보다 낮게 나오면 이런 경과는 비만 환자에서 보이는 과식이 우울이나 불안에 대한 방어의 결과로 나타났다고 해석을 하였다. 만약 이러한 가설이 맞는다면 비만한 환자들이 다이어트를 하면 우울해 지거나 불안해져야 하는데 실제로는 대부분의 경우 비만한 사람이 다이어트를 하거나 체중이 감소되면 기분이 호전이 된다.[21] 여기에 더해 비만한 사람이 감정적으로 불쾌한 일 때문에 과식을 하게 될 경우에도 부정적인 감정이 정상적으로 음식을 조절할 수 있는 능력을 붕괴시키기 때문에 일어나는 것이다.[22] 어떤 연구자들은 비만한 사람들에게 특이한(specific) 성격이 존재한다고 제안을 하고 있기도 하다. 이러한 가설에 따르면 비만한 사람들은 사회관계에서는 즐겁고 유쾌해 보이나 열등감으로 고통을 받고 있기 때문에 매우 수동 의존적이며 사랑을 받고 싶어 한다는 것이다.[23] 그러나 일부 비만한 사람들이 이러한 특징을 보이고 있는 것은 사실이지만 많은 비만한 사람들이 이러한 특징을 보이지 않고 있고,[24] 이와 반대가 되는 연구 결과들[25,26]도 많아 비만한 사람들에게 특이한 성격은 존재하지 않고 다양하고 이질적인 성격특징을 보인다고 이야기하고 있다.

2) 행동학적 관점

비만에 대한 정신분석학적인 견해와는 달리 1960년대와 1970년대의 행동 학자들은 비만은 조건화에 의해 잘못 형성된 식사 습관을 가진 학습된 장애라고 주장하였다. Stuart[27]가 최초로 8명의 비만 환자에게 행동수정요법을 적용하여 성공한 예를 보고한 이래 이러한 행동수정요법적인 치료적 접근에 대한 수없이 많은 시도가 이루어졌고 현재에도 다양한 체중 감소 프로그램에 사용되고 있고 비만에 있어 3대 기본 치료적 접근법의 하나로 받아 들여 지고 있다. 그러나 이러한 치료적인 시도에도 불구하고 비만에 대한 행동학적 가설을 지지할 수 있는 연구상의 증거들은 아주 적은 편이다.[28] 실험 연구들은 비만한 사람과 비만하지 않은 사람들 사이에 식사 습관에 있어 일관성 있는 차이를 찾아 내지 못하고 있다.[29] 여기에 더해 두 군 간에 일일 섭취하는 열량의 차이에 대한 대부분의 연구들도 차이를 보이는데 실패하고 있다.[30,31] 최근에 이중라벨수(double labeled water)법을 이용한 에너지대사에 대한 연구들[32,33]은 비만한 사람들이 비만하지 않은 사람들에 비해 체중을 유지하기 위해서는 섭취해야 하는 열량에 대한 요구가 높다는 것을 보여 주고 있다. 즉, 비만한 사람들이 많은 열량을 섭취하는 이유는 여분의 지방질을 유지하기 위한 것으로 보인다. 하지만 비록 비만한 사람들이 비만하지 않은 사람들보다 음식을 더 많이 섭취한다고 하더라도 행동학적인 가설들은 비만해지는 이유에 대해 충분한 설명을 제공하지 못한다. 행동학적인 이론에 따라 어떤 개인이 긍정적인 강화에 의해 과식을 하게 된다는 것을 보여 주기 위해서는 생리학적 기전을 비롯한 다른 기전이 배고픔의 신호나, 음식의 선호도 및 음식의 섭취에 관여하는 다른 요인에 영향을 주지 않는다는 것이 확인이 되어야 하나[34] 실제적으로는 그렇지가 않다. 이외에 어떤 경우에는 행동학적인 이론이나 분석학적인 가설이 거의 차이가 나지 않는다는 문제도 있다. 즉, 행동학적 이론에서는 과식이 감정적 고통을 덜어주기 때문에 과식이 부정적인 강화의 과정을 통해 강화되어진다고 설명하고 있는데 이러한 설명은 위에서 말한 바와 같이 부정적인 감정에 대한 방어로 과식이 일어난다고 보는 분석학적인 관점과 매우 유사하다.[28] 이외에 1970년대에 유행한 가설 중 하나가 비만한 사람들은 시간, 장소, 시각적 자극 및 냄새 등과 같은 외부 환경의 자극에 대해 민감성이 증가되어 있다는 소위 외적 통제 소재 가설(externality hypothesis)이다.[35] 이 가설은 음식 섭취가 장관의 움직임과 같은 내적인 자극에 의해 결정이 되는 정상 체중인들에 비해 비만한 사람들은 위와 같은 외적인 자극에 의해 더 결정이 된다는 것이다. 그러나 이후의 연구들[36]은 이러한 차이를 보이는데 실패하였다.

3 비만과 정신 병리

흔히 비만한 사람들은 우울증의 정도도 높고 다른 심리적인 문제도 많이 가지고 있을 것이라고 생각을 한다. 마름에 대해 지나치게 강조를 하고 있고 비만한 사람들에게 차별을 갖고 있는 현대 사회에서 비만한 사람들이 긍정적인 자기상을 가지는 것은 어찌 보면 불가능한 것처럼 보일 수 있다. 그러나 이것 또한 차별과 편견의 관점에 근거를 두고 있는 것이다.[28] 실제 비만한 사람들에 있어 정신 병리에 대한 연구들은 이러한 관점과는 다른 결과를 보여 주고 있다.

1) 일반 인구를 대상으로 한 연구

일반 인구를 대상으로 한 연구들은 일반적으로 비만한 사람과 비만하지 않은 사람 사이에 심리적인 기능상에 유의한 차이가 있다는 것을 밝히지 못했다.[37] Moore 등[38]은 1660명의 일반 성인을 대상으로 한 연구에서 미숙성(immaturity), 의심(suspiciousness) 및 경직성(rigidity) 등의 항목에서 비만한 사람이 비만하지 않은 사람들보다 점수가 높았다고 보고하고 있다. 그러나 이러한 두 군의 차이는 통계적으로 유의한 정도는 아니었다고 보고하였다. 5817명을 대상으로 한 Stewart와 Brook[39]도 비슷한 결과를 발표하고 있고 이들은 오히려 비만한 사람들이 비만하지 않은 사람들보다 우울증이나 불안의 정도가 유의하게 낮았다고 보고하였다. Crisp와 McGuiness[40]도 비만한 사람들이 비만하지 않은 사람에 비해 우울이나 불안이 유의하게 적었다고 보고하였고 Silverstone[41]은 비만한 사람에서 정신 병리가 증가되어 있다는 어떤 증거도 찾아 볼 수 없다고 보고하였다. 이외에 많은 연구들[42,43]이 일반 인구에서 비만한 사람과 비만하지 않은 사람 사이에 심리학적 기능에 있어 차이가 없음을 보여 주고 있다. 일반 인구에서 어른들을 대상으로 한 연구 외에 어린이들을 대상으로 한 연구의 결과도 어른에서의 결과와 비슷한 결과를 보여 주었다. 많은 연구들[44]이 비만한 아이들과 비만하지 않은 어린이 사이에 자존심이나 우울증에 차이가 없음을 보여 주었고 Sallade[20]은 비만한 아이들이 자존심이 조금 낮기는 하여도 정상 범위에 있고 두 군간에 성격적인 면에서도 차이가 없다고 보고하였다.

2) 임상 환자들을 대상으로 한 연구

비록 일반 인구를 대상으로 한 연구에서는 비만한 사람과 비만하지 않은 사람간에 심리학적인 기능에서 유의한 차이가 없다고 보고하고 있으나 치료를 위해 진료소를 찾은 심한 비만 환자들을 대상으로 한 연구들은 이들에게서 심리적인 문제가 흔히 나타남을 보여 주고 있다.[28] 많은 연구들이 미네소타 다면성 인격 검사 도구를 이용하여 연구를 진행하였는데 이들 연구들의 대부분[45-47]은 이들에서 T점수가 60점 이상(평균에서 1sd 벗어난 점수)의 정도인 경도의 점수 증가를 우울 척도, 건강염려증 척도, 히스테리아 척도 및 정신변질 척도(충동성) 등에서 볼 수 있었다고 보고하고 있다. Wadden 등[48]은 초저열량 다이어트와 행동요법을 받으러 온 비만 환자에서 비슷한 소견을 볼 수 있었다고 보고하였다. 이러한 결과들은 치료를 받으러 진료소를 찾은 비만한 사람 중 일부는 심리적인 문제로 인해 정신 치료나 약물 치료가 필요하다는 것을 보여 주는 결과이다.[28] 그러나 진료소를 찾은 비만 환자들에서 미네소타 다면성 인격 검사에서 몇 개의 척도 항목의 점수가 높다는 결과에 대한 해석을 이들 비만 환자에서만 특이한 결과로 해석을 하는 것에는 문제가 있는데 왜냐하면 질병의 종류에 상관없이 치료를 위해 진료소를 찾은 환자들은 모두 우울 척도의 점수를 비롯하여 다른 심리적인 문제들이 있음을 보여 주는 연구 결과[49]가 있기 때문이다. 이러한 결과는 일부 비만한 사람들이 경도에서 중등도의 심리적인 문제를 보이나 이러한 문제는 전체적으로 보면 다른 진단의 환자 군과 크게 다를 바 없다는 것을 보여 준다. 미네소타 다면성 인격 검사 도구를 이용한 대조 연구들[50]과 다른 연구 결과들[51,52]이 이러한 가정을 뒷받침해 주고 있다. Foster와 Wadden[28]은 치료소를 찾은 비만한 사람들에서도 다른 군과 다를 바 없이 일부는 성격상의 문제를 가지고 있는 환자들이 있을 수 있고 만약 경계성 인격 장애를 가지고 있다면 이들에 있어 먹는다는 것은 걷잡을 수 없는 공허감에 대한 반응일 수 있으며 폭식은 이들에 있어 흔히 나타나는 약물남용이나 성적인 문란 및 자기 파괴적인 행동 등과 같이 충동 장애의 일부 현상일 수 있다는 것을 이해하는 것이 중요하고 만약 피동 공격성 인격 장애를 가지고 있다면 이들은 과식을 분노와 반항의 표현으로 사용하고 있으며 따라서 비만은 나에게 다가오지 말라는 의미를 전해 주는 것일 수 있음을 이해해야 하여, 자존심이 낮은 사람의 경우에는 비만이 자신에 대한 부정적인 감정의 외적인 표현일 수 있다는 점을 이해하여 이들에게 비만을 조절하는 것 이외에 이러한 문제를 조절하기 위한 치료적 접근을 시도하는 것이 중요하다고 지적하고 있다.

3) 비만에 특이한 심리적인 문제

상기와 같이 비만한 사람이 일반적으로 사회적인 편견과 차별에도 불구하고 정상적인 심리 기능을 가지고 있다는 결과에도 불구하고 비만한 사람들은 체중과 연관된 많은 문제를 가지고 있고 이것이 비록 임상적으로 유의할 정도의 합병증을 일으킬 정도는 아니나 전체적인 삶의 질에 좋지 않은 영향을 미칠 것이라는 가정은 지속적으로 있어 왔다.[28] Wadden 등[53]은 비만한 청소년기의 여자들을 비교한 연구에서 비록 이들이 정상 체중의 다른 급우들에 비해 우울증상이나 불안 증상에서는 차이를 보이지 않았지만 이들 비만 군이 정상 체중 군에 비해 체중과 외모에 대해서는 더 큰 불만족과 걱정을 보이고 있었다고 보고하였다. 이러한 결과는 불만족이나 걱정이 임상적으로 들어 날 만큼의 우울증을 만드는 것은 아니지만 각 개인의 삶의 질에는 좋지 않은 영향을 미치고 있음을 보여주는 결과라고 할 수 있다. Klesges[54]도 대학생 군을 대상으로 한 연구에서 비슷한 결과를 보여 주었다. 이와 비슷하게 많은 비만한 사람에서 자신의 체중을 조절하지 못하는 것에 대한 죄책감이나 수치감을 관찰 할 수 있는데[55] 이러한 문제들이 비록 전체적인 자존심에 영향을 미치기에는 충분하지는 않지만 이들의 자존심의 어떤 부분을 낮추는데 영향을 줄 수 있다. 비록 현재는 체중이나 외모에 대해 불만족을 가지는 것이 청소년기의 소녀들에게는 일반적인 현상이어서 정상적인 불만족(normative discontent)이라고도 불리우고 있지만 이러한 문제가 비만한 사람들에서 가장 심할 수가 있다. 비만한 사람 중 많은 사람들이 자신의 신체를 보기가 흉하며 천하다고 느끼고 있으며 남들이 자신들을 적대심을 가지고 보고 경멸할 것이라고 느끼고 있다. 즉, 비만한 사람은 자신의 다른 것들은 다 제쳐두고 오직 체중의 관점에서만 세상을 보게 된다.[56] 이들이 자신의 비만을 어떻게 지각하고 있는가는 Rand와 MacGregor[57]의 연구에서 잘 보여 졌는데 이들은 자신의 비만이 장애의 정도로 볼 때 어느 정도에 해당되는지 다른 장애들과 비교하여 상상을 통해 정량화하도록 하는 연구를 시도하였다. 이들은 이전의 다른 장애의 환자들을 대상으로 한 연구에서는 반응자들의 62~95%가 자신이 현재 가지고 있는 장애와 다른 심한 장애들을 비교하였을 때 그 장애 보다는 자신의 현재 장애를 가지는 것이 낫겠다고 반응을 하였는데 비만 환자들은 이들과는 다르게 반응하였다고 보고하였다. 즉, 이전에 비만했다가 수술 후에 체중이 감소해서 3년간 체중을 유지하고 있는 과거의 비만 환자들은 대상으로 한 연구에서는 이들은 다시 비만해 지기 보다는 귀가 먹거나 실독증(dyslexia)에 걸리거나 당뇨병을 갖거나 심장 질환을 갖는 것이 낫겠다고 반응하였고, 눈이 멀거나 사지가 절단되는 것과 같은 질환을 갖는 것 보다는 비만에 다시 걸리겠다고 반응한 군도 10% 이하였다고 보고하고 있다. Foster와 Wadden[28]은 이러한 자신의 신체에 대한 불만족과 같은 비만으로 인한 심리적인 문제가 비만의 빈도가 낮은 백인의 중·상류 계층에서 더 흔히 나타나고 비만의 빈도가 높고 낮은 사회계층이나 체중이나 외모에 대한 관심이 낮은 다른 소수 민족 등에서는 이러한 문제의 발생률이 낮다고 지적하고 있다. 그러나 비만의 유병률이 점차 계층에 상관없이 늘어나고 있고[1] 미국의 소수 민족에서나 우리나라와 같은 서구 선진국 이외의 국가에서도 서구 문화의 도입과 서구 문화의 가치 기준의 도입으로 신체적인 미적 기준에 있어 급격한 변화가 일어나고 있어 이러한 문제들이 다른 계층이나 다른 문화권으로 점차 일반화되어 가고 있을 가능성도 염두에 두어야 할 것이다.

4) 비만과 신체상 문제

(1) 신체상 장애로서의 비만

비만을 게으름이나 자신에 대한 절제의 부족 탓으로 보는 현대사회의 편견과 오해는 비만환자들이 가지고 있는 자신의 신체상에 대한 불만족과 신체크기 예측에 있어 문제를 더 악화시킨다. 앞에서 언급한 바와 같이 비만한 사람을 대상으로 한 연구에서 심리적 증상이나 정신병리, 성격 등에는 일반인과 차이가 없다고 하였으나 정상 체중 인에 비해 비만한 사람들은 신체의 크기를 과다하게 예측하고, 신체 불만족도가 더 크며, 신체적 외모에 더 집착하고, 자신의 외모 때문에 사회적인 상황을 더 회피하는 경향이 있다고 보고하고 있다. 이러한 연구결과들은 이들에게 신체상 장애가 있다는 것을 의미해 주는 것이다. 비만환자들에 있어 신체상 장애는 다음과 같은 점에서 중요하다고 할 수 있는데 즉, 1) 체중을 감소하면 이들이 보여주는 신체상 장애도 같이 변하는가? 2) 신체상 장애가 이들의 경과나 예후를 예측해 줄 수 있는가?와 3) 발달학적인 관점에서 비만의 발병 연령과 신체상 장애와는 연관이 있는가?와 같은 것 등이 그것이다.[59] 이들의 신체에 대한 불만족은 주로 자신의 몸이 이상하게 생기고 남들이 싫어하게 생겼기 때문에 남들이 자신을 적대감을 가지고 보거나 자신을 멸시할 것이라고 생각하는 형태로 나타난다. 이런 느낌들은 자기의식 장애와 사회기능에 있어 장애로 나타나게 된다.[56] 성인에 발병한 비만한 사람 중 많은 환자들이 자신이 말랐을 때의 신체상을 그대로 가지고 있는 데 이것은 신체상 변화에 대한 적응 실패가 있다는 것을 의미한다.[58] 그러나 Grinker[60]는 반대로 성인에서 발병한 비만환자들은 체중이 줄면 신체크기 예측이 적어지나 어려서부터 발병한 비만

환자들은 오히려 커지는 경향이 있다고 보고하였다.

(2) 비만환자에서 신체상 불만족의 치료

부정적인 신체상은 자존심의 저하, 사회적 불안, 우울증에 대한 취약성 및 일반적인 심리적 고통의 증가 등과 연관이 있는 것으로 알려져 있고[61-63] 이러한 문제를 가지고 있는 식이 장애 환자에서 부정적인 신체상에 초점을 맞춘 인지 행동 치료가 도움이 된다고 알려져 있다.[64-66] 따라서 신체적 불만족도가 높은 비만 환자들에게도 이러한 접근이 효과적일 수 있고 실제로 최근의 몇몇 연구들[67-69]은 인지 행동 치료적인 접근이 신체에 대한 불만족을 호전시켜 준다고 보고하고 있다. 또한 이들은 신체 불만족에 있어 호전은 자기 인식 등을 포함한 다른 심리적인 기능의 호전도 동반을 한다고 보고하고 있다. 이외에 경험적인 신체상 치료 (experiential body image therapy)도 비만 환자들의 신체에 대한 혐오에 대한 치료로 효과가 있다고 알려져 있는데[70,71] 이 방법은 신체상이 역사적으로 어떻게 형성되고 변해 왔는가를 알아봄으로써 신체상에 대한 부정적인 영향이 어떻게 이루어지게 되었는가를 재경험하고 이것을 이겨낼 수 있도록 하는 치료법이다. Garner와 Wooley[72]는 체중 감소를 목표로 하지 않은 비만 치료법이 체중 변동으로 인한 자기에 대한 포기를 중지하게 해주고 자신을 받아들일 수 있도록 해줄 수 있을 것이며 따라서 이러한 치료법이 점차적으로 주의 깊게 연구되고 시도될 필요가 있다고 제시하고 있다. 서구사회에서도 비만환자의 신체상 문제, 즉 신체 불만족에 대한 치료는 이제 막 걸음마 단계이고 최근 10년에 걸쳐 이 분야에서도 많은 임상적 시도와 연구들이 진행되고 있다. 이제까지의 연구들은 체중 감소 자체가 가지는 신체상 변화의 효과에 대한 연구, 체중 감소 없이 신체 불만족에 초점을 맞춘 치료의 효과에 대한 연구 및 체중 유지에 있어 신체상 치료의 효과에 대한 연구로 나누어 볼 수 있다.

① 신체상 치료의 효과

가. 체중 감소와 동반된 신체상 문제의 호전

Foster 등[73]은 48주의 비만환자 치료 프로그램을 운영하면서 신체상의 변화에 대해 조사를 하였는데 체중의 감소와 함께 신체상의 호전이 유의하게 있었다고 보고하였다. 그러나 신체상의 호전의 정도와 체중 감소의 정도 사이의 상관은 그렇게 높지는 않았다고 보고하였다. Halmai 등[74]과 Adami 등[75]도 비만으로 위 절제 수술을 받은 사람들에서 체중 감소와 함께 유의한 신체상 문제 호전이 있었다고 보고하였다. 그러나 최근의 보고들[69,76,77]은 이들 수술환자 즉, 체중 감소가 심했던 사람들에서 체중 감소 후에도 자신의 특정부위에 대한 불만족이나 체중과 연관되지 않은 불만과 같은 다른 유형의 신체 불만족을 보였다는 보고를 하고 있어 새로운 관심을 끌고 있다.

나. 체중 감소를 동반하지 않은 신체상 문제의 호전

Roughan 등[78]은 체중 감소에 초점을 맞추지 않고 체중을 받아들이고 과식과 식사제한을 줄이는데 초점을 둔 신체상 치료를 시행한 결과 신체상뿐만 아니라 자신감 및 우울증상에도 호전을 보였다고 보고하였다. Polivy와 Herman[79]도 식사 제한을 하지 않는 신체상 치료를 시도한 결과 신체상에는 호전을 보이지 않았으나 우울증상과 자신감에는 호전을 보였다고 보고하였다. 최근 들어 Rosen 등[69]은 인지행동치료적 기법을 이용한 신체상 치료를 시도하여 신체상과 자신감에 괄목할만한 호전을 보였고 이런 효과는 치료 종료 후 4개월까지도 지속되었다고 보고하였다. 비만 환자의 신체상 치료에 있어 Cash[80]의 자기치료 지침서를 이용한 신체상 치료도 효과가 있다고 알려져 있다. 최근 들어 Ramirez와 Rosen[81]은 신체상의 치료와 체중 감소치료 프로그램을 함께 시도한 결과 신체상, 자신감 및 식사문제의 호전에 더 효과가 있었다고 보고하였다. 더욱이 이런 병합치료는 단지 체중 감소치료 프로그램만 시도한 군보다 1년 후 추적 조사 시 체중 재증가가 적었다고 보고하고 있어 신체상치료가 체중 유지에도 효과가 있음을 보여 주고 있다. 이들은 신체상치료가 체중 감소 치료 프로그램이 끝난 후 유지기간에 시도하는 것이 효과가 크다고 제시하고 있다.

② 비만한 사람에 있어 신체상 치료의 실제

신체상 장애에 대한 치료적인 접근은 신체상(body image)이 가지고 있는 특징인 지각적 요소(perceptual component), 신체크기에 대한 예측(estimation of body size)과 주관적 요소(subjective component), 즉 인지적이거나 감정적인 요소 및 행동적 요소(behavioral component)중 어디에 초점을 맞추는 가에 따라 나누어지게 된다. 즉, 지각적 요소에 대해서는 지각훈련 및 시지각 능력(visuoperceptive ability)을 향상시키는 훈련이 이루어지고, 인지적 요소 및 감정적 요에 대해서는 인지 치료적 접근 및 심리 치료적 접근이, 행동적 요소에 대해서는 행동 치료적 접근이 이루어지게 된다.[58] 이들 각각의 세 요소가 치료에 어떻게 구성되는 가는 각 치료자에 따라 차이가 난다. 실제로 비만한 사람들에 있어 신체상 문제는 이들이 가지고 있는 건강상의 심각한 문제를 고려한다면 신체상 치료는 비만한 사람의 치료에 있어 체중 감소를 통해 얻을 수 있는 건강상의 문제에 비해서는 상대적으로 중요성이 떨어진다고 할 수 있다. 따라서 비만한 사람들에 있어 신체상 치료의 필요성과 효과는 좀 더 검증이 필요할 것이다. 그러나 실제로 비만하지 않지만 신체적 불만족인 주소로 비만 클리닉을 찾는 사람들에 있어 필요한 치료는 체중 감소가 아닌 신체상 치료가 될 수 있을 것이다.

5) 스트레스와 비만

비만한 사람들에 있어 스트레스의 효과는 일반인들과 다를 바가 없이 우울이나 불안 및 기타의 다른 부정적인 감정을 유발할 수 있다. 그러나 Holland 등[51] 및 Atkinson과 Ringuette[82] 등은 비만한 사람들에서 비만하지 않은 사람들에서 보다 감정적인 문제가 폭식을 유발하는 경우가 더 많다고 보고하였다. 그들은 이렇게 폭식을 유발하는 가장 흔한 감정적인 문제에는 배우자나 부모와의 불화, 직업상의 좌절, 우울, 지루함 및 권태 등이 포함 된다고 하였다. 이러한 연구 결과들은 비만한 사람들에 있어 비만하지 않은 사람에 비해 더욱 스트레스가 폭식을 유발하여 체중 증가를 가져 올 수 있음을 보여 준다. 비만한 사람들의 경우에는 스트레스가 자주 자신의 체중을 조절하는 노력을 잃게 하여 체중 증가를 가져오게 할 수 있다.[28] 이런 문제는 특히 체중을 유지하는 시기에 특히 문제가 된다. 따라서 비만을 치료하는 치료자는 환자들이 그러한 생활사의 어려움을 겪을 때에는 이에 주의를 기울여야만 한다. Foster와 Wadden[28]은 이런 경우에 환자를 짧은 시간 동안이지만 지지를 위하여 치료자가 몇 번 만나 주는 것이 도움이 될 수 있다고 이야기하고 있다. 그러나 만약 이러한 노력에도 불구하고 우울 기분 등이 지속된다면 개인적인 정신 치료 등을 고려해 보아야 한다. 이런 경우에는 역동적 치료보다는 지지적인 정신 치료가 훨씬 더 적절하다.[28]

4 비만의 사회 심리학적 결과

비만에 대한 사회 심리학적인 문제들은 비만에 의한 신체적인 문제와는 달리 꼭 일어나는 문제는 아니다. 그러나 비만을 보기 흉하고 건강하지 않다고 간주하는 사회 문화적인 가치에 의해 생기게 된다. 어떤 사회 문화적인 환경에서는 비만은 오히려 부와 풍부함의 상징일 수도 있다. 그러나 현대 서구 사회는 미적인 기준이나 여성다움의 기준으로 날씬함을 지나치게 강조하고 있기 때문에 이러한 사회 문화적인 환경 하에서는 비만에 대

한 사회적 편견이나 차별은 아주 심하고 광범위하게 나타난다.[3,28]

1) 비만에 대한 사회적 편견과 차별

마른 것을 강조하는 현대 사회에서 비만한 사람들이 사회적인 편견과 차별로 인해 고통을 받고 있으리라는 것은 쉽게 상상 할 수가 있다. 체중 하나만으로 즉, 비만하다는 이유 하나만으로 편견과 차별을 받는 것에 대한 증거는 많이 있다. Staffieri[83]는 6살 난 아이들에게 비만한 아이들의 체형을 그림자 모양으로 보여 주고 느낌을 알아본 결과 게으르고, 멍청하며, 거짓말쟁이이고 사기꾼이며 보기에 흉하다는 반응을 보였다고 보고 하였다. 더욱이 더한 문제는 비만한 어린아이들조차도 비슷한 반응을 보였다는 것이다. 대학생들은 비만한 사람들을 비만하지 않은 사람에 비해 지적이며, 일을 열심히 하고 성공적이라고 평가하고 있다.[84] 그러나 자신에게 맞는 배우자를 고른다면은 어떤 배우자를 고르겠는가 하는 다른 연구[85]에서는 공금 횡령자, 코카인 중독자, 좀도둑 및 맹인이 비만한 사람들보다는 배우자로서 더 나을것 같다고 반응하였다. 더욱이 문제가 되는 것은 의료에 종사하고 있는 사람들조차도 비만에 대한 부정적인 시각을 가지고 있다는 것이다. 의사들도 비만한 사람들을 의지가 약하며 보기에 흉하고 성가시다고 반응을 했다.[86] 비만에 대한 편견과 차별은 직장과 학교에서도 일어나고 있다. 비만한 학생들이 비만하지 않은 학생들에 비해 성적이나 응시율, 학교의 수준 등이 비슷한데도 불구하고 일류 대학의 입시율이 낮다는 보고가 있고,[87] 임대 업자들도 비만한 사람들에게는 임대를 꺼리고,[88] 비만한 사람들은 직장에서 일을 잘하지 못한다고 생각하고 있다.[89,90] 이외에도 비만한 사람에 대한 수없이 많은 농담이나 코미디 물에서의 소재로 등장하는 TV 프로그램에서는 비만한 사람을 게으르고, 성적인 즐거움을 가질 수 없으며 단정치가 못하며, 욕심이 많다는 식으로 보는 고정된 시각을 반복해서 강화시키고 있다.[28]

2) 비만의 사회 심리적 결과에 대한 접근

Stunkard와 Sobal[3]은 이러한 비만에 대한 사회적인 편견과 차별에 대한 접근에 있어 좀 더 적극적인 접근을 강조하고 있다. 즉, 비만에 대한 새로운 치료법이 등장하여 이들 비만 환자들을 체중을 감소시켜 이러한 문제에서 벗어나게 하는 식의 수동적인 접근법이 아닌 사회적인 편견과 차별에 도전하는 접근법을 제시하고 있다. 비만의 낙인을 극복하기 위한 시도에는 1) 사람들로 하여금 이러한 낙인이 존재하고 있음을 알게끔 도와주고

2) 자신을 낙인 찍히게 만드는 각종 행동에 반응할 수 있도록 준비를 하게끔 도와주며 3) 이러한 행동에 대해 직접 반응하며 4) 낙인으로 인해 손상 받은 상처를 회복할 수 있도록 도와주는 4단계의 접근법이 도움이 된다고 제시하고 있다.[91] 미국의 경우에는 비만함을 받아들이기 위해 국내 협회(National Association for Advance Fat Acceptance)와 같은 비전문가 모임이 있어 비만에 대한 차별이 있는 문제에 대한 법률적인 대처나 조언, 대중 교육 및 비만에 대한 편견을 자극하는 물건 불매 운동 등을 벌리고 있다.[3]

5 비만의 치료와 연관된 심리학적 문제

1) 다이어트와 체중 감소의 영향

다이어트가 가져오는 심리적인 효과에 대한 1951년부터 1973년까지의 초기의 연구들은 소위 다이어트 우울증이나, 불안, 이자극성(irritability) 및 신경질의 증가와 같은 좋지 않은 효과가 있다고 보고하였다. 그러나 이후의 보고[92]는 기분이 호전되었거나 변화가 없었다고 보고하고 있어 차이를 보이고 있다. 이 보고의 이러한 차이는 나중의 연구들이 다이어트에 추가하여 행동 치료를 병행한 것에 기인하였고 행동 치료가 체중 감소로 인한 기분의 저하를 방지하거나 호전을 시켰다고 보고 있다.[28] 그러나 이외에도 평가 방법이나 평가의 횟수 등도 이러한 결과에 차이를 미쳤을 가능성이 있다는 주장도 있다.[93] 그러나 정상적인 사람에서의 반 기아 상태(semi-starvation)에 대한 연구에서 Keyes 등[94]은 다양한 신체적인 변화와 함께 의욕 저하나 동기의 저하, 관심의 국소화(focalizing), 우울증상 및 무감동증의 증가 등을 비롯한 다양한 심리적인 문제들이 일어남을 보고하였고 사회적으로도 집단의식의 상실, 고립화 등과 같은 변화가 일어난다고 보고하여 정상인에서 장기적인 체중 저하는 다양한 심리 사회적인 문제를 만들 수 있음을 보여 주었다.

Foster와 Wadden[28]은 체중 감소가 가져오는 사회 심리적 효과에 대해 자신들의 임상적인 경험에 의한 견해를 밝혔는데 체중 감소가 가져오는 긍정적인 효과로는 대부분의 비만한 사람들은 자신들이 체중이 감소되면 자신들이 만성적으로 가지고 있던 문제를 조절했다는 느낌을 향상시켜 주어 자신감을 올려 주고 자신의 체중 감소에 대해 자랑스럽게 생각해 다른 건강 촉진 행동에 참여하는 것을 촉진시켜 주는 것이 있다고 하였다. 이외에도 많은 환자들이 체중 감소로 인한 내과적인 문제의 호전으로 안녕감을 느끼고 기분도 호전이 된다고 하였다. 또한 친구나 주위로부터의 긍정적인 강화는 이러한 기분 상승에 더욱 도움이 된다고 하였다. 그러나 이와는 반대로 어떤 환자들은 체중 감소로 인해 심한 고통을 느끼는 경우도 있었는데 특히 부끄러워하고 내성적인 경향이 있는 사람에게는 체중 감소로 인한 주의의 관심 증가와 칭찬이 부담이 되었다고 이야기 하고 있다. 성적 학대나 신체적 학대의 과거력이 있었던 사람들에서는 체중 감소가 특히 반대의 성으로부터의 공격에 대한 취약성을 더욱 올려 주는 것으로 인지하는 경우도 있다고 보고하고 있다. 또한 어떤 경우에는 비만이 성적인 문제에 대한 방어적인 역할을 해왔는데 체중 감소로 이것이 깨어지면서 문제가 되는 경우도 있어 결혼 생활에 문제가 될 수도 있다고 하였다. 이외에도 체중 감소로 인해 환자가 가족에서 가졌던 역할의 변화도 불안이나 스트레스의 원인이 될 수 있다고 하였다. 사회적이나 직업상에서의 변화도 체중 감소와 함께 일어 날 수 있는데 그전에는 아무렇지도 않게 보았던 사람들이 자신을 연애나 사귈 수 있는 사람으로 바꾸어 보게 됨으로써 대인관계에 변화가 올 수도 있고 환자가 자기주장이 강해짐으로 문제가 일어날 수도 있다. Foster와 Wadden[28)]은 이러한 문제들이 체중 감소가 있는 사람들에서 모두 나타나는 것은 아니나 흔히 나타날 수 있는 문제이기 때문에 치료자들은 이러한 문제에 주의를 기울이고 문제가 일어나면 즉각적으로 대처해야 한다고 이야기하고 있다. 이들은 이러한 요인들이 어떤 환자에서는 체중이 재증가 하는데 중요한 역할을 할 수 있다고 지적하고 있다.

2) 체중 재증가의 효과

체중의 재증가가 가져다주는 심리적 결과에 대한 연구는 상대적으로 적은 편이다. 그러나 다이어트를 하는 사람 중에 재발률이 높고,[95,96)] 체중의 감소와 증가를 반복하는 체중 증감의 변화가 흔하다는 보고[97)] 등은 이 문제에 대한 연구의 중요성을 보여 주고 있다. 이에 관한 연구들은 체중의 재증가는 거의 부정적인 심리적 효과와 연관이 있음을 보여 주고 있다. Brownell과 Stunkard[98)]은 체중이 감소되면서 우울증상이 감소 되었으나 체중이 다시 증가하면서 우울의 정도가 처음과 같은 수준으로 되돌아갔다고 보고하였다. Wadden 등[99)]은 아주 낮은 저칼로리 다이어트 치료와 행동요법을 병행한 환자에서 체중 감소와 함께 우울 척도 점수가 의미 있게 호전이 되었으나 3년 후 추적조사에서 대부분 체중이 증가하였고 우울 척도 점수는 치료 시작 전의 수준으로 돌아갔다고 보고하였고 아주 낮은 저칼로리 다이어트 치료만 받은 군은 치료 기간과 추적 시에 모두에서 우울 척도의 점수에 호전을 볼 수 없었다고 보고하였다. 이들은 체중의 재증가가 외모에 대한 만족도, 자존심, 자신감, 행복감 및 신체적 건강에 가장 부정적인 영향을 주었다고 보고하였다. Foster와 Wadden[28]은 자신들의 임상적인 경험에 의하면 체중 재증가는 긍정적인 효과는 없고 거의 부정적인 효과만이 있다고 하였다. 이와 함께 환자들은 체중이 재증가하면 불신과 무력감을 호소하였고 어떤 경우는 부정을 보이기도 하였는데 이러한 부정은 좌절을 뒤로 미룰 뿐이었다고 하였다. 또한 환자들은 분노를 보이기도 하는데 이러한 분노는 치료자로 향하기도 하지만 자신에게도 향해 우울이나 수치심을 가져오기도 한다고 하였다. 이들은 환자들이 보이는 이러한 반응이 장기적인 체중 조절에 있어 당연하고 예측되는 것임을 알려 주는 것이 도움이 된다고 하였고 체중이 증가하면 환자들이 자신이 조절능력이 상실이 되어 다시 비만해 지는 것에 대한 두려움을 느끼게 되는데 환자들이 더이상 체중이 증가되기 전에 늘어난 체중을 되돌리려 노력하도록 돕는 것이 효과적이라고 이야기 하고 있다. 또한 이들은 이렇게 하기 위하여서는 체중 증가로 인한 부정적인 감정을 극복하고 치료에 적극적으로 참여 하도록 유도하는 것이 중요하다고 강조하고 있다.

6 폭식장애와 비만

1) 서론

1959년 Stunkard가 비만한 사람에 있어 폭식에 대해 체계적으로 서술을 한 이래 많은 연구들[100-102]이 치료소를 찾은 비만 환자의 약 20～30% 정도의 환자가 폭식을 경험하고 있다고 보고하고 있다. 이들은 신경성 대식증(bulimia nervosa) 환자에서와는 달리 폭식을 한 후에 제거 행동(puring behaviors)을 하지 않는다. 이렇게 제거 행동을 하지 않는 것이 이들을 비만하게 만드는 요인이 되는 것으로 보인다. 이러한 결과들은 폭식 장애와 비만 사이의 관계에 대한 연구의 필요성을 증가시켰다. 신경성 대식증 환자에서 보여 주었던 것처럼[103] 이들에 있어서도 폭식 전에 체중을 줄이기 위한 다이어트의 시도가 선행을 하여 다이어트가 폭식을 유발할 가능성을 생각해 볼 수 있다.[104] 그러나 실제 연구들은 이러한 상관을 보여 주고 있지 못하고 오히려 폭식이 다이어트나 비만에 선행을 하고 있음을 보여 주고 있다. 원인적인 상관을 떠나 폭식을 동반한 비만 환자와 동반하지 않은 비만 환자 사이에는 식사에 특이한 병리(eating specific pathology) 뿐만 아니라, 일반 정신 병리(general psychopathology) 및 치료에 대한 반응 등에서 차이가 있다고 알려져 있다.[24)] 즉, 폭식을 동반한 비만 환자들은 더 많은 심리적인 문제를 가지고 있고 특히 정동장애를 비롯한 정신과적 장애의 발병률이 높으며,[105-107)] 다이어트에 대한 탈 억제의 효과가 크고,[101,107)] 다이어트에 관한 자기 효율성(self-efficacy)이 낮으며 체중 감소 치료에 탈락률이 높다고[107)] 알려져 있다. 이러한 차이로 인해 미국정신의학회 정신장애진단 및 통계 요람 제4편(Diagnostic and Statistical manual of mental Disorder-IV ; DSM-IV)[108)]는 폭식 장애를 부록에 또 다른 식이 장애의 하나로 진단에 포함시키고 있다. 폭식 장애 환자는 신경성 대식증 환자와 마찬가지로 음식이나 식사에 대한 인지적인 왜곡을 가지고 있다.[55)] 그들은 음식을 좋은 것과 나쁜 것으로 나누어 다이어트 하는 동안에는 나쁘다고 분류된 음식을 피하려고 하나 감정적인 문제나 자기 조절을 잃게 되면 이러한 음식을 폭식을 하는 경향을 보인다. 이러한 폭식은 자신의 조절능력에 대한 실망과 죄책감을 불러일으키고 이러한 자기 경멸은 더한 감정적인 고통을 가져오게 하여 폭식을 반복하게 한다.

이들에 있어 임상특징은 과식에 대한 통제력의 상실이 주가 되는데 통제력 상실의 표시로는 매우 빠르게 먹거나 배가 불러서 불편해 질 정도까지 먹거나, 배가 고프지 않으면서도 많은 양의 음식을 먹는 것, 많이 먹는 것이 부끄러워 혼자 먹게 되는 것, 과식 후 혐오감, 죄의식, 우울감을 느끼는 것 등이 있다. 이들 환자들은 폭식이 비정상이며 폭식 후에 부정적인 감정을 경험한다. 따라서 이들은 과식 삽화기간이나 그 이후에 불쾌한 느낌과 함께 반복되는 과식삽화가 체중과 체형에 장기적으로 영향을 미칠 것을 걱정한다. 전형적인 강박적 과식환자는 중등도 이상의 비만을 가진 여성이다. 흔히 폭식은 일주일에서 1～2회에서 매일 이루어지고 흔히 폭식은 많은 양의 탄수화물과 칼로리는 높지만 영양가가 낮은 음식들로 이루어진다. 전형적으로는 밥을 먹은 후 아이스크림 한 통, 식빵 한 봉지나 떡 종류, 과일 및 과자 몇 봉지 등이 폭식으로 이루어진다. 대부분의 폭식은 몰래 이루어지며, 준비 하에 이루어진다. 주위사람들은 환자가 다이어트를 하고 있는 중으로 알고 있는 경우가 많다. 이들에게 과식의 삽화는 몇 번을 했는가를 알아보는 것보다는 과식을 하는 것이 한 달에 며칠이 되는 가를 알아 보는 것이 유용하다. 비록 이들 폭식장애군은 자기유발 구토나, 이뇨제, 하제 등을 거의 사용하지 않지만 식사조절을 하거나 식욕억제제(diet pill)를 복용하기도 한다. 이들은 신체상에 장애를 보이지 않는다는 점에서 신경성 대식증이나 신경성 식욕 부진증(anorexia nervosa)과는 차이를 보인다. 이들의 많은 경우 비만이기 때문에 자신의 체형에는 불만족스러워한다. 그러나 이들은 체형이나 신체크기에 병적인 왜곡을 보이지는 않고 비정상적으로 마른 형을 추구하지도 않는다.

2) 역사적 배경

폭식은 비만한 사람들에게서 흔히 볼 수 있다. 1959년 Stunkard가 비만환자에서 폭식을 보고한 이후 20여 년간은 이들 비만환자에서 폭식에 대한 관심이 거의 없었다. 1980년대에 와서야 몇몇 연구[100,107,109]에서 비만 때문에 치료를 받는 사람들의 약 20~50%에서 폭식으로 인해 고통을 받고 있다고 보고했다. 이들 환자들은 폭식이 동반되지 않은 비만환자에 비해 정신병리가 더 심하고,[110] 체중 감소 치료에 대한 순응도가 떨어져 중도에 탈락하는 사람의 비율이 높고 치료가 끝난 다음에도 체중 증가가 더 빨리 일어나는 경향이 있다.[107] 또한 이들 중 일부는 체중 감소를 위한 행동치료에 잘 반응하지 않는 경향이 있다.[100,111,112] 이러한 연구들과 임상경험은 비만환자 중 폭식이 동반되었는지 여부에 따라 확연히 구분되는 일군의 환자가 존재함을 보여 주고 이들은 신경성 대식증 환자들과도 규칙적으로 제거행동을 보이지 않는다는 점에서 구분된다. 비록 비만자체는 정신장애로 분류되고 있지는 않지만 비만환자 중 더 심한 정신병리를 보이고,[105,113] 비만의 정도가 더 심하고,[114] 체중 감소치료가 끝난 후에도 재발이 더 빠른 특징을 보이는[107] 일군의 환자들에 대한 진단의 필요성에 대한 요구가 증가되었다. 그러나 DSM-III-R[115]과 ICD-9[116]에서는 폭식과 연관된 장애로는 오직 신경성 대식증만을 진단에 포함시켰다. 그러나 앞에서와 같은 요구들은 Spitzer 등[117]에 의해 받아들여져 DSM-IV[108]에서는 이들을 폭식장애로 분류하여 부록에 포함시키게 되었다.

3) 진단기준

폭식장애에 대해 DSM-IV[108]에서 제시한 진단기준은 (표 26-1)과 같다.

4) 역 학

폭식장애에 대한 대부분의 역학적 자료는 Spitzer 등[102,117]의 두 다기점현장연구(multisite field study)의 자료에 근거한다. 이 두 연구결과에 의하면 성별은 여자에서 남자에서보다 약간 더 많고(남 : 여 = 2 : 3), 인종에 따른 유병률의 차이는 없다고 한다. 폭식장애는 일반 인구에서는 유병률이 낮아 약 2.5% 정도의 유병률을 보이고 비만에 대해

표 26-1 폭식장애

A. 반복적인 폭식삽화. 폭식삽화는 다음과 같은 두 가지에 의해 특징지어 진다:
  (1) 일정한 시간(예: 2시간 내에) 동안에, 대부분의 사람들이 비슷한 시간이나 상황에서 먹을 수 있는 양보다 확실히 많은 양의 음식을 먹는다.
  (2) 이러한 삽화동안에는 조절상실감을 느낀다(예: 먹는 것을 멈출 수 없을 것 같은 느낌이나 먹는 음식의 종류나 양을 조절할 수 없을 것 같다는 느낌).

B. 폭식 삽화 중 다음 중 3개 이상이 동반 된다:
  (1) 평소보다 음식을 아주 빨리 먹는다.
  (2) 불쾌할 정도로 배가 부를 때까지 먹는다.
  (3) 배가 고프지 않을 때도 많은 양의 음식을 먹는다.
  (4) 너무 많은 음식을 먹는 것이 창피해서 혼자 음식을 먹는다.
  (5) 과식을 하고 나면 자신이 혐오스러워 지거나 우울해지고 심한 죄책감에 빠진다.

C. 폭식 때문에 심한 고통을 받는다.

D. 폭식이 적어도 평균 6개월간 일주일에 2일 이상 있다.

참고 폭식의 횟수를 계산하는 법이 신경성 대식증에서 와는 차이가 있다; 폭식의 횟수를 계산하는데 있어 폭식이 일어난 날짜를 세는 것과 폭식 삽화의 수를 세는 것 중 어느 것이 나은지에 대해 앞으로의 연구가 있어야 할 것이다.

E. 폭식은 부적절한 보상행동(예: 하제사용, 굶기, 심한 운동)의 정기적인 사용과 동반되지 않고 신경성 식욕부진증이나 신경성 대식증의 삽화기간에는 일어나지 않아야 한다.

치료를 받고 있지 않은 지역사회내의 비만인구 중에서도 약 5%의 유병률을 보이고 있다. 그러나 비만의 정도가 심하고 더 높은 단계의 비만치료를 받고 있을수록 유병률은 비례적으로 올라가 일반적인 비만치료프로그램에 참여하고 있는 경도의 비만환자에서는 약 16%, 초저열량 다이어트식사 프로그램(very low calorie diet program: 이후 VLCD program으로 사용함)과 같은 좀 더 높은 단계의 비만치료 프로그램에 참여하고 있는 경우에는 약 30%, 과식익명단체(Overeater Anonymous)에 참여하고 있는 비만인구 중에서는 약 70%가 폭식장애를 보인다고 하였다.[117] 폭식장애를 가지고 있는 비만환자는 폭식장애가 동반되지 않은 비만환자에서보다 비만이 일찍 발생하고(15.9세 대 19.5세), 체중이 10 kg 이상씩 체중이 올라갔다 내려갔다 하는 체중 주기의 변화가 심하다.[102,109] 폭식장애의 발병연령에 대해서는 아직 알려져 있지는 않으나 한 역학 연구에서 평균 20.7세로 보고하고 있다.[102] 이들 폭식장애를 동반한 비만환자에서는 다이어트를 평균 20.0세에 시작한 반면 폭식장애가 동반되지 않은 비만환자에서는 다이어트 시작 나이가 평균 24.0

세라고 보고하고 있어 이들에서 다이어트도 일찍 시작됨을 보여 주고 있다. Mussell 등[118]은 폭식장애환자에서 폭식, 다이어트, 폭식장애, 비만, 기분장애 등의 발병연령에 대한 연구에서 폭식은 어린나이에 시작되어 초기 성년기에 폭식장애로 발전하며 이후 다이어트나 체중에 대한 문제가 생기고 30대에는 비만이 일어난다며 이들 각각이 연속적으로 발병하며 폭식장애의 발병연령은 초기성년기라고 보고하였다. 몇몇 연구들[102,114,117]은 비만의 정도가 심할수록 폭식장애의 유병률이 증가한다고 보고하고 있어 비만의 정도와 폭식장애 유병률 사이에 상관이 있음을 보여 주고 있다.

5) 원인

폭식장애의 원인에는 유전적, 심리적 그리고 사회적 요인과 같은 다양한 요소들이 작용하고 있는 것으로 알려져 있다. 그러나 아직 이들 요인이 어떤 식으로 작용하여 문제를 일으키는지에 대한 심리생물학적 기전에 대해서는 불분명하다.

(1) 식사제한(Dietary restraint)

신경성 대식증을 가진 정상체중의 여성 환자에서는 식사제한과 폭식사이에 밀접한 상관이 있다고 알려져 있어,[119] 폭식의 직접적인 원인이나 선행요인으로 지나친 식사제한이나 다이어트가 거론되고, 치료에도 이 개념이 적용되고 있으나 폭식장애에서는 이러한 관계가 분명치 않다는 것이 지금까지의 대부분의 연구결과이다. Spitzer 등[117]은 폭식장애 환자의 49%에서 다이어트를 시작하기 전에 폭식이 이미 시작되었다고 보고하고 있고 Wilson 등[120]도 비슷한 결과를 보고하고 있다. Mussell 등[118]도 폭식장애환자에서 폭식은 정상체중을 보이는 청소년기에 시작되어 수년 후 초기 성년기에 폭식장애로 발전하며 이후 다이어트나 체중에 대한 문제가 생기고 30대에는 비만이 생기고 이후에 기분장애가 발전한다고 하여 폭식장애 환자에서는 신경성 거식증환자에서와는 다르게 폭식이 식사제한에 선행함을 보여 주었다. 최근에는 폭식장애에 식사제한이 선행하는 유형(diet-first type)과 폭식이 선행하는 유형(binge-first type)으로 나누어 이 둘이 임상적으로 차이가 있음을 보고하고 있다.[121]

(2) 우울기분(Dysphoric mood)

탄수화물이 풍부한 음식섭취가 L-trpytophan 섭취 시와 유사하게 뇌에서 세로토닌을 증가시켜 항 우울 효과를 갖는다는 보고가 있다.[122] 또한 비만환자에서 탄수화물의 섭취가 우울증상을 감소시켜 준다는 임상보고도 있어[123,124] 폭식이 우울 기분 상태를 자가 조절(self-modulation), 즉 자가 약물 치료(self-medication)하는 방법으로 사용되고 있다고 이야기할 수 있다. 우울증이 폭식장애를 동반한 비만환자에서 폭식이 동반되지 않은 환자에서보다 더 많이 일어난다.[110] 그러나 이 우울증이 폭식장애의 원인인지 아니면 결과인지, 아니면 아무런 상관없이 단지 발병하는 것인지에 대해서는 아직 정확히 알려진 바가 없다. 그러나 많은 폭식장애 환자들이 폭식이 일어나기 전에 슬픈 기분, 분노, 지루한 느낌과 같은 좋지 않은 기분이 선행한다고 보고하고 있다.[125] 이러한 기분이 취약성을 가지고 있는 환자에서 탈 억제를 유발해 폭식을 일으킬 수 있다. 또한 부정적인 기분(negative mood)은 식사제한이나 다이어트가 선행되지 않은 사람에게서도 폭식을 유발시킬 수 있다.[126] Arnow 등[126]은 비만한 사람에서 폭식이 일어나는 기전에 대한 연구에서 부정적인 기분과 식사제한 모두가 폭식을 일으킬 수 있으며, 이들은 서로 다른 독립된 경로를 통해 폭식을 유발한다고 주장을 해서 부정적 기분이 폭식의 원인이나 유발인자로 작용할 수 있음을 보여 주었다. 그러나 대다수의 폭식장애환자들은 폭식 후 부정적 기분 특히, 죄책감을 느끼고,[126] 신경성 대식증환자들은 이러한 죄책감이나 부정적 기분을 완화시키기 위해 제거 행동을 한다는 점[127]을 고려한다면 부정적 기분과 폭식사이의 인과관계를 단적으로 이야기하기는 어렵다. Mussell 등[118]은 폭식장애환자에서 기분장애(mood disorder)가 60.0%에서 동반되었고 이 장애는 체중 문제나, 폭식행동이 생긴 다음에 생겼다고 해서 폭식장애환자에서 폭식에 대한 초기 치료 개입이 비만이나 우울증과 같은 이차적 문제를 방지할 수 있다고 주장하고 있어 기분장애가 폭식의 원인으로 작용하기보다는 결과로 나타남을 보여 주고 있다. 그러나 최근 연구[128]에서 이들 폭식장애 환자 가계에서 대조군과 비교해서 기분장애의 가족력이 유의한 차이가 없었다는 보고도 있어 폭식장애와 우울증사이에 유전적인 관련성이 없음을 보여주고 있다. 또한 같은 연구에서 다른 식사장애의 가족력도 대조군과 차이가 없다는 결과를 보고하여 폭식장애가 다른 식사장애와는 다른 독립된 장애임을 보여 주고 있다.

(3) 심리사회적 위험인자

최근 연구[129]는 이들 폭식장애 환자들에서 성적 혹은 신체적인 학대 및 괴롭힘 등과 같은 부정적인 아동기 경험이나 부모의 정신과적 문제, 부모의 비난, 사랑의 부재 및 과보호나 혹은 그 반대와 같은 가족문제 및 외모, 체중 및 먹는 것에 대한 부정적인 언급 등과 같은 문제에 대조군보다 더 많이 노출된 경험이 많다고 보고 하였고 부정적인 자기

평가, 지나친 부끄러움과 같은 아동기 심리 사회적인 취약성이 나중에 폭식장애로 발달하는데 있어 위험성을 올린다고 보고 하였다.

(4) 폭식장애의 발전에 있어 위험요인들의 상호작용에 대한 이론적 모델

위에서 기술한 식사 제한, 기분조절 및 사회문화적 요인들과 같은 위험요인들이 어떻게 작용하여 폭식장애를 일으키는 가에 대한 몇몇 가설적인 모델이 제시되었다. Stice와 Agras[130]는 이중경로모델(dual-pathway model)을 제시하였는데 이 이중경로모델은 날씬함에 대한 사회적 압력과 이로 인한 내재화된 날씬함에 대한 바람(internalized thin ideal)은 신체불만족을 만들게 된다는 데에서 시작을 한다. 이런 상태에서 두 가지 경로 즉, 제한경로(restraint pathway)와 감정조절경로(affective regulation pathway)는 폭식을 일으키게 된다는 것이다. 신체불만족을 해결하기 위해 제한을 시작하면 지나친 열량제한 및 지나치게 엄격한 다이어트 규칙 때문은 오히려 폭식의 위험성을 높이게 된다(제한경로). 이와 함께 신체적 불만족은 외모가 자신에 대한 부정적인 평가에 가장 중요한 요인으로 작용하게 되므로 부정적인 감정을 불러일으키게 된다. 그런데 이런 부정적인 감정은 다이어트에 의해서도 일어나게 되는데 열량결핍이 부정적인 감정을 직접 가져오게 할 수도 있고 식사조절의 실패도 부정적인 감정을 불러일으킬 수도 있기 때문이다. 이런 부정적인 감정을 극복하기 위해 편안함을 제공하거나 부정적인 감정에서 주위를 환기시키기 위해 폭식이 사용 되게 된다(감정조절경로)는 것이다. 이외에 Wilfley 등[131]은 통합모델(integrated model)을 제시하였는데 이 모델은 제한이론과 대인관계이론을 통합한 것으로 제한은 위에서 마찬가지로 작용하고 대인관계 취약요인은 부모의 정신병리, 비난, 무관심, 사랑의 부재 등과 같은 가족 문제와 어려서 자신을 돌봐 주는 사람과의 학대 경험이 취약한 자아를 발견시켜 대인관계나 감정조절에 있어 어려움을 가져오게 하고 폭식은 이런 감정 및 대인관계상의 어려움을 극복하기 위한 시도로 이루어진다는 이론이다.

6) 생리적 요인 및 정신병리

(1) 생리적 요인(Physiological variables)

비록 폭식장애환자에서 비만의 정도가 더 심하고 따라서 이들이 비만의 의학적 합병증에 더 높은 위험군이라는 가정은 가능해도 폭식장애를 동반한 비만환자와 그렇지 않은 비만환자 사이에 생리적인 차이에 대한 증거는 거의 없다.[132] 두 군 사이에 혈당, 인슐린, 지질분포(lipid profile) 및 갑상선 기능,[133] 기초대사량,[134] 음식에 대한 두부기 반응(cephalic phase response),[135] 코르티솔 억제검사 등과 같은 시상하부-뇌하수체-부신기능,[132] 뇌의 세로토닌 기능,[136] 혈중 leptin 치와 각종 자극에 대한 leptin 치의 변화[137,138] 및 식사행동과 연관이 있는 각종 신경호르몬[136] 등에 대한 비교연구가 있었으나 의미 있는 차이를 볼 수 없었다. 그러나 최근 들어 기능성 뇌영상을 이용한 연구에서는 폭식을 동반한 비만환자와 그렇지 않은 비만환자 사이에 차이를 보여 주는 연구들이 있는데 단순양자방출단층촬영을 이용한 연구[139]에서 폭식을 동반한 비만환자들이 세로토닌 운반자 결합이 저하되어 있으며 이것이 배고픔과 음식 섭취의 증가와 연관이 있다고 하였다. 이외에 음식에 노출되었을 때 폭식을 동반한 비만환자에서 좌측 전두엽 및 전전두엽 부위에 혈류량이 국소적으로 더 증가되는 현상을 보고한 연구[140]도 있고 위의 저장능력이 증가되어 있어 포만감을 느끼는데 장애가 있다는 연구[141] 등이 있어 주목을 받고 있다.

(2) 섭취행동, 에너지소비, 영양분포 (Ingestive behaviors, Energy expenditure, and Nutrient partitioning)

폭식장애환자가 폭식장애를 동반하지 않은 비만환자보다 폭식 시나 정상식사 시에 더 많은 에너지를 섭취하는 경향이 있다.[142] 또한 이들은 폭식 시에 정상식사 시보다 지방질을 더 섭취하고 단백질을 덜 섭취하는 경향을 보인다.[142] 이러한 에너지 섭취는 Beck 우울 척도상의 점수와 유의한 상관을 보여[143] 우울기분과 음식섭취량사이에 유의한 상관이 있음을 보여 주고 있다. 또한 다른 연구에서는 이들이 폭식 시에 신경성 대식증 환자와는 다르게 폭식 1회당 섭취하는 에너지의 양이 아주 작고 음식으로 인한 쾌락도(hedonics)도 더 높았다는 보고는 이들 폭식장애 환자에서 폭식은 신체적이나 생물학적 요인 보다는 감정적 요인이 더 크게 작용하고 있을 가능성을 보여 주고 있고 폭식장애의 폭식은 신경성 대식증 환자의 폭식과 질적인 면에서 차이가 있다는 것을 보여 주는 결과이다.[144] 비록 폭식과 식사제한이 에너지소비에 영향을 줄 것이라는 가정이 가능하지만 휴식 대사율(resting metabolic rate)에 대한 연구[134]에서는 폭식장애를 동반한 비만 군과 동반하지 않은 비만 군 사이에 유의한 차이가 없었다. 이들 폭식장애환자들에서 다른 환자보다 체중의 변화가 더 심하다고 보고 되었는데 이러한 체중의 변화가 신체의 영양소 분포비율에 어떤 영향을 주는 지에 대해서는 앞으로의 연구가 필요할 것으로 생각된다.

(3) 정신병리(Psychopathology)

일반적으로 폭식장애를 동반한 비만환자 군에서 동반하지 않은 비만환자군보다 다른 정신과질환의 발병률이 높고 일반적인 정신병리가 나타날 확률도 높다.[145] 이들 환자에서 주요우울증, 불쾌기분장애, 공황장애, 신경성 대식증, 경계성 인격장애 및 회피성 인격장애의 평생 유병률이 높다.[142] 이들은 체형이나 체중에 대해 관심이 높을 뿐만 아니라,[117] 체형에 대한 불만족도도 높다.[62] McCann 등[146] 제거행동을 보이는 신경성 대식증환자에서 폭식을 동반한 비만환자보다 주요우울증, 공황장애, 강박 및 자기애성 성격장애의 유병 율이 높고, 제거행동을 보이지 않는 신경성 대식증 환자보다는 물질남용의 과거력이 많다고 보고하였다. 또한 Fitcher 등[145]은 폭식장애환자와 신경성 대식증 환자, 비만환자를 비교하여 폭식장애환자는 식사행동 및 태도에 있어서는 이들이 신체 불만족가 높은 것을 제외하고는 신경성 대식증 환자와 비만환자의 중간점수를 보였으나 신경성 대식증 환자에 더 가까운 양상을 보였고 전반적인 정신병리에 있어서는 신경성 대식증 환자와 같은 경향을 보였다고 하였다. 이러한 결과들은 폭식장애군의 정신병리가 일반 비만군과는 다르고 신경성 대식증과도 많은 부분을 공유하나 그 정도나 부분적인 차이를 보인다는 것을 보여 준다. Spitzer 등[147]도 폭식장애환자들이 폭식을 동반하지 않은 비만환자보다는 정신병리의 정도가 심하나 정상체중의 신경성 대식증 환자보다는 그 정도가 낮아 둘 사이의 중간정도에 위치한다고 하여 비슷한 결과를 보고하고 있다. 그러나 폭식의 정도나 비만의 정도가 정신병리의 심각도와 유의한 상관을 보이지 않았고,[102] 우울증의 심한 정도도 치료경과에 따른 체중변화를 예측할 수 있는 요인이 될 수 없다는 보고[145]는 정신병리, 폭식, 비만사이의 상관에 대해 좀 더 깊은 연구의 필요성을 보여 준다. 폭식장애환자들의 대응방식에 대한 연구에서 이들 환자는 문제해결이나 인지 재구조화에 의한 대응방식보다는 자기비난에 의한 대응방식을 더 잘 선택하고 우울증상이 심하여 식사상황에서 자기효율성이 떨어지는 특징을 보였다는 보고도 있다.

7) 폭식장애의 심리치료와 약물치료

폭식장애의 치료는 폭식과 다른 심리 및 행동 증상이 신경성 대식증과 유사하기 때문에 신경성 대식증에 적용되었던 치료들이 함께 적용되었었다. 따라서 신경성 대식증 환자들에게 효과가 있다고 알려졌던 인지행동치료, 대인관계 치료 및 변증법적 행동치료(dialectical behavioral therapy) 등을 기초로 이를 변형하여 시도하였다. 이들 치료의 목표는 폭식을 줄이고 이에 동반된 기전을 조절하며 이차적으로 체중을 조절하는데 있다. 이런 치료들과 함께 전통적인 행동 치료적 체중 감소 프로그램, 식사조절치료 및 약물치료들이 폭식장애 치료에 적용이 되어 왔다. 폭식장애 치료의 목표는 폭식의 저하, 신체상의 호전, 동반된 심리적 문제들의 치료 및 체중 감소인데 체중 감소와 다른 문제의 호전 중 어떤 것이 우선이냐에 대해서는 아직도 이견이 많다.

(1) 심리적 치료

인지행동치료, 대인관계치료 및 변증법적 행동치료와 같은 심리치료와 식사조절치료는 폭식을 조절하는 데는 어느 정도의 효과를 보이지만 체중 감소에는 효과가 적다고 알려져 있다. 위의 치료들은 폭식장애 환자들의 약 50~60%에서 효과가 있다.[148] 인지행동치료는 폭식빈도와 강도를 줄이고 동반된 증상을 호전시키는데 효과가 있다. 대인관계치료의 효과는 인지행동치료의 효과와 비슷하다. 변증법적 행동치료도 이들 치료와 유사한 치료적 효과가 있다고 알려져 있다. 행동 치료적 체중 감소 프로그램도 폭식행동과 체중을 감소시킨다. 그러나 감소된 체중의 유지효과는 거의 없다. 행동 치료적 체중 감소 프로그램은 비록 단기간이기는 하지만 체중 감소를 가져올 수 있고 다양한 사람들이 쉽게 적용할 수 있다는 이점이 있다. 폭식장애에 대한 이들 심리적 치료와 체중 감소치료가 일정한 효과를 보여 주지 못하고 체중 감소와 폭식의 감소 및 동반된 심리적 문제의 호전이라는 두 마리 토끼를 다 잡지 못하는 결과를 보여 주는 것은 이들 폭식장애 환자들이 이질적인 집단으로 이루어져 있다는 것을 보여 주는 것이다.[149]

(2) 약물치료

폭식장애의 약물치료로 항우울제, 항비만제 및 항경련제의 세 종류약물이 실제로 시도되고 있다. 항우울제로는 선택적 세로토닌 재흡수억제제(selective serotonin reuptake inhibitor, SSRI) 계통의 약물들이 주로 시도되었는데 이들의 체중 감소와 폭식의 감소 효과는 인정할 만한(modest) 정도로 알려져 있다. Sibutramine과 같은 항 비만제도 체중 감소와 폭식의 감소에 효과가 있다고 알려져 있다. Topiramate나 zonisamide와 같은 항경련제도 체중 감소와 폭식빈도를 줄이는데 비슷한 효과가 있다고 알려져 있다. 그러나 폭식장애의 약물치료에 있어 적절한 약물치료 기간은 어느 정도인지, 약물사용 중단 후 장기유지효과는 어떤지, 적절한 약물선택과 용량조절은 어떻게 이루어져야 하는지, 약물치료와 심리적 치료의 병합효과는 어떤지 등에 대한 문제들이 해결되어야 할 문제로 남아 있다.[149]

8) 아동기 폭식장애

아동기 및 청소년기에서도 폭식장애 문제로 고통을 받는 환자들이 적지 않은 것으로 알려져 있다. 연구에 따라 다르기는 하지만 이들의 유병률은 약 7~28%[150]로 알려져 있다. 그러나 엄격한 기준을 적용해서 직접 면담을 통한 연구에서는 1~3%의 유병률을 보인다는 연구결과들[151,152]도 있다. 아직 이들 연령에 있어 폭식장애 문제는 아직 진단기준도 마련되어 있지 않고 임상적 특징이나 치료적 접근도 초기 단계이다. 이들 연령에서의 폭식은 어른에서와 달리 폭식의 정의 자체에서 차이를 보인다. 즉, 어른에서는 폭식의 정의가 일정한 시간 안에 많은 양의 음식을 섭취하는 것과 음식섭취에 대한 조절력의 상실인데 반해 이들 연령에 있어 폭식은 음식의 양이 아닌 배가 고프지 않은 데도 불구하고 음식을 먹거나 찾는 것과 음식에 대한 조절감의 상실로 정의되어 진다.[153] 또 이들 연령에 있어 음식은 자신이 선택하기 보다는 부모의 조절 하에서 이루어지는 경우가 많아 시간의 경과에 따라 심한 변동을 보인다.[153] 따라서 어른에서와는 달리 진단에 필요한 기간도 어른과는 달라야 한다[154]는 것이 일반적인 인식이다. Marcus와 Kalarchian[155]는 아동기와 청소년기 폭식장애 진단기준을 다음과 같이 제시하였다(표 26-2).

표 26-2 아동기 폭식장애의 가능한 진단기준

A. 반복적인 폭식삽화. 폭식삽화는 다음과 같은 두 가지에 의해 특징지어 진다:
- (1) 배가 고프지 않아도 음식을 찾는 것(예: 배부르게 먹고 난 뒤에도).
- (2) 이러한 삽화동안에는 조절상실감을 느낀다(예: 먹기를 시작하면 먹는 것을 멈출 수 없을 것 같은 느낌).

B. 폭식 삽화 중 다음 중 1개 이상이 동반 된다:
- (1) 부정적인 감정에 대한 반응으로 음식을 찾는 것(예: 슬픔, 무료함, 좌불안석)
- (2) 보상으로서 음식을 찾는 것
- (3) 음식을 훔치거나 숨기는 것

C. 증상이 3개월 이상 지속된다.

D. 폭식은 부적절한 보상행동(예: 하제사용, 굶기, 심한 운동)의 정기적인 사용과 동반되지 않고 신경성 식욕부진증이나 신경성 대식증의 삽화기간에는 일어나지 않아야 한다.

아동기 및 청소년기 폭식장애의 위험요인으로 알려진 것들로는 다음과 같은 것들이 거론되고 있다(표 26-3 참고).[150]

표 26-3 폭식에 대한 아동기 및 청소년기의 위험요인

- 부정적인 자기평가, 부끄러움, 행동상 문제 및 우울증상과 같은 아동기의 경향성
- 부모의 우울증
- 아동기의 신체적 성적 학대
- 아동기 비만
- 다이어트
- 체중이나 외모와 연관된 잦은 놀림
- 외모에 대한 관심, 잘못된 식습관을 보고 따라하는 것, 우울감, 날씬함에 대한 압력, 감정적인 식사, 높은 신체질량지수, 낮은 자존심, 사회적 지지의 부재 등
- 잘못된 식습관이 가족을 따라 전해지는 것: 출생 시 어머니의 대식증적 증상, 아이의 체형에 대한 관심, 부모의 과체중이 몰래 먹는 것을 예측할 수 있게 해 준다. 어머니의 식사제한과 날씬함에 대한 압력은 과식을 예측할 수 있게 해 준다. 가족끼리 식사를 할 때 예를 들어 어머니가 빨리 먹고 음식을 한번에 많이 먹는 것과 같은 강화과정(reinforce process)이 아이로 하여금 음식을 빨리 그리고 한번에 많이 먹게 하는데 판별 자극으로 작용을 해서 아이의 식사행동이 어떤 자극과 조건화되게 만들 수 있다.
- 아이가 먹는 식사의 일인분을 어머니가 제한하는 것이 배가 고프지 않아도 먹게 되는 것에 선행요인이 된다. 또한 이런 문제의 결과는 아동기 비만과 연결될 수 있다.
- 동반된 특히 불쾌기분장애와 같은 정동장애

아동기 및 청소년기의 폭식장애 치료는 정말로 시작의 단계에 있다. 여러 치료들이 가능성을 가지고 시도되고 있으나 그 중 인지행동치료가 가장 주목을 받고 있다. 인지행동치료는 체중 조절 보다는 우선 이상식사행동 즉 폭식을 조절하는데 초점이 맞추어 지고 여기에는 행동치료, 영양교육 및 관리, 부모의 교육, 대인관계에서 오는 부정적인 감정을 다루는 법 등이 포함된다. 이런 조절이 이루어지고 난 뒤에 두 번째 단계로 체중 조절에 대한 치료가 이루어지게 된다.[150] 전통적인 행동치료적 체중 감소치료가 폭식을 줄이는데도 효과가 있는 가는 아직 불분명하다고 알려져 있다.[156]

7 비만의 심리적인 요인을 연구하는데 있어 문제점

비만의 발달에 심리적인 요인들이 어떤 영향을 주는 가에 대한 연구에 있어 결론을 끌어내는데 제한을 주는 두 가지 연구방법론상에 문제가 있다. 그 첫째는 비만이 이질적인

집단으로 이루어진 장애라는 점이고 두 번째는 장기적인 추적조사가 없다는 점이다.[28)]

1) 비만의 이질성(Heterogeneity of obesity)

많은 연구들이 비만은 이질적인 집단으로 이루어진 장애임을 보여 주고 있다. 비만은 발병 연령에 따라,[157)] 비만 세포 증식성(hyperplastic) 비만이냐 아니면 비만 세포의 비대성(hypertropic) 비만이냐에 따라,[158)] 지방질이 신체의 어느 곳에 많이 분포되어 있는 가에 따라,[159)] 그리고 음식을 많이 먹어 생긴 것이냐, 신체적 활동을 적게 해 생긴 것이냐, 기초 대사율이 적어져 생긴 것이냐, 아니면 유전적인 요인에 의한 것이냐[11)]에 따라 분류를 할 수 있다. 비만에 대한 심리적인 요인을 연구하기 위해서는 비만에 관여하는 생리적인 요인들에 의한 영향을 조절을 한 연구가 필요하다. 이것은 좀 더 순수한 아형의 비만으로 구성된 집단을 대상으로 한 연구가 필요하다는 것을 뜻한다. 즉, 다른 장소에서 자라난 일란성 쌍생아에 대한 연구와 같은 연구가 필요하다.[28)]

2) 장기 추적 연구

어떠한 심리적인 요인이 비만에 원인적으로 작용하는지 아니면 이것이 비만의 결과로 인한 것인지 알아내기 위해서는 비만 발병 이전부터의 장기 추적 연구가 필요하다. 특히 어린 시절부터 추적을 하여 비만의 발생이 급격하게 나타나는 사춘기를 지난 시기까지 어떤 심리적인 요인들이 비만의 발생과 연관이 있는지 비만이 생기고 나서는 어떤 심리사회적인 문제가 발생을 하는지에 대한 연구가 이루어져야 한다.[28)]

8 비만 환자에 대한 정신 치료적 접근

비만과 연관되어 나타날 수 있는 심리적인 문제들로는 원인적인 요인으로서의 심리적인 문제의 역할, 비만과 연관이 되거나 병발되어 나타날 수 있는 비만에 특이한 심리적 문제나 일반적인 정신 병리, 비만의 결과 발생하는 사회 심리적인 문제 및 비만의 치료로 인해 나타날 수 있는 심리적인 문제까지 다양하다.[28)] 비만이 심각한 내과적인 문제들과 연관이 되어 있음에도 불구하고 비만에 관여하는 전문가들로 이루어진 1985년 미 국립보건원의 비만에 대한 협의회의에서 비만은 많은 심리학적 부담을 가져오고 고통의 정도로 이야기 하자면 이러한 심리적인 부담이 비만으로 인해 일어나는 문제 중 가장 심한 부작용이라고 할 수 있다고 결론을 내리고 있다.[2] 그러나 비만에서 이렇게 다양한 심리적인 요인들이 연관을 가지고 있음에도 불구하고 이에 대한 평가나 치료적인 접근은 체중 감소나 이의 유지에 비해서는 아주 무시되어 왔다고 해도 과언이 아닐 것이다.

전통적으로 비만의 치료적인 목적은 체중 감소를 통해 건강상의 위험도를 낮추는 것이었다.[160] 따라서 대부분의 비만 환자의 치료 프로그램은 다이어트, 운동 및 행동 교정과 같은 체중 감소와 이를 유지할 수 있는 방법으로 구성되어 있다. 그러나 비만한 사람들이 겪는 사회적 편견과 차별, 많은 경우 체중 감소 후에 따르는 체중의 재증가 등으로 인한 사회 심리적인 문제들은 이들 비만 환자들의 치료적인 목표가 달라지거나 조정이 될 필요가 있음을 제시해 주고 있고 최근 들어 체중 감소나 체중 변동이 가져올 수 있는 부정적인 영향에 대한 관심의 증가는 체중 감소를 하지 않는 비만 치료와 같은 새로운 치료적인 움직임을 가져오게 하였다.[72]

위와 같은 비만에 대한 심리학적 원인론과 비만에 의한 심리적인 결과 등에 대한 관심은 비만에 대한 심리학적 치료에 대한 발전을 가져 왔다. 비만에 대한 심리적 치료 중에 행동 치료나 인지 치료는 비록 장기적인 체중 조절 효과에 대해서는 논란이 있지만 괄목할 만한 발전을 해왔고 최근에 폭식 장애를 동반한 비만 환자에 있어 폭식 및 이를 유발하는 인지적인 왜곡에 초점을 맞춘 인지 행동 치료가 신경성 대식증 환자에서와 마찬가지로 성공적이라는 보고[111]도 있고 체중 유지에 있어 새로운 치료적 접근의 하나로 체중 유지에 초점을 맞춘 비만의 인지행동치료[162]도 새롭게 시도되고 있다. 이외에 비만 환자에 있어 시도되고 있는 정신 치료적인 접근은 정신분석학적 정신치료부터 지지적 정신 치료, 집단 치료, 부부 치료 및 최면 치료 등이 있고[163] 이들 치료 방법은 각기 다른 환자에게 다른 치료적 효과를 위해 적용될 수 있다. 일반적으로 통찰 지향적인 정신 치료의 경우에는 심한 정신신경증적 문제나 성격적인 문제를 동반하거나 내적인 문제나 대인관계의 문제가 비만의 원인가 직접 연관이 있는 경우에 추천된다.[163] 이외에 Frieman 등[164]은 대부분의 체중 유지 프로그램에 참여하고 있는 비만 환자들이 소위 식사 제한을 하는 음식 섭취자(restrained eaters)라면서 이들에서 자아를 위협하는 스트레스(ego threatened stress)가 탈억제 효과를 일으켜 폭식과 같은 문제를 가져와 체중 유지를 실패하게 할 수 있다면서 이러한 스트레스를 집중적으로 조절할 수 있는 행동 치료적인 스트레스 조절 프로그램을 소개하고 있기도 하고 Wadden과 Wingate[160]는 비만 환자에게 존경과 관심을 가지고 평가 시부터 장기 유지 시까지 환자의 어려움을 함께 나누는 소위 고통을 함께 나누는 치료(compassionate treatment)와 비만으로 인한 신체적 위험성이 있는 경우와 아닌 경우에 각각 다른 적절한 치료적 접근의 필요성을 제안하고 있기도 하다. 이와 연관하여 Garner와 Wooley[72] 등은 체중 조절의 노력이 종국적으로는 실패를 가져와 신체적으로나 심리적으로 좋지 않은 영향을 미친다면 체중 감소가 목표가 아닌 비만 치료법 즉 1) 운동의 증가, 2) 음식 섭취의 정상화(normalization), 3) 식사 섭취(dietary intake)에 있어 질적인 변화 및 4) 부정적인 신체상의 변화 등과 같은 치료적인 접근을 제안하고 있기도 하다.

9 결 론

비만한 사람들은 현대와 같이 마른 것이 강조되는 사회에서는 많은 심리적인 부담을 안고 지내게 된다. 더욱이 많은 경우 이들은 남으로부터 뿐만 아니라 가족이나 가까운 친구로부터도 놀림을 받거나 배척을 받거나 조소를 받는다.[165] 또한 이들은 체중 감소 후에 체중이 다시 증가할 때 마다 자기 존중감이 무너져 내리는 것을 경험하고 수치심과 무능감을 경험하게 된다. 여기에 더해 치료자들 조차도 이들에 대한 부정적인 시각을 가지고 있어 이들이 체중 감소에 실패를 하게 되면 일반인과 같은 식으로 이들을 평가하게 된다.[166] 그러나 이렇게 이들을 비만한 것은 오직 이들에게 비만으로 인한 고통만 더 해줄 뿐이라는 것을 잘 알아야 한다. 치료자들은 자신이 환자에 대해 경험하고 있는 부정적인 느낌이 환자 자신이 자신에게 느끼고 있는 감정과 같지는 않는 가를 알아보아야만 한다. 치료자 들은 환자들에게 이러한 부정적인 감정들을 표현하게 격려하고 이를 감정 이입적인 태도로 들어 주어야 한다. 환자들은 존경과 연민으로 돌봐 주어야 한다. 만약 환자가 체중 감소를 이루지 못한다면 치료의 목표는 체중 감소가 아니라 환자의 자존심을 회복하고 체중과는 상관없이도 풍부하고 의미 있는 삶을 살 수 있음을 알 수 있도록 하는데 목표를 두어야 할 것이다.

성격적인 문제를 비롯한 심리적인 문제를 가지고 있는 비만 환자들은 그렇지 않은 환자들에 비해 체중 감소 치료에 성공적으로 반응하기가 쉽지 않고 더욱이 이들에게는 체중 감소로 인한 생물학적인 변화나 체중 감소 자체에 대한 스트레스가 이들에게 바람직하지 않은 성격 변화나 행동 변화를 야기할 수 있기 때문에 이들에게는 체중 감소 치료만을 권하는 것보다는 심리적인 문제에 초점을 맞춘 치료를 병행하거나 이에 대한 치료를 따로 실시해야 한다[1]는 주장에 관심을 가져야 할 것이다.

참고문헌

1. Casper RC. Psychological aspects of obesity : searching for the evidence. In : Burrows GD, Beumont PJV, Casper RC, editors, Handbook of eating disorders. part 2. New York ; Elsevier Science Publishers ; 1988 : 157-177.
2. Keys A, Brozek J, Mickelson O, Taylor HL. *The biology of human starvation* : *Vol. 1*. Minneapolis : University of Minnesota Press ; 1950.
3. National Institutes of Health Consensus. Development and Conference statement. Health implications of obesity. *Ann Int Med* 1985 ; 103 : 147-151.
4. American Psychiatric Association. *Diagnostic and statistical manual of mental disorders(3rd edition-Rev)*. Washington DC : American Psychiatric Association ; 1987.
5. Stunkard AJ, Sobal J. Psychosocial consequences of obesity. In : Fairburn CG, Brownell KD, editors, Eating Disorders and Obesity. New York : Guilford Press ; 1995 : 417-421.
6. Coriat IH. Sex and hunger. *Psychoanal Rev* 1921 ; 8 : 375-381.
7. Abraham K. The first pregenital stage of the libido. In : Lewin B, editor, On Character and Libido Development. New York : W. Norton & Co. Inc ; 1966 : 55-66.
8. Rascovsky A, de Rascovsky MW, Scholossberg T. Basic psychic structure of the obese. Presented at the 16th International Psycho-Analytical congress. *Zurich* : 1949.
9. Friedman J. Weight problems and psychological factors. J Consult Psychol 1959 ; 23 : 524-527.
10. Rand CSW, Strunkard AJ. Obesity and psychoanalysis : treatment and four-year follow-up. *Am J Psychiatry* 1983 ; 140 : 1140-1144.
11. Garetz FK. Socio-psychological factors in overeating and dieting with comments on popular reducing methods. *Practitioner* 1973 ; 210 : 671-678.
12. Kornhaber A. The stuffing syndrome. *Psychosomatics* 1970 ; 11 : 580-583.
13. Stunkard AJ. Some perspectives on human obesity : its causes. *Bull NY Acad Med* 1988 ; 64 : 902-906.
14. Bruch H. *The Importance of Overweight*. New York : W. W. Norton & Co. Inc ; 1957 : 1-438.
15. Becker BJ. The obese patients in psychoanalysis. *Am J Psychother* 1960 ; 14 : 322-329.

16. Rennie TAC. Obesity as a manifestation of a disturbance. *Dis Nerv Sys* 1940 ; 1 : 238-247.

17. Reeve GH. Psychologic factors in obesity. *Am J Orthopsychiatry* 1942 ; 12 : 674-678.

18. Richardson HB. Obesity as a manifestation of neurosis. *Med Clin North Am* 1946 ; 30 : 1187-1192.

19. Bronstein IP, Wexler S, Brown AW, Halpern LJ. Obesity in children : psychologic studies. *Am J Dis Child* 1942 ; 63 : 238-251.

20. Iversen T, Juel-Nielsen N, Quade F, Tolstrup K, Ostergaard L. Psychogenic obesity in children with special reference to Hilde Bruch's theory. *Acta Paediatr Scand* 1952 ; 41 : 574-576.

21. Juel-Nielsen N. On psychogenic obesity in children. II. *Acta Paediatr Scand* 1953 ; 42 : 130-146.

22. Sallade J.(1973) A comparison of the psychological adjustment of obese vs. nonobese children. *J Psycosom Res* 1973 ; 17 : 89-96.

23. Smoller JW, Wadden TA, Strunkard AJ. Dieting and depression : A critical review. *J Psychosom Res* 1987 ; 31 : 429-440.

24. Stunkard AJ, Wadden TA. Restrained eating and human obesity. *Nutr Rev* 1990 ; 48 : 78-82.

25. McReynolds WT. Toward a psychology of obesity : Review of research on the role of personality and level of adjustments. *Int J Eating Disord* 1982 ; 2 : 37-41.

26. O'Neil PM, Jarrell MP. Psychological aspects of obesity and dieting. In : Wadden TA, Van Itallie TB (Eds.), *Treatment of the Seriously Obese Patient*. New York, Guilford, 1993 : 252-271.

27. Barrash, J, Rodriguez EM, Scott DH, et al. The utility of MMPI subtypes for the prediction of weight loss after bariatric surgery. *Int J Obes* 1987 ; 11 : 115-119.

28. Blankenmeyer BC, Smylie KD, Price PC, et al. A replicated 5 cluster MMPI typology of morbidly obese female candidates for gastric surgery. *Int J Obes* 1990 ; 14 : 235-239.

29. Stuart RB. Behavioral control of overeating. *Behav Res Ther* 1967 ; 5 : 357-360.

30. Foster GD, Wadden TA. The psychology of obesity, weigh loss, and weight regain : research and clinical findings. In : Blackburn GL, Kander BS, editors, Obesity : pathophysiology. psychology, and treatment. New York : Chapman & Hall ; 1994 : 140-166.

31. Stunkard AJ. Obesity. In : Bellack AS, Hersen M, Kazdin AE, editors, International Handbook of Behavior Modification and Therapy. New York : Plenum Press ; 1982 : 535-573.

32. Garrow J. Energy Balance and Obesity in Man. New York : Elsevier ; 1974.

33. Wooley SC, Wooley OW, Dyrenforth SR. Theoretical practical and social issues in behavioral treatment of obesity. *J Appl Behav Analysis* 1979 ; 12 : 3-7.

34. Bandini LG, Schoeller DA, Cyr HN, et al. Validity of reported energy intake in obese and nonobese adolescents. *Am J Clin Nutr* 1990 ; 52 : 421-425.

35. Schoeller DA. Measurement of energy expenditure in free-living humans by using doubly labeled water. *J Nutr* 1988 ; 118 : 1278-1283.

36. Rodin J, Schank D, Striegel-Moore R. Psychological features of obesity. *Med Clin North Am* 1989 ; 73 : 47-51.

37. Schachter S. Some extraordinary facts about obese humans and rats. *Am Psychol* 1971 ; 26 : 129-134.

38. Rodin J. The externality theory today. In : Sturnkard AJ, editor, Obesity. Philadelphia : WB Saunders ; 1980 : 226-239.

39. Wadden TA, Stunkard AJ. Psychopathology and obesity. Ann New York Acad Sci 1987 ; 499 : 55-65.

40. Moore ME, Strunkard MD, Srole S. Obesity, social class and mental illness. *J Am Med Assoc* 1962 ; 181 : 962-966.

41. Stewart AL, Brook RH. Effects of being overweight. *Am J Pub Health* 1983 ; 73 : 171-177.

42. Crisp AH, McGuiness B. Jolly fat : relation between obesity and psychoneurosis in general population. Br Med J 1976 ; 1 : 7-9.

43. Silverstone JT. Psychosocial aspects of obesity. *Proc R Soc Med* 1968 ; 61 : 371-375.

44. Floderus B. Psycho-social factors in relation to coronary heart disease and associated risk factors. *Nord Hyg Tidskr Suppl* 1974 ; 6 : 197-202.

45. Hallstrom T, Noppa H. Obesity in women in relation to mental illness, social factors and personality traits. *J Psychosom Res* 1981 ; 25 : 75-82.

46. Kaplan KK, Wadden TA. Childhood obesity and self-esteem. *J Pediatr* 1986 ; 109 : 367-371.

47. Johnson SF, Swenson WM, Gastineau CG. Personality characteristics in obesity : relation of MMPI profiles and age of onset of obesity to success of weight reduction. *Am J Clin Nutr* 1976 ; 29 : 626-632.

48. Rosen LW, Aniskiewicz AS. Psychosocial functioning of two groups of morbidly obese patients. *Int J Obes* 1983 ; 7 : 53-58.

49. Solow C, Silberfarb PM, Swift K. Psychosocial effects of intestinal bypass surgery for severe obesity. *N Engl J Med* 1974 ; 290 : 300-305.

50. Wadden TA, Stunkard AJ, Brownell KD, et al. Treatment of obesity by behavior therapy and very-low-calorie diet : a pilot investigation. *J Consult Clin Psychol* 1984 ; 52 : 692-699.

51. Swenson WM, Pearson JS, Osborne D. An MMPI Source Book. Minneapolis : University of Minnesota Press ; 1973.

52. Crumpton E, Wine DB, Goot H. MMPI profiles of obese men and six other diagnostic categories. *Psychol Rep* 1966 ; 19 : 1110-1116.

53. Holland J, Masling J, Copley D. Mental illness in lower class normal, obese and hyper-obese women. *Psychosom Med* 1970 ; 32 : 351-357.

54. Mendelson N, Weinberg N, Stunkard AJ. Obesity in men : A clinical study of twenty-five cases. *Ann Intern Med* 1961 ; 54 : 660-665.

55. Wadden TA, Brown G, Foster GD, et al. Salience of weight related worries in adolescent males and females. *Int J Eating Dis* 1991 ; 10 : 407-411.

56. Klesges RC. Personality and obesity : Global versus specific measures? *Behav Assess* 1984 ; 6 : 347-352.

57. Wadden TA, Foster GD. Behavioral assessment and treatment of markedly obese patients. In : Wadden TA, Van Itallie TB, editors, *Treatment of the Seriously Obese Patient*. New York : Guilford Press ; 1993 : 290-330.

58. Stunkard AJ, Mendelson M. Obesity and the body image : I. Characteristics of disturbances in the body image of some obese persons. *Am J Psychiatry* 1967 ; 123 : 1296-1301.

59. Rand CSW, MacGregor AMC. Morbidly obese patients' perceptions of social discrimination before and after surgery for obesity. *South Med J* 1990 ; 8 : 1390-1395.

60. Sarwer DB, Thompson JK. Obesity and body image disturbance. In : Wadden TA, Stunkard AJ, editors, Handbook of Obesity Treatment. New York : Guildford Press ; 2002 : 447-464.

61. Thompson JK. Assessing body image disturbances : Measures, methodology and implementation. In : Thompson TA, editor, Body Image, Eating Disorders, and Obesity : An integrative guide for assessment and treatment. Washington DC : American Psychological Association ; 1996 : 49-81.

62. Grinker J, Hirsch J, Levin B. The affective responses of obese patients to weight reduction : a differentiation based on age onset of obesity. *Psychosom Med* 1973 ; 35 : 57-62.

63. Archer RP, Cash TF. Physical attractiveness and maladjustment among psychiatric inpatients. *J Soc Clin Psychol* 1985 ; 3 : 170-180.

64. Cash TF, Brown TA. Body image in anorexia nervosa and bulimia nervosa. A review of the literature. *Behav Modif* 1987 ; 11 : 487-521.

65. Noles SW, Cash TF, Winstead BA. Body image, physical attractiveness, and depression. *J Consult Clin Psychol* 1985 ; 53 : 88-94.

66. Garner DM, Bemis KM. A cognitive-behavioral approach to anorexia nervosa. *Cog Ther Res* 1982 ; 6 : 123-150.

67. Garner DM, Bemis KM. Cognitive therapy for anorexia nervosa. In : Garner DM, Garfinkel PE, editors, Handbook of psychotherapy for anorexia nervosa and bulimia, New York : Guilford ; 1985 : 107-146.

68. Garner DM, Garfinkel PE, Bemis KM. A multidimensional psychotherapy for anorexia nervosa. *Int J Eat Disord* 1982 ; 1 : 3-46.

69. Butters JW, Cash T. Cognitive-behavioral treatment of women's body-image dissatisfaction. *J Consult Clin Psychol* 1987 ; 55 : 889-897.

70. Dworkin SH, Kerr BA. Comparison of interventions for women experiencing body image problems. *J Counsel Psychol* 1987 ; 34 : 136-140.

71. Rosen JC, Orosan P, Reiter J. Cognitive behavioral therapy for negative body image in obese women. *Behav Ther* 1995 ; 26 : 25-42.

72. Wooley SC, Kearney-Cooke A. Intensive treatment of bulimia and body image disturbance. In : Brownell K, Foreyt J, editors, Handbook of Eating Disorders. New York : Basic Books ; 1986 : 476-502.

73. Wooley SC, Wooley OW. Intensive outpatient and residential treatment for bulimia. In : Garner DM, Garfinkel PE, editors, Handbook of Psychotherapy for Anorexia Nervosa and Bulimia. New York : Guilford Press ; 1985 : 391-430.

74. Garner DM, Wooley SC. Confronting the failure of behavioral and dietary treatment of obesity. *Clin Psychol Rev* 1991 ; 11 : 729-780.

75. Foster GD, Waddden TA, Vogt RA. Body image before, during and after weight loss treatment. *Health Psychology* 1997 ; 16 : 226-229.

76. Halmi KA, Long M, Stunkard AJ, Mason E. Psychiatric diagnosis of morbidly obese gastric bypass patients. *Am J Psychiatry* 1980 ; 137 : 470-472.

77. Adami GF, Gandolfo P, Campostano A, Bauer B, Cocchi F, Scopinaro N. Eating Disorder Inventory in the assessment of psychosocial status in the obese patient prior to and at long-term following biliopancreatic diversion for obesity. *Int J Eat Disord* 1994 ; 15 : 265-274.

78. Bailey SM, Goldberg JP, Swap WC, Chomitz VR, Houser RF. Relationships between body dissatisfaction and physical measurements. *Int J Eat Disord* 1990 ; 9 : 457-461.

79. Davis C, Katzman M. Charting new territory : Body esteem, weight satisfaction, depression, and self-esteem among Chinese males and females in Hong Kong. *Sex Roles* 1997 ; 36 : 449-459.

80. Roughan P, Seddon E, Vernon-Roberts J. Long-term effects of a psychologically based group programme for women preoccupied with body weight and eating behavior. *Int J Obes* 1990 ; 14 : 135-147.

81. Polivy J, Herman CP. Undieting : A program to help people stop dieting. *Int J Eat Disrord* 1992 ; 11 : 261-268.

82. Cash TF. The body image workbook : An 8-step program for learning to like your looks. New Harbinger : Okland ; 1997.

83. Ramirez EM, Rosen JC. A comparison of weight control and body image therapy for obese men and women. *J Consult Clin Psychol* 2001 ; 69 : 440-446.

84. Atkinson RM, Ringuette EL. A survey of biographical features in extraordinary fatness. *Psychosom Med* 1967 ; 29 : 121-133.

85. Staffieri JR. A study of social stereotype of body image in children. *J Pers Soc Psychol* 1967 ; 7:101-105.

86. Harris MB, Smith SD. Beliefs about obesity : Effects of age, ethnicity, sex and weight. *Psychol Rep* 1982 ; 51 : 1047-1055.

87. Venes AM, Krupka LR, Gerard RJ. Overweight/obese patients : An overview. *Practitioner* 1982 ; 226 : 1102-1115.

88. Maddox GL, Liederman V. Overweight as a social disability with medical implications. *J Med Educ* 1969 ; 44 : 214-219.

89. Canning H, Mayer J. Obesity - Its possible effects on college admissions. *New Engl J Med* 1966 ; 275 : 1172-1174.

90. Karris L. Prejudice against obese renters. *J Soc Psychol* 1977 ; 101 : 159-169.

91. Larkin JC, Pines HA. No fat persons need apply. *Soc Work Occup* 1979 ; 6 : 312-317.

92. Roe DA, Eickwort KR. Relationships between obesity and associated health factors with unemployment among low-income women. *J Am Med Wom Assoc* 1976 ; 31 : 193-197.

93. Sobal J. Obesity and nutritional sociology : A model for coping with the stigma of obesity. *Clin Sociol Rev* 1991 ; 9 : 125-141.

94. Stunkard AJ, Rush J. Dieting and depression reexamined. *Ann Intern Med* 1974 ; 81 : 526-533.

95. Wadden TA, Stunkard AJ, Smoller JW. Dieting and depression : A methodological study. *J Consult Clin Psychol* 1986 ; 54 : 869-876.

96. Keys A, Brozek J, Henschel A, Mickelson O, Taylor HL. The biology of human starvation : Vol. 1. Minneapolis : University of Minnesota Press ; 1950.

97. Wadden TA, Sternberg JA, Letizia KA, et al. Treatment of obesity by low calorie diet, behavior therapy and their combination : A five year prospective. *Int J Obes* 1989 ; 13 : 39-46.

98. Kramer FM, Jeffery RW, Forster JL, Snell MK. Long-term follow-up of behavioral treatment for obesity : Patterns of weight regain among men and women. *Int J Obes* 1989 ; 13 : 123-136.

99. Wadden TA, Bartlett SJ, Letizia KA, et al. Relationship of dieting history to resting metabolic rate, body composition, eating behavior and subsequent weight loss. *Am J Clin Nutr* 1992 ; 56 : 203-207.

100. Brownell KD, Stunkard AJ. Couples training, pharmacotherapy, and behavior therapy in the treatment of obesity. *Arch Gen Psychiarty* 1981 ; 38 : 1233-1237.

101. Wadden TA, Stunkard AJ, Liebschutz J. Three-year follow-up of the treatment of obesity by very low calorie diet, behavior therapy and their combination. *J Consult Clin Psychol* 1988 ; 56 : 925-930.

102. Gormally J, Black S, Daston S, Rarin D. The assessment of binge eating severity among obese persons. *Addict Behav* 1982 ; 7 : 47-55.

103. Marcus MD, Wing RR, Lamparski DM. Binge eating and dietary restraint in obese patients. *Addic Behav* 1985 ; 10 : 163-168.

104. Spitzer RL, Yanovski S, Wadden T, Wing T, Marcus MD, Stunkard A, Devlin M, Mitchell J, Hasin D, Horne RL. Binge eating disorder : Its further validation in a mulsite study. *Int J Eat Disord* 1993 ; 13 : 137-153.

105. Striegel-Moore RH, Silberstein LR, Rodin J. Toward an understanding of risk factors for bulimia. *Am Psychol* 1986 ; 41 : 246-263.

106. Polivy J, Herman CP. Dieting and binging : A causal analysis. *Am Psychol* 1985 ; 40 : 193-201.

107. Hudson JI, Pope HG Jr, Wurtman J, Yurgelun-Todd D, Mark S, Rosenthal NE. Bulimia in obese individuals : relationship to normal-weight bulimia. J *Nerv Ment Dis* 1988 ; 176 : 144-152.

108. Kolotkin RL, Revis ES, Kirkley BG, Janick L. Binge eating in obesity : Associated MMPI characteristics. *J Consult Clinical Psychol* 1987 ; 55 : 872-876.

109. Marcus MD, Wing RR, Hopkins J. Obese binge eaters : Affect, cognitions and response to behavioral weight control. J Consult Clin Psychol 1988 ; 56 : 433-439.

110. American Psychiatric Association. Diagnostic and Statistical Manual of Mental Disorders. ed 4, revised. 1994.

111. Loro AD Jr, Orleans CS. Binge eating in obesity : Preliminary findings and guidelines for behavioral analysis and treatment. *Add Behav* 1981 ; 6 : 155-166.

112. Marcus MD, Wing RR, Ewing L, Kern E, Gooding W, McDermott M. Psychiatric disorders among obese eaters. *Int J Eat Disord* 1990 ; 9 : 69-77.

113. Keefe Ph, Wyshogrod D, Weinberger E, Agras WS. Binge eating and outcome of behavioral treatment of obesity : a preliminary report. *Behav Res Ther* 1984 ; 22 : 319-321.

114. Wilson GT. Obesity, binge eating and behavior therapy : some clinical observations. *Behav ther* 1976 ; 7 : 700-701.

115. Marcus MD, Wing RR, Ewing LD, Kern E, MacDermott M, Gooding W. A double-blind, placebo-controlled trial of fluoxetine plus behavior modification in the treatment of obese binge-eaters and non-binge-eaters. *Am J Psychiatry* 1990 ; 147 : 876-881.

116. Telch CF, Stice E. Psychiatric comorbidity in women with binge eating disorder : Prevalence rates from a non-treatment-seeking sample. *J Consult Clin Psychol* 1998 ; 66 : 768-776.

117. American Psychiatric Association. Diagnostic and Statistical Manual of Mental Disorders, 3rd edition-Rev. Washington DC : American Psychiatric Association ; 1987.

118. World Health Organization. The ICD-9 classification of Mental and Behavioral Disorders : Clinical description and diagnostic guidelines. Geneva : WHO ; 1982.

119. Spitzer RL, Devlin MJ, Walsh BT, Hasin D, Wing R, Marcus M, Stunkard A, Wadden T, Yanovski S, Agras S, Mitchell J, Nonas C. Binge eating disorder : A multisite field trial of the diagnostic criteria. *Int J Eat Disord* 1992 ; 11 : 191-203.

120. Mussell MP, Mitchell JE, Weller CL, Raymond NC, Crow SJ, Crosby RD. Onset of binge eating, dieting, obesity, and mood disorder among subjects seeking treatment for binge eating disorder. *Int J Eat Disord* 1995 ; 17 : 395-401.

121. Ruderman AJ. Restraint and irrational cognitions. Behav Res Ther 1985 ; 23 : 557-561.

122. Wilson GT, Nonas C, Rosenblum GD. Assessment of binge eating in obese patients. *Int J Eat Disord* 1993 ; 13 : 25-34.

123. Hilbert A. Course, etiology, and maintenance of binge eating disorder. In : Munsch S, Belinger C, editors, Obesity and Binge Eating Disorder. Bibl Psychiatr. Basel : Kager ; 2005 ; 171 : 149-164.

124. Wurtman RJ, Wurtman JJ. Nutrients, neurotransmitter synthesis, and the control of food intake. In : Stunkard AJ, Stellar E, editors, Eating and Its Disorders. New York : Raven ; 1984 : 77-86.

125. Wurtman JJ. Carbohydrate craving : A disorder of food intake and mood. In : Hudson JI, Pope HG Jr, editors, The Psychobiology of Bulimia. Washington DC : American Psychiatric Press ; 1987 : 229-239.

126. Lieberman HR, Wurtman JJ, Chew B. Changes in mood after carbohydrate consumption may influence snack choices of obese individuals. *Am J Clin Nutr* 1986 ; 45 : 772-778.

127. Lingswiler VM, Crowther JH, Stephens MAP. Affective and cognitive antecedents to eating episodes in bulimia and binge eating. *Int J Eat Disord* 1989 ; 8 : 533-539.

128. Arnow B, Kenardy J, Agras WS. Binge eating among the obese : A descriptive study. *J Behav Med* 1992 ; 15 : 155-170.

129. Cooper JL, Morrison TL, Bigman OL, Abramowitz SI, Levin S, Krener P. Mood changes and affective disorder in the bulimic binge-purging cycle. *Int J Eat Disord* 1988 ; 7 : 469-474.

130. Lee YH, Abbott DW, Seim H, Crosby RD, Monson N, Burgard M, Mitchell JE. Eating disorders and psychiatric disorders in the first-degree relatives of obese probands with binge eating disorder and obese non-binge eating disorder controls. *Int J Eat Disord* 1999 ; 26 : 322-332.

131. Fairburn CG, Doll Ha, Welch SL, Hay PJ, Davies BA, O'Connor ME. Risk factors for binge eating disorder : A community-based, case-control study. *Arch Gen Psychiatry* 1998 ; 55 : 425-432.

132. Stice E, Agras WS. Predicting onset and cessation bulimic behaviors during adolescence : A longitudinal grouping analysis. *Behav Ther* 1998 ; 29 : 257-276.

133. Wilfley DE, Pike KM, Striegel-Moore RH. Toward an integrated model of risk for binge eating disorder. *K Gend Cult Health* 1997 ; 2 : 1-32.

134. Yanovski SZ, Nelson JE, Dubbert BK, Spitzer RL. Association of binge eating disorder and psychiatric comorbidity in obese subjects. *Am J Psychiatr* 1993 ; 150 : 1472-1479.

135. Wadden TA, Foster GD, Letizia KA, Wilk JE. Metabolic, anthropometric, and psychological characteristics of obese binge eaters. *Int J Eat Disord* 1993 ; 14 : 17-25.

136. de Zwaan M, Aslam Z, Mitchell JE. Research on energy expenditure in individuals with eating disorders : A review. *Int J Eat Disord* 2002 ; 32 : 127-134.

137. Karhunen LJ, Lappalainen RI, Tammela L, Turpeinen AK, Uusitupa MI. Subjective and Physiological cephalic phase responses to food in obese binge-eating women. *Int J Eat Disord* 1997 ; 21 : 321-328.

138. Monteleone P, Luisi M, De Filippis G, Colurcio B, Monteleone P, Genazzani AR, Maj M. Circulating levels of neuroactive steroids inpatients with binge eating disorder : A comparison with nonobese healthy controls and non-binge obese subjects. *Int J Eat Disord* 2003 ; 34 : 432-440.

139. Monteleone P, Fabrazzo M, Tortorella A, Fuschino A, Maj M. Opposite modifications in

circulating leptin and soluble leptin receptor across the eating disorder spectrum. *Mol Psychiatry* 2002 ; 7 : 641-646.

140. Adami G, Campostano A, Cella F, Ferrandes G. Serum leptin level and restrained eating : Study with the Eating Disorder Examination. *Physiol Behav* 2002 ; 75 : 189-192.

141. Kuikka JT, Tammela L, Karhunen L, Rissanen A, Bergstrom KA, Naukkarinen H, Vanninen E, et al. Reduced serotonin transporter binding in binge eating women. *Psychopharmacology* 2001 ; 155 : 310-314.

142. Karhunen LJ, Vanninen EJ, Kuikka JT, Lappalainen RI, Tiihonen J, Uusitupa MIJ. Regional cerebral blood flow during exposure to food in obese binge eating women. *Psychiatry Res* 2000 ; 99 : 29-42.

143. Geliebter A, Hashim SA. Gastric capacity in normal, obese, and bulimic women. *Physiol Behav* 2001 ; 74 : 743-746.

144. Munsch S, Dubi K. Binge eating disorder : specific and common features. A comprehensive review. In : Munsch S, Belinger C, editors, Obesity and Binge Eating Disorder. Bibl Psychiatr. Basel : Kager ; No 171, 2005 : 197-216.

145. Yanovski SZ, Leet M, Yanovski JA, Flood M, Gold PW, Kissileff HR, et al. Food selection and intake of obese women with binge-eating disorder. *Am J Clin Nutr* 1992 ; 56 : 975-980.

146. Mitchell JE, Mussell MP, Peterson CB, Crow S, Wonderlich SA, Crosby RD, Davis T, Weller C. Hedonics of binge eating in women with bulimia nervosa and binge eating disorder. *Int J Eat Disord* 1999 ; 26 : 165-170.

147. Fichter MM, Quadflieg N, Brandl B. Recurrent overeating : An empirical comparison of binge eating disorder, bulimia nervosa, and obesity. *Int J Eat Disord* 1993 ; 14 : 1-16.

148. McCann UD, Rossiter EM, King RJ, Agras WS. Nonpurging bulimia : A distinct subtype of bulimia nervosa. *Int J Eat Disord* 1990 ; 10 : 679-687.

149. Spitzer RL, Williams JBW, Gibbon M, First M. Structured Clinical Interview for DSM-III-R Personality Disorders. Washington DC : American Psychiatric Press Inc ; 1990.

150. Stice E. Clinical implications of psychosocial research on bulimia nervosa and binge-eating disorder. *J Clin Psychol* 1999 ; 55 : 675-683.

151. Biedert E. The psychological and pharmacological treatment of binge eating disorder. In : Munsch S, Belinger C, editors, Obesity and Binge Eating Disorder. Bibl Psychiatr. Basel : Kager, 2005 ; 171 : 165-179.

152. Munsch S, Hilbert A. Binge eating disorder in childhood- What do we know about it? In : Munsch S, Belinger C, editors, Obesity and Binge Eating Disorder. Bibl Psychiatr. Basel :

Kager, 2005 ; 171 : 180-196.

153. Declauwe V, Braet C. Prevalence of binge eating disorder in obese children and adolescents seeking weight loss treatment. *Int L Obes Relat Metab Disord* 2003 ; 27 : 404-409.

154. Johnson WG, Rohan KJ, Kirk AA. Prevalence and correlates of binge eating in white and African American adolescents. *Eat Behav* 2002 ; 3 : 179-189.

155. Morgan CM, Yanovski SZ, Nguyen TT, McDuffie J, Sebring NG, Jorge MR, Keil M, Yanovski JA. Loss of control over eating, adiposity, and psychopathology in overweight children. *Int J Eat Disord* 2002 ; 31 : 430-441.

156. Luby JL, Heffelfinger AK, Mrakotsky C, Hessler MJ, Brown KM, Hildebrand T. Preschool major depressive disorder : Preliminary validation for developmentally modified DSM-IV criteria. *J Am Acad Child Adolesc Psychiatry* 2002 ; 41 : 928-937.

157. Marcus MD, Kalarchian MA. Binge eating in children and adolescents. *Int J Eat Disord* 2003 ; 34(Suppl) : 45-57.

158. Epstein LH, Paluch RA, Saelens BE, Ernst MM, Wilfley DE. Change in eating disorder symptoms with pediatric obesity treatment. *J Psychiatr* 2001 ; 139 : 58-65.

159. Price RA, Stunkard AJ, Ness R, et al. Childhood onset(age<10) obesity has high familial risk. *Int J Obes* 1990 ; 14 : 85-91.

160. Bjorntorp P. Fat cells and obesity. In : Brownell KB, Foreyt JP, editors, Handbook of Eating Disorders. New York : Basic Books, 1986 : 88-98.

161. Sjostrom L. Impact of body weight, body composition and adipose tissue distribution on morbidity and mortality. In : Stunkard AJ, Wadden TA, editors, Obesity : Theory and Therapy. New York : Raven Press, 1993 : 13-42.

162. Wadden TA, Wingate BJ. Compassionate treatment of the obese individual.In Fairburn CG, Brownell KD, editors, Eating Disorders and Obesity. New York : Guilford Press, 1995 : 564-571.

163. Telch CF, Agras WS, Rossiter EM, et al. Group cognitive-behavioral treatment for the non-purging bulimic : An initial evaluation. *J Consult Clin Psychol* 1990 ; 58 : 629-635.

164. Cooper Z, Fairburn CG, Hawker DM. Cognitive-behavioral treatment of obesity. *A clinician's guide*. New York : Guilford press ; 2003.

165. Judd FK, Burrows GD, Bubinstein G. Psychotherapy and hypnotherapy in the treatment of obesity. In : Burrows GD, Beumont PJV, Casper RC, editors, Handbook of Eating Disorders, part 2. New York : Elsevier Science Publishers, 1988 : 237-251.

166. Friedman R, Shackelford A, Reiff S, Benson H. Stress and weight maintenance : the

disinhibition and the micromanagement of stress. In : Blackburn GL, Kander BS, editors, Obesity : pathophysiology. psychology, and treatment. New York : Chapman & Hall, 1994 : 253-263.

167. Coleman JA. Discrimination at large. Newsweek 1993 August 2 ; p.9.

168. Frank A. Futility and Avoidance : Medical professionals in the treatment of obesity. *JAMA* 1993 ; 269 : 2132-2135.

Chapter 27 비만 치료의 적응증

1 서 론

비만에 대한 치료를 시행할 기준을 정하는 데에는 비만을 바라보는 입장에 따라서 서로 간에 의견의 차이가 다소 존재한다. 한 예로, 특정 인구집단에서의 비만 치료에 대한 사회적인 시각과 의학계의 견해가 상이하다.[1] 따라서 특정 인구집단에 대한 비만 치료의 기준 안을 만들어 나가는 데에 있어서, 그간 연구되고 정리된 그 인구집단의 비만에 관련된 특징에 대한 자료를 기반으로 함과 동시에, 그 인구집단에 속해 있는 하부 그룹별 특징과 견해를 모두 고려해야 할 것이다. 이를 토대로 대상자가 비만에 의한 건강 혹은 그 밖의 특정 위험성이 있는 대상에 속할 경우 의학적 중재를 시도해야 한다. 또한 이와 같은 근거 중심적 접근 방법은 추후 비만 관련 정책을 입안하는 데에도 핵심적인 요소이다.[2]

의학적 측면에서의 비만 치료의 필요성은 비만이 고혈압, 이상지혈증, 제2형 당뇨병, 골관절염과 같은 동반 질환을 유발하기 때문이다. 따라서 비만 치료의 적응증은 어느 정도의 비만인 경우에 동반 질환의 유병률이 얼마나 되며, 체중 감량 시 동반 질환의 위험 저하 효과와 현재 있는 동반 질환의 개선 효과가 얼마나 되는지, 그리고 이와 동시에 체중 감량에 따르는 위험도가 얼마나 될 것인지에 따라서 결정되는 것이 타당하다. 그간 발표된 핵심적인 비만 치료의 지침은 대부분 서구의 데이터를 중심으로 작성된 서구의 지침이다. 우리나라에서의 비만 치료의 지침은 서구의 데이터와는 다른 아시아, 나아가 우리나라의 비만 특성에 기반을 두어야 한다. 아시아 지역의 경우 과거에는 서구에 비해

표 27-1 복부 지방 정도에 따른 건강 위험도(아시아 태평양 치료 지침)

분 류	체질량지수(kg/m^2)	동반질환의 위험도	
		허리둘레*	
		≤ 90 cm(남성) ≤ 80 cm(여성)	> 90 cm(남성) > 80 cm(여성)
저체중	< 18.5	낮다 (다른 임상질환의 위험은 높다)	보통
정상 범위	18.5~22.9	보통	증가
과체중	≥ 23		
위험체중	23~24.9	증가	중등도
1단계 비만	25~29.9	중등도	고도
2단계 비만	≥ 30	고도	매우 고도

* 우리나라의 복부비만 기준은 대한비만학회의 2005년도 안에 따르면 남성은 90 cm, 여성은 85 cm이다.

비만 유병률이 매우 낮았으나 점차 증가 추세에 있으며, 식품 업체의 성장과 맞물려, 지방 섭취 증가와 활동량 감소로 인해 점차 비만의 심각성이 서구 국가와 마찬가지로 늘어나고 있다.[3,4] 특히 2000년대 이후 10~15세 청소년에서 과체중 이상의 유병률이 10% 이상으로 보고 될 정도이다.[5] 또한 아시아인은 서구인에 비해 더욱 낮은 체질량지수에서도 비만에 의한 질병 위험도가 높다는 보고들에 따라서 아시아-태평양 지역의 복부 비만 정도에 따른 건강 위험도는 (표 27-1)과 같이 평가하고 있다(한국의 비만 현황에 대한 자세한 내용은 Part 2. 제1장 참고).

비만의 진단 기준과 분류 기준도, 앞서 언급한 비만 치료의 적응증을 설정하는 데 필요한 요소들을 고려해서 의학적으로 대응해야 할 수준을 설정하는 것이므로 자연스럽게 비만 치료의 적응증은 비만의 진단 기준과 깊은 관련이 있다. 비만은 신체에 적정량 이상의 지방이 축적된 상태로 정의되지만, 아직까지 체내에 축적된 지방량과 건강 위험 사이의 관계에 대한 충분한 데이터가 확보되지 않은 상태이기 때문에, 실제적으로 비만을 진단하고 분류하는 데는 직접적인 지방 축적량 측정법을 사용하기보다는 신체 계측과 같은 간접적인 방법을 이용한다. 현재 이를 위해 가장 많이 사용되는 신체 계측치는 체질량지수와 허리둘레이다. 따라서 비만 치료 적응증 역시 체질량지수와 허리둘레가 가장 기본이 되는 기준이 되고 있다.

2 서구의 비만 치료 적응증

서구에서는 비만에 따른 위험성을 정의하는 데에 있어, 합병증에 따른 사망률을 중심으로 분류를 하였으나, 2000년도 아시아 비만 학회를 중심으로 서구와 달리, 질병 이환율을 중심으로 분류가 되었다.

앞서 언급한 대로 비만의 치료 적응증은 비만의 진단 기준과 깊은 관련이 있다. 서양의 경우 1997년 세계보건기구(WHO)에 의해 소집된 국제비만특별위원회(international obesity task force, IOTF)에서 제시한 체질량지수에 따른 진단 기준을 따르는 것이 보통인데, 이 기준에 따르면 체질량지수가 25.0~29.9 kg/m^{2}를 과체중, 30 kg/m^2 이상인 경우를 비만으로 분류한다(자세한 내용은 Part 2. 제2장 참고). 따라서 서구의 여러 단체에서 제시한 비만 치료 지침은 대체로 이 진단 기준에 따라 설정되게 되어 있는데, 이 중 대표적인 몇 가지 지침의 내용을 살펴보면 다음과 같다.

1) American College of Physician의 일차 진료에서의 비만에 대한 임상 진료 지침(2005)[6]

Southern California-RAND Evidence-Based Practice Center에서 2004년에 작성한 비만 치료에 대한 보고서[7]를 기반으로 마련된 이 지침 중에서, 비만 치료 적응에 대한 주요한 지침은 다음과 같다.

(1) 체질량지수 30 kg/m^2 이상인 모든 비만 환자들에게 적절한 식사 및 운동과 같은 생활 습관 개선에 관해 상담을 실시하며, 각 환자에게 적합한 체중 감량 목표를 설정해 준다.

(2) 식사와 운동 요법 만으로 목표 체중 감량을 달성하지 못하면 약물 요법을 시행한다. 이 때 약물 요법의 특성과 장단점에 대해 의사와 환자 사이에 충분한 의견 교환이 필요하다.

(3) 체질량지수가 40 kg/m^2 이상이면서, 식사 및 운동 요법, 약물 요법을 통한 체중 감량에 실패했거나 비만으로 인한 다른 동반 질환을 가지고 있는 경우에 한해서 수술적 치료를 고려해야 한다. 수술 요법에 따른 부작용에 대해 미리 의사와 환자 사이에 의견 교환이 이루어져야 한다.

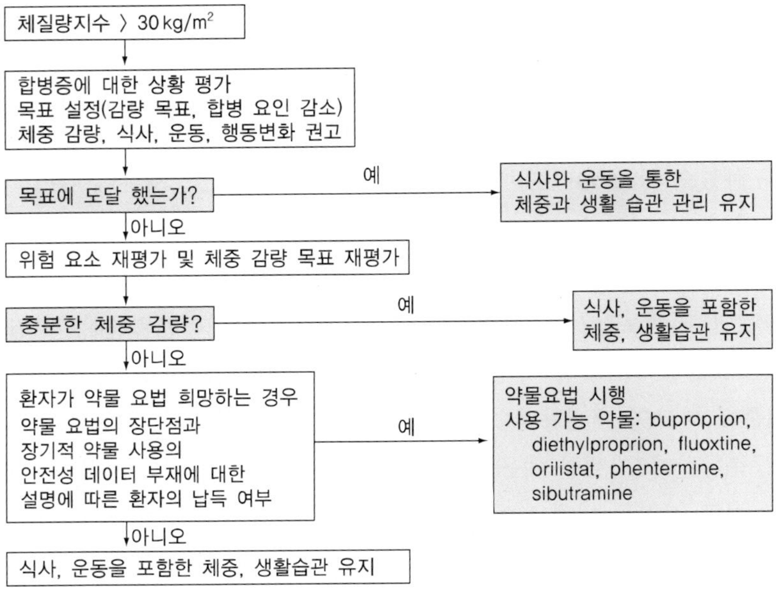

▶**그림 27-1** 비만 관리 알고리즘(American College of Physicians, 2005)

2) 미국의 National Institutes of Health, National Heart, Lung, and Blood Institute(NHLBI)의 비만 지침 중 치료에 관한 내용(1998)[8)]

1998년에 미국의 NHLBI는 성인에서의 과체중과 비만에 대한 진단, 평가와 치료에 대한 임상적 지침을 만들었다. 이 중 비만 치료의 적응에 관한 내용은 다음과 같다.

(1) 비만 치료의 대상은, 첫째, 체질량지수 30 kg/m^2 이상인 경우, 둘째, 체질량지수가 25～29.9 kg/m^2 혹은 허리둘레가 기준(남자 102 cm, 여자 89 cm) 이상이면서 두 개 이상의 질병 위험 인자를 가지고 있는 경우이다.

(2) 체질량지수가 25～29.9 kg/m^{2}로써 과체중인 경우이면서 질병 위험인자가 없는 경우에는 체중이 불어나지 않도록 격려한다. 이 경우에도 환자가 치료를 원하면 체중 감량을 시도할 수 있다.

(3) 성인 비만 치료에 이용할 수 있는 방법으로는 식사요법, 신체활동량 증가, 행동 요법, 이들의 복합 요법, 약물 요법, 그리고 수술이 있다.

(4) 약물 요법은 식사요법, 신체활동량 증가, 행동 요법을 이용하는 포괄적 치료의 한 방법으로서만 이용되어야 한다. 약물 요법의 적응증은 체질량지수 30 kg/m^2 이상인 경우와, 체질량지수가 27 kg/m^2 이상이면서 고혈압, 고지혈증, 관상동맥질환, 제2형

당뇨병, 수면 무호흡증과 같은 비만 관련 위험 인자나 질병을 가지고 있는 경우이다.

(5) 수술 요법은 내과적 치료에 반응하지 않는 고도 비만(체질량지수 40 kg/m^2 이상인 경우나, 체질량지수가 35 kg/m^2 이상이면서 동반 질환이 있는 경우)의 환자가 비만과 동반되는 질환의 위험이 높거나 비만 관련 사망의 가능성이 높은 경우에 선택적으로 실시할 수 있다.

3) 독일의 비만 단계별 치료 지침[9)]

2001년도 독일에서 발표한 비만 단계별 치료 지침은 (표 27-2)와 같이 요약할 수 있다.

4) 미국의 소아 청소년 비만 치료 지침(1997)

소아들에서도 진단 및 평가, 그리고 치료에 대한 지침에 대한 연구가 있다.[10)] 향후 한국의 소아 비만 치료에 대한 지침도 대한비만학회 소아 비만 위원회를 중심으로 마련될 것으로 생각하지만, 외국의 지침 중 하나인 Barlow와 Diez[11)]에 의해서 요약된 소아 청소년 비만의 평가와 치료에 대한 미국 전문가 위원회 권장안의 내용을 살펴보겠다.

이 권장 안에서는 비만의 평가와 치료 지침의 기준으로 체질량지수를 이용한다. 해당 비만아의 체질량지수가 그 비만아의 성별과 나이에 따라 몇 백분위에 해당하는지를 산정하고 이에 따라 위험도를 평가하는데, 95 백분위수 이상인 경우 성인 비만으로 이어질 가능성이 높으며, 청소년의 경우 95 백분위수 이상이면 고혈압이나 지질 이상과 같이 비만과 관련된 질환의 위험을 높이는 합병증이 있을 가능성이 높아서 95 백분위수가 주요한 기준점이 된다. 체질량지수의 변화 역시 중요한 사항인데, 1년에 체질량지수가 3～4 이상 증가한다면 이것은 대부분의 경우 빠른 체지방 증가를 반영하는 것으로 간주한다. 체질량지수가 85～95 백분위수 사이라면 주의해서 관찰해야 할 대상이다. 이를 다시 정리하면 다음과 같다.

(1) 2~7세

- 체질량지수 85～94 퍼센타일 : 체중 유지
- 체질량지수 95 퍼센타일 이상 : 합병증(고혈압, 이상지혈증, 인슐린 저항성 등) 없으면 체중 유지, 합병증 있으면 체중 감량

표 27-2 비만 단계별 치료 지침(독일, 2001)

분 류	치료 목표	치료 단계
정상 범위	체중 유지	주기적 체중 감시
정상 범위이지만 위험요인/합병증 동반	체중 유지, 3 kg 이상 증가 없도록 관리, 위험요인 관리(예 : 금연, 건강한 생활습관)	체중 감시, 위험요인 관리, 합병증 치료, 건강한 생활 습관에 대한 조언
위험체중	체중 증가 방지 예방, 약간의 체중 감량	프로그램 성공
위험요인/합병증 동반된 위험체중	지속적 체중 감량 : 3～6개월 동안 5～10% 감량 후 유지	프로그램 성공, 위험요인 관리 및 합병증 치료
1단계 비만	지속적인 5～10% 체중 감량 유지	프로그램 성공
위험요인/합병증 동반된 1단계 비만	지속적인 5～10% 체중 감량 유지	1) 프로그램 성공, 동반된 위험요인 관리, 합병증 치료 2) 12주 후 실패 시 약물 고려
2단계 비만	지속적인 10% 이상 체중 감량	프로그램 성공
위험요인/합병증 동반된 2단계 비만	지속적인 10～20% 체중 감량 후 유지	1) 프로그램 성공, 동반된 위험요인 관리, 합병증 치료 2) 12주 후 실패 시 약물 고려 3) 전통적 방법 실패 시 수술 고려
3단계 비만	지속적인 10～30% 체중 감량 후 유지	1) 프로그램 성공, 동반된 위험요인 관리, 합병증 치료 2) 12주 후 실패 시 약물 고려 3) 전통적 방법 실패 시 수술 고려

한국의 목표(WHO 아시아-태평양) : 체질량지수 18.5～22.9 kg/m², 허리둘레 남자 ≤ 90 cm, 여자 ≤ 80 cm

(2) 7세 이상

- 체질량지수 85～94 퍼센타일 : 합병증(고혈압, 이상지혈증, 인슐린 저항성 등) 없으면 체중 유지, 합병증 있으면 체중 감량
- 체질량지수 95 퍼센타일 이상 : 체중 감량

◀ 비만 소아, 청소년의 관리 지침 ▶

치료 대상

- 객관적으로 (체질량지수 등) 비만으로 정의된 소아
- 비만아와 그 가족이 필요한 생활 습관 변화를 실행할 의지를 보이는 아동

치료 목표

- 동반 위험이 있다면 이를 제거
- 체중 감소가 아닌, 건강한 행동 변화 (건강한 식습관, 활동량 증가)를 목표로 한다.
- 식사와 활동 감시와 필수적 변화를 만들어 나가는데 가족을 개입시킨다.

의뢰 대상

- 심각한 동반 위험 요인 (예 : 수면 무호흡증)
- 이차성 (예 : 내분비질환) 중증 비만의 가능성이 있는 아동 (예 : 2세 미만의 심각한 비만, 왜소증을 동반한 비만)

3 한국인을 대상으로 시행한 체중 감량 연구들

국내에 비만 치료에 대한 몇 개의 임상 실험 결과가 있지만, 이들 모두 소규모로 단기간 진행된 연구결과이며 위약-대조군 연구는 더욱 적기 때문에 일반화하기 어려운 점이 있다.

시부트라민 (Sibutramine)의 경우 박철영 등[12]은 미국 NHLBI의 비만 약물 치료 적응증과 마찬가지로 체질량지수 30 kg/m^2 이상인 경우와, 체질량지수가 27 kg/m^2 이상이면서 비만 관련 위험 인자나 질병을 가지고 있는 경우에 대하여 시행하였는데, 시부트라민 군에서 위약 군에 비해 유의한 체중 감량이 이루어졌고 안전성에서도 큰 문제가 없다고 보고하였으나, 혈압과 지질에는 유의한 개선이 없었다고 보고하였다. 이에 반해 Kim 등[13]은 위험 요인이 없는 체질량지수 25 kg/m^2 이상의 대상자에게 시부트라민을 투여하여 체중, 체지방, 복부지방, 인슐린 저항성, 중성지방, 아디포넥틴의 개선 효과를 보고하였다.

올리스타트 (orlistat)의 경우, 전숙 등[14]은 체질량지수 27 kg/m^2 이상의 제2형 당뇨병 환자에게 투여한 비 대조군 연구를 통해 체중 및 혈압 감소, 당화혈색소 및 공복 혈당 개선, 지질 개선, 그리고 인슐린 저항성 개선 효과를 보고한 바 있고, 서영성 등[15]은 체질량

지수 27 kg/m^2 이상의 환자를 대상으로 투여한 비 대조군 연구를 통해 체중과 허리둘레 감소를 보고하였다. 김성용 등[16)]은 체질량지수가 25 kg/m^2 이상이거나 허리-둔부 둘레비 남자 0.9, 여자 0.85 초과인 사람들을 대상으로 시행한 비 대조군 연구를 통해서 체중, 허리둘레, 체지방 감량 효과를 보고하였다.

펜디메트라진(phendimetrazine) 제제를 이용한 한 서희선 등[17)]의 비 대조군 임상 연구에서는 체질량지수 25 kg/m^2 이상이거나 혹은 23 kg/m^2 이상이면서 허리둘레가 남자 90 cm, 여자 80 cm 이상인 사람들을 대상으로 8주간 투약한 결과, 체중 감소, 혈압 및 지질 개선을 보고하였으나, 심각한 이상 약물 반응은 없었어도 전체 대상자의 51%에서 이상 반응을 호소하였다고 하였다.

펜터민(phentermine) 제제를 이용한 박용우[18)]의 비 대조군 임상 연구는 체질량지수 25 kg/m^2 이상인 사람을 대상으로 하였으며, 체중 감소, 지질 개선, 혈압 강하, 식후 혈당과 당화 혈색소 개선 효과를 보고하였으나, 이 연구에서도 서희선 등[17)]의 연구와 마찬가지로 심각한 이상 약물 반응은 없었어도 전체 대상자의 51%에서 이상반응을 호소하였다고 하였다. Kim 등[19)]의 위약 대조군 연구결과에서는 비만 동반 질환이 없는 체질량지수 25 kg/m^2 이상인 사람을 대상으로 펜터민을 투여한 결과 체중, 허리둘레, 지질 개선 효과를 보고하였으며, 위약에 비해 두드러진 이상반응으로는 입마름이 55%, 불면이 35%에서 나타났다고 보고하였다.

이들 몇몇 단기간 임상 연구를 살펴볼 때, 한국인에서 비만 동반 질환이 없는 체질량지수 25 kg/m^2 이상인 비만인 에게 약물 요법을 시행하는 것은 큰 위험 없이 건강상의 이득을 얻을 수 있을 것으로 추정된다. 다만 펜터민과 펜디메트라진을 사용하는 경우에는 시부트라민이나 올리스타트에 비해 약물 이상반응의 발현이 높을 것에 대해 미리 환자와 충분한 논의가 이루어져야 할 것이며, 시부트라민이나 올리스타트의 경우도 약물 이상반응 발현의 가능성에 대해서 치료 전에 환자와 의사간에 충분한 대화가 이루어져야만 할 것이다.

체질량지수 25 kg/m^2 미만인 경우 비만 관련 동반 질환이 있을 때 약물 요법의 장단점에 대해서는 근거가 없는 상태이다.

4 우리나라의 비만 약물 치료의 적응증

비만에서의 약물치료의 적응증은 앞에서 제시한 다양한 지침 안을 참조하면, 처음부터 약물 치료를 시도하는 것이 아니라, 우선 식사, 운동 및 생활 습관의 변화를 통하여 체중 감량을 시작한 후 목표에 도달하지 못하였을 때 시행하여야 한다.

식사, 운동, 행동 요법으로 3~6개월간 시도해 보았으나 충분한 체중 감량(원래 체중의 10% 이하 또는 1주에 0.5 kg의 체중 감량)이 없을 경우, 약물 요법을 고려하는데, 서양인의 경우 체질량지수가 30 kg/m^2 이상인 경우, 혹은 27 kg/m^2 이상이면서 심혈관계 합병증(고혈압, 당뇨병, 이상지질혈증)이나 수면 무호흡증이 동반된 경우에 시도 한다.[8] 아

표 27-3 비만 약물 치료의 원칙(대한비만학회, 2003)

1. 약물요법은 비만으로 인한 심혈관 질환 및 건강상의 문제로 인하여 체중의 감량이 필요한 경우에만 적용되어야 하며 미용을 목적으로 사용되어서는 안 된다.
2. 식사 조절, 운동 등의 비 약물요법을 한 뒤 3~6개월 후에도 기존 체중의 10% 이상 감소되지 않으면 약물 치료를 시작한다.
3. 비만 약물 치료는 장기적으로 안전성과 유효성이 확립된 것으로 시도해야 한다.
4. 비만 약물 치료는 표준 체중을 목적으로 하는 것이 아니라 기존 체중의 5~10% 정도만을 감소하여도 건강상의 이득이 있음을 환자에게 주지시켜야 한다.
5. 약물 치료는 비 약물 치료를 대신 할 수 없으며, 생활 습관 교정을 시행하면서 보조적으로 시행하여야 한다.
6. 비만 약물 치료는 반드시 의학적 감시 하에 이루어져야 한다.
7. 약물 치료는 비만의 장기적 관리의 한 부분으로 이해되어야 하며 약물 치료의 이득과 비만의 위험성을 잘 저울질하여 개개인의 건강상태에 따라 신중하게 사용되어야 한다.
8. 약물 치료는 모든 환자에서 효과가 동일하게 나타나는 것이 아니며 약물 치료를 하고 4주 후에도 2 kg 이상 감소되지 않으면 약에 대한 반응이 없다고 판정할 수 있다.
9. 약물 치료 시작 후 부작용에 대한 관찰은 지속적으로 이루어져야 한다.
10. 여러 약제에 대한 병합 요법은 아직 연구가 충분히 이루어지지 않았으며 단일 요법과 비교 시 체중 감량 효과는 비슷하지만 부작용이 큰 것으로 보고되고 있다.
11. 비만 치료제는 비만을 완치하는 약이 아니며 체중에 대한 조절 및 관리의 개념으로 접근해야 한다.

시아인에서는 체질량지수가 25 kg/m^2 이상인 경우, 혹은 23 kg/m^2 이상이면서 위와 같은 합병증이 동반된 경우에 치료를 고려한다.[20] 현재 대한비만학회에서는 아시아-태평양 비만 치료지침과 마찬가지로 비만에서 약물 치료를 고려하도록 권고하고 있다. 소아, 임산부, 수유부, 뇌졸중, 심근경색증, 중증 간 장애, 신장 장애, 정신적 질환을 가지고 있는 경우에는 비만 치료제를 사용하지 않는다. 그러나 올리스타트(Orlistat)의 경우 미국에서 실시한 12~16세 대상자에 대한 연구 결과를 통해서 국내에서도 12세 이상의 비만 환자에 대한 치료 적응증을 얻어 사용 가능하게 되었다. 2003년 개정된 비만학회의 비만 치료지침 중 약물의 치료 원칙은 다음과 같다.[21]

5 결 론

과거에는 비만 치료에 있어서 식사요법과 운동요법, 행동요법 외 다른 치료 수단이 마땅치 않았지만, 지금은 몇몇 약물이 비만 치료에 도입이 되었고 여러 가지 수술적 치료 방법 역시 점차 확산되고 있다. 1990년대에 비만 치료에 사용되었던 몇몇 약물이 치명적인 부작용을 유발하여 시장에서 퇴출된 사실을 비추어 보아, 과거에 비해 의학적인 치료 수단이 늘어난 현재에는 비만 치료에 대한 근거 있는 지침이 필요하다.

국내에서의 연구와 아시아 국가와의 긴밀한 유대 관계를 통한 다양한 교류를 통해 자료가 축적되면서, 기준에 대한 지침이 만들어 지고 있다. 최근 국민 건강영양 조사를 통한 한국 자체의 자료를 통해 한국인에게 맞는 비만의 치료 지침의 개선안이 재구성되고 있다. 앞서 그림 27-1에서 기술된 American College of Physicians의 지침에서 체질량지수 기준을 우리나라 기준인 25 kg/m^{2}으로 해서 이와 유사하게 환자들의 약물, 수술 등의 의료적 중재 기준을 고려할 수 있다.

약물 치료의 적응증은 체질량지수 25 kg/m^2 이상인 경우, 혹은 23 kg/m^2 이상이면서 비만으로 인한 합병증이 동반된 경우에 치료를 고려하도록 한다. 그간 새로운 약제가 개발될 때마다 치료의 묘약으로 각광을 받았으나, 아직까지 단 하나의 약물이 비만을 해결할 수 있는 약물은 없었다.[22] 전반적으로 비만의 정도를 파악하고 이에 따른 위험성을 측정, 파악하고, 전통적 치료 방법에 따른 식사, 운동, 행동 수정의 원칙을 유지하면서, 약물 치료는 이에 대한 부가적인 방법으로 이용해야 한다. 약 12주 전후의 식사, 운동 및 행동요법에도 반응이 없거나 합병증, 위험 요인이 동반되면, 약물 치료를 병행하면서 5~10%

정도의 감량을 원칙으로 접근 한다.[23] 비만의 정도가 매우 심한 경우 약물 치료에도 반응이 없고 다른 동반 위험요인 및 합병증이 있다면, 수술적인 치료도 고려하여야 한다.

비만의 예방에 있어서도 소아시기부터, 경우에 따라서는 임산부 시기 전후부터 관심을 기울여야 하며, 치료에 앞서 예방의 중요성은 새삼 강조할 필요가 없을 것이다.[24]

여태까지 기술된 치료의 기준은 체중에 따른 위험성을 강조하고 있으나, 이외에도 복부를 중심으로 쌓인 비만이 대사 관련 합병증을 조장하여 궁극적으로 심장 혈관 합병증을 초래한다는 점을 고려할 때 체중 이외의 대사 이상과 관련된 다양한 요소를 치료 시작 시 고려해야 하며,[25] 환자의 내장지방의 양과 이를 잘 반영하는 허리둘레 역시 비만 치료의 기준점으로 주의를 기울일 가치가 있다. 대한비만학회의 복부비만에 대한 허리둘레 기준점은 2005년 현재 남자 90 cm, 여자 85 cm이다.

학계와 국가 기관 간의 긴밀하고 다양한 교류를 통하여 비만의 예방에 힘쓰고 있으나, 다른 국가에서도 마찬가지이듯이, 현재의 학계와 전문가의 견해를 넘어선 정부 기관의 관심과 협력이 선행되는 것이 비만 인구의 확산과 이에 따른 합병증을 막는 데에 매우 중요할 것이라 생각된다.

아직도 일차 진료를 전담하고 있는 의사들에게 전달할 만한 충분한 비만 교육 프로그램이 미흡하며, 또한 국가의 비만 예방과 치료에 대한 지원에서도 만족할 만한 정도가 아니다. 서구를 중심으로 비만에 대한 대책을 고심하는 각 나라에서 의학적 연구가 선행되었으나, 어떤 단체나 의료인들만의 힘으로는 해결점을 찾기 힘들다는 공통의 의견이 지배적이라, 결국 범국가적 지원과 행정적인 뒷받침이 전제되어야 할 것이다. 비만 치료의 적응증에 대한 의견 역시, 추후 더욱 많은 임상 연구 자료와 다양한 전문가 집단과 행정가들의 의견 교류를 통해 개정되어 나갈 수 있다.

참고문헌

1. Caccamese SM, Kolodner K, Wright SM. Comparing patient and physician perception of weight status with body mass index. *Am J Med* 2002 ; 112 : 662-666.
2. Jain A. *Fighting obesity BMJ* 2004 ; 328 : 1327-1328.
3. Mudur G. Asia grapples with obesity epidemics. *BMJ* 2003 ; 326 : 515.

4. Fleck F. WHO challenges food industry in report on diet and health. *BMJ* 2003 ; 326 : 515.

5. Dobson R. WHO should take the lead in combating obesity. *BMJ* 2005 ; 330 : 1168.

6. Snow V, Barry P, Fitterman N, Qaseem A, Weiss K ; Clinical Efficacy Assessment Subcommittee of the American College of Physicians. Pharmacologic and surgical management of obesity in primary care : a clinical practice guideline from the American College of Physicians. *Ann Intern Med* 2005 ; 142 : 525-531.

7. Shekelle PG, Morton SC, Maglione MA, Suttorp M, Tu W, Li Z, et al. Pharmacological and Surgical Treatment of Obesity. Evidence Report/Technology Assessment No. 103. (Prepared by the Southern California-RAND Evidence-Based Practice Center, Santa Monica, CA, under contract Number 290-02-0003.) AHRQ Publication No. 04-E028-2. Rockville, MD : Agency for Healthcare Research and Quality. July 2004.

8. National Heart Lung and Blood Institute. Obesity Education Initiative. The practical guide : identification, evaluation, and treatment of overweight and obesity in adults. Bethesda, MD : US Department of Health and Human Services ; Public Health Service ; National Institutes of Health ; National Heart, Lung, and Blood Institute ; 2000. NIH Publication Number 00-4084.

9. Gandjour A, Westenhofer J, Writh A, Fuchs C, Lauterbach W. Development process of an evidence-based guideline for the treatment of obesity. *International Journal for Quality in Health Care*. 2001 ; 13 : 325-332.

10. Reilly JJ, Wilson ML, Summerbell CD, Wilson DC. Obesity : diagnosis, prevention, and treatment ; evidence based answers to common questions. *Arch Dis Child* 2002 ; 86 : 392-394.

11. Barlow SE, Dietz WH. Obesity evaluation and treatment : Expert Committee recommendations. The Maternal and Child Health Bureau, Health Resources and Services Administration and the Department of Health and Human Services. *Pediatrics* 1998 ; 102 : E29.

12. 박철영, 김영설, 류미숙, 남수연, 박혜순, 김상만. 비만 환자의 치료 시 시부트라민(Reductil®)의 유효성 및 안정성 평가를 위한 제3상 다기관 공동 임상시험. *대한비만학회지* 2001 ; 10 : 336-347.

13. Kim DM, Yoon SJ, Ahn CW, Cha BS, Lim SK, Kim KR, et al. Sibutramine improves fat distribution and insulin resistance, and increases serum adiponectin levels in Korean obese nondiabetic premenopausal women. *Diabetes Res Clin Pract* 2004 ; 66 : S139-144.

14. 전숙, 박철영, 고관표, 오승준, 우정택, 김성운 등. 비만한 제2형 당뇨병환자에서의 오르리스타트의 효과 : 복부비만 개선 및 혈당조절 향상에 대한 영향. *대한비만학회지* 2004 ; 13 : 281-292.

15. 서영성, 김대현, 이인규, 이근미, 김영훈. 비만 환자에서 비만관련 유전자 다형성에 따른 체중감량차이 : 지방흡수억제제를 복용한 환자를 대상으로. *대한비만학회지* 2003 ; 12 : 294-303.

16. 김성용, 황용하, 정낙소, 봉정민, 이기영, 김연선 등. Orlistat 사용 전후 체지방 및 복부 지방의

변화. *대한비만학회지* 2003 ; 12 : 213-219.

17. 서희선, 이선녀, 최준영, 김상만, 이규래. 비만환자 치료시 푸링 정의 유효성 및 안정성 평가를 위한 연구. *대한비만학회지* 2004 ; 13 : 230-238.
18. 박용우. 비만 환자에서 펜터민(Phentermine)의 유효성 및 안전성. *대한비만학회지* 2005 ; 14 : 1-8.
19. Kim KK, Cho HJ, Kang HC, Youn BB, Lee KR. Effects on weight reduction and safety of short-term phentermine administration in Korean obese people. *Yonsei Med J* 2006 ; 47 : 614-615.
20. WHO Regional Office for the Western Pacific/International Association for the Study of Obesity/International Obesity Task Force. The Asia-Pacific perspective : redefining obesity and its treatment. Melbourne : Health Communications Australia ; 2000.
21. 대한비만학회. *비만치료지침* 2003. 서울 : 한의학 ; 2003.
22. Hirsch J. Magic bullet for obesity. *BMJ* 1998 ; 317 : 1136-1138.
23. Kopelman PG, Grace C. New thoughts on managing obesity. *Gut* 2004 ; 53 : 1044-1053.
24. Campbell CM, Kristn Becker, Gema Frühbeck, Alberto Diez-Caballero, Javier Gomez-Ambrosi, Javier Salvador, et al. Preventing obesity. Prevention starts in infancy. *BMJ* 2003 ; 326 : 102.

Chapter

28 비만 치료와 결과

비만은 전 세계적으로 급속한 증가를 보이고 있는 만성 질환으로써 우리나라도 예외는 아니다. 비만을 치료하는 목적은 비만으로 인해 초래될 수 있는 고혈압, 제2형 당뇨병, 고지혈증, 심혈관계 질환, 퇴행성 관절염, 담석증, 암(유방암, 대장암) 등의 발생을 줄이는 것이다. 이러한 비만 관련 질환들의 이환율과 합병증은 적절한 체중 감량을 통해 줄일 수 있다. 비만 치료의 성공의 기준은 합일되지는 않았지만 대체적으로 5% 이상의 체중 감량이 1년 이상 지속될 때를 비만 치료의 장기 성공이라고 할 때 전통적인 체중 감량 프로그램에 의한 성공률은 단지 5%에 불과하다.[1] 현재 장기 투여가 가능한 약제들이 나오면서 치료 성공률이 점차 높아지고 있다. 그러면 현재까지 쓰이고 있는 비만 치료들의 결과에 대해 그 동안의 논문들을 고찰해 보고 각각의 치료 효과를 보기 위한 Number to treat (NNT)를 알아 보도록 하겠다.

비만 치료는 비약물 요법과 약물 요법, 수술 요법으로 나눈다. 비약물 요법에는 식사요법, 운동 요법과 행동 요법이 있다.

1 식사요법

비만 치료에서 식사요법의 장기 효과를 알고자 한다면 덴마크의 Ayyad와 Andersen이 1931~1999년까지 약 70년 동안 발표한 연구 결과의 메타분석이 유용하다. 이에 따르면 식이 요법 후 최소한 3년 이상 장기간 치료 성공률은 약 15%이었다. 그러나 초저열량 식이 요법에서는 14%, 일반적인 저열량 식사에서는 18%로 오히려 일반적인 저열량식사에서 성공률이 약간 높은 결과를 보이고 있다. 또한 식사요법 단독보다는 식사요법과 더불어 단체 치료를 병행했을 때 성공률이 높은 것으로 보였다. 식사 종류에 따라서는 초저열량 식사에서는 행동 수정 요법과 능동적인 추적 관찰을 하였을 때 가장 효과적 이었다.[2] 또한 장기적인 연구 결과를 종합해 볼 때 성공률이 15% 정도지만 그 연구 내용을 보면 약 50% 정도의 환자들이 연구 도중 탈락된다고 보았을 때 거의 성공적이지 못하다고 볼 수 있다. 이는 식사요법이 체중 감량에 매우 효과적이라는 연구 결과에도 불구하고 계속해서 실천하기가 어렵다는 것이다. 따라서 식사요법 한 가지만으로는 성공적인 체중 유지가 힘들며 행동 수정 요법 또는 단체 치료 등이 동반되어야 한다.

2 운동 요법

운동은 지방 세포에 저장된 중성 지방을 유리 지방산으로 내 보내어 근육의 에너지원으로 사용하게 만드는 가장 강력한 지방 분해 촉진제이다. 따라서 운동은 에너지 소비를 증가시켜 체중 감량에 기여한다. 6개월 이하의 단기간에 걸친 연구에 의하면 체중 감량에서 운동의 효과는 크지 않다. 즉 운동만으로는 체질량지수의 2～3% 정도 밖에 낮추지 못하며 저열량 식사요법을 병행해야 체중 감량 효과를 극대화 할 수 있다. 하지만 운동이 비만 치료에 미치는 결과는 단순히 에너지 소비량을 증가시킴으로서 체중 감량 효과를 보는 것보다는 체내 지방 분포를 개선시켜 복부 비만 즉 내장지방 비만을 치료하는데 효과적이다.[3,4] 또한 운동은 장기간에 걸친 체중 감량과 초기 체중 감량 후 체중의 재 증가를 예방하는 데에 더 중요한 역할을 한다.[5]

3 식사요법과 운동 요법의 병합

식사와 운동을 함께 하는 것이 체중 감량을 가장 효과적으로 할 수 있다. Hagan 등에 의하면 12주간 시행한 연구에서 남자의 경우 운동과 식사 조절을 단독으로 하고 운동과 식사 조절을 함께 한 경우 각각 0.3%, 8.4% 그리고 11.4%의 체중 감량을 얻었다. 여자의 경우는 운동 0.6%, 식사 5.5% 그리고 병합 요법이 7.5%의 감량을 보였다.[6] 이것은 식사요법과 운동 요법의 병합이 초기 체중 감량에 가장 효과적이라는 것을 보여 주며 이는 다른 연구자들에 의해서도 비슷한 결과를 보여 준다.[7]

4 행동수정요법

행동수정요법은 환자의 잘못된 식습관이나 신체활동량 부족 등을 변화시켜 체중 감량을 유도하는 방법으로 감량 체중을 유지하기 위해 반드시 필요하다. 일반적으로 자기 관찰, 목표 설정, 문제 해결 기법, 자극 조절, 계약, 강화 등을 포함하여 식사 행동과 운동 습관을 바꾼다. 행동수정요법을 끝내면 1년 이내에 환자의 약 1/3에서 체중 재증가를 보이지만,[8] 2주에 한번 씩 방문하게 할 경우 감량 체중을 오랜 기간 유지할 수 있었다.[9]

당뇨 예방 프로그램(Diabetes prevention program, DPP)을 보면 생활 양식 중재군이 다른 약물군이나 위약군보다 월등한 효과를 보였는데 평균 체중 감량이 4 kg이었고 38%의 환자가 7% 체중 감량 목표를 초과 달성하였으며 당뇨병 발생 위험은 58%나 감소시켰다. 이러한 생활 양식 중재는 모든 인종에서 효과가 있었고 모든 성, 체질량지수 그룹, 연령군에서 다 효과가 있었다.[10]

5 약물 요법

비만의 약물 치료는 식사요법, 운동 요법, 행동 요법만으로 충분한 체중 감량을 얻을 수 없을 때 보조적인 방법으로 사용한다. 현재 1년 이상 장기간 사용이 가능한 비만 치료제는 올리스타트와 시부트라민이 있다. 또한 최근 FDA에서 허가된 리모나반트가 있다.

올리스타트는 음식을 통해 섭취되는 지방의 약 30%를 소화, 흡수 시키지 않고 대변으로 배출시키는 지방 흡수 억제제로써 그동안 많은 연구 결과가 보고 되었다. 장기간적으로 올리스타트를 복용했을 때 체중 감량 뿐만 아니라 감소된 체중의 유지에도 효과가 있으며 체중 감량 여부와 상관없이 혈중 지질 농도 개선의 효과가 있고 당뇨병 유무와 관계없이 당대사를 개선시키며 혈압을 낮추는 효과를 보였다.

4년간의 추적 관찰 연구인 XENDOS연구를 보면 체중 감소는 5.8 kg으로 위약군의 3 kg보다 유의하게 많았으며 당뇨병 발생 위험률도 37.3% 감소시켜 주었다.[11] 또한 당뇨병 약물을 복용하고 있는 제2형 당뇨병 환자에서 올리스타트를 추가하였을 경우 유의한 체중 감량 결과를 가져 왔고 당화 혈색소에 대해서도 유의한 감소가 있었다. 올리스타트를 사용한 28개의 무작위 대조군 연구를 대상으로 한 메타분석에서도 체중 감소와 함께 혈중 지질이 개선됨을 볼 수 있었다.[12)]

시부트라민은 세로토닌과 노르아드레날린의 재흡수를 억제함으로써 체중 감소 효과를 가져오는 약물이다. 여러 임상시험 결과를 보면 체중 감소 효과는 용량-의존적 반응을 보인다. 시부트라민을 2년간 사용한 연구에서는 체중 감량이 첫 6개월경에 일어났고 이후에도 약을 계속 복용한 경우에서는 체중 감소가 유지됨을 관찰할 수 있었다.[13)] 제2형 당뇨병 환자를 대상으로 한 1년 연구에서 7.3 kg의 체중 감소와 당화 혈색소 0.6%의 감소를 보였으나 공복 혈당, 지질, 맥박, 혈압에서는 유의한 차이를 보이지 않았다.[14)] 혈압이 잘 조절되는 비만한 고혈압 환자들을 대상으로 한 연구들의 메타 분석을 보면 위약군에 비해 경미한 혈압 상승이 관찰됨으로 고혈압 환자에서는 주의가 필요하다.[15)]

리모나반트는 canabinoid type 1 receptor의 선택적 길항제로 식욕을 억제하고 에너지 균형을 조절한다. 최근 비만 치료제로 FDA승인을 받은 약으로 1년 치료 효과를 본 RIO-Europe 연구를 보면 리모나반트 20 mg을 사용하였을 때 1년 평균 체중 감소는 위약군의 1.8 kg에 비해 6.6 kg으로 의미 있게 높았다. 초기 체중의 5% 이상을 감량한 사람은 50.9%였으며 10% 이상을 감량한 사람은 27.4%였다. 또한 체중 감소 이외에 HDL 치의 상승, 중성 지방의 감소, 인슐린 저항성 개선 등의 소견을 보였다.[16)]

6 수술 요법

베리아트릭 수술은 체중 감량에는 가장 효과적인 방법으로 합병증을 동반한 난치성 고도 비만증 환자에서 고려해 볼 수 있다. 수술 방법은 다양하며 주로 식이 요법, 운동 요법, 행동 요법, 약물 요법 등의 보존적인 방법이 실패한 체질량지수 35 kg/m^{2}의 고도 비만증 환자나 체질량지수 30 kg/m^2 이상이면서 비만증의 합병증이 동반된 비만증 환자의 경우 고려해 볼 수 있다. 치료 효과는 매우 좋아 약 70~90%는 성공을 거둘 수 있다. 비만 합병증에 대한 효과를 보면 비만 수술의 95% 환자에서 제2형 당뇨병을 향상시키고, 75~85% 환자에서 당뇨병을 완치 시킨다.[17)] 비만 수술은 지질 대사를 정상화시키고, 모든 환자에서 심장 질환의 위험인자를 유의하게 감소시키고, 치료약을 줄인다. 또한 수면

무호흡증을 60%에서 없어지게 한다.[18)]

7 치료필요인원수(Number needed to treat, NNT)

NNT란 치료에 있어 1명의 환자에서 효과를 보기 위해 치료해야 할 환자의 수이다. 대개 절대 위험 감소율의 역수로 얻어진다. 그러면 비만에서의 각각의 치료에 대한 NNT를 살펴보면 표 28-1과 같다.

표 28-1 Clinical Trials of Effective Treatments for Weight Loss

Treatment	Reference Citation	Selection Criteria/Sample Size	Duration	Design	Outcome	NNT
Dietary(nutritionists LCD)	34	155 men, age 30 to 59 120% to 160% of IBW	1year	RCT	Decrease of 8lb of fat weight(~10 lb total weight)	9
Exercise(treadmill 30 minutes ~3 to 5days/week)	34	155 men, age 30 to 59 120% to 160% of IBW	1year	RCT	Decrease of 8lb of fat weight(~10 lb total weight)	17
Combination of Diet and Exercise	65	165 M/F, ≥31lb overweight, ages 25 to 45	2year	RCT	Decrease 10lb of total weight	7
Behaviorl(psychologists)	78	59 M/F, community volunteers >55lb overweight	1year	RCT	Mean weight loss 21lb at 1year	Unable to Calculate
Drug sibutramine(and diet) vs diet only 1 year) 10 and 15mg	45	485 M/F, mean BMI 32.7, ages 27 to 40	1year	RCT double-blind/placebo	Decrease 10% or more of body weight	8, 4
Drug orlistat 120mg	39	399 M/F, age>18, BMI 28 to 40, with DM	1year	RCT double-blind/placebo	Decrease ≥5% of body wieight	4
Surgery gastroplasty	71	57 M/F ages, BMI versus VLCD	5year	RCT	Maintained weight loss of ≥22lb	8
Surgery gastric bypass/gastroplasty	72	310 M/F, ages 18 to 62, weight 160% to 318%>IBW, gastric bypass/ gastroplasty	3year	RCT	Loss of >50% excess weight	2, 3

1명의 환자를 식이 요법에 의해 4.5 kg의 체중을 줄이는 데는 9명이 필요하며, 운동에 의해서는 17명이 필요하다. 또한 운동과 식이 요법을 병합할 때는 7명이 필요하다. 행동

요법은 NNT가 결정되지 않았으며 약물에 의한 효과를 보기 위한 NNT를 살펴 보면 시부트라민의 경우 체중 10%를 빼는데 필요한 NNT는 시부트라민 10 mg일 때는 8명, 15 mg일 때는 4명이었다. 올리스타트는 체중 5%를 빼는데 필요한 NNT는 4명이었다. 수술의 경우, 10 kg 이상의 체중 감량을 유지하는데 필요한 NNT는 8명이었으며, 50% 이상의 체중을 빼는 데는 gastric bypass가 2명, gastroplasty가 3명이었다.[19)]

참고문헌

1. Wadden TA, Berkowitz RI, Womble LG, Sarwer DB, Arnold ME, Steinberg CM. Effects of sibutramine plus orlistat in obese women following 1 year of treatment by sibutramine alone: a placebo-controlled trial. Obes Res 2000 ; Sep 8(6) : 431-437.
2. Ayyad C, Andersen T. Long-term efficacy of dietary treatment of obesity : a systemic review of studies published between 1931 and 1999. Obes Rev 2000 ; 1(2) : 113-119.
3. Klem M, Wing R, McGuire M, Seagle H, Hill J. A descriptive study of individuals successful at long-term maintenance of substantial weight loss. Am J Clin Nutr 1997 ; 66 : 239-246.
4. Katzel LI, Bleecker ER, Coleman EG, Rogus EM, Sorkin JD, Goldberg AP. Effects of weight loss vs. aerobic exercise training on risk factors for coronary disease in health, obese, middle-aged and older men: a randomized controlled trial. JAMA 1995 ; 274 : 1915-1921.
5. Pronk NP, Wing RR. Physical activity and long-term maintenance of weight loss. Obes Res 1994 ; 2 : 587-599.
6. Hagan RD, Upton SJ, Wong L, Whittam J. The effects of aerobic conditioning and/or calorie restriction in overweight men and women. Med Sci Sports Exerc 1986 ; 18 : 87-94.
7. Wing RR, Venditti EM, Jakicic JM, Polley BA, Lang W. Lifestyle intervention in overweight individuals with a family history of diabetes. Diabetes Care 1998 ; 21 : 350-359.
8. National Institutes of Health. Clinical Guidelines on the Identification, Evaluation, and Treatment of overweight and obesity in adults. The Evidence Report. Bethesda, MD : National Heart, Lung, and Blood Institute, 1998.
9. Perri MG, Nezu AM, Mckelvey WF, Shermer RL Renjilian DA, Viegener BJ. Relapse prevention training and problem-solving therapy in the long-term management of obesity. J Consult Clin Psychol 2001 ; 69 ; 72-76.
10. Diabetes Prevention Program Research Group. Reduction in the incidence of type 2 diabetes

with lifestyle intervention or Metformin. N Engl J Med 2002 ; 346 : 393-403.

11. Torgerson JS, Hauptman J, Boldrin MN, Sjostrom L. Xenical in the prevention of diabetes in obese subjects(XENDOS) study : a randomized study of orlistat as an adjunct to lifestyle changes for the prevention of type 2 diabetes in obese patients. Diabetes care 2004 ; 27 : 155-161.

12. Hutton B, Fergusson D. Changes in body weight and serum lipid profile in obese patients treated with orlistat in addition to a hypocaloric diet : a systemic review of randomized clinical trials. Am J Clin Nutr 2004 ; 80 : 1461-1468.

13. Hansen DL, Astrup A, Toubro S, Finer N, Kopelman P, Hilsted J et al. Predictors of weight loss and maintenance during 2 years of treatment by sibutramine in obesity. Results from the European muti-centre STORM trial. International Journal of Obesity 2004 ; 28 : 378-383.

14. Redmon JB, Raatze SK, Reck KP, Swanson JE, Kwong CA, Fan Q, Thomas W, Bantle JP. One-Year Outcome of a Combination of Weight Loss The therapies for Subjects With Type 2 Diabetes, A randomized trial. Diabetes Care 2003 ; 26 : 2506-2511.

15. Kim SH, Lee YM, Jee SH, Nam CM. Effect of sibutramine on weight loss and blood pressure : a meta-analysis of controlled trials. Obes Res 2003 ; 11 : 1116-1123.

16. Van Gaal LF, Rissanen AM, Scheen AJ, Ziegler O, Rossner S. RIO-Europe Study Group. Effects of the cannabinoid-1 receptor blocker rimonabant on weight reduction and cardiovascular risk factors in overweight patients : 1-year experience from RIO-Europe Study. Lancet 2005 ; 365 : 1389-1397.

17. Pories WJ, MacDonald KGJ, Morgan EJ et al. Surgical treatment of obesity and its effect on diabetes : 10-year follow-up. Am J Clin Nutr 1992 ; 55 : 582S-585S.

18. Choban PS, Jackson B Poplawski S, Bistolarides P. Bariatric surgery for morbid obesity : why, who, when, how, where, and then what? Clev Clin J Med 2002 ; 69 : 897-903.

19. Orzano AJ, Scott JG. Diagnosis and treatment of obesity in adults : An Applied Evidence-Based Review. J Am Board Fam Pract 2004 ; 17 : 359-369.

Chapter 29 식사요법

비만환자를 위한 식사요법은 기본적으로 열량 섭취를 제한하고 부족한 에너지는 체지방 소모를 통해 공급함으로써 체지방량을 감소시키는 것이다. 식사처방을 위해서는 비만환자에 대한 정확한 영양평가가 이루어져야 하며, 또한 생리기능적 요인 및 심리적 요인을 고려하여 식사요법의 강도 및 기간, 방법 등을 결정할 수 있다(그림 29-1).[1,2]

체중 감량 후 체중이 다시 증가되면, 감량 때 손실되었던 근육량은 증가하지 않으나, 지방량이 급격히 증가하며, 체중 감소와 증가가 반복될수록 여러 성인질환의 위험률은

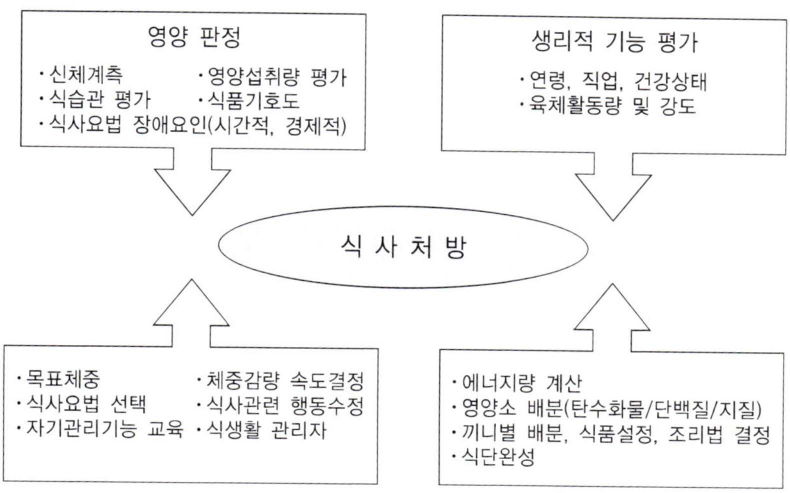

▶그림 29-1 비만환자 식사처방의 고려요인

급증하게 된다. 비만 치료의 정의를 체중을 이상적인 수준으로 감소시킨 후, 감소된 체중을 적어도 5년 동안 유지시키는 것으로 볼 때, 비만치료의 성공률은 10~40% 정도로 매우 낮은 편이다. 따라서 비만의 치료는 본인의 확고한 의지와 동기가 부여되고, 장기간 실행이 가능한 경우에 시도되어야 하며, 지속적인 교육에 의하여 행동수정과 함께 수행되어야만 성공률을 높일 수 있다.[3-5]

1 비만환자의 영양 판정

1) 영양섭취상태 평가

비만 환자의 식사처방을 위해서는 평소의 식품섭취량을 정확히 조사하여 영양소 섭취상태를 파악하는 것이 중요하다. 식품섭취량 조사는 24시간 회상법, 식사기록법(식사일지법), 식품섭취빈도법 등을 사용한다. 비만 환자의 경우 정상체중인 사람에 비해 식품섭취량을 20~30% 적게 보고하는 경향이 있으므로, 반복 질문을 통해 누락되는 식품이 없도록 하여야 한다.

(1) 24시간 회상법(부록 1)

- 가장 간편한 방법으로 널리 쓰인다.
- 하루의 어느 시점으로부터 거꾸로 거슬러 과거 24시간 동안 섭취한 식품, 음료수 등의 섭취량과 조리방법을 조사한다.
- 인터뷰(직접 인터뷰, 또는 전화인터뷰) 또는 자가기록법으로 한다.
- 음식의 회상에 도움이 되도록 식품모델, 조리기구, 시청각자료 등을 사용하는 것이 좋다.
- 처음에는 섭취한 음식의 종류만을 회상시키고, 다음 단계에는 보다 자세하게 각 음식에 들어있는 식품재료와 식품의 조리방법, 섭취량 등을 자세히 질문한다. 마지막으로 섭취한 식품이 모두 기록되었는지 확인하고, 비타민, 무기질 보충제 등을 조사, 기록한다.
- 영양소 분석을 위한 전산프로그램은 한국영양학회에서 개발한 CAN프로그램과 대한영양사협회에서 개발한 프로영양상담 프로그램이 있다.

- 장점 : – 인터뷰 시간이 15~20분 정도 소요되므로 대상자의 호응도가 높으며, 예산이 적게 든다.
  – 자기기록이 어려운 사람의 조사도 가능하다.
  – 특별한 예고 없이 조사하므로, 평소의 식생활을 거의 바꾸지 않는다.
- 단점 : – 기억에 의존하므로 섭취한 식품을 빠뜨리기 쉽다. 특히 자주 섭취하지 않는 식품은 빠뜨릴 염려가 많다. 따라서 어린이나 노인은 보호자의 도움을 받는 것이 좋다.
  – 1회 섭취량을 정확히 회상하기 어렵다.
  – 많이 섭취한 사람은 적게 보고하고, 적게 섭취한 사람은 많이 보고하는 기울기 수평화현상이 나타날 수 있다.

(2) 식사기록법(부록 2)

- 일정한 기간 동안의 식품섭취량을 기록하여 조사한다.
- 주로 3일, 5일, 7일 조사가 이루어지며, 보편적으로 3일 조사가 많이 쓰인다.
- 연속적인 날짜보다는 비연속으로 조사하는 것이 좋으며, 주중과 주말의 섭취량이 다를 수 있으므로, 주중과 주말이 비례적으로 포함되도록 한다. 3일 조사일 경우, 주중 2일, 주말 1일 조사한다.
- 기록은 대상자나, 조사자, 혹은 대리자가 할 수 있으며, 마지막 날에는 조사자가 기록을 검토한다.
- 정한 기간 동안 섭취한 모든 음식과 음료수를 기록하며, 조리방법도 함께 기록한다. 외식이나 간식도 모두 기록하며, 이때에는 상호명이나 상표명을 기록한다. 비타민, 무기질보충제 등의 섭취유무도 기록한다.
- 저울을 사용하여 모든 음식과 음료의 양을 실측하여 기록하는 실측량기록법(weighed method)과 눈대중으로 추정하여 기록하는 추정량기록법(estimated record)이 있다.
- 장점 : – 기억에 의존하지 않으므로, 식사내용을 누락할 염려가 없다.
  – 재료와 조리법을 자세히 기록할 수 있어서 보다 정확한 식사섭취량을 추정할 수 있다.
  – 식사시간, 식사장소, 식사 때의 기분 등 식습관에 대한 자료를 얻을 수 있다.
- 단점 : – 조사대상자가 직접 기록하여야 하므로, 협조적이어야 하고 동기유발이 필요하다.

- 기록을 쉽게 하기 위하여 식사 형태를 바꿀 염려가 있다.
- 실측기록법의 경우 예산이 많이 필요하다.

(3) 식품섭취기록법 (부록 3)

- 일정한 기간 동안 주요 섭취 식품을 얼마나 자주 섭취하고 있는가를 조사한다.
- 24시간 회상법이나 식사기록법이 현재 또는 근래의 식품섭취량을 판정하는 양적 평가라면, 식품섭취빈도법은 과거 장기간에 걸친 평상시의 식품섭취패턴을 추정할 수 있는 질적 평가이다.
- 목록으로 제시된 각 식품 (또는 음식)을 얼마나 자주 섭취하였는가 조사한다. 각 식품의 섭취빈도만 조사하는 경우도 있고, 각 식품의 1회 섭취분량을 제시하기도 한다.
- 조사 대상자의 에너지 및 영양소 섭취의 주요급원이 되는 식품으로 목록을 구성한다. 식품 가짓수가 너무 많으며 조사대상자가 부담스러워하고 섭취량이 과대평가되는 경향이 있으며, 식품 가짓수가 적으면 실제 영양소섭취량의 추정이 어려울 수 있다.
- 모든 영양소가 아니라, 특정영양소 섭취 평가가 목적인 경우, 15～30가지 식품으로 조사하기도 한다.
- 장점 : - 조사대상자가 직접 기록할 수 있다.
  - 평소의 식품과 영양소 섭취 패턴을 파악할 수 있다.
  - 만성질환과 식이요인 관련성 연구에 유용하게 쓰일 수 있다.
  - 컴퓨터를 이용하여 영양소 섭취량의 신속한 분석이 가능하다.
- 단점 : - 식품목록이 한정되어 평소의 식생활을 제대로 반영하지 못할 수 있다.
  - 식품의 재료나 조리상태에 대한 정보를 전혀 얻지 못한다.

2) 식습관과 식행동 평가 (부록 4)

비만환자의 식생활 상태를 정확하게 파악하고, 식사처방에 대한 순응도를 높여 비만을 치료하려면, 평소의 식습관과 식행동에 대한 평가가 필요하다. 또한 식사량 조정을 위해서는 식습관의 교정이 중요하다. 이와 함께 식품기호도를 고려하여 식사구성을 하고, 식사요법 장애요인을 파악하여, 환자에게 개별화된 식사지침을 제공하는 것이 좋다.[6,7]

2 비만환자의 식사처방에서 고려하여야 할 영양소 대사

1) 열 량

비만환자의 열량 처방은 목표 체중에 도달하고, 장기간 목표체중을 유지할 수 있는 수준으로 결정한다.[8] 가장 바람직한 체중 감소량은 일주일에 0.45 kg (1 파운드)내외이며, 이를 위해서는 하루에 필요한 열량보다 약 500 kcal씩 적게 섭취하면 된다(표 29-1).

피하조직은 지방이 약 83%, 단백질 2%와 나머지는 물로 구성되어 있으며, 1 kg의 피하조직은 약 7550 kcal의 열량을 가지고 있다. 반면 제지방성분(lean body mass)은 단백질 25%, 탄수화물 25%로 구성되어 있어서 1 kg당 약 1000 kcal를 가지고 있다. 따라서 열량을 제한하는 경우, 초기에는 주로 글리코겐과 근육층의 손실과 이에 따른 수분 손실에 의해 체중 감소가 빠르게 나타나나, 점차 피하조직이 산화되면서 체중 감소율은 둔화된다.

식사요법을 실행하였을 때의 체중 감소량은 개인별 열량 필요량과 섭취량의 차이에 의해 계산할 수 있다. 열량필요량을 산출하기 위해서는 우선 환자의 신장, 체중 및 표준체중을 기준으로 하여 기초대사량을 계산한다. 성인의 기초대사량은 체중 kg당 1 kcal/hr이다. 비만환자는 정상체중인 사람에 비해 피하지방량이 많아서 기초대사량이 낮으므로, 표준체중을 산정하여 이를 기준으로 계산하며, 중증이상의 비만환자의 경우 실제체중에서 14～18 kg 정도 뺀 체중을 사용하여 기초대사량을 계산한다. 총 에너지 필요량은 환자의 활동 정도에 따라 20～50%의 활동대사량을 가산하여 산출한다(표 29-2).

여러 무작위임상연구에 의하면 비만치료에는 총 에너지 섭취량이 가장 중요한 요인이라고 한다. 총 에너지처방이 결정되면, 단백질을 우선적으로 배정하고(체중당 1.2～1.5 g 수준), 탄수화물과 지방으로 배분한다.[9]

표 29-1 1주일에 1 파운드(454 g) 감량에 필요한 열량

• 체지방 1 g의 에너지량 = 7.7 kcal
• 체지방 1 파운드의 열량 : 454 g × 7.7 kcal/g = 3496 kcal
• 1일 열량필요량보다 매일 500 kcal 적게 섭취하면, 1주일 동안 총 3500 kcal 적게 섭취

표 29-2 성인의 기초대사량과 활동대사량

	산출공식	1일 열량필요량	
		남자 (70 kg)	여자 (55 kg)
기초대사량	1 kcal/kg/hr	1,680	1,320
+ 활동대사량			
좌식생활 (+20%)	1.2 kcal/kg/hr	2,016	1,584
보통 활동 (+30%)	1.3 kcal/kg/hr	2,184	1,716
중등도 활동 (+40%)	1.4 kcal/kg/hr	2,352	1,848
격심한 활동 (+50%)	1.5 kcal/kg/hr	2,520	1,980

2) 탄수화물

탄수화물은 단백질이 열량원으로 쓰이는 것을 줄이고, 케톤증을 예방할 수 있도록 하루 100 g 정도는 공급하도록 한다.

탄수화물 급원으로는 혈당지수(glycemic index)가 낮은 식품을 선택하도록 한다(표 29-3). 설탕 등의 단순당류보다는 곡류로 섭취하고, 그 중에서도 혈당지수가 낮은 곡류를 선택하는 것이 좋다. 따라서 백미보다는 잡곡밥이 좋다. 잡곡은 혈당지수가 낮을 뿐만 아니라 섬유소가 풍부하여 포만감도 좋다. 단순당류와 같이 혈당지수가 높은 식품을 섭취하게 되면, 과량의 인슐린 분비에 의한 저혈당에 의해 공복감을 더욱 빨리 느끼게 되며, 과식을 유발하고, 지방합성속도도 증가시킨다.

일반적으로 총 에너지량의 55~60% 정도를 탄수화물에서 섭취하도록 한다. 탄수화물 섭취량을 줄이면 음식의 부피가 감소하므로, 평소 섭취량의 반 정도는 섭취하도록 한다. 극도로 제한하는 경우에는 심리적인 공복감에 의한 탈억제반응에 의하여, 음식 절제 능력이 상실되면서 당질식품 폭식 우려가 높아진다.

표 29-3 식품의 혈당지수(Glycemic index)[10)]

고 혈당지수 식품 Glycemic index 70 이상		중 혈당지수 식품 Glycemic index 56~69		저 혈당지수 식품 Glycemic index 55 이하	
백미	70~90	현미	50~60	콩	18
흰식빵	70	보리빵	65	전곡빵	30~45
감자	80~100	요구르트	64	우유	27
콘플레이크	84	잡곡플레이크	66	올브란플레이크	42
수박	70	바나나	53	사과	36

3) 단백질

열량 섭취를 제한하는 식사에서도 질소평형을 유지하기 위해서는 양질의 단백질을 충분량 공급하는 것이 필요하다. 건강한 성인의 경우 체중 kg당 하루 0.8~1 g 정도의 단백질을 권장하나, 저지방식의 경우에는 표준체중을 기준으로 kg당 1.2~1.5 g의 단백질을 권장한다. 체지방이 소모될 때 근육단백질의 손실도 동시에 발생하지만, 단백질을 적절히 섭취하면 손실량을 최소로 줄일 수 있다. 단식, 저단백질식사 또는 초저열량식사 등은 체내 근육단백질을 빠르게 손실시키며, 탈모 등의 부작용이 유발되기도 한다.

단백질 급원으로 불완전단백질을 사용하는 것은 매우 위험하다. 1971년대 후반, 생물가가 낮은 콜라겐이나 젤라틴의 가수분해 물질로 구성된 액상 식사를 하루에 300~500 kcal 정도 섭취하는 초저열량식사요법이 선풍적인 인기를 끌 때, 60여명의 비만환자가 사망한 사례가 있으며, 그 원인은 전해질부족에 의한 부정맥과 심근손실로 판명되었다. 따라서 에너지 섭취량을 제한하는 경우에는 생선, 달걀, 두부, 우유 등의 생물가가 높은 완전단백질의 형태로 공급하는 것이 중요하다.

4) 지방

사람의 음식섭취량은 열량밀도보다는 음식의 중량이나 부피에 의해 영향을 받는다. 따라서 일정한 에너지를 섭취하는 경우, 에너지밀도가 높은 고지방음식은 줄이고 에너지밀도가 낮은 곡류, 과일 및 채소류 등의 저지방식품을 선택하는 것이 심리적인 만족감을 많이 느끼게 하여, 과식을 방지할 수 있다. 또한 고지방 식사는 대부분이 포화지방 및 콜레스테롤 함량이 많아 심혈관계 질환의 위험률을 높힌다.[11)]

비만치료에서 지방 섭취량을 줄이는 것이 무엇보다도 중요하지만, 어느 정도 지방 섭취는 필요하다. 지방은 공복감을 덜 느끼게 하고, 음식의 질감을 풍부하게 하며, 또한 지용성비타민 및 필수지방산을 공급하므로 극도로 제한하지 않는다. 한편 지방과 비슷한 맛을 주며 열량이 상대적으로 낮은 지방대체품이 비만치료를 위해 사용되고 있다.

지방 섭취량은 탄수화물 및 단백질 섭취량을 결정한 후 남은 열량 범위내에서 고려하며, 총 에너지 섭취량의 20%를 넘지 않도록 한다. 콜레스테롤도 하루 평균 300 mg 이하 섭취하도록 한다.

5) 비타민, 무기질

열량 섭취를 줄이다보면 음식의 섭취량과 종류가 제한되고, 이에 따라 비타민과 무기질의 섭취량이 적어지게 된다. 따라서 열량 제한 식사를 하는 경우, 유제품, 채소 및 과일 등의 비타민과 무기질이 풍부한 식품을 다양하게 섭취하도록 한다. 채소는 에너지 함량은 낮으면서 식이섬유소와 항산화 비타민이 풍부하므로 좋은 다이어트 식품이다.

항산화비타민(토코페롤, 캐로티노이드, 비타민 C, 플라보노이드 등)이 체중 감소를 직접 유도하지는 않는다. 그렇지만 비만환자의 경우, LDL, VLDL 지단백질의 산화에 의하여 심혈관계 질환의 위험성이 증가하는 것을 고려하여보면, 혈중 지단백질의 산화를 낮추는 것으로 알려진 항산화비타민을 충분히 섭취하는 것이 좋다. 특히 케톤성 식사요법을 시행하는 경우 혈중 유리지방산 농도가 증가하게 되므로 충분한 비타민 섭취가 필요하다.

자연식품인 채소, 과일 및 유제품을 통하여 비타민과 무기질을 섭취하는 것이 가장 좋다. 그러나 남자 1800 kcal, 여자 1200 kcal 이하로 섭취하는 경우에는 별도의 종합비타민, 무기질보충제를 섭취하도록 권장한다.

6) 식이섬유소

식이섬유소는 포만감을 주며, 소화물의 부피를 증가시켜 배변활동을 도우므로 식사제한에 따른 변비의 예방에 매우 중요하다. 셀룰로오스, 헤미셀룰로오스, 리그닌 등의 난용성 섬유소는 대장의 기능을 개선시키며, 소화흡수가 되지 않는다. 펙틴질, 검(gum) 등의 수용성섬유소는 물에 쉽게 팽윤하여 위장에서 포만감을 주고, 콜레스테롤의 재흡수를 낮춤으로써 혈청지질을 개선해준다. 일부 섬유소는 장내 세균에 의해 발효되어 분해되면서 흡수되어 에너지를 발생하기도 한다.

식이섬유소는 하루 20~30 g 권장한다. 이보다 높은 고섬유소식사를 장기간 하는 경우, 지용성 비타민이나 무기질 등의 미량영양소의 흡수가 방해받게 되므로 주의한다. 식사요법에서 활용되는 섬유소는 글루코만난(곤약), 사일리엄(Psyllium; 질경이 씨앗), hydroxycitrate (Garcinia cambogia) 등이 있다.

7) 알코올

알코올은 1 g당 7 kcal의 많은 에너지를 내며, 다른 영양소는 거의 없는 빈에너지원(empty calorie)이므로 되도록 제한한다. 알코올은 체내에서 산화되면서 지방의 산화를 방해하며, 탄수화물이나 단백질 식품에 비해 섭취 후 포만감도 높이지 못하여, 많은 열량 섭취하여도 다음 끼니 식사섭취량을 낮추지 못한다. 또 함께 섭취하게 되는 안주의 에너지도 비교적 높으므로 되도록 제한한다.

8) 수분

저열량식사의 경우 삼투성 이뇨에 의해 더 많은 수분이 필요하다. 특히 단백질분해가 증가되면, 질소화합물의 소변 배설과 함께 수분 배설량이 급증하게 되므로, 최소 하루 1리터 이상의 수분이 필요하다. 열량이 낮은 보리차, 결명자차, 녹차 또는 생수가 바람직하며, 탄산음료나 과즙음료의 경우 열량이 높으므로 제한한다.

3 체중 감소를 위한 식사요법의 종류

1) 저열량식사(Low caloire diet ; LCD) 열량제한 균형식(Calorie Restricted Balanced Diet)

가장 합리적인 체중조절식사요법으로써 열량을 제외한 다른 영양소는 적정량 섭취하며, 열량만을 제한하여, 체지방이 분해되어 부족한 열량필요량을 보충하도록 하는 것이다. 열량 섭취량은 환자에 따라 다르나, 800 kcal 보다는 많도록 허며, 성인의 경우 1200~1300 kcal를 권장한다. 에너지 밀도와 소화흡수율을 낮추고 포만감을 주기 위해 식이섬유소를 활용한다.

1주일에 0.25~0.5 kg 감량 속도를 유지하여 6개월 이상 지속하는 것이 장기적인 체중 감량뿐만 아니라 건강증진 측면으로도 바람직하다. 여러 연구에서 초저열량식사보다 장기적인 성공률이 높다고 보고되고 있으며, 일년에 초기 체중의 8% 정도 감량되었다고 한다.

당뇨환자에게 흔히 사용되는 식품교환법을 이용하여 식단을 작성하면 열량뿐만 아니라 주요 영양소의 배분도 고려할 수 있다. 식품기호도를 고려하여 평소의 식생활 형태를 유지시키면서 일부 음식의 섭취량을 제한하거나 조리방법을 바꾸어 환자의 만족감을 높히면서 실행할 수 있도록 해야 성공률이 높다.

간편한 방법으로는 상업적 조제식을 사용하여 식단을 구성할 수도 있다. 이때 일반식사보다는 에너지가 적은 조제식을 평소 과식의 경향이 많았던 끼니의 대용으로 사용한다. 만일 평소 결식이 잦았던 끼니에 조제식을 섭취하면서 과식의 경향이 많은 끼니에 일반식을 먹게 되면, 음식에 대한 통제가 상실되어 오히려 과식할 우려가 높으므로 주의한다.

저열량식사는 음식의 구성이 환자의 기호도가 높고 평소에 늘 섭취하는 음식으로 구성되어 있으므로, 거부감이 적으며 가족의 식단에서 변형하여 적용할 수 있고, 외식이나 모임에서의 식사도 가능하므로 사회활동에 큰 지장이 없다. 또한 바람직한 식행동이 유도되며 비용부담이 적다. 그러나 초기의 체중 감량 속도가 비교적 느려서 중도에 포기할 가능성이 높으므로 지속적으로 환자교육을 하여 순응도를 높여야 한다.

2) 초저열량식사(very low calorie diet, VLCD)

하루에 400～800 kcal의 열량을 섭취하는 식사요법으로써 고도 비만환자의 빠른 체중감량에 주로 사용된다. 하루 30～120 g (120～480 kcal)의 탄수화물과 70～100 g (280～400 kcal)의 생물가 높은 단백질(주로 달걀이나 우유단백질)로 구성되어 있으며, 분말이나 액체형태 혹은 살코기나 생선류로 제공한다.

초저열량식사요법은 시작 초기 1～2일 동안 저열량식사 1,200～1,500 kcal의 적응시기를 거쳐 실시한다.

이 식사요법의 장점은 매우 빠른 체중 감소에 있다. 따라서 환자의 호응도가 높다. 그러나 반드시 철저한 검진과 의학적 감독아래 시도되어야 하며, 영양교육, 생활습관개선, 행동요법 및 활동량을 증가시키는 체중유지프로그램을 성실하게 수행하여야만 감량된 체중을 유지할 수 있다.

이 식사요법의 가장 큰 단점은 대사장애에 의한 합병증 발생으로써, 부정맥에 의한 사망, 오심, 구토, 복통, 설사, 복부 팽만감 등이 있으며, 그외 담석, 고뇨산혈증 및 통풍, 신결석 등이 보고되고 있다. 또한 음식물 형태 대신에 대용식품을 사용하므로, 기호도가 낮고 공복감을 더 빨리 느끼는 단점이 있어서 중도 탈락률이 비교적 높으며, 기초대사율이 감소하여 감량 이후 체중의 유지가 어렵다는 단점이 있다.

초절열량식사에서 환자의 순응도를 높히기 위해 단백질 절약형 변형단식(protein-sparing

modified fast, PSMF)을 단기간 사용하기도 한다. 이 방법은 표준체중 1 kg당 1.5 g의 단백질을 살코기, 생선, 껍질 벗긴 가금류 등으로 제공하며, 단백질 식품에 포함된 지방이나 탄수화물을 제외한 다른 식품은 엄격히 금지한다. 액상의 제조식보다 비용이 적고, 자연 식품을 사용하므로 거부감과 공복감이 덜하고 식사에 대한 집착이 적은 장점이 있다.

초저열량식사의 사용은 비만도 30% 이상의 비만자(BMI 32 이상)나 예전에 저열량식사요법에 실패한 경험이 있으면서 비만에 의해 다른 질환에 의한 위험률이 높은 경우에만 사용한다. 의학적 판정으로 금기사항이 없으면서 새로운 식사와 생활양식의 변화를 수용할 경험이 있고, 치료와 유지기간을 철저히 지킬 수 있도록 시간적인 여유가 있을 때 실행되어야 한다.

4 저열량식사 실천

1) 비만식사지침의 기본 방침

(1) 꾸준히 적어도 6개월 이상 식사조절을 한다.

- 급격히 체중을 감소시키기보다는 지속적으로 하며 포기하지 말고 계속 노력하는 것이 중요하다.
- 체중유지를 위해 하루에 필요로 하는 열량에서 500~800 kcal를 줄여서 섭취한다. 하루에 500 kcal씩 식사섭취량을 줄이면 한 달에 2 kg 정도 체중을 줄일 수 있다.

(2) 계획한 열량 한도내에서 식품을 골고루 섭취하는 것이 중요하다.

- 무조건 식사량을 줄이지 않도록 한다. 너무 저열량식사를 하는 경우에는 기초대사율이 떨어지면서, 체중 감소율이 둔화되고, 이때 조금만 과식하여도 쉽게 체중이 증가하게 된다.
- 음식의 종류를 몇 가지로 제한하지 말자. 음식의 종류를 너무 제한하는 경우에는 오히려 식탐이 생겨 무의식적인 과식을 하기 쉽다. 또한 음식의 가짓수를 다양하게 하여야 비타민, 무기질 등의 미량영양소 섭취 균형을 얻을 수 있다.

2) 식사 계획

(1) 식품교환표를 활용한 식사계획

식품교환표를 이용하면 처방 열량에 맞게 다양한 식품으로 식사계획을 할 수 있으며, 가장 바람직한 방법이다. 환자에 대한 영양교육에서 적극 활용하면 효과적으로 체중 감량을 할 수 있으며, 장기적으로 보았을 때 체중 유지에 도움이 된다.

식품교환표란 식품을 영양소 구성이 비슷한 것끼리 묶어 6개 식품군으로 나눈 표이다. 같은 군에 속한 식품은 영양소 구성이 거의 비슷하므로 바꾸어 먹을 수 있다. 어육류군은 저지방군과 중지방군에서 선택하고 고지방군은 되도록 선택하지 않는다(부록 5, 6 참조).

(2) 저지방 식품과 조리법선택에 의한 식사계획

식품교환표를 이용한 식사계획이 어려운 경우에는 평소의 식생활을 고려하여 저열량 식품과 조리법을 선택하여 식사계획을 할 수 있다(부록 7 참조).

(3) 시판 식사대용식품을 활용한 식사계획

3끼니 식사가 비만 치료의 기본이지만, 식사준비가 어려운 경우에는 식사대용식품을 활용할 수 있다. 대부분 시판 식사대용식은 보통 1회 섭취량에 약 150 kcal 정도 들어있으므로 끼니를 적절히 배분하면 800～1200 kcal 정도의 저열량식사요법이 가능하다. 빠른 체중 감량을 위하여 하루 3회 복용하여 초저열량식사요법(very low calorie diet, VLCD)을 할 수도 있지만, 요요현상이 빈번하므로 권장되지 않는다. 최근 생산되는 일부 생식 등의 분말식품의 경우, 단백질의 함량이 매우 낮은 곡류 위주로 생산되고 있으므로 주의가 필요하다.

효과적인 체중 감량을 위해 환자가 과식하는 경향이 높은 끼니를 식사대용식으로 대체하여야 한다. 두 끼니 식사와 한끼니 식사대용식품으로 계획하는 경우에는 아침, 점심은 500 kcal 내외의 가벼운 식사를 하고 과식하기 쉬운 저녁 끼니를 대용식을 활용한다. 한 끼니 일반식사와 두끼니 식사대용식으로 계획하는 경우에는 점심을 일상식으로 하고 아침과 저녁에 대용식품을 섭취한다. 아침이나 점심 등 활동량이 많은 시점에 대용식품을 섭취하는 경우에는 이어진 끼니의 과식 우려가 높으므로 바람직하지 않다.

식사대용식을 활용한 다이어트는 비타민, 무기질 등 미량영양소의 보충이 필요하다. 또한 감량 이후 체중의 유지가 어려우므로 식생활 습관의 개선이 병행되어야 장기적인 효과를 볼 수 있다.

3) 저열량식사의 기본 요령

(1) 1일 총 섭취열량을 체중유지에 필요한 열량보다 500~800 kcal 줄인다.

- 끼니별로 식단을 작성하지 말고, 하루 섭취량을 염두에 두고 융통성 있게 식단을 계획한다.
- 익숙해질 때까지 저울과 컵으로 음식양을 측정하도록 한다.

(2) 하루에 3회 규칙적인 식사를 한다.

- 끼니를 굶지 말고 적은 양이라도 규칙적으로 천천히(20분 이상) 식사한다.
- 금식, 절식은 폭식을 유도한다.
- 식사 사이에 매우 배가 고플 때에는 가벼운 간식을 하여, 다음 끼니의 폭식을 예방한다.

(3) 외식을 할 때에는 과음, 과식을 주의하고, 저열량식사를 선택한다.

(4) 초콜릿, 탄산음료, 아이스크림 등 단음식, 간식, 후식을 제한한다.

(5) 포만감을 줄 수 있는 섬유소 섭취를 늘린다.

(6) 음식이 짜거나 매우면 식욕이 더 자극되므로 싱겁게 조리한다.

(7) 가공된 식품보다는 식품을 직접 조리해서 먹는다.

(8) 칼로리가 높으며, 비타민, 무기질 등의 영양소가 없는 알코올 섭취는 제한한다.

(9) 열량이 적은 식품 및 조리법을 적절히 이용한다. 예를 들면 맑은 고기국물, 푸른 잎채소, 오이, 김, 미역, 곤약 등
(부록 7 참조)

4) 저열량식사를 위한 조리 포인트

(1) 고기요리는 되도록 기름기와 지방이 적은 부위를 선택한다.

- 쇠고기, 돼지고기, 닭고기 등에 붙은 기름은 조리하기 전 혹은 섭취하기 전에 모두 떼어낸다.
  삼겹살, 갈비 등과 같이 기름기 많은 부위의 육류 섭취는 피한다.
- 닭고기는 껍질을 벗겨낸다. 닭고기의 껍질은 칼로리가 높은 부위이므로, 껍질을 벗겨내면 100 g당 80 kcal 정도 칼로리가 낮아진다.
- 볶음, 탕에 넣을 고기는 일단 팔팔 끓는 물에 살짝 데쳐 기름기를 빼고, 구이, 찜에는 기름기를 제거한 후 조리한다.

- 생선은 석쇠에 굽는다. 생선은 고기에 비해 칼로리가 낮으며, 석쇠에 구우면 기름기가 밑으로 빠져나가 더 담백하다.
- 굴비나 북어와 같이 말린 생선은 같은 무게의 조기나 동태보다 약 3배 이상의 칼로리가 높다. 따라서 말린 생선보다는 싱싱하고 물이 좋은 생선을 선택하는 것이 칼로리도 낮추고 만복감도 얻을 수 있는 방법이다.

(2) 기름이 많이 들어가는 조리법은 피한다.

- 중국요리나 튀김, 전 보다는 찌거나, 굽거나, 졸이거나, 끓이는 방법 등의 요리를 선택하는 것이 좋다.
- 튀김이나 전을 하는 경우, 물기는 닦아내고 한다. 튀김 튀김용으로 준비한 재료에 물기가 남아 있으면 필요 이상의 튀김가루가 묻어 기름을 많이 흡수한다.
- 수지가공된 프라이팬을 쓴다. 볶음요리에는 기름을 적게 넣고 조리할 수 있는 코팅된 프라이팬을 쓴다. 콩기름 1큰술은 120 kcal이므로 기름사용은 가능하면 줄여야 한다.
- 채소볶음은 물로 만들 수 있다. 팬을 뜨겁게 달군 뒤 물을 2큰술 넣고 재료를 넣어 센불에 살짝 볶는다. 부침개는 팬을 뜨겁게 달구고 식물성기름을 몇 방울 넣고 재빨리 부쳐낸다. 기름을 냅킨에 묻혀 팬에 문지르고 부친다.

(3) 해조류, 채소 샐러드를 자주 섭취한다.

- 김, 미역 등 칼로리가 낮은 해조류를 담백하게 무쳐 먹으면 좋다. 채소샐러드는 포만감을 주면서 칼로리가 낮은 음식. 양상추, 시금치, 쑥갓, 팽이버섯 등 야채를 다채롭게 활용한다. 단, 샐러드 소스는 겨자소스, 마늘소스, 간장소스 등을 사용하고, 마요네즈나 이탈리안 드레싱처럼 기름을 사용한 소스는 제한한다.

(4) 인스턴트 식품은 사용하지 않는다.

- 완전조리, 또는 반조리되어 판매되는 인스턴트 식품은 일반적으로 칼로리가 높다. 카레소스나 하이라이스 소스는 직접 만들어 사용한다.

5) 저열량식사요법을 위한 음식 선택

영양가는 풍부하며 칼로리와 지방 함량이 낮은 식품을 고르는 것이 중요하다. 또한 식

표 29-4 영양표시

영양표시		1회 제공분량당 (per one serving)
무지방	Fat free	1회 제공분량당 지방함량 0.5 g 이하
저지방	Low fat	1회 제공분량당 지방함량 3 g 이하
지방감소	Reduced fat/Less fat	기존 식품보다 지방 함량을 25% 이상 감소
라이트	Light	기존식품보다 열량은 1/3 이하, 지방 50% 이하 함유하고 있을 때

품을 구매할 때에는 영양표시 (Nutrition labeling)를 바르게 읽는 것이 도움된다.

식사요법을 하는 경우, 가정에서 식사하는 것이 좋지만, 불가피하게 외식하는 경우에는 열량을 과다하게 섭취하지 않도록 주의하여야 한다. 만일 과식을 하였더라도 실망하지 말고, 다음 끼니부터 더욱 조심하여 섭취하도록 한다.

저지방식품, 무가당식품 바로알기

그렇지만 저지방식품이나 무가당 식품이라도 무한정 먹어서는 안 된다.

저지방식품은 기존의 식품보다 지방함량이 낮다는 것을 의미하며, 칼로리가 없다는 것은 아니다. 저지방식품을 먹는다고 체중이 저절로 감량되지는 않으며, 전체 섭취하는 칼로리가 중요하다. 우유 1컵 (120 kcal) 대신에 저지방우유 1컵 (100 kcal)을 마신다면, 20 kcal를 적게 섭취하게 된다. 그러나 저지방우유라도 1.5컵을 마신다면 30 kcal 더 많은 칼로리를 섭취하게 된다.

무가당 식품도 마찬가지이다. 식품에 당을 더 첨가하지 않았다는 의미일 뿐 본래 식품이 가지고 있던 당은 그대로 함유하고 있다. 예를 들어 무가당주스는 당질함량이 10%이고, 가당주스는 13%이다. 따라서 무가당오렌지주스 1캔의 열량은 100 kcal이며 가당오렌지주스 1캔보다 약 25 kcal 낮다.

5 저칼로리 식품에 사용되는 대체식품물질

1) 감미료

당 알코올은 당보다 천천히 흡수되고 대사된다. 어느 정도 열량이 있으며, 혈당에 영향을 미치므로 당뇨식으로는 부적당하지만 일부 당뇨식에 함유되어 있다. 많은 양을 섭취하면 장에서 흡수가 덜되어 설사를 유발할 수 있다. 솔비톨(Sorbitol), 자일리톨(Xylitol), 말티톨 등이 있으며 주로 당이 없는 무당 껌 등으로 쓰인다.

올리고당은 포도당, 과당 등의 단당류가 4~10개가량 결합된 수용성 결정성 물질로써, 대부분 전분을 가수분해하여 제조한다. 기능면에서 저칼로리, 충치예방, 장내 유용세균의 증식인자, 식이섬유와 유사한 기능 등의 장점이 있어 최근 널리 사용되고 있다. 감미도는 설탕의 20~60%로 낮으나, 뒷맛이 깔끔하고 물성적 측면에서 비발효성, 보습성, 난흡습성, 침투성, 변색방지, 수분활성 저하 등의 특성이 있어 제품 가공에 자주 사용된다. 음료수, 과자, 캐러멜, 초콜릿, 요구르트, 케이크, 건강식품, 잼, 젤리 등에 사용된다.

대체감미료는 사카린, 아스파탐, 아세설팜(acesulfame), 시클라메이트(cyclamate)등이 있다. 이렇게 개발된 대체감미료는 당뇨환자의 식이나 체중조절식이에 이용되며, 또한 여러 대체감미료의 조합에 의해 설탕보다 향미가 개선되고 단맛이 증가된 제품을 개발하고 있다. 이들 대체감미료를 식품에 첨가하여 장기간 섭취하였을 때의 안전성 문제에 대해서 미식품의약품안전청(FDA)에서 검사하여 사용승인을 하고 있다.

2) 지방대체물질(Fat replacer)

비만인을 위한 식사요법에서 가장 중요한 것은 영양 밀도가 높은 지방의 섭취량을 제한하는 것이다. 그러나 지방이 제한되면 음식이 가지고 있는 입안에서의 부드러운 질감과 풍미가 사라지므로 기호 음식으로서의 가치가 매우 낮게 된다. 이때 지방 대체 식품을 사용할 경우, 지방 섭취량 및 열량을 효과적으로 제한할 수 있으므로 식사에 대한 순응도를 높일 수 있고, 또한 식후 포만감을 주어 음식에 대한 탐식을 줄이므로 간식과 폭식을 예방 할 수 있다.[12)]

1990년대부터 알려진 지방대체 식품재료는 지방섭취량을 효과적으로 감소시킬 수 있어, 비만, 심혈관계 질환 등의 예방과 치료에 활용 될 수 있으며, 미국 영양사협회도 저열량 균형식에 활용할 수 있다고 지지하고 있다. 그러나 이에 대한 장기간의 안전성의 평가는 아직 이루어지지 않고 있으므로, 다량의 사용 및 장기간의 사용은 신중하게 판단하여야 한다.[13)] 지방대체물은 지방이 가지고 있는 고유한 특성을 지니면서 에너지를 공급하지 않거나 혹은 적게 공급하는 물질로서, 성분에 따라 탄수화물계(carbohydrate based)와 단백질계(protein based), 지방계(fat based)로 분류된다.[14,15)]

6 다이어트 방법들

최근 비만환자의 급증에 따라 비만으로 인한 개인의 삶의 질이 저하되고, 국가의 사회경제적 손실이 급격하게 커지고 있다. 비만한 사람은 비만하지 않은 사람에 비해 사망률이 월등히 높다는 사실처럼 비만은 오래 전부터 질병 및 사망과 밀접한 관계가 있는 것으로 알려져 왔다. 비만은 심장질환, 고혈압, 제2형 당뇨병, 지방간, 고지혈증, 퇴행성관절염, 일부 암성 질환 등 다양한 만성 퇴행성 질환들을 유발할 수 있으므로 이를 하나의 질환으로 인식하고 치료할 필요가 있다.[16-18]

세계보건기구는 1996년 세계비만인구가 5년마다 두 배씩 증가하고 있다고 밝히면서 비만을 지구의 심각한 보건문제 중의 하나로 치료가 필요한 만성질병이라고 경고했다.[19] 우리나라의 경우에는 2001년도 국민건강 · 영양조사에서 성인의 29.7%가 BMI 25 이상에 해당되었으며 매년 비만인구가 30.3%씩 증가하고 있는 실정이다.[20] 이에 따라 체중관리에 대한 일반인의 관심이 증대되고 있는데, 비만으로 소요되는 총 경제적 비용이 990억불에 이르는 것으로 보고되었다.[21] 보건복지부 자료에 의하면 비만자의 60%가 비만으로 인한 질환을 하나 이상 보유하고 있으며, 비만으로 인한 사회경제적 손실이 연간 1조 17억원에 달하는 것으로 추정하고 있다.

이러한 비만인구의 증가는 소비자들의 관심을 이용한 다양한 다이어트 관련 산업의 팽창과 수요를 부축이고 있다. 그러나 상업적으로 유행하는 다이어트 방법들은 대부분 과학적인 근거가 증명되지 않았고, 비용 및 효능과 관련된 문제점들이 노출되고 있다.

1) 다이어트의 어원

다이어트의 어원은 라틴어의 "하루의 음식"의 뜻에서 유래되었는데 사전에는 일상의 음식물, (치료, 체중 조절을 위한) 규정식, 식이요법, (병원 등의) 규정식 일람표 등의 명사로 쓰이거나 동사로 (환자에게) 규정식을 주다의 뜻으로 풀이되고 있다.[22] 우리가 일반적으로 사용하는 다이어트는 건강을 이유로 체중을 조절하기 위한 규정식 또는 체중 조절은 위한 식이요법으로 정의되며[23,24] 체중 감소를 위하여 자신의 식습관을 변화시키는 것으로도 정의되고 있다.[25]

1998년도 국민건강 영양조사 자료에 의하면 체중 감량 시도 여부에 대해 10대 33.1%, 20대 36.2%, 30대 30.3% 이었으며, 남자보다 여자의 비율이 높고 교육수준이 높을수록,

가구소득이 높을수록 체중 감량 시도비율이 높게 나타났다. 특히 체중 감량의 이유로 10대의 52.8%와 20대의 49.2%는 '균형있는 외모유지'를 선택하여 '건강체력 향상'이라는 응답(10대 20.5%, 20대 27.2%) 보다 훨씬 높은 비율이었다. 체중 감량 방법에 있어서도 20대 이상 성인들의 경우 운동은 52.6%이고 식이요법과 다이어트 식품 선택이 14.4%, 단식이나 절식이 28.6%를 차지하여 적절한 식이요법의 시도비율이 낮다는 것을 알 수 있었다(한국보건사회연구원 1999).[26)]

이렇게 비만과 다이어트에 대한 관심이 증가하는 것과는 반대로 건강상의 위험요소, 체중 감량 유지 방안, 부작용 등에 대한 과학적으로 검증된 정보의 부족으로 무분별한 다이어트가 만연하고, 또 막연한 기대감으로 다이어트를 시도했다가 실패해서 다이어트를 반복하게 되는 악순환이 거듭되고 있다. 이는 경제적 손실은 물론 정신적 건강을 해치는 등 사회적 문제를 발생시키게 된다.

이와 같이 비만으로 인한 사회경제적 부담이 증가되고 있으므로 체중 감량에 도움이 되는 다양한 다이어트 방법들에 대한 다양한 연구가 필요하다. 다만 다양한 방법에 대해 효능의 향상과 안정성 확보를 위해서는 그 기능을 객관적이고 과학적으로 평가할 수 있어야 한다.

최근 다이어트에 효과가 있다고 주장하는 다양한 방법들이 시도되고 있고 이로 인한 소비자의 혼란이 가중되고 있다. 이는 비만이 식사요법, 운동요법과 행동수정요법을 병행해야 최상의 치료효과를 거둘 수 있다고 알려져 왔지만 실제로는 시간과 노력이 많이 소요되고 실현이 쉽지 않으며 다이어트에 관한 정의도 뚜렷하지 않다는 점 때문으로 이로 인해서 다이어트의 효능을 평가하는 데도 어려움을 겪고 있는 실정이다.

다이어트의 특성상 효과를 명확하게 규정하는 것은 매우 어려운 문제이다. 다이어트는 체지방의 감소로 인한 체중 감량이 목표이지만 이로 인한 건강상의 위해가 없어야 한다. 또, 체중의 감소는 식생활 이외에 생활양식이나 운동, 유전, 심리적 요인 등 다양한 인자에 의해 크게 영향을 받으며 체지방의 감소 및 발생할 수 있는 건강의 위험요인에 따라 그 효과가 판정되어야 한다. 이와 같은 효과는 외형적으로 나타나지 않으므로 다이어트 특성상 효과를 객관화하기가 매우 어렵다. 또한 단기적으로 체중 감량의 효과가 있다 하더라도 이 효과가 장기간 계속 유지 되는지도 평가되어야 하며 이에 대한 충분한 정보가 제공되어야 한다.

미국 국립과학아카데미 식품영양위원회에서는 비만에 대한 올바른 정보와 비만의 치료가 매우 어렵다는 점 등을 소비자에게 정확하게 전달하기 위한 국가차원의 정책을 세울 것을 권고하였다.[27] 아직 우리나라에서는 장기적이고 포괄적인 정책이 마련되어 있지 않으므로 올바른 정보와 교육, 그리고 다이어트 효능과 안정성 기준 등에 대한 연구가 시급한 실정이다.

2) 각종 유행 다이어트와 그 문제점

(1) 단식 (fasting)

극도의 에너지 제한방법이다. 단식 초기에 급격한 체중 감소가 있으나, 50% 이상이 수분배설에 의해서 나타난다. 모든 영양소가 부족하므로 체지방 뿐만 아니라, 체단백질과 전해질의 소모량도 매우 많다. 케톤증, 저혈압, 요산에 의한 통풍, 담석증 등의 부작용이 관찰되고 있다.

전문가의 도움없이 시행하기에는 매우 위험한 방법이다. 또한 단식 이후에 체중 증가율이 높으므로 장기간 관찰하면 성공률이 매우 낮은 방법이다.

(2) 열량제한 불균형식 (Calorie Restricted Unbalanced Diet)

체중 유지를 위한 요구량보다 적은 열량을 섭취 하여 체중 감량을 유도하는 방법으로 열량 제한 정도에 따라 저열량식 (low-calorie diet, LCD)과 초저열량식 (very low-calorie diet, VLCD)으로 나뉜다.

① 저열량식 (low-calorie diet, LCD)

저열량식은 평소 섭취량보다 500~600 kcal 정도 줄여서 섭취하는 것으로 장기간에 걸쳐 에너지 섭취를 감소시키고자 할 때 도움이 된다. 그러나 대부분의 체중 감소를 하는 사람들은 단기간 내에 감량 효과를 얻고자 하기 때문에 현재 보편적으로 많이 권장하고 시도하는 방법이나 효과에 대한 만족감이 결여되는 식사요법이다.[28] 박 등[29]이 조사한 바에 의하면 체중 조절을 하는 사람들은 운동에 뒤이어 음식 섭취량 감소 방법을 가장 많이 이용하였으며, 이러한 방법에 대해 '불만족'이 큰 것으로 나타났다. 그 원인으로는 안전성보다는 불편함이 중요한 요인으로 나타났다.

② 초저열량식 (very low-calorie diet, VLCD)

초저열량식은 1일 800 kcal 이하의 칼로리를 공급하는 매우 극단적인 치료방법으로 부족한 에너지를 체지방으로 소비하여 단기간에 빠른 체중 감소를 유도하는 방법이다. 이 방법은 액상 또는 분말상태의 상업적인 조제 식품을 이용하며, 극단적인 열량 제한에 따른 부작용과 대사적 합병증 발생 위험이 있으므로 전문가의 엄격한 통제 하에 실시하여야 한다.

③ One food diet (Limited food choice diets)

한 가지 식품만을 계속 섭취하는 방법으로, 매우 단순하여 실수할 염려가 적은 방법이다. 선택된 식품의 종류에 의해 체중 감량 효과가 나타나는 것이 아니라, 한 종류의 식품만을 섭취하다보니 전체 음식 섭취량이 감소하게 되고, 에너지 섭취량이 매우 저하되어 체중 감량이 된다. 따라서 에너지 뿐만 아니라 모든 영양소의 섭취가 극도로 제한되어 영양결핍의 우려가 높으며, 단조로와 오래 지속하기 어렵다. 대부분 1주일 내외로 시행하므로 의학적 문제는 비교적 적게 나타난다.

이 방법은 식사요법 교육을 받을 기회가 없어 환자의 식행동이 개선되기 어렵고, 따라서 감량된 체중을 유지하기가 매우 어렵다. 포도 다이어트, 사과 다이어트, 그레이프후르트 다이어트, 요구르트 다이어트, 꿀 다이어트, 녹차 다이어트, 분유 다이어트, 알코올 다이어트, 바나나 다이어트 등이 있으며 주로 젊은 여성에게 선호되는 방법이다. 요구르트 다이어트나 아이스크림 다이어트는 영양적으로는 불균형이면서 실제 많은 열량을 함유하고 있을 수 있다.

(3) 다량영양소 (Macronutrients)의 구성 비율에 따른 다이어트

다이어트 방법 중 당질, 단백질, 지방 등 다량영양소의 조성 비율을 다양하게 하여 케톤증과 같은 대사적 환경을 조성하여 체중 감량과 섭취 열량을 제한하는 방법이 있다. 특정 영양소나 식품의 과다 섭취와 비만 발생의 연관성에 대한 연구가 많이 진행되고 있는데,[30-32] 다량영양소가 마른 사람과 달리 비만환자에서 뇌화학에 미치는 영향을 강조하고 다량영양소의 구성요소를 달리한 연구가 진행되고 있다.

구성비율에 따라 살펴보면 크게 세 가지 High-fat, low-CHO, high-protein diets, Moderate-fat, balanced nutrient reduction diets, high in CHO and moderate in protein, Low-fat and very-low-fat (VLF), very-high-CHO, Moderate-protein diets 등으로 나누어 볼 수 있다(표 29-5, 부록).

① High-fat (55% to 65%), low-CHO (100 g of CHO per day), highprotein diets (e.g., Dr. Atkins' New Diet Revolution, Protein Power, Life Without Bread)

당질이 부족하면 단백질이 당신생과정을 통해 당으로 전환되면서 체내의 단백질이 소

표 29-5 Characterization of Diets as Percentage of Calories

Type of diet	Fat (% kcals)	CHO (% kcals)	Protein (% kcals)
High-fat, low-CHO	55~65	< 20% (<100 g/day)	25~30
Moderate-fat, balanced nutrient reduction	20~30	55~60	15~20
Low-and very-low-fat	<10~19	> 65	10~20

실된다, 이러한 단백질 부족은 외부에서 충분한 단백질을 공급하면 제지방의 감소를 최소화할 수 있다. 또한 저혈당으로 인슐린 분비가 감소되고 지방의 분해가 촉진되어 유리지방산이 증가하면 케톤체가 형성되어 케톤증이 유발되고 포도당 대신 에너지로 사용된다.[41] 이러한 이론적 근거를 바탕으로 제시된 대표적인 다이어트 방법이 Dr. Atkins' New Diet Revolution (황제다이어트)이다. 이 다이어트의 특징은 육류, 생선, 가금류 및 달걀 등 단백질이 풍부한 식품과 많은 양의 버터, 크림, 기름과 샐러드 드레싱 등 다량의 지방을 포함하는 것이다. 다이어트 초기에 최소량 (< 20 g/day)의 당질을 섭취하여 케톤증을 유발한 다음 당질의 섭취를 소량 (60 g/day) 증가시켜도 효과가 지속된다고 하였다.[33] 이 다이어트 방법은 비타민 E, A, B_1, B_6, 엽산, 칼슘, 철, 마그네슘, 아연, 칼륨 및 식이섬유의 결핍이 우려되며 최근 1966년부터 2003년 초반까지 저탄수화물 식이에 대한 107개 논문에 대한 메타분석 연구에 의하면 저탄수화물 식이와 고탄수화물 식이간의 체중 감소가 유의적인 차이가 없는 것으로 보고하였다.[34]

② **Moderate-fat (20% to 30%), balanced nutrient reduction diets, high in CHO and moderate in protein (e.g., USDA Food Guide Pyramid, DASH diet, Weight Watchers)**

이 범주에 속하는 다이어트는 상업적인 체중 감량 센터에서 제시되는 방법들로 과학적인 근거를 갖고 있으며 보편적으로 사용되고 있다.[35,36] 예를 들면 Weight Warchers나 Nutri-System 등이 있다. DASH 다이어트는 USDA 식품피라미드를 기초로 National Cholesterol Education Program Step 1과 Step 2를 사용하는데, Diet guideline에 따라 포화지방과 콜레스테롤 섭취를 줄여서 체중을 줄이고 고혈압을 낮추는 효과가 있다.[37-39]

③ **Low-fat (11% to 19%), and very-low-fat (VLF) (10%), very-high-CHO, moderate-protein diets (e.g., Dr. Dean Ornish's Program for Reversing Heart Disease, Eat More, Weigh Less, The New Pritikin Program)**

저열량 식사요법의 일종으로 적절한 당질 (> 100 g/day)을 공급하여 전해질 손실과 탈수를 최소화하여 기립성 저혈압을 최소화할 수 있으며 당질대신 단백질이 소비되는 것을 막는다. 보통 지방의 섭취량을 줄이고 설탕이나 감미료의 사용은 제한하며 과일, 채소, 곡류를 위주로 섭취한다. 지방섭취의 감소에 의해 전체열량의 감소와 음식의 섭취량이 많아 포만감을 느낄 수 있고 충분한 섬유질 섭취로 변비예방에도 효과적이다. 대표적인 다이어트법으로는 Ornish or Pritikin Diet, 각종 과일 다이어트 등이 여기에 속한다. 필수 지방산과 비타민 B_{12}의 결핍이 우려되고 과다한 당질은 인슐린 분비를 증가시켜 지방분해를 방해하고 당질을 지방으로 전환시켜 체내 지방조직을 증가시킬 수 있다.[40,41] 여러 연구에서 저지방식은 체중 감량과 부가적인 임상효과가 있으며 비만인에게 열량섭취를 줄인 저지방, 고당질 다이어트는 체중 감량의 효과가 있다고 보고되었다.[42-45]

Freedman 등(2001)의 연구에서 NIH NHLBI (National institutes of Health, National Heart, Lung, and Blood Institute)에서 제시한 evidence-based guidelines을 기준 으로 유행 다이어트를 평가하였다(표 29-6). 평가한 결과를 보면 Macronutrient 구성비율보다 Caloric balance가 체중 감량의 중요한 결정 요인으로 아직 Macronutrient 함량에 대한 장기적 체중 유지 효과에 대해서는 명확하지 않다고 하였다.[36] 또한 Dansinger 등(2005)도 다이어트의 종류에 따른 체중 감량 정도에 대한 연구에서 Atkins, Ornish, Weight watchers,

표 29-6 Grading System and Evidence Categories

Category	Sources of evidence	Definition
A	RCTs (rich body of data)	Evidence is from endpoints of well-designed RCTs (ortrials that depart only minimally from randomization) that provide a consistent pattern of findings in the population for which the recommendation is made.
B	RCTs (limited body of data)	Evidence is from endpoints of intervention studies that include only a limited number of RCTs, post hoc or subgroup analysis of RCTs, or meta-analysis of RCTs. In general, Category B pertains when few randomized trials exist, they are small in size, and the trial results are somewhat inconsistent.
C	Nonrandomized trials observational studies	Evidence is from outcomes of uncontrolled or nonrandomized trials or from observational studies.

RCT, randomized controlled trial. (NIH NHLBI 1998)

Zone diets에 대해 체중 감량 정도는 다이어트 방법간에 유의적인 차이가 없다고 보고하였다. Dansinger 등(2005)의 연구에 의하면 식사일지와 자가 평가로 다이어트 방법을 지키는 정도가 체중 감량에 미치는 영향을 평가한 결과 Atkins나 Onish처럼 극단적인 다이어트는 고수하는 비율이 낮았고, 다이어트 방법을 잘 지킬수록 체중감량효과가 큰 것으로 보고하였다. 따라서 어떤 한 가지 영양소에 대한 조절이나 한 가지 다이어트 방법만이 최선이 아니라 음식 선호도, 생할양식, 심장질환 위험요인 등 개인적 요인을 고려하여 장기적으로 지속할 수 있는 다이어트 방법을 선택하는 것이 체중 감량을 증진시킬 수 있다고 생각된다.

여러 다이어트에 대한 연구 결과들을 보면 체중뿐만 아니라 심혈관계 질환의 위험인자와 관련된 효과를 보고하고 있는데 저탄수화물(Low-CHO) 다이어트는 HDL-콜레스테롤을 증가시키고[46,47](Dansinger et al. 2005), Low-saturated fat diet는 LDL 콜레스테롤을 감소시킨다고 하였다(Dansinger et al. 2005).[48] 저탄수화물 다이어트의 경우 단기적인 중성지방, 혈당, 인슐린 농도 감소에 효과적이라고 보고하였다(Dansinger et al. 2005, Foster et al. 2003).[48-50] 따라서 대상자의 대사증후군의 정도에 따라 탄수화물의 제한 정도를 정하고 다이어트를 장기적으로 유지할 수 있는 형태로 제시하는 것이 필요하다고 생각된다.

(4) Gycemic index(당지수)를 이용한 다이어트

① 당지수(Glycemic index)에 대한 이해

탄수화물은 주로 곡류, 과일, 채소류와 콩류처럼 식물성 식품이 급원이며, 유제품에도 유당 또는 락토오스 형태의 탄수화물이 들어 있다. 어떤 식품은 곡류, 감자, 콩류처럼 탄수화물이 많은 양을 차지하고, 또 다른 식품은 당근, 브로콜리 등 채소류는 희석된 형태로 존재한다. 탄수화물의 구성성분인 포도당은 단당류로 세포의 가장 일반적인 연료급원이며, 특히 두뇌, 적혈구, 근육의 에너지원으로 사용되고, 남은 과량의 포도당은 지방으로 축적되고 혈당수치를 높인다.[51] 뇌의 대사를 위해 필요한 경구 섭취 포도당 양은 하루 200 g 정도이다. 혈중 포도당 농도가 40 mg/dl 이하가 되면 혼수, 발작을 일으키거나 사망할 수도 있다. 만약 혈당이 180 mg/dl를 초과하면 단기적으로는 glycosuria와 에너지 손실이 일어나고 장기적으로는 신장 장애, 망막증, 동맥경화 등이 일어난다.[52] 고혈당은 인슐린 분비와 근육과 지방세포의 포도당 uptake를 자극시키고 저혈당은 글루카곤, 에피네프린, 코르티솔, 성장호르몬 등 인슐린과 역작용을 하는 호르몬 분비를 촉진한다.[53]

인체 내에서 혈당 반응은 식품에 따라 다르게 나타나 일반적으로 같은 양의 식품을 섭취하더라도 서로 다른 속도로 소화 흡수된다. 포도당의 소화 흡수가 느린 식품은 혈당반응이 느린데 비해 소화 흡수가 빠른 식품은 혈당이 급격히 증가하였다가 감소할 뿐만 아니라 인슐린 및 다른 내분비물의 반응도 상승시킨다.[54] 따라서 잘못된 탄수화물 섭취는 비만, 당뇨병, 심장질환의 원인이 될 수 있다.

당지수(Glycemic Index, GI)는 1981년 캐나다의 토론토대학 Jenkins 등[55]이 제안한 것으로 식후에 당질의 흡수속도를 반영하여 탄수화물의 질을 나타내는 수치이다. 기준이 되는 식품과 비교하려는 특정 식품의 식후 혈당의 반응 정도를 나타낸 것으로 각 식품의 탄수화물 50 g을 섭취한 후 2시간 동안의 혈당 변화를 표준 식품이나 포도당 50 g을 섭취한 경우를 100으로 하여 비교한 상대 수치이다.

저(低)당지수 = 55 이하 / 중(中)당지수 = 56 − 69 / 고(高)당지수 = 70 이상

당부하지수(Glycemic load, GL)는 혈당지수뿐만이 아니라 탄수화물의 양을 고려하여 혈당을 예측하는 값이다. 당부하지수는 식품의 당지수와 한 그릇 분량 당 들어있는 탄수화물의 양을 곱하여 100으로 나눈 것이다.

저(低)당부하지수 = 10 이하 / 중(中)당부하지수 = 11 − 19 / 고(高)당부하지수 = 20 이상

당지수를 측정하는 방법은 다음과 같다.[56]

1. 표준 탄수화물량(보통 25 또는 50 g)을 함유한 식품을 섭취한다.
   (시험할 식품은 비교음식과 같은 양의 탄수화물을 함유해야 한다. 50 g이 일반적으로 사용되는 양이고, 섭취분량이 너무 큰 경우 25 g을 사용한다. 더 작게는 15 g을 사용하기도 한다.)
2. 두 시간 동안(또는 세 시간 동안), 첫 한 시간 동안은 15분 간격으로, 그 이후는 30분 간격으로 혈액을 채취한다. 실험실에서 혈당을 측정하여 기록한다.
3. 혈당곡선을 그린다.
4. 실험한 음식에 대한 혈당을 순수한 글루코오스 50 g (표준식품)을 섭취하였을 때의 혈당과 비교한다.
5. 혈당의 다양성 효과를 감소시키기 위해 간격을 두고 두 번이나 세 번 정도 실시하고 평균값을 계산한다.
6. 평균 GI는 한 식품에 대해 10명 정도 실시하여 얻는다.

당지수에 영향을 주는 요인들로는 먹는 식품의 형태, 식품입자의 크기, 가공과정 그리고 전분의 특징, 섬유소 함량, 단백질이나 지질의 동시 섭취가 알려져 있다. 특히, 전분의 물리적인 형태는 당지수를 결정하는데 가장 중요하게 작용하는 것으로 알려져 있는데, 젤라틴화되어 팽창된 전분은 빠르게 소화되어 혈당을 급속히 상승시켜 당지수를 상승시킨다. 또한 amylose와 amylopectin의 비율에 따라 영향을 받을 수 있는데 amylopectin은 구조상 branching point를 다수 포함하고 있어 더 쉽게 젤라틴화 되며 소화도 빠르게 진행되므로 amylose/amylopectin의 비율이 높을수록 천천히 소화되고 당지수가 낮아지게 된다. 점성이 있는 수용성 섬유소는 전분과 효소상의 상호작용을 둔화시켜 당의 흡수속도와 소장으로 당이 확산되는 속도를 늦추어 당지수를 저하시킨다고 알려져 있다.[57] Wahlqvist 등[58]의 연구에서 단당류, 이당류, 올리고당, 다당류 형태로 식이를 섭취하였을 때 혈당, 혈장 인슐린, 혈장 지방산이 유사하게 변하였으며, 설탕은 일부 복합당질보다 당지수가 낮으며, 1형 당뇨병 환자에서 총 열량 섭취는 동일하게 한 상태에서 복합당질을 설탕으로 대체하였을 때 혈당이 개선되었다고 보고 되었다.[59,60] 물리적인 구조 및 형태도 당지수와 관련이 있는데, 도정되지 않는 곡류의 외 층에 있는 germ layer는 소화효소에 대한 물리적인 방어 역할을 하게 되므로 도정이 많이 된 곡류는 소화 및 흡수속도가 빨라 당지수가 상승한다.[61] 일상생활 중에서 섭취하는 식품의 당지수 값을 보면 스파게티, 콩, 유제품의 당지수가 낮은 것을 볼 수 있다.[62]

Bantle et al[63]은 감자나 밀전분이 함유된 식사와 25% 설탕을 함유한 유사한 양의 식사를 비교한 결과 혈당반응에 차이가 없음을 발견하였다. 같은 양의 에너지를 함유한 흰빵과 파스타의 혈당반응과 인슐린 반응이 다르게 나타난다고 보고 하였다.

당지수가 높은 식품을 섭취하면 식품 섭취 후 2시간 이내에 혈당 곡선에 높은 정점이 나타나고, 2시간 동안의 혈당 반응곡선에 의하여 만들어지는 면적이 넓다. 그러나 이러한 혈당의 상승을 조절하기 위한 역 호르몬(counter regulatory hormone)이 분비되어 식후 2시간 이후에는 오히려 공복혈당보다도 혈당이 더 떨어지게 된다. 당지수가 낮은 식품을 섭취하면 혈당의 정점치가 낮고, 2시간 동안의 혈당 반응곡선에 의한 면적도 적으며 상대적인 저혈당의 위험도 감소하게 된다(그림 29-2).

식사 시 고당지수 식품을 저당지수 식품으로 대체하면 식후 혈당과 인슐린 반응이 낮아지고, 혈청 지질이 개선되고, 인슐린 민감성이 향상된다고 보고 되었다.[64,65] 따라서 당지수가 높은 식사는 비만 및 당뇨병, 고혈압, 고지혈증과 같은 대사증후군의 발병과 높은 상관관계가 있을 것으로 생각된다.

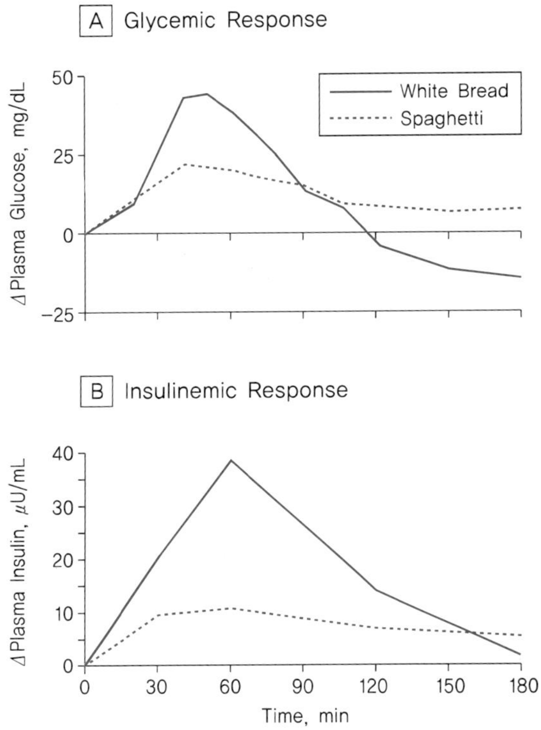

▶**그림 29-2** Glycemic and Insulinemic Responses After Ingestion of Carbohydrates (Reference : Granfeldt Y, Bjorck I, Hagander B. On the importance of processing conditions, product thickness and egg addition for the glycaemic and hormonal responses to pasta: a comparison with bread made from "pasta ingredients". Eur J Clin Nutr. 1991 ; 45:489–499.)

최근 미국 및 호주 등 여러 나라에서 탄수화물의 소비 증가와 식품 가공기술의 변화로 식사 중의 평균 당지수와 당부하 지수가 증가하고 있으며 이것이 건강에 미치는 영향에 대한 연구가 지속되고 있다. 특히 한국인의 식생활은 서구 여러 나라와 비교할 때 탄수화물 식품인 곡류를 주식으로 하여 지방 섭취비율은 20%로 상대적으로 낮으나 탄수화물은 65% 정도로 높은 비율을 차지하므로 특히 올바른 선택이 필요할 것으로 생각된다.[61)]

② 당지수와 체중 조절

체중 감량의 진정한 목적은 체지방을 감소시키는 것이다. 정확히 말하면 체지방 '분해'라고 표현하는 것이 맞는 표현이다. 무엇인가를 감소시킨다는 것은 언제 다시 증가할 수 있다는 의미이기 때문이다. 복부비만이 발생하는 이유 중 하나는 식후혈당의 증가가 혈중인슐린 농도를 높이고, 뒤이어 공복감이 증가해 폭식 및 과식을 하게 되기 때문이다.

고당지수 음식을 섭취한 경우와 저당지수 음식을 섭취한 다음 비교하면 고당지수 식사를 한 경우에서 24시간 평균 혈당, 인슐린 수치가 높고, C-peptide 분비, 당화혈색소 농도가 높게 나타났다.[67,68]

고당지수 식사와 저당지수 식사를 한 경우 식후 체내에서 일어나는 대사적 변화를 본다. 고당지수 식사를 하면 식사 후 초기에는 탄수화물이 빠른 속도로 흡수되어 혈당과 인슐린/글루카곤 비가 상대적으로 높고, 식사 후 중기에는 혈당이 오히려 공복 전 보다 낮고 지방산 농도가 억제되며, 식사 후 후기에는 역조절호르몬(counterregulatory Hormone)에 의해 euglycemia와 지방산 농도가 눈에 띄게 증가하게 된다.

비당뇨환자 650명을 대상으로 한 연구에서 OGTT 실시하면 10% 정도에서 47 mg/dl 이하로 나타나고 고당지수 식품을 섭취한 경우 이와 유사한 현상이 보고 되었다.[69]

체중 감량에 가장 큰 난제 중에 하나는 항상 배고픔을 느끼는 것인데, 당지수가 낮은 식품은 여러 식품들 중 가장 배부르게 하고 오랫동안 공복의 고통을 지연시킨다.[70,71] Ludwig[72]의 보고에 의하면 당지수가 높은 식사를 한 경우 당지수가 낮은 식사를 한 경우보다 만족감이 낮고 공복감이 큰 것으로 나타났으며, Slabber et al[73]에 의하면 에너지를 제한한 연구에서 12주간 저당지수 식사를 한 경우가 고당지수 식사를 한 경우 보다 체중 감량에 보다 효과적이라고 보고하였다(−7.4 kg vs 4.5 kg). 프랑스의 한 연구에서는 과체중의 남자들을 고, 저당지수 다이어트로 동일한 에너지량과 거대영양소로 구성된 체중유지 다이어트에 무작위로 참여시켰다. 5주 후 신체 지방량을 X-ray로 측정해보았다. 저당지수 식이에 할당된 사람들은 복부의 지방 500 g이 빠졌으며[74] 이 증거는 1형 당뇨인 유럽인을 대상으로 한 연구에 의해서 지지되었다. 본능적으로 저당지수식이를 선택한 사람들은 혈당 조절이 잘되었을 뿐만 아니라 허리둘레와 복부지방에도 좋은 효과가 있었다.

당지수가 낮은 식품은 혈당을 천천히 증가시키고 유지시켜 포만감을 지속시켜 불필요한 음식섭취를 하지 않게 된다. 하지만 당지수가 높은 식품은 혈당농도를 빠르고 급격히 증가시켰다가 다시 빠른 속도로 감소시켜 공복감을 느끼게 한다. 따라서 체중 감량을 위해 섭취하는 음식물의 양을 줄여 배고픔에 고통 받기보다는 당지수가 낮은 음식을 균형있게 섭취하여 포만감을 오래 느끼면서 체중 감량을 하면 관리에 도움이 된다. 또한 인슐린은 혈당 농도를 조절하는 것뿐만 아니라 탄수화물과 지방 중 어떤 영양소를 태워 에너지로 만들지를 결정한다. 고당지수 식품을 섭취하면 인슐린의 농도가 높아져 지방을 태우기 보다는 탄수화물을 태우고, 저당지수 식품을 섭취하면 탄수화물 대신 지방을 태우게 되어 자연스럽게 복부지방을 줄일 수 있다. 따라서 체중을 조절하기 위해서는 특정 식품을 안 먹는 것보다는 어떤 식품을 먹어야 하는가에 초점을 맞추고, 규칙적인 식사와 함께 저당지수 식품을 섭취하는 것이 바람직할 것으로 생각된다.[75,76]

③ 비만 관리 및 예방을 위한 저당지수 식이법

여러 개의 국제적 연구를 비교한 결과, 첫째 스스로 저당지수 식이나 고당지수 식이를 선택하게 했을 때 저당지수 식이를 한 경우 비만, 당뇨, 심장질환을 개선하는 데 유의적인 효과가 있었다. 둘째, 당지수는 질병위험과 관련되어 널리 유효한 식이패턴이다. 셋째, 여러 연구에서 저당지수 식이는 당부하지수나 에너지 밀도와 독립적이거나 추가적으로 장점이 있는 것으로 보고되었다. 넷째, HDL-콜레스테롤과 중성지방 농도에 악영향을 주는 저지방식이법과 달리 저당지수 식사요법은 알려진 부작용이 없다. 다섯째, 당지수의 개념은 식품과학적으로는 복잡하지만 공중 보건에서는 과일, 채소, 콩류의 소비 증가, 곡류 선택 시 현대적 방법보다 전통적 방법으로 가공된 것 선택, 감자와 설탕섭취 제한처럼 간단하게 적용할 수 있다(표 29-7, 8). 게다가 이 방법은 에너지 밀도는 낮고 식이섬유, 미량영양소, 항산화제 섭취를 증가시킨다.

표 29-7 주요 곡류의 당지수

Food	Area under the blood glucose curve(mg · min/dl)		GI(%)
	Glucose	Food	
Barley	2714 ± 144	1548 ± 210	57 ± 7[d]
Buckwheat	2560 ± 233	2028 ± 140	80 ± 3[c]
Foxtail millet	2245 ± 128	1921 ± 226	84 ± 6[c]
Glutinous rice, unpolished	2425 ± 104	2105 ± 235	86 ± 8[bc]
Rice, unpolished	2314 ± 153	2072 ± 257	90 ± 9[bc]
Job's tear	2370 ± 156	2092 ± 78	90 ± 6[abc]
Rice	2568 ± 138	2314 ± 141	92 ± 5[abc]
Glucose	2603 ± 133		100 ± 0[abc]
Glutinous millet	2533 ± 336	2565 ± 416	100 ± 8[abc]
Glutinous sorghum	2203 ± 15	2305 ± 155	105 ± 3[ab]
Glutinous rice	2458 ± 89	2676 ± 171	110 ± 8[a]

이정선 · 이지수 · 양차범 · 신현경. 주요 곡류의 혈당반응 및 쌀기준 혈당지수 측정. 한국영양학회지, 1997 ; 30(10) : 1170-1179.

표 29-8 일부 식품의 당지수와 당부하지수

저당지수 식품(저당부하지수)			고당지수 식품(고당부하지수)		
식품명	GI	GL	식품명	GI	GL
켈로그 올브랜	30	4	켈로그 코코팝	77	20
과일빵	44	6	캘로그 콘플레이크	77	20
호밀빵	58	8	베이글	72	25
고구마	44	11	구운감자	85	26
옥수수	54	13	튀긴감자	75	22
저지방아이스크림	50	3	환타	68	23
강남콩	28	7	팬피자	80	22
사과	38	6	프렌치프라이	75	22

대부분의 콩류와 채소류는 당지수와 당부하지수가 모두 낮으므로 충분히 섭취하여도 좋으며 과일류의 경우 파인애플, 망고 등의 열대 과일이 당지수가 약간 높지만 대부분의 과일은 당지수와 당부하지수가 낮은 식품이다.

실제 식생활에서 당지수를 낮추는 요령은 다음과 같다.[52)]

- 밥을 먹을 때는 통곡식을 곁들이고 채소류, 미역, 두부, 우엉 등 섬유질이 풍부한 식품과 함께 먹는다.
- 바게트나 식빵 등 역시 통밀빵으로 선택하고 우유나 치즈 같은 유제품을 함께 먹는다.
- 조리 시에는 레몬즙이나 식초를 이용하면 혈당을 천천히 올리는데 도움이 된다.

체중관리를 위한 저당지수 식사계획 시에는 열량과 당부하 지수를 함께 고려할 필요가 있다. 당지수 중심으로 비교한다면 고구마의 당지수는 44로 감자 85 보다 낮다. 그러나 찐 감자 100 g은 84 kcal정도이고 고구마 100 g은 125 kcal로 감자가 열량이 낮다. 체중 감량을 하는 사람들은 고구마가 감자 보다 당지수가 낮다고 많이 섭취하는 것은 주의가 필요하다. 따라서 체중관리를 위한 식사 계획 시에는 당지수 뿐만 아니라 열량과 당부하지수를 고려하여 섭취하는 것이 필요하다.

(5) 국내 다이어트 관련 연구

국내에서 수행된 일부 연구를 살펴보면 대부분 단기간에 수행되었으며 부작용에 대한 언급이 되어 있지 않다(표 29-9).

일반적으로 다이어트 임상시험에서의 체중감량효과에 대한 결과변수로는 체중과 BMI

표 29-9 Summary of Clinical Trials of Functional food for Obesity in Korea

main Ingredients	Subject (mean age)	Period	Assessment		Results
			Weight loss effect	Health effect	
Soy protein[77]	61 healthy female (18~57yrs: 35.6yr)	21 (weeks)	weight, BMI, WHR, body fat composition, LBM, abdominal CT	lipid profiles (TC, TG, HDL, LDL, FFA), liver function, kidney function, thyroid, sex hormone, insulin, blood glucose, urine test	TC, blood glucose ↓ HDL, TG, FFA △ weight, BMI, WHR, body fat composition ↓
meal replacement[78]	27 obese hyperlipidemic female (52.7yr)	12 (weeks)	weight, BMI, waist and hip circumference, skin fold test, body fat composition	BP, purse, lipid profile, blood chemistry (RBC, WBC, Hb, Hct, MCH, MCV, MCHC) protein, albumin, ALP, liver function, kidney function	energy and fat intake ↓ BP, hip △ weight, BMI, waist, body fat ↓ WBC, GOT, GPT, BUN ↓ MCV, total bilirubin, HDL ↑ TC, LDL, TG↓
meal replacement[79]	54 obese female (BMI > 25) (30.0yr)	6 (weeks)	weight, BMI, waist and hip circumference, Skinfold test, body fat composition	BP, lipid profile (TC, TG, HDL LDL, FFA), blood chemistry (RBC, WBC, Hb, Hct), liver function, kidney function, thyroid, blood glucose, urine test	TC, Hb, Thyroid ↓ Blood glucose, TG, FFA, WBC △
Grape diet[80]	17 obese female (20.0yr)	6 (days)	weight, BMI	lipid profile (TC, TG), protein, blood glucose, GPT, GOT, Ca, P	weight, BMI↓ total protein, TG↓, TC ↑, GPT, GOT, P↓

TC : Total cholesterol, RBC : Red blood cell, WBC : White blood cell, Hb : Hemoglobin, Hct : Hematocrite
MCH : Mean corpscular hemoglobin, MCV : Mean corpscular volume,
MCHC: Mean corpscular hemoglobin concentration

를 기초로 허리둘레, 피부주름두께 측정법, 전기저항체지방 측정법, 체지방 CT 측정 등을 사용한다. 다이어트 식품의 임상시험에서 부작용을 관찰할 때에는 다이어트 자체에서 나타날 수 있는 증상을 고려하여 평가해야 한다.[81] 다이어트에 대한 임상시험을 할 때에는 대조군의 이용이 불가능한 경우 기존의 검증된 다이어트방법과 비교임상시험을 하거나 대조군 없이 임상시험을 할 수도 있다. 이 경우 체중 및 체지방의 감량과 영양결핍 등 부작용 여부에 초점을 맞추어야 할 것으로 생각된다.

(6) 다이어트 관련 평가에 대한 여러 가지 기준

일반인들이 선택하는 다이어트의 공통적인 특징은 약간의 희생과 노력으로 빠른 감량이 될 것이라는 자가 믿음으로, 유행하는 다이어트들은 이러한 희망사항을 충족시킬 수 있다는 근거를 주장하며 선전하고 있다. Robert 등[82]이 제시한 유행다이어트의 공통적 특징은 빠른 감량을 약속하지만 대부분의 증거는 일회성의 발견이거나 짧은 기간에 대한 증명으로 효과와 안정성에 대한 과학적인 증거가 부족하다는 것이다.

소비자와 의료인은 다이어트 방법을 선택할 때는 과학적인 근거가 있는지, 바람직한 결과를 얻을 수 있는지, 건강상의 위험은 없는지, 스크리닝과 관리 등에 대한 기준을 살펴보아야 한다.[83-85]

국내외에서 많은 다이어트 방법들이 제시되고 있으나 아직까지는 그 효능과 안정성에 대한 정보가 부족한 실정이다(Robert 2001, 박용우 등 2003).[86,87] 이는 다이어트의 효능인 체중 감량이 복합 요인이 작용하는 경우가 흔하므로 효과를 판정하는 데 어려움이 따르고 대조군의 설정이나 열량의 문제 때문에 이중맹검법이 불가능하기 때문이다. 여러 연구(Kang et al. 2003, 박귀선 등 1997, 식품의약안정청 2003, 이복기 등 2002, 조남한 등 1997, 한종현 등 2003)에서 제한점으로 단기적 연구기간, 대상자수, 관리 및 안정성 평가 부족 등을 보고한 바와 같이 실험방법과 평가기준에 대한 일관성이 부족하므로 이에 대한 적절한 기준의 마련이 필요하다. 현재 체중 감량의 바이오마커로는 체중, 체질량지수, 허리둘레, 엉덩이 둘레, 허리 엉덩이 둘레비, 체지방량 등이 사용되고 있으며 체지방량은 임피던스 또는 복부 CT로 측정할 수 있다. 비만의 정도와 함께 지방의 분포는 동반질환이나 예후에 큰 영향을 미치며 이중에서도 복부비만의 평가는 매우 중요하다. 허리둘레는 복부내장지방을 잘 반영하는 지표로 유용하며 표준화된 측정법을 이용하여 측정하는 것이 필요하다. 허리둘레는 직립자세에서 늑골의 최하위와 골반 장골능 간의 중간 부위를 측정하며 비만이 심한 경우에는 피하지방을 들어올려 측정함을 원칙으로 한다. 그 외 안정성을 평가하기 위하여, 혈압과 심전도, 혈액생화학 수치로 지질 성상, 간기능 검사, 신장 기능 검사, 요검사 등이 이루어지고 있다. 이에 대해 비만의 과학적인 바이오마커와 전문가의 의견을 종합하여 효과 평가와 위해성 평가에 대한 필수 평가항목에 대한 검증이 필요할 것으로 생각된다. 또한 이들 임상시험은 인체를 대상으로 하는 것이므로 반드시 피험자의 안전과 윤리적인 사항을 고려하여 계획하여야 한다(Kang et al. 2003).[22]

앞으로는 다이어트에 대한 안정성과 효과 평가를 위한 연구뿐만 아니라 윤리적 기준, 체중감량효과에 대한 평가기준, 부작용의 평가 기준, 표본의 크기나 기간 등 실험방법에 대한 guideline의 설정에 대한 연구가 필요하다고 생각된다.

다이어트 방법에 대한 지금까지의 여러 연구를 살펴 본 결과 아직까지 여러 가지 측면에서 탁월한 방법은 없으며 비만치료를 위해서는 총 섭취열량의 감소와 소모열량의 증가가 필수이고 장기적인 체중 감량의 유지를 위해서는 행동요법이 필요함을 알 수 있었다. 여러 다이어트 방법들을 고찰한 바에 의하면 성공적으로 체중 감량을 하기 위해서는 다음의 사항이 필요하다. 바람직한 체중에 맞는 에너지 필요량을 결정한 후 그 기준에 따라 열량섭취를 줄이고 다양한 음식을 섭취한다. 특히 식이섬유소가 풍부한 식품을 충분히 섭취하고 생선, 해산물, 기름기 적은 육류, 저지방 낙농품, 소량의 불포화 지방을 섭취한다. 그리고 행동수정과 적절한 운동의 병행이 필요하다.

최근 당지수에 대한 관심이 증가하고 있는데, 여러 연구에서 당지수가 높은 식품을 당지수가 낮은 식품으로 바꿔서 먹었을 때 식후 혈당에 대한 인슐린의 반응이 낮아지고, 혈청 지질이 개선되는 등의 효과가 있다는 것이 밝혀졌다. 각 식품의 당지수를 알고 이것을 식품선택에 반영하는 것이 체중 감량 등에 도움이 될 것으로 생각된다. 특히, 체중 감량에 있어서 사람들이 장기간 저열량, 저지방식이를 하는 것이 상당히 어렵다는 현실을 감안할 때 당지수를 이용한 식이요법은 인슐린의 반응을 낮추고, 식사량을 크게 줄이지 않아도 된다는 점에서 탄수화물 식품을 주식으로 하는 한국인에게 있어서 그 대안이 될 수 있을 것으로 생각된다. 그러나 한국인을 대상으로 당지수에 대한 연구는 거의 없는 실정이므로 당지수나 당부하지수와 질병과의 연관성에 대한 지속적이고 장기적인 연구가 필요하며, 당지수에 의한 식품 분류와 관련하여 이들의 영양학적 가치, 당지수에 영향을 주는 요인, 유전자와 생활양식에서의 상호작용 등에 대한 연구가 멀티센터 임상시험, 전향적 역학 연구 등이 수행되어야 할 것으로 생각된다.

7 결 론

바람직하고 안전한 식사 처방은 첫째, 전체 열량 및 영양소 섭취량이 건강을 해치지 않도록 안전한 수준이어야 하며, 둘째, 식사 구성이 주변에서 쉽게 구할 수 있는 식품 위주로 계획되고 환자의 기호도를 고려하여 장기간 실행하는데 어려움이 없어야 한다. 셋째, 식사처방에 대한 순응도를 높히고, 지속적, 효율적으로 실행되기 위해서는, 영양 교육 및 행동 수정 등 체계적인 교육 프로그램이 구비되어 체중 감량 이후 유지할 수 있는 능력을 키워주도록 해야 한다.

저열량식을 위한 식사요법은 열량 밀도가 낮고 비타민과 무기질이 풍부한 신선한 식품을 선택하여 찌거나 굽는 방법으로 조리 한 후, 평소 섭취량의 ½~⅔ 정도 섭취하는 것이다. 열량 제한을 위해 지방을 제한하는 경우에는 음식의 기호성과 만족감을 높이기 위해 지방 대체물질이 권장되기도 한다. 그러나 비만 환자의 식사요법이 단기간에 완료되는 것이 아니라, 대부분 평생 지속되므로 이러한 대체 물질의 안정성에 대한 장기간에 걸친 검토가 필요하다.

또한 무분별한 다이어트의 시도를 예방하고, 다양한 다이어트 방법들의 효과나 부작용을 파악하여 비만인의 식사에 적용하기 위해서는 보다 체계적인 연구가 필요하다.

첫째, 일반인들을 대상으로 한 올바른 체중에 대한 인식과 다이어트 방법에 대한 교육 및 적절한 자료의 개발이 필요하다.

둘째, 다이어트에 대한 임상시험의 효과와 안정성 평가를 위한 윤리적 기준, 체중 감량 효과에 대한 평가기준, 체중 감량 처방과 관련된 건강상의 위험이나 합병증, 부작용의 평가 기준, 표본의 크기나 기간 등 실험방법에 대한 전문가 집단에 의한 guideline 설정이 필요하다.

셋째, 다이어트 임상시험 참여자들의 평균 체중 감량자료, 체중 감량의 장·단기간의 효과와 유지, 부작용 등과 관련된 기존 연구 조사 및 개인의 식생활에 적용하여 장기간 유지할 수 있도록 계획한 식사요법 등이 보완된 지속적인 연구 수행이 필요하다.

넷째, 한국인을 대상으로 비만관리에 효과적인 식사요법에 대해 유전자와 생활양식에서의 상호작용 분석, 멀티센터 임상시험, 전향적 역학 연구 등이 수행되어야 할 것으로 생각된다.

참고문헌

1. Zeman FJ. Clinical nutrition and dietetics. 2nd ed., McMillan, N.Y., 1991 : 487-490.
2. ADA report : Position of the Amrican Dietetic Association : Very-low-calorie weight loss diets. J. Am Diet Assoc 1990 ; 90 : 722-726.
3. Wadden TA, Stemberg JA, Letizia KA, Stunkard AJ, Foster GD. Treatment of obesity by very low calorie diet, behavior therapy, and their combination : A five-year perspective. Int J Obesity 1989 ; 13 : 39-46.

4. van Gaal LF. Dietary treatment of obesity. In : Bray GA, Bouchard C, James WPT(eds). Handbook of Obesity, Marcel Dekker, New York 1998 : 875-890.

5. Astup A, Rossners S. Lessons from obesity management programmes: Greater initial weight loss improves long-term maintenance. Obesity Rev 2000 ; 1 : 17-19.

6. Hahn DB, Payne WA. Focus on health. 4th ed., WCB/McGraw-Hill 1999 : 139-143.

7. Paige DM, Owen GM, Sherwin R, Solomons NW, Young VR. Clinical nutrition. 2nd ed., Mosby, St. Louis 1988 : 648-650.

8. National Task Force on the Prevention and Treatment of Obesity : Very low-calorie diets. J Am Med Assoc 1993 ; 270 : 967-975.

9. Doucet E, Tremblay A. Food intake, energy balance and body weight control. Eur J Clin Nutr 1997 ; 51 : 846-855.

10. Roberts SB. High-glycemic index foods, hunger, and obesity: Is there a connection. Nut Rev 2000 ; 58 : 163-169.

11. Rolls BJ, Shide DJ. The influence of dietary fat on food intake and body weight. Nut Rew 1992 ; 50 : 283-290.

12. Williams SR. Nutrition and diet therapy, 8th ed., Mosby, St. Louis 1987 : 127-128.

13. Hudnall MJ, Connor SL, Conner WE. Position of the American Dietetic Association : Fat replacements. J Am Diet Assoc 1991 ; 91 : 1285-1288.

14. Roller S, Sylvia A, Jones P. Handbook of fat replacers. CRC, 1996.

15. Gershoff SN. Nutrition evaluation of dietary fat substitutes. Nut Rev 1995 ; 53 : 305-313.

16. Blackburn GL and Kanders BS. Obesity: Pathophysiology, psychology and treatment. (Chapter 10. Coulston AM and Rock CL. Popular diets and use of moderate caloric restriction for treatment of obesity.) Chapman & Hall. New York 1994.

17. Dansinger ML, Gleason JA, Griffith JL, Selker HP, Schaefer EJ. Comparison of Atkins, Ornish, Weight watchers, Zone diets for weight loss and heart disease risk reduction: A randomized trial. 2005. JAMA 2005 ; 293(1) : 43-53.

18. Manson JE, Stampfer JM, Hennekens CH et al. Body weight and longevity : A reassessment. JAMA 1987 ; 257 : 353.

19. World Health Organization. Obesity: Preventing and Managing the Global Epidemic. Geneva : World Health Organization 1998.

20. Ministry of Health & Welfare. Indepth analysis on 2001 national health and nutrition survey-nutrition survey. Korea Institute for Health & Social Affairs 2003.

21. 한국보건산업진흥원. 다이어트 상품의 올바른 선택을 위한 소비자보호 프로그램 개발 및 평가. *한국보건산업진흥원* 2001.

22. Kang JH, Kim KA, Han JS. Systemic review : A comparison of clinical evaluation of body weight reduction in functional foods. J Korean Society for the Study of Obesity 2003 ; 13 : 121-131.

23. Lee JS, Kim BH, Jeong H Cm and Lee SE. A grounded approach to dietary experiences in college women. J Health and Nursing of Women. 2001 ; 7(4) : 596-609.

24. Bray GA. 대한비만학회 편역. 비만의 진단과 치료. *대한비만학회* 2003.

25. French SA, Story M, Downes B, Resnick MD, Blum RW. Frequent dieting among adolescents : psychosocial and health behavior correlates. Am J Public Health. May 1995 ; 85(5) : 695-701.

26. Ministry of Health & Welfare. 1998 national health and nutrition survey. Korea Institute for Health & Social Affairs 1999.

27. homas PR, Judith SS. Weighing the Options : Criteria for Evaluating Weight-Management Programs. National Academies Press 1995.

28. 백희준. 현재 일반인들 사이에 유행 중인 다양한 다이어트 요법들. *대한비만학회지* 2004 ; 13 (부록1) : 470-480.

29. 박용우, 김영식. 서울시민의 체중 조절 및 체형관리 실태. *대한임상건강증진학회* 2003 : 3(4).

30. Bell EA, Rolls BJ. Energy density of foods affects energy intake across multiple levels of fat content in lean and obese women. Am J Clin Nutr. 2001 Jun ; 73(6) : 1010-1018.

31. Levine AS, Kotz CM, Gosnell BA. Sugars and fats: the neurobiology of preference. J Nutr. 2003 Mar ; 133(3) : 831S-834S.

32. Raynor HA, Jeffery RW, Phelan S, Hill JO, Wing RR. Amount of food group variety consumed in the diet and long-term weight loss maintenance. Obes Res. 2005 May ; 13(5) : 883-890.

33. Atkins RC. Dr. Atkins' New Diet Revolution. New York : Avon Books, Inc 1992.

34. Bravata DM, Sanders L, Huang J, Krumholz HM, Olkin I, Gardner CD. Efficacy and safety of low carbohydrate diets(A systemic review). JAMA 2003 ; 348(21) : 2082-2090.

35. Bray GA, Popkin BM. Dietary fat intake does affect obesity. Am J Clin Nutr 1998 ; 68 : 1157-1173.

36. Freedman MR, King J and Kennedy E. Popular diets : scientific review. Obesity Res 2001 ; 9(suppl 1) : 1s-40s.

37. Appel LJ, Moore TJ, Obarzanek E, et al. A clinical trial on the effects of dietary patterns on blood pressure. N Engl J Med 1997 ; 336 : 1117-1124.

38. NIH NCEP(National Institutes of Health, National Cholesterol Education Program). Second Report of the Expert Panel on Detection, Evaluation, and Treatment of High Blood Cholesterol in Adults (Adult Treatment Panel II). Bethesda, MD : National Institutes of Health ; September 1993.

39. NIH NHLBI(National institutes of Health, National Heart, Lung, and Blood Institute). Obesity Education Initiative. Clinical guidelines on the identification, evaluation, and treatment of overweight and obesity in Adults. Obes Res 1998 ; 6(Suppl 2) : s51-s210.

40. 강은희. 비만관리 식사요법들이 Pros & Cons. *대한비만학회 추계학술대회* 2004 : 112-118.

41. 김경아, 김성수. 유행되는 식이요법의 허와 실. *대한비만학회지* 2002 ; 11(1) : 11-18.

42. Pritikin R. The Pritikin Weight Loss Breakthrough. New York : Signet 1999.

43. Powell JJ, Tucker L, Fisher AG, Wilcox K. The effects of different percentages of dietary fat intake, exercise, and calorie restriction on body composition and body weight in obese females. Am J Health Promot 1994 ; 8 : 442-448.

44. Schaefer EJ, Lichtenstein AH, Lamon-Fava S, et al. Body weight and low-density lipoprotein cholesterol changes after consumption of a low-fat ad libitum diet. JAMA. 1995 ; 274 : 1450-1455.

45. Schlundt DG, Hill JO, Pope-Cordle J, Arnold D, Vitrs KL, Katahn M. Randomized evaluation of a low fat ad libitum carbohydrate diet for weight reduction. Int J Obes Relat Metab Disord. 1993 ; 17 : 623-629.

46. Foster GD, Wyatt HR, Hill JO, et al. A randomized trial of a low-carbohydrate diet for obesity. N Engl J Med. 2003 ; 348 : 2082-2090.

47. Westman EC, Yancy WS, Edman JS, Tomlin KF, Perkins CE. Effect of 6-month adherence to a very low carbohydrate diet program. Am JMed. 2002 ; 113 : 30-36.

48. Connor WE, Connor SL. Should a low-fat, highcarbohydrate diet be recommended for everyone? the case for a low-fat, high-carbohydrate diet. N Engl J Med. 1997 ; 337 : 562-563, 566-567.

49. Samaha FF, Iqbal N, Seshadri P, et al. A lowcarbohydrate as compared with a low-fat diet in severe obesity. N Engl J Med 2003 ; 348 : 2074-2081.

50. Landry N, Bergeron N, Archer R, et al. Wholebody fat oxidation rate and plasma triacylglycerol concentrations in men consuming an ad libitum highcarbohydrate or low-carbohydrate diet.AmJClinNutr. 2003 ; 77 : 580-586.

51. Brand-Miller JC.Glycemic load and chronic disease. Nutr Rev 2003 ; 61 : S49-S55.

52. Brand-Miller J, Foster-Powell K and Colagiuri S. The glucose revolution. 3rd ed. Hodder. 2002.

53. Wilson JD, Foster DW, Kronenberg HM, Larsen PR. Williams Textbook of Endocrinology. 9th ed. Philadelphia, Pa : WB Saunders ; 1998.

54. Jenkins DJ, Wolever TM, Vuksan V, et al. Nibbling versus gorging: metabolic advantages of increased meal frequency. N Engl J Med. 1989 ; 321 : 929-934.

55. Coulston AM, Hollenbeck CB, Liu GC, Williams RA, Starich GH, Mazzaferri EL, Reaven GM. Effect of source of dietary carbohydrate on plasma glucose, insulin, and gastric inhibitory polypeptide responses to test meals in subjects with noninsulin-dependent diabetes mellitus. Am J Clin Nutr. 1984 Nov ; 40(5) : 965-970.

56. Jenkins DJ, Wolever TM, Taylor RH, et al. Glycemic index of foods: a physiological basis for carbohydrate exchange. Am J Clin Nutr. 1981 ; 34 : 362-366.

57. Brouns F, Bjorck I, Frayn KN, Gibbs AL, Lang V, Slama G and Wolever TM. Glycaemic index methodology. Nutrition Research Reviews 2005 ; 18 : 145-171.

58. Bjorck I, Granfeldt Y, Lilijeberg H et. Al : Food properties affecting the digestion and absorption of carbohydrates. Am J Clin Nurt 1994 ; 59 : 699S-705S.

59. Wahlqvist ML, Wilm shurst EG, Richardson EN : The effect of chain length on glucose absorption and the related metabolic response. Am J Clin Nutr 1978 ; 31 : 1998-2001.

60. Granfeldt Y, Liljeberg H, Drews A, Newman R, Bjorck I. Glucose and insulin responses to barley products: influence of food structure and amylose-amylopectin ratio. Am J Clin Nutr. 1994 May ; 59(5) : 1075-1082.

61. Richard KA, Loghmani ES, Cleveland JL et al : Lower glycemic response to sucrose in the diets of children with type Ⅰ diabetes. J Pediatr 1998 ; 133 : 429-434.

62. Moriss KL, Zemel MB. Glycemic index, cardiovascular disease, and obesity. Nutr Rev 1999 ; 57 : 273-276.

63. David S. Ludwig, MD,PhD The Glycemic Index Physiological Mechanisms Relating to Obesity, Diabetes, and Cardiovascular Disease. JAMA 2002 ; 287 : 2414-2423.

64. Bantle JP, Laine DC, Castle GW, Thomas JW, Hoogwerf BJ, Goetz FC. Postprandial glucose and insulin responses to meals containing different carbohydrates in normal and diabetic subjects. N Engl J Med 1983 ; 309 : 7-12.

65. Wolever TM, Jenkins DJ, Jenkins AL, Josse RG: The glycemic index method ology and clinical implication. Am J Clin Nutr 1991 ; 54 : 846-854.

66. 9. Brand Miller JC. Importance of glycemic index in diabetes. Am J Clin Nutr 1994 ; 59 : 747S-52S.

67. 제니 브랜드밀러, 케이 포스터파웰, 스티븐 콜라자우리. 김경아역. 강재헌 감수. *당지수로 당뇨*

병, 비만, 심장질환을 잡는다. 물병자리. 2005.

68. Jenkins DJ, Wolever TM, Collier GR, et al. Metabolic effects of a low-glycemic-index diet. Am J Clin Nutr. 1987 ; 46 : 968-975.

69. Miller JC. Importance of glycemic index in diabetes. Am J Clin Nutr. 1994 ; 59(suppl 3) : 747S-752S.

70. Lev-Ran A, Anderson RW. The diagnosis of postprandial hypoglycemia. Diabetes. 1981 ; 30 : 996-999.

71. Campfield LA, Smith FJ, Rosenbaum M, Hirsch J. Human eating: evidence for a physiological basis using a modified paradigm. Neurosci Biobehav Rev. 1996 ; 20 : 133-137.

72. Marsoobian V, Grosvenor M, Jacob M, Ipp E. Very-low-energy diets alter the counterregulatory response to falling plasma glucose concentrations. Am J Clin Nutr. 1995 ; 61 : 373-378.

73. Ludwig DS. Dietary glycemic index and obesity. J Nutr. 2000 ; 130 : 280S-283S.

74. Slabber M, Barnard HC, Kuyl JM, Dannhauser A, Schall R. Effects of a low-insulin-response, energy-restricted diet on weight loss and plasma insulin concentrations in hyperinsulinemic obese females. Am J Clin Nutr. 1994 ; 60 : 48-53.

75. Bouche C, Rizkalla SW, Luo J, Veronese A, Slama G. Regulation of lipid metabolism and fat mass distribution by chronic low glycemic index diet in non diabetic subjects. Diabetes. 2000 ; 49 : A40.

76. Agus MS, Swain JF, Larson CL, Eckert EA, Ludwig DS. Dietary composition and physiologic adaptations to energy restriction. Am J Clin Nutr. 2000 Apr ; 71(4) : 901-907.

77. Ludwig DS, Majzoub JA, Al-Zahrani A, Dallal GE, Blanco I, Roberts SB. High glycemic index foods, overeating, and obesity. Pediatrics. 1999 Mar ; 103(3) : E26.

78. 조남한, 이득주, 김상만, 이은주. 고단백 저칼로리 균형식에 의한 체중 및 건강위험 감소효과 연구. *대한비만학회지* 1997 ; 6(1) : 67-73.

79. 한종현, 박성혜. 규칙적인 생식섭취가 고지혈증 환자의 영양소 섭취상태, 체지방 및 혈청의 지질조성에 미치는 영향. 한국영양학회지 2003 ; 36(6) : 589-602.

80. 이복기, 이규래, 박미현. 식사 대용식을 사용한 단기간의 체중 조절 -한국인 비만 성인 여성에서 식사 대용식에 대한 연구-. *대한비만학회지* 2002 ; 11(2) : 131-141.

81. 박귀선, 한진숙, 김현주, 임민경. 포도 식사가 일부 과체중 여대생들의 체중 조절과 혈액성상에 미치는 영향. Korean Nutrition Society 1997 ; 30(7) : 825-831.

82. 식품의약품안정청. 2003. *다이어트 관련 기능성 평가체계 구축.* 보건산업진흥원.

83. Roberts DC. Quick weight loss : sorting fad from fact. Med J Aust. Dec 2001 ; 3-17 ; 175(11-12) : 637-640.

84. Blackburn GL and Kanders BS. Obesity: Pathophysiology, psychology and treatment. (Chapter 10. Coulston AM and Rock CL. Popular diets and use of moderate caloric restriction for treatment of obesity.) Chapman & Hall. New York 1994.

85. Rock CL, Coulston AM. Weight-control approaches: A review by California Dietetic Association. J Am Diet Assoc 1998 ; 88 : 44.

86. Weinsier RL, Wadden TA, Rittenbaugh C et al. Recommended therapeutic guidelines for professional weight control program. Am J Clin Nutr 1984 ; 40 : 856.

87. Anderson JW, Konz EC, Jenkins DJ. Health advantages and disadvantages of weightreducing diets : a computer analysis and critical review. J Am Coll Nutr 2000 ; 19 : 578-590.

88. Egger G, Cameron-Smith D, Stanton R. The effectiveness of popular, non-prescription weight loss supplements. Med J Aust 1999 ; 171 : 11-12.

Chapter 30 신체활동과 운동요법

1 신체활동의 필요성

체중을 줄이거나 유지하려는 사람들에게 규칙적인 운동은 중요하다. 왜냐하면 운동을 정기적으로 실시하면 칼로리 소모량이 늘고, 연령증가에 따르는 근육 손실을 지연시키며, 대사율을 높여 안정시에도 보다 많은 칼로리를 연소시켜 장기간에 걸쳐 성공적 체중 조절과 깊은 관련이 있기 때문이다. 따라서 속보, 런닝, 수영, 자전거타기 등과 같은 전통적인 유산소성 운동을 습관화하면 문제는 간단하지만, 비만일 경우 이러한 운동들을 규칙적으로 실시하는 것은 쉬운 일이 아니다. 즉 숨이 차서 중도에 포기하게 된다. 따라서 일상생활 속에서 활동량을 늘림으로써 많은 칼로리를 연소시킬 수 있는 방법에 관심을 가지는 것이 좋다.

다이어트에 의한 체중의 감량은 체지방뿐만 아니라 체내 단백질의 많은 양이 감소하여 체력의 저하를 가져오지만 운동의 병행은 첫째, 운동의 근육 발달 촉진 작용에 의해 다이어트에 의한 근육의 붕괴를 방지하고 체력을 유지해 주는 이점이 있다. 비운동군에서는 체내 단백질의 붕괴에 의한(질소출납은 운동군에서는 +이지만 비운동군에서는 −이다) 제지방조직의 감소가 체지방의 감소보다도 오히려 크다. 둘째, 운동은 지방대사를 활발히 하고, 지방세포의 크기를 줄여 혈중지질이나 인슐린의 수준을 저하시켜 내당능을 개선한다. 셋째, 다이어트에 의한 체중 감소는 기초 대사 수준을 낮추는데 반하여, 운동은 높여주는 효과가 있다. 넷째, 운동에 의한 에너지 소비에 따라 먹는 양을 적게 조절할 수 있어 공복감을 적게 한다는 유리한 점도 있다. 또, 운동은 공복감을 억제하는 작용이 있다.

비만연구로 유명한 Bray 교수는 MONALISA의 가설을 제창하였다. 이것은 "Most Obesities known are low in Sympathetic Activity" [대부분의 비만자는 교감신경활동이 낮다]의 앞 글자를 가지고 만든 것이다. 비만자는 오랫동안 신체활동이 부족해 있었기 때문이다. 따라서 운동을 통하여 신체활동량을 늘림으로써 자율신경활동을 개선시킬 수 있다. Amano 등 (2001)[6]은 비만자 (BMI $\geq$ 25)에게 12주 동안 운동1 (무산소성 역치수준의 운동을 하루에 30분씩, 주 3일)을 시킨 결과 유산소성 능력의 향상과 함께 자율신경활동이 개선되고, 제지방량의 변화는 없었으나 체중, 신체질량지수 그리고 체지방률이 모두 개선되었다고 보고하였다.

2 신체활동과 비만

1) 운동과 지방분해

안전하고 효과적인 운동을 하기 위해서는 운동과 지방의 관계를 잘 이해하여야 한다. 지방을 없애기 위해서는 지방산을 빠르게 혈액으로 내보내어 근육에 운반하여 이산화탄소와 물로 분해하여야 한다. 운동을 하면 근육에 있는 모세혈관을 흐르는 혈액 양이 증가하여 지방세포에서 방출된 지방산이 빠르게 혈액 속에 들어가 근육에 운반된다. 체내에 저장되어 있는 지방을 분해하기 위해 자극이 필요하다. 이 자극이 운동이다. 운동을 시작하면 교감신경 말단에서 노르아드레나린, 아드레나린, 부신피질 자극호르몬 등을 분비한다. 이 호르몬들은 지방을 분해하는 작용이 있기 때문에 몸 안에 축적되어 있는 지방이 분해된다.

2) 운동 강도와 지방

"건강 상태를 유지하기 위하여 하루에 최소 운동필요량은 300 kcal이다"라고 하는 견해는 주의를 하지 않으면 안 된다. 왜냐하면 같은 300 kcal라고 해도 1분당 소비칼로리가 3 kcal 운동을 100분 동안 하는 경우와 10 kcal를 소비하는 운동을 30분하는 것은 생체에 주는 영향이 전혀 다르기 때문이다. 3 kcal에 상당하는 강도는 약간 빠르게 걷기 정도의 운동이다. 이러한 운동은 하지근육의 무산소적 수축이 거의 일어나지 않기 때문에 젖산이 축적되지 않고 체지방분해가 왕성하게 일어난다. 운동 강도가 높아질수록 골격근의 무산소성 수축이 필요하고 그 강도에 비례하여 젖산이 증가한다. 이러한 상태에서는 운동에너지원으로써 주로 글리코겐을 이용한다. 따라서 체지방 분해는 감소한다.

총 에너지요구량은 절대적 운동 강도에 따라 달라지지만, 연료로써 지방과 탄수화물의 비율은 상대적 운동 강도에 따라 결정된다. 최대산소섭취량의 50%보다 낮은 강도에서 주요 에너지원은 지방이다. 이보다 강도가 높아지면 지방 산화가 적어진다. 강도의 증가와 함께 지방산화의 상대적 감소에도 불구하고 산화한 절대적 지방량은 수행한 운동량이 증가함에 따라 많아진다. 즉 저장지방을 이용하고 높은 칼로리를 소비하기 위해서는 어느 정도 높은 강도의 운동이 바람직할지 모른다. 그러나 과체중 또는 비만자는 유산소성 능력이 낮고 운동을 위한 신체적 조건이 맞지 않기 때문에 체중 감량 수단으로써 신체활동은 비교적 낮은 강도의 운동을 오래하는 것이 좋다.

보행과 같은 낮은 강도의 신체활동은 말초 지방조직의 지방분해를 크게 자극한다. 지방산 출현율은 낮은 강도(25～30%VO_{2max})에서 최고치에 달하며, 운동강도가 증가함에 따라 감소하는 반면, 지방산화율은 조깅과 같은 중등도 운동(65%VO_{2max})에서 가장 높다. 이러한 운동을 유산소 운동이라고 하여 널리 이용하고 있다.

최종적으로 지방을 태우는 미토콘드리아는 적근에 많이 있다. 미토콘드리아에서 지방이 연소될 때는 많은 산소가 사용된다. 전신에 존재하는 미토콘드리아가 산소를 충분하게 섭취하기 위해서는 적어도 15분 이상, 가능하면 30분 이상 지속하는 운동을 할 필요가 있다. 운동 강도가 너무 세면 15분 이상 운동할 수 없다. 따라서 지방을 연소시키기 위해서는 숨찬 것을 느끼지 않을 정도의 운동이 필요하다.

3) 운동 형태와 지방

저항운동 중에 사용하는 근육량은 비교적 적기 때문에 유산소성 운동보다 대사요구량이 적다. 따라서 비만해소를 위하여 유산소성 운동을 병행하는 식사요법을 널리 권장하고 있다. 유의해야 할 점은 저열량식을 병행하는 유산소성 운동은 다이어트만을 하는 것보다 안정시대사율의 보다 큰 감소를 가져온다는 것이다(Phinney et al. 1988).[13] 반면 저항운동은 유산소성 운동보다 체지방의 감량 효과는 작지만, 제지방량 및 안정 시 대사율을 유지 또는 증가시킨다는 이점이 있다. Joseph 등(1999)은 과체중(BMI 26～36)인 남녀 중고령자(54～71세)를 대상으로 식사요법을 실시하지 않고 주 3일씩, 1RM의 80% 강도의 점진적 저항성 운동을 시킨 결과, 남성은 체지방률과 체지방량이 4% 감소하고 제지방량은 2% 증가하였으나, 여성은 변화를 보이지 않아 신체구성에 대한 저항운동의 효과는 커다란 성차가 있다는 점을 확인하였다.

최근, 간헐적인 운동의 효과에 대한 논의가 많다. 20분 이상의 지속적인 운동이 유산소성 운동으로써 대사성 증후군을 비롯한 만성질환 등에 30분 지속하는 것과 10분씩 3회로 나누어 운동하는 효과는 비슷하다는 것이다. 즉 하루에 실시하는 총 운동량이 중요하다는 의미이다. 비만에 대한 운동효과를 간헐적 운동과 지속적 운동을 비교해 보면 비슷하거나 후자가 크다는 것을 알 수 있다. 비만자는 특히 심폐기능이 떨어져 지속적으로 운동을 실시하는 것은 어렵기 때문에 운동프로그램 초기에는 간헐적으로 실시하는 것이 바람직할 것이다.

4) 체지방분포와 운동

복부지방을 감소시키는 최선의 운동방법이나 형태는 분명하지 않지만, 규칙적인 유산소성 운동이나 근력운동은 복부 지방량을 감소시킨다. 예를 들면, Treuth 등(1995)[19]은 건강한 고령여성을 대상으로 근력트레이닝을 16주 동안 시킨 결과 체지방 및 제지방량의 유의한 변화를 보이지 않았으나 복부 내장지방량은 크게 감소하였다. Schwartz 등(1991)[17]은 고령자를 대상으로 걷기 및 조깅을 시킨 결과 복부지방이 25% 정도 감소하였다. 北川 등(1996)[3]은 평소에 섭취에너지량을 피검자가 스스로 1,700 kcal 수준에서 억제하고, 주 3~4회 트레이닝을 30~60분씩 13주 동안 시킨 결과 피하지방량과 내장지방량이 모두 유의하게 감소하였다고 하였다.

한편, Despres 등(1991)[8]은 13명 중에서 4명은 트레이닝 후 복부 내측지방이 오히려 증가하였으며, 복부 내측 지방면적의 감소크기는 총 지방량의 감량과 유의한 상관이 있다고 하여 복부 내측 지방량은 총지방량 감소가 분명할 때 저하하는 것 같다고 하였다. 김현수 등(2000)은[1] 역시 13명의 여성 고령자를 대상으로 가벼운 유산소성 운동과 저항성 운동을 12주 동안 시킨 결과 5명 외에는 내장지방 면적이 감소하지 않았다고 하였다. 그리고 김현수(2006)[2]는 폐경기 이전 여성을 대상으로 저 칼로리식과 유산소성 운동을 시킨 결과 복부 피하지방 뿐만 아니라 내장지방도 유의한 감소를 보고하였다(표 30-1).

이상과 같은 결과를 종합하여 보면 식이요법을 하지 않고 운동트레이닝만을 할 경우에도 내장지방량이 감량하지만, 내장지방의 유의한 감소는 식이요법에 따른 체중 감량과

표 30-1 신체구성의 변화(김현수, 2006)

측정방법	변 인	0주	8주
DXA	체중(kg)	70.3±7.6	63.5±6.9*
	지방량(kg)	28.9±4.7	24.1±4.8*
	체지방률(%)	41.5±3.7	36.8±4.5*
CT	내장지방면적(cm^2)	88.4±28.6	64.2±21.3*
	피하지방면적(cm^2)	257.8±69.3	218.4±74.1*

* $p < .05$

함께 일어난다는 것을 알 수 있다.

1주일에 3회 내지 6회의 유산소성 운동(60분)을 1년 이상 계속하고 있는 사람들, 1주에 1회 내지 2회 정도 하는 사람들, 그리고 전혀 운동습관이 없는 사람들을 조사한 결과(표 30-2) 유산소성 운동을 하는 빈도가 많은 사람일수록 체지방률이 낮고, 주 3~6회 땀을 흘리고 있는 사람들은 체지방률의 평균치가 약 23%로 젊은 여성의 평균 수준이었다. 제지방량은 운동습관에 의한 커다란 차이는 나타나지 않아 각 그룹에서 나타난 체중의 차이는 체지방량의 대소에 따른 것이었다. 내장지방량 및 피하지방량 모두 유산소성 운동을 자주 하고 있는 여성일수록 낮았다. 그러나 유산소성 운동의 실천 유무에 상관없이 내장지방의 비율에는 분명한 차이가 없었다. 이것은 유산소성 운동이 내장지방량만을 선택적으로 낮추는 효과는 크지 않다는 것을 의미한다. 그리고 주 1~2회 운동빈도에서는

표 30-2 운동습관과 체지방분포(安部. 1994)

	운동습관이 없는 사람 (n = 15)	운동 습관이 있는 사람	
		주 1~2회(n = 12)	주 3~6회(n = 11)
연령(세)	43.8±3.1	44.8±3.8	43.9±3.4
신장(cm)	155.3±5.5	155.3±5.8	156.4±6.1
체중(kg)	57.3±6.2	53.1±6.1	50.9±4.4*
체지방률(%)	30.4±4.6	28.8±2.7	22.5±3.3*#
피하지방량(kg)	10.7±2.9	9.3±2.5	7.1±0.6*#
내장지방량(kg)	6.9±1.8	6.0±0.7	4.3±1.3
내장지방비율(%)	39.6±6.5	40.2±7.2	37.4±6.1

* $p < 0.01$: 운동습관 없음 vs 주 3~6회 # $p < 0.01$: 주 1~2회 vs 주 3~6회

내장지방 등 체지방량에 대한 효과는 매우 낮기 때문에 체지방이나 내장지방을 낮게 유지하기 위해서는 적어도 주 3회 정도의 운동이 필요하다.

일반적으로는 내장지방세포가 복부 피하지방 세포에 비하여 카테콜라민 자극시 호르몬 감수성 리파아제 활성이 높아 운동에 대한 지방분해는 복부내측 부위가 피하부위보다 높은 것으로 알려져 있다. Shimomura 등 (1993)[18]은 운동실시에 따른 acyl-coA 합성효소 (ACS), 지단백지질분해효소인 (LPL), 당운반체4 (Glut 4) 등의 유전자 발현량이 피하지방에서는 거의 변화가 보이지 않았고, 내장지방에서는 모두 감소하였다고 하였다. 이러한 결과는 모두 지방세포에서 중성지방의 합성을 저하시켜 내장지방을 우선적으로 감소시킨 기전의 하나로 생각할 수 있다.

3 비만자의 체력

신체구성 성분은 체력의 주요 요인이다. 건강관련 전문가가 상대하는 일반인이 과체중으로 보이지 않을지라도 체지방이 많을지도 모른다는 것을 안다는 것은 중요하다. 운동선수와 비만자 (남성)의 신장과 체중이 같지만 체지방량에서 유의한 차이를 보여 비만자가 감량할 체중은 11 kg이나 된다 (표 30-3). 이와 같이 신체구성평가는 체중과 관계없이 개인 체력의 통합적인 부분이 되어야 한다.

표 30-3 운동선수와 비만자의 신체구성 비교

구 분	운동선수	비만자
연령	24	24
신장 (cm)	174.0	174.0
체중 (kg)	72.0	72.0
비만도 (%)	8.1	8.1
체지방률 (%)	18.0	30.6
지방량 (kg)	13.0	22.0
이상체중*b (kg)	72.0	61.0
체지방량 (kg)	59.0	50.0
감량해야 할 체중 (kg)	0	11.0

* b는 이상체중 = 제지방조직량/ 0.82 (제지방조직률 82%를 표준 신체구성 수준으로 가정)

1) 체력 및 비만과 사망률

체력수준이 낮은 마른 남자가 체력수준이 높은 사람보다 사망률이 2배나 높았으며 체력수준이 낮고 체중이 정상인 사람이 체력수준이 높은 비만자보다 전 사망률과 순환계질환으로 인한 사망률이 높다고 한다. 건강수명은 신체질량지수가 같은 경우 근기능 즉 근력, 근지구력, 순발력이 좋은 사람이 길었다고 한다. 결론적으로 야위어서 나타나는 건강의 이점은 체력이 좋은 사람에게 한정된 것이며 더구나 운동은 체중 손실이 적을지라도 건강에 많은 이점을 준다.

일반적으로 일류 운동선수가 높은 수준의 능력을 발휘하기 위해서는 체지방량이 적어야 한다. 왜냐하면 비록 과체중이라고 해도 체지방률이 낮아 제지방량이 차지하는 비율이 높으면 이 과체중이 반드시 불리하게 작용하지는 않기 때문이다.

비만자는 모든 체력항목에서 성적이 나쁠 것이라고 생각한다. 지방은 골격근이 힘을 발휘하는데 도움이 되지 못하기 때문에 많은 신체활동의 능력을 저해한다. 일반적으로 대부분의 활동에서 체지방이 낮으면 낮을수록 개인의 신체활동능력이 높다. 적어도 마라톤선수 중에 비만자는 없다.

비만자의 운동능력을 비만이 아닌 사람과 비교하면 근력은 비슷하고, 민첩성, 스피드 그리고 전신 지구성은 떨어진다. 즉 체중이동을 하는 운동능력은 비만자가 낮고, 체중이동을 하지 않는 능력에서는 차이가 없다. 물론 이것은 비만자의 생물학적 기능단위의 좋고 나쁜 것을 명확히 하고 있는 것은 아니다.

비만자는 일반인과 비교하여 제지방량도 많다(표 30-4). 제지방량은 근육량을 반영하는 좋은 지표이다. 비만자는 근육량이 많지만, 근력은 큰 차이를 보이지 않는다. 이것은 비만자 근육의 질이 떨어진다는 것을 의미한다. 단위근육량당 근력이 비만자가 일반인보다 떨어진다고 할 수 있다.

비만자가 열세를 보이는 민첩성, 스피드, 전신지구성은 지방량이나 제지방량을 관련시켜 검토하면 어떨까. 지방이 물리적 부하가 되기 때문에 비만자의 실제 체력은 숨겨져 있다고 할 수 있을 것이다. 앞에서 설명한 운동능력은 분명히 구체적인 체력지표이지만, 생물적 기능단위의 능력을 명확하게 반영하고 있는 것은 아니다. 따라서 비만자의 체력을 보다 정확하게 검토하기 위해서는 제지방량을 기초로 한 체력을 조사해야 한다.

표 30-4 피검자의 형태 및 신체구성(北川, 1985)

	N	신장(cm)	체중(kg)	% fat(%)	FFM(kg)
비만자	23	168.0	79.8	26.1	58.6
마른 자	10	170.6	55.2	8.5	50.5
일반인	26	172.4	59.2	13.7	51.0

2) 근력

일반적으로 근력이란 정적 최대수축력을 말한다. 잘 알려져 있는 악력이나 배근력 등이 그것이다. 근력은 근육의 생리학적 횡단면적과 밀접한 관계가 있으며, 결과적으로는 근육량이 클수록 근력이 높다고 할 수 있다.

北川(1985)[3)]은 비만자의 근력이 비만이 아닌 자와 어떠한 관계가 있는지를 검토하기 위하여 대학생을 대상으로 비만자, 일반인, 즉 정상 체중인 자, 그리고 마른 자로 나누어 비교하였다. 근력과 신체구성과의 상관관계는 표 30-5와 같다. 높은 상관관계는 아니지만, 체중과 제지방량 모두 근력과 유의한 상관을 보였다. 근력과 체중 및 제지방량 사이에는 $R = 0.26 \sim 0.70$의 유의한 상관을 보였고, 그룹 사이에서 유의한 차이가 없었다. 그리고 체중당 근력은 비만자가 다른 두 그룹에 비하여 유의하게 낮은 수준을 보였다. 또 제지방량당 악력 및 배근력 역시 비만자가 낮았다. 즉 비만자의 근력은 절대값으로 비교한 경우에는 유의차가 없지만 체중이나 제지방량당 상대값이 떨어지는 것을 알 수 있다.

표 30-5 근력과 신체구성과의 상관관계(北川, 1985)

	악 력	완력(굴근)	배근력	각근력
%fat	0.05	0.37**	0.08	0.35**
체중	0.36**	0.64**	0.37**	0.31*
제지방량	0.49**	0.70**	0.53**	0.26*
지방량	0.18	0.50**	0.18	0.31*

*$p < .05$, **$p < .01$

3) 호흡순환계 기능

옛날부터 비만은 호흡순환기계 질환과 밀접한 관계가 있는 것으로 알려져 있다. 그 인과관계에 대해서는 아직 완전하게 밝혀지지는 않았으나 비만이 직접적, 간접적으로 호흡순환계 질환과 밀접한 관계가 있는 것은 분명하다. 따라서 심장을 비롯한 모든 내장기관에 운동부담이 커지는 장거리달리기 능력은 비만자가 일반인보다 떨어진다. 신체구성과 체력을 검토한 연구에서는 최대산소섭취량이 가장 오랜 역사를 가지고 있다. 체중당 상대치는 올 아웃에 도달하는 운동을 수행하는 능력을 그리고 제지방량 당 상대치는 호흡순환기계 기능의 우열을 보는 각각 좋은 지표이다.

피하지방으로 평가한 비만도가 클수록 중학생의 경우 오래달리기 능력이 떨어지며, 이러한 경향은 전 연령대에서 확인할 수 있다. 항상 체지방이 적을수록 지구성 능력이 좋은 것은 아니다. 예를 들면, 중학생을 대상으로 실시한 5분 달리기는 체지방률이 14%보다 적은 그룹이 많은 그룹보다 기록이 낮았다고 하였다.

체력이 좋다고 하면 대체로 전신지구성이 뛰어나다는 것을 의미한다. 최대산소섭취량은 전신지구성 또는 호흡순환계 기능의 대표적인 지표로 사용되고 있다. 최대산소섭취량은 피검자의 동기나 운동기술과는 상관없이 근육에 산소를 보내는 호흡순환기계의 최대능력을 나타내는 객관적 지표이다. 그리고 운동을 수행하는 능력을 살펴 보기 위해서는 체중당 최대산소섭취량이 적당하고, 호흡순환기계 기능을 평가할 때는 제지방량당 최대산소섭취량을 이용한다.

최대산소섭취량과 비만과의 관련성을 검토하기 위하여 비만자, 마른 사람 그리고 일반인으로 나누어 비교하였다. 최대산소섭취량의 절대값은 비만의 영향을 거의 받지 않는다. 또 체중당 최대산소섭취량은 마른 사람과 일반인과의 사이에는 유의한 차이는 없었지만, 비만자는 다른 그룹에 비하여 낮았다. 비만자가 비만이 아닌 사람보다 떨어지는 것이 보통이다. 그러나 제지방량당 최대산소섭취량은 세 그룹 사이에서 차이는 거의 없었다(표 30-6).

비만이 아닌 경우 지방량의 많고 적음은 최대산소섭취량에 거의 영향을 미치지 않는다는 것을 알 수 있다. 이상의 결과로부터 비만자에서는 최대산소섭취량으로 보는 호흡순환기계 기능에 대해서 체중의 영향은 거의 없다고 할 수 있다. 비만자의 과잉 지방은 단순한 불활성인 부하에 지나지 않는다.

표 30-6 최대산소섭취량과 관련인자들과의 상관(北川, 1985)

	VO_{2max} (L/min)	VO_{2max}/체중 (ml/kg/min)	VO_{2max}/제지방량 (ml/kg/min)
비만자	3.0	40.4	54.0
마른자	2.9	51.5	56.0
일반인	3.1	48.8	57.7
F검증	N.S	$P < .01$	N.S

4 비만과 운동효과

1) 체중 감량과 운동효과

(1) 제지방량 유지와 체지방량 감소

체중 감량을 위해서는 에너지소비량의 증가를 유지하기 위한 처치가 필수적이다. 가장 널리 이용되는 규칙적인 유산소성 운동은 체중 감량시 근육조직의 유지를 이루면서 체지방량의 감소효과를 나타낸다. 식사요법과 함께 유산소성 운동을 추가하는 것이 기존의 제지방량(LBM)을 유지하고, 에너지생성을 위해서 지방 이용을 활성화시키며, 지방의 축적을 감소시키는데 효과적이다(Pavlou etal, 1985).[12] 그들은 비만 남성들을 대상으로 주당 3일씩 식사요법과 8주간의 걷기 조깅 프로그램을 수행토록 하였으며, 통제그룹은 식이요법만 실시한 후 두 그룹간의 신체구성상 현저한 차이를 보고한 바 있다. 운동그룹(−11.8 kg)과 통제그룹(−9.2 kg)의 체중 감소현상은 거의 비슷한 수준을 보였고, 운동그룹은 거의 동일한 제지방량을 유지하고 있는데 반해서, 통제그룹 제지방량이 3.3 kg이나 감소하였다. 특히 운동그룹은 전체 체중 감량의 95%가 지방인데 반해서, 통제그룹은 단지 64%만이 지방감량을 나타냈다.

운동수행에 의한 지방감소와 제지방량 유지의 핵심적인 요인으로는 내분비기능의 작용을 들 수 있다. 유산소성 운동시에는 성장호르몬, 에피네프린 및 노르에피네프린농도가 증가하여 운동 중에 축적된 지방을 분해하고, 중성지방을 유리지방산으로 분해시키는 효소(리파제)의 작용을 활성화시킨다. 유리지방산은 특히 유산소성 운동의 대사과정에서 아주 중요한 에너지원으로 사용된다. 높은 저항운동은 테스토스테론이나 성장호르몬과 같은 호르몬의 분비를 증가시켜 단백질의 합성, 근육성장, 제지방증대를 가져온다(Kraemer et al. 1991).[11]

(2) 지방이용능력

운동은 신체구성과 관련하여 대사지질 산화를 증가시키고 특히 에너지원으로 지방산을 동원할 수 있는 능력을 향상시키며, 안정시에도 지방 산화능력을 향상시킨다.

규칙적인 운동을 실시하면 근육 글리코겐이 더 많이 저장되며, 지방의 베타 산화와 관련된 근육 효소들의 활성화가 향상된다. 이와 같은 변화는 유산소성 운동을 통해서 트레이닝된 근육들이 지방을 보다 효율적으로 연소할 수 있도록 해주며, 따라서 근육의 글리코겐 사용량을 감소시킨다. 지구력 트레이닝은 또한 장시간의 운동은 지방의 저장 장소로부터 유리지방산이 방출되는 속도를 증가시켜서 근육이 지방을 보다 잘 사용할 수 있게 한다. 혈중 유리지방산 농도가 증가하면 근육은 보다 많은 양의 지방과 보다 적은 양의 탄수화물을 연소시킨다. 동일한 속도로 신체활동을 할 때 단련된 사람은 단련되지 않은 사람보다 에너지 생성을 위해서 보다 많은 지방을 사용한다. 지구력 트레이닝이 된 근육의 지방 이용능력 향상은 유리지방산 동원능력 및 지방산화능력의 증가에 기인한다.

일반적으로 비만인들은 지방 이용능력이 떨어진다. Ranneries (1998)[14]은 비만인은 휴식기와 운동 후 회복기에 지방 산화 및 에너지 소비에서 지방 이용률이 낮다고 보고하였다. 이와 같이 지방이용능력이 떨어지는 요인들은 혈중 지방산 농도, 모세혈관밀도, 혈류, 운송능력(혈관벽과 조직세포막), 미토콘드리아 능력, 신경내분비의 역할 등이다. 특히 비만인은 지방산이 세포로 수송 운반되는 과정과 세포내 이동 현상이 둔화된다. 지방대사와 관련하여 지방산의 산화정도를 결정하는 것은 유리지방산의 유용성이 아니라 세포내의 글루코스의 유용성으로서 당운반체(Glut4)와 같은 운반자의 기능이라고 할 수 있다. 비만인, 특히 복부비만자는 지방대사의 활용능력이 매우 제한되어 있는 것으로 알려져 있다.

2) 심폐기능 향상과 체중 조절

심폐기능은 운동을 통해서 향상되기 때문에 적정강도로 제시된 최대하 심박수로 수행하는 운동량은 점차적으로 증가한다. 따라서 동일한 운동수행 시의 심박수를 기준으로 할 경우 심폐기능이 우수한 대상자들은 그렇지 않은 대상자들보다 에너지 소비량이 더욱 높게 나타난다. 예를 들어 심박수가 분당 150회의 운동강도에서 체력수준이 우수한 경우

에너지 소비량은 약 14 kcal/min이며, 체력수준이 중간수준인 경우에는 약 11 kcal/min를 나타낸다. 높은 강도의 유산소성 운동을 수행하는 경우 젖산생성량은 증가하고 지방대사는 다소 억제된다. 지구력 훈련에 의해서 심폐기능이 향상되면 지방대사의 이용능력이 더욱 활성화되는 것으로 알려져 있다. 따라서 심폐기능 향상은 체지방 감소와 높은 상관성을 가진다. Ruderman 등(1979)[15]은 중정도의 비만인 6명을 대상으로 자전거 에르고미터를 이용하여 주당 5회의 빈도로 3~6개월 동안 규칙적인 운동프로그램을 수행한 결과, 체중 감소와 함께 유산소능력 및 혈중 글루코스 내성이 향상된 것으로 보고하였다. 또한, Scheen 등(1981)[16]은 평균 신체질량지수가 41에 해당하는 6명의 비만인이 트레드밀을 이용하여 걷기운동(2.5마일/시, 경사 0%)을 수행한 결과 심폐기능의 향상과 함께 혈중 글루코스 및 인슐린농도의 감소, 혈중 카테콜라민농도의 증가, 유리지방산의 동원능력의 향상을 나타낸 것으로 보고하였다. 또한 비만인의 혈중 지질변인과 관련된 특성에서 혈중에 트리아실글리세롤(TGA)이 공복시에 증가하고 식후에 급격히 상승하며, 고밀도지단백농도(HDL)는 저하되고, 저밀도지단백농도(LDL)는 증가하게 되는데(Hardman, 1999),[9] 이러한 지질변인의 부정적인 현상은 대부분 심폐기능과 역상관을 나타낸다. 즉 운동을 통한 심폐기능 향상은 전체적인 대사기능의 활성화는 물론 혈중 지질변인의 긍정적인 변화를 가져온다.

3) 식욕

운동이 식욕을 촉진시켜 에너지섭취량의 증가를 초래하지 않을까 하는 의문을 가진다. 이 부분에 대한 다양한 연구가 진행되어 왔으나 분명한 해답은 역시 제시되지 못하고 있는 것 같다. 운동과 식욕에 관한 많은 연구들은 대체적으로 단기간의 짧은 운동이 식욕을 감소시킨다고 하였다. 격심한 운동은 식욕억제와 함께 공복감을 덜 느끼게 한다.

운동 후 단시간 동안의 공복감 억제현상은 혈중 호르몬의 수치와 관계가 있다. 운동중에 글루카곤 분비가 증가되어 음식물 섭취를 억제하며, 세로토닌(5-HT)이 포만감 요인으로 함께 작용한다. 백색 지방조직에서 분비되는 호르몬인 렙틴과 췌장에서 분비되는 인슐린이 음식섭취와 체중 조절에 연관되어 있다고 알려져 있다. 이 호르몬들은 뇌 부위에 있는 뉴런의 수용체에 결합되고 음식섭취의 지속적 감소를 가져올 수 있다. 또한 운동중에 분비량이 증가되는 렙틴의 영향으로 음식섭취 욕구를 억제하는 작용을 하게 된다. 이와 관련된 계속적인 연구가 요구된다.

5 비만자를 위한 운동프로그램의 실제

1) 운동프로그램의 원리

(1) 프로그램의 기본 지침

에너지 소비량을 증가시키면서 에너지섭취량을 감소시키는 가장 효과적인 방법은 식사요법과 운동요법의 병행이다. 그러나 에너지 섭취량의 감소는 하루에 1,000 kcal을 초과하지 않도록 한다. 지방 0.45 kg의 감소효과를 위해서는 약 3,500 kcal를 소비해야 하는데, 하루에 1,000 kcal의 부족현상을 유지할 경우 주당 0.9 kg의 점차적인 체중 감량효과를 나타낸다(1,000 kcal × 7days = 7000 kcal or 0.9 kg의 지방). 제지방조직의 감소없이 체지방을 감소시키기 위해서 다음과 같은 사항에 유의하여 체계적인 프로그램을 구성한다.

첫째, 목표로 하는 체중 및 지방의 감량을 산출하기 위해서 정확한 신체구성 측정방법을 적용한다.

둘째, 유산소성 운동프로그램에 매일 참가하는 것을 권장한다. 이 유산소성 운동은 지방을 주로 감소시키면서 제지방조직을 유지시킨다.

세째, 근육내 글리코겐 저장량의 고갈을 방지하고, 탄수화물 섭취에 의한 단백질 비축효과를 높이기 위해서 고탄수화물, 저지방 위주의 식사구성을 권장한다.

식사요법과 운동요법을 통한 체중 조절 프로그램을 제시할 때, 기존의 개인별 자료들은 합리적인 목표를 설정하는데 도움을 준다. 이러한 개인별 자료들은 성, 연령, 신장, 체중, 체지방률의 목표, 평균 에너지 섭취량, 심폐지구력 수준, 직업 등을 포함하고 있다.

(2) 운동프로그램의 기본 구성

비만처치를 위한 운동프로그램의 기본적인 구성요인은 운동형태, 운동강도, 운동시간, 운동빈도 및 운동기간 등이며, 에너지소비량도 중요하게 고려되어야 한다.

운동형태의 관점에서 체중 감소를 위해서 유산소운동이 저항운동보다 효과적인 것으로 널리 알려져 왔다. 그러나 최근 중증비만의 여성을 대상으로 유산소성 운동 및 저항성 운동 등을 각각 실시한 경우 제지방체중의 유지를 위해서는 저항운동이 더욱 효과적이며, 전체적인 체지방 감소도 2가지 운동형태 사이에서 거의 차이가 없는 결과들이 제시되면서 저항운동의 중요성이 널리 지적되고 있다. 따라서 체중 조절을 위한 운동프로그램의 구성시에는 유산소성 운동, 저항성 운동 및 적절한 식사요법의 병행이 강조되고 있다.

신체 일정부위의 체지방 축적상태를 변화시키는데 특정 운동종목이 과연 어떤 영향을 미치는가에 관해서도 의문을 가지는 경우가 많다. 일반적으로 특정부위에 대한 운동이 전체적인 유산소성 운동에 비해서 체지방량을 감소시키는데 그 효과는 낮다. 이러한 비교를 위해서 널리 제시되는 사례는 윗몸일으키기이다. 윗몸일으키기를 실행했을 때 소비되는 에너지 소비량에 비례해서 복부, 둔부, 견갑하 등의 지방세포 크기가 감소하며, 복부에 국한된 체지방의 영향은 나타나지 않는다. 자전거 에르고미터를 이용한 운동은 대퇴 부위의 체지방량 감소에 국한되는 것이 아니라 전신지방량의 감소를 가져오며, 오히려 복부지방이 현저하게 감소한다. 이러한 결과는 대퇴에 비해 복부의 피하지방세포가 카테콜라민의 지방분해 기능에 더욱 민감하게 반응한다는 것을 의미한다.

여성의 경우 지단백 리파아제 효소 활성화는 엉덩이 부위보다 복부에서 활발하게 나타나며, 여성은 에스트로겐과 프로게스테론(LPL)이 지단백 리파아제 효소의 활성화를 더욱 촉진한다. 또 카테콜라민의 지방분해 반응은 남녀 모두 복부에 비해서 엉덩이 부위에서 낮게 나타난다. 따라서 신체부위별 체지방량의 변화는 운동유형보다는 운동수행시 특정의 대사기능 및 내분비기능 활성화에 따른 신체 부위별 조직의 반응양상에 따라서 영향을 받는다는 것을 알 수 있으며, 이러한 반응상태는 성별, 연령별 그리고 개인적인 신체상태에 따라 다르다.

(3) 운동종목의 선정과 유형

체지방 및 체중을 감소시키기 위한 운동은 많은 에너지 소비량을 요구하는 것이 필수적이다. 걷기, 계단 오르내리기, 조깅, 크로스컨츄리, 스키 등은 에너지 소비량이 많으면서 체중이동범위가 크기 때문에 적절한 운동이다. 그리고 자전거타기운동은 안장에서, 수영은 부력으로 자체의 체중을 지지할 수 있기 때문에 과체중 및 과도한 비만자들에게 효과적인 방법이 될 수 있다.

비만인에 대한 효과적인 운동프로그램은 규칙적인 걷기로 시작하는 것이 가장 적절하다. 생활습관을 수정하려면 가능한 오래 지속할 수 있는 것을 선택해야 한다. 걷기 및 계단오르내리기 등 일상동작을 포함하는 형태가 여러 가지 관점에서 도움을 주게 될 것이다. 즉 특별한 용구도 필요 없으며, 생활양식의 수정에 무리가 뒤따르지 않는다. 이러한 간단한 생활양식의 개선은 자신이 선호하고 계속해서 할 수 있는 운동이라면 더욱 효과적이다.

생활습관의 변화를 위한 방안으로는 교통수단을 가급적 이용하지 않도록 하는 것이 가장 중요하다. 예를 들면 작업장에서 최대한 멀리 떨어져 주차할 것, 엘리베이터를 타지 않고 계단을 이용토록 할 것, 가까운 또는 같은 건물에서는 전화를 사용하지 않고 직접 가서 전달하도록 하며, 점심식사는 구내식당을 이용하지 않고 가능하면 멀리 있는 곳을 걸어서 이용하기 등은 유익하고 간단하게 에너지 소비량을 증가시키는 도움을 주게 된다.

운동을 쉽게 할 수 있는 사회적 시설과 환경이 가장 중요하다. 그것을 지지하는 것은 가족 및 친구, 직장 및 클럽의 동료 등이다. 즉 공동체 단위에 미치는 운동계획을 실시하는 경우에는 공동체 그 자체가 중요하다. 실제로 매우 중요한 역할은 배우자와 가족을 들 수 있다. 예를 들어 비만인의 체중 조절을 위해서 적극적으로 협력하는 배우자를 가진 환자의 80%는 운동계획을 지속적으로 수행하고 있으나, 반대로 무관심하거나 비협조적인 배우자의 경우에는 불과 40% 밖에 운동계획을 실행하고 있지 않는 것으로 알려져 있다.

① **걷기운동**

걷기는 특히 운동을 처음 시작하는 경우 가장 쉽게 이용될 수 있다. 속보는 지면이 고르지 않은 장소에서는 부적절하다. 우선 처음 시작하는 단계의 목표로써는 소요시간 및 속도 보다도 거리를 결정해야 한다. 그 후 서서히 보행거리를 연장하고 운동양식을 변화하거나 운동량은 증가시켜야 한다. 비만인의 걷기 속도는 정상체중범위의 대상자보다 평균적으로 느리다. 25～42 m/분 (0.93～1.57마일/시)의 속도는 완보에 해당하며, 45～75 m/분 (1.68～2.80마일/시)의 속도는 속보에 해당한다.

걷기운동의 장점은 다음과 같다.

- 달리기와 같은 운동에 비해서 근골격의 상해 발생률이 낮다.
- 자전거의 위험을 피할 수 있는 등 안전하다.
- 수영장을 찾는 불편함을 피할 수 있다.
- 특별한 기술을 필요로 하지 않는다.
- 어떠한 장소와 시간에 구애를 받지 않는다.

② **수중운동**

수중운동은 비만처치를 위해서 널리 이용될 수 있는데, 수영을 처음 시작하는 경우 기술을 숙달시키는 것이 중요하다. 수영기술이 숙달된 비만인은 어느 정도의 에너지를 소비하는데 충분한 속도와 거리를 얻을 수 있다. 대부분의 비만인은 효과적인 운동이 될 정도로 수영의 영법에 숙달되어 있지 않다. 그와 같은 사람에 대한 수중운동으로써는 고무제품의 풋핀 등을 붙인 킥보드를 사용하여 풀 가장자리를 잡고 물장구를 치거나 예정된 시간과 거리에서 하반신을 물속에 잠기도록 하고 일정한 시간과 거리를 걷거나 간단한 게임을 하므로써 운동효과를 얻을 수 있다. 또한, 특별히 고안된 수중 에르고미터를 이용하거나 부력이 있는 조끼를 입고 물속에서 조깅하는 등의 방법도 있다. 수중에서의 운동은 부력이 작용하므로 관절에 걸리는 체중의 부담을 줄일 수 있기 때문에 특히 관절의 부담을 많이 느끼는 비만인들에게 도움이 된다.

기존의 자전거 에르고미터를 수중용으로 개량하여 물속에서 운동을 수행하는 경우 에너지 소비량이 페달회전수에 비례하는데, 이러한 개념을 적용하여, 풀안에서 목까지 물에 잠기도록 하여 일정한 무게의 씨트벨트를 허리에 부착하고 운동을 실시한다. 이러한 운동시 관절의 장해 및 열 스트레스의 문제가 발생하지 않으며, 특별한 기술이 필요없다. 이러한 방법에 의한 운동시 운동강도는 비교적 낮음에도 불구하고 90분의 자전거운동으로 약 450~500 kcal 범위의 에너지를 소비할 수 있다. 수중에서 다소 높은 강도의 운동을 행하면 보다 많은 체중 및 체지방의 감소를 나타낼 수 있다.

(4) 운동계획의 지속적 수행

비만인은 흔히 운동계획에 적극적으로 참가하지 않는 경향이 중요한 문제점이 된다. 운동계획을 수립하여 시작한 뒤 수 개월 후에는 의욕상실을 나타내는 경향이 높다. 즐겁고 가치있는 계획을 세우고 빈틈없는 지도와 관리가 실행된다면 의욕은 수주간에서 6개월 이상을 유지하는 것이 가능하다. 이러한 과정에서 중요한 세 가지 초점이 있는데, 운동의 개시, 의욕의 유지, 한 가지 계획이 종료한 후 나아가 규칙적인 운동을 계속할 수 있도록 동기부여의 확립하는 것 등 3가지이다. 운동계획을 중단하는 현상은 극히 초기단계와 운동을 시작한 후 조금 지난 시기에서 가장 높게 발생한다. 운동계획이 중단되는 가장 대표적인 원인으로는 운동계획에 대한 불만족(예 : 적은 체중 감소), 당황, 권태, 불만, 고통, 무력, 사고, 일상활동에 대한 무력감, 휴가, 일에 대한 압력, 직업전환, 이동, 가족 불화 등을 들 수 있다. 일반적으로 대부분의 비만자들은 운동 지속률이 50%를 넘지 못한다.

따라서 비만자에 대해서는 운동계획을 지속시키는 좋은 방법을 고안해 내야 한다. 동시에 지방과 체중을 감소시키는 식사요법과 운동요법을 병행 실시해야 한다. 일반적으로 비만자는 운동을 좋아하지 않으므로 운동을 시작하고 지속시키기 위해서는 특수한 행동요법이 필요하다. 비만자의 운동계획을 지속시키기 위해서는 다음과 같은 사항에 유의하여야 한다.

① 적절한 운동의 선택 ② 운동을 위한 모든 기회 제공 ③ 일상생활 활동이 운동이라

고 강조, ④ 기적이 아닌 현실적인 기대감 제공, ⑤ 적절한 운동량, 강도, 시간과 횟수, 편리한 시간 선택, ⑥ 상쾌한 환경 선택, ⑦ 개별적 관심 제공, ⑧ 집단 활동 격려, ⑨ 운동의 가치성에 대한 충분한 이해 등이 이루어지도록 해야 한다.

(5) 상해 및 위험성

비만자는 운동 중에 상해를 입을 가능성이 높다. 따라서 운동계획은 대상자의 체력을 보다 정확하게 고려하여야 한다. 유의해야 할 사항은 최초 수주간은 준비운동과 스트레칭을 충분히 실시하고, 운동강도 · 빈도 · 운동지속시간을 서서히 증가시키며, 적절한 복장과 환경을 선택하는 것 등이다. 특히 비만자는 발 및 발목 보호를 위한 복장에 주의를 기울여야 한다. 비만자의 운동 시 발생할 수 있는 위험현상으로는 후두염, 심근경색, 고혈압, 관절염과 관절의 악화, 인대손상, 피부질환, 찰과상, 탈수증, 혈액부족 등이 일어날 수 있다.

2) 운동프로그램 구성의 기본적인 단계

체중 감소를 위한 프로그램을 구성하기 위해서는 우선적으로 목표체중 설정과 식사섭취의 열량 평가 및 소비열량이 분석되어야 한다. 즉 감량의 목표체중을 설정하여 이를 얼마기간 동안 달성할 것인가를 결정한 후 이와 관련하여 에너지소비 및 섭취의 균형을 토대로 하루의 식사섭취와 운동프로그램 등이 제시되어야 한다.

(1) 단계 Ⅰ: 목표체중 설정

목표체중의 설정을 위해서는 현재의 체중과 체지방량을 측정해야 한다. 일반적으로 신장-체중 환산표를 토대로 목표체중을 설정하는데, 여러 가지 오류를 나타내기 때문에 가급적 사용을 삼가토록 하고 있다. 특히 이러한 기준표는 그 제작과정에서 체중측정의 문제점, 대상이 서양인을 기준으로 한 점 등이 지적되어 왔다. 신장-체중의 기준표에 의해서 건강체중에 의한 목표를 설정할 경우, 근본적으로 비만평가의 오류는 물론 목표체중 설정의 현저한 차이를 초래한다.

건강 체중과 체지방 수준을 평가하여 이를 토대로 목표체중을 설정하기 위해서는 체지방량의 측정이 정확하게 이루어져야 한다. 체지방량의 정확한 측정방법은 앞에서 기술한 바와 같이 수중체중측정법을 비롯한 다양한 방법들 중 적절한 방법을 선택해야 한다.

건강체중은 개인의 제지방체중과 체지방률의 현재 목표에 근거해야 하며, 적정한 범위에서의 지방량은 건강상태 유지 및 질병위험을 예방할 수 있는 중요한 기준이 될 것이다.

일반적으로 남자의 최소 지방은 5%, 여자는 8%이며, 비만평가의 기준은 남자는 20%, 여자는 30%이다. 일반적으로 연령증가와 함께 체중과 지방이 증가되는 경향을 나타낸다. 일반적으로 20세에서 60세까지 10년에 약 1%의 지방이 증가한다. 운동량의 감소로 인한 지방의 증가와 근육의 감소를 동반한다.

목표체중은 현재의 제지방 체중을 토대로 목표하는 제지방체중을 산출한 후 그 감량체중을 설정한다. 이 방법은 체중 감량을 위한 프로그램 구성시 체중 보다 체지방률이 중요한 지표가 된다는 것을 의미한다. 즉 체중이 높고 낮음을 중요한 근거로 활용하는 것이 아니라, 체지방률이 높을수록 그 목표설정을 다소 높게 제시해야 한다.

목표체중 설정단계의 전체적인 과정을 요약하면 다음과 같다.

① 신체구성의 측정 방법에 의해서 체지방률을 측정한다.

② 현재의 제지방체중을 계산한다.

: 체중×현재의 제지방률(소수점으로 환산) = 현재의 제지방체중

③ 목표로 제시할 체지방률을 설정한다.

④ 현재의 제지방체중을 목표 제지방률로 나누어 목표체중을 산출한다.

: 현재의 제지방체중/목표 제지방률 = 목표체중

(2) 단계 II : 에너지 섭취량 및 소비량의 평가

체중 조절 프로그램을 계획수립하는 경우, 우선 개인의 에너지 섭취량과 소비량을 결정해야 한다. 이러한 기본 자료는 체중 감소의 속도를 산정하고, 신체구성과 체중의 장기적 목표를 달성하는데 요구되는 기간을 추정하는데 근거로 활용된다.

에너지 섭취량은 6~7일간의 식사내용을 기록하여 이를 토대로 컴퓨터 프로그램에 의해서 산출한다. 식사섭취내용을 토대로 에너지 섭취량을 산출하는데 이용되는 다양화된 컴퓨터 프로그램이 제시되어 왔다. 식사기록지에는 섭취음식 유형, 식사횟수, 식사당 열량 함유량 등을 기록한다.

에너지 소비량은 안정 시 대사량과 생활중의 작업, 운동, 집안 일, 개인적인 일상적 활동 등의 과정에서 소비되는 추가적 칼로리로 한다. 안정 시 대사량은 편안하게 누워 있는 자세에서 생명기능을 유지하기 위해서 필수적으로 요구되는 최소한의 에너지 소비량을 나타낸다. 에너지 소비량은 체격 크기와 체표면적에 비례하기 때문에 신장 및 체중에 비례해서 증가한다.

연령이 증가함에 따라 대사활동을 담당하는 세포수가 감소하기 때문에 안정 시 에너지

소비량은 점차적으로 감소한다. 일반적으로 25세 이후 10년마다 2~5%의 범위에서 안정 시 에너지 소비량은 점차 감소한다.

체격 및 연령뿐만 아니라 신체구성도 안정 시 에너지 소비량에 영향을 미친다. 동일한 체중에서 근육을 비롯한 제지방체중이 높을수록 안정 시 에너지 소비량은 증가한다. 또한 여자가 남자에 비해서 약 5~10%의 범위에서 낮게 나타나는데, 이것은 체중의 영향도 있으나, 상대적으로 여자가 높은 체지방률 때문에 제지방체중이 낮게 나타나기 때문이다. 최근까지 안정 시 에너지 소비량을 산출하기 위해서 다양한 추정공식들이 제시되어 왔는데, 이러한 추정공식의 유형은 표 30-7에서 나타난 바와 같다.

표 30-7 안정 시 에너지 소비량의 추정공식

공식유형	남 자	여 자
체표면적에 의한 방법	BSA(m^2) × 38 kcal.hr^{-1}/m^2 × 24hr	BSA(m^2) × 38 kcal.hr^{-1}/m^2 × 24hr
Harris-Benedict 공식	66.473 + 13.751(BW) + 5.0033(HT) − 6755(Age)	655.0955 + 9.463(BW) + 1.8496(HT) − 4.6756(Age)
제지방체중(FFM)에 의한 공식	1.3 kcal.hr^{-1} FFM × 24hr	1.3 kcal.hr^{-1} FFM × 24hr
체중에 의한 공식	체중(in kg) × 24.2 kcal.kg^{-1}	체중(in kg) × 22.0 kcal.kg^{-1}

(3) 단계 Ⅲ : 추가적 에너지 소비량의 측정

안정 시 에너지 소비량은 하루 총 에너지 요구량의 50~70% 범위를 차지하지만, 이것은 사람의 하루 중 활동내용에 따라서 다르다. 안정 시 에너지 소비량은 안정 시 수준 보다 약간 많은 칼로리를 필요로 하는 비활동적인 사람이 크게 나타난다.

예를 들어 사무직의 남성은 가벼운 활동을 수행하는 유형에 해당하며, 1,680 kcal의 안정 시 에너지 소비량을 나타낸다면, 그의 하루 중 활동유형의 특성 때문에 요구되는 추가적인 에너지 소비량은 안정 시 수준의 약 40%를 차지하는 672 kcal 정도이다. 만약, 추가적인 신체활동이 더 이상 이루어지지 않으면, 하루 총 에너지 섭취의 요구량은 약 2,352 kcal이다.

일반적으로 활동유형의 구분은 가벼운 활동유형에는 대부분의 직업, 사무실근무자, 가계근무자, 교사, 주부 등이 포함되며, 보통 정도의 활동유형에는 가벼운 산업근로자, 농부, 활동적인 학생, 백화점 근무자, 활동이 적은 군인, 어부 등이 포함된다. 힘든 활동유형에는 운동선수나 무용수, 비숙련근로자, 숲관리자, 활동적 군인, 광부, 제철소근로자 등이 포함되며, 매우 힘든 활동유형에는 목공재벌, 대장장이, 여성건축근로자 등이 포함된다. 이러한 기준에 의해서 추가되는 에너지 소비량의 비율을 안정 시 에너지 소비량에 대한 상대적 증가량으로 나타내며 거의 활동이 없는 경우에는 남녀 모두 15%, 가벼운 활동을 하는 경우에는 남자 40%, 여자 35%, 보통정도의 활동을 하는 경우에는 남자 50%, 여자 45%, 힘든 활동을 하는 경우에는 남자 85%, 여자 70%, 매우 힘든 활동을 하는 경우에는 남자 110%, 여자 100%가 추가된다.

또 다른 방법으로 신체활동 일지를 통해서 대상자들의 추가적 에너지 소비량을 측정할 수 있다. 이러한 기록을 통하여 각 개인들의 모든 활동과 총 소요시간들을 알 수 있다. 이것은 잠자기, 먹기, 샤워하기, TV보기, 말하기, 일하기, 운동하기와 같은 모든 활동들을 포함한다. 다양한 개인적 활동, 작업, 여가 및 스포츠 활동에 관한 에너지 소비량의 측정치가 제시될 수 있다.

6 결 론

비만자들의 체중 감소 프로그램에 대한 많은 연구들은 다양한 식사구성과 운동 형태의 변화를 통해서 체력 및 지질대사변인에 대한 효과를 분석하는데 초점을 두어 체중 감소 프로그램 적용 가능성을 제시하여 왔으며, 체중 감소의 최적 프로그램을 모색하기 위한 계속적인 연구가 이루어지고 있다. 비만발생에 대한 유전적 영향을 고려하여 비만유전자와 신체적 특성, 비만관련 호르몬과 수용체, 체지방량의 변화와 같은 비만관련 요인과의 관련성(Commuzzie et al., 1955)[7]에 중점을 두고 폭넓은 연구가 이루어져 오고 있으나, 인간을 대상으로 한 정확한 분석은 아직 미비한 실정이다. 비만관련 중년 성인의 체중 감소 프로그램 적용 후 신체적 특성, 지질대사변인 및 건강체력의 변화는 비만인에 있어서 중요한 목표가 되면서 식사요법, 운동요법, 약물요법, 수술요법 등 다양한 처치요법이 시도되어 왔으나, 이에 대한 결과들은 일치하지 않고 있다. 다만, 일반적으로 중도 이상의 비만인 경우에는 식사요법을 먼저 실시하여 체중을 감량시킨 후 저항성운동을 통하여 어느 정도 근력을 향상시킨 다음 전신지구성 운동을 권장하는 것이 바람직하다.

최근에는 복합적인 체중 감소 프로그램을 통하여 그 효과를 극대화시키려는 경향들이 나타나고 있으며 비만관련 성인병환자의 급증에 따라 이들에 대한 다양한 운동프로그램이 적용되고 있다. 특히 비만과 인슐린 비의존형 당뇨병의 개선을 위해서 식이요법, 운동요법 병행이 가장 널리 적용되고 있으며, 이에 대한 결과는 상이하게 보고되고 있는 실정이다. 이에 기존의 비만 및 비만관련질환 즉 당뇨병, 관상동맥질환 등의 예방 및 증후의 개선에 초점을 맞추어 실시되는 운동 및 식이조절 프로그램에 유전적, 분자생물학적 연구결과들을 접목하여 실시한다면, 비만 및 비만관련 성인병 처치를 위한 효과적인 프로그램을 도출할 수 있을 것이다.

○ 부록 체중 감소를 위한 운동 프로그램의 실제

〈40세 남자를 기준으로 한 예시〉

① 신장 : 175.0 cm, 체중 : 85.00 kg, 체지방률 : 25%

② 목표 체지방률 : 20%

③ 하루 평균 칼로리섭취량 : 2500 kcal

④ 심폐 지구력 수준 : 평균 이하

⑤ 직업 : 사무직원

〈체중 조절 프로그램 마련을 위한 단계적인 과정〉

- 1 단계. 대상자의 체중과 신체구성을 측정한다.
- 2 단계. 하루 에너지 섭취량을 산출한다(2~3일간 식사일지 기준).
- 3 단계. 목표 체지방률에 기초하여 목표 체중을 산출한다.

  현재 제지방체중 = 63.8 kg (85×0.75)

  목표체중 = 79.69 kg (63.8/0.80)
- 4 단계. 체중 감량을 달성하기 위해 필요한 총 칼로리 부족과 체중 감소를 계산한다.

  체중 감소 = 5.31 kg (85~79.69 kg)

  칼로리부족 = 41,300 kcal ((5.31 kg/0.45 kg)×3,500 kcal)
- 5 단계. 하루 에너지 소비량을 산출한다.

  에너지 소비량 = (안정시대사율+하루 활동수준)

a) 안정시대사율 (Harris-Benedict 공식의 이용)

= 66.473 + 13.751(85 kg) + 5.0033(175 cm) − 6.755(40세) = 1,841 kcal

b) 하루 활동수준 : 안정수준에 대한 증가량 40%

추가 kcal = 1,841 × 0.40 = 736 kcal

c) 총 에너지 소비량 = 1,841 + 736 = 2,577 kcal

- 6 단계. 하루에 약 500 kcal의 에너지 섭취량을 줄이기 위해서 현재의 식사량중 20%를 감소시키며, 아울러 운동을 통해서 200~300 kcal의 에너지 소비량을 증가시켜 700~800 kcal를 감소시키는 계획을 세운다. 체중당 1분에 소비되는 칼로리와 운동시간을 곱해서 49,544 kcal의 총 에너지 부족량에 도달될 때까지 이 프로그램을 계속한다. 주당 5일의 빈도로 운동을 하도록 한다. 9주가 지나면 대상자는 대개 5.4 kg 정도의 체중 감량이 될 것이다. 목표 체지방률의 목표가 달성 되었는지의 여부를 알아보기 위해서 체중 및 신체구성을 다시 측정한다.
- 7 단계. 대상자에게 식사요법과 운동프로그램을 지속시킨다.

프로그램 지속 후 목표가 달성되면서 나타난 체중 및 신체구성을 측정하여 이를 토대로 다시 새로운 목표체중을 설정하며, 아울러 에너지 소비량 및 활동수준 등을 고려하여 다시 에너지 소비량 등을 산출하는 등 1~6단계의 과정을 적용한다.

참고문헌

1. 김현수, 김혜숙, 오윤선, 송종일. 자기페이스의 운동이 고령여성의 체지방 분포 및 순환계 위험요인에 미치는 영향. *대한비만학회지* 2000 ; 9 : 153-162.
2. 김현수. 비만여성의 내장지방축적에 대한 저칼로리식 및 운동요법의 효과. *운동과학* 2006 ; 15 : 17-24.
3. 北川 薫. 肥満者の脂肪量と體力. *杏林書院*. 1985 ; 73-102.
4. 北川 薫. 身體組成とウエイトコンロ-ル. *杏林書院*. 1996.
5. 安部 孝 等. 內臟蓄積脂肪に對する有酸素トレイーングと食事管理の効果. *体力研究*, 1994 ; 85 : 65-72.
6. Amano M. Exercise training and autonomic nervous system activity in obese individuals. *Med Sci Sports Exerc* 2001 ; 33 : 1287-1291.
7. Comuzzie AG, Blangero J, Mahaney MC, Mitchell BD, Hixson JE, Samollow PB, Stern MP and MacCluer JW. Major gene with sex-specific effects influences fat mass in Mexican

Americans. *Genet Epidemiol* 1995 ; 12 : 475-488.

8. Despres JP, et al. Loss of abdominal fat and metabolic response to exercise training in obese women. *Am J Physiol* 1991 ; 261 : E159-167.
9. Hardman AE. Physical activity, obesity and blood lipids. International Journal of Obes 1999 ; 23(Suppl 3) : Sll-S17.
10. Joseph LJ, Davey SL, Evans WJ, Campbell ww. Differential effect of resistance training on the body composition and lipoprotein-lipid profile in older men and women. Metabolism 1999 ; 48(11) : 1474-1480.
11. Kraemer WJ, Gordon SE, Fleck SJ, Marchitelli LJ, Mello R, Dziados JE, Friedl K, Harman E, Maresh C and Fry AC. Endogenous anabolic hormonal and growth factor responses to heavy resistance exercise in males and females. Int. *J. Sports Med* 1991 ; 12 : 228-235.
12. Pavlou KN, Steffee WP, Lerman RH and Burrows BA. Effects of dieting and exercise on lean body mass, oxygen uptake, and strength. Med. Sci. *Sports Exerc* 1985 ; 17 : 466-471.
13. Phinney SD, et al. Effects of aerobic exercise on energy expenditure and nitrogen balance during very low caloric dieting. *Metab* 1988 ; 37 : 758-765.
14. Ranneries C, Bulow J, Buemann B, Christensin NJ, Madsen J and Astrup A. Fat metabolism in formerly obese women. *Am. J. Physiol* 1998 ; 274 : E155-161.
15. Ruderman NB, Ganda OP and Johansen K. The effect of physical training on glucose tolerance and plasma lipids in maturity-onset diabetes. *Diabetes* 1979 ; 28(Suppl. 1) : 89.
16. Scheen A, et al. Fuel-hormone response during prolonged exercise in obese subjects. In Biochemistry of Exercise IV-A. Edited by J. Poortmans and G. *Niset.* Baltmore, University Park Press 1981 ; 292-293.
17. Schwartz RS, et al. The effect of intensive endurance exercise training on body fat distribution in young and older men. *Metab* 1991 ; 40(5) : 545-551.
18. Shimomura I, et al. Marked reduction of acyl-CoA synthase activity and mRNA in intra-abdominal visceral fat by physical exercise. *Am J Physiol* 1993 ; 265 : E44.
19. Treuth MS, et al. Reduction in intra-abdominal adipose tissue after strength training in older women. *J Appl Physiol* 1995 ; 78 : 1425-1431.

Chapter

31 행동수정요법

1 서 론

체중관리의 원칙은 단순하다. 섭취하는 에너지와 소비하는 에너지의 균형을 장기간에 걸쳐 유지하는 것이다.[1] 행동수정요법은 이러한 기본 원칙이 잘 지켜지도록 환자의 식사 습관을 바꾸고, 활동량을 증가시켜 의도적으로 건강한 에너지 균형을 유도하는 방법이다 (그림 31-1. 비만교과서 2판 p.103 사용). 행동수정요법은 지난 25년간 비만의 효과적인 치료전략으로 광범위하게 이용되고 있는데, 비만에 대한 최초의 기술은 30여 년 전에 보고 되었다.[2,3] 그 접근법은 초기에는 행동수정이라고 불렀다. 그 후에 이름이 행동수정요법으로 바뀌어 불리게 되었다. 최근에는 사고 과정, 태도, 그리고 감정을 바꾸는 전략이 전통적인 행동수정요법에 추가되었다. 이러한 일련의 기법들을 인지-행동요법이라고 한다. 이 모든 접근법들은 식습관과 운동습관을 변화시켜 "생활양식의 행동변화"를 유도하는 공통의 기본 목표를 가지고 있다.

당뇨병 예방 프로그램으로 알려진 DPP (Diabetes prevention program) 연구에서 행동치료 기법으로 생활양식을 중재한 방법이 모든 인종, 연령군, 체질량지수 그룹에서 체중 감량효과가 크다고 나타났으며[4-6] 다른 연구[7]에서도 행동수정 요법이 장기적인 체중 변화에도 효과가 있는 것으로 보고 되었다. 또한 대다수의 상업적인 다이어트 프로그램에서도 행동수정요법을 강조하는 것을 보면, 행동 치료적인 접근법이 광범위하게 받아들여지고 있다는 사실을 알 수 있다.

2 역사적 배경

비만의 행동치료에 대한 문헌은 광범위하다. 1962년에 처음 제안된 행동 전략에는 식사 섭취에 대한 자기 감시, 식사에 대한 환경 단서 줄이기, 식사 속도를 천천히 하는 것, 식사 대신 활동량 증가시키기 등으로 구성 되었다. 초기에는 강하게 조절하였으나 점차 강도를 줄였는데 이 방법은 비만관리에 성공적으로 적용되었다.[8)]

Ferster[9)] 등과 Stuart는[10)] 비만에 행동치료법을 적용한 최초의 연구자들이었다. Stuart는 한 보고서에서 학습의 원칙을 식습관, 영양소 섭취, 그리고 신체활동/운동을 수정하는데 적용한 사실을 기술하였다. Stuart는 10명의 비만환자에게 개별화된 접근법으로 치료하였다고 기술하였다. 10명의 대상자 중 2명은 치료에서 탈락되었다. 남은 8명 모두가 9 kg 이상 체중 감량에 성공하였고, 그중 3명은 18 kg 이상 감량되었다. 그 당시 일반적으로 비만은 불치의 의학적 문제로 여겨지고 있었다. 그러므로 이러한 Stuart의 초기 연구의 인상적인 결과는 상당한 반향을 불러일으켰다. 1972년에 Stuart와 Davis[11)]는 "비만한 세상에서 날씬해지는 기회 (Slim Chance in a Fat World)"라는 제목의 행동치료 지침서를 출판하여 행동 치료적인 접근법에 대해 자세히 기술하였다.

그 후 몇 년간 비만의 행동치료에 대한 열기가 뜨거워졌다. 1970년대에 행동치료는 일반적으로 6~10명의 소집단을 대상으로 12~16주간 주 1회 만나는 방식으로 이루어졌다. 이 프로토콜에 따라 치료하게 되면 평균 4~5 kg 정도 체중이 감량되었다.

행동수정요법에 대한 연구가 발전함에 따라 1~5년까지 체중의 변화를 장기 추적 조사하는 연구들이 보고 되었다.[12,13)] 이들 보고서에서는 행동수정요법으로 치료받은 대부분의 비만 환자들에게서 집중 치료 기간 중 감량한 체중의 상당 부분이 추적기간 중 다시 늘어나는 현상을 지적하였다. 이러한 사실이 보고 됨에 따라 행동치료 후 장기간의 감량 체중 유지를 촉진하는 전략들을 검증하게 되었다.[14,15)] 검증된 체중 유지 전략들로는 가족 구성원을 치료에 포함시키기, 추가치료 (booster session), 치료 기간 연장, 생활양식 변화를 촉진하는 전화 접촉, 그리고 금전적 강화 전략 등이 포함되었다. 최근에는 장기간 동안 보다 많은 체중을 빼는 방법에 초점이 맞추어져 왔다.

장기적인 체중 유지가 가능하다는 인상적인 증거는 NWCR (National weight control registry)일 것이다. NWCR은 초기 체중의 10% 이상을 감량하고 최소 1년간 감량 체중을 유지한 사람들 3000명 이상이 포함되어 있다.[16)]

NWCR에서의 결과를 보면 참여자들은 식사행동(저지방 저열량 식사, 규칙적인 세끼 식사)과 운동에서의 변화(높은 수준의 신체활동량, 체중을 자주 측정)가 전반적으로 나타났다. 이들은 하루에 1381 kcal를 섭취하였고 지방 섭취 비율이 24%, 단백질 섭취 비율이 19%, 탄수화물 섭취 비율이 56%였다고 보고한다. 또한 이들은 평균적으로 하루 4.7회 식사나 간식을 한 것으로 보고하였다. 거의 80%는 매일 아침을 먹었다고 보고하였다.[17,18]

등록된 환자의 91%는 감량된 체중의 유지를 위해 규칙적인 운동에 참여하였다고 보고하였다. 보고 된 운동량은 주당 평균 2700 kcal 가량을 소비하는 것으로 나타났다. 참여자들이 시행한 운동 프로그램 중 가장 높은 비율을 차지하는 것은 걷기(76%)였으며 그 외에 자전거 타기(2.6%), 근력운동(20.3%), 에어로빅(17.8%) 달리기(10.5%), 계단 오르기(9.3%) 등이 있다.[15]

NWCR 등록자들이 감량된 체중을 장기간 유지하는데 지속적인 자기관찰과 관리가 필요한 듯하다. 이들의 75%는 적어도 주 1회 체중을 측정하였다.[16]

이처럼 성공적인 감량 체중을 유지하는 사람들은 지방의 섭취 비율이 줄고 운동을 더 많이 하고 체중을 더 자주 재는 것으로 나타났는데 이는 다른 연구[19,20]에서도 알 수 있으며 행동의 장기적인 변화에 기인하는 것이란 사실이다.

이들 연구에서는 행동수정요법과 초저열량식사요법 및 식욕억제제를 병합하는 치료법의 효과를 조사하였다.

3 행동치료 전략

1) 기본 철학과 이론

행동수정요법은 학습의 기본 원칙에 기초하고 있다. 이러한 원칙들은 동물과 인간이 습관을 학습하고, 행동의 결과에 대해 기대하며, 새로운 환경적 요구에 반응하여 행동을 바꾸는 과정에 대한 많은 연구를 통해 세워져 왔다. 이들 원칙들을 비만에 적용하려면, 우선 행동을 비만의 생물학적 기초와 연결해야 한다. 대부분의 행동 프로그램에서는 비만을 기초대사요구량과 신체활동에 의해 소비되는 열량보다 섭취 열량이 더 많기 때문에 발생하는 양의 에너지 균형에 기인하는 것으로 개념화하고 있다. 체중 감소는 총 섭취 열량이 총 소비 열량을 상회하여 음의 에너지 균형이 생길 때 나타난다. 비만의 행동수정요법의 행동 목표는 섭취량을 줄이고 신체활동량을 늘리는 것이다. 행동 이론에 따르면, 섭식행동은 구미를 당기는 음식과 공복감에 의해 강화된다. 과식의 부정적인 결과인 체중 증가는 음식의 맛과 공복감의 감소라는 즉각적인 양성 및 음성 강화에 비해 반응이 느리고 영향이 덜하다. 운동은 피로, 불쾌감을 주고 종종 불편하다는 점에서 특히 비만한 사람에게는 기피되는 경향이 있다. 그러나 장기적으로는 체력이 증진되고 체중이 줄게 되어 더 건강해지게 된다. 그러므로 운동을 통한 신체활동량 증가는 즉각적으로는 음성 강화를, 장기적으로는 양성 강화로 이어지게 된다. 그 결과 강화와 처벌과 같은 기본적인 동기화 원칙은 식사행동을 촉진하고 신체활동량을 줄이게 되어 점진적인 체중 증가로 만성적인 비만에 이르게 된다. 이러한 습관들은 다양한 환경적, 생물학적 신호에 조건화되는 것으로 여겨져서 TV를 볼 때 먹는 버릇이나 일과 후 운동보다는 휴식을 취하는 건강치 못한 습관들은 시간이 경과함에 따라 강화되게 된다. 행동요법의 목표는 체계적인 생활양식 변화 프로그램을 통해 이러한 습관들을 변화시키는 것이다. 그러므로 행동 치료 프로그램은 식습관과 운동습관을 점진적으로 교정함으로써 음의 에너지 균형에 도달하여 체중 감량에 이르도록 고안되어 있다. 본래 행동수정요법의 철학에서 절대적인 가정은 일단 그 사람의 생활 습관이 교정되면 자연적으로 발생하는 강화인자에 의해 그 습관이 유지된다는 것이다. 예를 들면, 체중이 줄고 힘이 넘치는 것에 대한 만족감이 그 습관을 유지시키는 강화인자가 되는 것이다. 현재까지의 자료를 보면 에너지 균형과 관련된 생물학적 인자들이 자연적으로 발생하는 강화인자보다 더 강력할 수 있으므로 행동수정요법과 약물 치료를 병행하게 되는 근거가 되었다.

2) 자기 관찰

자기 관찰은 행동수정요법의 가장 기초가 되는 방법이다.[21] 비만의 행동수정요법 프로그램에서는 대부분 식습관과 운동습관, 체중변화를 스스로 관찰하도록 권장한다. 자기 관찰의 목적은 (1) 습관을 보다 잘 인식하게 하고, (2) 식습관과 운동습관을 평가하며, (3) 치료 프로그램에 따르는 개인의 동기 부여를 평가하는데 있다. 식사행동의 자기 관찰에는 일반적으로 음식의 유형과 섭취량, 식사행동에 선행하는 환경적, 정서적 인자, 식사시간, 식사행동을 둘러싼 사회적 요인, 그리고 식사 전후의 공복감의 정도 등이 포함되어 있다. 자기관찰에 의한 식사행동기록(식사일기)을 규칙적으로 쓰는 경우 체중이 더 감량된다는 연구가 있다.[22] 표 31-1에는 자기 조절의 기본 원칙들이 요약되어 있다. 이러한 원칙들은 운동 및 신체활동, 그리고 사회적 지지에도 동일하게 적용될 수 있다.

3) 자극 조절

행동의 자극 조절은 이전의 조건이 식사행동 또는 신체활동에 미치는 영향을 말한다. 예를 들면, 차를 몰고 퇴근을 하는 상황이 군것질을 하는 기회가 될 수 있고, TV로 운동경기를 보는 상황이 맥주나 음료수를 마시게 되는 계기가 될 수 있고, 영화를 보는 것이 팝콘이나 탄산음료를 먹는 계기가 될 수 도 있다. 자극 조절을 교정하는 절차는 과식이나 게으름과 같은 문제가 되는 행동의 선행 자극을 변화시키고, 건강한 행동을 격려하고 촉진하는 자극을 개발하는 것이다. 환자들은 이런 기법을 배움으로써 열량 섭취를 줄이고 활동량을 증가시키는 방향으로 환경을 바꿀 수 있다. 표 31-1에는 일련의 자극 조절 기법들이 나열되어 있다. 이러한 기법들은 건전하고 건전치 않은 식습관과 운동습관의 유무에 대한 초기 평가 결과에 따라 개별화하여 접근하게 된다.

4) 인지의 구조조정

체중 감량 중에 부딪치게 되는 흔한 문제는 '부정적인 생각'이다. 한 끼 식사량을 조절하지 못한 뒤 또는 하루의 운동을 하지 못한 뒤 '내가 할 수 있겠어?' 하는 생각과 함께 중도에 포기를 하는 경우가 발생한다. 이런 부정적 사고는 긍정적인 행동변화를 어렵게 하므로 이를 긍정적이고 현실적으로 바꾸는 인지 재구조 기술을 배워야 한다. 또한 이 방법은 현실적인 체중 감량의 목표를 정하는 것에도 도움이 된다.

5) 강 화

행동 이론에서 강화는 행동의 빈도와 강도가 그 행동의 결과에 의해 힘을 얻게 되는 과정을 말한다. 행동이 긍정적인 결과에 의해 힘을 얻게 되면 양성 강화라고 하고, 피하고픈 결과에 의해 행동을 회피하게 되면 음성 강화라고 한다. 그러므로 과식은 달콤한 맛에 의해 양성 강화되고 공복감이 줄면 음성 강화된다. 이러한 자연적인 강화 현상은 식사를 거르지 않는 것이나 식욕억제제를 복용하는 등 공복감을 줄이는 전략을 사용하지 않고서는 바꾸기가 불가능하다. 이러한 이유로 강화 전략은 식습관과 운동습관의 양상을 교정하는데 사용된다. 같은 시간과 장소에서 하루 세 끼를 챙겨먹는 습관은 살이 빠지면

옷을 사주겠다는 약속에 의해 강화될 수 있다. 강화 전략의 적용의 예는 표 31-1에 나타나 있다.

표 31-1 비만 환자들을 치료하는 행동수정요법의 기법

자극 조절 기법
하루 세 끼를 먹는다.
매 끼 식사를 거의 같은 시간과 장소에서 한다.
식탁에 앉아 식사를 한다.
음식을 먹는 것으로 기분전환을 하지 않는다.
음식을 작은 접시에 담는다.
음식을 씹는 동안 숟가락을 식탁에 놓는 방법으로 식사 속도를 늦춘다.
식사 끝에 잠시 멈추고 포만감의 정도를 평가한다.
문제가 되는 음식을 구입하지 않는다.
고열량 양념을 쓰지 않는다.
그릇에 남은 음식은 바로 쓰레기통에 버린다.
음식을 조금씩 차린다.
식사를 추가로 더 먹지 않는다.
강화 기법
체중 변화가 아니라 행동 변화에 대해 상을 준다.
행동에 대해 음식으로 상을 주지 않는다.
돈이나 옷과 같은 유형의 상을 준다.
행동 목표를 완수하면 즉시 상을 준다.
자기 관찰
식사행동과 운동에 선행하는 조건들을 관찰한다.
영양소 섭취를 관찰한다.
운동/에너지 소비를 관찰한다.
식사행동에 선행하는 감정을 관찰한다.
식사 전후의 공복감을 관찰한다.
행동 계약
분명히 정의된 행동 목표를 정한다.
행동목표를 완수하는 시간표를 명확히 한다.

최종목표를 달성하기 위해 점진적으로 습관을 변화시킨다.
실현 가능한 목표를 세운다.
체중 변화가 아니라 행동 변화에 대해 계약을 체결한다.

사회적 지지
지지하는 협력자를 고른다.
협력자에게 당신을 돕는 방법을 가르친다.
협력자의 지지에 대해 감사의 뜻을 표한다.
구체적으로 요청한다.
파트너가 어려운 일을 돕도록 한다.

6) 행동 계약

행동 계약은 식습관과 운동습관을 교정하기 위해 자극 조절과 강화의 개념을 통합하는데 이용된다. 행동 계약은 비만 환자, 치료자, 그리고 다른 집단 구성원에 의해 개발된 서면 협약이다. 전형적인 계약서에는 하루 세 끼를 먹는 것과 같은 점진적인 행동 변화의 목표와 이 행동 목표를 달성했을 때의 보상을 명시하고 있다. 행동치료자는 행동 계약을 성공적으로 수행하는데 매우 중요한 역할을 하게 된다. 첫째, 계약은 개별화되고 분명하게 규정되어야 한다. 둘째, 행동치료자는 행동 목표를 점진적으로 바꾸어 그 목표가 현실적으로 달성될 수 있고 치료 기간 중 궁극적으로 중대한 행동 변화가 일어날 수 있도록 해야 한다. 마지막으로 행동치료자는 비만 환자가 행동 목표를 달성하는데 방해가 되는 문제들을 풀어나가는 것을 돕는데 능숙해야 한다. 표 31-1에는 행동 계약을 효과적으로 사용하는데 유용한 몇 가지 조언이 소개되어 있다.

7) 사회적 지지

Stuart RB와 Davis B[11]는 자신들이 저술한 "비만한 세상에서 날씬해지는 기회(Slim chance in a Fat world 1971)"에서 식습관과 운동습관의 교정을 촉진하기 위해 사회 환경을 다시 만드는 방법을 기술하고 있다. 그들은 환자가 행동 변화에 대한 사회적 지지와 강화를 제공할 수 있는 친구나 가족을 찾아야 한다고 제안하였다. 표 31-1에는 비만의 치료에 있어서 사회적 지지의 효과적인 적용을 위한 몇 가지 원칙들이 제시되어 있다. 비만의 행동수정요법 프로그램에서는 다음의 두 가지 방법 중 하나로 사회적 지지를 구하도록 하고 있다; (1) 환자가 개인적으로 지지자를 훈련시키고 교육하거나, (2) 지지자가 치료과정에 참석하고, 환자의 행동을 관찰하며, 자기 자신의 식습관과 운동습관을 바꾸고, 환자의 행동 변화에 대해 강화를 제공함으로써 능동적으로 치료에 참여한다.

8) 식사요법

비만환자를 치료하기 위한 가장 기본이 되는 방법으로 체중 감량을 위한 다양한 식사요법들이 있다.

하루에 500～1000 kcal의 열량을 줄이면 일주일에 0.5～1.0 kg의 지방을 감량할 수 있다. 이러한 체중 감량은 여자는 1000～1200 kcal/day, 남자는 1200～1600 kcal/day를 섭취하는 저열량식사(low calorie diet, LCD, 여자 1200～1500, 남자 1500～1800)에 해당된다.[23)]

하루에 800 kcal 미만을 섭취하는 초저열량식(very low calorie diet, VLCD)은 장기 체중 조절에는 적용되지 않으며[12,24)] 의학적 감시가 필요하고 필수영양소가 적절히 공급되지 않을 수도 있다. 중요한 점은 저열량 식사와 초저열량 식사의 체중 감량효과가 비슷하다는 것이다.[12,20)]

체중 감량 및 유지를 위해 좋아하는 음식으로 에너지를 섭취하는 것이 좋으며 NWCR 참가자들에서 확인된 바에 의하면 시간이 지남에 따라 체중 조절이 수월해진다는 보고가 있다.[25)]

저열량과 함께 지방의 함량을 줄인 저지방 식이요법을 함께 시행할 경우 체중 감량에 있어 보다 효과적이며 콜레스테롤 수치를 낮추고 심장질환의 예방에 도움이 된다.[26,27)]

외식을 자주 하는 것도 체중 감량의 장애로 작용할 수 있는데 1인분의 양이 크게 늘어나므로 문제가 된다. 따라서 음식을 주위 사람들과 나누어 먹도록 하거나 다음 끼니를 위해 남겨 놓도록 격려하는 것이 필요하고 양이 많은 식사를 주문하는 것이 열량 측면에서 좋지 않은 선택임을 알도록 하는 것이 중요하다.[28)]

9) 신체활동

신체활동을 증가시키는 것 역시 행동치료의 중요한 목적 중 하나이다.

일상적인 신체활동을 증가시키고 운동을 하는 것은 체중 감소와는 별개로 심혈관계 기능을 향상시킬 수 있으며[29] 식사조절만으로 체중 감량을 하는 경우 발생할 수 있는 제지방량의 감소를 최소화 한다.[30] 주당 중등도의 강도로 150분간 운동을 하면 약 1000 kcal의 에너지 소비와 맞먹으며 이러한 수준의 운동이 심혈관계기능을 향상시키고 건강함을 이끌 수 있다.

규칙적인 운동을 하도록 하는데 있어서의 장애물은 시간이 없다는 것이 가장 많으며 이때 간헐적으로 운동을 나누어서 하는 방법도 도움이 될 수 있다는 사실을 알린다.[15,31] 또한 잘 짜여진 운동 프로그램 외에 집에서 하는 운동도 장기적인 체중 감량에 효과적이다.[32,33]

무엇보다도 운동을 시작하여 장기적으로 유지하는 것이 지속적인 체중 감량에 중요하다[34]는 것을 환자에게 알려야 한다.

10) 체중 유지 전략

치료 후에 체중 재증가가 흔하다는 사실이 밝혀지면서 행동연구자들은 재발 방지와 장기적인 치료 관리 전략으로 주의를 돌렸다.

(1) 재발 방지

시간경과에 따라 재발 위험 상황을 알아내는 전략을 행동 치료 기간 내내 찾아보아야 한다. 정규 치료 기간의 끝 무렵에 환자들은 파티에서 살찌는 음식을 단호히 거부하는 것과 같은 재발 방지를 위한 훈련을 받아야 한다. 환자가 작은 실수를 했을 때 발생할 위험 상황을 예측하고 대처하는 방법을 미리 계획을 세울 수 있도록 교육받고 문제 해결 전략을 사용하여 실수를 하더라도 바로 원래의 행동패턴으로 돌아와 완전히 실패하는 것을 막고 더 이상의 큰 실수를 하지 않도록 훈련받는 것이 중요하다.

(2) 추가 치료(booster treatment)

Perri[35] 등은 체중 유지 전략에 대해 조사한 일련의 연구들을 보고하였다. 이러한 접근법 중에는 정기적인 추가 방문, 정규 치료 종료 후 전화, 우편물 또는 인터넷이나 이메일 등의 접촉, 그리고 치료 기간의 연장 등이 포함되어 있다.

4 행동요법의 효과

지난 10년간 행동 치료의 효과에 진전이 있었다. 초기 연구에서는 행동 프로그램에서 1주일에 약 500 g의 체중 감량이 약 8주간 지속되었다. 이들 프로그램은 일차적으로 식습관을 교정하는데 초점을 맞추었다. 현재의 프로그램들은 보다 포괄적이고, 인지적 재구성을 추가하였으며, 전통적인 행동 체중 조절 프로그램에 비해 운동과 사회적 지지를 보다 강조하였다. 평균 감량 체중은 1974년에 3.8 kg에서 1995년에는 8.8 kg으로 증가하였다. 같은 기간에 평균 치료 기간도 8.4주에서 20.7주로 증가하였다. 표 31-2에는 1974년부터 1995년 사이에 Addictive Behaviors, Behavior therapy, Behaviour Research and Therapy, Journal of Consulting and Clinical Psychology에 실린 행동수정요법 연구들이 요약 소개되어 있다. 행동수정요법에 대해서만 조사한 연구의 수가 점차 줄어들어 행동수정요법과 초저열량식사요법을 병행한 연구도 포함시켰다.

표 31-2 비만의 행동요법에 대한 연구 요약

변 수	1974	1978	1984	1985 ~1987	1988 ~1990	1991~1995 행동요법	1991~1995 행동요법 + VLCD
연구의 수	15	17	15	13	5	3	4
표본 수	53.1	53.1	54.1	71.3	71.6	97.3	114.5
최초 체중(kg)	73.4	87.3	88.7	87.2	91.9	93.3	104.5
치료 기간(주)	8.4	10.5	13.2	15.6	21.3	20.7	21.1
감량 체중(kg)	3.8	4.2	6.9	8.4	8.5	8.8	22.0
주당 감량 체중(kg)	0.5	0.4	0.5	0.5	0.4	0.5	1.1
감소율(%)	11.4	12.9	10.6	13.8	21.8	17.0	24.0
추적 기간(주)	15.5	30.3	58.4	48.3	53.0	43.0	71.0
추적 손실	4.0	4.1	4.4	5.3	5.6	7.9	12.1

※Clinical obesity in adult and children(2nd Ed)p.356 Tab 23.2에 1996~2002참고

문헌을 보면 체중 감량의 정도는 치료 기간에 비례하여 증가하고 있다. 그러나 주당 평균 감량 속도는 주당 0.5 kg으로 상당히 일정하였다. 그러므로 최근의 연구에서 총 감량 체중이 증가한 것은 치료 기간이 길어진데 기인하는 것으로 생각된다. Bennett[36]가 행

동치료에 관한 연구들을 분석한 결과에 따르면, 감량 체중의 크기는 치료 기간, 치료자와 만난 시간, 치료자의 경험, 엄격한 식사처방, 치료 시간에 운동요법의 사용, 가족의 참여, 그리고 약 처방과 연관되었다.

여러 연구에서는 행동치료로 인상 깊은 체중 감량이 있었다고 보고하였다. 금전적인 계약을 실시했던 한 연구[37,38]에서는 평균 감량 체중이 13 kg이었다. 다른 연구들도 평균 감량 체중이 12～14 kg에 달하였다. 이들 연구 모두에서 집중적인 행동수정요법 프로그램이 적용되었다.

최근에 연구자들은 비만한 사람들에게서 폭식 경향이 발생하는 것에 대해 연구를 시작하였다. 치료를 원하는 비만 환자의 약 30%가 Spitzer[39] 등이 기술한 폭식장애의 진단기준을 만족시킨다. 여러 연구에서는 폭식을 하는 비만 환자들이 체중 조절 치료에 잘 반응하지 않는다는 사실을 밝혔다. 인지행동치료는 체중 감소를 강조하지 않는 상태에서 폭식장애의 효과적인 치료법이 될 수 있는 것으로 알려졌다. Agras[40] 등은 체중 조절 치료를 시작하기 전에 폭식이 감소하거나 사라져야 한다고 제안하였다.

여러 연구에서는 사회적 지지가 감량 체중의 유지를 촉진하는데 사용될 수 있다는 사실을 밝혔다. Epstein[41] 등은 어린이와 부모가 같이 참석하면서 행동 변화와 체중 감량을 하도록 강화된 집단, 어린이만 참석하여 어린이의 행동 변화에 대해 강화된 집단, 그리고 가족들에게 참여하도록 강화된 불특정 대조 집단의 세 집단을 비교하였다. 어린이와 부모가 같이 참여한 집단의 어린이들이 불특정 대조 집단의 어린이들에 비해 5년 및 10년 추적 조사에서 통계적으로 유의하게 체중 감량의 정도가 더 컸다. 어린이만 참여한 집단의 어린이들은 다른 양 집단의 어린이들의 중간 정도에 해당되었고, 양 집단과 통계적으로 유의한 차이는 보이지 않았다. Perri[42] 등은 행동수정요법에 "동료 집단"의 개념을 도입함으로써 동료의 지지가 장기 체중 유지에 미치는 영향을 조사하였다. 동료 집단에서는 정기적인 모임이 열려 집단의 구성원들이 체중을 재고, 서로에게 성공하도록 격려하고, 생활 스트레스 요인을 해결하기 위해 문제 해결 전략을 사용하였다. 동료 집단에 소속된 환자들은 6.1 kg의 감량 체중 중 4.5 kg을 유지하였다. Murphy[43] 등은 배우자를 지지자로 포함시키는 것의 효과를 보는 연구에서 배우자를 적극적으로 참여시킬 경우 평균 7.2 kg의 체중 감량에 도달한다는 사실을 보고하였다. 2년의 추적 조사 결과 배우자를 적극적으로 참여시킨 집단만이 감량 체중을 유지하였다. 그러나 2년간 추가적으로 추적 조사한 결과에 따르면 이들 대상자들은 감량된 체중의 대부분을 다시 찐 것으로 나타났다.

행동 프로그램은 경도 비만 환자에게는 효과적이지만, 이 프로그램으로 얻은 평균적인 감량 체중은 중등도나 고도 비만 환자에게는 충분하지 않다. 결과적으로 행동치료자들은 최근 치료 기간을 연장하고 약물요법과 초저열량식사요법을 행동수정요법과 병행함으로써 감량 체중을 늘리는 시도를 해오고 있다.

5 행동 치료의 형태

행동 치료는 전형적으로 10~15명 정도를 대상으로 집단 상담이 시행되며 16~26주의 모임을 갖는다. 참여자들은 서로의 식사 및 활동의 습관을 변화하도록 돕는다. 특히 그룹치료는 경쟁을 통해 건강한 방향으로 나아가도록 하는 장점이 있다.

환자들은 개별 상담을 원하기도 하지만 집단 상담이 체중 감량 효과도 뛰어나고 비용도 효과적이다.[44)]

치료의 첫 6개월 동안은 주1회 60~90분 정도 모임을 갖고 그 후 추가적으로 12개월간 주 1~2회의 유지모임을 갖는다. 치료기간을 늘리고 그 후 월 1회 만나는 기간을 늘리면 치료결과를 향상시키는 것으로 보고 되어 왔다.[44,46)]

영양사, 운동 처방사, 심리치료사 등이 팀을 이루어 접근을 한다.

치료 전에 개개인의 개별적인 검사(체중) 후 전 주에 내어준 과제를 검토하고 문제점과 장애물 해결책등을 토의한다.

6 치료 기간과 체중 감량

행동요법치료는 시작과 끝이 명확해야 환자들이 치료의 진행을 조절할 수 있다. 하지만 여기서 치료가 완전히 종결되는 것이 아니고 이미 언급한 대로 행동수정요법의 기간을 연장하여 감량된 체중을 유지하거나 더욱 감량하게 된다. Craighead[47)] 등은 26주간 행동치료를 하여 평균 10.9 kg의 체중이 감량되었다고 보고하였다. Wadden과 Stunkard[48)]는 26주간의 행동 치료 후 평균 14 kg의 체중 감량을 보고하였다. Perri[49)] 등은 20주간의 행동치료 후 평균 13.5 kg의 체중이 감량되었고, 그 후 26주간 추가적으로 월 2회의 치료를 지속한 결과 2.25 kg (총 15.75 kg)의 추가 감량을 보고하였다. 52주간 행동 치료를 한 한 임상시험에 따르면, 첫 26주간 11.9 kg의 체중이 감량되었고, 뒤이은 26주간 2.5 kg (총

14.4 kg)이 추가로 감량되었다. 이러한 장기 연구 결과를 보면 행동수정요법으로 얻을 수 있는 평균 감량 체중의 상한선이 10~15 kg 정도 될 것이라는 사실을 시사한다. 감량 체중의 대부분은 치료 초기 6개월간 이루어지고, 그 이후에는 체중 감량이 감소하여 결국 정지하게 된다.

7 행동수정요법과 초저열량식사요법

체내 단백질의 소실을 최소화하도록 주의 깊게 고안된 초저열량식사요법(대개 하루 약 600 kcal)은 최대로 빠르면서도 안전한 체중 감량을 유도하는 것으로 알려져 왔다. 초저열량식사요법은 통상적인 식사요법보다 빠르게 많은 체중을 감량하려는 욕구와 단식이라는 극단적인 방법에서 파생된 것이다. 초저열량식사요법을 하게 되면 일반적으로 12주간 평균 15~20 kg의 체중이 감량된다.

초저열량식사요법과 관련된 일차적인 문제는 다이어트가 끝난 후 체중이 다시 증가한다는 점이다. 여러 연구에서는 초저열량식사요법에 행동수정요법을 병행하였을 때와 병행하지 않았을 때를 비교하였다. 집중치료기간에는 행동수정요법을 추가하여도 초저열량식사요법만 단독으로 사용한 경우에 비해 체중 감소에 차이를 보이지 않았다. 그러나 1~5년간 추적조사를 한 결과, 행동수정요법을 병행한 군에서 체중 재증가의 속도가 느려지는 것으로 나타났다. 한 연구에서는 초저열량식사요법과 행동수정요법을 병행한 환자들의 32%가 1년 후 감량 체중을 유지하였는데 반하여 초저열량식사요법만 받은 환자들의 5%만이 감량 체중을 유지한 것으로 보고하였다. Wadden과 Stunkard[48]는 행동수정요법, 초저열량식사요법, 그리고 행동수정요법과 초저열량식사요법의 병행 치료의 세 방법을 비교한 결과 6개월간의 치료 후 각각 14, 14, 19 kg의 체중이 감량되었음을 보고하였다. 따라서 행동수정요법과 초저열량식사요법을 병행한 군에서 초기 결과가 가장 우수하였다. 그러나 18개월 후 추적조사한 결과 체중 감량이 행동수정요법만 받은 군의 경우 9.4 kg, 행동수정요법과 초저열량식사요법을 병행한 군에서는 12.8 kg이었다. 초저열량식사요법만 받은 군이 체중 재증가의 정도가 가장 커서 18개월 후 체중 감량이 4.6 kg에 불과하였다. 3년 후 추적조사한 결과 평균 감량 체중은 행동수정요법군은 4.8 kg, 초저열량식사요법군은 3.8 kg, 행동수정요법과 초저열량식사요법 병합군은 6.5 kg이었다. 5년 후에는 세 군간에 차이를 보이지 않았다.

Wing[50] 등도 유사한 결과를 보고하였다. 그들은 20주간의 행동수정요법 프로그램을 초저열량식사요법과 행동수정요법을 병행한 프로그램과 비교하여, 행동수정요법군은 평균 10.1 kg, 초저열량식사요법과 행동수정요법을 병행한 군은 평균 18.6 kg의 체중이 감소하였다고 보고하였다. 그러나 1년 후에는 양 군간에 통계적으로 유의한 차이를 보이지 않았다. 이들 연구결과들을 근거로 판단해보면, 초저열량식사요법에 행동수정요법을 병행할 경우 초기 체중 감량의 폭이 증가하지만, 수년간 추적 조사할 경우 감량 체중을 유지하는 데 추가적인 도움이 되지는 않는 것으로 보인다.

8 행동수정요법과 약물요법

비만의 치료 약물로서 최초로 사용된 갑상선 호르몬은 1893년에 도입되어 제2차 세계대전까지 광범위하게 사용되었다. 1930년대에 암페타민이 합성되었고 식욕을 억제함으로써 체중 감량을 유도하는 것으로 밝혀졌다. 암페타민계 약물을 이용한 약물요법이 1950년대에 주로 사용되었다. 암페타민이 많은 사람들에서 약물 의존을 일으켰고 투약 중단 후 빠른 체중 재증가를 유발하였다. 이런 이유로 20년 전까지만 해도 비만의 약물요법은 원칙적으로 금지되었다.

한 6개월 치료 연구[51]에서는 행동수정요법, 펜플루라민, 행동수정요법과 펜플루라민 병합 치료의 효과를 비교하였다. 그 결과 평균 감량 체중은 각각 10.8, 14.4, 15.3 kg으로 나타났다. 1년 후 추적 조사 결과 펜플루라민 군은 8.1 kg, 행동수정요법과 펜플루라민 병합 치료 군은 10.8 kg의 체중이 다시 늘었는데 반해 행동 치료 군은 단지 1.8 kg만 늘은 것으로 나타났다. 펜플루라민을 투여 받은 환자들은 행동수정요법만 받은 환자들에 비해 치료 종료 후 훨씬 더 빨리 체중이 다시 늘어나는 것으로 결론지어졌다. 따라서 펜플루라민을 추가할 경우 행동수정요법의 효과를 떨어뜨리는 것으로 나타났다. Weintraub[52]는 그 후의 연구에서 펜플루라민, 펜터민, 그리고 행동수정요법의 병합 치료에 대해 조사하였다. 단기 결과는 펜플루라민, 펜터민, 행동수정요법을 병합치료한 군이 행동수정요법과 위약을 사용한 군에 비해 체중 감량이 더 큰 것으로 나타났다. 환자가 두 약물을 계속 복용할 경우 3~5년간 감량 체중이 유지되었다.[53] 장기 결과는 약을 끊은 후 체중이 다시 늘어난 것으로 나타났다. 이러한 결과는 Craighead 등의 결과와 일치한다. 현재의 연구결과를 보면 펜플루라민과 펜터민의 장기 사용은 장기 유지를 가능케 한다. 그러나 약물

요법에 행동수정요법을 병행해도 약물을 끊은 후 오는 체중 재증가를 막지는 못한다.

현재 상용되는 약물 중 FDA에서 장기간의 사용이 승인된 약물은 섭식 중추를 조절하거나(Sibutramine) 영양소 흡수를 방해하는(Orlistat) 방식을 통해 체중의 감량을 가져온다.[54] 전자의 약물은 식욕을 억제시키는 효과가 있으며 행동요법을 통해 외부 환경을 변화시켜 체중을 감량하려는 방법과 함께 적용 시 서로 보완적인 경로를 통해 더 큰 체중 감량을 가져올 수 있다. Wadden[55] 등이 연구한 바에 따르면 53명의 비만 여성들을 무작위로 세 그룹으로 나누어 1년간 치료를 시행한 결과 약물(sibutramine)과 행동치료를 통한 생활습관을 교정한 군에서 체중의 감소가 더 큰 것으로 나타났으며, 또 초반에 식사열량의 조절을 철저하게 한 군에서 체중 감소의 폭은 더욱 크게 나타나 이전의 연구들과 유사한 양상을 보여 약물복용만으로도 어느 정도의 체중 감량은 있으나 식습관과 행동양상을 변화시키면 더 나은 결과를 볼 수 있음을 알 수 있다.

9 치료 후 체중 증가의 문제

모든 비만 치료 방법들의 주된 문제점은 치료가 끝난 후 서서히 원래 체중으로 돌아간다는 점이다. Wadden과 Bell[52]이 문헌 고찰을 한 바에 따르면, 48주의 추적 조사 결과 대상자의 25~55%가 체중이 재증가하는 것으로 나타났다. 3~5년간 장기 추적 조사를 한 결과에서도 원래 체중으로 돌아가는 경향을 보였다. 환자가 15~25주간 치료를 받고 나서 그 후에는 혼자 힘으로 새로 익힌 행동 기술과 감량 체중을 유지하도록 요구하는 급성 치료 모델로는 비만을 치료할 수 없다는 사실이 점점 명백해지고 있다. 그 대신에 비만은 고혈압처럼 만성 질환으로써 치료되어야 하고 지속적인 내과적 치료와 행동요법으로 치료되어야 한다.

체중 감량에 효과적인 전략이 체중 유지에는 효과적이 아닐 수도 있다. 체중 조절 중인 사람은 식사를 철저히 절제하는 방법을 배우지만(살찌는 음식을 피한다든지), 장기 체중 유지에 필수적인 정상 식사를 적정 수준으로 먹는 방법은 배우지 못하고 있다. 체중을 줄이는 능력은 다른 사람들에 의해 강화된다. 하지만 감량 체중의 유지는 종종 강화되지 못한다. 사실 다이어트를 한 사람이나 그 가족들은 그 동안의 성과를 잊는 경향이 있다. Wadden과 Bell[56]은 체중 유지를 위한 2단계 접근법을 주창하고 있다. 기본 전략은 다이어트 일기를 쓰고, 규칙적으로 운동하며, 체중을 기록하는 것으로 구성되어 있다. 재발 방지에는 과식이나 체중이 약간 증가하는 위기상황에서 즉시 대처하는 기술을 갖는 것을 포함하고 있다.

다이어트를 하는 사람들은 자신이 부적절한 식사행동이라고 생각하는 행동을 했다는 사실에 대해 죄책감을 느끼고 절망하는 절제 위반 효과에 노출되기 쉽다. 이러한 위반으로부터 오는 죄책감과 절망감은 체중과 식습관을 조절할 수 있다는 자신감을 잃게 한다. 결과적으로 장기 유지 프로그램은 비만이 재발하기 전에 식사 중 사소한 실수에 대처하는 인지행동전략을 가르치는데 초점을 맞출 필요가 있다. 고위험 상황을 발생 이전에 찾아내고 이러한 상황에 대처하는 전략을 세우는 것이 성공적인 장기 체중 관리에 필수적이다. 다이어트를 하는 사람은 문제해결 기법들을 미리 챙겨놓고 있어야 한다. 또한 필요할 때 쉽게 다시 치료를 받을 필요가 있다. 종종 실수와 재발은 치료 종료 후에 발생한다. 그러므로 다시 치료를 받는 것이 쑥스러울 수 있다.

Perri[57] 등은 감량 체중 유지 전략에 대해 조사하는 일련의 연구를 실시하였다. 20주간의 행동치료를 받고 유지 치료는 받지 않은 대상자들을 동일한 20주 치료 후 1년간 격주로 유지 치료를 받은 대상자들과 비교하였다. 1년 후 추적조사를 한 결과, 1년간 유지 치료를 받은 대상자들은 감량한 체중을 유지하였으나 유지 치료를 받지 않은 대상자들은 감량 체중의 50%가 다시 늘어났다. Perri[57] 등은 환자와 치료자간의 접촉이 감량 체중의 유지와 연관되어 있고, 유지 치료의 내용은 치료적 만남 자체에 비해 덜 중요하다는 사실을 발견하였다.

연구 결과를 보면 비만을 단기적인 문제로 치료하는 것은 비현실적이라는 것을 시사한다. 그 대신에 비만은 지속적인 장기 치료를 필요로 하는 만성 질환으로 간주되어야 한다.

10 결 론

비만의 행동수정요법은 체중 조절의 효과적인 치료수단의 하나로 확립되었다. 비만의 다른 치료법들과 마찬가지로 행동수정요법을 해도 감량 체중의 장기 유지가 어려운 것이 사실이다. 참가자들이 행동요법 프로그램에 참여하고 있는 동안에는 체중을 줄이고 감량 체중을 유지하는 것이 일반적이다. 하지만 치료가 끝나고 나면 감량된 체중이 다시 늘어나는 것이 일반적이다. 이러한 연구 결과를 보면 행동수정요법이 다음의 목적에 매우 유용할 것이라는 사실을 시사한다:

1) 비만의 단계적 치료법에 있어서 행동수정요법은 전문가의 도움 없이 체중을 빼는데 실패한 중등도 비만 환자에게 유용할 수 있다.
2) 비만의 약물요법에서 문제가 되는 것은 대부분의 사람들이 식욕억제제를 평생 먹기를 원치 않는다는 사실이다. 이 경우 약을 끊으면서 감량 체중을 유지하는데 행동요법이 도움이 될 수 있다. 체중이 증가하면 약물 복용을 다시 시작하고 체중이 빠지면 다시 끊어볼 수 있다. 약 없이는 체중을 유지할 수 없는 사람은 결국 현실을 받아들이고 식욕억제제를 장기 복용하는데 동의할 가능성이 높다.
3) 감량 체중을 유지할 수 있는 사람들을 위해 행동요법 지지 집단을 형성하여 장기적인 성공에 필수적인 사회적, 치료적 지지를 제공할 수 있다. 주요 치료기관에서는 이러한 지지 집단을 저비용 또는 무료로 형성하도록 촉진할 필요가 있다. 이러한 방법으로 비만은 급성 질환이 아닌 장기적인 만성 질환으로 치료될 수 있다.

참고문헌

1. Cooper A, Fairburn CG, Hawker DM. Cognitive-Behavioral treatment of obesity. The Guilgord Press, New York. 2003.
2. Williamson DA, Perrin LA. Behavioral therapy for obesity. *Endocrinol Metab Clin North Am* 1996 ; 25(4) : 943-954.
3. Brownell KD. The LEARN Program for weight control. Dallas, American Health Publishing. 1992.
4. Hamman RF, Wing RR, Edelstein SL, Lachin JM, Bray GA, Delahanty L, Hoskin M, Kriska AM, Mayer-Davis EJ, Pi-Sunyer X, Regensteiner J, Venditti B, Wylie-Rosett J. Effect of weight loss with lifestyle intervention on risk of diabetes. *Diabetes Care* 2006 Sep ; 29(9) : 2102-2107.
5. Diabetes Prevention Program (DPP) Research Group. The Diabetes Prevention Program (DPP) : Description of lifestyle intervention. *Diabetes Care*. 2002 Dec ; 25(12) : 2165-2171.
6. Diabetes Prevention Program (DPP) Research Group. Reduction in the incidence of type 2 diabetes with lifestyle intervention or Metformin. *N Engl J Med* 2002 ; 346 : 393-403.
7. Wing RR, Venditti E, Jakicic JM, Polley BA, Lang W. Lifestyle intervention in overweight individuals with a family history of diabetes. *Diabetes Care*. 1998 Mar ; 21(3) : 350-359.

8. George A, Bray MD. Contemporary diagnosis and management of obesity. *Handbooks in Health Care Company*. 1998.

9. Ferster CB, Nurnberger JI, Levitt EB. The control of eating. 1962. *Obes Res* 1996 Jul ; 4(4) : 401-410.

10. Stuart RB. Behavioral control of overeating. 1967. *Obes Res*. 1996 Jul ; 4(4) : 411-417.

11. Stuart RB and Davis B. Slim Chance in a Fat World : Behavioral Control of Obesity. Champaign : Research Press, 1972.

12. Wadden TA, Foster GD, Letizia KA. One-year behavioral treatment of obesity : comparison of moderate and severe caloric restriction and the effects of weight maintenance therapy. *J Consult clin Psychol* 1994 ; 62(1) : 165-171.

13. Wing RR, Blair E, Marcus M, Epstein LH, Harvey J. Year-long weight loss treatment for obese patient with type II diabetes : does including an intermittent very-low-calorie diet improve outcome? *Am J Med* 1994 ; 97(4) : 354-362.

14. Anderson R, Frankowiak S, Snyder J, Bartlett S, Fontaine K. Effect of lifestyle activity vs. structured aerobic exercise in obese women : A randomized trial. *JAMA*. 1999 ; 281(4) : 335-340.

15. Jakicic JW, Wing RR, Winter C. Effects if intermittent exercise and use of home exercise equipment on adherence, weight loss and fitness in overweight women. *JAMA*. 1999 ; 282(16) : 1554-1560.

16. Wing RR, Hill JO. Successful weight loss maintenance. *Annu Rev Nutr* 2001 ; 21 : 323-341.

17. Wyatt HR, Grunwald GK, Mosca CL, Klem ML, Wing RR, Hill JO. Long-term weight loss and breakfast n subjects in the National Weight Control Registry. *Obesity research*. 2002 ; 10(2) : 78-82.

18. Shick SM, Wing RR, Klem ML, McGuire MT, Hill JO, Seagle H. Persons successful at long-term weight loss and maintenance continue to consume a low-energy, low-fat diet. *J Am Diet Assoc* 1998 ; Apr ; 98(4) : 408-413.

19. McGuire MT, Wing RR, Klem ML, Hill JO. Behavioral strategies of individuals who have maintained long-term weight losses. *Obes Res* 1999 ; 7(4) : 334-341.

20. McGuire MT, Wing RR, Hill JO. The prevalence of weight loss maintenance among American adults. *Int J Obes* 1999 ; 23 : 1314-1319.

21. Wadden TA, Butryn ML. Behavioral treatment of obesity. *Endocrinol Metab Clin North Am* 2003 ; 32 : 981-1003.

22. Berkowits RI, Wadden TA, Tershakovec AM, Cronquist JL. Behavioral therapy and sibutramine

for the treatment of adolescent obesity : a randomized controlled trial. *JAMA* 2003 ; 289(14) : 1805-1812.

23. National Heart, Lung and Blood Institute (NHLBI). National Institutes of Health. Clinical guidelines in the identification, evaluation, and treatment of overweight and obesity in adults-the evidence report. June 1998.
24. Wadden TA. Treatment of obesity by moderate and severe caloric restriction. Result of clinical research trial. *Ann Intern Med* 1993 ; 199 : 688-693.
25. Klem ML, Wing RR, McGuire MT, Hill OJ. Does weight loss maintenance become easier over time? *Obes Res* 2000 ; 8 : 438-444.
26. Jeffery RW, Hellerstedt WL, French SA, Baxter JE. A randomized trial of counseling for fat restriction versus calorie restriction in the treatment of obesity. *Int J Obes Relat Metab Disord.* 1995 ; 19(2) : 132-133.
27. Pascale RW, Wing RR, Butler BA, Mullen M, Bononi P. Effects of a behavioral weight loss program stressing calorie restriction versus calorie plus fat restriction in obese individuals with NIDDM or a family history of diabetes. *Diabetes Care* 1995 Sep ; 18(9) : 1241-1248.
28. Young LR, Nestle M. The contribution of expanding portion sizes to the US obesity epidemic. *Am J Public Health* 2002 ; 92(2) : 246-249.
29. Lee CD, Blair SN, Jackson AS. Cardiorespiratory fitness, body composition, and all-cause and cardiovascular disease mortality in men. *Am J Clin Nutr* 1999 ; 69 : 373-380.
30. Ballor DL, Poehlman CT Exercise training enhances fat-free mass preservation during diet-induced weight loss : A meta-analytical finding. *Int J obes related Metab Disord.* 1994 ; 18 : 35-40.
31. Jakicic JM, Wing RR, Butler BA, Robertson RJ. Prescribing exercise in multiple short bouts versus one continuous bout : effects on adherence, cardiorespiratory fitness, and weight loss in overweight women. *Int J Obes Relat Metab Disord* 1995 Dec ; 19(12) : 893-901.
32. Dunn AL, Marcus BH, Kampert JB, Garcia ME, Kohl HW 3rd, Blair SN. Comparison of lifestyle and structured interventions to increase physical activity and cardiorespiratory fitness : a randomized trial. *JAMA.* 1999 Jan 27 ; 281(4) : 327-334.
33. Perri MG, Martin AD, Leermakers EA, Sears SF, Notelovitz M. Effects of group- versus home-based exercise in the treatment of obesity. *J Consult Clin Psychol* 1997 Apr ; 65(2) : 278-285.
34. Klem ML, Wing RR, McGuire MT, Seagle HM, Hill JO. A descriptive study of individuals successful at long-term maintenance of substantial weight loss. *Am J Clin Nutr* 1997 ; 66 : 239-246.

35. Perri MG, Shapiro RM, Ludwig WW, Twentyman CT, McAdoo WG. Maintenance strategies for the treatment of obesity : an evaluation of relapse prevention training and posttreatment contact by mail and telephone. *J Consult Clin Psychol* 1984 ; 52(3) : 404-413.

36. Bennett, G. A. Behavior therapy for obesity : A quantitative review of the effects of selected treatment characteristics on outcome. *Behavior Therapy* 1986 ; 17 : 554-562.

37. Jeffery RW, Wing RR, Thorson C, Burton LR, Raether C, Harvey J, Mullen M. Strengthening behavioral interventions for weight loss : a randomized trial of food provision and monetary incentives. *J Consult Clin Psychol* 1993 Dec ; 61(6) : 1038-1045.

38. Jeffery RW, Wing RR, Thorson C, Burton LR. Use of personal trainers and financial incentives to increase exercise in a behavioral weight-loss program. *J Consult Clin Psychol* 1998 Oct ; 66(5) : 777-783.

39. Spitzer RL, Yanovski S, Wadden T, Wing R, Marcus MD, Stunkard A, Devlin M, Mitchell J, Hasin D, Horne RL. Binge eating disorder : its further validation in a multisite study. *Int J Eat Disord* 1993 Mar ; 13(2) : 137-153.

40. Agras WS, Telch CF, Arnow B, Eldredge K, Marnell M. One-year follow-up of cognitive-behavioral therapy for obese individuals with binge eating disorder. *J Consult Clin Psychol* 1997 Apr ; 65(2) : 343-347.

41. Epstein LH, Valoski A, Wing RR, McCurley J. Ten-year follow-up of behavioral, family-based treatment for obese children. *JAMA* 1990 ; 264(19) : 2519-2523.

42. Perri MG, McAdoo WG, Spevak PA, Newlin DB. Effect of a multicomponent maintenance program on long-term weight loss. *J Consult Clin Psychol* 1984 Jun ; 52(3) : 480-481.

43. Murphy JK. The long-term effects of spouse involvement upon weight loss and maintenance. *Behav Ther* 1982 ; 13 : 681-693.

44. Renjilian DA, Perri MG, Nezu AM. Indivisual versus group therapy for obesity : effects of matching participants to their treatment preference. *J Consult Clin Pshychol* 2001 ; 69 : 717-721.

45. Perri MG, Nezu AM, Patti ET. Effect of length of treatment on weight loss. *J Consult Clin Pshychol* 1989 ; 57 : 450-452.

46. Perri MG, Sears SF, Clark JE. Strategies for improving maintenance of weight loss : toward a continuous care model obesity management. *Diabetes care* 1993 ; 16(1) : 200-209.

47. Crighead LW, Stunkard AJ, O'Brien RM Behavioral therapy and pharmacotherapy for obesity. *Arch Gen Psychiatry* 1981 ; 38 : 763-768.

48. Wadden TA, Stunkard AJ. Controlled trial of very low calorie diet, behavior therapy and their combination in the treatment of obesity. *J Consult Clin Psychol.* 1986 Aug ; 54(4) : 482-488.

49. Perri MG, McAllister DA, Gange JJ, Jordan RC, McAdoo G, Nezu AM. Effects of four maintenance programs on the long-term management of obesity. *J Consult Clin Psychol* 1988 Aug ; 56(4) : 529-534.

50. Wing RR, Marcus MD, Epstein LH, Jawad A. A "family-based" approach to the treatment of obese type II diabetic patients. *J Consult Clin Psychol* 1991 Feb ; 59(1) : 156-162.

51. Stunkard AJ, Craighead LW, O'Brien R. Controlled trial of behaviour therapy, pharmacotherapy, and their combination in the treatment of obesity. *Lancet* 1980 Nov 15 ; 2(8203) : 1045-1047.

52. Weintraub M, Sundaresan PR, Madan M, Schuster B, Balder A, Lasagna L, Cox C. Long-term weight control study. I (weeks 0 to 34). The enhancement of behavior modification, caloric restriction, and exercise by fenfluramine plus phentermine versus placebo. *Clin Pharmacol Ther* 1992 May ; 51(5) : 586-594.

53. Weintraub M, Sundaresan PR, Schuster B, Averbuch M, Stein EC, Cox C, Byrne L. Long-term weight control study. IV (weeks 156 to 190). The second double-blind phase. *Clin Pharmacol Ther* 1992 May ; 51(5) : 608-614.

54. Bray GA, Greenway FL. Current and potential drugs for treatment of obesity. *Endocrine Rev* 2002 ; 20 : 805-875.

55. Wadden TA, Berkowits RI, Sarwer DB, Prus-Wisniewski R, Steinberg C. Benefits of lifestyle modification in the pharmacologic treatment of obesity. *Arch Intern Med* 2001 ; 161 : 218-227.

56. Wadden TA, Bell ST. Obesity. In : Bellack AS, Hersen M, Kazdin AE, eds. *International Handbook of Behavior Modification and Therapy*. New York : Plenum Press 1990 ; 449-473.

57. Perri MG, McAdoo WG, McAllister DA, Lauer JB, Yancey DZ. Enhancing the efficacy of behavior therapy for obesity : effects of aerobic exercise and a multicomponent maintenance program. *J Consult Clin Psychol* 1986 Oct ; 54(5) : 670-675.

Chapter 32 약물요법

1 서 론

비만은 에너지 섭취와 소모의 불균형에서 발생하며, 이 관계는 에너지 균형-되먹이기 모델로 요약할 수 있는데 (그림 32-1), 이 모델은 약물 치료의 근본 틀을 제시하고 있다. 약물은 식이 섭취를 감소시키고 대사 작용을 변형시키며 그와 병행하여 에너지 소비를 증가시킬 수도 있다.

비만을 치료하기 위해 오랜 과거부터 약물을 시도해 왔으나 심각한 부작용들로 인해 실망스러운 결과를 보여 왔다. 그동안의 거의 모든 비만 약물치료는 원치 않는 결과들을 보이고 끝을 맺었다. 표 32-1에 비만 치료 약물과 그들이 유발한 부작용이 연도별로 제시되어 있다.

비만의 약물 치료에 있어 걸림돌은 약물 중단 시 환자가 다시 체중이 증가하므로 약물이 비효과적인 것으로 인식되는 것이다. 비만은 다양한 원인에 의해 생기는 만성 질환이

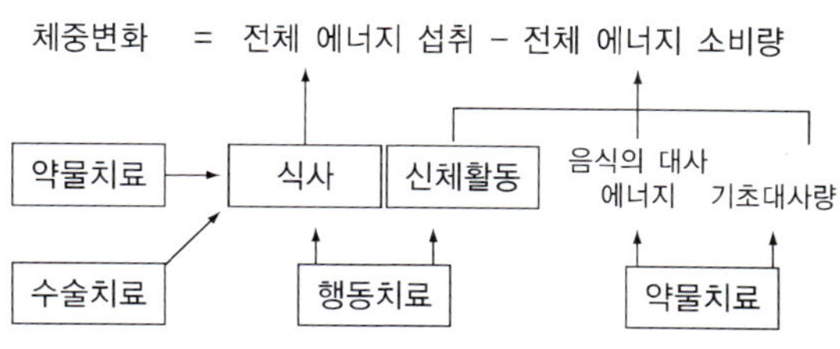

▶그림 32-1 열량 균형 모델에서 약물치료의 역할

표 32-1 비만의 약물 치료시 생겼던 심각한 부작용들

연도	약물	결과(부작용)
1893	Thyroid	Hyperthyroidism
1933	Dinitrophenol	Cataracts, neuropathy
1937	Amphetamine	Addiction
1967	Rainbow pills (digitalis, diuretics)	Death
1971	Aminorex	Pulmonary hypertension
1997	Fenfluramine +phentermine Dexfenfluramine +phentermine	Valvular insufficiency

다. 그러므로 완치는 드물고, 따라서 치료는 완화를 목적으로 해야 한다. 우리는 고혈압 혹은 고지혈증과 같은 질환의 약물 치료 시 완치를 기대하지 않는다. 환자들에게 완화를 기대하며 이러한 질환의 약물 치료 중단 시 우리는 재발을 예상한다. 비만 치료 약물도 마찬가지이다. 비만은 만성적인 완치 불가능한 질환으로 약물은 복용 시에 주로 효과가 나타난다.

펜플루라민, 덱스펜플루라민, 펜터민과 연관된 심장판막질환에 대한 보고는 비만의 약물 치료에 대한 가장 최근의 문제점으로 제기되어 1997년 미국 FDA에서 제품을 수거하였다. 이는 의도하지 않은 결과를 보인 예이다. 전혀 예상치 못한 심장판막 이상은 펜플루라민과 펜터민의 복합치료를 받은 환자의 35%까지 보고되었다. 이 사실은 새로운 비만 치료제 판매 시 더 주의를 기울이게 할 것이다.

2 비만치료제 효능평가 기준

여러 가지 체중 감소를 유발하는 약제들이 개발되고 있으나 최종 허가를 득하기 위한 단계에서 많은 약제들이 탈락되는 경우가 많다. 유럽과 미국은 표 32-2와 같은 평가기준을 근거로 비만치료제의 허가사항을 관리하고 있다. 외국의 여러 임상시험 연구결과 최

표 32-2 비만치료약제 승인기준

	FDA criteria	CPMP criteria
Early trials		
Type of trial	Randomized, double-blind, placebo controlled dose ranging ; identify lowest effective dose	Not specified
Duration	3~6 months	Not specified
Inclusion	BMI > 30 kg/m^2	Not specified
Ancillary	Similar advice in diet, exercise, and behavior	Effective nonpharmacological therapy
1° Endpoint	Wt loss significantly greater than placebo	Wt loss that is fat loss
No. patients	About 200, including both sexes and minorities	Not specified
Tolerability	Yes	Yes
Mechanism of action	Yes	Yes
Pharmacokinetics	Yes	Yes
Toxicology studies	Yes	Yes
Drug interactions	Yes	Yes
Long-term		
Type of trial	Randomized, double-blind, placebo controlled efficacy and safety	12 mo ; open label or random 24 wk efficacy and safety
Duration	Year 1 : double-blind Year 2 : opne-label or double-blind	At least 1 yr
Inclusion	BMI > 30 kg/m^2 of otherwise healthy or BMI > 27 kg/m^2 with comorbidities	BMI>30 kg/m^2 of otherwise healthy or BMI>27 kg/m^2 with comorbidities
Ancillary advice	Moderately restricted diet and exercise	Wt reducing diet ; behavior modification ; exercise
Run-in	Identity placebo responders ; stratify ; 6wk	Yes
Measures	Body wt ; body fat and fat distribution	Body wt ; body fat and fat distribution
1° Endpoint	Wt. loss significantly greater than placebo and 5%>placebo at 12 mo Significantly greater no. achieving>5% wt loss Maintenance of wt loss	Wt. loss 10% below baseline and significantly>placebo at 12 mo Significantly greater no. achieving>10% wt loss Maintenance of wt loss
2° Endpoint	Significant change in body fat and fat distribution(may stratify-fat distribution risk factors, severity, duration, age) Imporved cardiovascular risk factor Improved metabolic profile Improved quality of life	Improved biochemical parameters Reduction in cardiovascular rist Decreased blood pressure Decreased apneic episodes Loss of body fat and/or visceral fat Improved joint mobility Improved male and female infertility Improved quality of life
Subjects	Male and female ; monorities About 1,500 to complete 12 mo with 200 ~500 completing 2 yr	Male and female

표 32-3 비만치료 성공평가 기준

Author	Criteria
Stunkard and McLaure-Hume(103)	Percent losing > 20 lb(9 kg) Percent losing > 40 lb(18.1 kg)
Trulson *et al.*(104)	Success : (initial wt I lb lost) ≤ 150 lb ≥ 10 lb, 151 ~ 175 lb ≥ 15 lb, 176 ~ 200 lb/20 lb, 201 ~ 225 lb/25 lb, 225 ~ 250 lb/30 lb, ≥ 251 lb/35 lb Failure : ≤5 lb wt loss in 4 or > months
Feinstein (105)	Reduction Index = wt (lost) $\left[\frac{\text{Initial wt}}{(\text{Surplus wt})\times(\text{Target wt})}\right]\times 100$
Scoville (106)	> 0.5 lb/wk more than placebo Percent losing > 1 lb/wk or > 3 lb/wk
Atkinson (107)	≥10% loss of excess weight for > 6 mo loss of ≥ 2 BMI units for > 6 mo Reduction in co-morbidities for > 6 mo
Bray(108)	≥ 5% wt loss if BMI > 27 kg/m^2 ≥ 20% loss of excess body weight >5% reduction in visceral fat significant improvements in comorbidities

lb, Pound ; wk, week ; mo, month ; wt, weight

표 32-4 비만치료 권고 (미국 질병예방 특별위원회, 캐나다 질병예방 특별위원회 권고정도 체계)

근거의 질	이득정도 (net benefit)			
	Substantial	Moderate	Small	Zero/negative
Good	A	B	C	D
Fair	B	B	C	D
Poor = I				

A : 치료에 포함하도록 강력히 권고한다(기존 연구를 통해 건강향상에 대한 상당한 근거가 있고 이득이 위험/유해에 비해 월등히 많다).

B : 치료에 포함하도록 권고한다(기존 연구를 통해 건강향상에 대한 상당한 근거가 있고 이득이 위험/유해에 비해 크다고 할 수 있다).

C : 치료에 포함할 것인지에 여부에 대해 권고하지 않는다(기존 연구를 통해 건강 향상에 대한 상당한 근거가 있지만 이득과 위험/유해가 너무 근접하여 권고하기가 어렵다).

D : 치료에 제외하도록 권고한다(최소한 기존 연구를 통해 건강향상에 기여하는 바가 없거나 위험/유해가 이득을 초월한다는 상당한 근거가 있다).

I : 치료권고에 포함하기에 근거가 부족하다(효과에 대한 근거가 부족하거나 근거 질이 낮으며 위험/유해와 이득의 균형에 대한 연구결과가 다양해서 결론을 내릴 수 없다).

고 체중 감소는 20~24주까지 달성되었으며 24주 동안 6주, 12주, 18주에 각각 평균적으로 44%, 72%, 89% 체중 감소를 보인 것으로 보고되었다. 따라서 일반적으로 최소 8주 이상의 대조군 임상시험을 하도록 권고되고 있다.

비만치료에 사용되는 약물은 섭식을 저하는 계열의 약물과 대사를 변형하는 약물과 에너지 소비를 증가하는 약물로 나뉠 수 있다. 섭식을 저하하는 약물에는 노르아드레날린계 수용체와 세로토닌계 수용체등이 있다. 최근에 우리나라의 경우 허가 사항이 아닌 약물을 무분별하게 비만 치료에 사용하는 경향이 매우 우려스러운데, 체중 감소를 유발하는 약제를 기전 및 임상결과와 비만치료에 대한 근거에 대해서 알아보도록 하겠다.

3 체중 감소를 유발하는 약제

1) 올리스타트 (Orlistat)

(1) 약리작용

올리스타트는 지방 흡수를 억제시켜 체중 감량을 유도한다. 올리스타트는 위 및 췌장의 리파제 활성 부위인 세린(serine) 부위와 공유 결합을 형성함으로써 위 및 소장 내에서 치료 작용을 나타낸다. 다른 효소에는 작용하지 않고 리파제에만 선택적으로 작용하여 섭취한 지방의 약 30% 정도는 흡수하지 않고 배설시킨다. 올리스타트는 용량-의존적인 효과가 있어 120 mg을 3회 사용했을 때 최대 효과가 나타나 일일 50 g까지 지방을 배설하게 된다. 올리스타트를 그 이상으로 복용해도 지방 배설이 30%를 초과하지는 않으며 체중 증가가 더 많이 일어나지도 않는다. 복용하기 시작하면 1~2일 후부터 지방 배설이 증가하기 시작하며 복용을 중단하면 다시 지방 흡수는 1~2일 이내에 본래의 상태대로 되돌아가게 된다.

(2) 임상 시험

올리스타트는 용량-의존적인 효과가 있으며 120 mg을 3회 사용했을 때 최대 효과가 나타나 일일 50 g까지 지방을 배설하게 된다. 올리스타트 복용 1년 후 치료군에서는 치료 전 체중의 10.2%, 위약군에서는 6.1%의 체중 감소 효과가 나타났고, 기존 체중에서 5% 이상 감소한 경우가 치료군 68.5%, 위약군 49.2%, 10% 이상 감소한 경우가 치료군

38.8%, 위약군 17.6%으로 나타났다. 2년 복용 결과를 보면 치료군에서는 치료 전 체중의 7.6%, 위약군에서는 4.5%의 체중 감소 효과가 나타났고, 기존 체중에서 10% 이상 감소한 경우가 치료군 34.1%, 위약군 17.5%였다. 복용이 끝난 후 치료군에서는 감소된 체중의 26%가 증가한데 비해, 위약군에서는 52%가 증가한 것으로 나타났다. 허리둘레를 감소시키는 효과도 있어 1년 동안 복용했을 때 허리둘레가 치료군에서 7.4 cm, 위약군에서 4.2 cm 감소하여 유의한 차이가 있는 것으로 나타났다. 여러 연구에서 올리스타트 복용 후 심혈관 위험 인자 개선 효과를 보였다. 2년 동안의 복용 후 수축기 및 이완기 혈압이 위약군보다 치료 후 유의하게 감소되는 것을 보였다. 혈청 지질을 개선시키는 효과가 있어 혈중 총 콜레스테롤은 치료군에서 10.1%, 위약군에서 4.6% 감소, LDL-콜레스테롤은 치료군에서 12.6%, 위약군에서 5.2% 감소되어 유의한 차이가 있는 것으로 나타났다. 이러한 LDL-콜레스테롤의 감소 효과는 체중 감소와는 독립적으로 일어나 비록 체중 감소 정도가 유사하다고 할지라도 위약군에 비해서 치료군에서의 LDL-콜레스테롤의 감소 효과가 현저한 것으로 나타났다.

공복시 혈당도 위약군에서 증가한 반면 치료군에서 감소하였으며 혈청 인슐린 농도도 위약군에서 증가한 반면 치료군에서 감소하여 유의한 차이를 보였다. 당뇨병 혹은 당불내인성을 보이는 환자가 정상 혈당으로 돌아간 경우가 위약군에 비해 치료군에서 더 많아 혈당 개선 효과를 보였으며, 정상 혈당 혹은 당불내인성 경우에서 당뇨병으로의 발현이 위약군에서보다 치료군에서 더 적어 당뇨병으로의 진전을 예방하는 효과를 보였다. 또한 설포닐우레아(sulfonylurea)를 복용하던 당뇨병 환자에서 치료 후 용량을 줄이거나 끊을 수 있었다. 올리스타트는 전신적인 흡수가 미약하기 때문에 신기능, 간기능 장애가 있는 환자에서의 대사도 정상 기능을 보이는 경우와 크게 다르지 않다. 그러므로 이러한 환자들에서도 올리스타트의 용량을 줄이거나 조절할 필요없이 복용할 수 있다.

(3) 부작용

전신적인 부작용은 적으며 부작용은 주로 소화기계에 국한된다. 2년간의 복용 중에 대변절박증(25.2%), oily spotting(24.3%), 지방변(23.8%), 방귀(18.1%), 지방배출(11.0%), 배변증가(11.0%), 대변실금(6.7%), 불편장(5.2%)를 나타내며 치료 중단율은 치료군 8.8%, 위약군 5.0%로 알려지고 있다. 이러한 부작용은 시간이 지날수록 줄어들며 지방 섭취가 많을수록 자주 나타나기 때문에 부작용을 줄이기 위해서는 지방 섭취를 줄여야 할 것을 권고하고 있다. 일부 지용성 비타민과 β-카로틴의 혈중 농도를 저하시키지만 복용한 대부분의 경우 정상 혈중 농도를 유지하였고 이로 인한 심각한 부작용은 없는 것으로 나타났다.

(4) 약물 상호 작용

다른 약제들과의 상호 작용은 미미하여 디옥신, 와패린, 페니토인, 아미트립필린 등과 같이 복용하여도 서로 영향을 미치지 않으며 대부분의 항고혈압제, 혈당저하제, 지질저하제, 경구용 피임약, 알코올과 같이 복용해도 무방하다. 프라바스타틴과 병용시 프라바스타틴의 혈중 농도를 높일 수 있지만 임상적으로 크게 문제되지는 않으며 싸이클로스토린의 흡수를 억제시킬 수 있다. 병용시 지용성 비타민의 흡수에 영향을 줄 수 있어 β-카로틴의 흡수를 약 30%, 비타민 E의 흡수를 약 60% 감소시킨다.

(5) 용법

올리스타트는 120 mg을 3회 식사 직후 혹은 1시간 이내에 복용하도록 한다. 임상시험에서는 크게 문제되지는 않았지만 지용성 비타민의 흡수 감소를 염려하여 복합 비타민제를 취침 전 혹은 올리스타트 복용과 2시간의 간격을 두고 복용할 것을 권장한다.

(6) 금기

만성흡수불량, 담즙울혈, 과민 반응을 나타내는 환자에게는 사용하지 않는다. 임산부, 수유부에게도 권장되지 않는다.

(7) 근거 정도

Category B

2) 시부트라민 (Sibutramine)

(1) 약리 작용

시부트라민은 β-phenylethylamine으로 중추적으로 작용하여 신경 말단에서 주로 세로토닌(5-HT)과 노르아드레날린(NA)의 재흡수를 억제함으로써(serotonergic and noradrenergic reuptake inhibitor, SNRI) 포만감을 항진시키며 식욕을 저하시킨다. 시부트라민은 주로 CYP3A4 isoenzyme에 의해 간에서 대사되며 비활성 대사물질은 소변과 대변을 통해 85% 배설된다.

(2) 임상 시험

시부트라민 복용 1년 후 위약군에서는 치료 전 체중의 1.3%, 10 mg군에서는 5.5%, 15 mg군에서는 7.2%의 체중 감소 효과가 나타났다. 용량-의존적인 효과를 나타내 24주 복용 후 체중 감소가 위약군에서는 1.2%, 1 mg군에서는 2.7%, 5 mg군에서는 3.9%, 10 mg군에서는 6.1%, 15 mg군에서는 7.4%, 20 mg군에서는 8.8%, 30 mg군에서는 9.4% 감소를 보인다. 기존 체중의 5% 이상 감소한 경우가 10 mg군에서는 59.6%, 15 mg군에서는 67.3%, 20 mg군에서는 71.9%, 30 mg군에서는 77.2%이며, 10% 이상 감소한 경우가 10 mg군에서는 17.2%, 15 mg군에서는 34.7%, 20 mg군에서는 38.5%, 30 mg군에서는 45.5%로 나타났다. 체중 감량 효과는 6개월에 최대에 달하며 2년까지의 연구 결과가 나와 있다. 무반응군을 치료 전 체중의 1%도 감소되지 않은 경우로 정의했을 때 위약군에서는 39%, 치료군에서는 11%로 나타났으며, 무반응군에서는 약물 투여를 지속하여도 체중 감소는 나타나지 않았다. 2년 치료 후 감량 유지 효과를 보면 위약군에서 47%, 치료군에서 71%가 5% 이상의 체중 감소를 유지하였고, 위약군에서 22%, 치료군에서 51%가 10% 이상의 체중 감소를 유지하였다. 2년 동안 복용했을 때 허리둘레가 치료군에서 8.5 cm, 위약군에서 4.8 cm 감소하여 유의한 차이가 있는 것으로 나타났다. 국내 연구로는 12주의 다기관 이중 맹검 위약-대조군 임상 시험을 통해 위약군에서 1.54 kg 감소한 반면, 치료군에서 5.92 kg 감소해 유의한 차이가 있는 것으로 나타났다. 시부트라민을 장기적으로 복용했을 때 혈압을 제외한 심혈관 위험 인자에 대해서 개선되는 효과를 보였다. 2년 동안 복용했을 때 중성지방, VLDL-C, 인슐린, C-펩타이드 및 요산이 위약군에서는 치료 전과 유의한 차이가 없었던 것에 비해 치료군에서는 현저하게 감소되는 효과를 보였다. LDL-C는 치료 전과 복용 후 유의한 차이는 없었지만 HDL-C는 2년 동안 복용했을 때 위약군에 비해 치료군에서 유의하게 더 많이 증가하는 소견을 보였다.

시부트라민은 노르아드레날린성 효과가 있어 혈압과 맥박을 상승시킬 수 있다. 수축기 및 이완기 혈압을 평균 1～3 mmHg, 맥박을 4～5회/분 상승시킨다. 치료 전보다 수축기 혈압이 15 mmHg 이상 증가한 경우가 치료군에서 6～13%, 위약군에서 9%, 이완기 혈압이 10 mmHg 이상 증가한 경우가 치료군에서 10～15%, 위약군에서 7%였고, 맥박이 1분당 10회 이상 증가한 경우가 16～28%, 위약군에서 12%로 나타났다. 혈압 상승(≥160 mmHg or ≥ 95 mmHg)으로 인해 약물을 중단한 경우는 치료군 0.4%, 위약군 0.4%, 빈맥(≥100/분)으로 중단한 경우는 0.4%, 0.1%로 나타나 임상적으로 크게 문제되지 않으며 약물치료에 의한 체중 감량으로 혈압이 조절될 수 있다. 혈압이 높은 환자에게는 세심한 관찰을 해야 하고 혈압이 지속적으로 높거나 빈맥으로 환자가 불편해 하면 용량을 줄이던지 중단해야 한다. 신장 기능에 장애가 있는 경우 비활성 대사물질의 농도가 2.8~11.0 배까지 증가할 수 있어 신질환이 심한 경우 복용하지 말아야 한다. 또한 간기능에 문제가 있는 경우 활성 물질이 증가할 수 있어 심한 간질환이 있는 경우에도 복용을 제한해야 한다. 연령에 따른 대사에는 큰 차이가 나타나고 있지 않아 노인에서도 통상 복용량을 권장할 수 있다.

(3) 부작용

부작용으로 두통(30.3%), 입마름(17.2%), 식욕 부진(13.0%), 변비(11.5%), 불면(10.7%), 어지러움(7.0%)을 나타내며 치료 중단율은 치료군 8.9%, 위약군 6.3%로 알려지고 있다. 5~15 mg 복용시 15 mmHg 이상 수축기 혈압이 상승된 경우가 6~13%, 10 mmHg 이상 이완기 혈압이 상승된 경우가 15~20%, 1분에 10회 이상 맥박이 증가된 경우가 16~28%로 나타났다. 펜플루라민-펜터민에서 문제가 되었던 심장판막질환의 발생이 시부트라민의 경우 치료군에서 1.4%, 위약군에서 2.6%로 유의한 차이가 없는 것으로 밝혀졌고, 폐성 고혈압에 대한 부작용은 아직까지 보고되지 않았다. 남용의 위험은 적어 schedule IV에 속하며 내성 및 의존 여부는 미약하다.

(4) 약물 상호 작용

MAO 억제제나 SSRI 제제와 병용하지 말아야 하며, 다른 세로토닌성 약제인 수마트립탄 숙신산, dihydroergotamine, 덱스트로메토판, 메페리딘, 펜타조신, 펜타닐, 리튬, 트립토판 등과 같이 사용했을 경우 드물지만 심각한 세로토닌 증후군을 유발할 수 있어 2주 간격을 두고 사용하는 것이 바람직하다. 항고혈압제, 혈당저하제, 지질저하제와 같이 복용해도 무방하며, 알코올, 경구용 피임약과 함께 복용했을 때도 크게 영향을 미치지는 않는다. 임산부에게는 C 부류에 속하며 수유부, 소아에게도 권장되지 않는다. 그러나 다른 비만치료제와 병용하는 것은 권장되고 있지 않은데 병용 치료에 대한 유효성 및 안정성에 대한 입증된 자료가 없기 때문이다.

(5) 용법

시부트라민은 활성화 대사물질의 반감기가 14~16시간으로 비교적 길기 때문에 10~15 mg을 1일 1회 식사와 무관하게 하루 중 언제나 복용할 수 있다. 처음에 10 mg으로 시작하여 4주 후에 체중 감소가 잘 나타나지 않으면 15 mg으로 증량할 수 있고 10 mg으로 부작용이 심하게 나타나는 경우 5 mg으로 줄일 수 있다. 15 mg으로 증량, 4주 후에도 체중 감소가 2 kg 미만으로 나타나는 경우에는 순응도 및 2차성 비만에 대한 재평가를 해야 하며, 시부트라민에 대한 무반응자일 수 있으므로 더 이상의 지속 투여를 권고하지 않는다. 다른 비만치료제와 병용하는 것은 유효성 및 안정성에 대해 아직은 충분한 근거가 없어 권장되고 있지는 않은 실정이다.

(6) 금기

관상동맥질환, 뇌졸중, 심부전, 부정맥, 조절되지 않는 고혈압, 신장애, 간장애, 경련성 질환, 파킨슨, 녹내장, 신경성 식욕부진증, 과민 반응을 보이는 환자에게는 사용하지 말아야 한다. 임산부, 수유부, 소아에게도 권장되지 않는다.

(7) 근거 정도

Category B

3) 플루옥세틴 (Fluoxetine)

(1) 약리작용, 임상연구

플루옥세틴은 신경 말단에서 세로토닌의 재흡수를 선택적으로 억제하는 SSRI (selective serotonergic and noradrenergic reuptake inhibitor)계 항우울제다. 플루옥세틴은 중추적인 작용을 통해 식욕을 감소시키고 이로 인해 에너지 섭취를 감소시킴으로써 체중 감량을 유도한다. 복용하는 경우에도 식욕 저하를 보이지 않는 무반응자가 약 10% 정도 되며 이러한 경우에는 지속해서 복용하여도 체중 감소가 나타나지 않는다. 6개월 정도에 최대 효과가 나타나며 장기적으로 사용했을 때 체중이 다시 늘어나기도 한다. 부작용으로는 오심이 약 10% 정도에서 나타나고, 복통, 설사, 무력증, 졸리움, 불면, 신경과민, 월경불순, 성기능 장애 등이 나타날 수 있다. 우울증 치료제로 FDA 공인을 받았고 비만치료제로는 승인을 받지 못했다. 단기간 임상실험에서 용량과 비례해서 체중 감소를 보였다. 장기 연구에서는 치료 20~30주 후에 최대 체중 감소를 보였지만 이후 1년 내 기저 체중으로 증가하는 현상을 보였다. 플루옥세틴이 장기간 연구에서 비만 치료에 제한된 효과를 보였지만 과식욕증 치료나 금연 후 체중 증가 방지에 유용할 것이다.

(2) 근거 정도

신경성 식욕 과항진증을 동반한 비만 : Category C

4) 펜디메트라진(Phendimetrazine)

(1) 약리작용, 임상연구

펜디메트라진은 신경 발단에서 노르피네프린과 도파민의 유리를 촉진하는 약물로 식욕 억제제의 역할을 한다. 비만 치료제로써는 수주 이내의 단기 사용에 한해 FDA의 허가를 받았지만 장기적으로 연구된 자료는 없으며, 이는 향정신성 약물로 분류되어 남용의 위험이 높다. 소아에서는 사용하지 않으며, 부작용으로는 안절부절, 구강건조, 변비 등이 나타날 수 있다.

(2) 근거 정도

수주 이내의 단기간 사용 : Category B / 장기간 사용 : Category D

5) 에페드린(Ephedrine)

(1) 약리작용

에페드린은 교감신경계에서 노르아드레날린을 유리시켜 β_3, β_2, α_1 수용체에 작용하여 열발생을 촉진시킨다. 에페드린에 의한 체중 감량은 75%가 식욕 억제의 효과로, 25%가 대사율 증가 효과로 나타나고 있다. 에페드린은 카페인과 병합 투여시에만 체중 감량 효과가 나타나며, 부작용으로 어지러움, 불면증, 진전, 오심, 흥분, 빈맥, 구강건조 등이 초기에 나타날 수 있다. 장기적인 안전성이 아직 확립되지 않은 상태이며 비만 치료를 위해 FDA 승인을 받지 못했다.

(2) 근거 정도

Category I

6) 엑소리제(Exolise)

(1) 약리작용

녹차 추출물로 제조한 비만 치료제라는 이름으로 처방없이 구입할 수 있도록 시판되고 있다. 선진국에는 사용되지 않는 약이며 국내에서만 시판되고 있다. 비만 환자에서 체중 감량 효과에 대한 근거가 없으며, 녹차 성분에 의한 이뇨 작용과 설사 유도에 의해 수분이 배출됨으로써 체중이 감량되는 것으로 여겨질 수 있다. 장기적으로 사용했을 때 안전성에 대한 확실한 근거가 없으며 부정맥, 전해질 장애 등의 부작용 가능성이 있다.

(2) 근거 정도

Category I

7) 아미노필린(Aminophylline)

(1) 약리작용, 임상연구

아미노필린은 xanthine 유도체로 열발생에 관여한다고 알려져 있다. 그러나 아미노필린 경구제제나 주사제가 비만 치료제로 체중 감량을 일으킨다는 증거는 없다. 다만 아미노필린 크림에 대해서 대퇴부에 한하여 국소 지방 변화를 비교한 연구가 있다. 그렇지만 이러한 연구에 대해서도 연구 대상 수가 극히 적어 일반화시키기가 곤란하고, 연구 방법에 문제가 많았다는 점을 지적하고 있어, 크림 제제에 대한 국소 요법에 대해서도 더 이상 연구가 진행되고 있지 않고 있다. 아미노필린이 지방 분해 작용이 있다고 하지만 비만 치료제로써 허용되지 못하고, 일부 크림 제제들도 대퇴부에만 적용한 연구들만이 있는 것은 아미노필린의 부작용 측면에서 독성이 심하기 때문이다. 심할 경우 경련, 섬망, 혼수 등에 빠질 수도 있다. 최근에는 아미노필린 크림에 대한 효용성도 부정적인 견해가 많은 실정이다. 크림 사용시에도 알레르기 유발 물질이 감작되어 차후 경구용 및 주사용 아미노필린 사용 시 심각한 과민 반응이 생길 수 있으므로 사용하지 말 것을 권고하는 등 아직도 대퇴부 크림의 효과 및 안전성에 대해서 세밀한 검토가 필요함을 제시하였다. 아미노필린 제제는 체중 감량에 대한 효과가 없다는 점과 심각한 부작용으로 인한 피해의 가능성으로 인해 비만 치료를 위한 사용은 허용되지 않았다.

(2) 근거 정도

Category D

8) 이소프로테레놀 (Isoproterenol)

(1) 약리작용

이소프로테레놀은 비 선택적 베타 아드레날린 자극제로 지방 분해 효과가 있을 것으로 생각되고 있다. 국소적 지방 분해에 대한 연구들이 나와 있지만 그로 인한 이득보다 진전, 부정맥 등의 부작용이 심한 것으로 나타나 비만 치료를 위한 사용은 허용되지 않았다.

(2) 근거 정도

Category D

9) 펜플루라민/덱스펜플루라민 (Fenfluramine/Dexfenfluramine)

(1) 약리작용

펜플루라민 및 덱스펜플루라민은 신경 말단에서 세로토닌의 유리를 촉진하여 포만감을 항진시키는 약제로써 서구에서 비만 치료제로 많이 사용되어 왔고 각광을 받은 약제이다. 펜플루라민 및 덱스펜플루라민을 복용했던 환자에서 심장판막질환으로 사망하는 경우가 생기는 등 치명적인 부작용을 초래하게 되자, 1997년 미국 FDA에서 제품을 수거하면서 더 이상 시판이 금지된 약물이다. 우리나라에는 시판되고 있지 않으나 밀수입된 다이어트 약물의 주성분으로 밝혀진 바 있다.

(2) 근거 정도

Category D

10) 펜터민 (Phentermine)

(1) 약리작용

펜터민은 노르아드레날린계 약제로 식욕을 억제하는 효과를 가지고 있다. 유럽 및 미국에서 펜플루라민-펜터민의 복합 제제로 많이 사용이 되어 왔으나 복용했던 환자에서 치명적인 부작용을 초래하게 되자 역시 판매 금지되었다.

(2) 근거 정도

Category D

11) 페닐프로파놀라민(Phenylpropanolamine)

(1) 약리작용

페닐프로파놀라민은 α1-작용제로 감기 치료제에 들어있다. 시상하부에서 α 아드레날린 수용체에 작용을 하여 식욕을 저하시킨다. 체중 감량 효과는 8주 후에 2.6 kg정도로 나타나며, 혈압을 올리기도 한다. 페닐프로파놀라민은 75 mg 이상에서 혈압 증가와 뇌경색관련성 보고가 있어 주의가 요하는 약이다.

(2) 근거 정도

Category D

12) 갑상선 호르몬(Thyroid hormone)

(1) 약리작용

1893년 열대사 촉진제인 갑상선호르몬을 비만 치료에 이용해 보았지만 갑상선기능항진증에서 나타나는 증상 등이 부작용으로 심각하게 초래되어 더 이상 체중 감량의 목적으로 사용되고 있지 않다.

(2) 근거 정도

Category D

13) 이뇨제(Diuretics)

(1) 약리작용

1967년 Digitalis와 이뇨제를 혼합한 rainbow pill을 시도한 결과 사망하는 사례가 발생했다. 고혈압을 동반한 비만 환자에서 고혈압 치료 목적으로 해당되는 이뇨제를 사용할 수는 있지만 고혈압이 없는 비만 환자에서 체중 감량 효과가 있다는 어떠한 증거도 없다. 지방을 줄이는 것이 아니라 이뇨 작용에 의한 수분 배출로 전해질 이상이 나타날 수 있으며 약을 끊었을 때 부종이 심하게 나타난다. 체중 감량을 위한 목적으로 사용될 수 없다.

(2) 근거 정도

Category D

14) 설사제(Laxatives)

(1) 약리작용

설사 유도제를 체중을 감량시킬 목적으로 사용할 수 없다. 식사요법을 하면서 식사량이 감소하여 생긴 변비를 완화시키기 위해 일시적으로 사용하는 것은 변비 치료라는 목적으로 사용할 수 있지만 이 종류의 약제가 체중 감량 효과가 있다는 어떠한 증거도 없다. 지방을 줄이는 것이 아니라 역시 이뇨 작용에 의한 수분 배출로 전해질 이상이 나타날 수 있으며 약을 끊었을 때 변비가 더 심해지는 부작용을 유발할 수 있다. 체중 감량을 위한 목적으로 사용될 수 없다.

(2) 근거 정도

Category D

15) 약물 병합 요법

비만 치료제들을 병합하여 사용하는 것은 한 가지 약제만 사용하는 단일 요법보다 체중 감량 효과가 우수했다 라는 어떠한 근거도 없다. 다만 에페드린과 카페인의 병합 요법에 대한 자료가 있으나 장기적 효능과 안전성에 대한 근거가 불충분하여 FDA에서 승인하고 있지 않다. 펜플루라민과 펜터민의 병합 요법이 비만 치료를 위해 사용되었으나 심장판막질환으로 사망하는 예가 발생되어 FDA에서 수거되었다. 비만 치료만을 위한 목적으로 약제를 병용하는 것은 아직 허용되지 않고 있다. 오히려 부작용의 빈도만 증가시키고 비용 부담이 늘어나므로 병합 요법을 하지 말도록 권고하고 있다.

4 임상시험 중인 약물

1) 카나비노이드 길항제(리모나반트)

(1) 기전

내인성 카나비노이드 시스템은 시상하부, 간, 근육, 지방세포 등 중추신경계와 말초 조직에 분포되어 있는 카나비노이드 수용체(CB1 receptor, CB2 receptor)와 생체 내 신경

전달 물질인 내인성카나비노이드(anandamide, 2-arachidonoylglycerol)등으로 구성되어 있으며 심혈관 및 대사 질환과 밀접한 관계가 있다. 음식 섭취와 에너지 소비를 조절함으로써 에너지 균형을 유지하고 니코틴 의존을 통제하는 역할도 한다. 카나비노이드 수용체는 신경말단부와 세포체에 위치하고 있는 G-단백 연결 수용체로, CB1 수용체는 'brain type' 수용체로 기저핵, 해마, 소뇌 및 말초조직에 널리 분포하며, CB2 수용체는 뇌유래-면역세포에 분포하여 기분조절, 기억, 인지, 행동, 조화, 수면, 발열조절, 식욕 및 면역 반응을 조절하는 역할을 한다. 이 중 CB1 수용체는 다양한 이온채널의 조절을 통해 GABA, 도파민, 노르아드레날린, 글루타메이트, 세로토닌 등의 많은 신경전달 물질의 분비를 조절한다. 리모나반트는 카나비노이드 1형 수용체(CB1)의 선택적 길항제로 식욕을 억제하고 에너지 균형을 조절한다.

(2) 임상실험

미국과 유럽에서 비만치료와 금연에 대한 효과를 판정하기 위해 총 6600여명의 비만환자를 대상으로 한 RIO-North America, RIO-Europe, RIO-Lipids, RIO-Diabetes, STRATUS-US, STRATUS-Europe, STRATUS-Worldwide 등의 대규모 연구가 진행되었다.

체질량지수 30 kg/m^2 이상이거나 27 m^2 이상이면서 이상지질혈증, 고혈압 등의 동반질환을 지닌 1507명의 비만환자를 대상으로 시행한 국제적, 다기관, 무작위 이중맹검 위약대조군연구인 RIO-Europe 연구결과, 2년 시점의 체중 감소는 20 mg 복용군에서 7.2 kg으로 나타났으며(placebo 2.5 kg, $p < 0.001$), 허리 둘레는 7.5 cm 감소하였다(placebo 3.4 cm, $p < 0.001$). 또한 HDL-콜레스테롤은 28.2% 증가하여 위약군의 16.8%에 비해 유의하게 증가하였으며($p < 0.001$) 중성 지방은 8.8% 감소하여 위약군의 6.3% 증가에 비해 유의하게 감소하였다($p < 0.001$).

대사증후군 환자의 비율도 리모나반트 군에서 위약군에 비해 유의하게 감소하였는데, 2년 시점에서 대사증후군 환자의 비율은 위약군이 42.0%이었던 것에 비해 리모나반트 20 mg 복용군은 21.5%로 나타났다. HDL-콜레스테롤, 중성지방 등의 개선 효과는 체중 감소와 무관하게 발생하는 것으로 나타났다.

787명의 흡연자들을 대상으로 리모나반트 5 mg, 20 mg, 위약군을 10주간 투여한 무작위 이중맹검 연구인 STRATUS(Studies with Rimonabant and Tabacco Use)-US에서 금연 비율은 위약군이 20.6%, 리모나반트 20 mg을 복용한 군에서는 36.2%($p < 0.002$)였으며 5 mg군에서는 20.2%였다. 리모나반트 20 mg 복용군에서 과체중이거나 비만한 사람들

은 금연 후에도 체중이 감소함을 보였다.

제2형 당뇨병 환자 1,045명을 대상으로 1년 동안 진행되었던 Rio-Diabetes 연구에서 메트포르민이나 설포닐우레아로 치료 받던 환자에서 리모나반트 20 mg을 투여할 때 위약군에 비해 당화혈색소(HbA1c)수치가 치료 시작 시점(7.3%)에서 0.7% 감소한 것으로 나타났고($p < 0.001$) 당화혈색소 수치가 국제당뇨병연맹(International Diabetes Federation, IDF)의 목표치인 6.5% 미만으로 조절된 환자의 비율이 리모나반트 20 mg 군이 43%인데 비해 위약군은 21%였다($p < 0.001$). 특히 당화혈색소 개선 효과의 50% 이상은 체중 감소와 독립적으로 얻어진 것으로 분석되었다.

현재 아시아 환자를 대상으로하는 RIO-ASIA 연구가 진행 중이다.

(3) 부작용

보고된 부작용으로는 리모나반트 20 mg, 5 mg, 위약군 각각에서 오심이 12.9%, 5.1%, 4.3%, 설사가 7.2%, 6.0%, 3.0%, 현기증이 8.7%, 7.0%, 4.9%를 보였고 연구도중 탈락률은 세 군이 유사했다. 대상자들이 가장 흔히 호소하는 부작용은 오심, 현기증, 상기도 감염이었다. 심혈관 관련 위험성이나 우울 및 불안 점수는 세 치료군 모두 유사했다.

2) 부프로피온(Bupropion)

부프로피온으로 우울증 치료를 받는 환자의 일부에서 체중 감량이 보고 되면서 비만치료제로써의 가능성이 제기된 약물이다. 부프로피온의 체중 감량 기전은 명확하지 않지만 노르에피네프린의 활성을 증가시키고 dopamine의 재흡수를 억제하는 작용과 관련이 있는 것으로 생각된다.

Anderson[61] 등은 우울증이 없는 비만환자를 대상으로 부프로피온 SR 300 mg 및 400 mg으로 48주간 이중맹검, 위약대조군 연구를 진행하였다. 327명으로 시작하여 24주에는 227명, 48주까지 192명을 추적 관찰하였다. 24주 후에 위약군, 300 mg 투여군 및 400 mg 투여군에서 각각 초기 체중의 5.0%, 7.2% 그리고 10.1%가 감량되었다. 위약군에 비하여 300 mg은 2.2% ($p = 0.0468$), 400 mg은 5.1% ($p < 0.0001$)가 더 감량되었다. 초기 체중의 5% 이상 감량된 비율은 위약군이 46%, 300 mg 투여군이 59%, 400 mg 투여군이 83%이었고(p vs. placebo < 0.0001), 10% 이상 감량된 비율은 각각 20%, 33%, 46%였다(p vs. placebo < 0.0008). 48주 말에서 300 mg 투여군은 위약군에 비해 체중이 2.2% 더 감량된 상태를 유지하였고 400 mg 투여군은 위약군보다 5.1% 더 감량된 상태를 유지하였다. 가

장 흔한 부작용은 구강건조와 불면증이다. 간질발작의 위험(1/1,000)이 있으므로 간질의 병력이 있는 환자에서는 사용하지 않아야 한다. 또한 섭식장애나 고혈압의 병력이 있는 경우에도 금기이다. 간이나 신장질환이 있는 환자에서는 용량을 줄여야 한다. 복용 중 수유를 해서는 안 된다. 부프로피온은 현재 주요우울증과 금연보조제로 미국 FDA (Food and Drug Administration)에서 공인을 받은 약물이지만 비만치료제로는 아직 공인되지 않았다.

3) 토피라메이트(Topiramate)

토피라메이트는 간질치료제로 1996년에 FDA에서 공인된 새로운 구조 및 약리작용을 가진 항간질제이다. 다른 항간질제와 달리 토피라메이트는 체중 감량효과가 있다. 토피라메이트는 kainate/α-amino-3-hydroxy-5-methylisoxozole-4-propionicacid glutamate receptor subtype을 차단하여 식욕을 억제한다. 그 외 전위작동 나트륨(소디움) 통로를 억제하고 γ-아미노부티르산-A의 활성을 조절하는 작용도 있다. 동물실험에서 토피라메이트는 에너지소비를 증가시키고 섭식을 감소시켜서 체중 감량을 일으키는 것이 확인되었다. Bray[67] 등은 토피라메이트의 체중 감량에 대한 효과를 평가하기위해 건강한 비만환자(385명)를 대상으로 이중맹검, 위약-대조군 연구를 시행하였다. 매일 토피라메이트 64, 96, 192, 또는 384 mg을 투여하였다. 24주 후에 위약군은 초기 체중의 2.6%가 감소하였고 토피라메이트 투약군은 각각 5.0%, 4.8%, 6.3%, 8.5%로 감소하였다. 가장 흔한 부작용은 감각이상, 졸림, 기억장애, 집중력장애 등을 포함하는 중추 및 말초신경계와 관련된 증상이었다. 대부분의 부작용은 치료 초기에 용량에 비례하여 나타났으며 대부분 저절로 소실되었다. 부작용으로 투약을 중단한 비율은 위약군에서 11%, 토피라메이트 투여군에서 21%였다.

토피라메이트는 비만과 관련된 다른 질환(섭식장애, 신경성 대식증 등)에서도 체중 감량에 효과적이라고 보고 되고 있지만 대부분이 소규모의 연구이므로 더 연구가 필요한 상태이다. 토피라메이트는 비만환자에서 체중 감량에 효과가 있는 것으로 생각되지만 아직 비만치료제로 FDA의 공인은 받지 못했다.

4) Ciliary neurotrophic factor(CNTF, Axokine)

CNTF는 신경세포의 변성을 방지하기 위해 손상된 아교세포(glial cells)에서 유리되는 병변 인자(lesion factor)이다. CNTF는 렙틴 수용체와 유사한 경로를 통하여 시상하부를 자극한다. 최근 CNTF가 뉴로펩타이드 Y를 억제하는 것이 확인되었다. CNTF는 유전적으로 leptin 결핍이 있는 비만 쥐(ob/ob mice)에서 leptin과 같이 체중 감량을 야기할 뿐 아니라 사람의 비만과 비슷한 식이유발 비만(diet-induced obese, DIO) 쥐 및 렙틴 저항성이 있는 쥐에서도 체중 감량 효과가 있다. CNTF는 공복신호를 유발하거나 식이제한으로 인한 스트레스 반응을 일으키지 않고 섭식을 억제하므로 식이제한과 달리 CNTF 치료를 중단하여도 폭식이나 체중의 재증가가 유발되지 않았다. 이는 시상하부의 체중 조절점(set-point)의 변화와 관련이 있는 것으로 추정된다. 비만 환자(173명, 평균 체질량지수 41.1 kg/m^2)에게 14주간 recombinant human variant ciliary neurotrophic factor (rhvCNTF)를 피하주사로 투여하였다. 위약군, rhvCNTF 0.3, 1.0 및 2.0 μg/kg을 투여한 군에서는 각각 처음 체중에 비해 0.1, −1.5, −4.1, −3.4 kg이 변화하였다. 그리고 5% 이상 감량한 비율은 각각 8.7, 8.3, 29.6 및 26%이었다. 2,000명을 대상으로 시행한 3상 연구(phase 3 trial)의 결과에서 CNTF를 주사한 군에서는 시부트라민과 같은 반동효과(rebound effect)가 없는 것으로 추증되었다. 이에 대하여 현재 전향적 연구가 진행되고 있다.

5 약물 개발 초기 단계에 있는 물질

1) 선택제 세로토닌 수용체 작용제(Selective 5-HT$_{2c}$ receptor agonists)

덱스플루라민과 같은 세로토닌 수용체의 비선택적 작용제는 사람에서 오심과 불안을 유발하므로 새로운 비만치료제로써 선택적 작용제의 개발이 진행되고 있다. 최근 새로운 선택적 작용제로써 다음과 같은 2가지 제제가 소개되었다.

경구투여가 가능한 세로토닌 작용제인 LY-448100 (Eli Lilly & Co)는 식이유발 비만 쥐(diet-induced obese rats)에서 음식의 섭취를 감소시켰다. 2주간 쥐에게 투여한 결과 제지방량의 소실 없이 체중이 감량되었다.

AR-10A (Arena Pharmaceuticals Inc/Taisho Pharmaceutical Co Ltd)를 사용한 결과 특별한 심혈관계 부작용이나 일반적인 부작용 없이 체중이 감량되었다. AR-10A는 시험용신약(IND)으로 신청 중이며 가까운 장래에 임상연구가 진행될 예정이다.

2) 콜레시스토키닌-A 작용제(Cholecystokinin-A agonists)

콜레시스토키닌(CCK)은 영양소의 섭취에 반응하여 장관의 내분비세포에서 유리되는 내인성 호르몬이다. 2개의 CCK 수용체의 아형(subtype) 중에서 CCK-A는 말초에서 발현되고 CCK-B는 뇌에서 발현된다. CCK-A가 활성화되면 음식의 섭취가 억제된다.

Jerzy Szewczyk (GlaxoSmithKline Inc, USA)는 비만치료제로써 CCK-A agonists에 대한 다양한 연구 결과를 발표하였다. 이 중에 Benzodiazepine의 새 계열인 GW-7854의 enantiomer II는 경구투여가 가능하고 쥐에게 10 μM/kg을 투여한 결과 식욕이 40%까지 감소하였다.

3) 렙틴(Leptin)

대부분의 비만 환자에서는 혈청 렙틴이 증가되어 있고 렙틴에 대한 감수성이 감소(leptin resistance)되어 있으므로 렙틴이 비만치료제로써 사용될 가능성은 적다. 실제로 대부분의 연구결과에서 렙틴의 체중 감량 효과는 부정적이었다. 렙틴이 비만치료제로써 사용되기 위해서는 먼저 렙틴 감수성 감소의 원인이 밝혀져야 한다. 최근 체중 감량으로 갑상선호르몬과 24시간 에너지대사율이 감소한 환자에게 저용량의 렙틴을 하루 2회 투여를 하면 감소된 갑상선호르몬과 24시간 에너지대사율이 증가됨을 확인하였다. 이러한 결과는 렙틴이 체중 감량 후 체중의 재증가를 줄일 수 있는 약물로써 사용이 가능함을 시사한다.

4) 멜라코르틴-4 수용체(MC4R) 작용제(Melanocortin 4 receptor (MC4R) agonists)

멜라코르틴은 시상하부에 있는 MC4R와 MC3R의 활성을 강하시키거나 약화시켜서 체중을 조절한다. MC4R가 주로 체중 조절에 관여한다. 쥐실험에서 MC4R를 제거시키면 비만이 유발된다. 따라서 MC4R는 비만과 악액질(cachexia)의 치료에서 기대되는 약물의 작용 부위이다.

정상 체중을 가진 36명의 성인에서 MSH/ACTH$_{4-10}$과 위약을 6주간 하루에 2회씩 비강으로 투여한 후 투약군에서 체지방량은 1.68 kg 감소($p < 0.05$), 체중은 0.79 kg 감소($p < 0.001$), 혈장 렙틴은 24% 감소($p < 0.02$), 혈장 인슐린은 20% 감소($p < 0.05$)하였다. 이러한 결과는 α-MSH같은 MC4R agonist가 비만치료제로써 가능성이 있음을 시사한다. 최근 일부 회사에서는 MC4R에 선택성을 가지는 약물과 같은 작은 분자 구조를 발표하였다.

5) AgRP 길항제(AgRP antagonists)

최근 AgRP/MC4R 결합을 억제하는(1-aryl-2-piperazinylethyl) 피페라진에 대한 구조와 작용의 관계가 확인되었다.

6) 뉴로펩타이드 Y 길항제(Neuropeptide Y(NPY) antagonists)

NPY는 뇌에 광범위하게 존재하는 뉴로펩타이드로서 가장 강력한 식욕자극제 중 하나이다. 현재 섭식 조절과 관련이 있는 Y5 및 Y1 NPY 수용체의 길항제를 개발하기 위한 연구가 진행 중이다.

고열량 섭취를 하는 쥐에 S.A.0204로 알려진 NPY 길항제를 투여할 때 대조군에 비해 지방량이 감소하고 체온이 증가(백색 지방조직에서 UCP2 mRNA 합성과 관련)하였다. 또한 백색 지방조직에서 PPARγ 와 c/EBPα mRNA 합성을 방해하여 지방조직의 증가를 예방하였다. 이러한 결과는 NPY 길항제가 비만치료제로써의 가능성이 있음을 시사한다.

7) 그렐린 길항제(Ghrelin antagonist)

낮은 효능의 그렐린 길항제인 [D-Arg1, D-Phe5, D-Trp7, 9, Leu11]-substance P는 ghrelin의 신호를 감소시키는 길항제로 충분한 효능(EC_{50} = 5.2 nM)을 보였다. 향후 Ghrelin 길항제는 비만치료제로서 특별한 관심을 가지게 될 것으로 사료되나 아직 임상연구가 진행되는 약물은 없다.

6 맺음말

비만도 분명 만성 질환의 하나이므로 비만 약물 치료도 다른 만성 질환의 경우처럼 적응이 되는 환자들에게 선별적으로 처방이 되어야 한다. 처음부터 약물 치료를 시도하는 것이 아니라 식사요법과 운동을 3~6개월 정도 충분히 시행해 본 후에도 체중 감량이 이루어지지 않으면 시도하도록 한다. 비만에서 약물 치료의 적응증은 서양인의 경우 체질량지수가 30 kg/m^2 이상인 경우, 혹은 27 kg/m^2 이상이면서 심혈관계 합병증(고혈압, 당뇨병, 이상지질혈증)이나 수면 중 무호흡증이 동반된 경우에 시도한다. 아시아인에서는 체질량지수가 25 kg/m^2 이상인 경우, 혹은 23 kg/m^2 이상이면서 위와 같은 합병증이 동반된 경우에 치료를 고려한다. 소아, 임신부, 뇌졸중, 심근경색증, 기타 중증 질환을 가지고 있는 경우에는 비만 치료제를 사용하지 않는다. 체중 감량의 목표는 기저 체중의 10%만 감량시키더라도 여러 대사적인 문제를 개선시킬 수 있다라는 것을 주지시켜야 한다. 과거에 사용되었던 비만 치료제들이 심각한 부작용을 일으켜 퇴출되었다라는 것을 상기하고 신중히 투여하여야 하며, 단기간의 체중 감소보다는 장기적인 차원에서 감량된 체중의 유지, 동반된 관련 질환의 개선, 체중 감량으로 인하여 유발될 수 있는 건강 문제들을 포괄적으로 고려하여 관리해 주어야 한다.

참고문헌

1. Conolly HM, Crary JL, McGoon MD, Hensrud DD, Edwards BS, Edward WD et al. Valvular heart disease associated with fenfluramine-phentermine. *N Eng J Med* 1997 ; 337 : 581-588.
2. WHO. Obesity : Preventing and managing the global epidemic. *Geneva* : WHO, 1998.
3. NIH-NHLBI : Clinical guidelines on the identification, evaluation and treatment of overweight and obesity in adults. 1998.
4. *대한비만학회*. 비만치료지침. 서울 : 한의학 ; 2000.
5. Guerciolini R : Mode of action of orlistat. *Int J Obes* 1997 ; 21 suppl 3 : S12-S23.
6. Hvizdos KM, Markham A : Orlistat : A review of its use in the management of obesity. *Drugs*. 1999 ; 58(4) : 743-760.
7. Sjostrom L, Rissanen A, Andersen T, Boldrin M, Golay A, Koppeschaar Krempf. M European multicenter orlistat study group. Randomized placebo-controlled trial of orlistat for weight loss and prevention of weight regain in obese patients. *Ter Arkh* 2000 ; 72 : 50-54.
8. Davidson MH, Hauptman J, DiGirolamo M, Foreyt JP, Halsted CH, Heber D et al., Weight control and risk factor reduction in obese subjects treated for 2 years with orlistat. *JAMA* 1999 : 281 ; 3 : 235-242.
9. Van Gaal LF, Broom JI, Enzi G, Toplak H. Efficacy and tolerability of orlistat in the treatment of obesity : a 6-month dose-ranging study. *Eur J Clin Pharmacol* 1998 ; 54 : 125-132.
10. James WP, Avenell A, Broom J, Whitehead J. A one-year trial to assess the value of orlistat in the management of obesity. *Int J Obes* 1997 ; 21 suppl 3 : S24-30.

11. Hill JO, Hauptman J, Anderson JW, Fujioka K, O'Neil PM, Smith DK et al., Orlistat, a lipase inhibitor, for weight maintenance after conventional dieting : a 1-y study. *Am J Clin Nutr* 1999 ; 69 : 1108-1116.

12. Finer N, James WPT, Kopelman PG, Lean MEJ, Williams G : One-year treatment of obesity : a randomized, double-blind, placebo-controlled, multicenter study of orlistat, a gastrointestinal lipase inhibitor. *Int J Obes relat Metab disord* 2000 ; 24 : 306-313.

13. Rossner S, Sjostom L, Noack R, Meiders AE, Noseda G. Weight loss, weight maintenance, and improved cardiovascular risk factors after 2 years treatment with orlistat for obesity. *Obes* Res 2000 ; 8 : 49-61.

14. Hauptman J, Lucas C, Boldrin MN, Collis H, Segal KR. Orlistat in the long-term treatment of obesity in primary care settings. *Arch Fam Med* 2000 ; 9 : 160-167.

15. Data on file : F. *Hoffmann-La Roche Ltd.*

16. Heymsfield SB. Segal KR. Hauptman J. Lucas CP. Boldrin MN. Rissanen A. Wilding JP. Sjostrom L. Effects of weight loss with orlistat on glucose tolerance and progression to type 2 diabetes in obese adults. *Arch Intern Med* 2000 ; 160(9) : 1321-1326.

17. Hollander PA, Elbein SC, Hirsch IB, Kelley D. McGill J. Taylor T et al., Role of orlistat in the treatment of obese patients with type 2 diabetes : a 1-year randomized double-blind study. *Diabetes care* 1998 ; 21 : 1288-1294.

18. Bray GA, Tartaglia LA. Medical strategies in the treatment of obesity. *Nature* 2000 ; 404 : 672-677.

19. Bray GA. Use and abuse of appetite-suppressant drugs in the treatment of obesity. *Ann Intern Med* 1993 ; 119 : 707-713.

20. Stock MJ. Sibutramine. a review of the pharmacology of a novel anti-obesity agent. *Int obes Relat metab disord* 1997 ; 21 suppl 1 : S25-29.

21. Luque CA, Rey JA. Sibutramine : a serotonin-norepinephrine reuptake-inhibitor for the treatment of obesity. *Ann pharmacother* 1999 ; 33 : 968-978.

22. Jones SP, Smith IG, Kelly, F, Gray JA. Long-term weight loss with sibutramine. *Int J* 1995 ; Obes 19 suppl 2 : 41.

23. Bray GA, Blackburn GL, Ferguson JM, Greenway FL, Jain AK, Mendel CM et al., Sibutramine produces dose-related weight loss. *Obes Res* 1999 ; 7 : 189-198.

24. Lean ME. Sibutramine : a review of clinical efficacy. *Int J Obes Relat Metab Disord* 1997 ; 21 suppl : S30-36.

25. James WP, Astrup A, Finer N, Hilsted J, Kopelman P, Rossner S et al. Effect of sibutramine

on weight maintenance after weight loss : a randomized trial. *Lancet* 2000 ; 356 : 2119-2125.

26. Fanghanel G, Cortinas L, Sanchez-Reyes L, Berber A. A clinical trial of the use of sibutramine for the treatment of patients suffering essential obesity. *Int J Obes Relat Metab* Disord 2000 ; 24 : 144-150.
27. Cuellar GE, Ruiz AM, Monsalve MC, Berber A. Six-month treatment of obesity with sibutramine 15mg : a double-blind, placebo-controlled monocenter clinical trial in a hispanic population. *Obes Res* 2000 ; 8 : 71-82.
28. Data on file. Knoll Pharmaceuticals, Nottingham, UK.
29. Bach DS, Rissanen AM, Mendel CM, Shepherd G, Weinstein SP, Kelly F et al., Absence of cardiac valve dysfunction in obese patients treated with sibutramine. *Obes Res* 1999 ; 7 : 363-369.
30. Darga LL, Carroll-Michals L, Botsford SJ, Lucas CP. Fluoxetine's effect on weight loss in obese subjects. *Am J Clin Nutr* 1991 ; 54(2) : 321-325.
31. Juan D. Shin SG. Holmes T. Hughes RL. Diet-induced changes in through theophylline concentrations in an elderly asthmatic patient. *Chest* 1988 ; 93(5) : 1113-1114.
32. Molnar D. Effects of ephedrine and aminophylline on resting energy expenditure in obese adolescents. *Int J Obes Relat Metab disord* 1993 ; 17 suppl 1 : S49-52.
33. Dulloo AG. Seydoux J. Girardier L. Potentiation of the thermogenic antiobesity effects of ephedrine by dietary methylxanthines : adenosine antagonism or phosphodiesterase inhibition? *Metab* 1992 ; 41(11) : 1233-1241.
34. Greenway FL. Bray GA. Regional fat loss from the thigh in obese women after adrenergic modulation. *Clin Ther* 1987 ; 9(6) : 663-669.
35. Hamilton EC, Greenway FL, Bray GA. Resional fat loss from the thigh in women using topical 2% aminophylline cream(abstract). *Obes Res* 1993 ; 1(S2) : 95S.
36. Bray GA. Contemporary diagnosis and management of obesity. Pennsylvania, Handbooks of health care Co. 1998 ; 247.
37. Craddock D. Anorectic drugs : use in general practice. *Drugs* 1976 ; 11(5) : 378-393.
38. Jelliffe RW. Hill D. Tatter D. Lewis E Jr. Death from weight-control pills. A case report with objective postmortem confirmation. *JAMA* 1969 ; 208(10) : 1843-1847.
39. Connolly HM, Crary JL, McGoon MD, Hensrud DD, Edwards BS, Edward WD. Valvular heart disease associated with fenfluramine-phentermine. *N Eng J Med* 1997 ; 337 : 581-588.
40. Arner P. Adenosine, prostaglandins and phosphodiesterase as targets for obesity pharmacotherapy. *Int J Obes Relat Metab disord* 1993 ; 17(S1) : S57-S59.

41. Vallerand AL. Effects of ephedrine/ xanthines on thermogenesis and cold tolerance. *Int J Obes Relat Metab disord* 1993 ; 17(S1) : S53-56.

42. Malecka-Tendera E. Effect of ephedrine and theophylline on weight loss, resting energy expenditure and lipoprotein lipase activity in obese over-fed rats. *Int J Obes* 1993 ; 17(6) : 343-347.

43. Dulloo AG. Ephedrine, xanthines and prostaglandin-inhibitors : actions and interactions in the stimulation of thermogenesis. *Int J Obes Relat Metab disord* 1993 ; 17(S1) : S35-S40.

44. Dickinson BI, Gora-Harper ML. Aminophyliine for cellulite removal. *Ann Pharmacother* 1996 ; 30 : 292-293.

45. Collis N, Elliot LA, Sharpe C, Sharpe DT. Cellulite treatment : a myth or reality : a prospective randomized, controlled trial of two therapies, endermologie and aminophyllne cream. *Plas Recons Surg* 1999 ; 104(4) : 1110-1114.

46. Terzian CG, Simon PA. Aminophylline hypersensitivity apparently due to ethylenediamine. *Ann Emerg Med* 1992 ; 21 : 312-317.

47. Marks BL, Katz LM, Haky JE, Foss WM, Torok DJ. Spectral analysis of heart rate variability and pulmonary responses to topical applications of 2% aminophylline-based thigh cream. *Int J Obes Relat Metab disord* 1999 ; 23(2) : 198-202.

48. Bracco D, Ferrarra JM, Arnaud MJ, Jequier E, Schutz Y. Efects of caffeine on energy metabolism, heart rate, and methylxanthine metabolism in lean and obese women. *Am J Physiol* 1995 ; 269 : E671-678.

49. Astrup A, Baeum L, Toubro S, Hein P, Quaade F. The effect and safety of an ephedrine/ caffeine compound compared to ephedrine, caffeine and placebo in obese subjects on an energy restricted diet. A double blind trial. *Int J Obes Relat Metab disord* 1992 ; 16(4) : 269-277.

50. 박철영, 김영설, 류미숙, 남수연, 박혜순, 김상만. 비만 환자의 치료시 시부트라민 (Reductil®)의 유효성 및 안전성 평가를 위한 제3상 다기관 공동 임상시험. *대한비만학회지* 2001 ; 10(4) : 336-347.

51. 윤영숙, 고희정, 박혜순. 아미노필린 피하 주사의 체중 감량 효과. *대한비만학회지* 2001 ; 10(4) : 325-324.

52. Cota D, Marsicano G, Lutz B, Vicennati V, Stalla GK, Pasquali R, Pagotto U. Endogenous cannabinoid system as a modulator of food intake. *Int J Obes Metab disord* 2003 ; 27, 289-301.

53. Howlett AC, Breivogel CS, Childers SR, Deadwyler SA, Hampson RE, Porrino LJ. Cannabinoid physiology and pharmacology : 30years of progress. *Neuropharmacology* 2004 ; 47

(suppl 1) : 345-358.

54. Van Gaal L. The RIO-Europe study : use of a selective cannabinoid 1- receptor blocker in the management of obesity and related metabolic risk factors. The European Society of Cardiology(ESC2004) congress. Munich, Germany, Aug 29, 2004.

55. Van Gaal L. RIO-EUROPE : a randomised double-blind study of weight reducing effect and safety of rimonabant in obese patients with or without comorbidities. The European Society of Cardiology(ESC2004) congress. Munich, Germany, Aug 29, 2004.

56. Cleland JG, Ghosh J, Freementle N, Kaye GC, Nasir M, Clark AL, Coletta AP. Clinical trials update and cumulative meta-analysis from the American College of Cardiology : WATCH, SCD-HeFT, DINAMIT, CASINO, INSPIRE, STRATUS-US, RIO- LIPIDS and cardiac resynchronisation therapy in heart failure. *Eur J Heart Fail* 2004 ; 6 : 501-508.

57. Anthenelli RM, Despres JP. Effects of rimonabant in the reduction of major cardiovascular risk factors. Results from the STRATUS-US Trial and the RIO-Lipids trial. Session late breaking clinical trials II Annual Scientific Session, New Orleans, LA, March 9, 2004.

58. Van Gaal LF. et al., Effects of the cannabinoid-1 receptor blocker rimonabant on weight reduction and cardiovascular risk factors in overweight patients : 1-year experience from the RIO-Europe study. *Lancet* 2005 ; 365 : 1389-1397.

59. Scheen AJ et al., Effects of rimonabant in patients with type 2 diabetes mellitus. Results of the RIO-DIABETES trial. *Presented at ADA* 2005.

60. Reimherr FW, Cunningham LA, Batey SR, Johnston JA, Ascher JA. A multicenter evaluation of the efficacy and safety of 150 and 300 mg/d sustained-release bupropion tablets versus placebo in depressed outpatients. *Clin Ther.* 1998 ; 20 : 505-516.

61. Anderson JW, Greenway FL, Fujioka K, Gadde KM, McKenney J, O'Neil PM. Bupropion SR enhances weight loss : a 48-week double-blind, placebo- controlled trial. *Obes Res.* 2002 Jul ; 10(7) : 633-641.

63. Shapira NA, Goldsmith TD, McElroy SL. Treatment of binge-eating disorder with topiramate : a clinical case series. *J Clin Psychiatry.* 2000 ; 61 : 368-372.

64. Littrell KH, Petty RG, Hilligoss NM, Peabody CD, Johnson CG. Weight loss with topiramate. *Ann Pharmacother.* 2001 ; 35 : 1141-1142.

65. Richard D, Ferland J, Lalonde J, et al. Influence of topiramate in the regulation of energy balance. Nutrition. 2000 ; 16 : 961-996.

66. York DA, Singer L, Thomas S, Bray GA. Effect of topiramate on body weight and body composition of Osborne-Mendel rats fed a high-fat diet : alterations in hormones, neuropeptide, and uncoupling-protein mRNAs. *Nutrition.* 2000 ; 16 : 967-975.

67. Bray GA, Hollander P, Klein S, Kushner R, Levy B, Fitchet M, Perry BH. A 6-month randomized, placebo-controlled, dose-ranging trial of topiramate for weight loss in obesity. *Obes Res.* 2003 Jun ; 11(6) : 722-733.

68. McElroy SL, Arnold LM, Shapira NA, Keck PE Jr, Rosenthal NR, Karim MR, Kamin M, Hudson JI. Topiramate in the treatment of binge eating disorder associated with obesity : a randomized, placebo-controlled trial. *Am J Psychiatry.* 2003 Feb ; 160(2) : 255-261.

69. Hedges DW, Reimherr FW, Hoopes SP, Rosenthal NR, Kamin M, Karim R, Capece JA. Treatment of bulimia nervosa with topiramate in a randomized, double-blind, placebo-controlled trial, part 2 : improvement in psychiatric measures. *J Clin Psychiatry* 2003 Dec ; 64(12) : 1449-1454.

70. Appolinario JC, Coutinho W, Fontenelle L. Topiramate for binge-eating disorder. *Am J Psychiatry.* 2001 ; 158 : 967-968.

71. Lambert PD, Anderson KD, Sleeman MW, Wong V, Tan J, Hijarunguru A, Corcoran TL, Murray JD, Thabet KE, Yancopoulos GD, Wiegand SJ. Ciliary neurotrophic factor activates leptin-like pathways and reduces body fat, without cachexia or rebound weight gain, even in leptin-resistant obesity. *Proc Natl Acad Sci USA* 2001 ; 98 : 4652-4657.

72. Considine RV, Sinha MK. Heiman ML, Kriauciunas A, Stephens TW, Nyce MR, Ohannessian JP, Marco CC, McKee LJ, Bauer TL, Caro JF. Serum immunoreactive-leptin concentrations in normal-weight and obese humans. *N Engl J Med* 1996 ; 334(5) : 292-295.

73. Rosenbaum M, Murphy EM, Heymsfield SB, Matthews DE, Leibel RL. Low dose leptin administration reverses effects of sustained weight-reduction on energy expenditure and circulating concentrations of thyroid hormones. *J Clin Endocrinol Metab* 2002 ; 87 : 2391-2394.

74. Fehm HL, Smolnik R, Kern W, McGregor GP, Bickel U, Born J. The melanocortin melanocyte-stimulating hormone/adrenocorticotropin(4-10) decreases body fat in humans. *J Clin Endocrinol Metab* 2001 ; Mar ; 86(3) : 1144-1148.

75. Goodfellow, V.S. & J. Saunders. The melanocortin system and its role in obesity and cachexia. *Curr. Top. Med. Chem.* 2003 ; 3 : 855-883.

76. Arasasingham PN, Fotsch C, Ouyang X, Norman MH, Kelly MG, Stark KL, Karbon B, Hale C, Baumgartner JW, Zambrano M, Cheetham J, Tamayo NA. Structure-activity relationship of (1-aryl-2-piperazinylethyl) piperazines : antagonists for the AGRP/melanocortin receptor binding. *J Med Chem.* 2003 Jan 2 ; 46(1) : 9-11.

77. Margareto J, Rivero I, Monge A, Aldana I, Marti A, Martinez JA. Changes in UCP2, PPARγ2, and c/EBPα gene expression induced by a neuropeptide Y (NPY) related receptor antagonist in overweight rats. *Nutr Neurosci.* 2002 Feb ; 5(1) : 13-17.

78. Holst B, Cygankiewicz A, Jensen TH, Ankersen M, Schwartz TW. High constitutive signaling of the ghrelin receptor-identification of a potent inverse agonist. *Mol Endocrinol*. 2003 Nov ; 17(11) : 2201-2210.

Chapter 33
신체활동량 증가기법

1 신체활동량 증가기법

운동은 에너지 불균형 두 번째를 도모하는 주요 방법이다. 운동을 통하여 평소의 칼로리 섭취량보다 소모량을 크게 하는 것이다. 예를 들면, 체중이 70 kg인 사람이 달리기(200 m/분)를 30분간, 보통걷기를 1시간 정도하면 약 350 kcal를 소모한다. 이 350 kcal(지방 50 g에 해당)는 보통 성인여자가 하루에 약 2,000 kcal 정도 섭취하는데 비하면 약 1/6에 해당하는 수치다.

운동하는 사람은 기초대사와 안정시대사가 운동을 하지 않는 사람에 비해서 10~15%가 높다는 연구보고에 의하면 실제로 운동의 효과는 더욱 크다고 할 수 있다. 체중 조절을 위한 운동처방도 장시간 충분한 여유를 가지고 실시하여야 한다. 왜냐하면, 70 kg의 비만자가 500 g의 체지방을 감소시키기 위해서는 탁구를 12시간 이상, 보통걷기를 16시간 이상, 줄넘기(60~80 회/분)는 약 6시간, 달리기(200 m/분)를 4시간 정도 하여야 한다.

이런 사실은 5,000 g 혹 10,000 g이나 그 이상의 몸무게를 줄이고자 하는 비만한 사람들을 질리게 하며, 매우 비관적일 것으로 생각된다. 그러나 하루에 탁구를 1시간 20분씩(약 350 kcal) 주당 2회를 한다면(700 kcal), 또는 걷기(120 m/min)를 하루에 1시간 정도(약 350 kcal) 주당 2회를 한다면(700 kcal) 500 g의 지방(3,500 kcal)을 감소시키기 위해서 약 5주를 운동하면 된다. 이와 같은 방법으로 1년을 지내면 음식의 칼로리 섭취량을 일정하게 유지하는 한 5,000 g의 지방을 줄일 수 있다.

비만의 예방과 해소를 위해서는 높은 강도보다 비교적 가벼운 저강도 운동을 장시간

하는 것이 효과적이다. 혈중 당의 농도(혈당치)가 급격한 감소는 식욕을 증가시키지만, 가벼운 장시간의 운동은 급격한 혈당치의 저하를 가져오지 않으므로 식욕 증진이 그다지 일어나지 않는다. 또한 높은 강도의 운동으로 인한 관절 등의 부담을 없애기 위해서는 비만의 예방과 해소는 장시간의 가벼운 운동이 바람직하다고 할 수 있다. 비만의 예방과 해소를 위해서 특별히 정해진 시간에 운동을 하려고 하는 것보다 할당된 시간 내에서 에너지 소비를 증가시킬수 있는 방법을 찾도록 하여야 한다.

Pollock 등은 운동소요시간을 20~60분이 넘게 잡도록 주문하고 있는데 운동프로그램에서 반드시 고려해야 될 요인으로는 운동강도, 운동소요시간, 운동빈도 및 운동방법 들에 특히 유념해야 한다.

Pollock은 신체활동종류에 따른 시간당 에너지 소모량과 연간지방소량을 표 33-1과 같이 제시하였다.

표 33-1 운동에 의한 체중감량표

신체활동의 종류	시간당 칼로리 소모량(kcal)	운동시간	연간지방소모량 (kg, lb)
걷기(54 m/min, 2~2.5 mph)	150~180	1시간/일	3.6~4 (8~9)
볼링	150~300	2시간/주	1.8~4 (4~9)
자전거타기(150~350 m/min)	222~600	30분/일	5.4~14 (12~31)
댄스스포츠	222~600	30분/일	5.4~14 (12~31)
골프	300~510	4시간/주	8.1~13.5 (18~30)
수영	300~600	2시간/주	4~8.1 (9~18)
테니스, 배드민턴	300~600	2시간/주	4~9 (9~20)
조깅(147~160 m/min, 5.5~6 mph)	600~720	30분/일	14.4~17.1 (32~38)

1) 목표체중의 결정

예를 들어 현재 90 kg이고, 체지방률이 20%인 사람의 체지방량은 90×20/100 = 18 kg이고, 제지방량(LBM)은 90−18 = 72 kg이다. 이 사람이 15% 수준으로 체지방률을 낮추려고 한다면 목표체중은 다음과 같이 구할 수 있다.

$$\text{목표체중 (kg)} = \frac{100 \times \text{제지방체중(LBM)}}{100 - \text{이상적 체지방률(\%fat)}} = \frac{100 \times 72}{100 - 15} = \frac{7200}{85} = 84.70\ \text{kg}$$

따라서 이 사람은 현재 체중 90 kg에서 84.70 kg으로 줄이기 위해 5.3 kg을 감량해야 목표체중을 달성할 수 있다. 목표체지방률은 대체로 보통 성인 남녀의 기준치인 15%나 25% 수준으로 설정할 수 있다.

미국스포츠의학회 (American College of Sports Medicine, ACSM)에서는 권장하는 체중 조절을 위한 운동프로그램 지침은 다음과 같다.

(1) 운동 빈도

운동 빈도는 주당 3～5일 실시한다. 비만이 과도한 사람들은 체중부하를 많이 받게 되므로 관절이 나쁜 사람이나 체력이 낮은 사람은 운동량을 2～3회로 나누어서 실시하며 건강상에 문제가 없고 적응기를 거친 사람들은 운동 빈도를 주당 5～6일로 증가시킬 수 있다.

(2) 운동 강도

체력 수준이 낮은 사람의 경우 높은 강도의 운동을 행하게 되면 시간적인 소요는 적지만 조기피로에 의해 달성할 수 있는 총 에너지 소비량은 감소하게 된다. 또한 높은 강도의 운동 시에는 대부분의 연료를 탄수화물 (글루코스나 글리코겐)로부터 공급받게 되며, 지방 분해에 의한 에너지 공급은 상대적으로 적어지게 된다. 그러므로 체력수준이 낮은 사람은 운동 강도를 낮추고 운동 지속 시간을 길게 하여 총 에너지 소비량을 증가시키는 데 역점을 두어야 한다. 운동 강도는 낮은 수준에서 주 단위 또는 2주 단위로 점증시키는 것이 바람직하다. 일반적으로 권장되는 운동강도는 다음과 같다.

- 최대심박수 (HR_{max})의 60% 수준의 심박수
- 최대산소섭취량 (VO_{2max})의 40～65%

운동이 자신의 체력에 비해 과하게 되면 체중은 똑같이 감소하였다고 할지라도 수분의 감소가 많고 목적하는 지방의 감소는 적다 (그림 33-1). 이러한 결과에서 볼 때 알맞게 맞춤 운동을 하는 것이 상해의 위험은 낮고 효과는 크다는 것을 알 수 있다.

(3) 운동 소요 시간

운동은 최소한 30분 이상 지속할 수 있어야 하며, 보다 낮은 수준에서 보통 수준까지

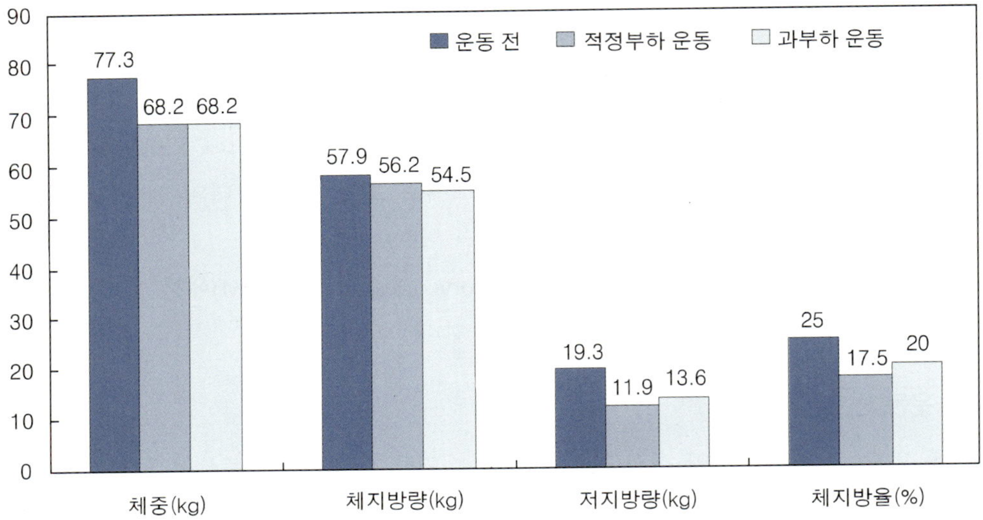

▶**그림 33-1** 운동 강도에 따른 지방량의 변화

강도를 점진시켜야 한다. 체중에 기초해서 주당 약 1,750 kcal (0.25 kg)의 열량을 소비할 목표로 결정한다. 운동 지속시간이 길수록 총 에너지 소비량은 증가될 뿐만 아니라 지방이 에너지원으로 참여하는 비율이 높아지게 된다.

운동 강도가 올라가면 운동 에너지가 지방에서 포도당(글루코스)으로 전환되어 지방의 사용이 감소하게 된다. 이런 사실을 모르고 운동을 하는 경우에 많은 사람들이 운동으로 체중을 줄이기가 어렵다고들 말한다. 대부분이 무리하면서 힘들게 하고, 과도하게 장시간 실시하여 오히려 식욕을 크게 자극시키기 때문이다. 일단 식욕이 자극되면 식사량이 늘어나서 운동으로 소비되는 칼로리를 제하고도 남게 되어 오히려 체중이 늘어난다. 흔히 운동을 많이 하게 되면 칼로리 소비량이 많아져서 체중이 빨리 빠질 것이란 잘못된 생각을 하기 때문이다. 운동 시간이 2시간 이상 6시간까지는 운동으로 소비된 것 이상으로 식욕이 증가하게 되어 운동 욕구를 감소시키고 장운동을 활발히 하여 음식물의 장내 지체시간을 줄여서 칼로리 흡수시간을 단축시켜준다. 그러므로 운동시간은 1시간 이내로 하고 자신의 체력에 알맞게 운동을 하면 쉽게 비만에서 벗어날 수가 있다.

(4) 운동 방법

우리 몸의 지방은 특정 부위에 대한 운동만으로 그 부위의 지방을 효과적으로 제거할 수는 없다. 복부에 지방이 있어도 윗몸일으키기 같은 부분적인 운동으로는 단지 그 부위의 근육을 강화시켜주고 작은 량의 에너지가 사용될 뿐만 아니라 근 피로를 가져온다. 특정부위의 체지방량 감소는 운동부위와 관련되어 있는 것이 아니라 운동을 통한 총 에너지 소비량에 의해서 결정된다.

지방을 제거하기 위해서는 국부적인 근 피로를 유발하지 않고 에너지소비량이 많은 대근육군을 사용하여 다량의 운동에너지로 지방이 소모될 수 있도록 유산소성 운동을 규칙적으로 해야 한다. 피하지방을 감소시키기 위한 가장 좋은 방법은 걷기, 달리기, 자전거타기, 수영, 에어로빅댄스와 같이 많은 대근육군이 참여하는 운동이 적합하다. 이를 통해서 신체의 에너지 소비량이 에너지 섭취량보다 높게 되면 신체 전반에 걸쳐서 축적되었던 역순으로 지방이 줄어들기 시작하며 군살 없는 날씬한 몸매를 유지 할 수가 있다.

2) 체중 감량을 위한 운동의 이점

일생 동안 체중관리의 비결은 운동이다. 예를 들어 45세인 사람이 체중이 증가해 운동을 시작했다고 가정하자. 그 결과 체중이 몇 kg 줄어든 진짜 혜택은 55세나 60세가 되었을 때 나타난다. 그때까지 체중은 더 이상 늘지 않거나 어쩌면 약간 줄어들 것이고 건강상태는 나아져 사망 확률도 감소할 것이라고 쿠퍼연구소의 스티븐 블레어는 말한다.

규칙적인 유산소 운동은 여러 가지 방법으로 지방을 제거하는 데 공헌한다.

(1) 칼로리 소비

유산소운동의 가장 기본적인 공헌은 칼로리 소비다. 걷기나 조깅으로 1.5 km당 거의 100 kcal를 소비한다. 반대로 앉아 있는 경우 1 kcal만 소비한다.

(2) 기초대사의 증가

운동 중만 아니라 운동 후에도 칼로리를 빠른 비율로 소모하게 된다. 안정시 대사율의 증가는 활동적인 운동 후 몇 시간 동안 지속된다.

(3) 제지방조직의 감소 방지

유산소 운동은 신체 내 지방의 소모를 촉진시킨다. 또 골격근에 있어서 단백질 합성을 증가시키는 경향이 있다. 매우 격렬한 운동은 혈당을 저하시켜 식욕을 자극한다. 그러므로 지방을 저하시키기 위해서는 저강도의 가벼운 운동을 하면서 그 시간을 점차 늘려 나가야 한다.

2 신체활동량 측정 방법

신체활동량은 골격근을 통해 신체적 움직임의 결과로 나타나는데 사용되는 에너지 소비량으로 정의된다(Bouchard et al., 1983).[11)]

신체와 에너지 소비량은 운동강도를 설정하고 프로그램을 구성하며, 운동효과를 비교·검증하는데 필수적인 중요 항목이다. 따라서 비만을 해소하고 체력을 증진시키기 위해서는 정확하고 간편하게 신체활동량이나 에너지 소비량을 측정하여 운동 프로그램에 반영하는 것이 더욱 중요하겠다.

신체활동량이나 에너지 소비량은 직접측정, 간접측정 및 추정 등의 방법으로 알 수 있다.

에너지 소비량을 추정하기 위한 고전적인 방법으로 통열량계 내에서 열생상량을 측정하여 에너지로 전환하는 직접측정법과 더글라스 백, 자동대사분석기, 휴대용 분석기 등을 이용해 산소섭취량을 측정하고 이를 에너지량으로 전환하는 간접측정법이 대표적이다.

이 중 신체활동량을 가장 정확하게 측정하는 방법으로는 통열량계(bombcalorimeter)를 이용하는 방법이 있지만 현장적용에 많은 제약이 있어 보다 실용적 방법인 산소섭취량을 이용하는 간접측정이나 추정 등의 방법이 일반적으로 사용되고 있다(Foss & Keteyian, 1998). 현재 측정 기구와 주변기기의 발달로 과거보다 간편하면서도 정확한 신체활동량과 에너지 소비량을 측정하게 되었으며, 대다수 집단 대상 측정 등의 목적과 환경에 따라 정확성이 다소 떨어지더라도 보다 간편한 추정방법이 개발되었다. 신체활동량과 에너지 소비량 추정방법에는 모션 센서(가속도계), 심박수 측정, 신체활동 관찰과 시간-행동 분석, 신체활동 기록지 등의 방법이 사용되어 왔다(이병근, 2004).[8)]

특히 현장에서는 타당도와 신뢰도, 현장 상황과 측정 목적, 대상자의 특성, 간편성과 용이성 및 경제성 등을 종합적으로 고려하여 측정방법을 선택해야 할 것이다.

1) 신체활동량 직접측정법

열량계는 외벽에 절연체를 두르고 내막에 물이 순환하는 시설을 만든 상태에서 내부의 생물이 발산하는 에너지량을 직접 측정하는 기구이다.

직접측정법은 타당도와 신뢰도가 가장 높은 방법이나 인체를 대상으로 실험하는 데는 많은 제약이 있어 보다 실용적인 방법인 산소섭취량을 이용하는 방법이 일반적으로 사용되고 있다(Foss & Keteyian, 1998). 더글러스 백, 자동대사 분석기, 휴대용 대사 분석기 등이 있다.

2) 신체활동량 간접추정방법

간접측정법은 생산된 열량을 직접적으로 측정하지 않기 때문에 간접측정법이라 한다. 신체활동량 추정에는 모션센서(가속도계), 심박수측정, 신체활동 관찰과 시간-행동 분석, 신체활동 기록지 등의 방법이 사용되고 있다. 비용과 시간적인 측면에서 장점을 가지고 있기 때문에 현장에서 신체활동을 측정하는 방법으로 활용도가 높다.

최근 국내외 신체활동관련 연구들에서 일상생활 중 신체활동과 에너지 소비량을 측정하는 방법으로 신체활동 기록법과 동작가속도계를 많이 사용하고 있다.

(1) 모션 센서(가속도계)

신체활동량은 인체의 움직임에 비례하므로 인체움직임을 측정하여 에너지 소비량을 추정하는 모션 센서 혹은 가속도계가 개발되었다. 모션 센서는 피검자의 허리와 같은 무게중심에 부착하여 단일축 혹은 3차원적인 가속도 변화를 측정하여 에너지 소비량으로 전환하는 초소형 컴퓨터가 장착되어 있다(Kong & Ming, 1997).[15]

국내에서 몇 가지 모델의 동적가속도계가 소개된 바 있는데 그 중 대표적인 것이 2003년도에 발목에 착용하는 AMP331 (Dynastream Innovations제품)모델과 2004년도 상완에 착용하는 SenseWear Armband (Bodymedia제품)모델이다. 부착이 간단하여 실제 생활 중의 다양한 신체활동의 측정이 가능하며 대집단을 대상으로 한 측정도 가능하다. 하지만 착용하는 부위가 다르고 측정된 자료 역시 상이한 결과로 보고되고 있기 때문에 어떤 도구를 이용하여 신체활동 자료를 수집할 것이가에 대한 문제가 계속적으로 제기되고 있다(김혜진, 2006).[6]

(2) 심박수 측정

심박수는 일반적으로 신체활동을 평가하는 객관적인 수단으로서 심박수 측정만으로 다양한 신체활동 중 에너지 소비량을 추정하는 방법이다.

생리반응 측정법의 타당도는 일반적으로 0.73～0.80 정도로 높게 보고되고 있으나 (Schulz et al, 1989)[19] 체온, 불안, 흥분 등에 영향을 받아 에너지 소비량의 추정에 오차가 증가할 수 있다.

일반적으로 가슴이나 손목과 같은 신체부위에 벨트나 전극 형태의 심전도 검출기를 부착하고 수신기로 송신하여 신체활동량, 운동강도 및 운동량 등의 자료를 분석한다.

(3) 신체활동 관찰과 시간-행동 분석

대상자의 행동을 주기적으로 관찰하며 신체활동의 종류, 강도, 등급, 시간 등을 기록하여 에너지 소비량을 추정하는 방법으로 참가자가 신체활동 하는 동안 계속적으로 기록하는 방법이다. 행동의 관찰은 너무 많은 시간이 요구되어 참여자의 중도포기가 많이 나타나는 단점이 있으나 측정기구가 특별히 필요하지 않으며 설문지 응답이 곤란한 어린이도 측정이 가능하다는 장점이 있다.

실제 생활 속의 활동의 측정이 가능하며 녹화 관찰기구를 사용하거나 컴퓨터를 활용하는 경우 정확하고 활용도가 높은 측정이 가능하다. 그러나 강도 등급설정에 객관성 결여될 수 있으며 유사한 활동을 상이한 등급으로 판정할 가능성이 있다. 신체활동 관찰과 시간-행동 분석법을 이용한 신체활동량 측정의 신뢰도 0.82~0.93 정도로 높게 보고되고 있다(Mckenzei et al., 1991; Puhl et al., 1990; Saris & Binkorst, 1977).[16]

(4) 신체활동 기록지

신체활동 기록지는 일정한 시간 간격으로 자신의 활동과 강도를 기록하는 신체활동에너지를 측정하는 방법이며(Ainsworth et al., 2000; Bouchard et al., 1983),[9,11] 신체활동 설문지는 정해진 질문방식 따라 피험자가 내용에 답하는 형식으로 피험자의 활동 수준, 활동에 소비한 칼로리 등을 평가하거나 판정하는 방법으로 실용성, 정확성, 적용성 등의 특징 때문에 일반적으로 규모가 큰 집단 연구에 사용되어 진다(Laporte et al., 1985; Montoye, 1993).[12]

신체활동을 측정하는 방법으로 일기식과 자기기입식 설문지 방법이 흔히 쓰이는데 이것은 하루 활동량에 대한 자세한 정보를 주기도 한다(Bouchard et al., 1983).[11]

Three-day 설문지는 3일 동안 신체활동량을 기간과 강도로 분석할 수 있고, 주중과 주말의 활동을 알 수 있어서 측정방법이 유용하다.

Three-day 설문지

번호	번호에 해당하는 활동 예시
1	▶누워있는 상태 ① 취침 상태 ② 침대 등에서 휴식
2	▶앉아있는 상태 ① 먹는 상태 ② 교실에서 수업 듣기 ③ 독서하기 ④ 손, 컴퓨터로 글쓰기 ⑤ 목욕하기 ⑥ 라디오나 TV 시청
3	▶서 있거나 약한 신체활동 ① 세수하기 ② 면도하기 ③ 요리하기 ④ 머리 빗기 ⑤ 방청소하기
4	① 옷 입기 ② 걷기 (돌아다닐 때) ③ 샤워하기
5	▶약한 노동 ① 옷 수선하기 ② 집안일(유리창, 걸레질) ③ 페인트 칠하기 ④ 실험실에서 실험하기 ⑤ 빵굽기 ⑥ 적당히 빠르게 걷기 ⑦ 전기 작업하기 ⑧ 환경미화활동(야외학습) ⑨ 나무 다듬기 ⑩ 동물 사육하기
6	▶약한 스포츠나 여가활동 ① 골프 ② 야구(투수제외) ③ 테니스 ④ 자전거 타기(여가) ⑤ 배구 ⑥ 볼링
7	▶보통의 노동 ① 벌 받기 ② 상자나 가방 옮기기 ③ 울타리 고치기 ④ 가벼운 짐 옮기기 ⑤ 제초작업
8	▶보통의 스포츠나 레저 활동 ① 체조 ② 스키(알파인, 레저용) ③ 수영 ④ 조깅(천천히 뛰기) ⑤ 기운차게 걷기 ⑥ 배드민턴 ⑦ 춤추기 ⑧ 인라인스케이트 ⑨ 테니스 ⑩ 말타기 ⑪ 사이클(경주용) ⑫ 야구(투수)
9	▶격렬한 노동, 격렬한 스포츠 활동 ① 라켓볼 ② 경주처럼 뛰기 ③ 권투 ④ 크로스컨트리 ⑤ 축구 ⑥ 아이스하키 ⑦ 농구 ⑧ 인라인하키 ⑨ 스쿼시 ⑩ 스키활강 ⑪ 등산 ⑫ 무거운 짐 옮기기

3일간 신체활동 기록의 예

시간 \ 분	0~15분	16~30분	31~45분	46~60분
6	--	--	--	--
7	--	--	--	--
8	--	--	--	--
9	3	4	3	4
10	5	--	--	--
11	--	--	--	--
12	--	--	--	2
1	--	--	5	--
2	--	--	--	--
3	--	--	2	--
4	--	--	--	--
5	--	--	4	2
6	--	--	4	--
7				
8				
9				
10				
11				
12				
1				
2				
3				
4				
5				

활동예시를 참조하여 각 빈칸에 15분 동안 실시한 활동과 일치하는 활동번호를 기입하세요.
만약 동일한 활동을 지속할 경우 다른 활동을 할 때까지 직선으로 연결하세요.

참고문헌

1. 고영완, 조정호, 박현, 박규태, 차광석, 서충진 공역. 체력평가와 운동처방. 도서출판 홍경, 1997.
2. 공응대 역. 체력운동의학. 형설출판사. 1993.
3. 국민체육진흥공단 체육과학연구원. 전문가를 위한 최신 운동처방론. 도서출판 21세기교육사. 2000.
4. 김성수, 김영기, 최동섭. 고혈압, 비만증, 당뇨병의 개선을 위한 운동프로그램 개발에 관한 연구. 고려대학교, 한국학술진흥재단 학술연구지원. 1989.
5. 김의수, 이형국, 임완기, 최승권. 운동과 성인병. 태근문화사. 1995.
6. 김혜진, 박재현, 강상조. 신체활동 기록법과 동작가속도계를 이용한 중학생의 일상생활 에너지 소비량 추정치의 비교. 한국체육측정평가학회지, 2006 ; 8(1) : 67-80.
7. 김철준. 성인병과 운동. 한국성인병 예방협회. 1990.
8. 이병근. 스포츠 현장 활용을 위한 신체활동량의 측정과 추정방법 분류. 한국사회체육학회지, 2004 ; 21 : 399-410.
9. Ainsworth BE, Haskell WL, WHITT MC, Lrwin ML, Swartz AM, Strath SJ, O'Brien WL, Bassett DRJr, Schmitz kh, Emplaincourt PO, Jacobs DRJr, Leon AS. Compendium of physical activites : an update of activity codes and MET intensities. *Medicine and Science in Sports and Exercise*. 2000 ; 32(9) : 498-504.
10. American College of Sports Medicine. Resource manual for guidlines of exercise testing and prescription. Philadelpia, Lea and Febiger. 1988.
11. Bouchard C, Tremblay A, Leblanc C, Lorite G, Savard R, & Theriault G. A method to assess energyexpenditure in children and adults. American Journal of Clinical Nutrition. 1983 ; 37(3) : 461-467.
12. Lapote RE, Montoye HJ, & Caspersen CJ. Assessment physical activity in epidemiologic research : problems and prospects. *Public Health Reports*. 1985 ; 100(2) : 131-146.
13. Pollock ML, and Wilmore JH. Exercise in health and disease : Evaluation and prescription for prevention and rehabilitation(2nd). W.B. Saunders Company. 1990.
14. Stefanick ML. Exercise and weight control. Exerc. Sport Sci. Rev. 1993 ; 21 : 363-396.
15. Kong YC, & Ming S. Improving energy expenditure estimation by using a triaxial accelerometer. J. Appl. physiol. 1997 ; 83 : 2112-2122.
16. Mckenzei T, Sallis J, Patterson T, & Elder J. BEACHES : An observational system for

assessing childern's eating and physical activity behaviors and associated events. J. Appl. Behavior. Analysis. 1991 ; 24 : 1.

17. Puhl J, Greaves Hoyt, M, & Baranowski T. Children's activity rating scale(CARS) : Description and evaluation Resear. Quarterly Exerc. Sport. 1990 ; 61 : 26-36.

18. Saris WHM & Binkorst RA. The use of pedometer and actometer in studying daily physical activity in man. Part II : Validity of pedometer and actometer measuring daily physical activity. Europ, J. Appl. Phyisol. 1977 ; 37 : 229-237.

19. Schulz S, Westerterp KR, & Bruck K. Comparison of energy expenditure by the doubly labeled water technique with energy intake, heart rate and activity. Am. J. Clin. Nutri. 1989 ; 49 : 1146-1154.

20. Williams PT, Krauss RM, Vranizan KM, and Wood PD. Changes in lipoprotein subfractions during diet-induced and exercise-induced weight loss in moderately overweight men. Circulation. 1990 ; 81(4) : 1293-1304.

Chapter

34 고도비만의 수술요법

비만은 체지방의 과잉상태라고 간단히 정의할 수 있다. 식습관의 변화와 신체활동량의 감소로 인해 우리나라도 비만율이 점차 증가하고 있는데 국민영양조사에 의하면[1,2] 성인에서 체질량지수(BMI, Body Mass Index) 25 kg/m^2 이상인 비민인구가 1991년 17.1%에서 2001년 27.4%로 급속히 증가하는 추세이며 체질량지수 30 kg/m^2 이상의 고도비만 대상자(Clinically Severe Obesity)도 3.2%로 조사되었다(체질량지수가 30~34.9인 경우 2.92%, 35 이상인 경우 0.28%).

이러한 고도비만은 체형의 변화뿐 아니라 동반되는 합병증(당뇨, 고혈압, 비후성 심근증, 고지혈증, 담석증, 폐쇄성 수면성 무호흡증, 호흡저하, 퇴행성관절염, 정신장애 등)으로 높은 사망률을 유발시키고 삶의 질을 파괴시켜 심각한 사회문제로 대두되고 있다(표 34-1).[3]

그러나 생명을 위협하는 고도비만 환자의 비수술적 치료(운동요법, 식이요법, 각종 약물치료등) 성적은 양호하지 못하며 대부분 5년 이내에 다시 체중 증가를 경험하고 아울러 비수술적 치료에 대한 부작용으로 새로운 질병에 시달리기도 한다. 따라서 이러한 고도비만을 해결할 수 있는 유일한 방법으로 수술적 치료가 시행되고 있으며 그 결과 동반질환의 호전과 아울러 정신적 안정 그리고 삶의 질의 향상으로 비만의 재발을 막을 수 있게 되었다.[4]

표 34-1 고도비만과 관련된 동반이환 질환

심혈관계 고혈압 급성심장사 심근병증 정맥울혈질환 깊은정맥혈전증 폐동맥고혈압	위장관계 위식도역류질환 담석증 비알코올성 지방간
	비뇨생식기계 복압요실금
호흡기계 폐쇄수면무호흡 호흡저하증후군	부인과계 월경이상 다낭난소증후군
근골격계 퇴행성 관절질환 허리간반질환 외피계 진균감염	신경계 가성뇌종양 우울증 저자존심(Low-self esteem)
	사회적 신체학대의 기왕력 성학대의 기왕력
다사성 제 II 형 당뇨 고지혈증 고콜레스테롤혈증	종양학적 자궁, 신장, 대장, 전립선의 종양

1 수술대상

체질량지수가 수술대상선별의 가장 정확한 지수로 알려져 있는데 미국에서는 체질량지수가 40 kg/m^2 이상이거나 심한 수면 무호흡증, Pickwickian증후군, 비만과 관련된 심장질환, 당뇨등을 동반한 체질량지수 35 kg/m^2 이상을 수술대상으로 잡고 있다.[5)] 그러나 서양과 비교해 근육량이 적고 전신비만도는 심하지 않으면서 내장비만과 복부비만이 심한 형태를 띄고 있는 국내 비만환자의 수술적응증에 관하여서는 많은 논란이 있으나 체질량지수 35 kg/m^2 이상이거나, 체질량지수 30~35 kg/m^{2}이면서 동반질환을 갖고 있는 경우도 수술의 적응대상으로 고려할 수 있을 것으로 생각된다.[6)] 나이는 18~60세에 적용하고 있으며 아울러 환자가 고도비만수술에 대하여 긍정적, 적극적이며 잘 이해하여야 하고 또한 의료진에 협조적이어야 한다.

2 비만 수술의 목표

현재의 체중에서 Metropolitan Life Health Association에서 제공한 표에 근거한 이상 체중(ideal body weight)을 뺀 값을 초과 체중(excess body weight)이라고 하는데, 배리아트릭 수술 후 체중 감소는 초과 체중이 감소한 백분율(%EBWL, percentage of excess body weight that has been lost)로 나타내며 일반적으로 비만 수술 후 50% 이상 감소하여야 성공하였다고 한다.

3 비만 수술의 조건

비반 수술이 이상적으로 갖추어야 할 조건은 다음과 같다.

1) 수술사망률은 1% 미만, 수술합병증은 10% 미만이어야 하고,
2) 장기적으로 75%의 환자에서 50% 이상의 체중 감소가 있어야 한다.
3) 부작용 없는 양질의 삶의 질이 유지될 수 있어야 하고,
4) 적은 재수술률(연간 2% 미만)의 성적을 보여야 하며,
5) 수술 방법이 가역적이어야 하고 재현성이 높아야 한다.

4 수술방법

1950년대에 이미 고도비만이 심각한 사회문제로 대두된 미국과 유럽에서는 이를 해결하고자 체중 감량 수술의 개발에 많은 노력을 해왔다. 초기에는 공장-회장간(jejuno-ileal) 또는 공장-결장간(jejuno-colic)문합 등을 시행하였으나 영양실조 및 빈혈등 심각한 합병증이 대두되어 현재는 거의 시행하지 않고 있다.

1970년 초 Mason, Ito 등이 소장우회술 대신 위우회술을 시행하여 대사성 혹은 전해질

장애를 줄이면서 체중 감소를 유도할 수 있음을 보고한 이후 각종 섭취 제한들이 소개되고 변형되면서 현재에 이르고 있다.[7] 특히 1990년초 이후 복강경수술의 발전에 힘입어 복강경수술이 고도비만 수술에 도입되면서 수술전후 외과적 스트레스가 줄고 회복이 빠르며 개복비만 환자에서 일어나는 15~30%의 복벽탈장을 방지 하게 됨으로써 복강경 수술은 비만치료 수술의 새로운 장을 열고 있다.[8-10]

1) 섭취제한술식(Restrictive Procedure)

여러 종류의 위성형술을 말하는 것으로 위장에서 가장 잘 늘어나는 부위인 위의 대만곡(greater curvature) 부위와 잘 늘어나 있는 후벽(posterior wall) 부위를 반드시 포함하여 음식이 통과하지 못하도록 분리하거나 절제하여 소만곡 위저장낭(lesser curvature gastric reservoir)를 만들어 주는 것이 술식의 기본이다.

(1) 수직밴드 위성형술(Vertical Banded Gastroplasty, VBG) (그림 34-1)

밴드의 미끄러지기(slipping), 찢어짐 등으로 체중 증가가 생기고 위식도 역류의 호소, 그리고 50%의 환자에서는 과도한 구토 등의 부작용이 나타나 유럽일부지역을 제외하고는 현재 별로 시행되지 않고 있다.[9]

(2) 조절형 위밴드설치술(Adjustable Gastric Banding) (그림 34-2, 3)

간단하며 수술시간이 짧게 걸리고 가역적인 수술방법으로 주로 유럽 및 호주 등지에서 선호되고 있다. 평균적인 1년 초과 체중 감소율은 36% 정도로 보고하고 있는데 Lap band와 Swedish band가 임상에서 사용되고 있다.

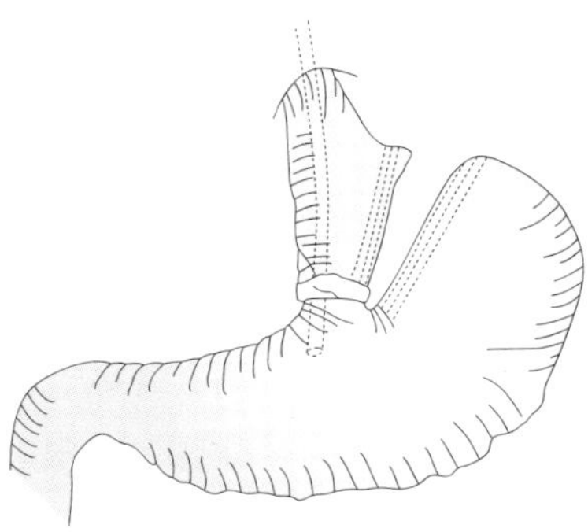

▶그림 34-1 수직밴드 위성형술

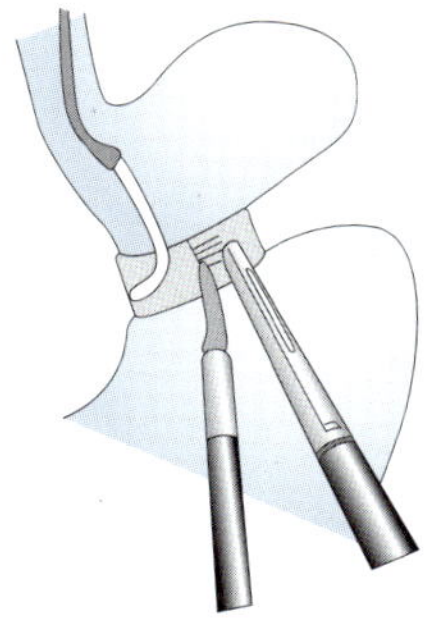

▶그림 34-2 조절형 위밴드-Lap밴드

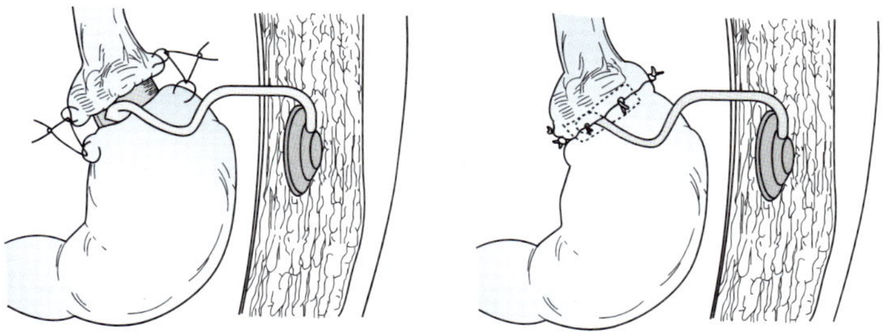

▶그림 34-3 조절형 위밴드 설치술

수술방법은 위의 용적을 20 cc로 줄일 수 있는 위치에 실리콘(silicone)밴드를 돌려 삽입한 뒤, 수술 후 1개월부터 조금씩 풍선을 부풀려 서서히 목을 조여 음식섭취량을 줄이는 방법이다. 장점은 수술이 비교적 단순하여 시행하기가 쉽고 치명적 합병증이 적다. 단점은 루와이 위우회술에 비하여 체중 감소 효과가 더디며 체중 감소가 적고, 수술부위의 불편감 및 통증을 호소하며 위식도 역류 및 위와 밴드사이로 위탈장이 생길 수 있다. (평균 체중 감소 1년 45~55%, 2년 50~56%)[11)]

(3) 위소매절제술(Isolated Sleeve Gastrectomy) (그림 34-4)

초고도 비만 환자에서의 단계적 수술(Staged Operation)의 하나로 Gagner 등에 의해 2000년초부터 시행되고 있다. 위소매절제술 시행한 후 6개월에서 1년동안 환자를 추적하여 필요하면 2차적인 섭취 제한 술식을 추가한다(그림 34-7). 적응대상은 초고도 비만환자에서의 단계적인 수술 시, 전신상태가 좋지 못한 환자의 고도비만 수술 시, 밴드술식이 실패한 경우에서의 2차적인 술식으로 적용시켜 우수한 체중 감량을 가져왔음이 보고되고 있다.[12,13)]

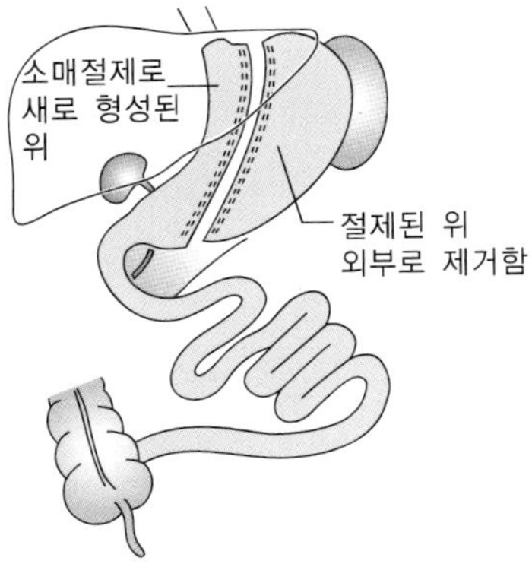

▶그림 34-4 단계적 수술로서의 위소매절제술

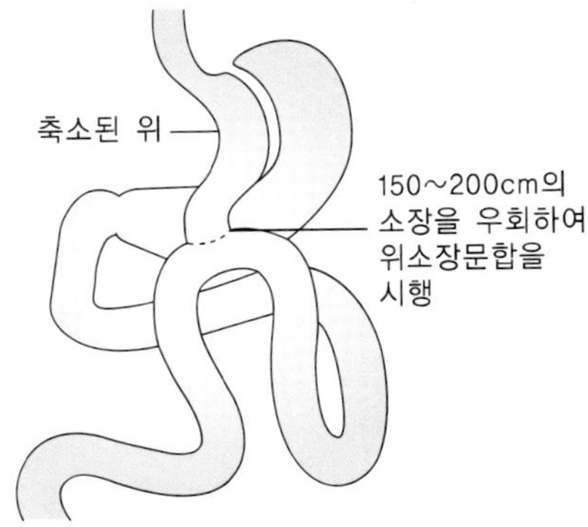

▶그림 34-5 축소위우회술

(4) 축소 위우회술(Mini-Gastric Bypass) (그림 34-5)

위장을 원통모양으로 수직으로 길게 성형하여 용량을 100 cc 정도를 줄인 뒤 150 cm에서 200 cm 사이 소장을 우회시켜 축소된 위장과 문합해주는 수술로 섭취하는 음식의 양과 섭취된 음식의 흡수를 동시에 줄여주는 위우회술의 한 가지 방법이다.[14,15]

2) 흡수억제술식(Mal-Absorption Procedure)

소장우회술을 지칭하는 술식으로 소장을 3가지 종류의 다른 기능을 하는 loop (alimentary limb, biliopancreatic limb, common channel)로 분리 차단시켜 각기 다른 기능을 하도록 만들어 주는 것이 흡수억제술식의 기본이다.

공장-회장 문합술(그림 34-6), 담도・췌장우회술(그림 34-7)이 여기에 해당되는 수술인데 그 중 담도・췌장우회술(Biliopancreatic diversion with duodenal switch)이 대표적인 방법으로 위를 150~200 cc 남기고 절제하여 소장의 80 cm 정도만 소화 및 영양소 흡수를 하게 하는 수술방법으로 체중 감소 효과는 좋으나 하루 수십차례 설사를 하거나 영양실조 및 각종 대사장애가 일어나 원상 복귀 수술이 필요로 되는 경우가 있어 근래에는 드물게 시술되고 있다(체중 감소: 6개월 45~52%, 1년 68~90%).[16]

3) 절충형(Intermediate Procedure)

(1) 섭취제한 술식과 흡수제한 술식 두가지를 합친 수술방법으로 루와이 우회술(Roux-en-Y gastric bypass, RYGBP)가 가장 대표적인 수술 술식이며(그림 34-8), 미국에서는 복

강경을 이용한 루와이 위우회술을 고도 비만수술의 표준 술식으로 인정하고 있다.[17-20] 현재 루와이 위우회술의 표준 술식은 근위부의 위용량을 15~20 cc 정도로 적게 만들고 Roux limb을 BMI에 따라 100~150 cm로 하고 위공장 문합구(Stoma)는 9~12 mm로 한다. 위와 소장의 문합부를 근육이 얇은 대만곡 보다는 근육이 두꺼운 소만곡에 둠으로써 시간이 경과하여도 늘어나지 않게 한다.

Roux limb은 결장전방 또는 결장후방으로 올리고 위공장 문합은 EEA자동봉합기를 사용할 경우 입을 통하거나(trans-oral) 또는 복강 내로 집어넣고 문합은 GIA 자동봉합기 또는 수작업으로 시행한다.

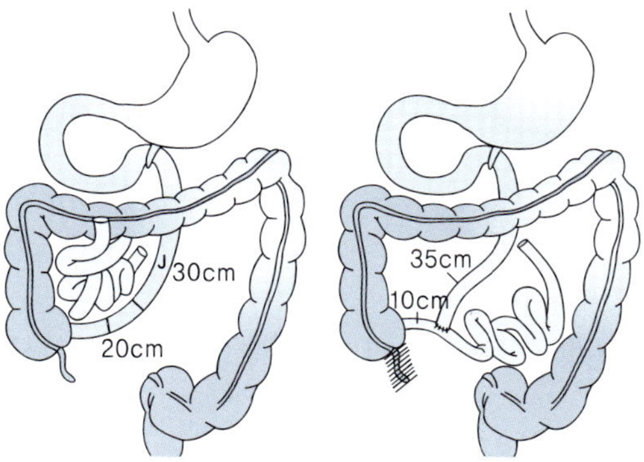

▶그림 34-6 공장 회장문합술

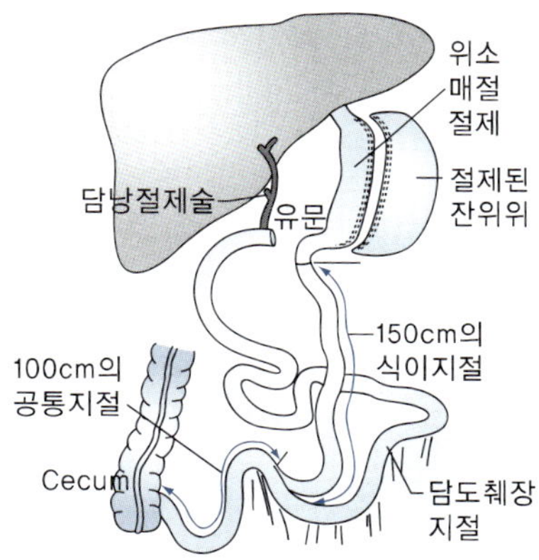

▶그림 34-7 담도 · 췌장우회술

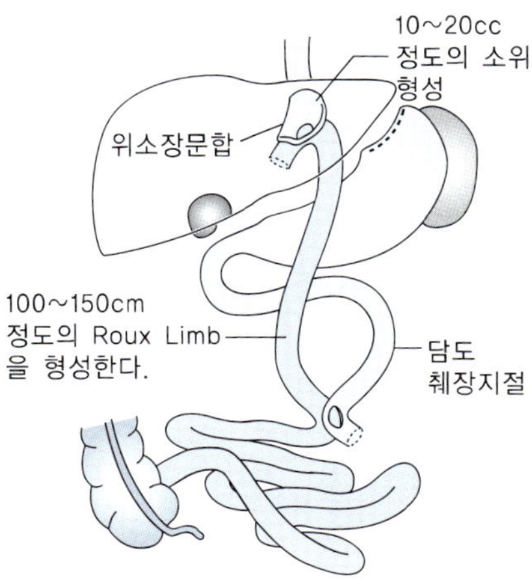

▶그림 34-8 루와이우회술

(2) 수술 결과

대부분의 고도비만 환자에서 루와이 위우회술후 초과 체중의 약 2/3의 체중 감량 효과를 볼 수 있다. 장기적으로 볼 때 수술 후 5년 뒤에는 초과 체중의 약 60~70% 정도의 체중 감량이 일어나고 10년 뒤에는 초과 체중의 약 50% 정도의 체중 감량이 일어난다. 그러나 약 15%의 환자에서는 감량 효과가 초과 체중의 40%에 못 미칠 수도 있는데 그 주 이유는 쓰레기음식 (junk food), 햄버거, 감자튀김 밀크쉐이크 등의 고열량 고지방 가공식품의 다량 섭취이다.[21] 또한 수술의 효과로 비만으로 인해 발생한 비만동반 질환이 96%에서 사라지거나 개선 될 수 있다. 예를 들어 당뇨병을 가지고 있는 환자의 85%가 비만수술 후 인슐린이나 구강 혈당강하제 없이 혈당이 조절되는 것을 볼 수 있고, 고혈압도 60~70%의 환자가 고혈압약을 완전히 끊거나 적은 용량으로 혈압을 조절할 수 있게 된다. 폐기능도 수술 후 현저히 개선되어서 수면 무호흡증 또는 호흡부전증 환자에서 증상이 좋아지는 것을 볼 수 있다.

(3) 후기 합병증 (표 34-2, 3)

- 체중 증가
- 영양결핍 및 이로 인한 말초신경 병변 발생 : 종합비타민제 섭취, 정기적인 검사 (Folate, Vitamin B_{12}, Iron)
- 복부 탈장
- 하복부 피부이완으로 인한 미용상 문제 ; liposuction, lumpectomy등 고려
- 변연궤양 : 5%
- 내부탈장 (internal hernia)으로 인한 기계적 장 폐쇄 : 1~2%
- 문합구 협착 : 6.6%
- 기타
  - 담석발생 : 3~30%
  - 위석

표 34-2 유럽에서의 조절형 위밴드설치술의 치료경험(Lap band vs Swedish band)

Study	환자수	평균 연령 (세)	평균 수술 전 체질량지수 (kg/m²)	평균 추적관찰 기간(개월)	평균 수술 후 체질량지수 (kg/m²)	% EWL	개복으로 전환율 (%)	사망률 (%)
Angrisani et al	1265	38	44.1	48	31.5	N/I	1.7	0.55
Weiner et al	984	37	46.8	55	32.3	59	0	0
Favretti et al	830	37	46	60	36.4	N/I	2.7	0
Chevallier et al	400	40	43.8	24	32.7	52.7	3	0
Frigg et al	295	41	45	44	N/I	54	N/I	N/I
Angrisani et al	239	37	54.6	48	39.3	52.9	5.4	N/I
Szold and Abu- Abeid	715	34	43.1	24	32.1	N/I	N/I	0
Martikainen et al	123	44	49	55	N/I	N/I	N/I	N/I
Mittermair et al [a]	454	NA	46.7	30	28.1	72	N/I	0

Abbreviation : N / I, not identified on review
[a] SAGB only

표 34-3 복강경 루와이 우회술의 수술 후 합병증

합병증	Higa	Wittgrove and Clark	Schauer	Papasavas	총계
환자수	1,040	500	275	246	2,061
풍선확장을 요하는 위공장문 합부의 협착	51	NA	13	19	83 (4.0%)
수술을 요하는 위공장문합부의 협착	1	NA	0	3	4 (0.2%)
내부탈장	26	NA	2	3	31 (1.5%)
공장-공장 문합부의 폐쇄	0	NA	2	3	5 (0.2%)
결장간막의 협착	9	NA	0	3	12 (0.6%)
증상이 있는 담석증	15	NA	4	7	26 (1.3%)
사망	5	0	1	3	9 (0.4%)

5 결 론

고도비만환자의 유일한 치료방법은 수술인데, 특히 개복술 대신 복강경을 이용함으로써 수술의 만족도와 아울러 보다 높은 삶의 질 향상을 기대할 수 있게 되었다(표 34-4). 두 술식 모두 문합방식에 있어서는 차이가 없으나 접근 방식에 있어서의 근본적인 차이점을 보인다. 개복술식은 복벽을 절개하고 상처당김이를 이용하여 수술 부위에 접근이 이루어지게 되는데, 고도비만 환자의 경우 두터운 복벽과 깊은 복강으로 인해 수술 부위로의 접근이 용이하지 않으며 수술 후에도 복부탈장과 장유착의 위험에 처하게 된다. 그러나 복강경술식은 투관침을 삽입하고 이 투관침을 통하여 수술 부위의 시야확보와 수기가 이루어지게 되어 훨씬 용이한 접근이 가능하며 복벽탈장과 장유착의 위험을 줄일 수 있고, 수술 중 장기의 조작이 적다는 장점이 있다.

그러나 수술을 포함한 다각적이고 전문적인 환자에 대한 접근(적절한 통원치료, 영양상담, 운동처방 등)과 환자의 적극적인 의지가 유기적으로 통합되어야만 만족한 치료결과를 얻을 수 있다.

또한 아시아인의 식습관이 지방식은 적고 탄수화물이 많은 음식을 중심으로 한 폭식 및 반복된 과식이라는 서양과는 차별화된 양태를 고려하여 우리에게 적합한 고도비만 수술방법을 찾는 노력이 필요할 것으로 생각된다.

표 34-4 복강경과 개복 루와이 우회술의 차이점

특징	복강경 루와이 우회술	개복 루와이 우회술
마취	동일	동일
인공호흡기 관리	고탄산혈증을 최소화하도록 조절	표준
수술 체위	앙와위 및 역 트렌델렌버그자세	앙와위 및 역 트렌델렌버그자세
접근방법	5~6개의 투관침	상부 정중선 절개창
노출방법	CO_2 기복	복벽견인지 사용
장기 조작	미미함	많음
열손실	중등도	중등도

참고문헌

1. Ministry of healty & walfare, 2001 National health and Nutrition survey : Chronic desaesas 2002.
2. 한국보건산업진흥원. 2001년도 국민건강 영양조사 심층연계분석-영양조사부문. 2003.
3. Kim SM, Lee DJ, Kim YS, Lee TH. Assessment of anthropometric indices of obesity in Korea. J of Korean Society for the study of Obesity 2000 ; 9 : 276-282.
4. Calle EE, Thun MJ, Petrelli JM, Rodrigues C, Heath JrCW. Body-mass index and mortality in a prospective cohort of US adults. N Engl J Med 1999 ; 341 : 1097-1105.
5. Gastrointestinal Surgery for severe obesity, NIH consensus development conference. Nutrition 1996 ; 12 : 397-402.
6. WHO Regional Office for the Western Pacific/International Association for the Study of Obesity/International Obesity Task Force. The Asia-Pacific perspective : redefining obesity and its treatment. Sidney, Health Communications Australia, 2000.
7. Manterola C, Pineda V, Vial M, et al. Surgery for morbid obesity : selection of operation based on evidence from literature review. Obes Surg 2005 ; 15 : 106-113.
8. Mason EE, Ito C. Gastric bypass in obesity. Surg Clin North Am 1967 ; 47 : 1345-1351.
9. Fobi MA. Surgical treatment of obesity : a review. J Natl Med Assoc 2004 ; 96 : 61-75.
10. Sugerman HJ. Bariatric surgery for severe obesity. J Assoc Acad Minor Phys 2001 ; 12 : 129-136.
11. Cottam DR, Mattar SG, Schauer PR. Laparoscopic era of operations for morbid obesity. Arch Surg 2003 ; 138 : 367-375.
12. Fang J. The cost-effectiveness of bariatric surgery. Am J Gastroenterol 2003 ; 98 : 2097-2098.
13. Nguyen NT. Ho HS, Palmer L, Wolfe BM. A comparative study of laparoscopic versus open gastric bypass for morbid obesity. J Am Coll Surg 2000 ; 191 : 149-157.
14. Herron DM. Related Articles, The surgical management of severe obesity. Mt Sinai J Med 2004 ; 71 : 63-71.
15. Belachew M. Belva PH, Desaive C. Long term results of laparoscopic adjustable gastric banding for the treatment of morbid obesity. Obes Surg 2002 ; 12 ; 564-568.
16. Zinzindohoue F, Chevallier JM, Douard R, Elian N, Ferraz JM, Blanche JP, et al. Laparoscopic gastric banding : a minimally invasive surgical treatment for morbid obesity.

Prospective study of 400 consecutive patients. Ann Surg 2003 ; 237 : 1-9.

17. Gagner M. Two stage bariatric operation for high risk patients and personal experience about bariatric surgery. Bariatric surgery for Asain morbid obesity, Symposium, Seoul, Korea, 2004.
18. Gagner M. Laparoscopic sleeve gastrectomy with second stage BPD and duodenal switch in the superobese. Laparoscopic Bariatric Surgery. Lippincott Williams & Wikins ; 143-150.
19. Gagner M. Rogula T ; Laparoscopic re-operation sleeve gastrectomy for poor weight loss after BPD/DS. Obesity Surgery 2003 ; 13 : 649-654.
20. Kim WW. Early result of isolated vertical sleeve gastrectomy in Korea. Bariatric Surgery for Asian Morbid Obesity Symposium, Seoul, Korea 2004.
21. Lee CM, Feng JJ. Cirangel PT, Jossart GH, lsolated laparoscopic vertical sleeve gastrectomy for superobese or high risk patients results in weight loss with minimal morbidity, SAGES, Denver, USA, 2004.
22. Rutledge R. The mini-gastric bypass : experience with the first 1,274 cases. Oes Surg 2001 Jun ; 11(3) : 276-280.
23. Anthone GJ, Lord RV, DeMeester TR, Crookes PF. The duodenal switch operation for the treatment of morbid obesity. Ann Surg 2003 ; 238 : 618-628.
24. Higa. KD, Ho T, Boone LB. Laparoscopic Roux-en-Y gastric bypass : Technique and 3-year follow-up. J Laparoendosc Adv Surg Tech 2001 ; 11 : 377-382.
25. Wittgrove AC, Clark GW, Tremblay LJ. Laparoscopic Gastric bypass, Roux-en-Y : 500 patients ; technique and results with 3-60 month follow-up. Obes Surg 2000 ; 10 : 233-239.
26. DeMaria EJ, Sugermen HJ, Kellum JM, Meador JG, Wolfe LG. Results of 281 consecutive total laparoscopic Roux-en-Y gastric bypass to treat morbid obesity. Ann Surg 2002 ; 235 : 640-645.
27. Scott-Conner C.E.H. The SAGES Manual. Fundamentals of Laparoscopy, Thoracoscopy, and GI Endoscopy. Second Edition, 2005.
28. Jones DB, Provost DA, Demaria EJ et al., Optimal management of the morbidly obese patient. SAGES appropriateness conference statement. Surg Endosc 2004 ; 18 : 1029-1037.

Chapter

35 감량 체중의 유지

최근에 체중 감량을 한 사람 뿐 아니라 체중 조절이 필요한 모든 사람에게서 감량된 체중을 장기간 유지하는 것은 중요하다. 대부분의 선진국에서 체질량지수(Body mass index, BMI)는 나이가 들수록 증가한다.[1] 따라서 체중을 10년 동안 증가하지 않고 유지하는 것 만으로도 성공적인 체중관리가 될 수 있다. 이러한 체중 유지는 특히, 비만의 가족력이나 비만 동반질환이 있는 사람에서 중요하다. 성공적인 비만 치료에는 체중 감량 후 유지 뿐 아니라 더 이상 체중이 증가하지 않도록 유지하는 것도 포함이 된다(그림 35-1). 체중 감량의 목표를 정상 체중으로 정하는 것보다는 체중 유지 또는 경도 및 중등도의 체중 감량으로 정하면 더 쉽게 달성할 수 있다.

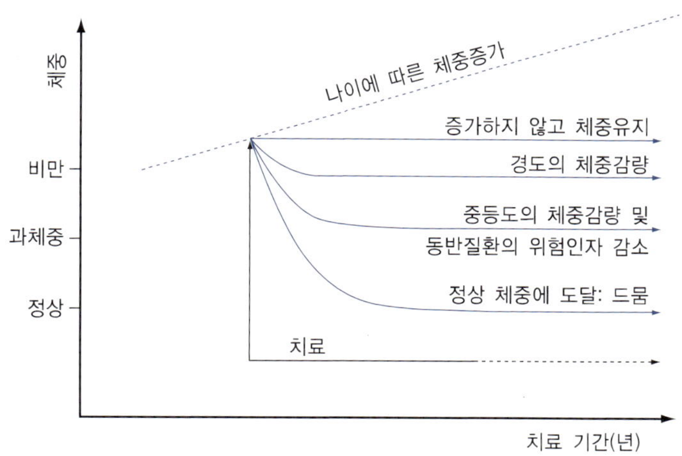

▶그림 35-1 성공적인 비만치료의 유형

1959년 Stunkard 등[2]은 100명의 비만환자를 대상으로 체중 유지에 대한 연구를 하였다. 2년 후까지 9.1 kg (20 lb) 이상 체중 감량을 유지한 비율은 단지 2%에 불과했다. 최근 메타 분석 연구에 의하면 초기 체중 감량은 14.0 kg이었으며, 5년 후에는 3.0 kg의 체중 감량(초기 체중의 3%, 초기 감량 체중의 23.4%)을 유지하였다.[3] Wadden 등[4]의 연구에서는 18%에서 5 kg 이상의 감량을 유지하였고, 단지 5%만이 5년까지 감량된 체중을 유지하였다.

1 성공적인 체중 감량 유지의 정의

체중 감량 유지는 일반적으로 치료 또는 의도적인 노력으로 감량된 체중을 유지하는 것으로 정의한다. 그러나 일관된 세부적인 기준은 아직 확립되어 있지 않고 다양하다. Wing과 Hill[5]은 의도적으로 초기 체중의 10% 이상을 감량하고 감량된 체중을 1년 이상 유지한 상태로 정의하였으며, Crawford 등[6]은 이와 다르게 초기 체중의 5% 이상을 감량하고 2년 이상 유지한 상태로 정의하였다.

2 체중 감량 유지와 관련된 인자

1) 체중 감량의 목표

체중 감량의 목표는 체중 유지와 관련이 있을 수 있다. 자신이 정한 체중 감량 목표에 도달한 사람은 그렇지 못한 사람보다 더 오랫동안 체중을 유지할 수 있다.[7] 그리고 자신이 정한 목표를 달성하지 못하는 경우에는 자신의 체중 조절 능력에 대한 자신감이 상실되어 체중 유지를 위한 행동을 포기하게 된다.[8] 이는 적절한 체중 감량 목표가 체중유지에 중요하다는 것을 시사한다. 그러나 이와 달리 목표 체중을 달성하지 못한 사람보다 달성한 사람이 더 장기간 체중을 유지하는 것은 체중 감량 목표 보다는 주로 초기 체중 감량의 차이로 인한 것이라는 보고도 있다.[9]

2) 체중 감량의 유형

초기 체중 감량은 다양한 연구에서 후기 체중 감량 및 체중 감량 유지의 예측 인자로 확인이 되었다.[9,10] 초기 체중 감량이 클수록 후기 체중 감량에 대한 예후는 좋다. 또한 초기 체중 감량은 치료에 대한 순응도(compliance)가 더 좋음을 시사한다.[10] 그러나 이와 반대로 체중 감량이 증가될수록 체중 재증가(regain)의 위험이 높다는 보고도 있다.[11] 초기 체중 감량이 장기간의 예후에 미치는 영향은 아직 확실하지 않다. 최근 orlistat를 2년간 투여하면서 초기 체중 감량으로 장기간의 예후를 예측할 수 있는 지에 대한 연구가 진행되었다.[12] 12주 째 체중이 5% 이상 감량된 경우에는 2년 째 체중 및 위험인자의 지속적인 개선을 예측할 수 있었으나, 4주 째 2.5 kg 이상 감량 및 6개월 째 10% 이상 감량은 예측에 도움이 되지 않았다.

체중 감량 기간에 대한 연구에서 체중 감량이 오랫동안 지속될수록 감량된 체중을 더 오랫동안 유지할 수 있다.[5,12] Klem 등[13]은 체중 감량 유지에 대한 계획, 노력 및 즐거움에 대한 연구를 하였다. 체중 감량을 더 오랫동안 유지한 사람은 그렇지 못한 사람에 비해 체중 유지를 위한 계획 및 노력을 더 적게 하였다. 그리고 운동, 저지방 식사 및 체중 유지로 유발된 즐거움은 체중 감량 유지 기간과는 관련이 없었다. 이는 유지 기간이 증가함에 따라 체중 유지에 대한 노력과 즐거움 간의 균형에 이동이 나타날 수 있음을 시사한다. 즉, 즐거움을 더 느끼는 쪽으로의 이동은 체중 유지를 지속시키는데 도움이 될 수 있다.

3) 신체활동

신체활동은 체중 감량 유지를 잘 예측할 수 있는 인자이며 많은 연구에서 장기간의 체중 유지와 관련이 있었다.[5,6,14] National Weight Control Registry (NWCR)는 체중 감량을 장기간 성공적으로 유지한 사람을 대상으로 한 가장 규모가 큰 연구이다. 이 연구에서는 30 kg 이상 체중을 감량하고 평균 5년 동안 최소 13.6 kg 감량된 체중을 유지한 약 800명의 남녀를 대상으로 하였다.[15] 성공적으로 체중을 유지한 사람의 90%에서는 식사 변화와 신체활동을 지속적으로 유지하였다. 이러한 결과는 규칙적인 신체활동을 하지 않으면 장기간 체중을 거의 유지할 수 없다는 것을 시사 한다(NWCR 참가자의 10%는 식이요법만 시행하였고 1%는 신체활동 수정만 시행하였다). NWCR 참가자는 신체활동으로 1주일에 약 2,800 kcal (1주일에 28마일 걷기에 해당)를 소모하였으며 강도 높은 활동으로 주당 평균 800 kcal를 소모하였다. 72%는 공중 보건 권장량인 주당 1,000 kcal의 신체활동과 같거나 그보다 더 많이 활동하였다. 그리고 대부분의 에너지를 걸어서 소모하였다. 흔히 관찰된 다른 활동에는 자전거타기, 에어로빅(aerobics), 트레드밀 걷기(treadmill walking), 조깅, 달리기, 하이킹, 역도, 계단오르내리기, 그리고 스텝 에어로빅 등이 있었다.

건강을 개선시키는 목적으로는 중등도 강도의 신체활동을 30분 정도하여도 무방하지만 체중을 충분히 감량하고 체중의 재증가를 예방하기 위해서는 적어도 중등도 강도의 신체활동을 하루에 60분 이상, 일주일에 5일 이상 하여야 한다. 또한 적절한 강도의 신체활동은 체중 증가와 비만의 발생을 예방하는 데도 중요하다.[16] 이러한 신체활동을 지속적으로 유지하기 위해서는 개인이 선호하고 평생을 지속하고 즐길 수 있는 활동을 선택하는 것이 중요하다.

4) 식사 구성 및 형태

총 섭취 열량의 감소 및 섭취량의 감소는 체중 감량 및 유지와 관련이 있는 것으로 알려져 있다. 구체적으로 지방 섭취의 감소 및 간식의 횟수 감소와 관련이 있으며, 규칙적인 식습관 또한 체중 감량의 유지에 도움이 된다.[17] 또한 규칙적으로 아침 식사를 하는 경우에 체중 유지가 더 잘 된다고 한다.[14] 아침 식사를 하는 경우에는 공복감이 감소되어 낮 동안에 에너지 밀도가 높은 간식을 적게 먹을 수 있다.

5) 식사 유형

식사 조절을 엄격하게 하는 것보다 융통성 있게 조절하는 것이 체중 유지에 더 도움이 된다.[18] 엄격한 조절은 종종 체중 및 식사 조절을 '하느냐 하지 않느냐(all or nothing)'와 같은 이분법적 접근법과 관련이 있으므로 조절력이 완전히 상실될 위험이 크다. 융통성 있는 조절은 '더 하느냐 덜 하느냐(more or less)'의 접근법을 사용하므로 더 오랫동안 체중을 유지하는데 도움이 된다. 음식 섭취의 제한(restraint)이 체중 감량과 관련이 있다는 보고도 있지만 이러한 제한은 종종 과식을 동반하게 하며 식사장애(eating disorder)의 발생 위험을 증가시킨다. 폭식이 있는 경우 체중 재증가의 위험이 높으며, 체중 순환의 병력과 종종 관련이 있다.[11]

6) 자기감시

자기감시 (Self-monitoring)는 자신 및 자신의 행동을 관찰하는 것을 말한다. 체중 및 식사에 대한 자기감시는 체중 감량 뿐 아니라 체중 감량 유지에도 중요하다.[5,19] 체중이 다시 증가하는 사람에서는 자기감시가 감소되어 있다.[11] 즉, 의도적으로 음식의 섭취량 및 종류를 인식하고 결정하며 정기적으로 체중을 측정하는 것과 같은 자기감시를 지속적으로 하는 사람은 그렇지 못한 사람보다 체중을 더 잘 유지한다.

7) 정신사회적 인자

개인 및 가족 스트레스, 바쁜 일정, 및 사별과 같은 정신사회적 스트레스들은 체중의 재증가와 관련이 있다.[20,21] 또한 가족기능에 장애가 있는 경우에도 체중 감량 유지가 어렵다.[22] 그리고 사회적 지지는 체중 유지에 도움이 된다.[23]

우울증은 때로는 체중의 재증가와 관련이 있다. 성공적으로 체중을 감량한 사람에서 우울 증상은 체중 재증가의 예측인자는 아니지만 체중 재증가와 관련이 있었다.[11] 주요우울증이나 적응장애와 같은 정신 질환이 있는 경우에는 대조군에 비해 체중 유지가 더 어려웠다.[24]

8) 대처 능력

감량 후 체중이 다시 증가한 사람보다는 유지하는 사람이 음식에 대한 갈망 (craving)을 보다 수월하게 대처한다.[25] 체중을 잘 유지하는 사람은 이완 기술 등과 같은 효과적인 문제 해결 기술을 쉽게 잘 사용한다.[14] 체중 감량 후 2년간 추적 관찰한 연구에서 대처 능력이 높을수록 체중을 더 많이 감량하였고 대처 능력이 낮은 사람에서는 체중이 증가하였다.[26]

9) 동 기

체중 감량에 대한 동기는 체중 조절에서 가장 중요한 요소 중 하나이다. 치료 전에 체중 감량에 대한 동기가 높은 사람은 체중을 더 많이 감량할 수 있다.[27] 체중이 재증가한 사람은 유지하는 사람보다 동기가 낮다는 연구도 있다.[19] 그러나 체중 감량에 대한 동기가 체중 유지와 관련이 있다는 보고는 아직 없다.

10) 성 격

과업 수행에 대한 자신감(self-efficacy)이 높을수록 체중 유지에 도움이 된다.[28] 체중의 재증가가 있는 사람들은 흑백논리와 같은 이분법적 사고를 하며, 체중 유지를 잘 하는 사람들은 융통성 있는 사고를 하는 특징이 있다.[29]

11) 체중순환

체중순환(weight cycling)은 체중의 감소와 재증가가 반복되는 것을 말하여 요요현상(yo-yo dieting)이라고도 한다. 아직 표준화된 정의는 없다. 체중순환의 병력은 비만 치료 후 체중의 재증가와 관련이 있다.[30] 식사조절을 반복적으로 하는 환자에서 체중 재증가가 잘 생긴다.[31] 그러나 이전의 식사조절의 회수와 체중 유지간의 관련성은 없는 것으로 알려져 있다.[32] 식습관에 문제가 많을수록 식사장애(eating disorder)의 발생 빈도가 높다. 체중순환은 체중 증가 후 체중 감량을 더욱 어렵게 하거나 더 빠른 체중의 재증가를 유발할 수 있다. 그리고 체중 순환은 전체 사망률 및 심혈관질환으로 인한 사망률 증가와 관련이 있으며, 부정적인 심리 및 행동 결과를 야기할 수 있다. 체중 감량 시도의 횟수가 증가할수록 식사장애의 발생 빈도는 증가하고 증상은 더 심해진다.[33] 체중 순환이 식사장애를 유발하는지 아니면 식사장애가 체중 순환을 유발하는지에 대해서는 아직 알려진 바가 없다.

12) 치료기간

치료 기간과 체중 감량은 서로 관련성이 있다.[34] 치료를 장기간 하면 행동 변화 과정이 잘 유지되어 체중 감량 유지에 도움이 된다. 따라서 체중 감량 이후에도 지속적으로 환자와 면담을 가지면 체중 유지에 도움이 될 수 있다.

3 재발 방지

체중 조절은 한 가지 행동의 변화보다는 전체 삶의 양식을 변화시켜야 되는 매우 복잡한 과정이다. 체중 조절에 관여하는 다양한 인자들이 서로 상호 작용을 하므로 몇 가지

인자들에 국한하여 접근하기 보다는 생물정신사회적 접근법(biopsychosocial approaches)으로 평생 관리가 필요하다. 따라서 체중 감량 치료를 시작할 때 다음과 같은 사항을 충분히 이해하도록 설명해야 한다. 체중 감량 치료는 평생 지속해야 하다. 치료를 단기간으로 국한하는 경우에는 체중 순환이 발생되기 쉬우며, 체중 순환은 건강에 나쁠 수 있다.

1) 재발의 과정

Marlatt와 Gordon의 재발 이론(relapse theory)에 따르면 체중 증가와 관련된 행동이 수정된 경우라도 충분한 해결 방법을 가지고 있지 않으면 고위험 상황, 곤란한 일 또는 감정 상태의 변화와 같은 문제가 발생될 때 이전의 행동으로 다시 돌아가게 된다.[35] Rosenthal 등[36]은 체중 감량 프로그램에 참여한 28명의 여성을 대상으로 인지행동치료 후 2개월 동안 재발에 대한 연구를 하였다. 적어도 24시간 동안 변화된 행동을 유지하지 못할 때를 실수(slip 또는 lapse)라고 정의하였고, 치료 후 2개월 동안에 체중이 5 lb (2.3 kg) 이상 증가한 상태를 재발(relpase)이라고 하였다. 실수의 42%는 개인적인 문제[부정적 감정 상태(32%), 부정적 신체 상태(5%), 긍정적 감정 상태(11%)]이었고, 52%는 대인 관계의 문제[긍정적 감정 상태(32%), 다른 사람과 충돌(10%) 및 사회적 압력(10%)]이었다. 이 결과에 근거하여 체중 감량 유지에 대한 위험 상황을 1) 개인적인 부정적 감정 상태(불안, 우울, 권태)와 2) 다른 사람과 관련된 긍정적 감정 상태(기념일, 사교 모임, 사회 활동)로 나누었다. 위의 2가지 상황은 초기 실수의 64%를 차지하였다. 실수와 관련된 이러한 상황들은 재발과 밀접한 관련이 있다.

2) 재발 방지 치료

재발 방지 치료를 할 때는 과식이나 운동 중단과 같은 고위험 상황을 미리 인지하고 그 것을 처리할 수 있는 방법을 익히는 과정을 포함되어야 한다. 또한 불안증, 우울증, 식사장애 또는 사회적 격리 등과 같은 질환이나 문제가 있는 경우에는 보다 특별한 치료가 필요하다.

Marlatt는 행동 치료 목표에 어긋난 행위(과식 또는 폭식)를 한 후에 느끼는 극심한 좌절감 또는 실망감을 '절제 위반 효과(abstinence violation effect)'라고 정의하였다.[32] 실수(lapse)를 한 후에는 체중 조절에 대한 자신감(self-efficacy)이 감소되고 그 결과로 인하여 과식을 하게 된다. 작은 실수에 의해서도 자신의 조절 능력을 불신하게 하는 '절제 위반 효과'가 유발될 수 있다. 이러한 상태는 재발(relapse)과 체중의 재증가로 이어질 수 있다. 따라서 매우 심한 부정적 반응(abstinence violation effect)은 실수 그 자체 보다 더 나쁠 수 있다. 따라서 실수를 하였을 때에는 그 상황을 분석하고 새로운 대처 방법을 찾도록 격려하면 체중 감량 및 유지에 도움이 될 수 있다(재발방지법, relapse-prevention approach).[37] 그러나 이러한 효과에 대한 장기간의 결과에 대해서는 아직 자료가 부족하다.

Perri 등은 체중 감량 유지를 개선시키기 위한 다양한 방법(단독 또는 병합)에 대한 연구를 하였다.[38] 이 연구에는 재발방지법과 유사한 문제해결법(problem-solving approach), 사회적 지지 및 운동이 포함되었다. 모든 치료군에서 체중 감량이 유지되었으나 대조군에서는 체중이 재증가 되었다. 치료군 간에는 유의한 차이가 없었다. 치료군 중에서 인지행동치료, 치료자와 지속적인 만남, 사회적 지지 및 유산소 운동을 모두 적용한 치료군의 결과가 가장 좋았다. 이와 같은 총체적 접근법을 사용한 치료군에서 유일하게 유지 기간 동안 지속적으로 체중이 감소하였고, 18개월까지 초기 체중의 99%를 유지하였다. 그러나 치료 중단 후에는 모든 치료군에서 6개월 내에 체중이 다시 증가하였다.

4 감량 체중의 유지 전략

다양한 인자들이 체중 감량 유지 및 체중 감량 치료 후 체중 재증가와 관련이 있다(표 35-1). 이러한 인자들은 흔히 대다수의 사람에게 적용할 수 있는 것으로 생각한다. 이에 대한 연구의 대부분은 인지행동치료에 근거를 두고 있으며, 연구 대상자는 모두 여성이거나 여성의 비율이 높았다. 따라서 이러한 인자들을 남성에게 그대로 적용하기에는 제한이 있으며, 개인에 따라 다양하게 나타날 수 있다. 한 가지 치료 접근법이 어떤 사람에게 매우 적절하더라도 다른 사람에게는 그렇지 않고 전혀 다른 접근법이 적절할 수 있다. 이는 체중 감량 유지에는 매우 다양한 방법이 있으며 그 효과는 개인에 따라 달라질 수 있음을 말한다. 즉, 개인에게 가장 적절한 방법을 선택하는 것이 중요하다. 음식 섭취량을 줄이는 방법을 선택할 때 개인에 따라 감정을 인지하고 조절할 수 있는 방법을 적용할 수도 있고 이와 다르게 영양학적인 지식과 식사와 행동에 대한 구체적인 내용을 교육할 수 도 있다.

약물을 장기간 사용할 경우에는 약물치료 또한 체중 감량 및 체중 유지에 매우 중요한 전제조건이 될 수 있다. 시부트라민과 같이 포만감을 증가시키는 약물은 음식에 대한 욕

표 35-1 체중 감량 후 체중의 유지 및 재증가와 관련된 인자

체중 유지	체중 재증가
체중 감량 목표의 달성	신체활동 부족(좌식 생활)
초기 체중 감량이 큼	공복감 증가
지속적인 체중 감량(긴 감량 기간)	폭식
신체활동 증가	엄격한 식사 조절
총 섭취 열량 및 섭취량 감소	체중 감량에 대한 동기가 낮음
지방 섭취의 감소	이분법적 사고
간식 횟수 감소	자신감 결핍
규칙적인 식습관	정신사회적 인자(스트레스, 우울증 등)
아침식사	가족 기능 장애
융통성 있는 식사 조절	대처 능력 부족
자기감시	체중 순환(weight cycling)
사회적 지지	
대처 능력	
과업 수행에 대한 자신감(Self-efficacy)	
장기간의 치료(치료자와 지속적 만남)	

구가 많으며 공복감을 잘 느끼는 사람에서 체중 감량 효과가 가장 클 수 있다.[39] 그리고 지방흡수를 억제하는 약물 올리스타트(orlistat)은 전자 이외의 경우에 가장 효과적일 수 있다. 약물의 부작용으로 처방이 힘든 경우에는 섭취하는 음식물에 대한 관심과 좋은 식습관의 유지가 더욱 필요하다.

감량된 체중을 성공적으로 유지하기 위해서는 위와 같은 다양한 인자들을 개인의 특성을 고려하여 선택적으로 적용하여야 한다. 이렇게 개별화된 치료 접근법은 체중 감량 유지의 성공률을 증가시키는데 도움이 될 것이다.

참고문헌

1. Rösner S. Factors determining the long-term outcome of obesity treatment. In : Björntorp P, Brodoff BN, eds. Obesity. Philadelphia, Lippincott, 1992 : 712-719.

2. Stunkard AJ, McLaren-Hume M. The results of treatment for obesity. *Arch Int Med* 1959 ; 10 : 379-385.

3. James W Anderson, Elizabeth C Konz, Robert C Frederich, and Constance L Wood. Long-term maintenance : a meta-analysis of US studies. *Am J Clin Nutr* 2001 ; 74 : 579-584.

4. Wadden TA, Sternberg JA, Letizia KA, Stunkard AJ, Foster GD. Treatment of obesity by very low calorie diet, behavior therapy, and their combination : a five-year perspective. *Int J Obes Relat Metab Disord* 1989 ; 13 Suppl 2 : 39-46.

5. Wing RR, Hill JO. Successful weight loss maintenance. Annu Rev Nutr 2001 ; 21 : 323-341.

6. Crawford D, Jeffery RW, French SA. Can anyone successfully control their weight? Findings of a three-year community-based study of men and women. *Int J Obes Relat Metab Disord* 2000 ; 24 : 1107-1110.

7. Marston AR, Criss J. Maintenance of successful weight loss : incidence and prediction. *Int J Obesity* 1984 ; 8 : 435-439.

8. Cooper Z, Fairburn CG. A new cognitive behavioural approach to the treatment of obesity. *Behav Res Ther* 2001 ; 39 : 499-511.

9. Jeffery RW, Wing RR, Mayer RR. Are smaller weight losses or more achievable weight loss goals better in the long term for obese patients? *J Consult Clin Psychol* 1998 ; 66 : 641-645.

10. van Baak MA, van Mil E, Astrup AV, Finer N, Van Gaal LF, Hilsted J, Kopelman PG, Rösner S, James WP, Saris WH. Leisuretime activity is an important determinant of long-term weight maintenance after weight loss in the Sibutramine Trial on Obesity Reduction and Maintenance(STORM trial). *Am J Clin Nutr* 2003 ; 78 : 209-214.

11. McGuire MT, Wing RR, Klem ML, Lang W, Hill JO. What predicts weight regain in a group of successful weight losers? *J Consult Clin Psychol* 1999 ; 67 : 177-185.

12. Rissanen A, Lean M, Rösner S, Segal KR, Sj?trom L. Predictive value of early weight loss in obesity management with orlistat : an evidence-based assessment of prescribing guidelines. *Int J Obes Relat Metab Disord* 2003 ; 27 : 103-109.

13. Klem ML, Wing RR, Lang W, McGuire MT, Hill JO. Does weight loss maintenance become easier over time? *Obes Res* 2000 ; 8 : 438-444.

14. Kayman S, Bruvold W, Stern JS. Maintenance and relapse after weight loss in women : behavioral aspects. *Am J Clin Nutr* 1990 ; 52 : 800-807.

15. Klem ML, Wing RR, McGuire MT, Seagle HM, Hill JO. A descriptive study of individuals successful at long-term maintenance of substantial weight loss. *Am J Clin Nutr* 1997 ; 66 : 239-246.

16. John MJ, Amy DO. Physical activity considerations for the treatment and prevention of obesity. *Am J Clin Nutr* 2005 ; 82(suppl) : 226S-229S.

17. Westenhoefer J, von Falck B, Stellfeldt A, Fintelmann S. Behavioural correlates of successful weight reduction over 3 y. Results from the Lean Habits Study. *Int J Obes Relat Metab Disord* 2004 ; 28 : 334-335.

18. Westenhoefer J. The therapeutic challenge : behavioral changes for long-term weight maintenance. *Int J Obes Relat Metab Disord* 2001 ; 25 : S85-S88.

19. McGuire MT, Wing RR, Klem ML, Hill JO. Behavioral strategies of individuals who have maintained long-term weight losses. *Obes Res* 1999 ; 7 : 334-341.

20. DePue JD, Clark MM, Ruggiero L, Medeiros ML, Pera V Jr. Maintenance of weight loss : a needs assessment. *Obes Res* 1995 ; 3 : 241-248.

21. Dubbert PM. Physiological and psychosocial factors associated with long-term weight loss maintenance. *Miss RN* 1984 ; 46 : 20.

22. Fischmann-Havstad L, Marston AR. Weight loss maintenance as an aspect of family emotion and process. Br J Clin Psychol. 1984 Nov ; 23 (Pt 4) : 265-271.

23. Wolfe WA. A review : maximizing social support－a neglected strategy for improving weight management with African－American women. *Ethn Dis* 2004 ; 14 : 212-218.

24. Jenkins I, Djuric Z, Darga L, DiLaura NM, Magnan M, Hryniuk WM. Relationship of psychiatric diagnosis and weight loss maintenance in obese breast cancer survivors. *Obes Res* 2003 ; 11 : 1369-1375.

25. Ferguson KJ, Brink PJ, Wood M, Koop PM. Characteristics of successful dieters as measured by guided interview responses and Restraint Scale scores. *J Am Diet Assoc* 1992 ; 92 : 1119-1121.

26. Ryden A, Karlsson J, Sullivan M, Torgerson JS, Taft C. Coping and distress : what happens after intervention? A 2-year follow-up from the Swedish Obese Subjects (SOS) study. *Psychosom Med* 2003 ; 65(3) : 435-442.

27. Teixeira PJ, Palmeira AL, Branco TL, Martins SS, Minderico CS, Barata JT, Silva AM, Sardinha LB. Who will lose weight? A reexamination of predictors of weight loss in women. *Int J Behav Nutr Phys Act* 2004 ; 1 : 12.

28. Nir Z, Neumann L. Relationship among self-esteem, internal external locus of control, and weight change after participation in a weight reduction program. *J Clin Psychol* 1995 ; 51 : 482-490.

29. Byrne S, Cooper Z, Fairburn C. Weight maintenance and relapse in obesity : a qualitative

study. *Int J Obes Relat Metab Disord* 2003 ; 27(8) : 955-962.

30. Haus G, Hoerr SL, Mavis B, Robison J. Key modifiable factors in weight maintenance : fat intake, exercise, and weight cycling. *J Am Diet Assoc* 1994 ; 94 : 409-413.

31. Pasman WJ, Saris WH, Westerterp-Plantenga MS. Predictors of weight maintenance. *Obes Res* 1999 ; 7(1) : 43-50.

32. Hansen D, Astrup A, Toubro S, Finer N, Kopelman P, Hilsted J, Rösner S, Saris W, Van Gaal L, James W, Goulder For The SSGM. Predictors of weight loss and maintenance during 2 years of treatment by sibutramine in obesity. Results from the European multi-centre STORM trial. Sibutramine Trial of Obesity Reduction and Maintenance. *Int J Obes Relat Metab Disord* 2001 ; 25 : 496-501.

33. Brownell KD, Rodin J. Medical, metabolic, and psychological effects of weight cycling. Arch *Intern Med* 1994 ; 154(12) : 1325-1330.

34. Bennett GA. Behavior therapy for obesity : a quantitative review of the effects of selected treatment characteristics on outcome. *Behav Ther* 1986 ; 17 : 554.

35. Marlatt GA, Gordon JR eds. Relapse Prevention : Maintenance Strategies in Addictive Behavior Change. New York, Guilford Press, 1985.

36. Rosenthal BS, Marx RD. Determinants of initial relapse episodes among dieters. *Obes Bar Med* 1981 ; 10 : 94.

37. Sternberg B. Relapse in Weight control : Definitions, processes and prevention strategies, In : Marlatt GA, Gordon JR eds., Relapse Prevention : Maintenance Strategies in the Treatment of Addictive Behaviors. New York, Guilford Press, 1985 : 521-541.

38. Perri MG, McAllister DA, Gange JJ, Jordan RC, McAdoo G, Nezu AM. Effects of four maintenance programs on the long-term management of obesity. *J Consult Clin Psychol*. 1988 Aug ; 56(4) : 529-534.

39. Elfhag K, Rösner S, Carlsson A-M, Barkeling B. Sibutramine treatment in obesity : predictors of weight-loss including Rorschach personality data. *Obes Res* 2003 ; 11(11) : 1391-1399.

Chapter

36 비만치료에서 대체의학요법

비만치료에 있어 가장 중요한 것은 초기 체중 감량보다는 장기간에 걸친 감량 유지이다. 과체중을 원하는 사람은 거의 없으나, 현저히 비만인 사람이 "정상적인" 체중을 달성하고 이를 유지하는데 겨우 5%만이 성공한다. 그저 몇 파운드의 초과 체중을 가진 사람들만 약 66% 정도 정상 체중으로 되고 이를 유지하는데 성공한다. 그러므로 과학이 비약적으로 발달한 현대의학에서도 비만이라는 거대한 산을 넘지 못하는 것이 현실이다. 이러한 현실에 비만에 관련된 문제들을 해결한다고 주장하는 다이어트나 다이어트 프로그램은 말 그대로 수백 가지이다. 다이어트를 행하는 사람은 지속적으로 "기적의 다이어트"라는 보고들로 마치 폭격을 당하는 듯하다. 그러나 체중을 감소시키는 기본적인 방정식은 변하지 않는다. 어떤 사람이 체중을 감소시키기 위해서는 소비하는 에너지보다 더 적은 에너지를 섭취하여야 한다. 이러한 목표는 에너지 섭취를 줄이거나, 에너지 대사가 이루어지는 대사율을 증가시킴으로써 달성할 수 있다. 현대의학에서는 에너지 섭취를 줄이는 식욕억제제나 지방의 흡수를 제어하는 지방흡수억제제 등이 가장 활발히 연구 개발되고 임상적으로 사용되고 있으며 에너지 소비를 증가시키려는 제제들의 개발이 시도 되고 있으나 매우 미약하다. 이에 현대 의학적으로 입증되지는 않았으나 여러 방법으로 체중 감소에 효과가 있었다고 알려진 대체의학적인 방법이 여러 가지 있지만 이 중 기본적인 의학적 연구자료가 있는 것을 근거로 소개하고 최근 약물이 아닌 비타민과 미네랄 균형 요법으로 비만치료에 응용하는 방법에 대한 자료를 소개하려고 한다.

약물로 개발되지는 않았으나 건강식품이나 식욕을 감퇴시키거나 대사를 증가시키는데 도움이 되는 유용한 자연산 체중 감소 보조제가 존재한다. 효능이 좋은 순서대로 나열하면 다음과 같다.

1) 5-hydroxytryptophan (HTP)
2) 열 발생 복합제제 (Thermogenesis formulas)
3) 섬유보조제 (Fiber supplements)
4) 중간 사슬 중성지방 (Medium-chain triglycerides)
5) 수산 (Hydroxycitrate)
6) 비타민과 미네랄, 유사물질

1 5-Hydroxytryptophan (HTP)

20여 년 전에 연구자들은 유전적으로 과식하여 비만이 걸리기 쉬운 종자에 속하는 쥐들을 대상으로 하여 5-HTP를 조절함으로써 식사 섭취량을 매우 크게 감소시키는 결과를 얻을 수 있다는 것을 입증하였다.[13] 이를 더 연구한 결과 이 쥐들이 트립토판을 5-HTP (이것은 그후 세로토닌으로 변환된다)로 변환시키는 트립토판 하이드록실라제 (Tryptophan hydroxulase)의 활동을 감소시키는 것을 밝혔다. 바꾸어 말하면, 이 쥐들은 트립토판에서 세로토닌을 제조시키는 과정의 시작 단계를 돕는 호소의 활동이 유전적으로 감소되는 결과로 비만하게 된다는 것이다. 그 결과로 이 쥐들은 식사를 그만 두라는 신호를 받지 못하므로 정상적인 쥐들보다 훨씬 더 많은 먹이를 섭취하게 된다. 많은 사람들이 유전적으로 비만에 걸릴 기질이 높다는 상황 증거는 많이 있다. 이 기질이 쥐들이 유전적으로 비만 기질을 갖는 기전 (즉 트립토판을 5-HTP로 전환시키는 양이 줄고 그 결과로 세로토닌 수준이 저하된다)과 관련이 있을지 모른다. 미리 생성된 5-HTP를 공급함으로써 이러한 유전적인 결함을 우회하여 더 많은 세로토닌을 생산할 수 있다. 5-HTP를 체중 감소 보조제로 사용하는 초기의 동물 실험은 곧 일련의 3개의 과체중 여성들을 대상으로 하는 임상 실험으로 연결되었다. 제1차 연구는 5-HTP가 대상 여성들이 체중 감소를 위한 의식적 노력을 하지 않았다는 사실에도 불구하고 칼로리 섭취량을 감소시켜 체중 감량을 증진시킬 수 있다는 것을 보여 주었다. 5-HTP보충을 행한 5주간의 평균 체중 감소량은 3파운드를 약간 상회하였다. 두 번째 연구는 5-HTP가 식이요법 추천에 집착하는 과체중 사람들을 도울 수 있는지 결정할 수 있는가 여부를 찾아내는 데 있었다. 12주간에 걸친 연구는

6주의 기간으로 구분되었다. 최초의 6주간에는 식이요법의 추천이 없고 두 번째의 6주간에 여성들은 1,200 칼로리의 식이요법을 행하게 되었다. 위약 처방 여성들은 1036 gm의 체중을 감소시킨 반면 5-HTP를 투여한 여성들은 4700 gm의 체중이 감소되었다. 종전의 연구와 마찬가지로 5-HTP는 포만감을 증진시켜 식사를 통한 칼로리 섭취를 감소시킴으로써 체중 감소를 증진시키는 것으로 보인다. 5-HTP를 투여한 모든 여성들이 조기에 포만감을 느낀다고 보고하였다.[14)]

5-HTP에 관한 세 번째 연구는 두 번째 연구와 유사하게 처음 6주간은 식사 제한을 두지 않았고 다음 6주간 여성들은 1,200 칼로리의 식이요법이 실시되었다. 5-HTP를 투여한 집단은 최초의 6주간이 지난 후 평균 1995.45 gm의 체중 감소를 보였고, 12주 후에는 평균 5241 gm의 체중 감소를 나타냈다. 반면에, 위약 처방 그룹은 처음 6주 후에는 평균 281.8 gm의 체중 감소가 나타났고 12주 후에는 848.63 gm의 체중 감소가 있었다. 위약 투약 그룹에서 후반기 6주간의 체중 감소가 만족치 못하다는 것은 여성들이 식이요법에 적응하는데 어려움을 겪었다는 사실을 반영하고 있다. 조기의 포만감은 초기 6주간 동안 대상자의 100%가 이를 보고했다. 후반기 6주간의 기간에 극도의 칼로리 제한에도 불구하고 5-HTP를 투여한 여성의 90%가 조기 포만감을 보고했다. 5-HTP를 투여한 여성(1일 300 mg씩 투여)의 대부분이 처방 초기 6주간 동안에 경미한 구역질을 보고하였다. 그러나 그 증세가 실험 과정에서 탈락할 정도로 심각한 경우는 없었다. 그 외의 자각 증상은 보고되지 않았다.

2 열 발생 복합제제(Thermogenesis formulas)

적절히 혼합하여 사용하였을 때 에페드린(Ephedrine)과 카페인(Caffeine)같은 식물 자극제가 교감 신경계를 활성화시켜 신진 대사율과 음식 섭취로 촉발된 열 발생을 증가시킬 수 있다. 이들은 신진 대사에서의 내재하는 있을 수 있는 결함을 정상화하는 데 상호 보완하여 체중 감소를 유도할 수 있다. 이러한 복합제제는 합리적인 정도로 사용되어야지 남용되어서는 안 된다. 이것들은 만병통치약이 아니며 모든 사람에게 적용되지 않으며 부작용을 야기할 수 있다.

비록 에페드린의 식욕 억제 효과를 입증하기는 하였으나 체중 감소를 촉진시키는 주요 기전은 지방조직의 대사율을 증가시키는데 있는 것으로 보인다. 체중 감소 효과는 낮은 기초 대사율을 가지고 있고 음식 섭취가 촉발하는 열 발생 체계가 낮은 사람들에게서 크게 나타난다.

에페드린의 열발생 효과는 메틸잔틴(methylxanthines)에 의하여 상승될 수 있다.[17] 이러한 활성 성분이 풍부한 식물은 각각 구분된 원리에 입각하여 유사한 형식으로 사용될 수 있다. 메틸잔틴의 좋은 공급원에는 커피(*Coffea arabica*), 차(*Camellia sinensis*), 콜라 열매(*Cola nitida*), 그리고 구아라나(*Paullinea cupana*)등이 포함된다. 원래의 식물질을 사용하거나 추출물을 사용할 경우 적정한 량은 활성물질의 내용량에 따라 다르다. 표준화된 처방은 훨씬 더 믿음직한 결과를 낳을 수 있다. 비록 최근의 연구에서는 60 mg의 에페드린과 600 mg의 카페인이 1일 사용량으로 이용되었지만 이와 같은 많은 양이 필요치 않을 수도 있다. 한 연구에 따르면, 하루에 22 mg의 에페드린, 30 mg의 카페인과 30 mg의 테오필린(theophilline)을 사용하였을 경우 기초 대사율과 음식 섭취로 촉발되는 열 발생이 크게 증가한 것을 보여준다.[15] 열 발생 복합제제의 주요 이점의 하나는 지방 분해의 촉진과 비지방 근육의 결손을 초래하지 않는 능력에 있는 것으로 보인다. 예를 들면 16인의 비만 여성을 대상으로 한 에페드린(20 mg)과 카페인(200 mg)의 복합제제를 매일 2차례 투여하여 위약 그룹과의 차이를 보는 실험에서 전반적인 체중 감소의 차이를 보이지 않는 것이 입증되었다. 그러나 자세히 조사해 본 결과 에페드린-카페인 투여 집단은 4500 gm의 체지방 감소와 비지방 체조직의 3000 gm가 덜 감소(위약 그룹과의 비교 수치임)한 것으로 나타났다.[16] 이러한 결과는 에페드린과 카페인의 조합이 체중 감소 식이요법 과정에서 지방 손실을 촉진하고 비지방 체조직을 보호한다는 것을 나타낸다. 이에 더하여 에페드린-카페인 조합을 투여한 그룹은 위약 투여 그룹보다 더 높은 에너지 수준을 보이고 더 많은 칼로리를 연소한 것으로 나타났다. 그러나 최근 이에 대한 반론도 제시되어 저열량 식사요법과 병용시에는 근육량을 현저히 감소시키는 것으로 연구되었다.

비록 효과적이기는 하나 이러한 방법은 부작용에 주의해야 한다. 에페드린과 카페인을 조합하는 처방은 증가된 혈압, 증가된 심장 동계, 불면 그리고 불안 등을 야기할 수 있다. 비처방약에 관한 FDA의 권고검토연구반은 심장질환, 고혈압, 갑상선질환, 당뇨, 또는 전립선 확장에 기인하여 소변에 어려움을 겪는 환자에게는 에페드린을 투여하지 말 것을 권고하였다. 이에 더하여 항 고혈압제제나 항 우울제를 사용하는 환자에는 에페드린을 투여하여서는 안 된다. 에페드린과 카페인에 대하여는 매우 다양한 반응이 있다. 어떤 사람은 높은 수준의 투약에도 쉽게 견딜 수 있는 반면, 어떤 사람들(주로 간의 1차 해독작용이 떨어져 있는 사람들임)은 중추신경계의 자극 효과(CNS stimulatory effect)에 극히 민감하다.

하루 60 mg의 에페드린과 600 mg의 카페인을 사용한 실험에서 보고된 부작용은 시간에 따라 감소하는 경향이 있는데 이는 내성이나 간의 1차 국면 해독작용의 유도에 따른 것으로 보인다. 비록 4주차에서 에페드린과 카페인의 조합 물을 투여한 집단에서 전형적으로 현기증, 두통, 불면, 심장 동계, 두통 등의 부작용을 보고되었다.

3 섬유질 보충제 (Fiber supplements)

섬유질 섭취량을 늘리면 체중 감소가 있다는 보고가 있다. 체중 감소를 위한 최고의 섬유질 원천은 차전자 (Psyllium), 키틴 (chitin), 구아고무 (Guar Gum), 글루코만난 (Glucomannan), 고무 카라야 (Gum karaya), 그리고 펙틴 (Pectin)등이다. 왜냐하면 이들에는 수용성 섬유질이 다량 포함되어 있기 때문이다. 식사 전에 물과 함께 복용하면 이들 섬유 원질은 위장 내에서 물과 결합하여 포만감을 유도하는 젤라틴형 덩어리를 형성하게 된다. 그 결과로 사람들이 과식을 하지 않게 된다. 섬유질의 이점은 그러나 이와 같은 기계적인 효과를 초월한다. 섬유질 보충제는 혈당 조절을 촉진시키고, 인슐린 수준을 저하시키며 체내에 흡수하는 칼로리의 숫자를 감소시킨다. 일반 체중 감소를 입증하는 몇몇 임상 연구에서 섬유질 보충제는 일일 30~180 칼로리의 칼로리 섭취량을 감소시키는 것으로 나타났다. 비록 완만하지만 이러한 칼로리의 감소는 1년간에 걸쳐 14~18파운드의 체중 감소를 일으키는 것으로 보고되고 있다.[18)]

섬유 보충제를 선택함에 있어서 환자에게 권고해 줄 두 가지 중요한 사항이 있다.

① 맛을 내기 위하여 많은 설탕이나 기타 인공감미료를 포함한 제품은 이를 피할 것
② 섬유보충제를 섭취할 때에는 적절한 양의 물을 마실 것을 잊지 말도록 할 것 특히 그것이 알약 형태일 때에는 특히 그러하다.

체중 감소 연구에서 가장 인상적인 결과는 인디언 덩굴콩 (*Cyumupsis tetragonoloba*)에서 얻어진 수용성 섬유인 구아고무 (Guar Gum)에 관한 연구에서 얻어졌다. 한 연구에서 160에서 242 파운드의 체중이 나가는 9명의 여성에 대하여 식사 직전 10 g의 구아 고무를 투여하되 그들에게 의식적으로 식사 습관을 고치지 말도록 요청하였다. 2개월 후 그 여성들은 평균 9.4 파운드의 체중 감소를 보고하였다. 또한 콜레스테롤과 중성 지방 수준

도 감소한 것이 관찰되었다.

고지혈증을 치료하기 위하여 수용성 섬유질을 사용한 연구들은 용량 의존 효과(dose-dependent effect)를 보였다. 섬유 보충제 섭취는 체중 감소 연구에서와 마찬가지로 물량 의존 효과를 발휘하는 것처럼 보인다. 따라서 최대의 효과를 얻기 위해서는 용량을 가능한 한 늘리는 것이 좋을 것이다. 수용성 섬유질은 장내 박테리아에 의하여 발효되므로 많은 가스가 발생하게 되어 장내 가스포만과 내장 불편을 증가시키게 된다. 환자에게는 식사 직전이나 취침 전에 1～2 g의 용량을 가지고 시작하되 점차로 용량을 늘려 5 g까지 늘려 나가도록 권고하는 것이 좋다.

4 중간 사슬 중성 지방(medium-chain triglycerides)

중간급 사슬 중성지방(MCTs)는 포화 지방(코코넛 오일에서 추출됨)으로 6～12개의 탄소 고리로 이루어진다. MCT는 우리 몸에서 자연에서 가장 풍부히 존재하는 긴 사슬 중성 지방(LCTs)과는 다른 방식으로 이용되고 있다. LCTs는 인간과 식물 모두에게 저장 지방이 되며 그 길이는 18～24개의 탄소 고리로 이루어진다. 길이의 차이가 MCTs와 LCTs의 대사 과정에서의 근본적인 차이를 만들게 된다. 보통의 지방과는 달리 MCTs는 체중 증가보다는 체중 감소를 촉진하는 것으로 알려졌다.

MCTs는 열 생산을 증가시킴으로써 체중 감소를 촉진하는 것으로 보인다. 반면에 LCTs는 저장 지방 형태로 보관되며 따라서 그 에너지가 보관되므로 고지방 식사는 대사율을 감소시키는 경향이 있다. 40%의 지방 MCTS로 구성된 고열량 섭취의 효과를 40%의 LCTs지방으로 구성된 식사와 비교하는 연구가 있었다.[20] MCTs의 열발생 효과(식사 후 6시간 후에 소비된 칼로리)는 LCTs와 비교하여 거의 2배에 달했으며 그 비율은 120 대 66 칼로리였다. 연구자들은 중간급 사슬 중성 지방의 형태를 지닌 지방에서 공급되는 잉여 에너지는 지방과 같이 효율적으로 저장되지 않고 열로 소비되는 것으로 결론을 내렸다. 이와 연계되는 연구로 6일간 공급된 MCT 지방이 음식 섭취 촉발 열 생산을 50% 정도 증가시키는 것으로 입증되었다. 또 다른 실험에서 연구자들은 완전한 MCTs와 LCTs로 각각 구성된 400 칼로리의 단일 끼니를 비교하였다. 6시간 후의 MCTs의 열량 효과는 LCTs와 비교하여 3배나 더 컸다. 이에 더하여 LCT는 혈액 중 지방 수준을 698%까지 상승시키는 반면 MCT는 혈액 지방 수준에 영향을 미치지 않는 것으로 나타났다.

연구자들은 LCT를 MCT로 대치함으로써 칼로리 수준을 동일하게 유지하면서도 체중 감소를 이끌어 낼 수 있다고 보고하고 있다. MCTs로 인한 이익을 얻기 위하여, 식사는 LCTs가 낮게 되도록 하여야 한다. MCTs는 샐러드드레싱을 위한 오일, 빵에 바르는 식품이나 단순히 보충제로서 섭취할 수 있다. MCTs를 잘 이용하기 위하여는 매일 1~2 스푼 만큼만 사용할 것을 권고한다. 당뇨병 환자나 간질환을 앓고 있는 사람은 MCTs를 사용할 때에는 케토산증을 유발할 수 있으므로 매우 상세히 관찰하여야 한다.[19)]

5 구연산 (Hydroxycitrate)

외국에서 Hydroxycitrate는 Malabar 타마린드(Garcinia cambogia)의 열매에서 분리된 자연 물질이다. Malabar 타마린드는 얇은 껍질을 가진 오렌지 크기의 도토리호박(acorn squash)와 비슷한 깊은 주름을 가진 노란색 과일이다. 남부 인도의 자연산식물로 말려서 카레 등에 집중적으로 이용되고 있다. 말린 과일은 약 30% 정도의 Hydroxycitrates를 함유하고 있다. 우리나라에서는 오미자를 이용한 체중 감량요법이 이와 비슷한 것으로 생각되어 진다.

Hydroxycitrate는 동물에 있어 지방 대사의 강력한 억제 요소이다. 그러나, 사람에 있어서도 그 효과가 있는지 여부는 아직 증명되지 않았다. 동물에 있어서의 체중 감소효과는 Hydroxycitrate가 쥐에 있어서 "분명한 채식 감소와 체중 증가를 억제한다"[21)]는 실험을 예로 들 수가 있다. Hydroxycitrate는 지방 생성의 강력한 억제 요소만이 아니라 식욕을 억제할 수 있을 지도 모른다. Hydrpxycitrate를 사용할 때에는 그것이 단지 탄수화물을 지방으로 전환시키는데 있어서의 방해 역할을 하므로 저지방 식사를 유지하는 것이 필수적이다. Hydroxycitrate 단일 제제로 매일 3차례 500 mg씩 복용할 경우 체중 감소에는 안전한 자연 보조제 역할을 하수 있을지 모른다. 그러나 크롬과 열발생 복합제제와 조합을 이룰 경우 지방생성을 억제함에 더하여 지방분해도 증가시키게 되므로 그 효과는 증가될 것으로 생각되나 아직 사람을 대상으로 하는 임상적인 근거는 없다.

6 비만치료에서의 비타민 (Vitamins)과 미네랄 (Mineral)

1) 판토인산 (Pantothenic acid)

100명의 환자를 대상으로 Pantothenic acid를 다량 복용하게 하여 체중 감량 식사를 한 후 일주일간 평균 1.2 kg의 체중 감량에도 불구하고 공복감의 적은 것 (open trial)으로 보고되었다. 또한 체중 감량 후에도 지속적으로 Pantothenic acid를 복용하는 경우에 체중유지를 할 수 있었다고 보고하고 있다.

이 연구에서 연구자들은 Pantothenic acid가 결핍된 환자들은 지방을 효과적으로 이용하는 능력이 저하되어 있다는 것을 지적하였다. 이에 반하여 식사요법 시 Pantothenic acid를 충분히 복용하게 되면 케톤혈증의 발현이 늦어지고 공복감이나 무기력이 없이 체중 감량이 일어난다고 보고하였다[5](Leung, Medical Hypotheses 44(5) : 403-405, 1995).

2) 비타민 C (Vitamin C)

비만 위험도와 Vitamin C의 혈중 농도는 역상관 관계에 있다고 보고되고 있.으며 특히 심한 비만환자에서 혈장 Vitamin C의 농도는 현저히 저하되어 있었다 (Singh, Moor de Burbos). 이러한 연구결과는 비록 비만환자를 대상으로 하는 이중맹검 실험은 아니지만 자체로 의미가 있다. 또한, Ascorbic acid를 과량복용하면 체중 감소가 유도되며 이상체중이상의 1/3 이상의 환자에서 이러한 반응이 있었다고 보고하고 있다[8](Naylor, 1982).

다른 연구에서 이상체중의 50% 이상이고 다양한 비만치료방법으로도 체중 감량에 실패한 여성에서 Vitamin C를 보충한 연구가 있었다. 이 연구에 의하면 대조군과 실험군과의 체중 감소 차이는 2주 후에 나타나기 시작하였으며 6주 후에 평균 체중 감소의 차이는 대조군 0.95 kg에 비하여 실험군에서는 2.53 kg으로 유의한 차이가 있었다.[8] Vitamin C가 체중 감소를 나타내는 기전은 알려져 있지 않다. 이론적으로 Sodium pump 활성도를 증가시켜서 세포내 에너지 소비 (cellular energy consumption)를 증가시켜 비만을 감소시키는 것으로 설명하고 있다.

3) 크롬 (Chromium)

몇 개의 이중맹검 연구에서 Chromium을 공급한 경우 비만환자에서 체지방 감소는 강화되고 제지방은 보존되었다는 보고가 있었다[4](Kaats GR, 1998). 90일 동안 과체중 환자에서 Chromium picolinate를 복용시킨군과 위약군의 실험결과 각각 7.79 kg, 1.81 kg으로 유의한 체중 감소가 확인되었으며 체지방의 감소도 각각 7.71 kg, 1.53 kg (체지방으로는 6.3%, 1.2%)으로 제지방의 감소 없이 체중이 감소되었다고 보고하였다. 이러한 연구 결과는 매우 인상적이었지만 두 개의 다른 이중 맹검 결과에서는 이러한 효과를 관찰할 수 없었다. 이 연구에서 연구대상자는 축구선수로 제지방이 많은 근육형으로 Chromium의 효과는 나타나지 않은 것으로 추측된다[3](Clancy SP, 1994). 또한 해군 (체지방 22% 이상의 남성, 체지방 30% 이상의 여성)에서도 Chromium공급 후 체중 감소 효과는 관찰 할 수 없었다[11](Trent L, 1995).

4) 아연 (Zinc)

대부분의 역학적 연구에서 혈장 아연과 모발의 농도와 비만은 역비례 관계에 있음을 보고하였다[9](Singh, 1998, Ming-Der Chen, 1988). 하지만, 몇몇 연구에서는 반대적인 의견을 제시하였다[10](Taneja S, 1996). 비만환자에서 8주간 아연 (zinc sulfate)과 Thyroxine 0.1 mg을 투여한 연구가 있었는데 thyroxine에 관계없이 아연 투여군에서만 유의한 체중 감소가 있었다. 더욱이 혈장 아연 농도는 체중 감소과 역상관관계를 나타내었다[1](Chen, 1991a). 그러나, 다른 보고에서는 쥐실험에서 아연을 투여한 경우 체지방 축적을 유도하여 비만을 유도한다고 하였다. 이러한 차이는 유전전 식이적 요소에 의하여 다르다고 설명하고 있다. 더욱이 기저상태에서 쥐는 마른쥐보다 비만한 쥐에서 아연이 간과 지방조직에서 높은 것으로 관찰되었다[2](Chen, 1991b). 아직 아연이 비만에 어떻게 관계되는 지에 대해서는 알려져 있지 않으며 비만환자에서 아연 투여는 권장되지 않는다.

7 다른 영양소

1) Coenzyme Q10 (Ubiquinone)

27명의 고도비만 환자에서 Coenzyme Q_{10}의 농도가 감소되어 있다는 보고가 있었다[12](Van Gaal, 1984). 9명의 고도비만환자 9명 중에서 5명의 Coenzyme Q_{10}의 결핍이 확인되었으며 이들을 일일 650 kcal 저열량 식사와 함께 Coenzyme Q_{10}을 8～9주간 공급하여 체중 감량을 시도하였는데 Coenzyme Q_{10}이 결핍된 군에서는 정상인 4명보다 체중 감소가 각각 13.5, 5.8 kg으로 현저하였다.[12] 그러나, 대조군 연구가 없어 지속적인 연구가 필요할 것으로 생각된다.

참고문헌

1. Chen et al. Zinc sulfate and thyroxine treatment on the obese patients. Chung Hua I Hsueh Tsa Chih(Taipei) 1991 ; 48(3) : 210-216.
2. Chen et al. Zinc supplementation aggrevates body fat accumulation in genetically obese mice and dietary-obese mice. Bio Trace Elem Res 1996 ; 52(2) : 125-132.
3. Clancy SP et al. Effects of chromium picolinate supplementation on by composition, strength, and urinary chromium loss in football players. Int J Sports Nutr 1994 ; 4(2) : 142-153.
4. Kaats GR et al. A randomized double-masked, placebo-controlled study of the effects of chromiun picolinate supplementation on body composition : a replication and extension of a previous study. Curr Therapeutic Res 1988 ; 59(6) : 379-388.
5. Leung L. Pantothenic acids as a weight reduction agent : Fasting without hunger, weakness and ketosis. Med Hypotheses 1995 ; 44(5) : 403-405.
6. Ming-Der Chen, MA et al. Zinc in hair and serum of obese individuals in Taiwan. Am J Clin Nutr 1988 ; 48 : 1307-1309.
7. Moor De Burbos A et al. Blood vitamin and lipid levels in overweight and obese women. Eur J Clin Nutr 1992 ; 46 : 803-808.
8. Naylor GJ et al. A double blind placebo controlled trial of ascorbic acid in obesity. IRCS Med Sci 1982 ; 10 : 848.
9. Singh RB et al. Association of low plasma concentrations of antioxidant vitamins, magnesium and zinc with high body fat percent measured by BIA in Indian men. Magnes Res 1998 ; 11(1) : 3-10.
10. Taneja S et al. Excess bioavailability of zinc may cause obesity in humans. Experientia 1996 ; 52(1) : 31-33.
11. Trent L, Thieding-Cancel D. Effects of chromium picolinate on body composition. J Sports Med Phys Fitness 1995 ; 35 : 273-280.
12. Van Gaal L et al. Exploratory study of coenzyme Q10 in obesity. Biomedical and Clinical

Aspects of Coenzyme Q. Vol. 4. Amsterdam, Elsevier Science Publishers, 1984 ; 369-373.

13. Ceci F, Cairella M et al. The effects of oral 5-hydroxytryptophan administration on feeding behavior in obese adult female subjects. J Neural Transm 1989 ; 76 : 109-117.
14. Cangiono C et al. Effects of 5-hydroxytryptophan on eating behavior and adherence to dietary prescriptions in obese adult subjects. Adv Exp Med Biol 1991 ; 294 : 591-593.
15. Astrup A et al. The effect of chronic ephedrine treatment on substrate utilization, the sympathoadrenal activity and expenditure during glucose induced thermogenesis in man. Metabolism 1986 ; 35 : 260-265.
16. Astrup A et al. The effect and safety of an ephedrine/caffeine compound compared with ephedrine, caffeine and placebo in obese subjects on an energy restricted diet. A double blind trial. Int J Obes 1992 ; 16 : 269-277.
17. Dulloo AG, Miller DS. The thermogenic properties of ehedrine/methylxanthine mixtures : human studies. Int J Obes 1986 ; 10 : 467-481.
18. Spiller GA. Dietary fiber in health and nutrition. Boca Raton, FL : CRC Press. 1994.
19. Anderson RA et al. Effects of supplemental chromium on patients with symptoms of reactive hypoglycemia. metabolism 1987 ; 36 : 351-355.
20. Hill JO, Yang D et al, Thermogenesis in humans during overfeeding with medium-chain triglycerides in man. Amer J Clin Nutr 1986 ; 44 : 630-634.
21. Chee H, et al. Influence of (−)-hydroxycitrate on lipogenesis in chickens and rats. J Nutr 1977 ; 107 : 112-119.

Chapter 37 소아 비만

전 세계적으로 3억 이상의 인구가 비만증에 해당하며 또한 소아비만도 세계적으로 급증하고 있는 추세이다.[1] 서구 선진국의 경우 현재 소아비만의 유병률이 20% 정도로 추산되며 우리나라도 경제성장으로 생활환경이 편리해지고 식생활이 서구화되면서 최근 20년간 소아비만이 급격히 증가하고 있다. 서울시내 초, 중, 고교 학생들의 비만 유병률은 1988년 남아의 비만증 빈도가 6.2%에서 2002년에는 17.9%로 증가하였고, 여아에서는 6.5%에서 10.9%로 14년 만에 남아는 2.9배 여아는 1.7배 증가하였다.[2]

소아비만의 중요한 의미는 결국 성인 비만으로 이행되는 양상을 보이고, 비만으로 말미암아 생기는 심혈관질환, 고지혈증, 지방간, 당뇨 같은 비만 합병증이 소아기에 이미 발생하며, 또한 비만한 소아는 열등감, 우울증, 부정적인 자아관 등의 정신사회적인 문제들을 갖게 되는 것이다.[3] 이로 인하여 발생하게 되는 사회경제적 손실을 감안할 때 소아비만은 이제 개개인의 질환은 물론 공중보건상의 국가적인 중대한 사안이며 따라서 이들을 조기에 진단 및 치료하고 특히 비만한 소아의 예방에 힘쓰는 것이 매우 중요하다.[4]

1 유병률

우리나라의 비만 유병률이 소아와 성인에서 증가하고 있으며 지역에 따라 차이가 있다. 1998년에 개정된 대한소아과학회 소아발육표준치[5]를 이용한 서울지역에서 지난 18년 동안의 소아비만의 유병률의 변화를 보면 표 37-1과 같다. 1988년까지 남녀 모두 6%

표 37-1 1979년과 2002년 사이의 소아 비만 유병률 변화

년	비만 유병률(%)	
	남아	여아
1979	1.7	2.4
1981	1.4	2.3
1988	6.2	6.5
1997	11.0	9.0
2002	17.9	10.9

대에 머물렀으나 2002년 남아 17.9%, 여아 10.9%로 비만 유병률이 증가하였으며 특히 남아가 여아에 비해 비만이 급격히 증가하는 양상을 보이고 있다.[2)]

2 원 인

소아비만은 대부분(99%) 원인이 없는 단순성 비만이다. 그러나 키가 작고, 골 연령이 지연되어 있고, 기형 동반이나 이차성징의 지연이 있으면 증후성 비만(1%)을 고려해야 한다.

1) 단순성 비만

유전적 요인과 환경 요인의 상호반응으로 발생하는데 각각의 영향을 명확히 구분하기 힘들다.

(1) 유전적인 요인

비만의 발생에 유전적 요인이 중요한 역할을 한다는 것은 비만이 가족성으로 집중 발생하며 일란성 쌍생아중 한 아이가 비만이면 다른 아이도 비만이 될 확률이 높다는 사실로 알 수 있다. 비만 아동이 될 위험도가 부모가 비만하지 않은 아동에 비해 부모가 모두 비만이면 4.6배, 한쪽 부모가 비만이면 2.8배 높다.[6)] 쌍생아 연구에서는 일란성 쌍생아가 이란성 쌍생아에 비해 더 높은 체질량지수의 일치율을 보이며 유전적 요소가 대략 40~70% 정도 작용하는 것으로 보고하였다.[7)] 또한 체중 조절에 중요한 set point 즉 체중이 감소하면 총열량 소비량이 감소하고 체중이 늘면 총열량 소비량이 증가하여 일정한 체중

을 스스로 유지하려 하는데 이러한 set point도 유전적 요인이 작용하며 종족 간의 차이가 있다.

(2) 식이

① 과도한 음식섭취 및 식사 구성

평균적으로 에너지 소비보다 에너지 섭취가 더 많은 사람은 양성적 에너지 균형상태가 되며, 이러한 상태가 지속되면 체중 증가가 일어나게 된다.

전체적인 에너지 섭취과다와 함께 식사 구성 즉, 고지방 식사가 비만을 일으킨다는 것이 밝혀져 있다. 고지방식사는 체내 지방 수치를 올리고 고탄수화물 식사는 지방 수치를 낮춘다. 고지방식사는 지방을 저장지방으로 변환시키는 과정에서 속도 조절 효소인 지단백 지질 분해효소의 농도와 활성도에 직접적인 연관이 있어 중성지방으로 쉽게 저장되어 체지방으로 쉽게 형성되며 이러한 전환을 위해 섭취 에너지의 3%가 소비되는데 반해 탄수화물을 체지방으로 저장하는데 섭취 에너지의 23%가 필요하다. 또한 휴식기의 대사 속도와 식이의 열 효과가 식이 조성에 따라 달라지며, 고탄수화물, 저지방식사가 열을 더 많이 발생하게 된다.

결론적으로 고지방식사에 대한 식후 반응이 둔화되어 있고 따라서 식후 지방 산화가 감소된 일부사람에서는 체격이 커지고 비만이 될 수 있는 소지가 있으며 이러한 현상이 소아에서도 보인다. 만약 식사구성이 체격에 영향을 준다면 이런 현상이 나타나기까지 오랜 시간이 걸리므로 소아후기에 최종적으로 나타나는 체구성의 변화를 막기 위해 학동전기 소아의 관리와 부모에게 좋은 식습관을 갖도록 교육시키는 것에 초점을 맞출 필요가 있다.

최근 우리나라에서도 생활수준의 향상으로 열량이 높은 식품이 많아졌으며, 식품의 서구화, 인스턴트식품, 감미료가 첨가된 청량음료의 범람 등 비만을 초래하기 쉬운 환경이 만들어져서 이에 대한 주의가 더욱 필요하다.

② 잘못된 식사습관

아침을 거르고, 식사를 불규칙하게 한꺼번에 폭식하며, 야식을 선호하며, 빠르게 먹는 습관이 있는 아동에서 비만이 많다.

(3) 에너지 소비

소아의 에너지 소비는 30년 동안 현저하게 감소하고 있다. 소아의 에너지 소비에 대한 연구 결과에서 총 에너지 소비가 에너지 섭취에 따른 권장량보다 10~25% 정도 적은 것으로 나타나고 있다.[8] 또한 전체 에너지 소비 중 활동 에너지 소비가 열 조절 또는 성장 에너지보다 더 많은 부분을 차지하며 따라서 육체적 활동의 감소가 전체 소비 에너지의 감소와 연관성이 많다. 즉 육체적 활동 수준의 감소가 어린 소아에서 전체 에너지 소비를 감소시키는 주요한 원인이 된다.[9] 비만아는 앉아서 하는 TV, 컴퓨터 게임 등을 선호하며 TV 시청시간이 길수록 더 비만하게 된다.[10] 아이들이 TV를 보면서 여러 종류의 과자를 먹고, 동시에 TV 광고를 통해 선전되는 인스턴트식품들을 더 많이 먹게 되며 운동부족으로 인해 체력과 장기들의 기능저하가 온다.

(4) 사회 경제적인 요인

사회적 수준이 높을수록 비만도가 낮다는 주장과 상류계층에서 하류계층에 비해 비만도가 높다는 주장이 공존하고 있다. 선진국에서는 사회 경제적 상태와 체중은 반비례하나(특히 여성에서) 개발 도상국가에서는 비례한다. 우리나라의 경우 1990년대 초까지는 대도시가 농촌지역에 비해 비만 유병률이 월등히 높았으나 최근에는 지역간의 경제적, 문화적 차이가 적어지면서 비만 유병률도 비슷해지는 경향을 보이고 있다.[11]

(5) 심리적 요인

심리적 요인이 비만 발생에 어떤 역할을 하는 지는 아직 불명확하다. 긴장, 불안, 정신적 흥분상태는 대부분 불면과 식욕부진을 일으켜 체중을 감소시키나, 드물지만 오히려 식욕이 증진되어 체중이 증가되는 경우를 볼 수 있다.

2) 증후성 비만

비만증이 내분비계나 신경계의 질환 같은 질병에 의해 발생되는 경우를 증후성 비만이라고 한다(표 37-2). 소아에서 증후성 비만의 빈도는 1% 미만으로 아주 드물다. 비만아가 저신장증, 정신발달의 지연, 외부기형, 외성기이상, 신경계이상 등의 소견이 있으면 증후성 비만일 가능성이 크다.

표 37-2 증후성 비만의 원인

내분비적 원인	염색체 이상	증후군	약제
쿠싱 증후군	프래더 윌리 증후군	Alstrom 증후군	phenothiazines
갑상샘저하증	Klinefelter 증후군	Laurence-Moon-Biedle 증후군	carbamazepine
고인슐린혈증	터너 증후군	Carpenter 증후군	antidepressants
성장호르몬 결핍증	다운 증후군	Cohen 증후군	glucocorticoids
시상하부 기능장애		Beckwith-Wiedemann 증후군	valproate
가성 부갑상샘저하증 1형			
다낭난소증후군			

3 진 단

비만은 체내에 지방조직 특히 피하지방조직이 과잉으로 축적되어 있는 상태이다. 지금 쓰이고 있는 소아의 비만 진단 방법은 비만 관련 질환과 성인까지 비만이 지속될 위험성에 관한 개인의 기능적 평가보다는, 소아의 정상치에 대한 측정치와 통계학적 비교에 의존하고 있다. 지금까지는 소아과학회의 1998년도 정상치를 기준으로 하고 있었으나 2007년 소아 청소년 신체발육 표준치 개정판[12)]이 새롭게 발표되어 앞으로는 이를 기준으로 소아 청소년 비만 판정을 하도록 한다.

1) 체질량지수

체질량지수(Body Mass Index, BMI : kg/m^2)는 체중을 신장의 제곱으로 나눈 것으로 소아시기 동안 성별, 연령에 따라 크게 변하므로, 이에 따른 참고치를 이용하여 평가할 필요가 있다. '비만'은 성별 각 연령에 해당되는 체질량지수가 95백분위수 이상인 경우로 정의하되 성인의 비만기준인 체질량지수 25 kg/m^2 이상인 경우는 백분위수와 무관하게 '비만'으로 정의한다. 같은 연령군에서 85백분위수 이상에서 95백분위수 미만인 경우는 '과체중'으로 정의하여 이는 비만 위험군으로 추적 관찰할 대상으로 분류한다(그림 37-1, 2). 체지방량과 유의한 상관관계가 있고, 비만의 이차적인 합병증의 표식자인 혈압, 지질, 혈청 지질단백치, 사망률과 밀접한 상관관계가 있으므로 체질량지수를 고위험군의 확인과 정확한 평가가 요구되는 환아의 비만의 판정 및 체지방을 줄이기 위해 계획된 치료 방법의 성공 여부를 평가하는데 사용할 수 있다.

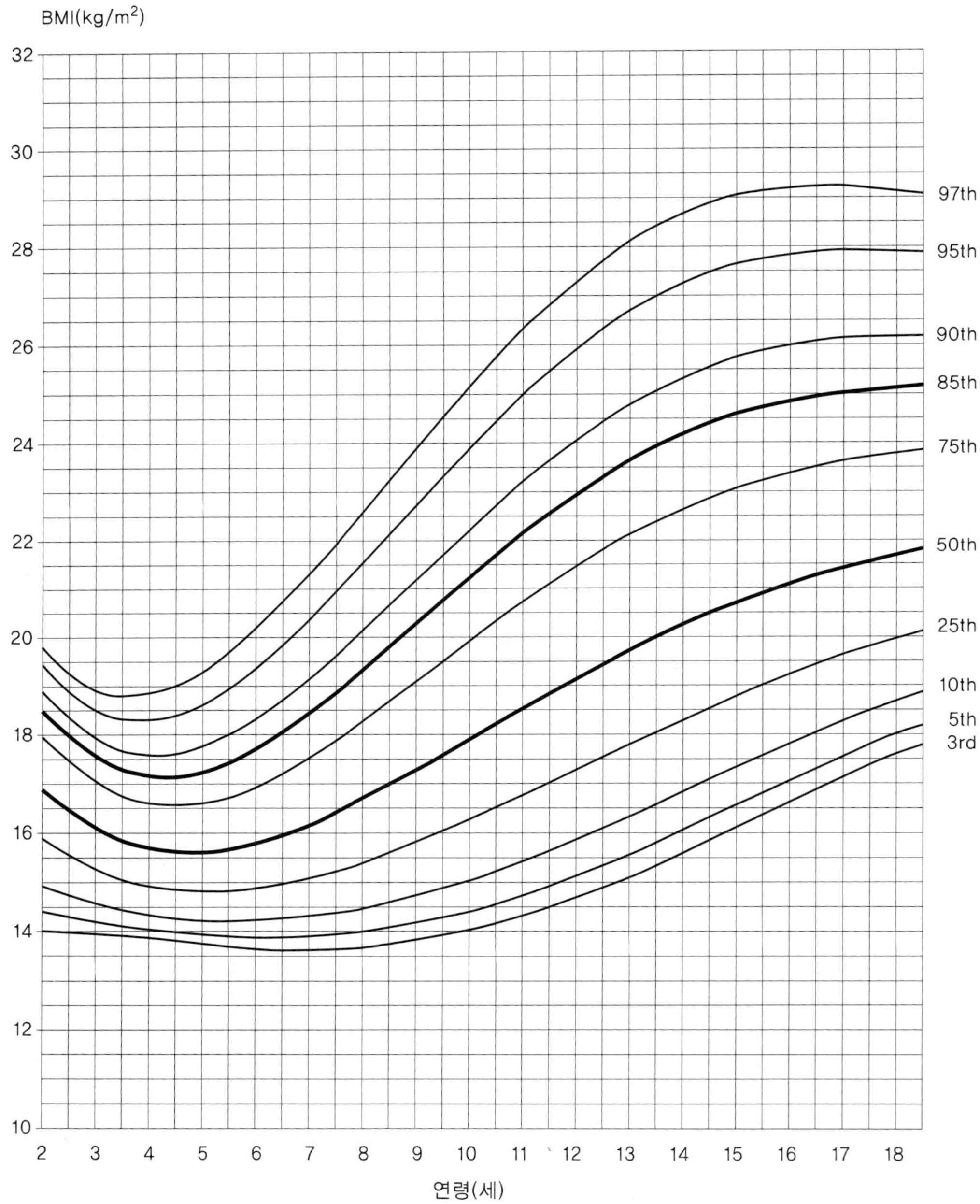

▶**그림 37-1** 남아의 체질량지수 백분위수

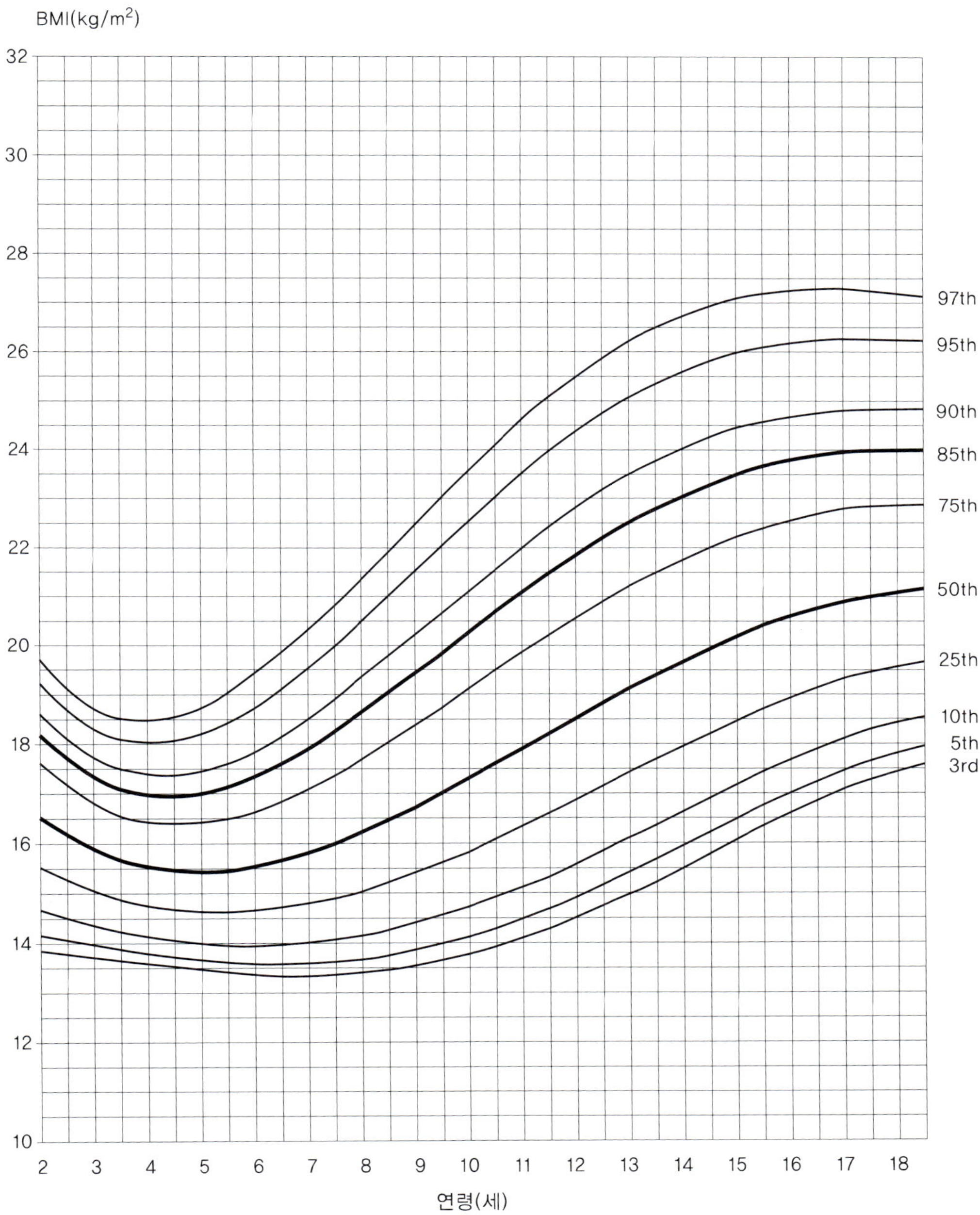

▶그림 37-2 여아의 체질량지수 백분위수

2) 비만도

성, 연령, 신장별 체중 50 백분위수를 표준 체중으로 비만도를 계산하여 20% 이상을 비만으로 정의하였고, 이중에서 20~30%는 경도 비만, 30~50% 중등도 비만, 50% 이상 고도 비만으로 분류한다(표 37-3).

$$\text{비만도(\%)} = \frac{\text{(실측체중 − 신장별 표준체중)}}{\text{신장별 표준체중}} \times 100$$

3) 피부두께

피부두께 측정용 특수 캘리퍼는 신체 여러 부위의 피부두께를 측정하기 위해 오랜 시간 동안 사용하여 왔으며 지방 두께를 실제적으로 측정할 수 있다는 장점이 있으나 측정자의 숙련도에 따라 측정치가 달라질 수 있는 단점이 있다.

삼두박근과 견갑골 하부의 피부두께가 성별, 연령에 비교하여 95 백분위수 이상일 때 비만으로 정의한다. 피부두께는 근육과 뼈가 증가하는 과체중과 비만을 감별하는데 도움을 준다.

4) 전산화 단층촬영

지방조직의 정도를 비교적 정확히 정량분석 할 수 있어 복벽에 피하 지방으로 저장되는 피하 지방형 비만과 복강의 내장 주변에 지방이 저장되는 내장 지방형 비만으로 구별할 수 있다.

5) 허리/둔부의 둘레비

상완과 대퇴의 둘레와 피하지방을 측정하여 상완에 지방이 주로 축적 된 경우를 남성형 비만, 대퇴부에 주로 축적된 경우를 여성형 비만이라고 한다. 허리와 둔부의 둘레비(waist/hip ratio)를 측정하여 W/P가 높은 경우를 상반신(사과형) 비만, 낮은 경우를 하반신(서양배형) 비만으로 구분한다. 소아에서는 W/P비 보다 허리둘레만을 측정하는 것이 더 의미가 있다. 상반신 비만과 남성형 비만은 주로 복부와 체간부에 지방이 축적되므로 '중심형 비만'이라 하며 고지혈증, 고혈압, 당뇨병 등 합병증을 잘 동반한다.

표 37-3 한국 소아의 신장별 표준체중(2007년도 소아 및 청소년 신체발육 표준치)

신장(cm)	남아	여아	신장(cm)	남아	여아	신장(cm)	남아	여아	신장(cm)	남아	여아
44~45	2.64	2.47	80~81	11.14	10.79	116~117	21.40	20.99	152~153	45.92	45.71
45~46	2.71	2.62	81~82	11.37	11.03	117~118	21.85	21.40	153~154	46.80	46.64
46~47	2.81	2.80	82~83	11.60	11.27	118~119	22.31	21.83	154~155	47.68	47.57
47~48	2.94	2.99	83~84	11.83	11.51	119~120	22.79	22.27	155~156	48.57	48.50
48~49	3.10	3.19	84~85	12.05	11.76	120~121	23.28	22.72	156~157	49.46	49.42
49~50	3.27	3.39	85~86	12.28	12.00	121~122	23.78	23.19	157~158	50.36	50.33
50~51	3.46	3.60	86~87	12.50	12.24	122~123	24.30	23.67	158~159	51.26	51.23
51~52	3.67	3.81	87~88	12.73	12.48	123~124	24.83	24.16	159~160	52.16	52.12
52~53	3.89	4.03	88~89	12.96	12.73	124~125	25.38	24.68	160~161	53.06	52.99
53~54	4.12	4.25	89~90	13.18	12.97	125~126	25.93	25.20	161~162	53.97	53.85
54~55	4.37	4.48	90~91	13.41	13.22	126~127	26.51	25.75	162~163	54.87	54.68
55~56	4.62	4.71	91~92	13.64	13.46	127~128	27.10	26.31	163~164	55.77	55.48
56~57	4.87	4.94	92~93	13.87	13.71	128~129	27.70	26.89	164~165	56.67	56.25
57~58	5.14	5.17	93~94	14.10	13.96	129~130	28.32	27.48	165~166	57.57	56.98
58~59	5.40	5.41	94~95	14.34	14.21	130~131	28.95	28.09	166~167	58.47	57.67
59~60	5.67	5.64	95~96	14.58	14.46	131~132	29.59	28.72	167~168	59.36	58.32
60~61	5.95	5.88	96~97	14.82	14.71	132~133	30.25	29.37	168~169	60.25	58.93
61~62	6.22	6.12	97~98	15.07	14.97	133~134	30.92	30.04	169~170	61.14	59.47
62~63	6.50	6.36	98~99	15.33	15.23	134~135	31.61	30.72	170~171	62.02	59.96
63~64	6.77	6.60	99~100	15.59	15.49	135~136	32.31	31.42	171~172	62.90	60.39
64~65	7.05	6.85	100~101	15.85	15.76	136~137	33.02	32.14	172~173	63.77	60.74
65~66	7.33	7.09	101~102	16.13	16.03	137~138	33.74	32.88	173~174	64.63	61.02
66~67	7.60	7.34	102~103	16.41	16.31	138~139	34.48	33.63	174~175	65.49	
67~68	7.87	7.58	103~104	16.70	16.59	139~140	35.23	34.40	175~176	66.33	
68~69	8.14	7.83	104~105	16.99	16.88	140~141	35.99	35.19	176~177	67.18	
69~70	8.41	8.08	105~106	17.30	17.17	141~142	36.76	36.00	177~178	68.01	
70~71	8.67	8.33	106~107	17.62	17.47	142~143	37.55	36.82	178~179	68.83	
71~72	8.93	8.57	107~108	17.94	17.78	143~144	38.35	37.66	179~180	69.65	
72~73	9.19	8.82	108~109	18.28	18.10	144~145	39.15	38.51	180~181	70.45	
73~74	9.44	9.07	109~110	18.63	18.42	145~146	39.97	39.37	181~182	71.25	
74~75	9.70	9.31	110~111	18.99	18.76	146~147	40.79	40.25	182~183	72.04	
75~76	9.94	9.56	111~112	19.36	19.10	147~148	41.63	41.14	183~184	72.82	
76~77	10.19	9.81	112~113	19.74	19.46	148~149	42.47	42.04	184~185	73.59	
77~78	10.43	10.05	113~114	20.14	19.82	149~150	43.32	42.95	185~186	74.35	
78~79	10.67	10.30	114~115	20.55	20.20	150~151	44.18	43.86			
79~80	10.90	10.54	115~116	20.97	20.59	151~152	45.05	44.79			

6) 생체저항전기분석법

최근 수 년간 소아에서 신체구성과 비만의 평가에 생체저항전기분석법이 광범위하게 사용되어져 왔으며 신체의 총수분량과 제지방량을 전기적으로 측정하여 체지방을 백분율로 나타내므로 실제적인 지방량을 측정할 수 있게 해준다. 그러나 생체저항전기분석법으로 측정한 체지방률은 정상 범위가 12~30%로 개인, 연령에 따라 변동폭이 크므로 이용이 제한된다.

7) 기타 측정법

초음파를 이용하여 피하지방의 두께를 측정할 수 있고, 적외선 분광분석기를 응용한 체지방측정기는 체지방을 직접 측정하는 간편한 도구로서 정확한 결과를 얻을 수 있다.

8) 합병증 검사

지방간의 진단을 위해 간 기능 검사를, 고지혈증과 동맥경화증의 진단을 위해 혈청 콜레스테롤, 중성지방, HDL-콜레스테롤, LDL-콜레스테롤, 심전도 검사를, 당뇨병의 진단을 위해 혈당, 헤모글로빈 A1c, 소변검사를, 고혈압의 진단을 위해 혈압을 측정하여야 한다. 심한 고도비만아에서 폐기능 검사를 실시하면 동맥혈의 산소를 감소시키는 폐포의 환기·환류의 이상을 보인다.

4 임상증상

비만은 어느 연령에서도 일어나지만, 1세 이전, 5~6세, 청소년기에 가장 잘 발생되며 50% 이상이 6세 이전에 나타난다. 과도한 고칼로리 음식 섭취로 인해 생긴 비만아는 그 연령의 동료들보다 몸무게가 무거울 뿐만 아니라 신장이 표준이상이고 골 연령도 증가되어 있으며 얼굴모양이 불균형적으로 보인다. 비만인 사춘기 남아들의 가슴부위에 지방이 많이 축적되어 여성형 유방이 비교적 흔한데 이는 지방세포 내 androstenedione에서 estrone을 합성하는 aromatase 활성이 증가하기 때문이다. 복부는 출렁거리고, 흰색이나 자색의 피부 줄이 생긴다. 남아에서는 외부생식기가 작아 보이나 실제 크기는 정상이다. 성기는 종종 치골 지방 안에 파묻혀 있다.

비만아에서 체내에 증가되어 있는 leptin이 gonadotropin의 박동성 분비에 영향을 주어 조기 사춘기 발현을 일으킬 수 있어서 비만아의 최종 신장이 정상 체중의 동년배들보다 작을 수 있다.[13] 여아에서 초경은 정상이거나 빨리 올 수 있다. 사지의 비만은 대개 상완과 허벅지에 잘 오며 이곳에만 국한되기도 한다. 손은 상대적으로 작고, 손가락은 차차 가늘어진다. X-자 모양의 외반슬(genu valgum) 다리형태가 흔하다. 비만아들은 남 앞에 서기를 꺼려하며 동료들, 선배, 심지어 부모들과도 적응하기 힘들어하고 놀림을 당하거나 놀이에서 따돌림을 당하게 된다. 자기 비하를 하고, 우울증 등 심한 심리적 질환까지도 일으킬 수 있다.

5 합병증

비만인 영아들과 소아들은 성인이 되어서도 비만이 될 위험성이 높다.[14] 위험도가 증가하는 경우는 소아비만의 심한 정도, 소아 후기에 비만이 시작된 경우, 가족 중 비만한 사람이 많은 경우 등이다. 중등도 이상의 심한 비만에서는 소아기에 이미 높은 빈도로 합병증이 존재한다.[15] 1991년 대한소아과학회 보건위원회의의 조사 결과 고도비만아는 고지혈증 61.7%, 지방간 38.3%, 고혈압7.4%, 당뇨병 0.38%에서 동반하였다.[16] 표 37-4에 소아에서 나타나는 비만의 합병증을 기술하였다.

1) 고지혈증

비만정도가 심해지면 고중성지방혈증과 고콜레스롤혈증의 동반 빈도가 증가한다. 저밀도 지질단백(LDL)과 초저밀도 지질단백(VLDL) 농도가 체중 증가에 비례하여 증가하며 고밀도 지질단백(HDL)은 체중 증가에 역비례하여 감소한다.

소아비만과 심혈관질환 위험인자와의 사이에는 연관성이 있다. 고지혈증은 동맥경화증과 같은 심혈관계 질환의 1차적 위험인자이다. 성인의 동맥경화는 대부분 어린 성장기부터 시작되고 있음이 밝혀지고 있다.

표 37-4 소아비만의 합병증

심혈관계 및 지질이상
혈압 증가
총 콜레스테롤치 상승
혈청 중성지방치 증가
저밀도지단백치 증가
초저밀도 지단백치 증가
고밀도 지단백치 감소
고인슐린혈증, 2형 당뇨병
지방간, 담석증
Blount 병
대퇴 골두골단 분리증
가성 뇌종양
호흡기계
Pickwickian 증후군
비정상적인 폐기능 검사
수면 무호흡 증후군

2) 지방간 및 비알코올성 지방간염

중등도 이상 비만아의 약 20~40%에서 복부 초음파상에서 다양한 정도의 지방간 소견을 보인다. 지방간 자체는 대부분 임상적으로 문제를 일으키지 않는다. 그러나 지방간이 있는 비만아에서 산화 스트레스나 지방과산화, 인슐린 저항성 등의 추가적 요소가 작용하면 간세포 괴사와 염증반응이 동반된 비알코올성 지방간염으로 진행할 수 있다. 지방간염이 지속되면 섬유화를 거쳐서 드물게 간경화로 진행할 수도 있다.

3) 고혈압

비만은 소아에서 고혈압의 가장 흔한 원인이다. 비만한 소아의 약 20~30%가 고혈압 소견을 보이며 고혈압에 대하여 정상 체중아보다 2.4배 높은 상대위험도가 있다. 비만으로 인한 고혈압은 심박출량 증가, 혈관내 혈액량 증가, 교감신경계 활동증가 및 고인슐린혈증과 관계가 있다.

4) 내분비질환

고인슐린혈증은 인슐린 저항성으로 말초조직에서 포도당의 이용이 감소되고 이를 보상하기 위하여 췌장에서 인슐린의 분비가 증가되기 때문이며 결국 제2형 (성인형) 당뇨병으로 진행한다. 심한 비만아동에서 보이는 피부의 흑색극세포증 (acanthosis nigricans)과 인슐린 저항성 사이에는 서로 연관관계가 있다. 체질량지수가 클수록 당뇨병에 걸릴 위험이 커져서 체질량지수가 30 이상인 경우 정상 체중아에 비해 약 10배의 상대위험도를 가지게 된다. 최근 우리나라에서도 비만아동에서 성인형 당뇨병의 유병률이 매년 증가하고 있다.

고도비만 청소년 여아에서는 다모증, 무월경, 고안드로겐혈증을 보이는 다낭성 난소증후군(polycystic ovary syndrome)이 발생할 수 있다.

5) 심인성 정신장애

비만 혹은 과체중을 갖는 소아들은 상당한 사회적, 정신적 스트레스와 어려움을 경험한다. 학교, 놀이공간, 여러 사회 환경에서의 사회적 좌절감이 흔하다. 학교 다니는 아이들은 자주 괴롭힘을 당하고, 다른 활동에서도 배제되며 차별받을 수 있다.[17]

비만 아동은 자신의 외모에 대한 열등감과 자신감의 결여, 운동능력의 저하 등으로 점차 소극적이 되고 비사교적인 생활태도를 가지게 되어 사회생활에 많은 지장을 초래할 수 있다.

6) 폐기능이상과 수면무호흡증

Pickwickian 증후군은 극심한 비만아에서 볼 수 있는 드문 합병증이다. 폐포 환기저하를 동반한 심한 심폐부전이 오고 적혈구 증가증, 저산소증, 청색증, 심비대, 울혈성 심부전, 기면 등의 증상을 보인다.

수면무호흡증은 비만한 소아들과 청소년들에서 점차로 발견이 증가되며 인지장애와 사망을 초래할 수도 있기 때문에 적극적인 치료가 필요하다. 수면무호흡은 비만한 소아들의 약 7%에서 발생되며 고도비만아의 경우에는 약 1/3에서 발생한다.

7) 골격계 및 기타

활동력이 왕성한 청소년기 비만에서 내반고, 대퇴골 골두골단 분리증, Blount 병 등이 높은 빈도로 발생한다. Blount 병을 갖고 있는 환아의 ⅔는 비만아이며, 대퇴 골두골단 분리증 환아의 30~50%가 비만아이다. 따라서 이러한 병들은 정형외과적 치료가 필요하며 비만한 환자에서 합병증의 발생이나 재발을 막기 위하여 적극적인 체중 감량이 필요하다. 이외에도 드물지만 정상치 이상의 요산 농도를 보이는 비만아에서 성인 비만으로 이행되면 통풍, 결석, 신 기능장애에 걸릴 확률이 증가된다.

※ 소아 대사증후군

고혈압, 고지혈증, 지방간, 당뇨병 등의 성인병은 그동안 개별적 질병으로 인식되어 왔으나 이러한 성인병들이 함께 나타나는 경우가 많아 최근에는 인슐린 저항성과 고혈압, 중성지방 증가, 고밀도 콜레스테롤 감소 등을 동반하는 대사증후군으로 일컬어지고 있다.

2001년 미국의 성인 콜레스테롤 교육프로그램(National Cholesterol Education Program Adult Treatmemt Panel Ⅲ, NCEP ATP Ⅲ)에서는 다음 5가지 중에서 최소한 3가지 이상을 가지는 것을 대사증후군으로 정의하였다. 즉 1) 복부비만, 2) 고중성지방혈증, 3) 고혈압, 4) 낮은 고밀도 콜레스테롤, 5) 높은 공복 혈당이다. 그러나 소아에서 대사성 인자들의 정상치는 연령별, 성별로 각각 다를 뿐만 아니라 허리둘레도 적절한 연령별, 성별 참고치가 없어 진단기준을 확립하기가 어렵다. 최근 미국에서 콜레스테롤 교육프로그램의 성인기준을 변형하여 청소년의 대사증후군 기준을 제시하였는데(표 37-5),[18] 우리나라는

표 37-5 미국 콜레스테롤 교육프로그램의 성인과 청소년 대사증후군 기준
(U.S. National Cholesterol Education Program's Adult Treatment Panel III ; more than 3 of 5 characteristics)

		성 인	청 소 년†
복부비만	허리둘레*	남 > 102 cm 여 > 88 cm	≥ 90 백분위수
고 중성지방혈증	중성지방	≥ 150 mg/dL	≥ 110 mg/dL
콜레스테롤	고밀도콜레스테롤	남 < 40 mg/dL 여 < 50 mg/dL	≤ 40 mg/dL
고혈압	혈압	≥ 130/85 mmHg	≥ 90 백분위수
내당능 장애	공복 시 혈당	≥ 110 mg/dL	≥ 110 mg/dL

† : Modified for adolescents (Prevalence of a metabolic syndrome phenotype in adolescents : findings from the Third National Health and Nutrition Examination Survey, 1988-1994, Arch Pediatr Adolesc Med 157: 821-7, 2003)

* : 동양인의 허리둘레 기준 : 남 > 90 cm, 여 > 80 cm

대한소아과학회에서 소아의 허리둘레와 혈압의 기준치가 2007년에 새로이 발표되어 앞으로 이를 바탕으로 소아 청소년 대사증후군의 국내기준 확립이 필요하다.

우리나라의 경우 소아 대사증후군의 유병률은 연구에 따라 다르나 미국의 경우 전체 소아, 청소년은 4~5%, 고도비만아 에서는 49% 정도이며, 2003년 시행된 국내의 연구에서는 비만 소아의 37.5%가 대사증후군으로 나타났다.[19] 대사증후군은 심혈관계질환과 제2형 당뇨병의 주요 위험인자로써 비만과 대사증후군을 조기에 예방, 치료하는 것이 매우 중요하다.

6 소아비만의 관리지침

1) 체질량지수에 따른 비만아의 관리[20]

(1) BMI가 성별과 연령에 비교하여 95 백분위수 이상인 경우

① 합병증이 있는지 정확한 진찰과 선별 검사를 실시한다.
합병증을 찾기 위해 혈청 AST, ALT, 혈청 콜레스테롤, 중성지방, HDL-콜레스테롤, LDL 콜레스테롤, 심전도, 공복 혈당, 헤모글로빈 A1c, 소변 검사, 혈압을 측정하고 심한 고도 비만아는 폐기능 검사를 실시한다.

② 7세 이상과 고혈압, 고지혈증, 당뇨병 등 합병증을 동반한 7세 미만은 체중 감량을 한다.

③ 합병증이 없는 7세 미만의 비만아는 현재의 체중을 유지한다.

(2) BMI가 85~94 백분위수에 해당한 경우

① 다음 중에서 하나 이상이 양성이면 치료 및 관리가 필요하다. 모든 항목이 음성이면 치료가 필요 없고, 1년에 한번 정기 검진을 받도록 한다.

- 심혈관 질환, 총 콜레스테롤치 상승, 당뇨병, 비만의 가족력
- 고혈압
- 총 콜레스테롤치 200 mg/dl 이상 상승
- BMI의 일년 증가폭이 클 때 : 1년에 3~4 이상 증가
- 과체중과 비만에 대한 염려가 있을 때 (정서적, 심리적인 불안감)

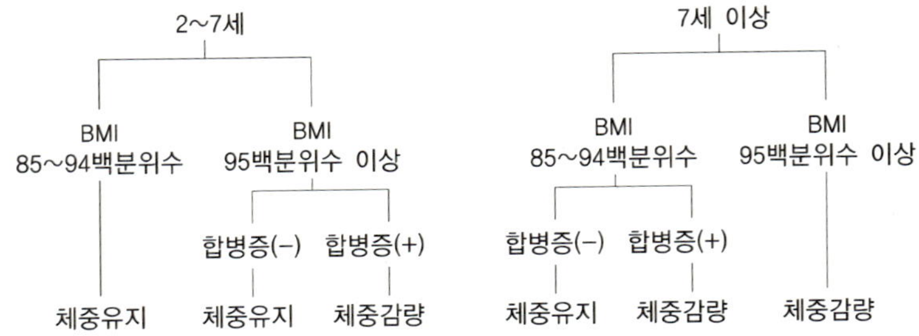

▶**그림 37-3** 체질량지수에 따른 비만아 관리

② 7세 이상에서 합병증을 동반하면 체중 감량을 한다.

③ 합병증을 동반하지 않은 경우는 현재의 체중을 유지한다.

④ 최종목표는 BMI을 85 백분위수 이하로 유지한다.

2) 비만도와 성장곡선에 따른 비만아의 관리[19)]

3개월 간격으로 체중과 신장을 측정하여 성장곡선을 그려 조기 진단한다.

(1) 경도 비만 또는 최근 2년간 비만도의 증가가 10% 미만인 경우

① 현재의 체중을 유지하며 감량은 필요가 없다. 키가 성장하면서 대부분 날씬해지므로, 비만도가 더 증가하지 않도록 주의한다.

② 7세 이상은 합병증 검사를 실시한다.

③ 합병증이 없거나, 7세 미만은 2~3개월에 1회씩 정기검진을 실시한다. 비만이 심해지는지, 식생활습관의 개선과 운동을 실시하는지 확인한다.

④ 합병증이 있으면 1~2개월에 1회 정기 검진을 실시한다.
엄격한 관리는 필요 없으나, 바른 식사 방법과 운동을 하도록 지도한다.

(2) 중등도-고도 비만 또는 최근 2년간의 비만도의 증가가 10% 이상인 경우

① 비만도 40% 미만으로 합병증이 없는 경우

1~2개월에 1회씩 정기 검진을 실시한다. 합병증 및 비만도를 조사한다. 비만도 20%대를 목표로 하여 지도한다. 감량은 대부분 필요 없다.

그러나 청소년 후기 비만에는 매월 1~2 kg 감량한다.

② 비만도 50% 미만으로 합병증을 동반한 경우

월 1회 정기 검진을 실시한다. 매월 1~2 kg 정도 감량을 한다.

초기에는 경도 비만으로의 이행을 목표로 삼고, 최종 목표는 비만도 20% 내에 둔다. 검사 소견이 개선되고 체중 조절에 자신이 생기면 건강 진단을 2~3개월에 1회씩 실시한다. 최소 1년간은 치료를 받아야 한다. 검사치가 정상이 되고, 체중이 조절되더라도, 때때로 건강 진단을 받아서 비만이 악화되고 있는지를 확인해야 한다.

③ 비만도 50% 이상으로 합병증을 동반한 경우

월 1회 정기 검진을 실시한다. 매월 2~3 kg을 감량을 한다.

초기에는 중등도 비만으로의 이행을 목표로 한다. 목표가 너무 크면 처음부터 감량할 기분이 나지 않기 때문에 목표를 초기에는 낮추어 잡고 감량의 성과가 오르면 목표도 조금씩 올려 잡는다.

④ 비만도 100%에 가까운 심한 고도 비만과 당뇨병을 동반한 경우

가능한 한 입원시켜 치료하며 퇴원 후에도 최소한 월 1회씩 건강 진단을 받아야 한다.

7 소아비만의 치료

소아비만 치료의 목적은 신체의 지방조직을 적절히 감소시켜 정상적인 성장과 발달을 유도하며 아울러 비만으로 초래될 수 있는 심혈관계 및 내분비대사 합병증의 예방은 물론 비만으로 인한 정신적인 문제에서 벗어나 건전한 사회생활을 영위하도록 하는데 있다.

소아기 비만의 성공적인 치료를 위해서 1) 식사와 칼로리 양의 조절, 2) 적당한 운동 프로그램의 결정과 이용, 3) 아이들의 행동 수정, 4) 치료에 가족들의 참여 등과 같은 요소들이 필요하다.

청소년기의 빠른 성장기간 동안 체중을 그대로 유지하기만 하면 성장에 따라 나이에 맞는 적절한 체중 조절이 이루어지므로 오히려 엄격하게 시행한 체중 감소요법이나 운동요법보다 더 좋을 수 있다.

1) 식사요법

식사요법의 목적은 환아 및 가족들에게 균형 있는 건강한 식사를 하게하고 건강한 식

사 습관을 갖게 하는데 있다.

소아는 계속 성장을 하고 있는 시기이므로 성장을 위한 충분한 영양 공급이 필요하며 비만 조절을 위한 열량 및 영양소 필요량을 개인별로 고려해야 하므로 성인에 비해 식사요법을 시행하기가 어렵다. 무리한 체중 감량보다는 과잉 섭취하고 있는 잘못된 식사량의 조절과 잘못된 식사 습관을 수정하도록 하는 것이 바람직하다.

1개월 간격으로 1주간에 섭취한 음식 메뉴를 지참하여 영양사와 면담하여 부적절한 점을 개선시킨다. 식사요법 시에 가장 중요한 것이 체중 조절을 위한 적절한 영양 요구량을 결정하는 것이다. 10～14세 소아에서 체중 감량의 대상이 되는 경우에는 비만의 정도에 따라 하루 1,000～1,800 kcal 정도로 식사량을 제한한다. 저 열량, 저 탄수화물, 정상 지질, 고단백질 식사요법이 원칙이며 성장에 필요한 단백질은 충분히 함유하도록 하고 탄수화물, 지방은 제한한다. 총 칼로리의 20%를 단백질, 30%를 지방질, 50%를 탄수화물로 한다. 밥이나 빵은 적게 먹고 야채, 과일, 고기, 생선 등을 주로 먹는다. 육류, 어류는 지방이 많은 것을 피한다. 3세 미만의 영유아 비만아는 적게 먹일 필요는 없다. 그러나 비만의 가족력이 있으면서 비만정도가 아주 심한 경우에는 우유 등 먹dmf 양을 표준량만 먹인다.

대부분 비만아를 관리하는데 있어서 사용되는 식사요법은 전통적인 방법인 식품 바꿔 먹이기 표를 이용하면 쉽게 식단을 작성할 수 있다. 신호등 식사요법은 필요한 영양은 충분히 섭취하면서 칼로리만을 낮추어 음식을 선택 할 수 있으며, 아동들이 쉽게 이해할 수 있는 장점이 있다(표 37-6). 음식을 6가지 범주로 나누고, 각 범주를 신호등의 색깔에 따라 초록, 노랑, 빨강군 등 세 집단으로 분류한다. 초록 식품군(GO)은 1회 소비량(한 그릇)이 평균 20 kcal 이하인 것으로 대부분의 채소류가 이에 해당하며 좋아하는 만큼 제한없이 먹도록 한다. 노랑 식품군(CAUTION)은 조리의 재료가 되는 주요 식품군으로 정해진 양만 먹게 한다. 빨강 식품군(STOP)은 조리 방법이 기름이나 설탕을 많이 이용한 튀김과 같은 식품들이다. 이 식품들은 열량이 매우 높아 안 먹도록 제한한다.

소아 비만의 치료에 초저열량식이(800 kcal/일 이하), 저열량 식이요법(800～1000 kcal/일)은 원칙적으로 금기이나 일부 심한 고도비만아나 합병증을 동반한 비만아에서 제한을 많이 시키는 엄격한 식사요법이 필요하다.

표 37-6 교통 신호등 식사요법

식품군	초록군	노랑군	빨강군
채소군	오이, 당근, 배추, 무우, 김, 미역, 다시마, 버섯	감자	감자튀김, 야채 사라다(마요네즈 사용한 것)
과일군	레몬	사과, 귤, 배, 수박, 감, 과일주스, 토마토	과일 통조림
어·육류군 (콩류포함)	기름기 걷어낸 맑은 육수	기름기를 제거한 육류(닭고기는 껍질 제거)와 생선의 구이나 찜, 달걀, 두부, 새우	튀긴 육류나 생선(치킨, 돈까스)
우유군		우유, 두유, 분유, 치즈	
곡류군		밥, 빵, 국수, 떡, 고구마	고구마 튀김, 도우넛, 감자튀김, 맛탕
지방군			버터, 마요네즈
기 타	홍차, 녹차, 약초, 양념	잡채	설탕, 사탕, 꿀, 과자류, 파이류, 케이크, 초콜릿, 양갱, 젤리, 유자차, 초코우유, 꿀떡, 약과, 피자, 핫도그, 햄버거

2) 운동요법

운동요법은 체중 감소, 심폐기능의 강화, 감소된 체중을 유지시키는 효과가 있다. 체중 감소보다는 감소된 체중을 유지하는데 더 효과가 있으며 제지방체중을 증가시켜 음성적 에너지 균형을 만들어 체지방의 감소가 일어나게 한다. 비만 치료에 권장하는 유산소 운동으로는 에어로빅, 달리기, 걷기, 자전거 타기, 수영 등으로 이러한 운동을 규칙적이고 지속적으로 해야 한다.

운동요법은 다음 원칙으로 시행한다. ① 빈도 ; 최소한 일주일에 3~5번 한다. ② 강도 ; 최대 활동량의 50~60% 강도(최대 심박수의 50~60%)로 한다. 낮은 강도의 운동일수록 체지방을 에너지로 더 많이 이용하게 된다. ③ 시간 ; 처음에는 15분으로 시작하고 운동시간을 1시간 될 때까지 서서히 증가하며, 1일 1시간, 주말에는 등산 등으로 2시간 운동을 하게 한다. 여러 아이들과 옥외에서 뛰어 다니며 놀면 그것만으로도 충분히 운동이 된다. ④ 종류 ; 큰 근육을 사용하는 운동을 권장(걷기, 조깅, 수영, 사이클, 줄넘기, 등산, 에어로빅 등)한다. 소아들은 격식에 짜여진 운동은 지루하여 싫어하므로 장기간 지속하기 어렵기 때문에 본인이 좋아하고 재미있는 운동을 권장하거나 일상생활 중에 활동량을 증가시키는 것이 치료에 도움을 준다. 운동 능력은 어린이의 성숙도와 밀접하게 연관이 있다는 사실을 꼭 기억하여야 한다. 따라서 운동 프로그램이 목적을 달성하기 위해서는 어린이의 성숙도를 반드시 고려하여야 한다.

3) 행동수정요법

행동수정요법은 소아 비만 치료에 가장 효과적인 방법이다. 비만을 초래하는 잘못된 식사 습관과 생활 습관을 교정하여 음식 섭취량을 감소하고 활동량과 운동량을 증가시켜 열량 균형을 적자 상태로 만들어 체중 감량의 효과를 높이는 것이다. 초기의 체중 감소율은 다소 낮지만, 장기간 체중 감소 효과는 가장 크다. 부작용이 거의 없으며 중도 포기율이 다른 치료 방법에 비해 낮고 재발이 가장 적은 치료 방법이다.

행동수정요법 프로그램에는 자기-관찰, 자극 조절, 강화, 사회적 지지 및 인식 변화 등이 포함되어야 한다.

(1) 자기 관찰

행동요법 프로그램의 핵심으로 치료 시작하기 전에 병력 청취를 하고 질문지, 식사 및 운동 일기를 기록하게 하여 비만아들의 개인별 식사 습관 및 행동 양식을 정확히 평가 분석하는 단계로 치료 지침을 세우는데 도움을 준다. 가족 단위 치료를 위해 가족 수와 구성, 가족들의 행동 조사, 음식 소비 형태를 조사 분석한다.

(2) 자극 조절

식사 일기와 활동일기를 분석하여 부적절한 식사나 운동을 초래하는 자극을 수정하는 것이다.

(3) 강화

긍정적인 강화와 동기를 부여하는 것이 부정적인 강화를 하는 것보다 효과가 크다. 강화의 종류로는 음식물과 같은 소모성 강화 자극, 장난감이나 학용품과 같은 조작이 가능한 자극, 시각적, 청각적 자극, 그리고 미소, 칭찬과 같은 사회적 자극 등이 있다.

(4) 사회적 지지

비만 치료에 있어서 가족이나 친구가 매우 중요한 역할을 하기 때문에 그들의 참여 및 지지가 필수적이다.

(5) 인식 변화

비만과 비만을 치료하려는 노력에 대해 긍정적인 인식을 가진 경우에 치료 효과가 높다.

4) 정신 치료

비만아들은 심리적 정신적 안정이 아주 중요하다. 비만아들은 친구 관계, 이성 관계 등에 지나치게 걱정을 하고 열등감, 정서 불안으로 고통 받으며 적응 능력의 저하를 보이는 경우가 많다. 비만은 우울증, 대인 공포증, 학습 장애, 신체화 장애, 품행 장애, 등교 거부 등의 선행 인자가 되기도 하는데 이러한 경우에는 소아 정신과 의사의 도움이 필요하다.

5) 학교 교육

소아는 학교에서 지내는 시간이 비교적 길어서 학교는 소아에게는 가정 다음으로 중요한 생활 장소이다. 그러므로 비만아가 가정에서만 식사요법이나 운동 요법을 실시하는 것보다 학교에서도 비만을 해소시키기 위한 대책을 세우면 훨씬 효과적이다. 학교에서 올바른 식생활 지침, 주의해야 할 음식과 권장 식품, 인스턴트 식품의 단점, 운동의 필요성, 운동의 장점, 일상생활 양식운동, 비만에 좋은 운동, 운동할 때의 기본 원칙 및 주의사항, 비만의 나쁜 점을 교육을 통해 가르쳐야 한다.

6) 약물 치료

소아 비만증에 대한 약물치료는 원칙적으로 사용하지 않는다. 올리스타트는 소화 지방의 흡수를 일으키는 장지질분해효소 억제제이다. 몇몇 연구에서 12세 이상의 청소년에서 소장에서 지방흡수를 30%를 줄임으로써 체중을 효과적으로 감량시켰다고 보고하였다.[20] 시부트라민은 식욕조절 억제제로써 성인 비만에서 효과적인 결과를 보였다. 그러나 장기적인 안전성이 의문이며 아직 소아에서는 사용이 인증되어 있지 않다. 체중 감량 프로그램에서 실패했던 청소년 말기의 고도 비만 치료에 극히 제한적으로 사용할 수 있다.

7) 수술 치료

비만의 수술적 치료는 일부 기관에서 성인에 일반적이며 마취의 위험에도 불구하고 BMI가 40 이상인 아주 심각한 병적 비만에서 치료에 가장 좋은 선택일 수 있다. 그러나 소아 비만 치료에 수술은 적응된다하더라도 거의 사용되지 않는다. 병적 비만인 소아들에서 사용되는 공회장 우회로 수술은 합병증들이 굉장히 많으며, 결국 30%에서는 뇌증, 담석증, 신 결석, 신 피질 신증, 전신적 지방산 결핍증 등을 유발하게 하여 제거를 하여야 한다. 두개내인두종(craniopharygioma)의 수술 후에 보이는 고도 비만에서 시행될 수 있으며, 소아 영역에서 약물이나 수술적 처치가 필요한 병적상태인 프래더윌리 증후군에서 시행될 수 있다.

참고문헌

1. Lobstein T, Baur L, Uauy R. Obesity in children and young people : a crisis in public health. Obes Rev. 2004 ; 5 Suppl 1 : 4-104.
2. 박영신, 이동환, 최중명, 강윤주, 김종휘. 23년간 서울 지역 초 · 중 · 고등학생의 비만 추이. 소아과 2004 ; 47 : 247-257.
3. Dietz WH. Health consequences of obesity in youth : Childhood predictors of adult disease Pediatr 1998 ; 101 Suppl : 518-525.
4. 이동환. 비만아의 진단과 관리, 소아과 1996 ; 39 : 1055-1065.
5. 대한소아과학회 보건통계위원회. 1998년 한국 소아 및 청소년 신체 발육 표준치 세부자료, 1998.
6. Fuentes RM, Notkola IL, Shemeikka S, Tuomilehto J, Nissinen A. Familial aggregation of body mass index : a population-based family study in eastern Finland. Horm Metab Res 2002 ; 34 : 406-410.
7. Maes HH, Neale MC, Eaves LJ. Genetic and environment factors in relative body weight and human adiposity. Behavior Genetics 1997 ; 27 : 325-351.
8. Davies PS, Gregory J, White A. Energy expenditure in children aged 1.5 to 4.5 years. a comparison with current recommendations for energy intake. Eur J Clin Nutr 1995 ; 49 : 360-364.

9. Kimm SY, Glynn NW, Obarzanek E, Kriska AM, Daniels SR, Barton BA, Liu K. Relation between the changes in physical activity and body-mass index during adolescence : a multicenter longitudinal study. Lancet. 2005 Jul 23-29 ; 366(9482) : 301-307.

10. Powell LM, Szczypka G, Chaloupka FJ. Adolescent exposure to food advertising on television. Am J Prev Med. 2007 Oct ; 33(4 Suppl) : S251-256.

11. 김명현, 김태완, 홍영진, 손병관, 배수환, 장경자, 김순기. 인천지역 청소년의 비만도와 혈청 콜레스테롤치와의 관계. 소아과 2002 ; 45 : 174-182.

12. 질병관리본부, 대한소아과학회. 소아 · 청소년 표준 성장도표 2007.

13. Drunger DB, Ahmed ML, Ong KK. Early and late weight gain and the timing of puberty. Mol Cell Endocrinol. 2006 Jul 25 ; 254-255 : 140-145.

14. Mossberg HO. 40-year follow-up overweight children. Lancet 1989 ; 2 : 491-493.

15. Epstein LH, Myers MD, Raynor HA, Saelens BE. Treatment of pediatric obesity in "The Cause and Health Consequences of Obesity in Children and Adolescents." Pediatr 1998 ; 101 Suppl : 554-570.

16. 이동환, 이종국, 이철, 황용승, 차성호, 최용. 고도비만아의 합병증에 대한 연구. 소아과 1991 ; 34 : 445-453.

17. 대한비만학회 소아비만위원회. 정신 · 심리적문제점 소아 · 청소년 비만관리지침서. 대한비만학회. 2006 : 89-91.

18. Cook S, Weitzman M, Auinger P, Nguyen M, Dietz WH. Prevalence of a metabolic syndrome phenotype in adolescents: finding from the Third National Health and Nutrition Examination Survey, 1988-1994. Arch Pediatr Adolesc Med 2003 ; 157 : 821-827.

19. 장진하, 김덕희, 김호성, 최인경, 정미영, 김동기. 소아 비만증에서 대사증후군의 유병률. 소아과 2004 ; 47 : 49-56.

20. 홍영미 외 15인. 소아 비만의 진단과 치료지침. 소아과 1999 ; 42 : 1338-1365.

21. Norgren S, Danielsson P, Jurold R, Lötborn M, Marcus C. Orlistat treatment in obese prepubertal children: a pilot study. Acta Paediatr. 2003 Jun ; 92(6) : 666-670.

Chapter 38 여성의 비만

비만한 여성들도 제2형 당뇨병과 심혈관계 질환 등의 비만한 남성들에서 많이 나타나는 비슷한 질환을 흔하게 앓게 된다. 그러나 비만한 여성에서는 남성과는 달리 생식기관과 관련된 질환이나 일부 호르몬 의존성 종양 등의 여성에서만 나타나는 질환들이 발생할 위험이 높으며 질병만이 아니라 비만은 여성에서 생식기관의 발달과 기능에 중요한 영향을 준다. 또한, 체중은 초경의 시기와 수정이나 임신 가능성에 대해서도 관련이 있으며 과다한 지방세포로 인한 비만은 임신 시 모체와 태아 모두에게 영향을 줄 수 있다. 이에 이 장에서는 비만이 여성에 미치는 영향에 대하여 알아보고자 한다.

1 초경과 비만

소녀들이 성장을 하여 초경을 하고 규칙적인 생리를 하게 될 수 있으려면 적절량의 체지방이 필요하다.[1] 지방세포에서 분비되는 렙틴은 적절한 체지방이 형성이 되었는지 인지하여 생식선자극 호르몬의 분비를 할 수 있게 하므로 렙틴은 사춘기 내지는 초경을 가능하게 하는 역할을 한다.[2] 따라서 비만한 소아의 경우 체지방의 증가는 혈중 높은 렙틴 농도를 만들게 되며 이로 인해 빠른 초경을 맞게 된다.

한편, 인슐린 저항성과 이와 함께 나타나는 보상적인 고인슐린혈증은 성호르몬 결합 글로불린(sex hormone binding globulin, SHBG)의 혈중 농도를 낮추는 역할을 하여[3] 결과적으로 고인슐린혈증은 성호르몬의 생체이용률을 높이게 된다.[4] 또한 비만한 아동의 경우 증가된 지방세포로 인해 지방세포 아로마타제(aromatase)의 활성이 높아져 말초에서 안드로겐에서 에스트로겐의 전환이 증가하게 된다. 이와 같은 결과로 증가된 성호르몬은 뇌하수체에서 생식선자극호르몬의 분비를 촉진하고 이로 인해 사춘기나 초경이 빨리 오게 된다. 그러나, 이러한 비만과 사춘기의 시기와는 관련성은 소년에서는 나타나지 않는 것으로 알려지고 있다.

또한, 초경 시기가 빠를수록 성인이 되어서 체질량지수가 높아진다는 연구 결과가 있으며[5] 빠른 사춘기와 초경은 유방암의 위험을 증가시킨다는 연구 결과도 있다.[6]

한편, 여성이 처음 초경을 시작할 무렵 인슐린 민감성이 감소하게 되는데 이는 성장호르몬축의 활성과 안드로겐 등의 혈중 성호르몬의 증가로 인한 것이며 따라서 초경 무렵에 여성에서는 이러한 생리적인 인슐린 저항성이 남성과는 달리 나타난다.[7]

2 비만한 성인 여성에서 안드로겐

폐경전과 폐경 후 모든 여성에서 체중과 지방세포의 증가는 성호르몬 균형의 여러 장애를 초래한다. 여기에 가장 중요한 역할을 하는 것이 성호르몬-결합 글로불린인데 성호르몬-결합 글로불린은 조직으로 에스트로겐과 안드로겐을 운반하는 역할을 하는 것으로 비만한 경우 인슐린의 영향으로 이것의 혈중 농도가 감소하게 되며 이로 인해 조직으로 운반되는 성호르몬에 장애를 초래하게 된다.

한편, 비만한 여성에서는 중심형 또는 말초형의 지방분포에 따라 성호르몬-결합 글로불린의 농도에 다른 영향을 미치게 된다. 중심형 비만인 여성에서는 말초성에 비해 고인슐린혈증이 더 많이 보이기 때문에 성호르몬-결합 글로불린의 농도가 더 낮다. 혈중 성호르몬-결합 글로불린의 감소는 결과적으로 이들과 결합하는 성호르몬, 특히 테스토스테론과 디하이드로 테스토스테론의 표적장기로의 운반을 감소시키고 이로 인해 이들 남성호르몬의 생성을 증가시켜 이로 인해 중심형 비만에서 혈중 테스토스테론의 생성이 더 높게 되어 남성화나 무배란 등이 말초형에서보다 더 잘 나타난다.[8]

3 생식기관과 관련된 질환과 비만 (표 38-1)

여성에서 생리작용은 난소와 난소외의 기관들이 함께 참여하는 복잡한 과정이다. 비만은 많은 신경내분비계와 난소 작용에 관여하여 배란과 임신 가능성을 떨어뜨린다. 비만은 사춘기 전부터 영향을 미치게 되고 생식활동을 하는 기간에는 더 확실하게 영향을 주어서 무배란과 고안드로겐혈증 등을 일으킨다.

1) 생리불순과 무배란

비만은 많은 신경내분비와 난소기능에 영향을 미쳐 비만한 여성에서 정상체중의 여성에 비해 배란과 임신의 기회가 줄어들게 된다. 비만은 가임기여성에서 고안드로겐혈증을 일으켜 무배란을 유발하게 된다. 비만과 고안드로겐혈증은 복잡한 관계로 엮여져 있는데 앞에서 언급한 것과 같이 중심형 비만에서 인슐린 저항성과 관련하여 나타난다.[9)]

2) 성기능 장애

여성에서도 성기능 장애의 유병이 높아 일부 연구에서는 성적인 문제가 43% 여성에서 적어도 하나씩은 있다고 보고하고 있다. 비만한 여성에서 비만한 남성에서와 같이 이러한 성기능 장애가 정상체중의 여성에 비해 증가하는지는 연구가 있는데 그중 하나는 폐경 후 여성에서 체지방이 많은 경우와 허리둘레가 큰 경우에서 성적 욕구가 줄어들고 성관계 횟수가 줄어든다는 연구이며[10)] 또, 18～38세 건강한 성인에서 시행한 연구에서는

표 38-1 여성에서 비만으로 인한 생식계의 가능한 부작용

조숙한 초경
생리불순
만성적인 무배란
유산이나 조산의 위험 증가
불임시술을 할 경우 성공률 감소
임산부에서 이환율과 사망률 증가
남성화
다낭성 난소 증후군과 이와 관련된 대사증후군의 증가

체중이 적을수록 남, 여 모두에서 성횟수가 증가하고 있으며[11] 체중을 감량하기 위한 수술을 받은 82명의 여성에서 수술 후 63%가 성적 만족도가 증가하였다고 하였다.[12] 따라서, 여러 연구의 결과 남성 뿐 아니라 여성에서도 비만은 성기능장애와 관련이 있다고 여겨진다.

4 임신과 비만

임신은 비만의 발생에 영향을 미치는 요소이며 가임기 여성에서 비만은 불임을 유발한다.[13] 비만한 임산부는 임산부 본인뿐 아니라 태아에게도 나쁜 영향을 미친다. 많은 여성들이 임신 중의 체중 증가가 출산 후 비만이 되는 원인이라고 생각하고 있다. 비만 여성의 40~50 %가 임신과 출산이 체중 증가의 첫 출발점이라고 생각한다.[14]

1) 비만이 임신에 미치는 영향

임신 기간의 체중 증가는 임산부의 건강 및 태아 발달을 최적으로 유지하기 위한 생리적인 현상이다. 한국 여성의 임신 중 평균 체중 증가는 12.5 kg 정도로 임신 동안의 체중 증가는 대부분 자궁과 그 내용물, 유방, 증가된 혈액, 세포외액의 증가에 기인하며 일부 대사 변화의 결과로 나타나는 세포 내액의 증가와 새로운 지방 및 단백질의 축적 때문이다. 비만은 배란 장애를 일으켜 불임을 유발하며 자연 유산의 증가, 임신 합병증의 증가 및 출산 시 문제뿐 아니라 태아에게도 영향을 미친다.[15] 배란 장애가 동반된 비만한 여성에서 체중을 감량하면 배란이 유도되고 동시에 혈중 테스토스테론, 황체 호르몬, 에스트라디올, DHEA-S가 감소된다.[16] 비만 여성에서 배란 장애의 원인은 앞서 열거한 호르몬과 관련이 있다. 배란 장애가 동반된 비만 여성에서 뇌하수체 호르몬을 이용하여 배란을 유도하여도 정상 체중인 여성에 비하여 임신 확률이 저하된다고 하며[16] 시험관 아기 시술 후 비만 여성은 정상 체중의 여성에 비하여 자연 유산의 위험도 증가한다고 하였다.[17]

비만은 자연 유산을 증가시켜 체질량지수가 19~24.9 kg/m^{2}인 여성의 유산 발생률이 11%인데 반해 체질량지수가 28 kg/m^2 이상인 여성은 15%로 높다.[18]

비만 여성이 임신이 되면 임신성 고혈압, 임신성 당뇨병, 자간전증, 혈전정맥염의 위험이 증가하고 분만과정에도 지장을 초래하여 자궁촉진제 투여에 의한 유도 분만의 빈도가 증가하고 분만 제2기의 지연, 견갑 난산, 제왕절개 수술의 빈도가 증가한다.[19] 제왕절개 수술 시에도 정상 체중인 여성에 비하여 출혈량의 증가, 수술 시간 지연, 수술 후 감염의 빈도가 증가한다.[16] 이와 같은 합병증은 임신 중 과다한 체중 증가보다 임신 전 비만과 관련이 더 높다.[20] 산후에는 만성 고혈압, 당뇨병, 심부 정맥 혈전증이 증가하고 수유를 일찍 중단할 가능성이 높으며 수유를 시작하지 못할 위험이 2.5~3.6배 증가하며 유즙 분비의 시작이 지연된다.[20] 태아 및 신생아에 미치는 영향으로는 임신 말기에 자궁 내 태아 사망의 위험이 2배 증가하며, 선천성 기형, 특히 신경관 결손의 위험이 높고 거대아의 출산 가능성이 증가하며 태아 곤란증, 태변 착색의 위험이 증가한다.[21] 임신 말기태아 사망의 원인은 확실하지 않으나 정상 체중의 여성이 보다 건강한 생활 습관을 가지고 있으며 태동의 감소를 쉽게 감지하지만 비만 여성은 그렇지 못한 결과로 추정한다.[13] 과체중 및 비만 임산부는 고지혈증이 있는 경우가 많으며 이로 인하여 프로스타사이클린의 분비가 감소되고 Peroxidase 생산이 촉진되어 혈관이 긴장되어 임신성 고혈압이 초래될 수 있으며 태반의 혈류 감소로 인하여 태아에게 좋지 않은 영향을 미칠 수 있다. 태아의 체중은 임산부의 체중 증가보다 혈당 수치와 관련이 높은 것으로 알려져 있다.[22]

2) 임신이 비만에 미치는 영향

임신 기간의 체중 증가는 임산부의 건강 및 태아 발달을 최적으로 유지하기 위한 생리적인 당연한 현상이다. 한국 여성의 임신 중 평균 체중 증가는 12.5 kg 정도로 임신 동안의 체중 증가는 대부분 자궁과 그 내용물, 유방, 증가된 혈액, 세포외액의 증가에 기인하며 일부 대사 변화의 결과로 나타나는 세포 내액의 증가와 새로운 지방 및 단백질의 축적 때문이다. 비만 여성에 있어서 과체중이 된 원인에 대한 조사 결과 73%의 여성이 출산 후 10 kg 이상의 체중 저류가 있었다고 하였으며, 체중 감소를 위해 내원한 243명의 여성을 대상으로 한 연구에서는 평균 14.3년간 25.3 kg의 체중 증가가 있었는데 체중 증가의 50%는 임신과 관련된 것이라고 하였다.[23,24] 임신과 체중 증가에 대한 연구에서 연령과 관계없이 임신에 기인한 체중 증가는 약 0.5~2.5 kg이라고 보고하였으며[25] 이는 최근 몇몇 연구를 통해서도 확인되었다. 1988년 25세에서 45세 여성을 대상으로 10년간 추적 관찰한 미국의 National Maternal and Infant Health Survey에 따르면 출산 후 10~18개월째의 체중 증가의 중간값은 1 kg으로 초산부의 평균 체중 증가는 0.5~1 kg/년 정도이다.[26] 출산 후 평균적인 체중 저류 정도는 작다 하더라도 일부 여성에서는 임신이 과다한 체중 증가로 이어져 14~20%의 여성에서 5 kg 이상의 체중 증가를 경험한다.[27] Williamson 등[28]에 의하면 10년 추적 관찰시 13 kg 이상의 체중이 증가한 사람이 미산부에서는 7.3%인데 반해 한번의 출산 경험이 있는 사람에서는 11.6%로 차이를 보였다. 즉 한번 임신할 때마다 2.5 kg의 체중이 증가한다고 하였으며 임신한 여성의 40~60%가 임신 그 자체가 10년 이내에 체질량지수가 5 이상 증가할 수 있는 체중 증가의 주 원인이라고 하였다. 이와 같이 모든 여성이 산후에 체중 저류나 과체중, 비만을 경험하게 되는 것은 아니며 산후 체중 증가의 위험 요인으로 알려져 있는 것은 임신 중 체중 증가, 임신 전 체중, 인종, 출산력, 모유 수유 등이 있다. 임신 중 체중 증가는 출산 후 체중 변화의 가장 중요한 일차 결정 요소로써 Schauberger 등[29]은 임신 중 11.3 kg 미만의 체중 증가가 있었던 여성은 출산 6개월 후 체중이 임신 전과 비교하여 1.2 kg 감소한 반면, 임신 중 체중 증가가 16 kg 이상이었던 경우는 5 kg의 체중 저류를 보여 임신 중 권장되는 수준 이상의 체중 증가는 결국 출산 후 체중 증가로 이어진다고 하였다. 출산 후 12개월 동안의 체중 변화는 임신 전 체중에 크게 영향을 받아 비만할수록 체중 저류 정도가 더 크며 분만 12~18개월 후 체중이 6 kg 이상 증가한 사람이 비만하지 않은 사람들보다도 비만한 군에서 더 많았다.[26] 인종에 따른 출산 후 체중 증가의 정도는 한 연구에 의하면 흑인 여성의 출산 후 체중 저류 정도가 백인에 비하여 더 높았고, 1~2년 후 9 kg 이상 체중이 많이 증가한 비율도 흑인이 백인에 비하여 두 배 이상 높았다.[26] 흑인에서 높은 비만 유병률을 나타내는 것은 임신 자체보다는 빠른 초경, 이른 첫 출산 연령, 결혼 연령 등 유전적, 사회적, 문화적, 행동 요인들의 차이 때문인 것으로 생각된다. 모유 수유를 하는 여성과 우유를 먹이는 여성을 비교하였을 때 모유 수유를 하는 여성이 오히려 출산 후 초기 6개월까지의 체중 감소가 커서 좀 더 빨리 임신 전 체중으로 돌아간다.[27] 모유 수유에 필요한 에너지 요구량은 500 kcal/day 정도로 이는 하루 에너지 요구량의 20~25% 정도이다. 출산 후 식이 섭취 칼로리가 많지 않고 적절한 신체활동을 유지하는 여성이라면 임신 시 축적된 지방을 에너지원으로 사용하여 모유를 생산함으로써 체중의 저류가 예방될 수 있다.[30] 출산 후 체중 저류와 연관된 요인을 알아보기 위하여 시행된 Stockholm Pregnancy and Weight Development Study[31]에 따르면 임신 중 체중 증가가 가장 강한 연관성을 가지며 모유 수유를 하지 않는 경우, 임신 중 담배를 끊은 경우, 임신 중의 증가된 칼로리 섭취량이 출산 후 그대로 유지되는 경우, 불규칙한 식습관을 가진 경우, 신체활동량이 감소한 경우가 출산 후 체중 저류가 큰 반면에 출산 전 체중, 직업, 사회계층, 결혼 상태 등은 연관성을 발견할 수 없었다.

3) 임신 중, 분만 후의 체중관리

1970년대 이후에는 적절한 모체의 체중 증가가 저체중아의 출산 위험을 감소시킨다는 여러 근거들을 내세워 11 kg 정도의 체중 증가를 권고하였고 1990년 이후에는 12~15 kg 정도의 체중 증가도 괜찮다는 보고를 하고 있다. 일반적으로 저체중 여성에서는 좀 더 많은 체중 증가를 권고하고 있고 비만한 경우 좀 더 작은 체중 증가를 권고한다. 미국 산부인과학회는 임신 중 체중 증가에 대한 지침을 다음과 같이 제시하고 있다. 저체중인 경우는 12.5~18 kg, 정상 체중은 11.5~16 kg, 과체중은 7~11.5 kg, 비만은 6 kg 미만의 체중 증가를 권유하고 있다.

5 폐경과 비만

폐경의 정의는 난소 부전에 의한 생리의 중단을 의미하지만 호르몬의 변화에 따르는 다양한 신체적 변화가 수반되는 과정이라고 할 수 있다. 에스트로젠의 감소로 복부 미만이 생기기 쉬우며 지방 분포의 변화가 생기며 체중의 변화가 동반되기도 한다. 뿐만 아니라 콜레스테롤의 증가, 고혈압, 심혈관 질환, 당뇨병 등의 위험에 놓이게 된다.

1) 폐경이 체중에 미치는 영향

폐경은 체중 증가와 관련이 있다. 폐경 후 체중 증가는 대부분 체지방의 증가 때문인데 부분적으로는 연령의 증가와 관련이 있지만 주로 제지방의 감소와 안정시 대사율의 감소로 인한 것이며 평균적으로 1년에 0.25 kg 씩 증가한다.[31] 스웨덴 여성 연구에 의하면 45세에서 54세 사이에 비만의 증가가 두드러지는데 이것은 폐경으로 인한 체구성의 변화와 지방 분포의 변화와 관련이 있다고 하였다.[32] 폐경기에 체중이 증가하는 기전으로 신체활동의 감소와 안정시 대사율의 감소에 의한 에너지 소비의 감소, 음식 섭취의 증가가 주원인으로 생각된다. 에너지 소비의 주된 요인인 기초 대사율은 50세를 기점으로 점차 감소하는데 대개 10년에 2~3%씩 감소한다고 한다.[33] 폐경에서 보이는 기초 대사율의 감소는 폐경기에 근육과 같은 제지방량이 감소하고 월경 중단에 따른 황체기 에너지 소비가 소실되는 것이 원인이다. 폐경이 음식물 섭취 후의 열 생성에 미치는 영향은 논란이 많지만 탄수화물이나 단백질에 비하여 지방을 섭취할 때 열 생성이 더욱 감소된다고 한다.[34] 또한 폐경기 여성은 신체활동이 줄어 에너지 소비가 감소하는데 결국 전체적인 일일 에너지 소비를 구성하는 세 요소가 모두 감소하여 체중이 증가하게 된다.

2) 폐경과 지방의 분포 형태

폐경 여성에서는 체지방량이 증가하고 복부 비만, 특히 내장지방의 축적이 흔히 관찰된다. 에스트로겐은 엉덩이 및 대퇴부 부위에 지방 축적을 증가시키고 안드로겐은 폐경 전 여성 및 폐경 후의 백인 여성에서 상체 지방 축적과 관련이 있는데 이는 복부 비만을 초래한다. 폐경이 되면 에스트로겐/안드로겐 비율에 변화가 일어나면서 복부 내 지방 축적이 일어난다. 이것은 피하와 내장지방세포에 있는 호르몬 수용체의 종류나 작용이 다르기 때문이다.[34] 폐경 전 여성에서는 유방 및 복부 지방세포에서 높은 지방 분해 반응을 보이고 엉덩이 및 대퇴부 부위의 지방 세포에서는 지단백 리파아제 활성이 증가되어 있고 지방 분해가 적어 이 부위에 지방이 축적되지만 폐경이 되면 엉덩이 및 대퇴부 지방세포의 지단백 리파아제 활성이 감소될 뿐 아니라 복부의 지방 분해도 감소하게 되어 결국에는 지방 축적이 주로 복부에서 일어나게 된다.[35] 유전적 요인 또한 폐경 여성의 체지방 축적에 영향을 준다. 일란성 및 이란성 쌍생아인 폐경 여성의 복부 지방 축적을 비교한 한 연구에서 유전적인 원인이 총지방 및 중심성 체지방의 분포에 약 60% 정도 기여한다고 보고하였다.[36]

3) 호르몬 대체 요법과 비만

호르몬 대체 요법의 효과는 그동안의 연구들에서 다양한 결과를 보여 주는데 호르몬의 투여 기간, 투여량과 투여 방법, 측정법에 따라 차이가 있을 수 있다.[37] 그러나 일반적으로 호르몬 대체 요법은 체지방량을 감소시키고 복부 비만을 해결하는데 도움이 된다고 알려져 있다. 한 연구에 따르면 에스트로겐 보충 요법을 1년간 시행한 군에서 시행하지 않은 군에 비해 체중 증가가 1～2 kg 더 적었다고 하였다.[38] 대규모의 미국 여성을 대상으로 한 SWAN 연구에서도 인종에 관계없이 호르몬 대체 요법시 체질량지수가 더 낮았고 호르몬 대체 요법을 실시한 군에서 실시하지 않은 군에 비해 비만에 이환되는 경우가 더 낮았다.[39] 호르몬 대체 요법이 복부 비만을 감소시키는 원인으로 폐경에서 관찰되는 체지방의 중심성 이동이 감소되는 것으로 설명하기도 한다. Kohrt 등은 운동 요법 후 호르몬 치료를 지속할 경우 중단한 군에 비해 복부 지방의 증가가 유의하게 적어 호르몬 대체 요법이 운동 중단 후 지방 재축적을 막거나 식이 요법의 보조적 치료로 사용될 수 있다고 보고하였다.[40] 폐경에서 나타나는 복부 비만은 인슐린 저항성을 증가시키는데 호르몬 대체 요법이 인슐린 감수성을 증가시키는지에 대해서는 많은 논란이 있어 단정을 내리기는 쉽지 않다. 그러나 많은 연구에서 에스트로겐 투여가 복부 비만의 증가를 감소시키므로 이와 연관되어 인슐린 감수성이 증가한다고 보고한다.

6 여성에서 비만이 일으키는 질병

비만은 고혈압, 이상지질혈증, 당뇨병, 관상동맥질환, 뇌졸중 등을 일으킨다. 체질량지수가 증가하면 골관절염이 증가하는데 주로 체중 부하 관절인 슬관절의 관절염은 남성보다 여성에서 위험이 더 높아 중년 여성에서 체중이 1 kg 증가할 때마다 골관절염의 발생 위험은 9～13% 증가한다.[41] 앞에서 비만과 연관된 여성 호르몬의 이상으로 초래되는 질병에 대해서 간략하게 설명하였는데 비만은 월경 장애 및 무월경, 배란 장애, 기능 부전 자궁 출혈 및 불임 등을 유발한다. 비만 여성의 대장암 발생 위험은 남자와 비슷하며 비만은 폐경 후 여성에서 유방암과 자궁 내막암의 발생을 2배 이상 증가시킨다.[42] 폐경 이후에는 에스트로겐의 보호 효과가 없어 심혈관 질환의 위험성도 증가한다.[43] 비만 여성들은 사회적 압박으로 인하여 남성보다 더 우울 성향이 많이 나타나며 폭식증, 신경성 식욕부진증과 같은 식이 장애의 위험도 훨씬 크다.

참고문헌

1. Frisch RE, Revelle R. Height and weight at menarche and a hypothesis of critical body weights and adolescent events. Science. 1970 ; 169(943) : 397-399.

2. Clayton PE, Gill MS, Hall CM et al. Serum leptin through childhood and adolescence. Clinical Endocrinology 1997 ; 46 : 727-733.

3. Holly JM, Smith CP, Dunger DB et al. Relationship between the pubertal fall in sex hormone binding globulin and insulin-like growth factor binding protein-I. A synchronized approach to pubertal development? Clinical Endocrinology 1989 ; 31 : 277-284.

4. Kalme T, Koistinen H, Loukovaara M et al. Comparative studies on the regulation of insulin-like growth factor-binding protein-1 (IGFBP-1) and sex hormone-binding globulin (SHBG) production by insulin and insulin-like growth factors in human hepatoma cells. The Journal of Steroid Biochemistry and Molecular Biology 2003 ; 86 : 197-200.

5. Dunger DB, Ahmed ML, Ong KK. Effects of obesity on growth and puberty. Best Pract Res Clin Endocrinol Metab. 2005 ; 19(3) : 375-390.

6. Romundstad PR, Vatten LJ, Nilsen TI et al. Birth size in relation to age at menarche and adolescent body size : implications for breast cancer risk. International Journal of Cancer 2003 ; 105 : 400-403.

7. Lindgren F, Dahlqvist S, Efendic S, Persson B, Skottner A. Insulin sensitivity and glucose-induced insulin response changes during adolescence. Acta Paediatr Scand 1990 ; 79 : 431-436.

8. Kurtz BR, Givens JR, Komindrr S, Stevens MD, Karas JG, Bittle JB, et al. Maintenance of normal circulating levels of 4-androstenedine and dehydroepiandrosterone in simple obesity despite increased metabolic clearance rates : evidence for a servo-control mechanism J Clin Endocrinol Metab 1987 ; 64 : 1261-1267.

9. Gambineri, A., Pelusi, C., Vicennati, V., Pagotto, U. and Pasquali, R. Obesity and the polycystic ovary syndrome. Int. J. Obesity. 2002 ; 26 : 883-896.

10. Leiblum S et al. Vaginal atrophy in the postmenopausal woman: the importance of sexual activity and hormones. JAMA 1983 ; 249 : 2195-2198.

11. Brody S. Slimness is associated with greater intercourse and lesser masturbation frequency. J Sex Mar Ther 2004 ; 30 : 251-261.

12. Kinzl JF et al. Partnership, sexuality, and sexual disorders in morbidly obese women: consequences of weight loss after gastric banding. Obes Surg 2001 ; 11 : 455-458.

13. 조수현. 비만에서 임신과 출산. *대한비만학회지* 2000 ; 9 : 25-27.

14. Bjorvell H, Rossner S. A ten year follow up of weight changes severely obese subjects treated in a combined behaviour modification programme. Int J Obes 1992 ; 16 : 623-625.

15. Johnson SR, Kolberg BH, Varner MW, Railsback LD. Maternal obesity and pregnancy. Surg Gynecol Obstet 1987 ; 164 : 431-437.

16. Kably-Ambe A, Barron-Vallejo J, Limon-Luque LM : Effect of body mass index and follicular synchrony in the ovarian response to ovulation induction with menotropins. Int J Fertil Womens Med 1999 ; 44 : 156-159.

17. Fedorcsak P, Storeng R, Dale PO et al : Obesity is a risk factor for early pregnancy loss after IVF or ICSI. Acta Obstet Gynecol Scand 2000 ; 79 : 43-48.

18. 윤영숙. 여성의 비만. *가정의학* 2002 ; 23 : 553-563.

19. Cnattingius S, Bergstrom R, Lipworth L, Kramer MS: Pregnancy weight and the risk of adverse pregnancy outcomes. NEJM 1998 ; 338 : 147-152.

20. Edward LE, Hellerstedt WL, Alton IR, Story M, Himes JH : Pregnancy complications and birth outcomes in obese and normal-weight women : Effects of gestational weight change. Obstet Gynecol 1996 ; 87 : 389-394.

21. Bianco AT, Smilen SW, Davis Y et al : Pregnancy outcome and weight gain recommendations for the mobidly obese woman. Obstet Gynecol 1998 ; 91 : 97-102.

22. Lauszuz FF, Paludan J, Klebe JG : Birthweight in women with potential gestational diabetes mellitus-an effect of obesity rather than glucose intolerance? Acta Obstet Gynecol Scand 1999 ; 78 : 520-525.

23. Rossner S : Pregnancy weight cycling and weight gain. Int J Obes 1992 ; 16 : 145-147.

24. Bradly PJ : Conditions recalled to have been associated with weight gain and adulthood. Appetite 1985 ; 6 : 235-241.

25. Rookus MA, Roke brand P, Burema J & Durenberg P : The effect of pregnancy on the body mass index 9 months postpartum in 49 women. Int J Obes 1987 ; 11 : 609-618.

26. Keppel KG, Taffel SM. Pregnancy related weight gain and retention : Implications of the 1990 institute of medicine guidelines. Am J Public Health 1993 ; 83 : 1100-1103.

27. Ohlin A, Rossner S. Maternal body weight development after pregnancy. Int J Obes 1990 ; 14 : 159-173.

28. Williamson DF, Madans J, Pamuk E, Flegal KM, Kendrick JS, Serdula MK. A prospective study of childbearing and 10-year weight gain in US white women 25 to 45 years of age. Int J Obes 1994 ; 18 : 561-569.

29. Schauberg CW, Rooney BL, Brimer LM. Factors that influence weight loss in the puerperium. Obstet Gynecol 1992 ; 79 : 44-49.

30. Prentice AM, Prentice A. Energy costs of lactation. Ann Rev Nutr 1988 ; 8 : 63-79.

31. Ohlin A, Rossner S. Trends in eating patterns, physical activity and sociodemographic factors in relation to postpartum body weight development. Br J Nutr 1994 ; 71 : 457-470.

32. Pohlman ET, Toth MJ, Bunyard LB. Physiological predictors of increasing total and central adiposity in aging men and women. Arch Intern Med 1995 ; 155 : 2443-2448.

33. Kuskowaska A, Rossner S. Prevalence of obesity in Sweden: cross-sectional study of a representative adult population. J Int Med 1990 ; 227 : 241-246.

34. Pohlman ET, Horton ES. Regulation of energy expenditure in aging humans. Ann Rev Nutr 1990 ; 10 : 255-275.

35. Simikin LR, Wing RR. Weight gain during menopause. Is it inevitable or can it be prevented? Postgrad Med 2000 ; 108 : 47-56.

36. Rebuffe-Scrive M, Eldh J, Hafstrom L-O, et al. Metabolism of mammary, abdominal and femoral adipocytes in women before and after menopause. Metabolism 1986 ; 35 : 792-797.

37. Samaras K, Spector TD, Nguyen TV, et al. Independent genetic factors determine the amount and distribution of fat in women after the menopause. J Clin Endocrinol Metab 1997 ; 82 : 781-785.

38. Hassager C, Christiasen C. Estrogen therapy changes soft tissue body composition in postmenopausal women. Metabolism 1989 ; 38 : 662-665.

39. Matthews KA, Abrams B, Crawford S et al. Body mass index in mid-life women: relative influence of menopause, hormone use, and ethnicity. Int J Obes 2001 ; 25 : 863-873.

40. Kohrt WW, Ehsani AA, Bray SJ Jr. HRT preserves increases in bone mineral density and reductions in body fat after a supervised exercise program. J Appl Physiol 1998 ; 84 : 1506-1512.

41. Williams RA, Foulsham BM. Weight reduction in osteoarthritis using phentermine. Practitioner 1981 ; 225 : 231-232.

42. Lew EA, Garfinkel L. Variations in mortality by weight among 750,000 men and women. J Chronic Dis 1979 ; 32 : 563-576.

43. Sotelo MM, Johnson SR. The effects of hormone replacement therapy on coronary heart disease. Endocr Metab Clin North Am 1997 ; 26 : 313-328.

Chapter 39 노인의 비만

1 서 론

65세 이상의 노인은 서구 유럽의 보고[1]에 의하면 인구의 약 15%을 차지하고 있고 향후 지속적으로 증가할 것으로 판단된다. 우리나라 노인 인구의 비율은 통계청의 자료에 따르면 2000년에 7.2%, 2005년에 9.1%로 보고되었고, 향후 2020년에는 15.7%로 빠르게 서구 수준에 도달할 것으로 예측되고 있다.

서구에서 비만의 유병률은 노인 환자를 포함하여 모든 연령에서 증가하고 있다.[2-7] 우리나라에서 비만의 유병률은, 1998년 국민건강 영양조사의 보고에 따르면 26.3%의 유병률을 보였고, 향후 5년 이내에 체질량지수가 25이상인 사람이 35~40%수준에 달할 것으로 보고하고 있다. 2002년 보고[8]에 따르면 1995~2000년 사이의 비만의 유병률은 40~60대에서 가장 높았고, 60세 이상의 노년층의 유병률이 점차 40~60세의 유병률과 비슷한 수준으로 증가하고 있음을 보여주고 있다.

비만은 여러 가지 질병과 연관되어 있고 삶의 질을 떨어뜨린다. 비만과 연관된 질병으로는 고혈압, 당뇨병, 관상 동맥 질환, 담낭 질환, 수면 무호흡증, 골관절염, 대장암, 전립선 암, 유방암, 난소암 등이 있고, 또한 비만은 거동을 불편하게 하고 여러 가지 수술적 위험들을 증가시키며 전체 사망률을 증가시킨다.[9]

젊은 성인을 대상으로 한 여러 연구[10-12]에서, 비만은 생존율의 감소와 연관이 있기에 비만 환자에서 체중의 감소가 생존율을 향상시킬 것으로 기대된다. 그러나, 노인에서는 지나친 체중 감소에 따른 근육과 골량 감소가 노인 환자에서 유해할 수 있다고 알려져 있으므로[13-15] 적절한 체중 감소가 필요하다. 따라서, 본 장에서는 노화에 따른 비만의 원인, 비만으로 인한 합병증, 노인 비만 환자에 있어서 이상적인 체중 감소 방법, 비만의 약물과 수술적 치료 등에 대해 알아보도록 하겠다.

2 노인 비만의 원인

노인에서 비만의 원인으로는 노화에 따른 체조성(body composition)의 변화(근육량의 감소와 체지방량의 증가), 신체적 활동의 감소로 인한 총 에너지 소비량의 감소, 성장 호르몬의 감소, 성 호르몬의 감소 등에 따른 체지방량의 증가 등을 들 수 있다.

1) 노화에 따른 체중과 체조성의 변화

대규모의 연구[6,7,16,17]들에 의하면 평균 체중과 체질량지수는 연령에 따라 증가하고 50~59세까지 남녀 모두에서 최고치에 이르고, 60세 이후부터는 약간 감소하는 경향을 보이거나 변화를 보이지 않는다.

노화는 체조성의 변화와도 관련이 있는데, 20~30세 이후부터 제지방량(fat-free mass)는 점점 감소하고 지방량은 증가한다.[18] 감소하는 제지방은 대부분 근육으로 20세까지 증가하다가 이후로 70세까지 40% 정도 감소하지만,[19] 지방량은 대개 60~70세 사이에 최대치에 이르고 그 이후로 조금씩 감소한다[20,21] (그림 39-1).

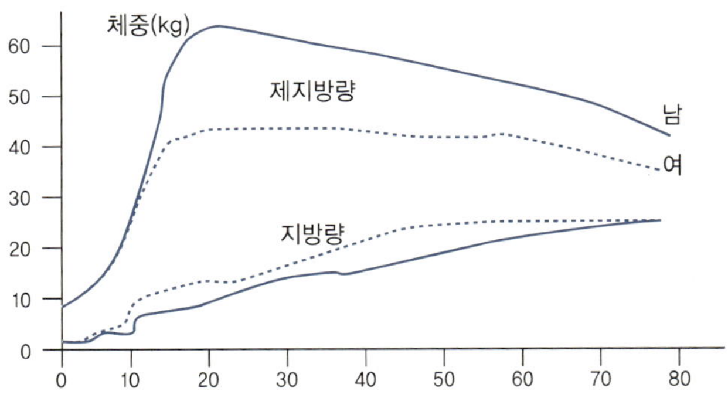

▶그림 39-1 연령에 따른 성별 체조성의 변화

이렇게 나이가 들수록 체지방과 제지방량은 재분포를 하게 되며, 피하지방보다 복부내 지방이 증가하고 복부보다 상·하지에서 제지방량이 현저히 감소한다.[22] 게다가 노인에서도 이렇게 증가된 근육내, 간 내 지방이 인슐린 저항성과 관련이 있다고 알려져 있다.[23]

2) 에너지 섭취와 소비의 변화

에너지 섭취와 소비의 상관관계는 체지방의 중요한 결정인자이다. 대부분의 연구[24,25]에서 에너지의 섭취는 연령이 증가할수록 변화가 없거나 오히려 감소한다고 보고되었다. 그러므로 총 에너지 소비량(total enery expenditure)의 감소가 연령 증가에 따른 체지방의 증가에 중요한 역할을 할 것이다.

노화는 총 에너지 소비량의 모든 요소의 감소와 관련이 있다[26](총 에너지 소비량의 70%는 기초 대사율(basal metabolic rate)이, 10%는 음식 섭취로 인한 발열효과(thermal effect)가, 20%는 신체적 활동이 차지한다). 연령에 따라 기초 대사율은 20세 이후부터 10년마다 2~3%씩 감소하고, 이러한 감소의 대부분은 제지방량의 감소에 의한다.[27] 또한, 음식 섭취로 인한 발열 효과도 노인에서 20% 정도 감소하고[28] 신체적 활동도 나이가 들수록 감소하는데, 이러한 신체적 활동의 감소는 연령 증가에 따른 총 에너지 소비량 감소의 약 반을 차지한다.[26]

그리고, 노인의 경우 장시간 공복시 젊은 연령에 비해 배고픔의 빈도가 덜 하며, 저혈당도 덜 느끼게 되는데 이러한 기전이 비만과 연관이 있는지는 아직까지 명확하지 않다.

3) 호르몬의 변화

노인에게 있어서 호르몬의 변화가 관찰되는데, 성장 호르몬의 감소,[29] 갑상선 호르몬에 대한 반응성 감소,[30] 렙틴(leptin) 저항성[31]이 관찰되며 이러한 변화는 제지방량의 감소와 지방량을 증가시킨다.[32] 남성에서 남성 호르몬은 나이가 증가함에 따라 감소되는데, 호르몬의 감소가 나이 증가에 따른 비만에 어떠한 역할을 한다든지, 혹은 노인에서 남성 호르몬 보충만으로 지방 감소에 효과를 보이는 가는 논란의 여지가 남아 있지만, 한 연구에서 남성 호르몬을 9개월 투여했을 때 총지방량의 변화는 없었으나, 내장지방이 10% 감소됨을 보고한 바 있다.[33] 또한 여성에서도 폐경 후 여성 호르몬의 보충이 중심성 지방 축적을 예방한다는 보고[34]도 있었다.

3 비만의 부작용

1) 수명(mortality)에 대한 영향

체질량지수-사망률 곡선은 연령이 증가할수록 비례해서 증가하고, U−또는 J자형 곡선 형태를 보이는데, 노인에서는 체질량지수-사망률 곡선이 젊은 성인에 비해서 오른쪽으로 이동하는 소견을 보인다.[38)] 이것은 노인에서 비만이 사망률에 미치는 영향이 젊은 연령에서보다 덜 하다는 것을 암시하는 결과이다. 체질량지수와 사망률과의 관계를 보면, 체질량지수 21 kg/m^2 미만과 25 kg/m^2 이상에서 사망률이 증가하는 것을 볼 수 있다(그림 39-2).

2) 신체적 기능과 삶의 질

노인은 근육량의 감소, 골관절염으로 인한 관절 운동 장애로 인한 육체적 기능의 점진적인 감소를 호소하는데,[39,40)] 비만은 이러한 연령과 연관된 신체적 기능의 감소를 더욱 악화시키고, 활동성의 감소를 야기한다. 여러 보고[41,42)]에 따르면 노인 환자에서 체질량지수가 30이상인 경우, 과도한 체지방은 신체적 기능의 장애와 미래의 신체장애의 예측인자였고, 비만이 노인에서 신체장애의 중요한 원인이었다.

3) 합병증

비만으로 인한 합병증은 표 39-1에서 보는 바와 같다.

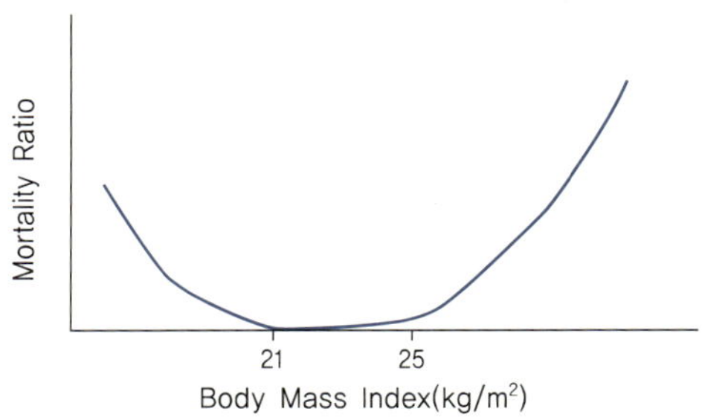

▶그림 39-2 BMI와 사망률과의 관계를 표현하는 J 혹은 U자형 곡선

표 39-1 노인 비만의 합병증

내과적 질환
대사성 증후군 : 복부비만, 인슐린 저항성, 이상지질혈증, 고혈압
암 : 유방암, 대장암, 췌장암, 신장암, 방광암, 자궁경부암, 전립선암
관상동맥질환
담낭질환
호흡기 장애 : 저환기 장애, 폐쇄성 수면 무호흡증
비뇨기 질환 : 요실금
안과적 질환 : 백내장
통풍, 골관절염

(1) 내과적 합병증

① 대사성 증후군

복부 비만, 인슐린 저항성, 이상지질혈증, 고혈압과 같은 대사성 증후군의 요소들이 30대 이후에 급격하게 증가하기 시작해서 남성에서는 50~70대에 최대치에 이르고, 여성에서는 60~80대에 최대치에 이른다고 알려져 있다.[43] 미국 NHANES (National Health and Nutrition Examination Survey)의 자료에 따르면 대사성 증후군의 유병률이 23%에 이른다고 보고하였고, 대사성 증후군의 odd ratio는 노인에서 20~34세의 남성보다 5.8배, 여성보다 4.9배 높다고 하였다.

세계보건기구 서태평양 지역 기구(WHO West Pacific Rgion)에서 제시한 기준으로 조사한 우리나라 자료[44]에 따르면 1998년 기준으로 20세 이상 성인 중 대사성 증후군의 유병률은 22.5%이었고, 이 중 남자는 19.9%, 여자는 23.7%가 대사성 증후군을 가지고 있었고, 남자의 경우 50대에서 정점을 이루고 그 후 감소하였으나, 여자의 경우 연령이 증가함에 따라 유병률도 증가하였다. 그러나, 2001년도 자료[45]에는 우리나라 대사증후군의 유병률이 24.1%로 미국 NHANES의 보고된 자료와 유사한 결과를 보였다.

공복 혈당의 경우 연령이 증가함에 따라 30세 이후로 10년마다 1~2 mg/dl씩, 식후 혈당은 10~20 mg/dl씩 증가하며,[46] 제2형 당뇨병의 유병률도 65세 이상에서 높은 소견을 보인다.[47] 연령에 비례해서 인슐린의 감수성은 감소하며, 이는 복부 비만과 비활동성과 관련이 있고, 반대로 활동적인 노인에서는 허리 둘레의 증가 감소와 제2형 당뇨병으로의 진행이 감소한다. 고혈압은 노인에서 흔하며 65세 이상에서 30~50%의 유병률을 보인다.[48]

Honolulu Heart Program[49]과 Japanese Data Bank Survey[50]의 보고에 따르면 비만과 혈압은 노인에서도 비례한다고 보고되었다. 또한, 이상지질혈증(낮은 고밀도 콜레스테롤 농도, 높은 중성지방 농도)도 나이에 관계없이 복부 비만과 연관이 있다. Harris,[51] Dey등[52]은 고령의 남자에서 체질량지수의 증가는 새로운 관상동맥 질환의 증가와 심근경색의 발생과 연관이 있음을 보고하였다.

② 호흡기 장애

비만은 저환기 장애, 폐색성 수면 무호흡증 같은 폐기능 장애와 연관이 있고, 특히 노인 비만 환자의 경우 수면 무호흡증이 발병하기 쉽다.[53]

③ 암

비만은 유방암, 대장암, 담낭암, 췌장암, 신장암, 방광암, 자궁 경부암, 전립선 암의 위험을 증가시키며 이런 질환들은 노인에서 더 흔하다.[54] Wolk 등[55]은 스웨덴 여성을 대상으로 한 연구에서 60세 이상이고, 체질량지수가 30 이상인 여성에서 유방암의 빈도가 다른 노인 여성보다 더 높음을 보고하였다.

(2) 골관절염

골관절염은 노인에서 신체적 활동 장애의 주요한 원인이다. Ciuttini 등[56]은 65세 이상의 노인에서 골관절염의 유병률을 남자에서 58%, 여자에서 68%라고 보고하였는데, 이러한 연령과 연관된 골관절염의 증가는 체중이 부하되는 관절에 가해지는 만성적인 물리적 자극과 연관이 있는 것으로 추정된다.

(3) 비뇨기 장애(요실금, urinary incontinence)

요실금의 빈도는 나이에 따라 증가하고 65세 이상에서 15~30% 이상의 유병률을 보이며, 비만한 노인의 경우 요실금의 빈도는 더욱 증가한다.[57]

(4) 백내장

백내장으로 인한 시야장애는 65세 이상의 노인에서 20% 정도에서 발생하며 여러 역학 연구[58,59]에서 비만과 과체중이 백내장과 관련이 있음을 보고하였다.

4 노인 비만의 치료

1) 체중 감소

(1) 체중 감소가 수명에 미치는 영향

일반인을 대상으로 한 연구에서 체중의 변화가 건강에 미치는 영향은 동반된 질환의 유무와 체중의 변화가 원인으로서 나타나는 것인지, 또는 의도적인 체중 감량에 의한 것인지에 따라 다르다. 제2형 당뇨병과 같은 비만 관련 질환이 존재하는 경우에는 의도적인 체중 감량이 적절한 수준으로 이루어진 경우 수명을 연장시킨다.

(2) 체중 감소가 체조성에 미치는 영향

체중 감소는 지방량과 제지방의 감소를 일으킨다. 젊은 성인에서 다이어트로 인한 체중 소실의 75%는 지방조직이고 25%는 제지방이다. 여러 보고[60,61]에 의하면 노인에서도 다이어트로 체중 소실을 유도할 경우 젊은 성인에서 보고된 바와 비슷한 체조성의 감소를 보인다.

최근의 무작위 대조군 연구[62]에서 비만한 노인에서 다이어트와 규칙적인 운동을 동반해서 10% 체중이 감소하는 경우, 체중 감소가 없는 대조군에 비해서 제지방의 유의한 차이가 없었다. 따라서 노인 비만 환자에서 다이어트로 체중 감소를 할 경우, 규칙적인 운동을 함께하는 것이 제지방의 소실을 최소화 할 수 있다.

(3) 체중 감소가 골밀도(BMD)에 미치는 영향

체중 감소는 골 대사에 관계된 호르몬의 감소를 야기하고 골 교체율(bone turnover)을 증가시켜 골 상태에 부정적인 영향을 미친다고 알려져 있다. 37~72세 사이의 비만한 폐경전후 여성을 대상으로 한 연구[63,64]에서 다이어트로 인한 체중 감소의 경우 총 골밀도의 감소를 야기했다. 그러나, 규칙적인 운동은 체중 감소로 인한 골 소실을 약화시킨다고 알려져 있다. 이러한 효과는 특히 체중 부하 운동에 관련된 부위에 현저하다. 그러므로, 노인 비만 환자에서 체중 감소 프로그램에 골 소실을 줄이기 위해 운동을 처방하는 것이 중요하다.

(4) 체중 감소가 대사성 증후군에 미치는 영향

여러 연구에서 보고된 대로 체중 감소는 비만과 관련된 대사적 지표들을 개선시키거나 정상으로 회복시킨다. 그러나 이러한 대부분의 연구들은 젊은 성인을 대상으로 시행한 연구들로 노인에서의 연구는 부족한 실정이다.

(5) 체중 감소가 신체적 기능과 삶의 질에 미치는 영향

비만한 노인 환자에서 적정한 체중 감소는 신체적 기능과 건강과 관련된 삶의 질을 향상시킨다. 과체중, 비만한 노인환자를 대상으로 한 연구들[62]에서 골관절염의 유무와 상관없이 중등도의 다이어트와 운동 요법으로 인한 체중 감소는 객관적, 주관적인 신체적 기능과 건강 관련 삶의 질을 향상시켰고, 이는 다이어트 단독 또는 운동 단독일 때보다 더 현저하였다.

2) 생활 습관의 변화 (Lifestyle change)

유산소 운동과 저항 운동은 신체적 기능을 향상시키므로 특히 노인 비만 환자에서 초기부터 생활 습관 변화에 고려되는 것이 좋을 것이다. 대규모 연구[65]에서 신체활동량의 증가는 체중 감량과 연관성이 있으며, 운동 능력 수준은 체질량지수 정도와는 무관하게 모든 원인에 의한 사망률과 역 상관 관계를 보였다. 저항 운동 (resistant training)이 지방량과 대사 상태에 미치는 영향을 평가한 연구[66]에서 노인의 경우 저항 운동이 제지방조직을 증가시키고 힘을 향상시키며, 체지방량과 내장지방은 감소시켰다. 저항 운동은 인슐린 작용에 긍정적인 효과를 주지만, 지단백 양상에는 거의 영향을 주지 않는다고 알려져 있다. 이러한 신체활동의 증가는 근육량과 힘을 증가시키고 운동 지속능력을 향상시키며 우울증을 예방하는데도 도움이 된다.

60세 이상을 대상으로 한 몇몇 연구에서 생활 습관 변화 (lifestyle change)가 젊은 비만 환자에서처럼 효과적임을 보여주었고, Diabetes Prevention Program[67]에서는 3년 동안 45세미만의 젊은 비만 환자의 27%에서 7%의 체중 감소가 있었던 것에 반해 65세 이상의 노인 비만 환자에서는 63%에서 7%의 체중 감소를 보여서 생활 습관 변화 치료가 노인에서 더 효과적임을 보여주었다.

3) 약물치료

대부분의 비만관련 약물치료는 대부분 34~54세 사이의 성인을 대상으로 이루어졌고, 노인 비만 환자에서의 약물치료에 관한 자료는 부족한 실정이다. 현재 미국 FDA에 비만

관련 약제로 승인된 약은 sibutramine과 orlistat가 있다. 약물치료의 적응증은 체질량지수가 30 이상이거나 27～29.9이면서 비만과 관련된 합병증이 있는 경우이다.

시부트라민 (Reductil®, Meridia®)은 norepinephrine, serotonin, dopamine의 신경말단에서의 재흡수를 차단하는 약제로 부작용으로 변비, 불면증이 노인 환자에서 흔하게 발생되고, 심박수와 혈압을 증가시키므로 심혈관 질환을 가지고 있는 환자에서는 문제가 될 수 있다.

올리스타트 (Xenical®)는 소장의 지방분해효소를 차단함으로써 지방의 흡수를 방해해서 체중 감소를 유발하는 약제로 노인 비만 환자에서 젊은 환자에서와 마찬가지로 효과적임이 보고되었다. 부작용으로는 복부 팽만, 대변 실금, 지방변등이 있으며 기존에 항문직장 괄약근 장애가 있는 환자에서 더 잘 일어난다.

노인 환자에서의 대변 실금은 3～7% 정도의 유병률을 보이며, 변비는 노인 남성에서 26%, 노인 여성에서 34%의 유병률을 보인다. 그러므로 orlistat 치료가 변비를 가진 노인 비만환자에서 더 좋은 선택이 될 수 있겠다.

노화와 관련되어 성장 호르몬 - 인슐린양 성장인자 축의 반응이 저하된다.[29] 이러한 변화는 나이 증가에 따른 제지방조직의 감소와 관련되며, 노인에서 발견되는 중심성 비만의 증가를 일부 설명할 수 있다. 성장 호르몬 결핍 성인에서 성장 호르몬 보충은 총 지방 및 중심성 지방의 감소를 유발한다. 하지만 노인에서 성장 호르몬 보충이 부작용없이 제지방조직, 뼈, 지방 특히 힘과 기능에 긍정적인 효과를 주는지에 대해서는 아직 논란의 여지가 남아 있다.

DHEAS (Dehyroepiandrosterone sulfate)는 사람에서 가장 풍부한 스테로이드 호르몬으로 30대에 최대로 상승되며, 이후 점차로 감소된다. 이는 남성 호르몬으로 변화되며 에스트라디올로 방향화되기 때문에 DHEAS 농도는 연령 증가에 따라 발생하는 성 호르몬과 관련된 지방 축척과 분포의 결정인자로 추정된다. DHEAS 농도가 낮은 사람들을 대상으로 DHEA 보충 연구[33]는 비록 양은 적지만, 지방 감소 효과에 대한 일부 근거를 보여주고 있다.

4) 수술

비만의 수술적 치료는 체질량지수가 40 이상이거나 35～39.9이고 심부전, 당뇨병, 고혈압, 수면 무호흡증등 비만 관련 합병증이 동반된 경우 고려할 수 있으나 노인을 대상으로 한 연구는 부족한 실정이다. 최근에 시행된 몇몇 연구[68,69]에서는 60세 이상 환자에서 체중 감소 효과는 적으나 수술 전후 합병증과 사망률이 높음을 보고하였다. 낮은 합병증, 낮은 사망률을 보이는 복강경하 Roux-en-Y 위 우회로술이 소개되고 있으나[70] 노인 비만 환자에서는 제대로 된 연구가 없는 실정이다.

5 결 론

노인에서 체중이 증가할 경우 체중을 증가시킬 수 있는 스테로이드, 항 경련제, 항 우울제, 항 정신병제의 복용 유무를 확인해야 한다. 노인 비만환자에서의 체중 감소 치료는 근육과 골 소실을 최소화하는 방향으로 이루어져야 한다. 지속적인 생활 습관 변화가 이루어져야 하고 규칙적인 육체적 활동이 중요하며, 규칙적인 운동을 시작하기 전에 운동부하 검사를 반드시 시행하여 관상동맥 질환과 운동능력을 평가하여야 한다. 운동은 점진적으로 낮은 강도에서 중등도의 강도로 시작하여야 하고 수주에서 수개월에 걸쳐 조금씩 늘려 나가야 한다. 약물치료는 노인 비만 환자에서는 사용이 제한적이나, 특히 변비가 있는 경우라면 orlistat의 사용이 추천된다.

비만의 수술적 치료는 적응증이 되면서 활동하기 불가능한 비만환자에서 고려될 수 있겠고 경험있는 외과의에 의해 수행되어야 한다.

참고문헌

1. Kinsella K. Demographic aspects. In : Ebrahim S, Kalache A, eds. Epidemiology in Old age. London, UK : London British Medical Journal. 1996 ; 32-40.

2. Kannel WB, Gordon T, Castelli WP. Obesity, lipids, and glucose intolerance. The Framingham Study. Am J Clin Nutr 1979 ; 32 : 1238-1245.

3. Flegal KM, Carroll MD, Kuczmarski RJ, Johnson CL. Overweight and obesity in the United States : prevalence and trends, 1960-1994. Int J Obes Relat Metab Disord 1998 ; 22 : 39-47.

4. Hedley AA, Ogden CL, Johnson CL, Carroll MD, Curtin LR, Flegal KM. Prevalence of overweight and obesity among US children, adolescents, and adults, 1999-2002. JAMA 2004 ; 291 : 2847-2850.

5. Kuskowska-Wolk A, Rossner S. Body mass distribution of a representative adult population in Sweden. Diabetes Res Clin Pract 1990 ; 10(suppl) : S37-S41.

6. Flegal KM, Carroll MD, Ogden CL, Johnson CL. Prevalence and trends in obesity among US adults, 1999-2000. JAMA 2002 ; 288 : 1723-1726.

7. Grinker JA, Tucker K, Vokonas PS, Rush D. Body habitus changes among adult males from the normative aging study : relations to aging, smoking history and alcohol intake. Obes Res 1995 ; 3 : 435-446.

8. 강재헌, 김남순. 한국의 비만 추이. 대한비만학회지 2002 ; 11 : 329-336.

9. Peeters A, Barendregt JJ, Willenkens F, Mackenbach JP, Al Mamun A, Bonneux L. Obesity in adulthood and its consequences for life expectancy : a life-table analysis. Ann Intern Med 2003 ; 138 : 24-32.

10. Mansson JE, Willett WC, Stampfer MJ. Boby weight and mortality among women. N Eng J Med 1995 ; 333 : 677-685.

11. Calle EE, Thun MJ, Petrelli JM, Rodriguez C, Health CW Jr. Body-mass index and mortality ina prospective cohort of U.S. adults. N Engl J Med 1999 ; 341 : 1097-1105.

12. Triano RP, Frongillo EA Jr, Sobal J, Levitsky DA. The relationship between body weight and mortality : a quantitative analysis of combined information from existing studies. Int J Obes Relat Metab Disord 1996 ; 20 : 63-75.

13. Reynolds MW, Fredman L, Langenberg P, Magaziner J. Weight, weight change, mortality in a random sample of older community-dwelling women. J Am Geriatr Soc 1999 ; 47 : 1409-1414.

14. Newman AB, Yanez D, Harris T, Duxbury A, Enright PL, Fried LP. Weight hange in old age and its association with mortality. J Am Geriatr Soc 2001 ; 49 : 1309-1318.

15. Dey DK, Rothenberg E, Sundh V, Bosaeus I, Steen B. Body mass index, weight change and mortality in the elderly. A 15y longitudinal population study of 70y olds. Eur J Clin Nutr 2001 ; 55 : 482-492.

16. Rissanen A, Heliovaara M, Aromaa A. Overweight and anthropometric changes in adulthood : a prospective study of 17,000 Finns. Int J Obes 1988 ; 12 : 391-401.

17. Fogelholm M, Kujala U, Kaprio J, Sarna S. Predictors of weight change in middle-aged and old men. Obes Res 2000 ; 8 : 367-373.

18. Baumgartner RN, Stauber PM, McHugh D, Koehler KM, Garry PJ. Cross-sectional age differences in body composition in persons 60years of age. J Gerontol A Biol Sci Med Sci 1995 ; 50 : M307-316.

19. Gallagher D, Visser M, De Meersman RE, et al. Appendicular skeletal muscle mass : effects of age, gender, and ethnicity. J Appl Physiol 1997 ; 83 : 229-239.

20. Flynn MA, Nolph GB, Baker AS, Martin WM, Krause G. Total body potassium in aging humans : a longitudinal study. Am J Clin Nutr 1989 ; 50 : 713-717.

21. Muller DC, Elahi D, Tobin JD, Andres R. The effect of age on insulin resistance and secretion : a review. Semin Nephrol 1996 ; 16 : 289-298.

22. Beaufrere B, Morio B. Fat and protein redistribution with aging : metabolic considerations. Eur J Clin Nutr 2000 ; 54(suppl) : S48-53.

23. Cree MG, Newcomer BR, Katsanos CS, et al. Intramuscular and liver triglycerides are increased in the elderly. J Clin Endocrinol Metab 2004 ; 89 : 3864-3871.

24. Hallfrisch J, Muller D, Drinkwater D, Tobin J, Andres R. Continuing diet trends in men : the Baltimore Longitudinal Study of Aging (1961-1987). J Gerontol 1990 ; 45 : M186-191.

25. Garry PJ, Hunt WC, Koehler KM, VanderJagt DJ, Vellas BJ. Longitudinal study of dietary intakes and plasma lipids in healthy elderly men and women. Am J Clin Nutr 1992 ; 55 : 682-688.

26. Elia M, Ritz P, Stubbs RJ. Total energy expenditure in the elderly. Eur J Clin Nutr 2000 ; 54(suppl) : S92-103.

27. Tzankoff SP, Noris AH. Effect of muscle mass decrease on age-related BMR changes. J Appl Physiol 1977 ; 43 : 1001-1006.

28. Schwartz RS, Jaeger LF, Veith RC. The thermic effect of feeding in older men : the importance of the sympathetic nervous system. Metabolism 1990 ; 39 : 733-777.

29. Corpas E, Harman SM, Blackman MR. Human growth hormone and human aging. Endocr Rev 1993 ; 14 : 20-39.

30. Matsumoto AM. Andropause : Clinical implications of the decline in serum testosterone levels with aging in men. J GerontolABiol Sci Med Sci 2002 ; 57 : M76-99.

31. Moller N, O'Brien P, Nair KS. Disruption of the relationship between fat content and leptin levels with aging in humans. J Clin Endocrinol Metab 1998 ; 83 : 931-934.

32. Schwartz RS. Trophic factor supplementation : effect on the ageassociated changes in body composition. J Gerontol A Biol Sci Med Sci 1995 ; 50 : 151-156.

33. Morales AJ, Haubricht RH, Hwangt JY, Asakura H, Yen SCC. The effect of six months treatment with a 100mg daily dose of dehydroepiandrosterone(DHEA) on circulating sex steroids, body composition and muscle strength in age-advanced men and women. Clin Endocrin 1998 ; 49 : 421-432.

34. Donna KS. Long-term postmenopausal hormone use, obesity, and fat distribution in older women. JAMA 1996 ; 3 : 275(1) : 46-49.

35. Heiat A, Vaccarino V, Krumholz HM. An evidence-based assessment of federal guidelines for overweight and obesity as they apply to elderly persons. Arch Intern Med 2001 ; 161 : 1194-1203.

36. Allison DB, Gallagher D, Heo M, Pi-Sunyer FX, Heymsfield SB. Body mass index and all-cause mortality among people age 70 and over : the longitudinal study of aging. Int J Obes Relat Metab Disord 1997 ; 21 : 424-431.

37. Harris T, Cook EF, Garrison R, Higgins M, Kannel W, Goldman L. Body mass index and mortality among nonsmoking older persons. The Framingham Heart Study. JAMA 1988 ; 259 : 1520-1524.

38. Kassirer JP, Angell M. Losing-weight-an ill-fated New Year's resolution. N Engl J Med 1998 ; 338 : 52-54.

39. Jordan JM, Luta G, Renner JB. Self-reported functional status in osteoarthritis of the knee in a rural southern community : the role of sociodemographic factors, obesity, and knee pain. Arthritis Care Res 1996 ; 9 : 273-278.

40. Ensrud KE, Nevitt MC, Yunis C. Correlates of impaired function in older women. J Am Geriatr Soc 1994 ; 42 : 481-489.

41. Jensen GL, Friedmann JM. Obesity is associated with functional decline in community-dwelling rural older persons. J Am Geriatr Soc 2002 ; 50 : 918-923.

42. Davison KK, Ford ES, Cogswell ME, Dietz WH. Percentage of body fat and body mass index are associated with mobility limitations in people aged 70 and older from NHANES III. J Am Geriatr Soc 2002 ; 50 : 1802-1809.

43. Park YW, Zhu S, Palaniappan L, Heshka S, Carnethon MR, Heymsfield SB. The metabolic syndrome : prevalence and associated risk factor findings in the US population from the Third National Health and Nutrition Examination Survey, 1988-1994. Arch Intern Med 2003 ; 163 : 427-436.

44. 박혜순, 오상우, 강재헌, 박용우, 최중명, 김용성, 최웅환, 유형준, 김영설. 한국인에서 대사증후군의 유병률 및 관련요인 -1998년 국민 건강영양 조사를 바탕으로- 대한비만학회지 2003 ; 12 : 1-14.

45. 임수, 이은정, 구보경, 조성일, 박경수, 장학철, 김성연, 이홍규. 국민건강영양조사에 근거한 한국인의 대사증후군의 증가 양상. 대한당뇨병학회지 2005 ; 29 : 432-439.

46. Kahn SE, Schwartz RS, Porte D Jr, Abrass IB. The glucose intolerance of aging. Implications for intervention. Hosp Pract(Off Ed) 1991 ; 26 : 29-38.

47. Expert Committee on the Diagnosis and Classification of Diabetes Mellitus. Report of the Expert Committee on the Diagnosis and Classification of Diabetes Mellitus. Diabetes Care 1997 ; 20 : 1183-1197.

48. Applegate WB. High blood pressure treatment in the elderly. Clin Geriatr Med 1992 ; 8 : 103-107.

49. Masaki KH, Curb JD, Chiu D, Petrovitch H, Rodriguez BL. Association of body mass index with blood pressure in elderly Japanese American men. The Honolulu Heart Program. Hypertension 1997 ; 29 : 673-677.

50. Matsumura K, Ansai T, Awano S, et al. Association of body mass index with blood pressure in 80-year-old subjects. J Hypertens 2001 ; 19 : 2165-2169.

51. Harris TB, Launer LJ, Madans J, Feldman JJ. Cohort study of effect of being overweight and change in weight on risk of coronary heart disease in old age. BMJ 1997 ; 314 : 1791-1794.

52. Dey DK, Lissner L. Obesity in 70-year-old subjects as a risk factor for 15-year coronary heart disease incidence. Obes Res 2003 ; 11 : 817-827.

53. Carmelli D, Swan GE, Bliwise DL. Relationship of 30-year changes in obesity to sleep-disordered breathing in the Western Collaborative Group Study. Obes Res 2000 ; 26 : 703-709.

54. Bergstrom A, Pisani P, Tenet V, Wolk A, Adami HO. Overweight as an avoidable cause of cancer in Europe. Int J Cancer 2001 ; 91 : 421-430.

55. Wolk A, Gridley G, Svensson M, et al. A prospective study of obesity and cancer risk (Sweden). Cancer Causes Control 2001 ; 12 : 13-21.

56. Cicuttini FM, Spector TD. Osteoarthritis in the aged. Epidemiological issues and optimal management. Drugs Aging 1995 ; 6 : 409-420.

57. Mommsen S, Foldspang A. Body mass index and adult female urinary incontinence. World J Urol 1994 ; 12 : 319-322.

58. Gynn RJ, Christen WG, Manson JE, Bernheimer J, Hennekens CH. Body mass index. An independent predictor of cataract. Arch Ophthalmol 1995 ; 113 : 1131-1137.

59. Hiller R, Podgor MJ, Sperduto RD. Alongitudinal study of body mass index and lens opacities. The Framingham Studies. Ophthalmology 1998 ; 105 : 1244-1250.

60. Dengel DR, Hagberg JM, Coon PJ, Drinkwater DT, Goldberg AP. Effects of weight loss by diet alone or combined with aerobic exercise on body composition in older obese men. Metabolism 1994 ; 43 : 867-871.

61. Gallagher D, Kovera AJ, Clay-Williams G, et al. Weight loss in postmenopausal obesity : no adverse alterations in body composition and protein metabolism. Am J Physiol Endocrinol

Metab 2000 ; 279 : E124-131.

62. Banks M, Klein S, Sinacore D, Siener C, Villareal DT. Effects of weight loss and exercise on frailty in obese elderly subjects. J Am Geriatr Soc 2005 ; 53 : S16(abstr).

63. Chao D, Espeland MA, Farmer D. Effect of voluntary weight loss on bone mineral density in older overweight women. J Am Geriatr Soc 2000 ; 48 : 753-759.

64. Van Loan MD, Johnson HL, Barbieri TF. Effect of weight loss on bone mineral content and bone mineral density in obese women. Am J Clin Nutr 1998 ; 67 : 734-738.

65. Williamson DF, Madans J, Anda RF, Kleinman JC, Kahn HS, Byers T. Recreational physical activity and ten-year weight change in a US national cohort. Int J Obes Metab Disord 1993 ; 17 : 279-286.

66. Ryan AS, Pratley RE, Elhai D, Goldberg AP. Resistive training increases fat-free mass and maintains RMR despite weight loss in postmenopausal women. J Appl Physiol 1995 ; 79 : 818-823.

67. Wing RR, Hamman RF, Bray GA. Achieving weight and activity goals among diabetes prevention program lifestyle participants. Obes Res 2004 ; 12 : 1426-1434.

68. Sugerman HJ, DeMaria EJ, Kellum JM, Sugerman EL, Meador JG, Wolfe LG. Effects of bariatric surgery in older patients. Ann Surg 2004 ; 240 : 243-247.

69. St Peter SD, Craft RO, Tiede JL, Swain JM. Impact of advanced age on weight loss and health benefits after laparoscopic gastric bypass. Arch Surg 2005 ; 140 : 165-168.

70. Sosa JL, Pombo H, Pallavicini H, Ruiz-Rodriguez M. Laparoscopic gastric bypass beyond age 60. Obes Surg 2004 ; 14 : 1398-1401.

부 록

부록 1 1일 식사섭취량 조사표 (24시간 회상법)

- 전일 '0시부터 24시'까지 섭취한 모든 음식(주식, 간식, 야식, 음료, 주류 등)을 기억한 후 자세히 기록하십시오.
- 조리된 음식은 자세히 기록하여 주십시오.(식품 재료명, 크기, 부피 등)
- 식탁에 차려진 음식이 아닌, 본인이 실제로 먹은 음식을 기록하여 주십시오.
- 평소와 다르게 드신 경우(잔치, 뷔페 등)에는 하루 전의 섭취한 음식을 기준으로 기록하여 주십시오.
- 간식의 경우 제품의 이름, 수량, 가격 등을 모두 적어 주십시오.
- 술을 드신 경우 술의 종류와 잔의 크기(소주잔, 맥주잔 등), 안주 등을 자세히 적어 주십시오.
- 패스트푸드의 경우 음식명, 상호명, 가격을 모두 적어 주십시오.

조사일자 : 년 월 일

식사 구분	음 식 명	섭취량	음식 설명 (식품 크기 및 재료 등)	영양사 기록란	
				식품코드	중량
아침 식사					
점심 식사					
저녁 식사					
간 식					

부록 2 식사섭취량 조사표(식사기록법)

조사일자 : 년 월 일

시간	장소	음식명	섭취량	재료	배고픈 정도	식사상황	기분

배고픈 정도 : (1 : 배고프지 않았음, 2 : 약간 배고팠음, 3 : 매우 배고팠음)
식사 상황 : 누구와 함께 식사를 하였는가, 식사할 때 특별한 행동을 하였는가?
기분 상황 : 식사 할 때 기분은 좋았는가, 나빴는가?

부록 3 비만 식행동 평가표

	전혀	가끔	자주
1. 식사를 거르는 경우가 있다.			
2. 여럿이 식사를 함께 하면 대개 내가 제일 먼저 식사를 끝낸다.			
3. 뷔페식당에서는 모든 음식을 조금씩 맛보는 버릇이 있다.			
4. 바쁘면 햄버거나 배달 요리로 대충 때우는 경우가 많다.			
5. TV나 신문을 보면서 식사한다.			
6. 맛있는 음식이 있으면 배가 불러도 계속 먹는다.			
7. 다른 끼니보다 저녁을 많이 먹는다.			
8. 참을 수 없을 정도로 배고플 때까지 버티는 경우가 있다.			
9. 목이 마르면 물보다는 주스나 탄산음료를 마신다.			
10. 하루 종일 입에서 무언가 먹을 것이 떠나지 않는다.			
11. 먹을 게 보이면 아무 생각 없이 먹는다.			
12. 심심하거나 지루할 때 먹는다.			
13. TV에서 나오는 신제품 광고를 보면 꼭 먹고 싶어진다.			
14. 부엌 근처에만 가면 무언가 하나라도 먹게 된다.			
15. 폭식하는 습관이 있다.			
개수	( )×0	( )×1	( )×2

평가 : 0~3 : 양호합니다. 0점이 되도록 노력하세요.
4~6 : 조심하세요, 비만이 되는 식행동입니다.
7 이상 : 매우 위험합니다. 문제가 되는 행동을 적극적으로 수정하세요.

부록 4 식품교환표

1. 곡류군(1교환단위당 영양소 함량 : 열량 100kcal, 당질 23g, 단백질 2g)

식　품	무게(g)	눈어림치	식　품	무게(g)	눈어림치
쌀밥	70	1/3공기	머핀(옥수수)	35	중 1/2개
보리밥	70	1/3공기	모닝빵	35	중 1개
백미	30	3큰스푼	바게트빵	35	중 2쪽
현미	30	3큰스푼	식빵	35	1쪽
찹쌀	30	3큰스푼	햄버거빵	35	1쪽
보리(쌀보리)	30	3큰스푼	가래떡	50	썰은 것 11개
미숫가루	30	5큰스푼	시루떡	50	
밀가루	30	5큰스푼	인절미	50	3개 (3×2.5×1.5 cm)
율무	30	3큰스푼	마른국수	30	
차수수	30	3큰스푼	삶은국수	90	1/2공기
차조	30	3큰스푼	메밀국수	30	
팥(붉은 것)	30	3큰스푼	당면(마른 것) 40	30	
도토리묵	200	1/2모	감자	130	중 1개
메밀묵	200	1/2모	고구마	100	중 1/2개
녹두묵	100	1/2모	옥수수	50	1/2개
밤	60	중 6개	은행50	60	
콘플레이크	30	3/4컵	크래커	20	5개

2. 어육류군

식 품	무게(g)	눈어림치	식 품	무게(g)	눈어림치
저지방 어육류군 – 1교환단위당 영양소 함량 : 열량 50 kcal, 단백질 8 g, 지방 2 g					
닭고기	40	소1토막(탁구공크기)	어묵(찜,튀김)	30	중1장(6×8.5cm)
돼지고기(살코기)	40	로스용1장	명란젓, 창란젓	40	
쇠고기(살코기)	40	로스용1장	건오징어채	15	
가자미, 광어	50	소1토막	멸치, 뱅어포	15	1/4컵, 1장
대구, 동태	50	소1토막	물오징어	50	
연어, 적어	50	소1토막	새우(중하)	50	3마리
조기, 참도미	50	소1토막	꽃게	70	소1마리
참치, 홍어	50	소1토막	굴	70	1/3컵
굴비	15	1/2토막	낙지	100	
북 어	15	1/2토막	조개살	70	1/3컵
중지방 어육류군 – 1교환단위당 영양소 함량 : 열량 75 kcal, 단백질 8 g, 지방 5 g					
돼지고기(안심)	40		달걀	55	중1개
쇠고기(등심,안심)	40	로스용1장(12×10.3)	메추리알	40	5개
햄(로스)	40	1쪽	검정콩	20	2큰스푼
고등어, 꽁치	50	소1토막	두부	80	1/6모
삼치, 청어	50	소1토막	순두부	200	1컵
장어	50	소1토막	연두부	150	1/2개
갈치, 이면수	50	소1토막			
고지방 어육류군 – 1교환단위당 영양소 함량 : 열량 100 kcal, 단백질 8 g, 지방 8 g					
닭고기(껍질포함)	40		참치통조림	50	1/3컵
돼지족발	40		고등어통조림	50	1/3컵
소갈비	40	소1토막	꽁치통조림	50	1/3컵
소꼬리, 우설	40		뱀장어	50	소1토막
런천미트	40	5.5 × 4 × 1.8	치즈	30	1.5장
프랑크소시지	40	1과 1/3개	유부	30	유부6장

3. 채소군(1교환단위당 영양소 함량 : 열량 20 kcal, 당질 3 g, 단백질 2 g)

식 품	무게(g)	눈어림치	식 품	무게(g)	눈어림치
깻잎	20	20장	가지	70	지름3×길이10 cm
근대, 고구마순	70	익혀서 1/3컵	당근	70	지름4×길이5 cm
고춧잎(생것)	25	1/2컵	도라지(생것)	50	1/2컵
고사리(삶은것)	70	1/3컵	무	70	익혀서 1/3컵
냉이	50		오이	70	
달래	70		호박	70	지름6.5×두께2.5 cm
미나리	70	익혀서 1/3컵	느타리버섯	70	
부추	70	익혀서 1/3컵	표고버섯(생것)	50	대3개
상추, 양상추	70		김	2	
숙주, 쑥갓	70	익혀서 1/3컵	물미역	70	
시금치	70	익혀서 1/3컵	채소주스	200	1컵
양배추	70	익혀서 2/5컵	깍두기	50	
양파, 연근	50		포기김치	70	
콩나물	70	익혀서 2/5컵	단무지	70	
풋고추	70	중 7~8개			

4. 지방군(1교환단위당 영양소 함량 : 열량 45 kcal, 지방 5 g)

식 품	무게(g)	눈어림치	식 품	무게(g)	눈어림치
들기름	5	1작은스푼	라드, 쇼트닝	5	1.5작은스푼
옥수수기름	5	1작은스푼	베이컨	7	1조각
콩기름	5	1작은스푼	땅콩	10	10개(1큰스푼)
참기름	5	1작은스푼	잣	8	1큰스푼
마가린, 버터	6	1.5작은스푼	참깨	8	1큰스푼
땅콩버터	7	1.5작은스푼	해바라기씨	8	1큰스푼
마요네즈	7	1.5작은스푼	호두	8	대1개

5. 우유군(1교환단위당 영양소 함량 : 열량 125 kcal, 당질 11 g, 단백질 6 g, 지방 6 g)

식 품	무게(g)	눈어림치	식 품	무게(g)	눈어림치
우유	200	1컵(1팩)	무당연유	100	1/2컵
저지방우유(2%)	200	1컵(1팩)	전지분유	25	5큰스푼
두유(무가당)	200	1컵(1팩)	탈지분유	25	5큰스푼

6. 과일군(1교환단위당 영양소 함량 : 열량 50 kcal, 당질 12 g)

식 품	무게(g)	눈어림치	식 품	무게(g)	눈어림치
단감	80	중1/2개	참외	120	대1/2개
귤	100	중1개	토마토	250	대1개
오렌지	100	대1/2개	체리토마토	250	중20개
딸기	150	10개	포도	100	19개
바나나	60	중1/2개	사과주스	100	1/2컵
배	100	중1/4개	오렌지주스(무가당)	100	1/2컵
사과	100	중1/3개	파인애플주스	100	1/2컵
수박	250	대1쪽	토마토주스	200	1컵

부록 5 기준 열량 별 식품군의 교환단위수

열량(kcal)	곡류군	어육류군	채소군	지방군	우유군	과일군
1,000	4	3	6	2	1	1
1,100	5	3	6	2	1	1
1,200	5	4	6	3	1	1
1,300	6	4	6	3	1	1
1,400	7	4	6	3	1	1
1,500	7	5	6	3	1	2
1,600	8	5	6	3	1	2
1,700	8	5	6	3	2	2
1,800	8	5	7	4	2	2
1,900	9	5	7	4	2	2
2,000	10	5	7	4	2	2
2,100	10	6	7	4	2	2
2,200	11	6	7	4	2	2
2,300	12	6	7	4	2	2

부록 6 1200 kcal 식품교환표를 이용한 식단 계획의 예

끼니	음식명	눈어림치	교환단위수					
			곡류군	어육류군	채소군	지방군	우유군	과일군
아침	보리밥	1/2공기	1.5					
	무 맑은장국	1/2대접			0.5			
	두부조림	3쪽		1		1		
	오이생채	소 1접시			1			
	김치	소 1접시			1			
	사과	중 1/3개						1
점심	잡곡밥	1/2공기	1.5					
	동태찌개	1/2대접		1				
	달걀찜	1개		1				
	시금치나물	소 1접시			1	0.5		
	깍두기	소 1접시			1			
간식	저지방우유	200 ml					1	
저녁	현미밥	1/2공기	1.5					
	아욱된장국	1/2대접			0.5			
	닭꼬치	소 1토막		1	1	1		
	녹두묵 무침	소 1접시	0.5			0.5		
	배추김치	소 1접시			1			
(계) 교환단위 수			5	4	7	3	1	1

부록 7 식단 선택에 따른 열량 비교

구분	2,400 kcal 음식명	2,400 kcal 열량	1,200 kcal 음식명	1,200 kcal 열량	비 고
아침	식빵 2쪽	194	보리식빵 2쪽	194	−104 kcal
	버터 1 Tb	75			
	딸기잼 1 Tb	29			
	달걀후라이 1개	97	수란 1개	79	−18 kcal
	우유 1팩	120	저지방우유 1팩	102	−18 kcal
	사과 1개	114	오이 1/2개	8	−106 kcal
소 계		629		383	−246 kcal
점심	비빔밥 1그릇	591	비빔밥 2/3그릇	394	−197 kcal
	두부된장국	38	두부된장국	38	
	배추김치	11	배추김치	11	
소 계		640		443	−197 kcal
간식	토마토주스	47	토마토 1개	35	−12 kcal
	새우깡 1/2봉지	223			−223 kcal
소 계		270		35	−245 kcal
저녁	현미밥 1공기	300	현미밥 1/2공기	150	−150 kcal
	갈비탕	185	쇠고기 무국	50	−135 kcal
	임연수튀김	213	임연수구이	116	−97 kcal
	미나리나물	38	미나리나물1/2	19	−19 kcal
	양상치샐러드 −사우전아일랜드드레싱	89	양상치샐러드 −오리엔탈드레싱	10	−79 kcal
	오이소박이	12	오이소박이	12	−18 kcal
소 계		837		357	−480 kcal
합 계		2,376		1,218	−1158 kcal

부록 8 저열량식사를 위한 식품 선택

자유롭게 드세요	조금만 드세요	되도록 피하세요
음료수 보리차, 녹차, 홍차, 블랙커피, 다이어트 콜라 등	음료수 라이트콜라, 스포츠음료 무가당주스	음료수 콜라, 사이다, 꿀차
채소류 상추, 양배추, 양상추, 오이, 토마토, 배추, 샐러리, 당근	과일류 사과, 귤, 자몽, 오렌지, 바나나 등	모든 주류 맥주, 소주, 포도주
버섯류	어육류 기름기 제거한 살코기, 생선(동태, 갈치, 고등어)	당류 설탕, 사탕, 꿀, 잼, 엿, 초콜릿
해조류 김, 미역, 다시마, 우무	곡류 잡곡밥, 보리빵, 감자, 도토리묵	기름 많은 육류 소갈비, 돼지갈비, 삼겹살, 프라이드치킨, 햄, 소시지
기타 무국, 콩나물국	유제품 우유, 두유, 무가당 요구르트	가공식품류 라면, 포테이토칩, 스낵과자, 도넛, 케이크, 과일통조림, 가당요구르트, 초코우유

부록 9 지방을 적게 섭취하기 위한 음식 선택 요령

지방이 많은 음식	지방을 줄인 음식
프라이드 치킨	전기구이 통닭(껍질 벗긴 것)
감자튀김	찐 감자
쇠갈비구이	생등심구이
삼겹살 구이	돼지목살 구이
돈까스	돼지고기 사태찜
생선튀김(커틀렛)	생선구이
오징어 튀김	오징어 숙회
볶음밥	비빔밥, 김밥
튀김우동	메밀국수
자장면	기스면
새우튀김	새우찜
군만두	찐만두, 물만두
달걀프라이	달걀찜, 수란
볶은 나물	생채, 무침류
도라지 나물	오이도라지 생채
무나물	무생채
미역줄기볶음	미역초무침
부추잡채	부추무침
오징어 볶음	오징어무침
다시마 튀각	파래무침
호박전	호박나물
잣죽, 깨죽	흰죽, 야채죽
우유	저지방우유
아이스크림	샤베트
커피크리머	라이트크리머
생크림케이크	식빵
도너츠	모닝빵
고구마 맛탕	찐고구마
팝콘	강냉이
마요네즈	간장소스, 겨자소스

부록 10 저열량식사의 권장 식품, 가끔 섭취 가능한 식품, 제한 식품

식품군	권장 식품							
	식 품 명	1인 1회 분량		열량 (kcal)	식 품 명	1인 1회 분량		열량 (kcal)
		눈대중량	중량(g)			눈대중량	중량(g)	
곡 류	보 리 밥	1공기	210	294	통 밀 빵	3장	100	298
	잡 곡 밥	1공기	210	319	보 리 빵	3장	100	298
어육류	닭고기(살코기)	小 1토막	40	50	고 등 어	1토막	50	81
	돼지고기(안심)	3조각	40	89	갈 치	1토막	70	85
	쇠고기(둔살)	3조각	40	54	조 갯 살	1컵	70	77
	수 란	1개	50	79	물오징어	1마리	70	67
두 류	검 정 콩	1수저	13	50	연 두 부	1팩	130	72
견과류	두 부	1/4모	80	75				
채소류	오 이	中 1/2개	70	9	시금치나물	小 1접시	70	35
	양 배 추	2잎	70	18				
과일류	사 과	中 1/2개	100	54	수 박	1쪽	250	48
우유군	저지방우유	1팩	200	102				
간 식	보 리 차	1컵	200	0	녹차(침출액)	1잔	150	0

식품군	가끔 섭취 가능한 식품							
	식 품 명	1인 1회 분량		열량 (kcal)	식 품 명	1인 1회 분량		열량 (kcal)
		눈대중량	중량(g)			눈대중량	중량(g)	
곡 류	쌀 밥	1공기	210	306	냉 면	1인분		580
	국 수	1대접	90	327				
어육류	쇠 고 기(채끝)	3조각	40	86	닭 가 슴 살	小 1토막	40	95
견과류	땅 콩	1줌	10	59	잣	1줌	13	84
채소류	토마토주스	1컵	200	60	채 소 볶 음	小 1접시	50	85
	채 소 주 스	1컵	200	45				
과일류	사 과 주 스	1컵	200	119	포 도 주 스	1컵	200	110
우유군	우 유	1팩	200	120	플레인요구르트	1개	100	80

부록 11 저열량식사의 제한 식품

식품군	제한식품							
	식 품 명	1인 1회 분량		열 량 (kcal)	식 품 명	1인 1회 분량		열 량 (kcal)
		눈대중량	중량(g)			눈대중량	중량(g)	
곡 류	자 장 면	1인분		1250	단 팥 도 넛	1개	106	423
	라 면	1개	120	478	생크림케이크	1조각(1/8개)	175	427
	카 스 텔 라	1개	85	269	피자(슈프림)	1쪽 대1/8쪽)	175	411
	곰 보 빵	1개	55	207	햄버거(와퍼)	1개(버거킹)	265	616
어육류	닭튀김(가슴)	1조각 (패스트푸드)	95	295	돈까스(튀긴것)	1인분	160	581
	베 이 컨	2조각	15	80	런 천 미 트	1조각	40	82
	쇠 갈 비	외식 1인분		635	고등어튀김	1토막	70	150
	삼 겹 살	2조각	40	127	동 태 전	4조각	65	180
	참치통조림	小 1캔	50	117	달걀프라이	1개	50	99
두 류	유 부	5장	30	104				
채소류	양배추샐러드	小 1접시	80	89	야 채 튀 김	4개	70	110
	호 박 전	6개	80	96				
과일류	황도 통조림	8쪽	150	110	파인애플통조림	2쪽	100	78
우유군	과일요구르트	1개	150	150	버 터	소 1개	10	75
	치 즈	가공 1장	20	70	아이스크림	1컵	115	237
간 식	새 우 깡	1봉지	85	445	사 탕	1개	3	15
	초 코 파 이	1개	38	160	초 콜 릿	1개(12조각)	30	163
	초코칩 쿠키	1개	16	82	캐 러 멜	6개	24	100
	크래커(제크)	6개	20	95	밀 크 커 피	1잔	150	52
	웨 하 스	4개	20	93	콜 라	1캔	330	125
	후렌치후라이	1봉지	90	284	다이어트콜라	1캔	250	36
	포테이토칩	1봉지	80	370	화이브미니	1병	100	40
	껌	1개	3	9	실 론 티	1캔	250	75

부록 12 체중조절을 위한 올바른 식생활습관

1. 하루 3끼 식사는 거르지 말자.
1끼 식사를 거르게 되면 그 다음 끼니를 더 많이 먹게 되기 쉬우며, 식사를 거르는 일이 많아지거나 계속되면 우리 몸은 신체의 대사율이 떨어지고 영양소를 많이 저장하려는 반응을 하게 된다.

2. 식사 시간은 규칙적으로 한다.
제 때에 식사를 하지 않으면 배가 많이 고픈 상태에서 먹게 되므로 식사량을 조절하기가 어려워 과식을 하게 된다.

3. 식사는 천천히 한다.
위장에 음식물이 도착했다는 신호가 뇌로 전달되기까지는 어느 정도 시간이 소요되는데, 빨리 먹으면 만복감을 느끼지 못해 과식을 하게 될 우려가 있다.

4. 기름기 적은 음식을 위주로 식사를 한다.
지방은 다른 영양소에 비해 2배 이상의 열량을 내므로 주의가 필요하다. 튀김, 볶음, 부침 등은 피하도록 한다.

5. 음식은 짜지 않게 먹는다.
반찬이 짜면 음식을 많이 먹게 되며, 식욕이 증가한다.

6. 인스턴트 음식, 패스트푸드보다는 자연식품과 집에서 조리한 음식을 먹는다.
인스턴트 음식, 패스트푸드는 대체로 열량과 지방 함량이 많아 체중을 증가시키기 쉬우므로 너무 자주 이용하지 않도록 한다.

7. 후식, 음료 등의 단 음식은 주의한다.
후식 및 단 음료에는 설탕이나 단순당이 많이 사용되므로 가능하면 먹지 않도록 한다.

8. 음식은 골고루 섭취한다.
음식을 골고루 먹어야 균형된 영양 섭취가 가능하다.

9. 간식은 가능한 섭취하지 않는다.
미리 계획된 것이 아니라면 간식은 먹지 않도록 한다. 생각없이 먹는 과자 한 조각, 콜라 한 잔이 열량 섭취를 증가시킨다. 공복감이 너무 심하면 열량이 적은 채소 등을 이용한다.

10. 야식은 절대 금지한다.
일반적으로 밤에는 활동량이 감소하여 에너지 소모량도 감소하므로 밤 늦은 시간에 음식을 먹는 것은 삼가도록 해야 한다. 또한 늦은 밤에 음식을 많이 먹으면 다음 날 아침식사를 거르게 되고 다시 저녁에 많이 먹는 악순환이 초래되기 쉽다.

11. 섬유소가 많은 음식을 충분히 먹는다.
섬유소가 많은 음식은 공복감을 줄여 줄 수 있으므로 물과 함께 충분히 먹도록 한다.

12. 음식 양이나 음식 종류를 지나치게 제한하지 않도록 한다.
음식을 지나치게 제한하면 장기적인 식사조절을 시행하기가 어려우므로 무리가 되지 않는 범위 내에서 제한하도록 한다.

13. 수분은 충분히 섭취한다.
열량 섭취를 제한하면 체내 에너지 공급을 위해 체성분이 분해되는데, 이 과정에서 생성된 대사산물을 체외로 배설시키기 위해서는 충분한 양의 물이 필요하다.

14. 식사요법은 꾸준히 실천한다.
체중이 하루, 이틀에 증가된 것이 아니듯이 체중 감소 역시 단기간에 이루어지는 것이 아니므로, 체중조절을 위한 식사요법은 인내심을 갖고 꾸준히 실천해야 한다.

부록 13 열량 섭취를 줄이는 조리 포인트

1. 음식은 꼭 필요한 양만 조리한다.
2. 고기류는 기름을 완전히 제거하고, 닭고기는 눈에 보이는 기름과 껍질을 제거한다.
3. 튀김, 볶음보다는 조림, 구이 등의 방법으로 조리한다.
4. 전이나 부침류를 조리할 때에는 팬을 우선 뜨겁게 달구고 나서 기름을 두르면 소량의 기름으로도 조리할 수 있다.
5. 볶음을 할 때에는 팬을 뜨겁게 달군 후 물을 살짝 두르면 적은 양의 기름으로도 눌어붙지 않게 볶을 수 있다.
6. 샐러드를 먹을 때에는 마요네즈 등의 기름진 소스보다는 겨자장, 마늘소스, 간장소스 등의 담백한 것을 이용한다.
7. 조리할 때에는 자주 맛을 보지 말고, 마지막에 한 번만 보도록 한다.
8. 음식은 자극적이지 않도록 조리한다. 자극적인 음식은 밥을 많이 먹게 할 수 있다.
9. 조리시 설탕을 많이 이용하지 않도록 하고, 단 맛을 꼭 원할 때에는 대체 감미료를 이용하도록 한다.
10. 유지 통조림을 이용할 경우에는 기름을 완전히 제거한 후 사용하도록 한다.

부록 14 식품 구매 요령

1. 시장에 갈 때에는 꼭 사야 할 식품의 목록과 양을 적어 가지고 간다.
2. 배가 고픈 상태에서 시장에 가지 않도록 한다.
3. 되도록 조리가 필요한 식품을 구입한다.
4. 가공식품, 반가공식품, 패스트푸드는 절대 사지 않는다.
5. 채소, 과일은 많이 구입하고, 기름진 식품은 사지 않는다.
6. 작은 포장으로 된 식품을 구매한다.
7. 식품에 표시된 상표를 읽어 식품의 내용물을 파악한다. 되도록 지방 함유량이 적은 저지방 식품을 구입한다.

부록 15 식품표시 정보를 읽을 때의 주의사항

1. 100 g 당 함유된 영양소의 양이 제시된 식품을 비교할 때
   단순히 100 g을 기준으로 판단하지 말고, 실제 먹는 양을 염두에 두도록 한다.
   예를 들면 시판과자 1봉의 무게가 다를 수 있으므로, 단순히 100 g 당의 열량 함량으로 1봉의 열량이 많고 적음을 판단해서는 안 된다. 또한 한 번에 1봉을 다 먹는 과자와 1회에 일부만 먹는 과자류가 있으므로, 1봉의 무게가 동일해도 열량 섭취량은 다를 수 있다.
2. '비유지방성', '비동물성 지방', '콜레스테롤 무함유' 등이 표시된 제품
   이러한 표시는 유지방이나 동물성 지방, 또는 콜레스테롤이 함유되어 있지 않다는 것이지, 지방이 함유되지 않았다는 것은 아니다. 식물성 지방도 동물성 지방과 마찬가지로 1 g 당 9 kcal의 열량을 내므로, 식품을 선택할 때 동물성 지방 뿐 아니라 식물성 지방 역시 많이 함유되지 않았는지 주의 깊게 확인한다.
3. '무설탕' 등이 표시된 제품
   설탕 이외에도 단맛을 내는 감미료가 여러 가지 있는데, 이 중에는 열량을 내는 것들이 있다. 무설탕이라고 표시된 제품 중에는 과당, 솔비톨, 자일리톨 등이 감미료로 사용되는 경우가 많은데, 이들 감미료도 1 g당 2~4 kcal의 열량을 낸다.
4. '고단백, 저칼로리'가 표시된 제품
   단백질 역시 열량을 내며, 천연에 존재하는 단백질 식품의 경우 일반적으로 지방이 함께 함유되어 있으므로 고단백, 저칼로리 식품이라고 해서 많이 먹어서는 안 된다.
5. 라이트음료, 건강음료, 스포츠음료 등
   이들 음료에는 모두 열량이 함유되어 있으므로 열량이 없다고 판단하여 무조건 많이 마시거나 물 대용으로 사용해서는 안 된다.
6. 다이어트 식품으로 판매되는 식품에는 무조건 열량이 없을 것이라고 믿지 않는다. 열량을 조금 줄여 놓은 경우가 많다.

부록 16 외식할 때 주의할 점

1. 외식을 하게 되면 과식하기 쉬우므로 가급적 외식의 횟수를 줄인다.
2. 본인의 허용 열량에 적합한 음식을 선택한다.
3. 외식 시 부족되는 영양소는 다른 끼니에서 공급하도록 한다.
4. 가급적 다양한 식품이 함유되고 채소류가 충분한 음식을 선택하도록 한다(갈비탕보다는 비빔밥을 선택).
5. 튀김류와 같은 많은 양의 기름으로 조리한 음식이나 동물성 지방이 많이 함유된 음식은 피한다.
6. 자극적인 음식, 짠 음식, 지나치게 단 음식은 피한다.
7. 잔치집이나 뷔페식당은 과식의 유혹이 많으므로 가능한 가지 않도록 한다.
8. 세트 메뉴보다는 필요한 음식만 골라서 먹는다.
9. 식전에 서비스로 나오는 음식은 가능한 적게 먹도록 하고, 열량이 적은 채소류부터 먹기 시작한다.
10. 여러 가지 음식이 한꺼번에 많이 제공될 때에는 열량이 적은 음식부터 우선 먹도록 한다.
11. 음식의 양이 자신에게 허용된 양보다 많을 때에는 미리 덜어내고 먹는다.
12. 음식을 크기 별로 판매하는 경우에는 작은 사이즈의 음식을 주문한다.
13. 다른 사람과의 식사 속도를 맞추기 위해 천천히 식사한다.
14. 음식점을 고를 때에는 양식이나 중식보다는 한식이나 일식식당에 열량이 적은 것이 많으므로 이를 참고하도록 한다.
15. 술 및 후식은 가능한 피하도록 한다.

부록 17 식사요법에 성공하기 위한 식행동

1. 식사일기를 쓴다.
   언제, 어디서, 무엇을, 어떻게, 왜, 누구와 먹었는지, 또 느꼈던 기분을 적어보면 과식을 하게 되는 원인을 쉽게 밝혀 낼 수 있다.
2. 시장에 갈 때에는 꼭 사야 할 식품의 목록과 양을 적어 가지고 간다.
3. 배가 고픈 상태에서 시장에 가지 않도록 한다.
4. 되도록 조리가 필요한 식품을 구입한다. 가공식품, 반가공식품, 패스트푸드는 절대 사지 않는다.
5. 음식은 눈에 띄는 곳에 두지 않도록 한다.
   남은 음식은 완전히 다시 포장을 하거나 밀폐용기에 담아 두어 음식물에 대한 유혹에서 벗어나도록 한다.
6. 집에서 식사할 때에는 꼭 필요한 양만큼만 만들어 식탁에 놓도록 하고, 가능하면 개인접시에 필요한 양만큼만 덜어서 먹도록 한다.
7. 식사는 식탁에서만 하도록 하고, 식사 도중 TV를 시청하거나 신문을 보는 등의 습관은 버린다.
8. 숟가락과 젓가락을 같이 사용하지 않는다.
9. 입 안에 음식물이 들어있는 상태에서 다른 반찬을 집지 않도록 한다.
10. 식사 용기는 되도록 작은 것으로 선택한다.
11. 같은 양의 음식이라도 양이 많아 보이도록 작은 크기로 잘라서 제공한다.
12. 음료를 마실 때에는 녹차 등과 같이 당분이 함유되지 않은 것을 선택한다.
13. 식사를 한 후에는 곧바로 이를 닦는다.

1. 저열량 감미료

분류	종 류	상대적 감미도 (설탕＝1)	칼로리 (kcal/g)	비 고
당알코올	솔비톨(sorbitol)	0.6	2.6	GRAS, 보습 기능, 감칠맛
	만니톨(mannitol)	0.7	2.0	
	자일리톨(xlitol)	0.9	2.4	충치 예방
	말티톨(maltitol)	0.8	2.1	
	이소말트(isomalt)	05	2.0	GRAS, 솔비톨+만니톨
	에리스리톨(erythritol)	0.8	0.2	

분류	종 류	상대적 감미도 (설탕=1)	칼로리 (kcal/g)	비 고
올리고당	프락토올리고당	0.4~0.6	–	난소화성, 난충치성, 액상, 미각개선, 이유식
	이소말토올리고당	0.5	–	
	갈락토올리고당	0.2~0.4	–	
대체 감미료	사카린	300	–	1일 섭취 허용량: 5 mg/kg
	아스파탐	200	4	1일 섭취 허용량: 40 mg/kg
	아세설팜	200	–	1일 섭취 허용량: 15 mg/kg
	시클라메이트	30	–	
	수크랄로스	400~800	–	1일 섭취 허용량: 15 mg/kg
	스테비오사이드	200~300	0	
	그리시리친	50	–	1일 섭취 허용량: 100 mg

2. 지방대체물질

종 류		특 성	열량 (kcal/g)	용 도	제 품
탄수화물계	말토덱스트린	옥수수, 감자, 타피오카전분	4	조직감, bulking agent, 냉동후식, 마가린, 드레싱	Paselli SA2(Avebe)
	폴리덱스트로오스	덱스트로오스혼합물	1	검, 냉동유제품, 푸딩, 제빵	Litesse(Pfizer)
	오트림(Oatrim)	귀리 전분을 부분적으로 가수분해	1~4	유제품, 냉동후식, 제과제빵	TrimChoice (Staley)
	변형 전분	감자, 귀리, 밀, 옥수수 등의 전분	1~4	가공육, 드레싱, 유제품, 프로스팅	Stellar(Staley)
단백질계	초미립단백질 (microparticulated protein)	우유단백질, 난백단백질의 초미립자화	1 (gel)	아이스크림, 치즈, 마가린, 요구르트	Simplesse(NutraSweet)
	유청단백질 (modified whey protein concentrates)	유청단백질	4	치즈, 요구르트, 소스 (물과의 결합력 우수)	Dairy-Lo(Pfizer & Ault Foods)

종 류		특 성	열량 (kcal/g)	용 도	제 품
지방계	SPE (sucrose fatty acid polyesters)	설탕+지방산(6−8)	0 소화흡수되지 않음 (콜레스테롤 0)	포테이토칩, 크래커(내열성 우수, 안정성, 향미) −지용성 비타민, 카로티노이드 흡수 저해	Olestra Olean(Procter & Gamble)
	Sucrose fatty acid esters(SFE)	설탕+지방산(1−3)	5 (흡수됨)	유화제, 안정제 과일 숙성 및 변패 방지위한 코팅제	
	조제지방				
	MCT (중쇄지방산)	C8−C10	8.3	산화 안정, 저온 안정	칼로리 감소 효과 적음
	Caprenin	C8, C19, C22	5 (C22 부분 흡수)	캔디바, 과자 (코코넛버터 비슷)	Procter & Gamble GRAS
	Salatrim	저급지방산+고급지방산	5	초콜릿코팅, 치즈 등	Benefat 1(Salatrim) GRAS
	EPGs(Esterified propoxylated glycerols)	polyether polyol + 지방산	0 (흡수 안됨)	냉동후식, 드레싱, 제과제빵	ARCO chemical
	DDM(dialkyl dihexadecylmalonate)	Malonic acid + alkylmalonic acid+지방산	0 (흡수 안됨)	포테이토칩	Frito-Lay
	로프리	1,3-diglyceride	9 (열량은 내지만, 체지방으로 저장 안됨)	조리유	제일제당

3. 다이어트용 식사대용식의 영양평가

제품명	형태	중량	열량(kcal)	단백질(g)
M 주스	주스	120 ml	140	4
M 다이어트 바	바	46 g	150	12
N 분말	분말	40 g	132	17.6
B 생식	분말	40 g	140	3
P 다이어트 분말	분말	43 g	135	18
N 하우스 다이어트 커피맛	분말	43 g	135	18
A 파지트림	분말	46 g	180	7
N 프로틴 드링크 믹스	분말	25 g	85	10
K 생식	분말	40 g	140	4
P 주스	액	240 ml	170	1
푸룬	개	40 g(5개)	100	1
C 칼로리바란스	바	38 g	165	2

부록 18 One food diet 영양평가

One food diet 종류	섭취량	열량(kcal)	단백질(g)	비 고
달걀	삶은 달걀 8개	632	50.4	50 g달걀 × 8개
포도	포도 1 kg(3송이)	560	5	
사과	중 5개	550	6.2	1개 250 g
그레이트후르트	중 5개	450	7.5	1개 400 g(가식부 300 g)
바나나	중 5개	558	7.2	
딸기	1 kg	260	8	
방울토마토	1 kg	160	9.2	
기능성 요구르트	5개(150 ml × 5개)	750	25	지방 20 g
우유	1000 ml	600	29	지방 34 g
아이스크림	500 g	1000	17.3	지방 55.3 g
녹차	1500 ml	0	0	
팝콘	100 g(대 1봉지)	503	7.6	지방 33.4 g
옥수수강냉이	100 g(대 1봉지)	374	8.7	
꿀물	1000 ml	354	0.6	1큰술 12 g × 10
흰죽	3공기	432	8.4	지방 1.8 g
미숫가루	20 g(1컵) × 4컵	320	7.2	지방 1.2 g

부록 19 간식류의 에너지 함량

제품명	포장단위 (1봉지,1캔)	열량 (kcal)	제품명	포장단위 (1봉지,1캔)	열량 (kcal)
스낵류					
새우깡	90 g	450	미니참크래커	85 g	383
양파링	85 g	424	죠리퐁	90 g	405
포테이토칩	90 g	500	프링글스(치즈)	28 g	150
감자깡	55 g	270	프링글스(오리지날)	56 g	340
양파깡	50 g	250	프링글스(양파)	190 g	1069
빼빼로	30 g	141	프링글스(라이트)	51 g	270
칸쵸	45 g	225	리츠크래커	75 g	380
에이비씨크래커	55 g	259	쌀로퐁	62 g	279
버터코코넛	110 g	539	쌀로별	110 g	495
꼬깔콘	60 g	324	땅콩강정	72 g	313
에이스	108 g	569	엑서스	70 g	357
버터링쿠키	80 g	428	스윙칩	80 g	448
홈런볼	46 g	259	포카칩	40 g	232
맛동산	110 g	566	썬칩	65 g	325
계란과자	110 g	566	콘칩	72 g	392
투칸스	60 g	340	치토스(매콤한맛)	76 g	426
베이컨칩	65 g	331	오징어땅콩	70 g	333
꽃게랑	50 g	249	다이제스티브초코	151 g	778
포테토이칩	33 g	147	초코파이	37 g	160
야채타임	50 g	265	드라키스쿵	50 g	258
짱구	75 g	395	강냉이	20 g	20
음 료					
코카콜라	330 ml	132	화이브미니	100 ml	40
코카콜라 라이트	330 ml	40	밀키스	250 ml	150
펩시콜라	250 ml	100	게토레이(레몬맛)	240 ml	77
펩시콜라 라이트	250 ml	1	이오니카	250 ml	60

제품명	포장단위 (1봉지,1캔)	열량 (kcal)	제품명	포장단위 (1봉지,1캔)	열량 (kcal)
칠성사이다	250 ml	100	아쿠아리스	250 ml	40
킨사이다	250 ml	120	포카리스웨트	250 ml	60
데미소다(사과)	250 ml	100	캔커피	200 ml	112
환타(오렌지)	330 ml	158	웰치스	355 ml	190
환타(포도)	330 ml	21	에너비트	500 ml	150
미에로화이바	100 ml	50	둘리소다	200 ml	100
미에로화이바베타	100 ml	30	아침햇살	180 ml	97

견과류

종 류	중량(g)	열량(kcal)	종 류	중량(g)	열량(kcal)
건포도	100	315	아몬드	100	596
땅콩	100	575	호두	100	650
바나나 말린 것	100	287	잣	100	634
밤	100	159			

부록 20 외식(패스트푸드)의 에너지 함량

구분	식품명	단위	중량 (g)	열량 (kal)	구분	식품명	단위	중량 (g)	열량 (kal)
피자헛	크러스트, 슈퍼슈프림	1조각	243	557	버거킹	햄버거	1개	109	275
	크러스트, 슈프림	〃	239	540		햄버거, 더블와퍼	〃	351	797
	크러스트, 치즈	〃	220	517		햄버거, 더블치즈와퍼	〃	375	900
	크러스트, 페퍼로니	〃	197	500		햄버거, 와퍼샌드위치	〃	265	641
	팬피자, 슈퍼슈프림	〃	243	532		햄버거, 치즈	〃	120	316
	팬피자, 슈프림	〃	255	589		감자튀김	1봉	138	422
	팬피자, 치즈	〃	205	492	맥도날드	햄버거	1개	100	255
	팬피자, 페퍼로니	〃	211	540		빅맥	〃	200	520
	씬크러스피, 슈퍼슈프림	〃	203	463		치즈버거	〃	114	304
	씬크리스피, 슈프림	〃	200	460		쉐이크, 바닐라	1컵	291	352
	씬크리스피, 치즈	〃	148	398		애플파이	1개		260
	씬크리스피, 페퍼로니	〃	146	413		맥너겟(소스 제외)	〃		48
KFC	치킨버거	1개	157	436	롯데리아	햄버거	〃		260
	치킨, 다리	1조각	47	117		치즈버거	〃		315
	치킨, 가슴살	〃	69	199		새우버거	〃		550
	치킨, 날개	〃	42	136		데리버거	〃		400
	너겟(소스 제외)	〃	16	45		리브샌드	〃		430
	콘샐러드	1컵	135	169		쉐이크, 바닐라	1컵	90	210
	코울슬로	〃	91	121		핫도그	1개		200
	비스켓	1개	62	222					
	감자튀김	1봉	138	311					

외식의 열량 1 (한식)

음식명	제공형태 제공량	주내용물	교환단위수							열량 (칼로리)
			곡류군	어육류군 저지방	어육류군 중지방	어육류군 고지방	채소군	지방군	과일군	
갈비탕	400 g(국물 포함)	쇠갈비, 양지고기, 당면	0.5		1	1.5				280
	밥 210 g	밥 1공기	3							300
갈비구이 (1인분)	250 g (양념 포함)	쇠갈비, 양파, 간장, 배, 설탕, 참기름	(5 g)			5	0.5	0.5	0.5	560
김치찌개	400 g(국물 포함)	김치, 돼지고기, 두부			1.5		2			150
	밥 210 g	밥 1공기	3							300
물냉면	냉면사리 300 g 정도, 육수 400 ml	냉면, 양지고기, 무, 오이, 달걀 1/2개	3.5		1		1			450
비빔냉면	냉면사리 300 g 정도	냉면, 양지고기, 물엿, 고추장, 무, 오이, 달걀, 설탕	4 (9 g)		1.5		1	0.5		550
된장찌개	뚝배기(소)	감자, 호박, 두부, 바지락			1		0.5			110
	밥 210 g	밥 1공기	3							300
불고기 (1인분)	200 g(양념 포함)	쇠고기, 배, 양파, 설탕, 간장	(5 g)		3		0.5	0.5	0.5	310
비빔밥	200 g정도	쇠고기, 달걀, 고사리, 당근, 무, 고추장, 설탕	0.5 (2 g)		1.5		2.5	1.5		280
	밥 210 g	밥 1공기	3							300
삼계탕	영계 470 g, 찹쌀 30 g	영계, 마늘, 대추, 찹쌀	1		8					700
설렁탕	쇠고기 50 g, 당면 15 g	양지고기, 사골, 당면	0.5	0.5	1.5					170
	밥 210 g	밥 1공기	3							300
순두부 백반	뚝배기(소)	순두부, 돼지고기, 바지락, 달걀			3		0.5	1		280
	밥 210 g	밥 1공기	3							300
육계장	500 g정도 (국물 포함)	양지고기, 고사리, 대파, 달걀			1.5		1.5	1		190
	밥 210 g	밥 1공기	3							300
전복죽	300 g	쌀, 전복, 참기름	2	0.5				1.5		290

외식의 열량 2 (일식)

음식명	제공형태 제공량	주내용물	교환단위수 곡류군	어육류군 저지방	어육류군 중지방	어육류군 고지방	채소군	지방군	과일군	열량(칼로리)
대구 매운탕	뚝배기(대)	대구, 콩나물, 양파, 쑥갓, 무		3			3			210
	밥 210 g	밥 1공기	3							300
메밀국수	삶은면 350 g 정도, 국물 250 cc	메밀국수, 간장, 무즙, 가다랭이 국물	4.5							450
생선초밥	250 g(10개)	전복, 장어, 문어, 새우, 참치, 연어알, 밥, 설탕	2.5 (6 g)	1.5	0.5					350
유부초밥	300 g(10개)	유부, 밥, 설탕	3.5 (13 g)			1.5				500
김초밥	300 g	김, 맛살, 오이, 우엉, 달걀, 밥, 설탕	3 (6 g)		0.5		0.5			360
회덮밥	200 g 정도	참치, 상추, 양배추, 오이	9 g	2.5			1	0.5		250
	밥 210 g	밥 1공기	3							300

외식의 열량 3 (중식)

음식명	제공형태 제공량	주내용물	교환단위수 곡류군	어육류군 저지방	어육류군 중지방	어육류군 고지방	채소군	지방군	과일군	열량(칼로리)
자장면	한 그릇 580 g	국수, 양배추, 쇼트닝, 돼지고기, 양파, 오이, 호박, 설탕	4 (1 g)			0.5	2	4		670
짬뽕	한 그릇 980 g	국수, 양배추, 바지락, 물오징어, 양파, 호박, 당근	3.5	1			2	2		540
볶음밥	한 그릇 350 g, 자장 소스 100 g	밥, 돼지고기, 양파, 당근, 달걀, 춘장	3.5		1.5		1.5	5		730
잡채밥	480 g, 밥 1공기	밥, 당면, 당근, 호부추, 양파, 돼지고기, 표고버섯	5			0.5	1.5	1.5		650
탕수육	고기 튀긴 것 500 g, 탕수육 소스 600 g	돼지고기, 달걀, 녹말, 설탕, 양파, 오이, 당근, 버섯	4.5 (32 g)		1	7.5	1.5	14		1970

외식의 열량 4 (양식)

음식명	제공형태 제공량	주내용물	교환단위수							열량 (칼로리)
			곡류군	어육류군			채소군	지방군	과일군	
				저지방	중지방	고지방				
돈까스	돼지고기 커틀렛 120 g	돼지고기, 달걀, 빵가루, 곁들이는 채소, 채소샐러드, 밥 1접시, 크림스프	4.5		2.5		1.5	7		980
안심 스테이크	안심 200 g	쇠고기안심, 곁들이는 채소, 채소샐러드, 밥1접시, 크림스프	3.5		4		1.5	4		850
생선 커틀렛	생선커틀렛 130 g	동태살, 빵가루, 달걀, 밀가루, 곁들이는 채소, 채소샐러드, 밥 1접시, 크림스프	4	2	0.5		1.5	7		880
햄버거 스테이크	고기(patty)180 g 정도	쇠고기, 돼지고기, 빵가루, 달걀, 밀가루, 곁들이는 채소, 채소샐러드, 밥 1접시, 크림스프	4		4		1.5	3.5		890
김치 볶음밥	400 g정도	김치, 쇠고기, 양파, 당근, 피망, 밥	3.5		0.5		2	4		610
오므 라이스	400 g정도	쇠고기, 당근, 피망, 케찹, 양파, 밥, 달걀	3.5		1.5		2	4		680
카레 라이스	밥 250 g, 돼지고기 40 g	돼지고기, 양파, 감자, 당근, 셀러리, 카레, 밥	4.5		1		1.5	1		600
피자	regular 480 g	밀가루, 토핑(양파, 피망, 페파로니, 쇠고기, 햄, 양송이)모짜렐라치즈, 파자소스	5.5		2	3.5	1	2		1160 (1조각 190칼로리)
	large 940 g	밀가루, 토핑(양파, 피망, 페파로니, 쇠고기, 햄, 양송이)모짜렐라치즈, 파자소스	11		4	7	2	4		2300 (1조각 290칼로리)
데리버거	140 g	햄버거빵, 쇠고기, 돼지고기, 빵가루, 양상추	2		1		0.5	1		330
스파게티	650 g정도	스파게티 국수, 양파, 당근, 쇠고기, 토마토, 버터	3		1		3	2.5	1	580

외식의 열량 5 (분식)

음식명	제공형태 제공량	주내용물	교환단위수							열량 (칼로리)
			곡류군	어육류군 저지방	어육류군 중지방	어육류군 고지방	채소군	지방군	과일군	
돌냄비 우동	뚝배기(대)	국수, 흰떡, 튀긴어묵, 튀김새우, 맛살, 달걀	4	2	1					570
수제비	한그릇 800 g	밀가루, 감자, 바지락, 애호박	3.5	0.5			0.5	0.5		410
칼국수	한그릇 780 g	국수, 바지락, 애호박	3.5	0.5			0.5	0.5		400
왕만두	250 g(5개)	밀가루, 무, 부추, 돼지고기, 대파	3.5		1		2.5	0.5		490
만두국	750 g(5개)	밀가루, 돼지고기, 양파	3.5		1.5		1.5	1		530

간식류(빵 및 떡류)의 열량

종 류	단위	중량 (g)	열량 (kcal)	종 류	단위	중량 (g)	열량 (kcal)
빵류							
도우넛	1개	37	145	고로케(소)	1개	40	290
모카빵	1개	100	305	링도넛	1개	25	100
보리빵	1개	100	245	버터빵	1개	103	267
생크림케이크	1쪽	100	340	소보르	1개	60	280
슈크림	1개		250	야채바게트	1개	100	233
식빵	1쪽	35	100	크로와상	1개	60	172
식빵(잼 1 Ts)	1쪽		160	모닝빵	4개	60	164
야채빵	1개	100	271	카스텔라	1개	100	317
파운드케이크	1쪽	70	230	찹쌀도넛	1개	69	180
팥빵	1개	200	220	호빵	1개	60	200
하드롤빵	1개	15	40	핫케이크	1쪽	70	245
떡류							
개피떡	1개	26	51	경단	1개	12	26
꿀떡	1개	15	37	떡볶이	5개	50	100
모찌	1개	70	160	무지개떡	1쪽	25	60
바람떡	1개	30	70	백설기	1쪽	70	169
송편	1개	20	60	시루떡	1쪽	130	264
약식	1개	40	95	인절미	1개	15	30
절편	1개	30	65	증편	1쪽	32	61
찹쌀떡	1개	86	194	호떡	1개	45	100
흰떡(떡볶이용)	1개	15	30	흰떡(떡국떡)	1쪽	25	57

부록 21 유제품의 에너지 함량

회사명	제 품 명	포장 단위(g)	열량 (kcal)	회사명	제 품 명	포장 단위(g)	열량 (kcal)
한국야구르트	야구르트	65	50	매일	바이오거트(딸기)	110	112
	에이스	80	55		바이오거트(플레인)	65	77
	메치니코프	150	170		장에는 GG	155	160
	슈퍼100(딸기)	110	115	남양	이오	80	56
빙그레	요구르트	65	33		꼬모(딸기)	110	115
	닥터캡슐	140	203		불가리스(포도)	150	105
	요플레(딸기)	110	110	파스퇴르	섬유사과요구르트	145	134
	요플레(클래식)	110	105		사과요구르트	145	154
서울우유	요구르트	65	26		저지방우유	200	90
	칸21(사과맛)	150	150		덴마크필러스사과	145	130
	요델리퀸(딸기)	110	110				
	저지방리듬우유	200	90				

아이스크림

회사명	식 품 명	단위	중량 (g)	열량 (kcal)	회사명	식 품 명	단위	중량 (g)	열량 (kcal)
베스킨라빈스		1스쿱	115		롯데	누크바	1개	100	274
	바닐라			240		더블비안코		100	149
	초콜릿			270		맥스		100	118
	프렌치바닐라			280		셀렉션		100	210
	로키로드			300		스쿠류바		100	95
	초콜릿칩			260		월드콘		100	276
	자모카아몬드퍼지			270		조안나		100	154
	레인보우샤베트			160		임페리얼(호두)		100	257
	대퀴리아이스			140	맥도날드	딸기썬데	1컵	164	320
						캐러멜썬데대		164	359

부록 22 술의 열량

종 류	알코올농도	포 장 단 위		음 주 형 태		
		용량(ml/병)	열량(칼로리)	눈대중	1잔크기(ml)	열량(칼로리)
고 량 주	40	250	580	1잔	50	115
막 걸 리	6	750	345	1컵	200	90
맥 주	4	500	185	1컵	200	75
문 배 주	40	700	1,600	1잔	50	110
샴 페 인	6	640	225	1컵	150	50
생 맥 주	4	500	190	1잔	500	190
소 주	25	360	510	1잔	50	70
안동소주	45	400	1,000	1잔	50	125
위 스 키	40	360	830	1잔	50	90
이 강 주	25	750	1,000	1잔	50	70
청주(청하)	16	300	320	1잔	50	50
포도주(백)	12	700	520	1잔	150	110
포도주(적)	12	700	490	1잔	150	105

부록 23 식품 가식부 100 g 당 에너지 및 지방 함량

종 류	에너지 (kcal)	지방 (g)	종 류	에너지 (kcal)	지방 (g)
백미	372	0.5	라면	381	14.1
현미	350	2.1	소면(마른 것)	324	0.2
보리쌀	344	1.2	칼국수(반건조)	251	1.4
식빵	283	5.2	감자	66	0
곰보빵(소보로)	376	13.2	고구마	128	0.2
팥 빵	293	6.1	옥수수	140	1.2
생크림케이크	244	12.1	당면(마른 것)	349	0.2
콘플레이크	380	3.2	도토리묵	43	0.2
가래떡(흰떡)	239	0.8	백설탕	387	0
인절미	217	1.7	물엿	293	0
시루떡	205	0.8	사탕	374	9.8
쇠고기(등심)	192	0.5	삼겹살	331	12.1
쇠고기(안심)	148	2.1	돼지고기(등심)	262	0.2
쇠갈비	263	14.1	돼지고기(안심)	223	1.4
쇠고기(양지)	167	8.1	돼지갈비	208	5.2
쇠고기(장정살, 목심)	83	1.2	쇠고기(목살)	180	9.5
닭고기	180	6.1	닭 가슴살	102	0.8
닭 살코기	115	3.2	닭 날개	221	1.7
구이통닭	243	12.6	닭 다리	126	0.8
비엔나소시지	300	1.2	런천미트햄	347	0.2
달걀	158	10.7	메추리알	166	11.3
두부	84	0.5	순두부	47	2.1
검정콩	378	18.1	두유	54	0.5

종 류	에너지 (kcal)	지방 (g)	종 류	에너지 (kcal)	지방 (g)
갈치	149	7.5	고등어	183	10.4
동태	73	0.5	꽁치	165	8.7
임연수	166	8.8	삼치	137	6.1
조기	93	1.7	참치통조림	297	23.4
바지락	68	1.1	낙지(세발낙지)	55	0.6
꽃게	74	0.8	오징어	95	1.3
게맛살	112	0.8	어묵	140	2.3
가지	19	0.1	숙주나물	11	0.1
당근	34	0.1	시금치	30	0.5
무 뿌리	13	0.1	오이	11	0.3
배추	13	0.2	애호박	24	0.1
상추	18	0.3	콩나물	33	1.2
느타리버섯	25	0.2	표고버섯	27	0.3
김(마른 것)	251	0.7	다시마(말린 것)	202	1.3
미역(생 것)	25	0.2	미역(말린 것)	203	2.9
단감	44	0.1	오렌지	43	0.1
귤	47	0.2	포도	58	0.1
딸기	20	0.2	토마토	14	0.1
바나나	80	0.2	체리토마토	16	0.1
사과(아오리)	44	0.2			
보통우유	60	3.2	가공치즈	312	24.2
호상요구르트(딸기)	99	2.7			
마가린	721	81.4	콩기름	884	100.0
버터	747	84.5	마요네즈	737	74.5

찾아보기

ㄷ

ㄹ

ㅁ

ㅂ

ㅅ

ㅇ

ㅈ

ㅊ

기타

임상비만학(3판)

임상 비만학

\- 제3판 -

정가 60,000원

ISBN 978-89-7043-645-6

1995년 4월 30일 제1판 발행
2001년 1월 3일 제2판 발행
2008년 6월 25일 제3판 인쇄
2008년 7월 1일 제3판 발행

저 자 : 대한비만학회

발 행 자 : 최 병 진

발 행 처 : 도서출판 **고 려 의 학**
(110-524) 서울시 종로구 명륜 4가 91
Tel. 765-0333 / 0337
Fax. 743-2288

등록번호 : 제 1-519호 1978. 6. 29.